ISBN 978-0-266-98012-4
PIBN 10918782

Cet ouvrage se trouve aussi chez les Libraires suivants

AMSTERDAM, { Van Bakkenes. Delachaux père et fils.
AMIENS, Prévost-Allo, A. Caron.
ANGOULÊME, Pérez-Lecler.
ANGERS, Barassé, Cosnier-Lachèze.
ATHÈNES, A. Nast.
BAYONNE, Gosse, Jaymebon.
BERLIN, A. Duncker, Hirschwald.
BESANÇON, Bintot.
BORDEAUX, Ch. Lawalle, Chaumas.
BOSTON, Tichnor.
BREST, Lepontois, J. Hébert.
BRUXELLES, Tircher.
CONSTANTINOPLE, Wick.
COPENHAGUE, Host.
DIJON, Lamarche et Cie.
DUBLIN, { Fannin et Cie. Hodges, Smith et Cie.
EDIMBOURG, Maclachlan, Stewart et Cie.
FLORENCE, { G. Piatti. Ricordi et Jouhaud.
GAND, Hoste.
GÊNES, A. Beuf.
GENÈVE, A. Cherbuliez et Cie.
LAUSANNE, Doy.
LEIPSIG, { L. Michelsen. Brockhaus et Avénarius.
LEYDE, { Luchtmans. Vander-Hoeck.
LOUVAIN, Van Esch.
LIÉGE, J. Desoer.
LILLE, Wanackere.
LISBONNE, Rolland et Semiond.
LYON, Ch. Savy, Dorier.
MADRID, Cas. Monier.
MARSEILLE, Ve Camoin, L. Chaix.
METZ, Lorette, Warion.
MEXICO, H. Brun.
MILAN, Dumolard et fils.
MONTPELLIER, L. Castel, Sevalle.
MOSCOU, { Gauthier et Monighetti. Urbain et Renaud.
NANCY, Grimblot et Cie.
NANTES, Forest aîné, Sebire.
NAPLES, P. Dufresne.
NEW-YORK, { W. Radde. Wiley et Putmann.
ODESSA, Sauron et Cie.
PERPIGNAN, Alzine, Ay, Julia frères.
PÉTERSBOURG, { Bellizard et Cie. Hauer et Cie. Issakoff.
PORTO, A. Moré.
POITIERS, Pichot.
ROCHEFORT, Penard.
ROME, P. Merle.
ROTTERDAM, Kramers.
ROUEN, Edet, Lebrument.
STRASBOURG, { Derivaux. Ve Levrault. Treuttel et Würtz.
TOULON, Monge et Villamus.
TOULOUSE, Gimet, Delboy, Senac.
TROYES, Febvre.
TURIN, J. Bocca, Ch. Schiepatti.
VALPARAISO, Floury.
VIENNE, Rohrmann.

Paris. Imprimerie de Bourgogne et Martinet, rue Jacob, 3.

RAPPORT

L'ACADÉMIE ROYALE DE MÉDECINE

SUR

LA PESTE ET LES QUARANTAINES

FAIT, AU NOM D'UNE COMMISSION,

PAR

M. LE Dr PRUS;

ACCOMPAGNÉ DE PIÈCES ET DOCUMENTS,

ET SUIVI

DE LA DISCUSSION DANS LE SEIN DE L'ACADÉMIE.

A PARIS,

CHEZ J.-B. BAILLIÈRE,

LIBRAIRE DE L'ACADÉMIE ROYALE DE MÉDECINE,

Rue de l'Ecole-de-Médecine, 17;

A LONDRES, CHEZ H. BAILLIÈRE, 219, REGENT-STREET.

1846.

AVERTISSEMENT.

Dans la séance du 27 août 1844, l'Académie royale de médecine nomma une commission composée de MM. Adelon, Bégin, Dubois (d'Amiens), Dupuy, Ferrus, Londe, Mélier, Pariset, Poiseuille, Prus, H. Royer-Collard, dont la mission était d'étudier toutes les questions qui se rattachent à la peste et aux quarantaines. Après des recherches nombreuses et un long travail qui a occupé la commission pendant plus d'une année, M. Prus, secrétaire-rapporteur, a lu, au nom de la commission, dans les séances des 3, 10, 17, 24 mars et 5 mai, le Rapport que nous publions; mais ce travail serait incomplet si nous n'y joignions pas les pièces et documents justificatifs, ainsi que la discussion, qui en est le complément.

Cet ouvrage présentera donc trois parties:

1° Le rapport sur la peste et les quarantaines;

2° Les pièces et documents à l'appui;

3° Les opinions pour ou contre, telles qu'elles ont

été prononcées dans le sein de l'Académie lors de la discussion, et revues par les auteurs.

Le lecteur aura ainsi toutes les pièces sous les yeux; c'est la seule manière de bien juger cette grave question de la Peste et des Quarantaines.

Paris, 20 mai 1846.

RAPPORT

SUR LA

PESTE ET LES QUARANTAINES.

Messieurs, la commission que vous avez chargée de vous présenter un rapport sur la peste et les quarantaines a compris toute l'importance de la haute mission que vous lui avez confiée. Si, d'un côté, les intérêts politiques et commerciaux souffrent des entraves que leur imposent les règlements sanitaires, et si, de toutes parts, on demande avec instance que les précautions que commande la santé publique soient restreintes dans les limites strictement nécessaires ; d'un autre côté, le premier des intérêts à vos yeux, comme aux yeux de tous les gouvernements sages et humains, celui de la conservation des peuples, exige impérieusement que le pacte sanitaire consenti tacitement par toutes les puissances de l'Europe ne soit rompu qu'après qu'une étude impartiale et sévère des documents anciens et nouveaux aura démontré à tous ce qu'il y a d'inutile ou de dangereux dans les règlements en vigueur. Cependant l'Angleterre et l'Autriche ont aboli ou notablement diminué les quarantaines pour les provenances du Levant, sans faire connaître au reste de l'Europe les motifs de sécurité qui les engageaient à porter une atteinte aussi grave à la loi généralement exécutée. La France ne peut suivre de semblables exemples. Si son régime sanitaire doit être profondément modifié, il faut qu'elle expose avec franchise et netteté les faits qui la portent à changer, à diminuer ou à perfectionner les précautions prises par elle contre l'introduction d'un fléau aussi redoutable que la peste. Elle montrera ainsi comment, en mettant à profit les données nouvelles de la science, on peut faire droit à des réclamations fondées, sans cesser de conserver religieusement le respect toujours dû à la santé publique.

Telle était la pensée de M. le ministre de l'agriculture et du commerce, lorsque, le 14 juin dernier, il disait à la Chambre des députés que la question des quarantaines était une de ces questions d'hygiène publique que le gouvernement ne peut pas trancher, et qui ne peuvent être résolues que par l'Académie royale de médecine ou l'Académie des sciences (1).

L'Académie royale de médecine, instituée pour éclairer le gouvernement sur tout ce qui intéresse la santé publique, répondra à l'appel parti de la tribune des représentants du pays.

Organe de la commission à laquelle elle a confié le soin de préparer sa décision, je viens, messieurs, vous rendre compte du résultat des recherches auxquelles nous nous sommes livrés.

Lorsque la commission a accepté la tâche laborieuse qui lui a été imposée, elle ne s'est dissimulé aucune des difficultés qu'elle aurait à vaincre. Mais son zèle a été excité et soutenu par la confiance dont vous l'avez investie, par la pensée que des médecins seuls peuvent apprécier à leur juste valeur les faits, les assertions, les raisonnements concernant les grandes questions que présente l'étude de la peste; enfin, par l'espérance qu'en soumettant à un examen approfondi et parfaitement indépendant les résultats trop souvent contradictoires, au moins en apparence, fournis par les observateurs anciens et modernes, on pourrait parvenir à établir d'une manière solide un certain nombre de vérités qui serviraient de base à la réforme de nos règlements sanitaires.

Votre commission, messieurs, n'a rien négligé pour atteindre ce but si désirable.

Son premier soin a dû être et a été de limiter son travail, en posant les questions qui, seules, devaient être traitées dans ce rapport. Elle n'a admis que celles dont la solution lui a paru indispensable pour fournir à l'administration les principes fondamentaux d'un nouveau code de la santé.

Ce point essentiel une fois réglé, il restait à rechercher les faits authentiques et bien observés qui pouvaient mener à la solution des questions posées.

Ces faits, la commission s'est efforcée de les trouver dans

(1) *Moniteur* du 15 juin 1845.

les nombreuses sources d'instruction qui lui ont été ouvertes.

La peste, qui a si souvent désolé le monde, et qui a donné lieu à la publication de tant de livres et de mémoires, n'a cependant fait naître qu'un petit nombre d'ouvrages vraiment recommandables.

Les épidémies de peste étudiées d'une manière utile sont :

Celle de Nimègue, en 1635 ;

Celle de Londres, en 1665 ;

Celle de Marseille, en 1720 ;

Celle de Transylvanie, en 1755 ;

Celle de Moscou, en 1771 ;

Celle d'Égypte, en 1798, 1799 et 1800.

Diemerbroek, pour la première ; Sydenham et Hodges, pour la seconde ; Chicoyneau, Verny, Deidier et Bertrand, pour la troisième ; Chénot, pour la quatrième ; Mertens, Orrœns et Samoïlowitz, pour la cinquième ; enfin, pour les trois dernières, Desgenettes, Larrey, Pugnet et Louis Frank, sont les auteurs qui, par la description qu'ils nous ont donnée des pestes observées par eux, ont fait faire des progrès réels à cette partie de la science.

Mais, il faut le dire, à la gloire des médecins qui ont vu et traité la peste qui a régné en Égypte en 1835, c'est de cette époque que date la connaissance positive et scientifique de la maladie.

M. le docteur Aubert-Roche, donnant alors le premier l'exemple d'un courageux dévouement à l'humanité et à la science, a touché, soigné, consolé le docteur Fourcade, qui, atteint de la peste, au Caire, le 18 février 1835, mourut le 20 du même mois (1).

Bientôt après, de nombreux pestiférés étaient reçus à l'hôpital de l'Esbekiè, au Caire. Clot-Bey, voulant assurer aux observations qui seraient recueillies toute l'authenticité possible, proposa à MM. Gaëtani, Lachèze et Bulard de se réunir en commission pour examiner les malades, les suivre pendant toutes les phases de la maladie, et, en cas de mort, procéder en commun à l'ouverture des cadavres. Les quatre membres de la commission se

(1) *De la peste et du typhus d'Orient.* Paris, 1840, page 90.

sont acquittés avec le plus grand zèle de la tâche qu'ils s'étaient donnée. Les pestiférés furent soignés comme d'autres malades ; on ne craignait pas de les toucher toutes les fois qu'il devait en résulter un avantage pour eux et pour l'étude de la maladie. Les cadavres de ceux qui moururent furent portés à l'amphithéâtre, et tous les organes furent l'objet d'un examen attentif. On consignait dans un registre, signé chaque fois par les quatre observateurs, les résultats de la visite commune. Ce registre, que M. le docteur Lachèze a mis sous les yeux de votre commission, a été la base principale des ouvrages publiés par Clot-Bey et Bulard.

Plus tard, MM. les professeurs de l'École de médecine d'Abouz-Abel ont donné des soins à 140 pestiférés, dont 38 moururent. M. le professeur Perron a adressé à l'Académie un mémoire fort intéressant contenant les détails des observations et des ouvertures cadavériques.

Cependant, MM. les docteurs Aubert et Rigaud, chargés l'un et l'autre du service d'un grand hôpital à Alexandrie, avaient aussi traité les pestiférés qui leur étaient confiés avec une parfaite abnégation et un désir sincère et soutenu de servir la science. M. Rigaud est mort de la peste, laissant le résumé de 68 autopsies de pestiférés. M. Aubert-Roche a publié, en 1840, le résultat des recherches qu'il avait faites, soit seul, soit de concert avec son regrettable et malheureux confrère Rigaud.

Il y aurait injustice et ingratitude à ne pas dire ici que M. Ferdinand de Lesseps, chargé alors de gérer le consulat général de France à Alexandrie, a encouragé par tous les moyens en son pouvoir le noble dévouement de nos confrères. Par son courage et sa présence d'esprit, par son empressement à donner ou à faire donner aux malades ce dont ils avaient besoin, par les preuves d'amitié qu'il n'a pas craint de prodiguer au docteur Rigaud jusqu'à son dernier moment, M. de Lesseps a fait voir que, dans les grandes catastrophes, il se rencontre parfois des hommes dont le caractère se trouve naturellement supérieur aux événements. Toutes les personnes qui ont connu M. de Lesseps en Égypte ont appris sans aucun étonnement sa belle et généreuse conduite à Barcelone.

Honorons, messieurs, les médecins et le consul qui ont si bien compris leurs devoirs! Ils ont rendu un grand service à l'humanité, en enseignant comment on peut et on doit soigner les pestiférés; ils ont rendu un grand service à la science, en dissipant ces terreurs exagérées qui empêchaient d'étudier l'état des organes et de leurs fonctions. La peste, ainsi vue et touchée, a été mieux connue et mieux traitée.

Depuis 1835, les médecins qui habitent l'Égypte ont continué leurs efforts pour perfectionner une étude aussi bien commencée. En 1837, la peste épidémique s'est montrée à Adana, dans le corps d'armée égyptien qui occupait alors la Syrie. En 1841, une épidémie assez meurtrière a sévi à Damiette, au Caire et dans un grand nombre de villes ou villages du Delta. Tous les ans, depuis 1835, on a pu observer dans la basse Égypte un plus ou moins grand nombre de pestes sporadiques. Le résultat des travaux récents auxquels la manifestation de ces maladies a donné lieu se trouve consigné dans cinquante mémoires, que votre infatigable correspondant Clot-Bey vous a adressés. Plusieurs de ces mémoires, dus à des hommes instruits et parfaitement bien placés pour apprécier les faits, méritent l'attention des administrateurs et des médecins, et vous jugerez sans doute à propos d'en ordonner l'impression.

S'il est vrai que les pestes épidémiques de 1635, 1665, 1720, 1755, 1771, 1798 et 1835, ont été l'occasion des publications les plus importantes sur cette terrible maladie, il ne l'est pas moins que d'autres épidémies ont été le sujet de recherches intéressantes.

Qu'il nous suffise, pour ne parler ici que des productions modernes, de citer l'ouvrage de M. le docteur Brayer, intitulé : *Neuf années à Constantinople;* la relation que M. le docteur Gosse a donnée de la peste observée par lui en Grèce, pendant les années 1828 et 1829; celle de M. le docteur Morea sur la peste de Noja, en 1817, et le rapport de M. Hemso sur la peste du Maroc, en 1818.

Un homme qui n'est pas médecin, mais qui a rendu dans cette question de véritables services à la médecine, M. de Ségur du Peyron, a adressé à M. le ministre du commerce, en 1834, en

1839 et en 1846, trois rapports qui ont été imprimés, et qui renferment un grand nombre de faits recueillis par lui dans les principaux ports de la Méditerranée.

Enfin, l'Académie a reçu un mémoire sur la peste et les quarantaines, publié en 1845 par M. le docteur de Moulon, médecin du lazaret de Trieste, et un rapport imprimé sur la transmission de la peste et de la fièvre jaune, présenté à la Société académique de médecine de Marseille par une commission prise dans son sein, et adopté à l'unanimité dans la séance du 12 août 1845.

Une seconde source de lumières a été ouverte à votre commission. Des documents manuscrits d'un haut intérêt ont été remis entre ses mains.

Nous devons mentioner les pièces originales concernant tous les cas de peste observés dans le lazaret de Marseille depuis 1720 : une lettre et un mémoire de M. le docteur Robert, l'un des médecins de ce lazaret; le registre tenu en Égypte et en Syrie, pendant les années 1828, 1829 et 1830, par la commission de la peste, que présidait M. Pariset; le rapport adressé à M. le ministre du commerce, en 1842, par M. le docteur Delaporte, médecin de la marine royale, et dans lequel il lui rend compte de la mission qu'il lui avait donnée en 1840, d'étudier la peste à Constantinople, à Smyrne et à Alexandrie, mission dans laquelle il a été arrêté par une peste grave qui l'a atteint à Alexandrie ; un état statistique comprenant 506 épidémies de peste, lequel a été dressé par M. le docteur Rossi, médecin du Caire, qui, comme M. Delaporte, n'a échappé qu'avec peine à la peste dont il a été frappé ; l'état statistique de tous les cas de peste observés au lazaret d'Alexandrie depuis 1835, état qui est dû aux soins de M. le docteur Grassi, médecin en chef de ce lazaret, et qui a été remis à votre commission par Gaëtani-Bey ; un mémoire sur la peste en Perse, par M. le docteur Lachèze; un mémoire sur la peste en Algérie, depuis 1552 jusqu'en 1819, par M. Adrien Berbrugger, membre correspondant de l'Institut, conservateur de la bibliothèque et du musée d'Alger ; un mémoire sur la contagionabilité de la peste, par MM. Antoine Pezzoni, André Léval et Marc Marchand, tous trois membres du conseil supérieur de santé de l'empire ottoman, document important daté de Constantinople, le 17 juin 1842, et qui n'est parvenu à l'Académie que le 20 novembre 1845 ; enfin, un mémoire sur l'antiquité et l'endémicité de la peste en Orient, et surtout en Égypte, par M. le docteur Daremberg, le savant et zélé bibliothécaire de l'Académie.

Marseille étant la ville de France la plus intéressée dans les questions qui s'agitent, le rapporteur de votre commission aurait cru manquer à un de ses devoirs, s'il ne s'était rendu dans cette ville, où sont encore palpitants les souvenirs de la peste de 1720, pour y recueillir de la bouche même des médecins les plus recommandables leur opinion sur les points en litige, et surtout les motifs scientifiques sur lesquels repose cette opinion. L'excellent accueil qu'il a reçu de l'Intendance sanitaire, de la Société académique et de la Société royale de médecine, lui a facilité les moyens d'atteindre le but qu'il s'était proposé, et de visiter tous les établissements sanitaires.

Avant lui, MM. Ferrus et Bégin, l'un dans sa tournée d'inspecteur général des établissements d'aliénés, l'autre en remplissant ses fonctions d'inspecteur général du service de santé des armées, avaient passé plusieurs jours à Marseille, et avaient saisi cette occasion de recueillir d'utiles renseignements.

Plus récemment, deux autres membres de votre commission, MM. Dubois (d'Amiens) et Mêlier, ont pu également mettre à profit le séjour qu'ils ont fait dans la même ville.

L'Académie est donc en droit d'espérer que les faits et les documents sur lesquels sont établies les convictions des médecins de Marseille relativement à la peste et aux quarantaines auront été appréciés par sa commission, et qu'elle en aura tenu compte dans son rapport.

Le désir de la commission de chercher la lumière partout où elle croyait la trouver l'a engagée à solliciter de M. le ministre des affaires étrangères la permission de consulter les dépêches de nos ambassadeurs et de nos consuls dans le Levant, pour y découvrir tous les renseignements pouvant être utiles à notre travail. Cette permission a été accordée au rapporteur de votre commission. Les dépêches adressées au ministre par M. Ferdinand de Lesseps pendant la durée de l'épidémie qui a ravagé l'Égypte en 1835 devront surtout appeler l'attention de l'Académie.

M. le ministre de la marine, sur la proposition de notre honorable collègue, M. Kéraudren, alors inspecteur général du service de santé de la marine, a mis également à la disposition de votre commission les documents relatifs à la peste que contiennent les archives de son ministère.

Votre commission a voulu joindre à tous ces éléments d'instruction un moyen qui lui a paru plus propre que tout autre à lui donner des idées exactes sur les diverses questions qu'elle se proposait de traiter. Elle a reçu avec le plus vif intérêt les communications verbales qui lui ont été faites par des administrateurs et des médecins qui ont bien voulu se rendre dans son sein. Elle a entendu successivement :

M. Lachèze, ancien médecin en chef en Égypte, qui fut chargé, en cette qualité, d'un service au grand hôpital du Caire pendant l'épidémie de 1835, et qui, plus tard, continua ses études sur la peste en Perse, où il accompagna, comme médecin, l'ambassade de M. Sercey;

M. Aubert-Roche, ancien médecin en chef en Égypte, chargé d'abord du service de l'hôpital des Enfants au Caire, et ensuite de l'hôpital des Pestiférés à Alexandrie, pendant l'épidémie de 1835;

M. Lagasquie, membre de la commission de la peste en Égypte, pendant les années 1828, 1829 et 1830, qui a observé la peste à Tripoli de Syrie;

M. de Ségur du Peyron, secrétaire du conseil supérieur de santé, inspecteur des établissements sanitaires de France, qui a parcouru les principaux ports de la Méditerranée, pour y étudier tout ce qui concerne les quarantaines;

M. Morpurgo, ancien médecin en chef de l'hôpital de l'Esbekiè, au Caire, ancien médecin de l'hôpital civil de Smyrne, qui a résidé pendant huit ans dans la Turquie, la Syrie et l'Égypte;

M. Ferdinand de Lesseps, chargé du consulat général de France à Alexandrie pendant l'épidémie de 1835, ancien président du comité consulaire de santé de la même ville;

M. de Nion, consul général de France, et chargé d'affaires près l'empereur de Maroc, ancien président du comité consulaire de santé de Tanger, où il a résidé pendant cinq ans;

M. Gaëtani-Bey, premier médecin de Méhémet-Ali, qui habite l'Égypte depuis vingt-cinq ans;

M. le docteur Cholet, qui a publié un bon mémoire sur la peste épidémique observée par lui à Constantinople en 1834;

M. Boudin, médecin en chef de l'hôpital militaire de Versailles, qui pendant cinq ans a été médecin militaire du lazaret de Marseille;

M. de Meloize, ancien consul de France à Beyrouth.

L'Académie nous permettra de remercier ici publiquement les personnes honorables que nous venons de nommer, du très utile concours qu'elles ont bien voulu nous prêter, soit par l'exposition des faits qui se sont passés sous leurs yeux, soit par leur empressement à nous fournir les éclaircissements que nous leur avons demandés. Nous conservons les procès-verbaux contenant le résumé des communications faites, et des discussions auxquelles elles ont donné lieu dans la commission.

En possession de tous les faits et de tous les renseignements que nous avons pu recueillir, soit dans les ouvrages publiés sur la peste depuis cinquante ans, soit dans les documents non imprimés adressés à l'Académie ou mis à sa disposition, soit, enfin, dans nos entretiens oraux avec les personnes citées, et qui sont très compétentes en cette matière, nous nous sommes livrés à des rapprochements, à des comparaisons dont nous vous épargnerons le long détail, mais dont vous trouverez les résultats dans ce rapport. Reprenant alors l'étude des auteurs anciens, nous avons pu voir que des faits nouvellement observés, et pouvant paraître exceptionnels, avaient leurs analogues dans des faits anciens; que d'autres, qui étaient incomplets ou obscurs, étaient complétés ou éclairés par des observations dues à une époque antérieure.

Fallait-il rapporter tous les faits qui nous ont conduits aux corollaires auxquels nous sommes arrivés? Nous ne l'avons pas pensé. C'était là un travail d'analyse que nous avons dû faire disparaître, pour vous donner le produit net de nos recherches. Nous devons dire, cependant, que toutes les fois qu'il nous a paru nécessaire ou utile de rappeler des faits, de rapporter des passages empruntés à des auteurs plus ou moins connus, nous n'avons pas hésité à le faire, en citant les textes. Il arrivera souvent que, sous des expressions vieillies, au milieu d'explications inadmissibles, vous découvrirez des vérités importantes et inattendues.

On trouvera, d'ailleurs, dans les Pièces à l'appui de ce rapport tous ceux des documents adressés à l'Académie qui nous ont paru devoir être publiés.

Nous terminerions ici ces considérations préliminaires, qu'il nous a semblé nécessaire de vous soumettre, si nous ne voulions, avant d'entrer dans l'examen des questions que nous nous sommes posées, vous dire quelques mots de l'esprit qui nous a dirigés.

La conscience de la grande responsabilité qui va peser sur l'Académie, le désir sincère de ne rien négliger pour atteindre la vérité à travers les ténèbres répandues sur le sujet, la volonté ferme d'aborder franchement les difficultés, et de les vaincre, autant que l'état de la science nous le permettrait, la résolution bien arrêtée de vous dire nettement notre pensée, une certaine hardiesse dans les investigations et les déductions scientifiques, une grande prudence dans leur application à la réforme de notre régime sanitaire, et, avant tout, une impartialité froide et réfléchie: tel est l'ensemble des sentiments et des idées qui ont dominé votre commission : aussi est-ce avec quelque confiance qu'elle vient réclamer vos lumières et votre appui pour rendre moins imparfaites et consacrer les conclusions qui termineront ce rapport.

Notre travail sera divisé en quatre parties.

Dans la *première partie*, nous recherchons quels sont les pays où on a vu la peste se développer spontanément; nous nous efforçons ensuite de déterminer les causes de la peste spontanée; nous montrons que quand ces causes ont cessé d'exister en Égypte et ailleurs, la peste a disparu ; nous indiquons les contrées où la persistance de ces causes rend la peste endémique, ou du moins fait craindre le retour de la peste spontanée; enfin nous insistons sur les moyens véritablement prophylactiques de la peste spontanée.

Dans la *deuxième partie*, nous répondrons aux trois questions suivantes :

La peste s'est-elle toujours montrée avec les principaux caractères des maladies épidémiques, quand elle a sévi avec violence en Afrique, en Asie et en Europe?

Quels sont les caractères différentiels de la peste épidémique et de la peste sporadique?

La peste se propage-t-elle à la manière des maladies épidémiques, c'est-à-dire par la migration de certaines influences atmosphériques et indépendamment de l'action que peuvent exercer les pestiférés?

Dans la *troisième partie*, nous nous occuperons de la transmissibilité de la peste. Est-elle transmissible par l'inoculation? Est-elle transmissible, dans les foyers et hors des foyers épidémiques, par le contact immédiat des pestiférés, par le contact des hardes et vêtements, par le contact des marchandises, par les miasmes qui sont exhalés par les pestiférés, et dont l'air est le véhicule? Nous terminons la troisième partie par l'examen de trois questions suivantes :

1° Les malades atteints de la peste sporadique peuvent-ils déterminer des foyers d'infection assez actifs pour transmettre la maladie?

2° La peste est-elle plus ou moins transmissible, suivant l'intensité de l'épidémie, suivant que celle-ci est dans sa première, sa deuxième ou sa troisième période, suivant enfin les dispositions organiques des individus soumis à l'action des miasmes pestilentiels?

3° Si la peste est transmissible hors des foyers épidémiques, doit-on craindre que quelques cas importés en France puissent y devenir la cause d'une épidémie pestilentielle?

Dans la *quatrième et dernière partie*, nous recherchons quelle est la durée ordinaire ou exceptionnelle de l'incubation de la peste.

Viennent enfin les conclusions de notre rapport et les applications de ces conclusions aux questions de quarantaine.

DÉFINITION.

La peste est une maladie de tout l'organisme, dans laquelle les systèmes nerveux, sanguin et lymphatique sont surtout affectés, et qui se caractérise le plus ordinairement, à l'extérieur, par des bubons, des charbons et des pétéchies.

PREMIÈRE PARTIE.

CHAPITRE PREMIER.

Quel est le pays ou quels sont les pays où on a vu la peste naître spontanément ?

La plus ancienne mention que nous trouvions de la peste est celle que nous a laissée Moïse, et qui porterait à penser que la peste existait en Égypte dès l'année 2443 de l'ère ancienne, si les symptômes indiqués par l'auteur juif démontraient mieux qu'il s'agit de la peste telle que nous venons de la définir.

La maladie connue sous le nom de peste d'Athènes, et dont Thucydide a donné une description qui l'a rendue si fameuse, nous offre plutôt les symptômes d'un typhus compliqué d'une éruption difficile à caractériser et d'escarres gangréneuses que ceux de la peste orientale. Nous n'avons donc pas d'intérêt à savoir si cette maladie avait été importée d'Égypte au Pyrée, comme le présume Thucydide, sans d'ailleurs l'affirmer.

La première indication des caractères véritables de la peste ne se rencontre que dans un passage de Rufus d'Éphèse, médecin qui vivait sous Trajan, passage découvert à Rome, en 1831, par le cardinal Angelo Maï, et que M. Littré a fait connaître en France quelques années plus tard.

Après avoir parlé du bubon en lui-même, et considéré comme une maladie spéciale, Rufus ajoute : « Les bubons appelés pes- » tilentiels sont tous mortels et ont une marche très aiguë, sur- » tout ceux qu'on observe en Libye, en Égypte et en Syrie, et » dont a fait mention Denys-le-Tortu. Dioscoride et Posidonius » en ont parlé longuement dans leur traité sur la peste qui a ré- » gné de leur temps en Libye. »

Ce texte prouve qu'avant Denys-le-Tortu, c'est-à-dire avant le troisième siècle qui a précédé notre ère, la peste à bubons avait été observée en Libye, en Égypte et en Syrie; il prouve encore que, dès ces temps reculés, une peste épidémique avait ravagé la Libye.

Rufus continue : « Dioscoride et Posidonius disent que cette » épidémie fut caractérisée par les symptômes suivants : Fièvre

» violente ; douleurs ; perturbation de tout le corps ; délire ; » éruption de bubons larges, durs, n'arrivant pas à suppuration, se développant non seulement dans les lieux accoutumés, » mais encore aux jambes et aux bras, quoiqu'on n'observe pas » ordinairement dans ces endroits de semblables tumeurs. »

Ailleurs, Rufus parle en ces termes du charbon : « On appelle » charbon pestilentiel celui qui est accompagné d'une grande » phlegmasie, de douleur aiguë et de délire ; chez un certain nombre » de ceux qui en sont affectés, il survient aussi des bubons durs » et douloureux, et les malades meurent bientôt de ces charbons. » Cela arrive surtout chez ceux qui habitent près des marais. »

Ces citations, messieurs, ne peuvent laisser aucun doute. Il s'agit bien de la peste telle que nous la connaissons aujourd'hui, et telle qu'on l'observe encore dans l'ancienne Libye, en Égypte et en Syrie.

Il est donc incontestable que, deux siècles au moins avant Jésus-Christ, la peste a été observée en Égypte, où la connaissance des faits recueillis dans les temps modernes nous autorise à croire qu'elle était née (1).

Mais a-t-on vu la peste naître spontanément dans d'autres pays que l'Égypte ?

Si nous consultons à cet égard l'histoire ancienne, nous lisons qu'en 1285 avant J.-C., la peste se répandit dans l'armée des Grecs, réunie devant Troie, et fit d'immenses ravages parmi les assiégeants. La description donnée par Homère est trop incomplète pour qu'il soit possible de dire si cette maladie, née sur les bords de la Méditerranée, était la vraie peste ou le typhus des armées. Dans tous les cas, cette description s'accorde beaucoup mieux avec l'idée d'une maladie développée sous une influence épidémique qu'avec celle d'une maladie que le poëte aurait regardée comme importée d'Égypte.

Diodore de Sicile assure que les Carthaginois apportèrent souvent la peste dans son pays.

Pendant le siége d'Agrigente, l'an 406 avant J.-C., la peste sévit parmi eux et emporta leur général.

(1) Voir dans les Pièces et Documents à l'appui du rapport n° I, mémoire de M. Daremberg.

L'an 396 avant J.-C., les Carthaginois, faisant le siége de Syracuse, furent affligés d'une peste très meurtrière. Denis profita de cette circonstance pour détruire leur armée.

La peste ravagea le territoire carthaginois 150 ans avant notre ère.

Ces pestes, selon Diodore de Sicile, étaient nées en Libye et en Sicile.

Jusqu'ici, nous ne découvrons avec quelque certitude les premières traces de la peste spontanée qu'en Égypte, en Libye, en Syrie, en Anatolie et en Sicile.

Interrogeons maintenant les tables chronologiques de la peste, dressées par les loïmographes les plus dignes de confiance, et spécialement celle qui nous a été envoyée récemment par M. le docteur Rossi, du Caire, qui a mis à profit et complété celle de ses devanciers.

Nous y verrons que la peste s'est montrée en Grèce une fois dans le IXe siècle avant J.-C., une fois dans le VIIe, trois fois dans le VIe, une fois dans le Ve, et cependant il n'est pas fait mention de la peste en Égypte pendant aucun de ces siècles.

Nous devons dire également que, du XIe au VIIIe siècle avant J.-C., on compte quatre pestes dans la Turquie d'Asie et la Syrie, tandis que, dans la même période, l'Égypte paraît avoir été exempte du fléau.

Le même fait se représente, mais plus remarquable encore, pour l'Italie, où vingt-deux pestes ont été constatées du VIIIe au IVe siècle avant J.-C., tandis qu'il n'en est signalé aucune en Égypte pendant ce laps de temps.

Arrivant à des temps moins anciens, nous apprenons que dans le VIe siècle de notre ère, la France a subi dix épidémies de peste, tandis que le relevé de M. Rossi ne nous montre aucune épidémie pestilentielle en Égypte, ni pendant ce VIe siècle, ni même pendant les deux siècles qui l'ont précédé (1).

Ici, messieurs, nous devons nous arrêter un instant pour examiner la valeur et la portée d'une objection qu'on peut faire aux résultats de la statistique dont nous venons de faire usage, et

(1) Il faut faire remarquer, cependant, qu'au rapport de Procope, la grande peste de 542 aurait pris naissance à Peluze, sur les bords de l'ancien canal qui réunissait les deux mers.

qui, nous le répétons, est le fruit des recherches de tous les auteurs les plus justement estimés. Cette objection, la voici :

Les anciens confondaient sous le nom de peste ou de maladies pestilentielles toutes les affections qui entraînaient à leur suite une grande mortalité. Comment donc distinguer dans les tableaux statistiques les véritables pestes des maladies qui en ont usurpé le nom ?

Cette objection peut être fondée pour la plupart des pestes indiquées antérieurement au IVe siècle avant J.-C. ; elle peut même conserver quelque valeur pour les pestes signalées entre ce IVe siècle et l'année 542 de notre ère, où sévit à Constantinople cette terriblepeste dont Procope et Évagre nous ont donné une description qui ne peut laisser aucun doute sur le véritable caractère de la maladie. Mais, à partir de cette époque, le nom de peste a été généralement réservé pour l'affection qui présente des bubons, des charbons et des pétéchies.

Si l'on peut croire que, dans les siècles qui se sont écoulés entre le VIe et le XVIe de notre ère, la dénomination du mot peste a été assez justement appliquée, nous sommes en droit d'assurer qu'à partir du commencement du XVIe siècle, c'est-à-dire postérieurement à l'établissement des lazarets en Europe, ce nom n'a été employé qu'en pleine connaissance de cause.

Il nous importe donc beaucoup d'étudier les faits postérieurs au XVe siècle.

Au XVIe siècle, on n'a observé qu'une seule peste en Égypte ; il n'en est indiqué aucune ni en Turquie d'Asie ni en Syrie; et, cependant, on compte dans ce même XVIe siècle 14 pestes en France, 12 en Allemagne, 11 en Italie, 9 en Dalmatie, 6 en Turquie d'Europe, 5 en Angleterre, 5 en Espagne, 2 en Portugal, 2 en Pologne, 2 en Belgique et 1 en Suisse.

Dans le XVIIe siècle, on signale deux pestes seulement en Égypte ; on n'en signale aucune ni en Turquie d'Asie ni en Syrie ; et, cependant, nous en comptons 19 en Allemagne, 11 en Italie, 11 en France, 6 en Angleterre, 5 en Russie, 4 en Turquie d'Europe, 3 en Espagne, 2 en Hollande, 2 en Suisse, 2 en Danemark, 1 en Suède et 1 en Pologne.

Il nous paraît impossible, messieurs, que celui qui rapproche ces chiffres ne soit pas frappé de la répétition de cette circonstance remarquable, savoir, qu'à certaines époques la peste s'est montrée fréquente et terrible sur un grand nombre de points du globe, de l'Europe surtout, tandis qu'elle n'existait pas ou était très rare en Égypte.

Comment admettre que la peste a toujours été importée de l'Égypte ou même de l'Orient dans les nombreux cas que nous venons de rappeler ? Mais si l'on n'admet pas ces importations, que rien ne prouve, que tout contredit, on sera conduit à la nécessité de reconnaître que, dans les époques indiquées, la peste naissait spontanément dans plusieurs régions de l'Europe.

C'est donc avec raison que le savant et judicieux M. Littré a pu dire : « Les pestes furent très fréquentes en Europe dans les » XVIe et XVIIe siècles. L'Italie, la France, l'Angleterre, la Hol- » lande, l'Allemagne, étaient envahies par ce fléau, et Paris et » Londres le voyaient naître dans leur sein comme le voient » naître Constantinople et le Caire (1). »

Par des causes qu'il ne nous paraît pas impossible de pénétrer et que nous tâcherons d'indiquer bientôt, la peste, dans le XVIIIe siècle et dans la première partie du XIXe, a paru prendre exclusivement, ou presque exclusivement, naissance dans le Levant.

Dans le XVIIIe siècle, la peste épidémique s'est montrée 19 fois en Égypte, 7 fois dans la Turquie d'Europe, 4 fois en Dalmatie, 4 fois en Allemagne, 3 fois en Russie, 3 fois en Espagne, 2 fois en Pologne, 2 fois en Grèce, 1 fois en Italie, 1 fois en Suède et 1 fois en France. Il s'agit de la trop mémorable peste qui, en 1720 et 1721, a ravagé Marseille et la Provence.

Enfin, dans les 45 premières années de ce siècle, la peste épidémique a frappé 8 fois l'Égypte, 6 fois la Turquie d'Europe, 1 fois la Turquie d'Asie, 3 fois la Grèce, 2 fois la Syrie, 2 fois l'Italie, 2 fois la Russie, 1 fois l'Allemagne, 1 fois la Dalmatie, 1 fois le Maroc.

Les données statistiques que nous venons d'emprunter aux

(1) M. Littré, article *Peste* du *Dictionnaire de médecine en 25 volumes*.

loïmographes, celles surtout qui ont trait aux pestes des XVIe et XVIIe siècles, paraissent fournir un argument tout-à-fait péremptoire en faveur de la spontanéité de la peste, à certaines époques, dans un grand nombre des contrées de l'Europe.

Toutefois, messieurs, notre conviction serait plus profonde encore si elle pouvait s'appuyer sur des faits contemporains et bien constatés. Ces faits existent-ils? Nous ne craignons pas de répondre affirmativement.

M. le docteur Lachèze, dans le compte-rendu de son voyage en Perse, établit que, dans des temps peu éloignés de nous, la peste est née spontanément, et un assez grand nombre de fois, dans plusieurs villes de l'Asie-Mineure, et particulièrement à Erzeroum, qui se trouve à cinq journées de Trébisonde et à dix journées des frontières de la Perse.

Le conseil supérieur de santé de l'empire ottoman, dans le document qu'il a adressé à l'Académie, signale au nombre des pestes qui se sont montrées en Turquie depuis son installation, c'est-à-dire depuis 1838, deux pestes qui ont pris naissance dans les villages qui entourent Erzeroum, villages situés non loin des sources septentrionales de l'Euphrate.

Ces faits, au reste, ne font que confirmer la tradition généralement répandue à Constantinople et dans tout l'Orient, que, souvent, la peste naît spontanément à Erzeroum ou dans ses environs.

La ville d'Alep paraît avoir, quoiqu'à un moindre degré, cette funeste faculté d'engendrer la peste. M. Ferdinand de Lesseps a dit au rapporteur de votre commission qu'après le dernier tremblement de terre d'Alep, en 1822, M. de Lesseps, son oncle, alors consul de France en cette ville, avait vu la peste y naître sans aucune importation.

D'autres observations non moins remarquables autorisent à penser que la peste naît spontanément sur les bords du Danube, comme sur ceux du Nil et de l'Euphrate.

L'armée russe qui, en 1828, vint combattre les Turcs dans la Moldavie, la Valachie et la Bulgarie, fut atteinte d'une fièvre très meurtrière et qui était accompagnée de bubons aux aines et aux aisselles.

M. le docteur Witt, médecin en chef de cette armée, vous a adressé, le 19 décembre 1844, une traduction allemande de l'ouvrage russe qu'il a publié à cette occasion sur le climat de la Valachie et de la Moldavie, et sur la maladie appelée *épidémie valaque* qu'il a observée sur plusieurs corps d'armée pendant la campagne de 1828. Cette traduction ne paraît pas être parvenue à l'Académie.

Le 15 septembre 1845, vous avez reçu du même auteur une lettre qui devait être le complément de l'envoi précédemment fait. Cette lettre, qui est une réponse à une analyse critique faite par le professeur Seidlitz, et publiée dans les Mémoires de l'Académie impériale de Saint-Pétersbourg pour 1844, contient plusieurs renseignements intéressants.

On y voit clairement que le professeur Seidlitz, qui, lui aussi, a observé la maladie sur les lieux, n'hésite pas à la regarder comme la vraie peste, comme la peste orientale; tandis que M. Witt, d'accord avec les médecins du pays, reconnaît bien que c'était une maladie caractérisée par des bubons et ressemblant de tous points à la peste orientale, mais pense qu'elle doit être distinguée de cette dernière, parce qu'elle naît sur les bords du Danube, sans aucune importation extérieure.

Un médecin supérieur de l'armée russe, M. le docteur Schlegel, qui, avant l'arrivée de M. Witt en Valachie, avait été chargé de déterminer le caractère de la maladie, écrivait au général Roth, en date du 24 mai 1828, et au médecin en chef, en date du 26 mai même année, que, quoique la maladie en question eût beaucoup d'affinité avec la peste orientale, elle en différait cependant en cela qu'elle devait son origine dans ce pays (la Valachie) aux émanations putrides contenant du gaz méphitique. Il ajoutait :

« Sur la question que j'ai faite aux médecins de l'opinion » contraire, en quoi cette maladie diffère-t-elle de la véritable » peste, et sous quel nom systématique la trouvons-nous désignée » chez les auteurs qui ont traité des maladies des climats chauds, » je n'ai reçu aucune réponse satisfaisante. »

L'opinion de l'Académie dans la question qui a divisé les médecins russes ne sera pas incertaine.

D'une part, il est établi que l'épidémie régnante était la vraie peste, puisqu'on ne trouvait chez les malades aucun symptôme différent de ceux qu'on observe chez les pestiférés.

Sur ce point donc, il serait difficile de contester la vérité de l'opinion émise par M. le professeur Seidlitz.

Quant au fait articulé par M. Witt, d'accord, nous le répétons, avec les médecins du pays, que l'épidémie pestilentielle qui a régné dans l'armée russe en 1828 et 1829 était née dans les lieux mêmes où elle a sévi, non seulement rien n'autorise à le nier, mais nous devons ajouter qu'il est en parfaite harmonie avec des observations faites avant et depuis 1828.

M. le professeur Seidlitz a prouvé que toutes les fois que, dans les temps passés, les Russes ont fait la guerre aux Turcs sur les bords du Danube et de la mer Noire, leurs armées ont toujours été frappées par la peste. Se fondant sur ce fait et sur d'autres considérations dont nous aurons bientôt occasion de vous entretenir, le professeur de Pétersbourg ne craint pas d'affirmer que, dans ces cas, la peste n'a été que le degré le plus grave des fièvres endémiques du pays (1).

Chénot, qui a laissé un bon ouvrage sur la peste observée par lui en Transylvanie depuis le commencement d'octobre 1755 jusqu'à la fin de janvier 1757, a reconnu la peste dans une maladie caractérisée par des bubons, des charbons et des pétéchies, mais il a été en dissidence avec les médecins des localités où sévissait la peste, parce que ceux-ci affirmaient que l'épidémie régnante était due aux causes d'insalubrité inhérentes à la contrée. Ces médecins allèrent plus loin : ils déclarèrent à Chénot que les tumeurs dans la région parotidienne, sous les aisselles et aux aines n'étaient pas rares dans leur pays, et qu'on les observait presque tous les ans chez les Valaques (2).

Ce témoignage, rapporté par Chénot lui même, vous paraîtra bien digne d'attention.

(1) Mémoire du docteur Seidlitz, inséré en 1835 dans le recueil publié à Hambourg, contenant les travaux des médecins allemands habitant la Russie. Pièces et documents, n° III.

(2) Chénot, *Tractatus de peste*. Vienne, 1769, p. 32.

Vous ne serez pas moins frappés, messieurs, de plusieurs faits signalés dans le mémoire que vous ont adressé trois membres du conseil supérieur de santé de Constantinople.

Il résulte, en effet, de leur exposé que, depuis l'établissement des lazarets et des quarantaines dans l'empire ottoman, la peste, qui a été observée six fois dans la Turquie d'Asie, s'est montrée sept fois dans la Turquie d'Europe, sur les bords du Danube surtout, sans que, dans la majorité de ces manifestations, on ait pu établir la filiation des cas à l'aide de communications suspectes. Le conseil déclare même que, dans un village turc, situé à 12 lieues de Philippopoli, et qui a été ravagé par la peste en 1841, celle-ci s'y montrait depuis trois ans sporadique et bénigne.

Réunissez, messieurs, dans votre esprit les faits observés par les médecins de l'armée russe en 1828 et 1829, ceux empruntés à Chénot, ceux, enfin, qui vous ont été communiqués par le conseil supérieur de santé de Constantinople, et il vous sera facile de reconnaître avec nous que les bords du Danube ont donné récemment naissance à la peste spontanée.

S'il est prouvé que la peste est née et peut encore naître spontanément dans des lieux divers, il ne faudrait pas croire, cependant, que l'Europe doit la redouter également de tous les points signalés comme ayant été et pouvant être encore des foyers de peste spontanée.

Les pays desquels nous avons presque exclusivement à craindre l'importation de la peste se réduisent aujourd'hui à un très petit nombre, surtout si nous ne tenons compte que des faits qui se sont passés depuis une période de dix ans.

Au commencement de cette période, on s'accordait assez généralement à ne reconnaître que trois foyers principaux de peste, l'Égypte, la Syrie et Constantinople.

On ne peut douter que la capitale de la Turquie n'ait vu souvent la peste naître dans son sein.

M. le docteur Brayer a fort bien établi que la peste a été endémique dans cette ville pendant sept des neuf années qu'il y a passées.

Pendant cinq ans, il n'a observé que des pestes sporadiques; dans deux années seulement, en 1819 et 1822, il a vu la maladie revêtir le caractère épidémique. Dans les deux autres années, enfin, il n'a eu connaissance d'aucun cas de peste dans Constantinople.

Les registres du comité sanitaire d'Alexandrie font mention de dix navires entrés dans ce port avec la peste. Huit de ces navires venaient de Constantinople.

Toutefois il paraît certain que, depuis 1839, on n'a constaté dans Constantinople aucun cas de peste soit épidémique, soit même sporadique. Le conseil supérieur de santé croit et affirme que ce résultat est exclusivement dû aux mesures quarantenaires prescrites par lui. Nous désirons vivement qu'il en soit ainsi, sans pouvoir oublier que lorsque la terrible épidémie de 1812 frappa Constantinople, il y avait huit ans qu'on n'avait vu aucun cas de peste dans cette ville immense, ce que prouvent les registres tenus à la chancellerie de l'ambassade de France près la Sublime Porte.

La Syrie paraît aussi complétement exempte de peste depuis la même époque. C'est ce qu'affirment des hommes honorables parfaitement placés pour connaître le véritable état des choses, et parmi lesquels nous citerons : M. Lander, consul anglais aux Dardanelles, et M. Béclard, fils de notre célèbre professeur, gérant du consulat général de France à Smyrne.

Un mémoire de M. le docteur Lasperanza, médecin employé par l'intendance sanitaire de Constantinople, nous a fourni quelques détails aussi précis qu'importants sur l'état actuel de la santé de Jaffa et sur les moyens à l'aide desquels ce praticien croit avoir obtenu une amélioration qui est réelle et très remarquable. La peste a cessé d'être endémique à Jaffa comme dans les autres ports de la Syrie.

Au moment où nous parlons, c'est donc presque exclusivement de l'Égypte que nous avons à craindre l'importation de la peste.

La conclusion générale qui ressort de tout ce qui est contenu dans ce chapitre est la suivante :

On a vu la peste naître spontanément, non seulement en Égypte, en Syrie et en Turquie, mais encore dans un grand nombre d'autres contrées d'Afrique, d'Asie et d'Europe.

CHAPITRE II.

Dans les pays où l'on a observé la peste spontanée, a-t-on pu attribuer rationnellement le développement de celle-ci à des conditions hygiéniques déterminées ?

Pour répondre avec quelque précision à cette question, nous étudierons successivement les localités dans lesquelles la peste est née spontanément dans le cours des cinquante années qui viennent de s'écouler et l'état des habitants de ces localités.

Occupons-nous d'abord de l'Égypte.

Celui de vos commissaires qui, en 1828, a reçu du gouvernement français la mission d'aller rechercher en Égypte les causes de la peste, vous rendant compte des résultats obtenus par la commission qu'il présidait, s'exprimait ainsi :

» Tout Européen qui mettra le pied en Égypte pendant la sai-» son favorable sera frappé de la constante sérénité du ciel. Il » sentira dans l'air cette pureté que l'on rencontre toujours dans » le voisinage des eaux vives. S'il voyage sur le Nil, il sera » charmé, non de la couleur toujours louche, mais de la saveur » fraîche de l'eau du fleuve ; et, s'il visite à droite et à gauche » les plaines cultivées, il sera saisi à l'aspect de cette terre riante » de verdure et couverte de richesses destinées, les unes à nourrir » l'homme, les autres à le vêtir. Tout ce grand paysage ombragé » de dattiers, d'orangers, de citronniers, de jasmins, de tama-» rins, de saules, d'acacias, de sycomores, et sillonné de canaux » et de digues qui rompent sans cesse la direction des chemins ; » tout ce paysage va s'appuyer sur les sables du désert, aux pieds » d'une double chaîne de montagnes qui, à l'orient et à l'occi-» dent, le clôt comme une double muraille. »

» La salubrité de l'Égypte est augmentée par les vents qui y » règnent presque journellement, surtout par les vents étésiens » qui soufflent au nord (1). »

Trois périodes divisent l'année en Égypte. L'une commence en août et finit en octobre : c'est le temps de l'inondation. La

(1) Pariset, *Mémoires sur les causes de la peste*. Paris, 1837.

deuxième période comprend novembre, décembre, janvier, février, mars et avril : c'est celle des moissons d'hiver ; la terre est alors couverte de trèfle, de blé, d'orge, de lin, etc. La troisième période commence au mois de mai pour finir ordinairement en août ou septembre : c'est le moment de la culture du coton, de l'indigo, du sésame et du riz.

Les inconvénients naturels du climat de l'Égypte sont peu nombreux. Ce sont la fraîcheur et l'humidité des nuits ; les variations brusques et fréquentes de la température dans le jour ; les pluies et les brouillards du Delta pendant l'hiver ; les vives ardeurs et l'abondante poussière de l'été ; enfin, l'étrange action sur l'économie vivante de ce vent du sud connu sous le nom de *kamsin*.

Comment donc peut-il se faire, messieurs, que, dans une contrée si riche de tous les dons de la nature, si peu exposée naturellement à des influences nuisibles, l'homme soit parvenu à force d'ignorance et d'incurie à être mal logé, mal vêtu et mal nourri, à boire fréquemment une eau corrompue, à respirer un air impur et trop souvent mortel ?

Il semble, dit un de vos membres correspondants qui a longtemps résidé en Égypte, que l'habitant du Delta ait voulu préparer lui-même les causes de sa mort (1).

Sa maison, ou plutôt sa tanière, construite avec de la boue et une charpente composée d'ossements d'animaux, est basse, obscure, humide. L'entrée en est fort étroite, et l'homme n'y pénètre qu'en rampant. Contre cette première habitation, un voisin en élève une seconde ; une troisième s'adosse à celle-ci, et ainsi de suite, de manière à former un groupe de maisonnettes serrées, assez rapprochées les unes des autres pour ne pas permettre la libre circulation de l'air atmosphérique. Dans ces misérables huttes, les hommes, les femmes et les enfants couchent pêle-mêle sur la terre, souvent humide, et dont ils ne sont séparés que par une natte de joncs usée, pourrie, vermoulue.

Dans son village, bâti au niveau du sol, l'Égyptien rassemble

(1) M. Hamont, *Destruction de la peste et des quarantaines* (*Bulletin de l'Académie royale de médecine*. Paris, 1844, t. X, p. 40).

comme à dessein toutes les causes de destruction. Il entoure sa demeure d'une montagne d'ordures, de décombres, et, emprisonné de la sorte, il semble, dit M. Hamont, défier une ventilation qui assainirait la localité où il a fixé sa demeure.

Il ne porte pour tout vêtement que son linge de corps, dont il change rarement, une tunique de toile très large et un ample manteau de laine brune. Trop souvent des haillons lui couvrent imparfaitement la ceinture et les épaules.

L'Égyptien dans l'aisance, c'est-à-dire l'Égyptien d'exception, mange du riz, du pain de maïs ou de blé, de bonne viande, de bon poisson, des fruits mûrs, d'excellents légumes; mais, pour es trois quarts de la population, la nourriture est très mauvaise.

Le blé que cultive le fellah, il lui est défendu d'en user.

Le pain dont s'alimente généralement le peuple est fait avec de la farine de maïs, sans levain, et incomplètement cuit sous la cendre.

A défaut de pain, le fellah mange des semences de coton, des résidus de graine de lin, des noyaux de dattes qu'il a pilés et réduits en galettes.

Quant à la viande, le maitre lui en donne, mais de celle provenant d'animaux malades. Son mets le plus ordinaire, c'est de vieux fromage fait avec de mauvais lait qu'il conserve dans des pots où s'agitent des milliers de petits vers blancs. Dans ce fromage, qui ressemble à de la chaux délayée, il jette assez souvent des oranges amères, dont il aime beaucoup la saveur.

Du poisson pourri, des feuilles de mauve, des feuilles de chardon, les tiges et les feuilles de trèfle blanc, de fenn-grec; des dattes vertes ou pourries; des oignons crus; des concombres également crus, des courges, une espèce de melon sans saveur, des pastèques, voilà ce qui complète l'alimentation habituelle du fellah.

En Égypte, la plupart des habitants des campagnes ne boivent, pendant une grande partie de l'année, que de l'eau séjournant dans les mares ou de l'eau saumâtre.

Prédisposé par les causes que nous venons d'énumérer à subir toutes les influences nuisibles que peuvent exercer les agents extérieurs, l'habitant des villages de l'Égypte respire un air presque toujours infect.

Comment pourrait-il en être autrement pour des hommes dont les habitations ne contiennent qu'un air vicié par l'encombrement, l'humidité et la malpropreté? Comment pourrait-il en être autrement quand on voit des monceaux d'immondices entourer les maisons, les villages et jusqu'aux mosquées, quand on apprend que le combustible dont se sert la classe pauvre n'est qu'un mélange d'excréments d'hommes et d'animaux séchés au soleil, quand on sait, enfin, que les cimetières, placés presque constamment dans les villages, contiennent des tombeaux toujours ouverts, et qui laissent continuellement exhaler une odeur cadavéreuse que les Européens supportent avec peine?

Il faut ajouter à toutes ces misères du fellah un asservissement complet, des punitions fréquentes, et la certitude que son travail ne pourra jamais améliorer ni son sort ni celui des siens.

Ne sont-ce pas là, messieurs, des conditions d'existence exceptionnelles, et pouvant donner naissance à des maladies exceptionnelles? Mais poursuivons.

Dans l'Égypte moderne, l'hygiène des villes n'est pas meilleure que celle des villages. Nous prendrons pour exemple le Caire, ville de 200,000 âmes.

Les rues sont sans pavé, étroites, irrégulières, ténébreuses, sans issue pour la plupart, et formées par une double suite de mosquées, de palais, de maisons, belles quelquefois, mais sans symétrie, entremêlées à chaque pas de masures et de ruines, retraite des chiens errants, séjour de pourriture.

Le calidj, ou canal qui traverse la ville, long réceptacle des immondices qu'y versent les égouts, reçoit, une fois l'année, l'eau du fleuve. Cette eau arrive là, comme partout, trouble et limoneuse, pour se mêler avec toutes les ordures imaginables. C'est dans cet état qu'elle est distribuée dans la ville et bue par les pauvres. Mais, bientôt, la chaleur fait baisser le lit du canal; l'eau s'altère, se noircit et s'évapore en remplissant les maisons voisines d'un méphitisme qui fatigue la tête et soulève l'estomac.

Le Caire a 35 cimetières, dont 10 hors de la ville, et 25 dans l'intérieur. Ces 25 cimetières sont tous considérables et entremêlés de maisons.

Le quartier des Coptes, composé d'environ 300 maisons formant des rues sales, étroites, tortueuses, renferme une nouvelle cause d'insalubrité.

Dans la plupart de ces maisons, on a pratiqué au niveau du sol des caveaux de sépulture en nombre variable. Chacun de ces caveaux renferme de 80 à 90 cadavres. Ces caveaux sont dans des cours à l'air libre. Il en est d'autres contenant jusqu'à 30 cadavres et au-dessus desquels habite la famille, qui n'en est séparée que par un plancher.

Est-il donc étonnant, messieurs, que le Caire soit un foyer producteur de peste?

Tel est le triste tableau des misères de la population égyptienne, tableau que nous avons emprunté à deux membres de cette Académie qui l'ont vérifié sur les lieux (1). Peut-on porter plus loin le mépris des lois de l'hygiène? Peut-on réunir, comme à plaisir, dans un pays un plus grand nombre de causes d'insalubrité? Qui pourrait maintenant ne pas comprendre ce qu'a dit Desgenettes, « que, dans cette malheureuse contrée, la peste a été vue en cent lieux à la fois, quoique ces lieux n'eussent entre eux aucune communication? »

Si nous recherchons avec soin les causes qui paraissent exercer l'influence la plus grande sur le développement de la peste, nous pourrons les résumer ainsi : habitation sur des terrains d'alluvion ou sur des terrains marécageux; maisons basses, mal aérées, encombrées; air chaud et humide; action des matières animales et végétales en putréfaction; alimentation malsaine et insuffisante; grande misère physique et morale.

Mais ces causes, qui favorisent certainement le développement de la peste, suffisent-elles pour la produire?

Chacune de ces causes, prise isolément, ne produit pas la peste.

Réunies, elles ne l'engendrent pas nécessairement.

Cependant la peste ne s'est montrée spontanément en Égypte

(1) MM. Pariset et Hamont.

que dans les lieux, les saisons et les temps où la plupart d'entre elles ont été réunies.

La peste ne naît pas dans la Haute-Égypte, la Nubie, l'Abyssinie; elle ne remonte pas au-delà de la première cataracte. La bonne qualité du sol, le facile écoulement des eaux, le petit nombre des habitants et les grands mouvements de l'air contre-balancent et annihilent tous les vices du régime suivi par les indigènes (1).

« On sait, dit Gaëtani-Bey, que la peste ne se répand jamais au-delà d'Assuan, en raison de la différence de situation, de chaleur, de sécheresse et de nature du sol; tandis que ce fléau s'insinue avec la plus grande facilité dans les localités où l'eau reste stagnante, par suite de l'absence ou du mauvais entretien des canaux. C'est pourquoi Bassora et Bagdad sont devenues aujourd'hui sujettes à la peste, dont elles étaient autrefois exemptes, grâce aux soins d'une administration prévoyante (2). » Les saisons n'ont pas une action moins marquée. La chaleur sèche de ce qu'on appelle en Egypte le second été, le règne du vent du nord, qui s'établit ordinairement vers le 24 juin, enfin les premières rosées qui commencent vers la fin du même mois, changent et les conditions de l'air et les aptitudes organiques : la peste cesse.

Si ce que nous venons de dire de la Haute-Égypte, où l'on ne retrouve ni le sol humide ni l'air marécageux du Delta ; si ce que nous venons de dire de la cessation de la peste dans la Basse-Égypte, à une époque fixe, et sous l'influence d'un air plus sec et plus chaud, toutes les autres conditions restant les mêmes, tend à établir que la réunion des causes indiquées a une action plus que secondaire sur le développement de la peste, la vérité de cette proposition ne deviendrait-elle pas plus probable encore, on pourrait peut-être dire plus prouvée, si on venait à constater que quand ces causes ou seulement la plupart de ces causes ont été combattues, détruites par une administration vigilante et éclairée, la peste ne s'est plus montrée dans cette contrée? Nous

(1) Pariset, *Causes de la peste.*

(2) *Sulla peste che afflisse l'Egitto l'anno* 1835. Napoli, 1841.

devons dire ici, par anticipation, qu'il en a été ainsi dans l'ancienne Égypte, si justement renommée pour sa police sanitaire.

Mais la peste spontanée ne s'est pas montrée en Égypte seulement; nous avons vu qu'elle s'est développée dans d'autres contrées et notamment à Constantinople. Trouverons-nous dans cet autre foyer de peste les mêmes causes productrices de la maladie?

C'est du 1er au 20 juillet, époque où le vent du nord, *la tramontana*, vient ordinairement à cesser, que les premiers cas de peste éclatent à Constantinople. La maladie se montre fréquemment alors dans un des villages situés sur les rives du Bosphore, et principalement sur la rive européenne, plus exposée que la rive asiatique, au *sirocco*, ou vent du sud; tantôt c'est au bagne ou dans une caserne qu'ont lieu les premières atteintes; tantôt c'est dans un de ces khans, petits, sales, mal situés, mal aérés, qui servent de logement aux voyageurs; tantôt, enfin, dans les quartiers situés le long du port et dans les rues malpropres, étroites, tortueuses, qui les avoisinent.

Quelquefois, après certains accidents sporadiques, on n'entend plus parler de la peste pendant une ou deux semaines et plus. On espère que la peste ne reparaîtra plus; on se félicite. Mais survient une averse, un orage; le sirocco vient à remplacer la tramontana. Un village, très éloigné de celui où la peste s'était déclarée, est atteint. Plusieurs accidents ont lieu presque au même moment. Une partie de la population encore intacte quitte le village et se sauve sur les collines voisines, où elle s'établit sous des huttes faites de mauvaises planches. Des malades, le plus grand nombre succombe ; des fuyards exposés au grand air, très peu. Enfin, la tramontana reprend son empire : la maladie diminue peu à peu et finit par s'éteindre (1).

Les premières attaques de peste qui furent constatées à Constantinople lors de l'épidémie de 1831 et lors de celle plus redoutable de 1834, furent observées à San-Dimitri, village dont M. le docteur Cholet nous a fait connaître l'insalubrité.

(1) Brayer, *ouvrage cité*, t. II, p. 77.

« Lorsqu'on traverse le petit ruisseau qui sépare ce village grec de Péra, une odeur des plus fétides frappe l'odorat. Ce ruisseau est, en effet, le réceptacle des immondices, non seulement de San-Dimitri, mais encore des villages voisins. L'hiver, par ses pluies très fréquentes, le convertit en un vrai torrent qui cause quelquefois de grands ravages avant de se décharger dans le port. Lorsque, au printemps, ses eaux tarissent insensiblement par suite de la rareté des pluies et de l'intensité de la chaleur, les immondices qu'il charrie finissent par s'amonceler au-dessous du village; elles se dessèchent et dégagent des miasmes des plus délétères (1). »

Ces citations, messieurs, empruntées à deux auteurs dignes de confiance, MM. les docteurs Brayer et Cholet, nous mettent à même de donner la solution de la question posée relativement aux causes de la peste spontanée à Constantinople.

C'est lorsque le vent du nord vient à cesser, c'est à l'époque où la température devient plus élevée en même temps que l'air devient plus humide par le souffle du sirocco, qu'éclatent les premiers cas de peste.

Les endroits les plus maltraités sont les quartiers pauvres le long du port ou des villages habités par des populations malpropres et malheureuses, surtout par des Grecs et par des juifs.

Le voisinage de matières animales et végétales en putréfaction a paru contribuer puissamment au développement de la peste à San-Dimitri.

Les détails dans lesquels entre M. Brayer sur l'alimentation des classes pauvres à Constantinople nous fait voir qu'elle se rapproche beaucoup de celle des fellahs.

Nous retrouvons donc dans la capitale turque la peste naissant au milieu et très probablement sous l'influence des mêmes causes qui nous ont paru l'engendrer en Égypte.

Est-ce encore aux mêmes causes qu'il faut attribuer la peste qui se développe spontanément dans les villages qui avoisinent Erzeroum?

Erzeroum, grande ville de 50,000 âmes, est située dans une

(1) Cholet, *Mémoire sur la peste*. Paris, 1836, p. 17.

presqu'île formée par les deux sources septentrionales de l'Euphrate qui se réunissent à trois lieues de la ville. La branche nord, la plus considérable, traverse la plaine de l'est à l'ouest; ce n'est encore qu'une petite rivière marécageuse qui déborde à l'époque de la fonte des neiges. Les marais qui l'avoisinent, et près desquels sont situés des villages très populeux, produisent une espèce de jonc qui atteint une grande hauteur et sert à chauffer les bains turcs.

Les maisons, surtout celles de la campagne, ne peuvent être comparées, dit Tournefort (1), qu'à des renardières. M. Soulange-Bodin, aujourd'hui consul à Mogador, qui a passé à Erzeroum l'hiver de 1844-1845, en qualité de gérant du consulat de France, a trouvé également les maisons de la plus grande partie de la population des campagnes, et même de la ville, basses, étroites, humides. Elles sont construites en terre. L'hiver, tous les membres de la famille et tous les bestiaux sont couchés pêle-mêle dans ces espèces de tanières.

Les rues d'Erzeroum sont très malpropres. On y abandonne les animaux morts; on y dépose toute espèce d'ordures; les bouchers y abattent les bestiaux; en un mot, elles sont aussi insalubres que possible.

La population est généralement fort pauvre.

Sa nourriture se compose surtout de salaisons. Souvent les habitants d'Erzeroum et des nombreux villages environnants n'ont pour toute ressource que du lait et des olives.

Les hivers sont longs et rigoureux dans la capitale de l'Arménie. Le bois y est excessivement rare et cher. Le combustible le plus ordinaire de nos jours, comme lors du voyage de Tournefort, consiste dans de la bouse de vache qui, appliquée et séchée contre les maisons, sert ensuite à faire des espèces de mottes. On ne saurait s'imaginer, dit le célèbre botaniste, quel horrible parfum répand ce détestable combustible dans des maisons qui ne sont que des terriers.

De la fin d'octobre au commencement de mai, le thermomètre Réaumur monte rarement au-dessus de zéro. Dans l'hiver

(1) *Relation d'un voyage du Levant*, Paris, 1717, t. II, p. 257.

de 1844-1845, il a été pendant quarante-cinq jours entre 15 et 20 degrés au-dessous de zéro.

En été, la chaleur s'élève à 15, 20 et même 22° R.

Les vents sont habituellement de l'est et du sud-est.

Les deux dernières pestes qui se sont montrées, d'abord dans les villages environnant Erzeroum, ensuite dans Erzeroum même, ont commencé, l'une vers le milieu d'août 1840, l'autre à la fin de juin 1841. Cette dernière a été très meurtrière, puisqu'elle a fait périr 36,000 personnes. La petite épidémie de 1840 et la gande épidémie de 1841 ont été observées, l'une par M. Bruner, l'autre par M. Massa, tous deux médecins sanitaires envoyés sur le théâtre de la maladie par le conseil supérieur de santé résidant à Constantinople.

Les conditions hygiéniques dans lesquelles vit la classe pauvre d'Erzeroum et des villages environnants, classe pauvre qui compose la presque totalité de la population, se rapprochent beaucoup de celles que nous avons constatées pour un grand nombre d'habitants de l'Égypte et pour les habitants des quartiers misérables de Constantinople. Nous ne pouvons donc pas nous étonner de voir la peste spontanée naître à Erzeroum, et surtout dans les localités marécageuses existant le long d'une des branches originaires de l'Euphrate, principalement pendant la saison chaude. Nous devons ajouter, toutefois, que la longue durée et la rigueur des hivers, la presque continuité des vents qui balaient la plaine, doivent atténuer, en Arménie, l'action des causes productrices de la peste.

Si maintenant nous quittons les bords de l'Euphrate pour les bords du Danube, où nous avons vu aussi la peste naître spontanément, il nous sera facile de constater l'existence de ces conditions hygiéniques que nous retrouvons, à des degrés différents il est vrai, partout où s'engendre le fléau.

Le courant du Danube est peu rapide, et sa lenteur augmente à mesure qu'il approche de son embouchure. Il descend de 1,000 mètres à 500, depuis sa source jusqu'au point où il devient navigable; étant encore élevé de 240 mètres à Vienne, de 140 à Bude, il n'a plus, suivant les calculs récents d'officiers russes, que 21 mètres d'élévation quand il touche la Valachie à Orsova, n'ayant ainsi à descendre, dans la longue course qui lui reste à faire, qu'une élévation moindre que celle où se trouve la Seine à Paris. A Brahiloff, le fleuve n'a plus que 3 mètres 19 centimètres au-dessus du niveau de la mer Noire. De cette lenteur du courant résulte un inconvénient grave. Le sable, n'étant pas assez vivement entraîné, s'amoncelle, et le fond mouvant rend la navigation difficile (1).

Les deux rives du Danube, depuis Belgrade jusqu'à la mer, sont marécageuses et désertes. On voit çà et là, sur le rivage bulgare, quelques bouquets de saules. La rive valaque est plus basse, plus plate et plus nue.

Les principales villes du côté de la Turquie sont Widdin, Routchouk, Silistrie. Ces villes, qui de loin ont une assez belle apparence, surtout à cause des nombreux minarets qui se réfléchissent dans le fleuve, n'offrent de près qu'un aspect misérable. Selon M. de Vallon, les édifices sont des hangars, les rues des cloaques, et les maisons des cahuttes. A Widdin, dit le même voyageur, les maisons de la ville sont presque toutes enfouies sous terre; ce sont des terriers plutôt que des habitations humaines (2).

Les onze ports de la Valachie, dans lesquels sont onze établissements sanitaires, parmi lesquels on distingue celui de Giurgevo, ville de 7 à 8,000 habitants, ne présentent pas des conditions plus favorables à la santé.

Quant au port de Galacz, en Moldavie, près d'une des embouchures du Danube, il est renommé pour son insalubrité.

Les habitants des deux rives du Danube passent leur vie dans une malpropreté et une misère extrêmes. Ils sont mal vêtus et très mal nourris : aussi les individus les plus pauvres portent-ils l'empreinte de la souffrance et de la langueur.

Les maladies, fréquentes en toutes saisons, prennent souvent, après les chaleurs, un caractère de gravité remarquable. C'est en automne que, presque tous les ans, on voit apparaître d'abord des fièvres intermittentes très dangereuses, et, ensuite, la peste,

(1) M. de Vallon, *Revue des Deux-Mondes*, n° de décembre 1845.
(2) Le même, article cité.

qui est ordinairement sporadique, mais qui, dans certaines années, revêt la forme épidémique (1).

M. le professeur Seidlitz, après avoir établi, dans le mémoire déjà cité, que l'étude des épidémies de peste sur les bords du Danube portait à les considérer comme la suite d'épidémies de fièvres intermittentes endémiques, cite quelques faits particuliers tout-à-fait confirmatifs de cette manière de voir.

Le docteur Mirolanof, qui, en 1828, traita la peste à Achial, s'exprime ainsi : « Des soldats et des officiers qui avaient la fièvre » intermittente furent pris de bubons et de charbons.

» Au mois de septembre, la peste se rencontra surtout chez » les convalescents de fièvres intermittentes, et prit la forme » d'une fièvre tierce. Les bubons se montraient après le premier » ou le second paroxysme. »

Le docteur Rinx, qui est resté à Andrinople pendant tout le cours de l'épidémie, parle en ces termes du troisième degré de la maladie : « Le degré le plus faible de la peste ressemblait tellement à une fièvre intermittente, qu'il était presque impossible » de la distinguer de cette maladie avant l'apparition des bubons. »

Les détails dans lesquels nous venons d'entrer vous prouveront, messieurs, que les quatre points sur lesquels on a observé, plus ou moins récemment, la peste spontanée, présentent tous des conditions hygiéniques, sinon semblables, au moins très analogues.

Chose vraiment digne d'attention, et qui confirme singulièrement la vérité de nos déductions, c'est là où les causes qu'on peut appeler productrices de la peste sont le plus nombreuses et le plus intenses, que la maladie est le plus grave et est accusée de se propager avec le plus de facilité. La peste la plus redoutée dans l'Orient est celle d'Égypte; vient ensuite celle de Constantinople; et, enfin, celle d'Erzeroum. La peste du Danube, qu'on a regardée depuis trop longtemps comme presque toujours importée de Constantinople, n'a pas encore été assez étudiée pour qu'on ait pu se rendre compte de sa gravité relative.

N'est-ce pas aussi, messieurs, un fait bien remarquable que les quatre localités dans lesquelles on a vu, de nos jours, la peste

(1) M. de Vallon, article cité.

naître spontanément, soient toutes les quatre sujettes aux fièvres intermittentes et même aux fièvres pernicieuses ?

Doit-on donc penser, avec M. Bégin (1) et M. Boudin (2), que la peste appartient à la famille des maladies paludéennes ? De puissantes considérations militent en faveur de cette opinion, qui serait fortifiée, et par ce qui a été observé en Syrie, et par ce qui, dans des temps déjà loin de nous, a été constaté sur les bords de la Tamise. Volney (3) et Malte-Brun (4) ont signalé le littoral de la Syrie comme généralement marécageux ; et, quant aux pestes qui se sont montrées spontanément à Londres, au XVIe et au XVIIe siècle, il faut se rappeler que les fièvres intermittentes étaient alors communes dans cette ville, comme on peut s'en convaincre en lisant Sydenham et d'autres auteurs contemporains (5).

Sydenham a décrit avec soin les fièvres intermittentes épidémiques qui furent observées à Londres dans les années 1661, 1662, 1663, 1664, et qui cessèrent pour être remplacées par la peste épidémique, en 1665 et 1666. Sydenham ajoute que, par des causes qui lui sont inconnues, les fièvres intermittentes ont été fort rares à Londres dans les années qui ont suivi celle de l'épidémie pestilentielle.

Toutes les épidémies pestilentielles qui ont ravagé l'Europe y avaient-elles pris naissance sous l'influence des mêmes causes que nous venons de signaler ? Ici les documents positifs manquent. Cependant, si l'on consulte l'histoire en général et l'histoire de la peste en particulier, on voit que cette maladie a souvent succédé aux guerres, aux famines, aux misères de tout genre ; on voit que les ravages de la peste ont été partout en raison inverse des progrès de la civilisation, de l'aisance et de l'observation des lois de l'hygiène. Papon (6), et surtout M. Aubert-Roche, ont mis ces vérités hors de doute (7).

(1) Article *Marais* du *Dictionnaire des sciences médicales*.

(2) *Géographie médicale*. Paris, 1843, p. 43. *Annales d'hygiène publique*, Paris, 1845, t. XXXIII, pag. 58.

(3) *Voyage en Égypte et en Syrie*.

(4) *Précis de la géographie universelle*.

(5) Sydenham, *médecine pratique*, trad. par Jault, de la p. 49 à la p. 77, et p. 236.

(9) *De la peste et des époques mémor, de ce fléau*, Paris, an VIII, 2 vol. in-8

(7) Aubert-Roche, *De la prophylaxie de la peste*.

Nous sommes autorisés à tirer de ce qui précède la conclusion suivante :

Dans tous les pays où l'on a observé la peste spontanée, son développement a pu être rationnellement attribué à des conditions déterminées agissant sur une grande partie de la population. Ces conditions sont surtout : l'habitation sur des terrains d'alluvion ou sur des terrains marécageux, près de la mer Méditerranée ou près de certains fleuves, le Nil, l'Euphrate et le Danube; des maisons basses, mal aérées, encombrées; un air chaud et humide; l'action de matières animales et végétales en putréfaction; une alimentation malsaine et insuffisante; une grande misère physique et morale.

CHAPITRE III.

Si ce que nous venons d'établir est vrai, la Basse-Égypte, où toutes les conditions d'insalubrité ci-dessus indiquées se trouvent réunies chaque année, doit nous offrir la peste à l'état endémique.

Que nous apprend l'expérience à cet égard ?

Il faut reconnaître avec Desgenettes, Larrey, Pugnet et tous les médecins qui habitent aujourd'hui l'Égypte, que la peste est endémique dans cette contrée, qu'elle y est spontanée, et que, comme l'a dit notre honorable secrétaire perpétuel, elle s'y développerait par ses causes propres, quand même le reste de la terre n'existerait pas.

Tous les ans, la peste se montre à Alexandrie sous la forme sporadique. Ce fait a été mis complétement hors de doute par le tableau statistique de toutes les pestes observées dans cette ville depuis l'installation régulière du conseil de santé, c'est-à-dire depuis 1834. Vous verrez, en effet, dans ce tableau que nous devons aux soins de M. Grassi, et qui nous a été remis par Gaëtani-Bey, que, tous les ans, depuis l'époque indiquée, un plus ou moins grand nombre de pestes sporadiques se sont montrées à Alexandrie, surtout à partir du mois de novembre jusqu'à la fin de juin. Ce qui a lieu à Alexandrie peut être constaté également dans les campagnes et dans les autres villes de la Basse-Égypte, notamment au Caire, où, d'après Gaëtani-Bey, on voit tous les ans de quinze à vingt pestes sporadiques.

La peste épidémique, celle qui contribue si puissamment à accélérer le mouvement décroissant de la population égyptienne (1), est heureusement plus rare, quoique incomparablement plus fréquente que dans aucun autre pays du monde.

D'après M. Lavison, vice-consul de Russie à Alexandrie, voici la liste des pestes épidémiques en Égypte depuis 1695 jusqu'à 1834, liste rédigée par un cheik arabe sur les archives de la principale mosquée du Caire. 1695, 1712, 1717, 1735, 1757, 1784, 1790, 1793, 1796, 1798, 1800, 1804, 1812, 1813, 1814, 1815, 1818, 1823, 1834. Ce relevé donne donc 19 épidémies de peste, tant grandes que petites, depuis 1695 jusqu'à 1834. Si l'on ne tient compte que des épidémies qui ont exercé beaucoup de ravages, on arrive à ce résultat, que l'Égypte subit une peste très meurtrière tous les dix ans environ.

De cet exposé, nous pouvons déduire la proposition suivante :

Toutes les causes productrices de la peste se trouvant réunies, chaque année, dans la Basse-Égypte, la peste est endémique dans cette contrée, où on la voit tous les ans sous la forme sporadique, et, tous les dix ans environ, sous la forme épidémique.

CHAPITRE IV.

Est-il vrai que sous le règne des derniers pharaons, que pendant les 194 ans de l'occupation de l'Égypte par les Perses, pendant les 301 ans que dura la domination d'Alexandre et la dynastie des Ptolémées, enfin, pendant une grande partie de la domination romaine (qui commença l'an 30 avant J.-C., et finit l'an 620 de notre ère), l'Égypte ait été exempte d'épidémies pestilentielles ?

Ce grand fait paraît incontestable.

S'il est prouvé, d'après les passages de Rufus que nous avons cités, que la peste a été observée en Égypte deux siècles au moins avant Jésus-Christ, tout porte à croire que les cas constatés alors dans cette contrée étaient sporadiques. Comment concevoir, en effet, que Rufus, qui parle d'une épidémie de peste qui avait ravagé la Libye plus de 300 ans avant notre ère, n'eût pas parlé

(1) D'après M. Hamont, la population de l'Égypte, qui s'élevait au temps de sa prospérité à 10 millions, qui était encore de 3 millions en 1800, serait réduite aujourd'hui à 1 million 500 mille habitants.

des épidémies de peste qui auraient sévi en Égypte? Comment penser que l'histoire aurait gardé le silence sur les désastres de la peste dans l'ancienne Égypte, désastres qui auraient été en proportion de la population alors si considérable, comme le prouvent la quantité innombrable des corps embaumés, la construction des pyramides, celle des digues et chaussées le long du Nil? Ne faut-il pas ajouter qu'on ne comprendrait pas pourquoi ces grands et nombreux monuments que l'ancienne Égypte élevait pour perpétuer la mémoire des faits historiques, ne porteraient pas les indications d'un fléau aussi terrible que la peste? Or, rien, ni dans ces monuments, ni dans les hiéroglyphes dont on espère avoir pénétré le sens, ne tend à prouver que la peste épidémique ait régné dans l'ancienne Égypte.

Et plus tard, lorsque ce pays subit le joug romain, lorsque les vaisseaux qui transportaient les soies, les étoffes de l'Inde et les tissus fabriqués en Égypte, traversaient la Méditerranée pour se rendre à Rome, à Marseille, à Cadix, comment la peste ne se serait-elle pas répandue en Italie, en France, en Espagne (1)?

Plus on réfléchit aux motifs que l'on a de penser que l'ancienne Égypte a été exempte d'épidémies pestilentielles, plus on acquiert une conviction entière à cet égard.

L'Égypte a été, comme le dit Hérodote, une des contrées les plus salubres du monde pendant trois mille ans.

A quelles causes peut-on attribuer cette immunité complète de la peste à une époque donnée, lorsque, depuis la domination arabe, c'est-à-dire depuis l'an 620 de notre ère, l'Égypte a été si souvent décimée par le fléau?

L'histoire peut jeter une vive lumière sur cette question vraiment importante d'hygiène publique.

MM. Cayx et Poirson nous apprennent que « Sésostris, qui » commença à régner 1465 ans avant l'ère chrétienne, fit creuser » de nombreux canaux, éleva les villes sur des monticules faits » de main d'homme, assigna à chaque Égyptien une égale por» tion de terre à la charge d'une redevance annuelle. Sous son

(1) Pariset, *Mémoire sur les causes de la peste.*

» règne, qui fut une longue suite de victoires et de travaux utiles, » l'Égypte fut heureuse et assainie (1). »

L'eau du Nil trouvant un libre écoulement, les habitations placées sur un sol plus élevé et moins humide, la terre livrée entièrement à la culture, une nourriture abondante et une certaine aisance assurées à toute la population, ce sont là, messieurs, des améliorations qui peuvent et qui doivent avoir exercé l'influence la plus favorable pour prévenir les épidémies pestilentielles. Si nous ajoutons qu'alors la religion prêtait son appui à l'hygiène pour étendre, pour généraliser l'embaumement des hommes et des animaux, et éviter ainsi tous les dangers de la putréfaction animale dans une contrée humide et chaude, il nous sera prouvé que, malgré les guerres et les désordres qui affligèrent l'Égypte, à différentes reprises, pendant les derniers siècles des pharaons, cette contrée fut cependant alors dans de bien meilleures conditions qu'elle ne l'avait été auparavant et surtout qu'elle ne l'a été depuis sa conquête par les Arabes.

La civilisation égyptienne persista jusqu'au moment où l'introduction du christianisme, rencontrant dans les préjugés de l'ancien culte des obstacles opiniâtres, suscita dans Alexandrie ces disputes, souvent sanglantes, qui ne durèrent pas moins de plusieurs siècles. A partir de ce moment, cette hygiène si éclairée, si prévoyante, si active, fut presque totalement négligée. Aussi voyons-nous, dès l'an 263 de notre ère, la peste envahir pour la première fois, au rapport de Galien, la ville d'Alexandrie, fondée 331 ans avant Jésus-Christ par le conquérant qui lui a donné son nom.

Un peu moins d'un siècle après, en 356, la salutaire pratique des embaumements fut abolie.

Enfin l'ignorance et le fanatisme des musulmans ont amené cet état des hommes et des choses, dont le tableau aussi vrai qu'affligeant vous a été tracé par des témoins oculaires, qui vous ont ainsi dévoilé les causes qui produisent et multiplient la peste en Égypte.

Mais faut-il donc que l'Égypte, faut-il donc que l'Europe, faut-il donc que le monde, se soumettent à jamais à un fléau,

(1) *Précis de l'histoire ancienne.* Paris, 1828.

produit d'une coupable ignorance et d'une incurie incroyable? Cc que l'homme a fait autrefois, ne peut-il pas le faire encore de nos jours? La science, l'hygiène et l'industrie modernes ne pourraient-elles donc pas obtenir les mêmes résultats qu'ont obtenus la science, l'hygiène et l'industrie de l'ancienne Égypte?

Peut-on déterminer les causes de la peste en Égypte?

Peut-on détruire ces causes?

Nous ne craignons pas de répondre affirmativement à ces deux questions.

Pugnet, qui, pendant trois ans, s'est livré à de sérieuses études à cet égard, ne conservait aucun doute.

M. Pariset, qui a longtemps médité sur ce grave sujet, qu'il est allé approfondir sur les lieux, est arrivé à la même conviction. « Ce que l'ignorance, ce que le fanatisme, ont fomenté si long- » temps, a dit notre collègue, les lumières, la sagesse, l'amour » des hommes, l'intérêt des nations, doivent conspirer pour le » détruire. Représentez-vous l'une après l'autre les causes de la » peste, et vous jugerez qu'elles disparaîtront aisément et pour » l'Égypte, et pour le monde, soit que l'Égypte reprenne ses » anciennes coutumes et ses anciennes précautions hygiéniques, » soit qu'elle adopte des mesures équivalentes empruntées à la » police européenne. »

Loin de nous, messieurs, la pensée d'insinuer que, si le gouvernement égyptien n'a pas encore obtenu, dans les États qu'il régit, les résultats nécessaires à la sécurité de l'Europe, il faille accuser de cet insuccès le peu de soin que l'homme de génie qui gouverne l'Égypte apporte à l'exécution rigoureuse et au perfectionnement des mesures hygiéniques prescrites par lui. Une pareille accusation serait trop grave aux yeux du monde civilisé pour qu'elle puisse être légèrement articulée ici. Nous sommes heureux d'ajouter qu'elle nous paraîtrait injuste. Méhémet-Ali a appris de M. Pariset, de Gaëtani-Bey, de Clot-Bey, comment un souverain de l'Égypte peut modifier, corriger le sol et l'air du pays qui lui est soumis, en livrant à l'agriculture toutes les terres du Delta, en creusant des canaux de dérivation et d'arrosement pour empêcher le séjour d'eaux stagnantes sur des surfaces étendues, et pour employer plus utilement les eaux du fleuve, en prévenant la putréfaction animale par le rétablissement des embaumements ou par l'emploi d'un moyen équivalent, en assurant à tous une nourriture saine et suffisante, une habitation propre et bien aérée; enfin des vêtements convenables. Méhémet-Ali n'ignore pas que, quand ses prédécesseurs ont rempli avec persévérance toutes ces conditions, l'Égypte a été exempte des épidémies de peste. Il sait que les mêmes effets peuvent et doivent résulter des mêmes mesures. Ses convictions à cet égard sont si positives, et déjà il a si bien agi dans ce sens, que Gaëtani-Bey, qui, deux fois par an, accompagne le vice-roi, lorsqu'il traverse le Delta par des chemins différents, soit pour se rendre d'Alexandrie au Caire, soit pour revenir du Caire à Alexandrie, a cru pouvoir déclarer à votre commission que, si Méhémet-Ali n'était pas entravé dans l'exécution de ses plans, l'Égypte pourrait de nos jours, comme au temps de sa première civilisation, cesser d'engendrer le fléau le plus redouté de l'Europe.

Que cette grande espérance, qui repose sur des faits d'une valeur réelle, encourage le gouvernement égyptien et les gouvernements de l'Europe à porter une attention soutenue sur des améliorations auxquelles on a déjà dû la cessation de la peste en Égypte, auxquelles on peut encore la devoir.

Malheureusement, la réalisation d'une pareille transformation est une œuvre aussi longue que difficile, et jusqu'à ce que les effets puissent en être manifestes, il sera indispensable de prendre contre les provenances de l'Égypte toutes les précautions que peut suggérer une prudence éclairée, en ne perdant jamais de vue cette vérité aujourd'hui démontrée, que la peste a pu naître dans un assez grand nombre de points de l'Afrique, de l'Asie et de l'Europe, réunissant les conditions ou la plupart des conditions qui produisent la peste en Égypte.

Conclusion.

L'absence, en Égypte, de toute épidémie pestilentielle pendant le long espace de temps que la bonne administration et la police sanitaire de ce pays ont lutté victorieusement contre les causes productrices de la peste, justifie l'espérance que l'emploi des mêmes moyens serait suivi des mêmes résultats.

CHAPITRE V.

L'état de la Syrie, de la Turquie d'Europe et d'Asie, de la régence de Tripoli, de celle de Tunis et même de celle de Maroc, diffère-t-il assez de celui qui existait aux époques où des épidémies de peste s'y sont montrées spontanément, pour qu'on soit autorisé à penser que d'autres épidémies semblables ne peuvent plus s'y manifester?

Si nous nous en rapportions à tout ce qui a été publié depuis une vingtaine d'années sur la régénération de l'Orient, sur le retour et les progrès de la civilisation dans les contrées où elle a pris naissance, nous devrions penser que les traces de la barbarie vont bientôt y être effacées. Mais, pour tous ceux qui veulent étudier et connaître le fond des choses, il demeure prouvé que si, instruites par de nombreuses défaites, les armées ottomanes ont cherché à imiter en tous points les armées des puissances européennes qui ont été en contact avec elles, tout ce qui ne tient pas directement ou indirectement au service militaire n'a subi que des modifications bien peu importantes, et souvent bien insignifiantes.

Pendant que, dans notre Europe, les hommes et les choses ont marché vers un progrès qui surprend, qui étonne l'observateur, l'Orient s'est complu dans son immobilité. Le voyageur qui visite aujourd'hui les pays soumis à la loi de Mahomet constate aisément la vérité des descriptions données par des auteurs déjà anciens. Depuis plus de 1200 ans que les mahométans règnent despotiquement dans ces pays, que la nature semblait avoir destinés à être les plus beaux et les plus riches du monde, et que l'ignorance et l'incurie des hommes ont amenés à un état de dégradation et de misère vraiment incroyable, on pourrait dire que rien n'y a changé, si les ruines ne s'y étaient pas accumulées, et si les privations et les souffrances des habitants n'avaient pas été sans cesse en s'accroissant.

Cette remarque s'applique, à bien peu d'exceptions près, à tous les peuples qui vivent sous le sceptre ottoman. Nous devons donc nous attendre à trouver parmi eux les mêmes agents morbifiques qui ont pu exercer leur influence sur leurs ancêtres, depuis une longue série de siècles.

Est-il besoin de prouver qu'il en est ainsi pour la Syrie, dont les misères nous sont révélées chaque jour? N'est-il pas à craindre même que les calamités nouvelles auxquelles elle est livrée n'ajoutent aux causes déjà existantes des maladies en général, et de la peste en particulier?

La Turquie n'a pas reçu plus d'améliorations.

Déjà, messieurs, en vous parlant de la peste spontanée qu'on a observée à différentes époques sur les rives du Danube, nous avons eu occasion de vous signaler l'état misérable des lieux et des habitants dans les provinces qui avoisinent ce grand fleuve.

M. Soulange-Bodin, un des derniers Français qui ont visité l'Arménie turque, a été frappé de la parfaite ressemblance de ce qui existe avec les descriptions que nous a laissées Tournefort, il y a déjà plus d'un siècle. Toutes les causes d'insalubrité qui existaient alors à Erzeroum et dans les nombreux villages environnants, on les y rencontre encore aujourd'hui avec une intensité au moins égale.

Nous pourrions en dire autant de toutes les possessions turques, soit en Europe, soit en Asie.

Nous savons cependant, et nous avons déjà dit que le conseil supérieur de santé de l'empire ottoman se félicite de ce que, depuis 1839, Constantinople et les autres ports de la Turquie, excepté Warna, ont été exempts de la peste. Le conseil attribue exclusivement cette immunité aux lazarets établis depuis 1839, et aux mesures quarantenaires prescrites. « Les effets avantageux » obtenus jusqu'ici, ajoute-t-il, ne doivent pas être rapportés à » l'assainissement des villes de la Turquie, à l'élargissement des » rues, à la surveillance exercée sur les comestibles, à la créa- » tion de places qui facilitent la circulation de l'air, à un système » d'inhumation mieux entendu, améliorations et réformes vaine- » ment réclamées jusqu'à présent (1). »

Les renseignements que nous avons pu nous procurer sur la régence de Tripoli et sur celle de Tunis sont trop incomplets pour que nous nous permettions d'entrer dans des détails à cet

(1) Mémoire manuscrit sur la *Contagionabilité de la peste*. Constantinople, 1842, page 114.

égard. Toutefois nous ne saurions admettre, sans des preuves qui nous paraissent manquer complétement, que ces deux régences aient vu leur hygiène faire des progrès assez heureux pour que les causes qui y ont engendré la peste ne puissent plus la produire.

Quant au Maroc, on pourrait se croire fondé à contester que la peste s'y soit développée spontanément. Ce doute n'existe pas, cependant, pour tous ceux qui pensent que l'importation dans un pays de quelques cas isolés de peste ne peut pas y faire naître une épidémie pestilentielle. Celle-ci, selon eux, est toujours due à des causes locales. Or, comme il est certain que le Maroc a été cruellement ravagé par des pestes épidémiques à différentes époques, nous ne sommes pas autorisés à déclarer que des épidémies de peste n'éclateront pas spontanément dans le Maroc, quoique le danger nous paraisse moins grand pour ce pays que pour Tripoli et Tunis, que pour la Syrie et la Turquie.

Résumons-nous :

L'état de la Syrie, de la Turquie d'Europe et d'Asie, de la régence de Tripoli, de celle de Tunis et de l'empire du Maroc, étant à peu près le même qu'aux époques où des épidémies de peste s'y sont montrées spontanément, rien ne nous autorise à penser que des épidémies semblables ne pourraient pas y éclater encore.

CHAPITRE VI.

Devons-nous craindre le développement de la peste spontanée dans l'Algérie?

Pour bien établir le point de départ de la discussion à ce sujet, il importe de faire remarquer d'abord que la régence d'Alger n'a été que très rarement le théâtre d'épidémies spontanées de peste. Dans la très grande majorité des cas où cette maladie s'y est montrée, elle paraît y avoir été importée par la navigation, et avoir pénétré du littoral vers l'intérieur.

En Algérie, les villes ne sont ni très nombreuses ni très peuplées. La plupart, même sur les bords de la mer, occupent des points élevés, des versants de montagnes ou des collines, et sont à la fois exposées à l'action des vents, et peu accessibles aux émanations marécageuses des plaines avoisinantes. On peut citer comme exemples de cette situation avantageuse : Alger, Constantine, Douerah, Coleah, Blidah, Médéa, Miliana, Oran, Mostaganem, Tenez, Cherchell, Djijelli, Tlemcen.

En dehors des villes, la peste ne peut trouver que difficilement accès. La population rurale de la régence se compose de Kabyles et d'Arabes. Ceux-ci habitent sous la tente, changent fréquemment de lieu, et, par conséquent, sont peu exposés à contracter une maladie dont l'encombrement et l'air vicié des habitations sont deux conditions essentielles de développement. Quant aux Kabyles, leurs villages placés dans les montagnes, éloignés à de grandes distances les uns des autres, ne sont ni propres ni construits avec beaucoup de soin. Cependant ils sont si favorablement situés, que cette exposition neutralise, au moins en grande partie, les causes d'insalubrité qu'ils peuvent contenir. Les fièvres intermittentes y sont rares ; elles sont même inconnues en beaucoup d'endroits. Nous ne connaissons pas d'exemples prouvant que la peste ait pénétré dans ces villages.

Les villes de l'Algérie étaient composées lors de la conquête, et le sont encore en grande partie, de maisons peu élevées, à terrasses, avec des cours centrales carrées et peu étendues. Ces maisons sont percées d'ouvertures très petites, presque toutes intérieures. Elles sont tellement rapprochées, que souvent trois personnes ne pourraient passer de front dans la rue. Les terrasses et les toits se touchent ; il arrive même que la voie publique est transformée en une longue voûte, obscure même au milieu de la journée. Tout paraît avoir été calculé en défiance de l'air, du soleil et de l'œil du maître ou du voisin dont la rapacité aurait pu être excitée.

Dans ces villes, ou plutôt dans ces amas irréguliers de maisons, des immondices de toute nature, des débris d'animaux, les déjections des habitants, la boue résultant de la stagnation des eaux dans des rues non pavées, offraient à un haut degré tous les dangers de la putréfaction animale. Lorsque les maisons des pauvres, toujours peu solides, tombaient en ruine, elles n'étaient souvent pas relevées, le propriétaire aimant mieux aller rebâtir ailleurs. Les places des maisons, réduites à l'état de décombres, étaient des réceptacles de matières infectes. L'habitant maure ou juif ne s'occupait guère d'hygiène privée; quant à l'hygiène publique, il n'en avait même pas la notion. Aussi la peste spontanée ou importée, favorisée d'ailleurs par l'incurie et le fatalisme, a-t-elle trouvé dans les villes, malgré leur bonne exposition générale, les conditions nécessaires pour exercer ses ravages.

La conquête de ces contrées y a déjà introduit des changements considérables, et tend à les transformer entièrement.

La France a porté dans les villes les institutions municipales. Les rues ont été déblayées et pavées; l'écoulement des eaux y est assuré et rendu facile; les maisons habitées par des Français ont été percées de larges fenêtres et aérées de toutes parts. Le plus grand nombre de ces maisons, de peu de valeur en général, ont été achetées, démolies et reconstruites à l'européenne; des places étendues, des rues spacieuses et alignées ont été créées sur presque tous les points. Les immondices déposées sur la voie publique sont enlevées régulièrement; toutes les causes de putréfaction sont écartées autant que possible. La population indigène, pressée par la civilisation de l'Europe, diminue assez rapidement et se soumet à ses exigences autant que le comportent ses habitudes, son ignorance et ses préjugés.

Quant aux campagnes, depuis tant de siècles privées de culture et subissant la désolante influence de la barbarie, l'administration française s'est incessamment et très activement occupée de les assainir. Les plaines de Bone et de Philippeville, la Metidjah dans sa partie orientale et centrale, les environs de Constantine, de Bougie, de Djijelli, ont perdu déjà en très grande partie leur insalubrité meurtrière; et la culture venant en aide aux travaux exécutés, ces contrées pourront redevenir bientôt ce qu'elles étaient autrefois sous la domination romaine, des lieux riches par leur fertilité, délicieux par leurs ombrages, salubres par le ciel qui les éclaire et les vents qui les purifient.

Des commissions sanitaires ont été instituées de 1831 à 1840 dans toutes les villes du littoral, telles que : Alger, Bone, Philippeville, Mostaganem, Arzeu, Djijelli, Cherchell, Rachgoum; et, depuis lors, le premier soin, après la conquête et l'installation, a été d'en créer sur tous les points nouvellement occupés. Une surveillance active est exercée par ces commissions sur le pays d'une part, sur les arrivages de l'autre; des quarantaines sont imposées au besoin; la loi du 23 mars 1842 est mise rigoureusement en pratique.

Dans les villes de l'intérieur, des services de dispensaire ont été formés pour les soins à donner aux pauvres, indigènes et autres. Les médecins chargés de ces services éclairent l'autorité administrative tant sur les faits médicaux dont ils dressent la statistique que sur les dispositions d'hygiène à prescrire.

Tout, sans doute, n'est pas arrivé encore à la perfection; les travaux exécutés ne sont pas complets. Le but ne pourra être atteint que par une continuation prolongée d'efforts incessants. Toutefois, si, dès à présent, l'on prend en considération les campagnes et leur état actuel, si l'on étudie les villes et leur économie matérielle et administrative, on ne pourra méconnaître que des changements très avantageux ont été obtenus dans les unes et dans les autres.

Ces changements sont tels qu'ils nous autorisent à penser que les épidémies spontanées de peste sont devenues à peu près aussi impossibles en Algérie que dans la plupart des contrées de l'Europe; et que si, malgré les précautions prises, la peste était importée dans ce pays, tout donne l'assurance que, comme à Marseille ou à Toulon, elle s'y éteindrait au lazaret, sans se répandre au dehors; les populations, bien administrées, seraient peu aptes à contracter et à propager la maladie.

Conclusions.

La peste spontanée paraît peu à craindre pour l'Algérie, parce que, d'une part, les Arabes et les Kabyles, vivant, les uns sous la tente, les autres dans des demeures placées au sommet ou dans les flancs des montagnes, ne peuvent engendrer la maladie; et, d'une autre part, parce que l'assainissement de plusieurs endroits marécageux et les améliorations vraiment remarquables déjà apportées dans la construction et la police du petit nombre de villes existantes, semblent une garantie suffisante contre le développement spontané d'épidémies pestilentielles.

CHAPITRE VII.

Quels sont les moyens à mettre en usage pour prévenir le développement de la peste spontanée?

Notre honorable collègue, M. Villermé, considérant les épidémies au point de vue de l'hygiène publique, a fort bien prouvé que les épidémies diminuent de fréquence et d'intensité dans tous les pays qui passent de la barbarie et de l'ignorance à l'état de civilisation, ou d'une civilisation imparfaite à une civilisation perfectionnée (1).

On peut aller plus loin pour les épidémies pestilentielles, qui non seulement perdent de leur fréquence par la civilisation, mais qui cessent et disparaissent complétement, même dans les pays les plus prédisposés à la peste, quand ceux ci sont soumis aux lois d'une hygiène éclairée et vigilante.

M. le docteur Aubert-Roche, dans un curieux et important mémoire que nous avons déjà mentionné (2), poursuivant l'étude comparative de la peste et de la civilisation dans l'Orient et dans toutes les contrées de l'Europe, a jeté sur ce sujet une clarté assez vive pour dissiper le doute.

On peut formuler ainsi les conséquences qui découlent de son travail, et des faits et considérations que nous avons nous-même exposés dans les chapitres précédents :

Dans tous les temps, dans tous les lieux, la peste a disparu devant la civilisation ; elle est revenue avec la décadence et la barbarie; partout les mêmes causes ont produit les mêmes effets.

La peste, qui est aujourd'hui permanente en Orient, n'y existait pas du temps de la civilisation égyptienne, grecque et romaine, tandis qu'elle ravageait continuellement l'Europe occidentale, plongée alors dans la barbarie. Aujourd'hui les rôles sont changés : l'Europe est délivré du fléau, l'Orient subit ses effets.

(1) M. Villermé, article *Épidémies*, sous les rapports de la statistique médicale et de l'économie politique. — *Dictionnaire de médecine*. Paris, 1835, t. XII, pag. 145.—*Annales d'hygiène publique*, t. IX, p. 5 et suiv.

(2) M. Aubert-Roche, *Prophylaxie générale de la peste*. Paris, 1843.

Si la peste, que la civilisation avait chassée de l'Égypte, y est revenue avec la barbarie, la civilisation seule parviendra à l'anéantir de nouveau. Nous entendons par civilisation, la réunion des sciences, des arts, de l'agriculture, de l'industrie, et surtout d'une bonne hygiène publique et privée.

Le succès serait plus facile de nos jours qu'il ne l'a été autrefois. On connaît mieux les causes productrices de la peste; il y aurait donc moins d'hésitation pour les attaquer et les détruire.

L'Égypte étant incontestablement le principal foyer de la peste spontanée, c'est en Égypte qu'il faut agir d'abord et surtout. On ne devra cependant pas négliger la destruction de foyers qui, quoique moins intenses, ont cependant, à des époques récentes, exercé une bien funeste influence : nous voulons parler de Constantinople, d'Erzeroum et des bords du Danube.

La conclusion de ce chapitre ou plutôt de la première partie de ce rapport sera la suivante :

Les progrès de la civilisation et une application générale et constante des lois de l'hygiène peuvent seuls nous fournir les moyens de prévenir le développement de la peste spontanée.

DEUXIÈME PARTIE.

CHAPITRE PREMIER.

La peste s'est-elle toujours montrée avec les principaux caractérés des maladies épidémiques, quand elle a sévi avec violence, en Afrique, en Asie et en Europe?

Une maladie est épidémique lorsque, dans un temps donné, elle attaque un grand nombre d'individus.

Les maladies épidémiques présentent des caractères qui les distinguent des maladies non épidémiques.

1° Elles ont dans leurs progrès une marche spéciale. On leur reconnaît généralement trois périodes : période de début, période d'état, période de déclin ou de terminaison. Ces trois périodes ne présentent souvent ni les mêmes symptômes, ni les mêmes lésions, ni la même gravité.

2° Pendant le règne d'une maladie épidémique, les autres maladies sont moins nombreuses et reçoivent l'empreinte de l'affection dominante.

3° Quand sévit une maladie épidémique, il est assez rare que les personnes qui conservent leur santé ne ressentent pas, plus ou moins, l'influence générale.

4° Les maladies épidémiques reviennent et cessent souvent dans la même saison et ont, en général, la même durée.

5° Une maladie épidémique est souvent précédée par d'autres affections plus ou moins graves, plus ou moins généralisées, qui lui servent, en quelque sorte, d'avant-coureurs.

La peste présente-t-elle tous ces caractères ?

Laissons aux faits le soin de répondre.

Et d'abord remarque-t-on dans la marche des épidémies pestilentielles ces trois périodes dont nous avons parlé ?

Schenkius rapporte que quand la peste noire se répandit en Europe, pour la première fois, en 1348, cette maladie était mortelle dans l'espace de trois jours, et personne ne pouvait en guérir. Dans les périodes suivantes de l'épidémie, il survenait des bubons aux aines et aux aisselles, et alors la maladie était moins violente et moins meurtrière (1).

Chénot, parlant de la peste en général, remarque également que cette maladie, au moment où elle vient d'éclater dans une localité, est plus promptement mortelle, tandis que, dans les périodes suivantes, elle devient moins violente et se termine beaucoup plus fréquemment par la guérison (2).

Dans la peste qui désola Marseille en 1720, on mourait au commencement avec une très grande promptitude et sans aucun signe extérieur qui pût faire reconnaître la maladie. C'était, dit R. Mead (3), une affection générale des systèmes nerveux et vasculaire qui enlevait les individus avant que la maladie se manifestât sur tel ou tel organe et prît un caractère déterminé. Plus tard, la maladie s'accompagna de bubons et de charbons, et les guérisons furent plus fréquentes.

(1) Joann. Schenck, *Obs. med.* Francof. 1609, pag. 858.

(2) Adami Chénot, *Tract. de peste, Vindobonæ.* 1766, pag. 30.

(3) Mead. *Op. omn.* Parisiis, 1757, t. I, pag. 130.

D'Antrechau dit, en décrivant la peste de Toulon de la même époque, qu'à mesure que l'épidémie durait, le nombre des malades était plus considérable, la maladie mieux caractérisée, l'éruption des bubons plus facile et plus régulière, et le nombre des morts moins grand (1).

Dans la peste de Moscow en 1771, Mertens constata que la mortalité, qui était énorme (1200 morts par jour sur une population réduite à 150,000 habitants) au commencement de l'épidémie, c'est-à-dire en juillet, août et septembre, diminua considérablement vers le 10 octobre, pour devenir presque nulle dans les mois de novembre et de décembre, où elle cessa tout-à-fait. Dans la première période, continue Mertens, on vit des malades mourir subitement, ou dans l'espace de vingt-quatre heures, avant que les bubons et les charbons pussent sortir; mais la plupart succombaient le troisième et le quatrième jour. Vers le milieu d'octobre, la maladie, moins grave, durait cinq à six jours. Enfin, dans les deux derniers mois, elle présentait souvent si peu de gravité que les malades se promenaient dans les rues, portant un ou plusieurs bubons en suppuration (2).

Pugnet assure que, vers la fin de l'épidémie qui régna au Caire en l'an VIII (1800), presque tous les malades se rétablissaient, malgré les méthodes les plus opposées de traitement, tandis qu'ils mouraient presque tous au commencement (3).

Au début d'une épidémie de peste maligne, dit M. le docteur Brayer, les symptômes sont violents, la marche rapide, et la terminaison prompte et presque toujours funeste. La seconde période, la plus meurtrière, est incertaine dans sa durée. Elle est ordinairement de huit à quinze jours, quelquefois d'un mois, de six semaines, rarement de deux mois. Bientôt, après un grand orage, de nombreuses averses, un abaissement soudain de température, le souffle violent de la *tramontana*, ou même sans cause appréciable, les attaques de peste diminuent tout-à-coup; les symptômes deviennent légers, la marche moins rapide, les gué-

(1) D'Antrechau, *Description de la peste de Toulon*, pag. 130.

(2) Mertens, *ouvrage cité*.

(3) Pugnet, *Mémoire sur les fièvres de mauvais caractère du Levant et des Antilles*. Paris, 1804.

risons plus nombreuses. Presque toutes les personnes déjà attaquées guérissent; les nouveaux cas de peste sont de la plus grande bénignité. Des malades connus pour avoir un bubon, un charbon pestilentiel, en suppuration ou non, vaquent à leurs affaires, parcourent les rues impunément. Les Francs, les Pérotes les plus peureux se rassurent par l'opinion généralement reçue, qu'à cette époque la maladie a perdu sa propriété contagieuse (1).

Lorsque l'épidémie commence, dit Clot-Bey, presque tous ceux qui sont attaqués périssent. Dans la première période, la mort survient dans l'espace de vingt-quatre ou de quarante-huit heures; dans la seconde, elle arrive du quatrième au cinquième jour, et, dans d'autres circonstances, du quatorzième au vingtième. Il n'y a pas de décès parmi les malades de la troisième période. Ces appréciations, continue le même auteur, résultent des faits nombreux observés au Caire, en 1835, par la commission médicale.

La même remarque a été faite dans l'épidémie qui, en 1841, a régné dans la Basse-Égypte et a enlevé à Damiette seulement 700 personnes. Dans un rapport adressé au conseil supérieur de santé par M. Penay, médecin-major au 3e régiment de cavalerie en garnison à Néguillé (Basse-Égypte), on lit ce qui suit :

« Au début de l'épidémie, j'ai perdu presque tous les pesti- » férés, malgré mes soins et mes efforts. Plus tard, quelques uns » ont guéri sans que je puisse préciser quelle médication a pro- » duit sur eux les effets les plus heureux. Au déclin de l'épi- » démie, presque tous se sont sauvés, et la plupart sans autres » remèdes que des topiques appliqués sur leurs charbons ou leurs » bubons. »

M. Masserano, membre du conseil de santé, chargé de prendre les mesures sanitaires, s'exprime ainsi sur la même épidémie :

« Lorsque la peste était dans toute son intensité, presque » toutes les personnes qui en furent atteintes succombèrent au » bout de vingt-quatre heures, et telle fut la violence de l'épi- » démie chez quelques unes d'entre elles, qu'elles tombèrent » mortes subitement en vaquant à leurs affaires, comme si elles

(1) Brayer, *Neuf ans à Constantinople.*

» avaient été foudroyées. Les caractères pestilentiels dans le mi-
» lieu et vers la fin de l'épidémie étaient beaucoup moins in-
» tenses. Les congestions cérébrales aiguës et l'état de prostation
» complète ne paraissaient plus. On n'apercevait presque plus de
» pétéchies. Les malades étaient travaillés par l'inquiétude et le
» dégoût; l'abattement, la céphalalgie, les jetaient dans un état de
» stupeur. Ils éprouvaient des douleurs glandulaires plus ou
» moins vives, des élancements aux parties où devaient se mani-
» fester les bubons qui venaient facilement à suppuration. Quand
» l'épidémie toucha à sa fin, continue M. Masserano, je vis plu-
» sieurs personnes atteintes de bubons, sans cesser de se rendre
» à leurs occupations. Deux de mes gardiens, entre autres, fu-
» rent attaqués de la maladie à l'état bénin; ils continuèrent leur
» service sans rien dire. A l'époque où la maladie était le plus in-
» tense, nous avons remarqué, mes collaborateurs et moi, que
» de vingt-deux personnes attaquées, dix moururent, tandis que,
» vers la fin, sur soixante attaques nous ne perdîmes que deux
» hommes. »

Ces citations textuelles vous prouveront, messieurs, que la peste affecte fréquemment et sous différentes latitudes cette marche spéciale, un des caractères des maladies épidémiques.

Présente-t-elle ce second caractère des maladies épidémiques d'influencer toutes les affections intercurrentes qui se manifestent pendant son règne?

Sennert dit avoir observé, dans les grandes pestes de 1616 et de 1628, que toutes les autres maladies avaient presque disparu, et que si une affection quelconque, autre que la peste, persistait un certain temps, la peste venait toujours la compliquer.

Diemerbroek assure que, pendant le temps qu'a sévi la peste de Nimègue, en 1635 et 1636, les maladies qui pouvaient se montrer revêtaient, dans l'espace de vingt-quatre heures, les caractères de la maladie épidémique. Pendant toute une année, continue le médecin hollandais, *vix ullus morbus peste incomitatus fuerit* (1).

« La peste, dit Pugnet, veut régner seule. Ce n'est pas à dire

(1) Diemerbroek, *oper. cit.*, pag. 13.

» que, quand elle est dans sa vigueur, elle empêche toute autre » maladie de se développer; mais elle marque du caractère qui » lui est propre toutes celles qui paraissaient à mesure qu'elles » se manifestent, ne revêtant elle-même que les formes qui lui » sont imprimées par le tempérament du sujet malade (1). »

Une preuve et, en même temps, une conséquence de cette grande influence de la constitution pestilentielle sur les maladies intercurrentes, c'est que celles-ci reprennent leur physionomie aussitôt que la peste cesse. Cette remarque, faite, il y a trois cents ans, par Prosper Alpin (2), a été confirmée depuis par tous les observateurs.

Quelque grande, quelque bien prouvée que soit l'influence exercée par la peste sur les autres maladies en temps d'épidémie, il ne faudrait pas croire que la peste seule détermine la mortalité. Ce n'est que par une de ces exagérations trop communes dans les questions qui nous occupent qu'on a émis une pareille assertion. Lorsque les faits ont été recueillis avec soin, on a pu connaître toute la vérité. Ainsi, pour la peste qui a sévi à Alexandrie en 1835, nous pouvons comparer mois par mois la mortalité par la peste et la mortalité par les maladies non suspectes. En décembre 1834, la peste fit périr 109 individus, tandis que les maladies ordinaires en enlevèrent 250. En janvier 1835, 151 morts furent attribuées à la peste, et 292 à des maladies non suspectes. En février, la proportion change : il y a 821 morts par la peste et 483 par les autres maladies. En mars, la mortalité est tout entière due à la peste, qui compte 4,329 victimes. En avril, la même chose a lieu, et les morts par la peste s'élèvent au chiffre de 1897. En mai, on compte encore 312 morts par la peste; mais déjà les maladies ordinaires reparaissent et déterminent 102 morts. Enfin, dans le mois de juin, 41 pestiférés, seulement, meurent, tandis que les maladies non suspectes entraînent 124 morts (3).

S'il est prouvé que les maladies épidémiques se distinguent en

(1) Pugnet, *op. cit.*, pag. 135.

(2) Prosperi Alpini, *Medicina Ægyptorum*. Lugd. Batav., 1719, lib. I, cap. 16.

(3) Tables dressées par M. F. de Lesseps, et insérées à la fin de l'ouvrage de M. Aubert-Roche, pag. XIV.

ce qu'elles modifient les autres maladies, il ne l'est pas moins que, dans certains cas, l'influence épidémique se fait sentir aux personnes restées en santé. La peste, sous ce rapport encore, présente à un haut degré le caractère des maladies épidémiques.

Citons quelques faits :

« Parti de Marseille, dit M. le docteur Lachèze, le 28 dé- » cembre 1834, j'arrivai le 8 février 1835 dans le port d'A- » lexandrie, où le bâtiment qui m'avait apporté dut subir une » quarantaine de neuf jours, attendu que le choléra régnait à » Marseille au moment de notre départ. Pendant cette quaran- » taine, maintenue avec rigueur, le capitaine, qui avait eu la peste » en 1825, ressentit dans la cicatrice d'un ancien bubon des dou- » leurs assez intenses. Ce phénomène morbide, qui, d'après les » circonstances dans lesquelles se trouvait notre navire, ne pou- » vait être attribué qu'à la constitution médicale régnante, frappa » vivement mon attention (1). »

Tous les médecins qui ont observé la peste en Égypte ont reconnu qu'en temps d'épidémie, les personnes qui ont déjà subi la maladie ressentent des douleurs dans les cicatrices des anciens bubons et charbons, sans que le plus souvent il en résulte aucun inconvénient de quelque gravité pour la santé générale. Mais ils vont plus loin; ils affirment que ceux qui ne l'ont jamais eue auparavant éprouvent presque tous des sensations pénibles dans tout le système lymphatique, et notamment aux aines et aux aisselles.

M. le docteur Delong, auquel nous devons un bon rapport sur la peste observée par lui au Caire en 1841, s'exprime aussi à cet égard d'une manière très explicite : « Les personnes qui vivent » dans un milieu pestilentiel épidémique éprouvent, dit-il, » presque toutes, les premières atteintes du mal d'une manière » plus ou moins prononcée. Parmi elles, je comprends indis- » tinctement celles qui sont enfermées dans les quarantaines et » celles qui sont en libre pratique. Toutes souffrent d'un cer- » tain malaise, sentent des douleurs glandulaires vagues, er- » rantes, quelquefois fixes et très vives. Ce sont les prodro-

(1) M. le docteur Lachèze, communication verbale à la commission.

» mes, les signes avant-coureurs de la maladie. On pourrait » dire que toute la population a la peste avec cette première » nuance, et se trouve placée sous l'imminence d'une invasion » plus marquée, que la moindre cause suffit souvent pour dé- » terminer. »

Il ne faudrait pas croire que ces phénomènes, si dignes de nos méditations, et qui prouvent si bien l'existence de causes générales agissant sur la masse de la population, ne se soient présentés qu'en Égypte ; ils ont été observés dans plusieurs régions de l'Europe.

« Lorsque j'étais dans le gouvernement de Cameniek, dit » notre honorable collègue M. Gasc, au commencement de » 1814, époque où la peste régnait dans les contrées voisines, » sur les frontières de la Turquie, j'ai connu une dame qui, dans » sa jeunesse, avait eu la peste à Constantinople, et à laquelle il » était resté sur la poitrine une cicatrice considérable, suite d'un » charbon pestilentiel. Cette cicatrice était douloureuse alors, et » cette dame avait remarqué que la sensibilité de cette partie se » développait chaque fois que la peste ravageait les pays limitro- » phes (1). »

Trois observations, dont une recueillie à Paris et deux en Angleterre, sont encore plus dignes de notre attention, puisqu'elles tendraient à établir que les personnes qui auraient été antérieurement attaquées de la peste pourraient, par les douleurs ressenties dans les cicatrices des anciens bubons, non seulement connaître la constitution pestilentielle déjà existante, mais encore prévoir son invasion assez longtemps à l'avance.

La première de ces observations a pour auteur et pour sujet un ancien chirurgien de Paris, qui l'a publiée en 1624. Nous allons le laisser parler :

« Moi, ayant eu la peste dès l'année 1596, étant avec mon » maître, Hamelin, à l'Hôtel-Dieu, qui pour lors étoit employé » à panser les malades de la contagion en cette ville de Paris; la

(1) Schnurrer, *Matériaux pour servir à une doctrine générale sur les épidémies et les contagions*. Paris, 1815, traduction, pag. 46; note de M. Gasc.

» partie en laquelle j'ai eu la maladie me sert de pronostic cer-
» tain qu'il doit arriver une année pestilentielle, ce que j'ai ex-
» périmenté assez de fois dans les années 1606, 1607 et 1619,
» par de grandes douleurs que je sentis en icelle partie, sans
» qu'il y survînt tumeur ni aucune inflammation, et alors que mes
» douleurs augmentoient; aussi faisoit le nombre des malades.
» Moi, étant ébahi et pour me rendre plus certain, ne trouvant
» pas, ce me semble, de raison naturelle, je me suis enquis de
» plusieurs, lesquels auparavant et en diverses années auroient eu
» la peste, s'ils sentoient quelques douleurs. Ils m'ont dit la
» même chose (1). »

Robert Boyle cite un fait qui n'est pas moins remarquable, et qui lui a été communiqué par le médecin même qui avait eu occasion de l'observer. L'an 1665, trois mois avant l'invasion de la dernière peste qui a sévi à Londres, un homme qui avait eu la peste dans une autre épidémie se plaignait de douleurs et de gonflement dans les glandes inguinales, où il avait eu un bubon pestilentiel. Il fit venir son médecin, auquel il prédit l'apparition prochaine de la peste, faisant remarquer que les mêmes sensations s'étaient manifestées à l'approche de la peste précédente (2).

Le même auteur parle d'une femme qui était connue dans l'endroit qu'il habitait pour des prédictions semblables, qu'elle fondait chaque fois sur ces mêmes phénomènes qu'elle avait remarqués dans une épidémie antérieure (3).

Ce sont ces observations et d'autres analogues qui ont porté Paris à émettre la proposition suivante :

Les cicatrices des bubons ou des charbons pestilentiels, généralement indolentes, deviennent très douloureuses à la moindre approche de peste (4).

Une conséquence pratique d'un haut intérêt doit être déduite de ce qui précède, c'est que, quand la peste éclate sur un point,

(1) *Traicté de la peste advenue en cette ville de Paris, l'an* 1596, 1606, 1619 *et* 1623, par Guillaume Potel. Paris, 1624, pag. 98.

(2) Robert Boyle, *OEuvres complètes.* Londres, 1744, tom. V, pag. 724.

(3) Le même, *op. cit.*, tom. IV, pag. 429.

(4) *Mémoire sur la peste*, par le docteur Paris. Ce mémoire a été couronné par la Faculté de médecine de Paris en 1775, et publié en 1778.

ou même lorsqu'on a lieu de craindre son apparition, il faut interroger avec soin toutes les personnes qui ont déjà eu la peste, afin de savoir si elles ressentent des douleurs dans les cicatrices des bubons ou charbons. C'est jusqu'ici le meilleur moyen de découvrir si une constitution pestilentielle existe ou est imminente. On conçoit combien il importe aux médecins et aux magistrats d'obtenir un renseignement de cette nature, puisqu'il doit nécessairement modifier les mesures à conseiller et à mettre en pratique.

La peste présente-t-elle ce quatrième caractère assigné aux maladies épidémiques, d'avoir toujours à peu près la même durée dans les différents pays qu'elle parcourt, et même, dans certaines contrées, de commencer et de finir à des époques qu'on peut déterminer d'avance ?

M. Levison, vice-consul de Russie à Alexandrie, a rédigé, sur les données qui lui ont été fournies par le cheik Ibrahim-Bassi, une note ainsi conçue :

« Les épidémies pestilentielles les plus intenses sont celles qui, » commençant sourdement en Égypte pendant le mois de novembre, ont atteint leur plus haut degré vers la fin de février » ou pendant le mois suivant; et, par contre, celles qui n'ont pas » présenté une très grande violence se sont toujours manifestées » dans le courant de mars. Le mois de juin a souvent signalé la » cessation des unes et des autres.

» Dans les pestes graves qu'a subies l'Égypte, la durée de l'épidémie a été de quatre mois, tandis qu'elle n'a été que de deux » mois ou quatre-vingts jours dans les pestes légères (1). »

Déjà Prosper Alpin avait depuis longtemps fait la remarque que les épidémies de peste se terminent en Égypte vers la fin de juin. Cette remarque a été confirmée par tous les médecins qui ont habité ou habitent le pays.

La correspondance officielle adressée à M. le ministre des affaires étrangères par M. Ferdinand de Lesseps, depuis le début de l'épidémie de 1835 à Alexandrie jusqu'à sa terminaison dans

(1) Mémoire manuscrit des membres du Conseil supérieur de santé de Constantinople, pag. 126.

toute l'Égypte, nous offre une preuve bien authentique de cette vérité, savoir, qu'on peut déterminer à l'avance l'époque à laquelle finira une épidémie de peste qui vient de commencer.

M. de Lesseps annonce, le 2 décembre 1834, que, le 20 novembre précédent, deux cas de peste ont été constatés à Alexandrie, et que, depuis lors, 26 autres cas ont été observés.

Le 8 décembre, il informe le ministre que la maladie continue, quoique lentement, ses progrès, faisant observer que cet état stationnaire de la maladie est attribué à la saison, qui n'est pas assez avancée pour permettre à la maladie de prendre plus de développement.

Le 22 décembre, M. de Lesseps écrit que la peste, qui jusque là n'a pas encore exercé de grands ravages, s'est établie à Alexandrie, de manière à faire craindre qu'elle ne cesse que vers le milieu de l'été, saison de sa disparition régulière.

La correspondance de l'honorable consul continue, dans les mois suivants, à donner les bulletins de la mortalité, et d'autres renseignements utiles dont nous aurons occasion de faire notre profit.

Enfin, le 26 juin 1835, M. de Lesseps annonce la fin de l'épidémie à Alexandrie et dans toute l'Égypte (1).

La question que nous cherchons en ce moment à éclairer ne présente donc pas de doute pour l'Égypte. En est-il de même pour Constantinople et pour Smyrne?

C'est pendant les grandes chaleurs de l'été, sous l'influence des vents du sud et d'épais brouillards, que la peste épidémique se montre à Constantinople. Commençant habituellement du 1er au 15 juillet, après ou avant l'arrivée du convoi des navires égyptiens et autres, qui, retenus plus ou moins longtemps à l'entrée du détroit par les vents contraires, sont enfin poussés par les vents du sud jusque dans le port de Constantinople, la peste épidémique finit ordinairement dans cette capitale avec le dernier mois de l'année (2).

(1) Voyez Pièces et Documents n° VI.

(2) Brayer, *Neuf ans à Constantinople*.

La grande peste de 1812, qui avait été très bénigne jusqu'à la fin d'août, devint très redoutable en septembre, et enleva dans ce mois et dans ceux qui le suivirent 160,000 personnes. Elle cessa complètement à la fin de décembre.

Lorsque la peste éclate épidémiquement à Smyrne, c'est presque toujours à la suite des pluies. On apprend qu'il y a des attaques çà et là dans la ville, vers le mois d'octobre ou de novembre. Si l'épidémie doit être forte, ces attaques continuent pendant l'hiver. Elles vont en augmentant jusqu'au mois de mai, et le 15 août est le jour désigné pour rompre les quarantaines (1).

Quant aux pays européens dans lesquels la peste épidémique s'est montrée, on l'a vue commencer, se développer et cesser dans toutes les saisons de l'année.

Toutefois, Chénot prétend que l'expérience a appris que quand la peste a sévi en Europe, elle a cessé en hiver toutes les fois qu'elle avait commencé au printemps ou en été. Elle s'est, au contraire, prolongée plus tard quand elle avait débuté en automne (2).

Doit-on croire, avec M. le docteur Lagasquie, que les contrées où la peste épidémique a été observée à des époques variables, avec une marche incertaine et une terminaison indéterminée, ne sont pas des contrées où la peste naît spontanément, attendu qu'en Égypte elle est beaucoup plus constante dans l'époque de son apparition, dans sa marche, dans sa terminaison? Cette remarque ingénieuse devra être prise en considération dans les études ultérieures auxquelles il sera nécessaire de se livrer sur la peste spontanée.

Il paraîtrait naturel de penser que les divers climats et les diverses saisons de l'année ont une grande influence sur la durée des épidémies pestilentielles. Dans la plupart des cas, ces circonstances ne paraissent avoir aucune action.

La peste noire qui parcourut toute l'Europe eut toujours et

(1) Aubert-Roche, *ouvrage cité.*

(2) Chénot, *op. cit.*, pag. 32.

partout une durée de cinq mois, quel que fût le temps ou le lieu de son apparition (1).

Diemerbroek dit également que la peste observée par lui avait duré plus longtemps dans les endroits où elle s'était montrée plus tard (2).

Chénot admettait que la peste ne persistait pas plus de six mois dans la localité où elle avait sévi (3).

Dans la peste de Toulon, en 1721, d'Antrechau a remarqué que la durée de la maladie avait été égale dans tous les lieux qu'elle a frappés. Il fait voir qu'elle a cessé plus tôt sur les points où elle avait d'abord paru, plus tôt à Lavalette qu'à Sixfours, quoique ces deux endroits soient voisins et exposés à la même température.

Quelquefois une épidémie de peste a fini dans des circonstances qu'on aurait crues précisément les plus propres à favoriser sa continuation. C'est ainsi que, d'après Orrœus, la peste qui parut à Bender au printemps de 1770 et y fit les plus grands ravages, se dissipa dans la canicule, au moment où l'armée russe faisait le siège de cette ville.

La peste, dit Hodges, ne met pas plus de temps pour décroître et finir qu'elle n'en a mis pour s'élever de son début à sa plus grande intensité. Hodges assure que cette remarque a pu être vérifiée complètement dans la dernière peste de Londres.

La peste présente-t-elle, enfin, ce cinquième caractère des maladies épidémiques, d'être souvent précédée d'autres affections plus ou moins graves, plus ou moins répandues, qui leur servent, en quelque sorte d'avant-coureurs?

Nous pouvons répondre affirmativement.

En effet, quand on lit avec attention l'histoire des épidémies pestilentielles, on acquiert bientôt la conviction que très fréquemment d'autres maladies épidémiques les avaient précédées. Parmi ces dernières, il faut signaler les fièvres intermittentes, simples et pernicieuses, les fièvres continues d'un caractère

(1) *Minerva herausgegeben von Archenholtz.* Aug. 1809.
(2) Diemerbrock, *op. cit.*, lib. I, cap. 3.
(3) Chénot, *op. cit.*, pag. 33.

grave. Cette observation a été faite principalement pour la peste de Venise, en 1575; pour celle de Milan, en 1620; pour celle de Nimègue, en 1635; pour celle de Marseille, en 1720; pour celle de Tunis, en 1784; pour celle de Beyrout, en 1785; pour celle de Malte, en 1813; pour celle de Morée, en 1824; enfin, pour celles du Caire, en 1835 et 1841.

Nous trouvons dans le mémoire de M. Berbrugger sur les pestes de l'Algérie le passage suivant:

« Au commencement de juin 1786, Salah-Bey, craignant la » peste, qui faisait de grands ravages à Bone, s'éloigna de Con- » stantine. Ce n'est pas que la peste se fût positivement déclarée » dans cette ville, mais il y mourait plus de monde qu'à l'ordi- » naire, et sans qu'on pût se rendre bien compte de l'affection » à laquelle les malades succombaient. Or, l'expérience avait » appris aux indigènes que c'était un indice à peu près cer- » tain de l'approche du fléau. »

La peste qui a sévi à Alger en 1817 nous offre encore un fait plus précis et plus concluant sous le rapport qui nous occupe.

« Pendant l'hiver de 1816 à 1817, dit M. Berbrugger, il avait » régné une maladie épidémique très grave, que les agents con- » sulaires avait qualifiée de fièvre maligne sur les patentes de » santé. On a remarqué, ajoute le savant bibliothécaire d'Alger, » que c'est un symptôme qui précède généralement l'inva- » sion du fléau, quand celui-ci reparaît après de grands inter- » valles. »

En 1840, la ville de Tantah, où se tient annuellement, vers le mois de juillet, une fête religieuse qui réunit de 40 à 50,000 personnes venant de tous les points de l'Égypte, avait vu, comme les années précédentes, tous les pèlerins reprendre le chemin de leurs demeures, quand sa population fut envahie par une fièvre de nature fort maligne.

Cette fièvre dura jusqu'au mois d'octobre, époque où la température baisse considérablement, et où l'air est saturé d'humidité. La peste succéda alors à la première maladie.

Ce fait, qui vous a été communiqué par M. Hamont, a été vu

par lui et par un médecin français, M. Latour, aujourd'hui à Damas (1).

Maintenant que l'attention a été appelée sur ce point intéressant de l'étude de la peste, des observations analogues ne peuvent manquer de se multiplier. C'est ce que prouvent les documents qui nous sont parvenus sur la peste épidémique de 1841.

M. Chédufau, médecin en chef de l'hôpital central militaire du Caire, a vu, lors de cette épidémie, le typhus précéder la peste, et sévir conjointement avec elle : aussi signale-t-il chez les pestiférés qu'il a traités 5 gangrènes du scrotum et plusieurs sphacèles des membres, lésions qu'il faut rapporter au typhus.

Dans la même année, le même fait a été constaté à Damiette sur le corps d'armée égyptien qui venait d'évacuer la Syrie. M. le docteur Rossi a pu voir aussi le typhus précéder la peste et persister avec elle. Comme M. Chédufau, il a observé des gangrènes du scrotum et des membres.

Ce dernier a vu au Caire, à la même époque, la petite-vérole, qui s'était manifestée un mois avant l'apparition de la peste, continner à sévir simultanément avec elle.

Enfin, M. le docteur Delong, qui habite cette même ville du Caire, a été frappé de cette circonstance remarquable, savoir, que des fièvres intermittentes régnant en 1841, la peste avait souvent débuté sous forme intermittente. Dans ce cas, le sulfate de quinine a quelquefois réussi à entraver les progrès de la maladie.

Nous ne croyons pas devoir terminer ces considérations sans faire une remarque qui nous paraît avoir quelque importance.

S'il est vrai, et la chose est incontestable, que les pestes épidémiques sont souvent précédées d'autres affections qui sévissent sur la population et en augmentent notablement la mortalité, on conçoit que les médecins consultés sur la nature de la maladie, alors qu'il n'existait encore que des affections non pestilentielles,

(1) Hamont, *Destruction de la peste.* (*Bulletin de l'Académie.* Paris, 1844, t. X, p. 40.)

ont dû déclarer que les malades soumis à leur observation n'étaient pas atteints de la peste. Mais cette maladie ayant bientôt succédé à celles qui l'avaient précédée, les médecins ont été accusés d'erreur, et cependant ils avaient vu et dit la vérité.

Lorsque commence l'épidémie pestilentielle, les médecins conservent encore des doutes sur son invasion, attendu que, souvent, au début de l'épidémie, les malades ne présentent ni bubons, ni charbons, ni pétéchies. Gaëtani-Bey indique, pour ces cas, un moyen précieux d'arriver à la certitude. Il faut alors examiner avec soin les ganglions lymphatiques, tant internes qu'externes, et si le malade est mort de la peste, on trouvera toujours quelques uns, au moins, de ces ganglions injectés et augmentés de volume. Les ouvertures faites à Abouzabel, dans les circonstances signalées, lors de l'épidémie de 1835, par des médecins qui ne connaissaient pas l'opinion de Gaëtani-Bey, en confirment pleinement la justesse (1).

Messieurs, pour résoudre la question posée en tête de ce chapitre, nous en avons appelé aux faits, et les faits ont prouvé que la peste réunit à un haut degré les principaux caractères des maladies épidémiques.

Il nous reste, pour compléter la démonstration, à jeter un coup d'œil sur les causes des épidémies pestilentielles considérées exclusivement à ce point de vue.

Ces causes, comme celles de toutes les épidémies, sont de deux ordres. Les premières se rapportent au sol et à l'atmosphère ; les secondes ont trait aux dispositions physiques et morales des populations.

L'Académie se rappelle sans doute que, quand Dupuytren demanda aux jeunes Égyptiens qui furent amenés par Clot-Bey dans cette enceinte, après qu'ils eurent obtenu le titre de docteurs en médecine de la Faculté de Paris, quelle était l'opinion des hommes les plus éclairés de l'Égypte sur l'origine de la peste, ceux-ci répondirent : « La peste vient de la terre. » Cela veut dire, messieurs, qu'un sol humide et marécageux, plus ou moins recouvert de matières animales et végétales en putréfac-

(1) Voir le Mémoire déjà cité de M. le professeur Perron.

tion, est une cause puissante de l'altération de l'air, et par suite de la peste.

Rien de plus propre à montrer l'importance des conditions du sol relativement au développement de la peste que la comparaison de deux localités, appartenant au même pays, habitées par le même peuple, régies par le même gouvernement et les mêmes lois; dont l'une nous présente la peste endémique, tandis que l'autre est exempte du fléau, quoique souvent des pestiférés viennent y mourir.

Comparons avec M. le docteur Rossi la topographie de Damiette avec celle du Fayoum.

« Le Fayoum est élevé au-dessus du niveau de la mer; Damiette touche à la mer. A Damiette, l'air est chaud et humide; au Fayoum, il est chaud, mais il est sec. Le Fayoum est exempt de marécages; Damiette est entourée d'étangs formés d'eau douce et d'eau salée. Tandis qu'à Damiette les cimetières sont dans la ville même, au Fayoum, ils sont éloignés des habitations. Ici, l'eau, sans être exquise, peut être bue sans inconvénient, à cause du nitre qu'elle contient en abondance; à Damiette, l'eau douce est mélangée à l'eau de mer, ou bien elle est souillée par des produits excrémentitiels et par des matières animales et végétales en putréfaction. Le Fayoum est environné du désert de Libye; Damiette est entourée de rizières et placée en face du redoutable Delta. »

Est-il besoin, messieurs, d'insister sur les conséquences qui découlent naturellement de ce rapprochement, et qui montrent si bien l'importance des études hygiéniques sur lesquelles nous avons arrêté à plusieurs reprises votre attention?

Les variations de l'atmosphère exercent aussi une grande influence sur le développement et les progrès de la peste épidémique. Larrey, Pugnet, et presque tous les médecins qui leur ont succédé en Égypte, ont observé que les attaques sont plus nombreuses, la mortalité plus grande, quand l'air est chaud et humide, quand le temps est orageux. A Constantinople, les mêmes causes produisent les mêmes effets.

Nous bornerons à ce peu de mots ce que nous avions à dire ici sur l'influence du sol et de l'atmosphère. Nous ajouterons seulement qu'on a cru trop souvent que c'était à des causes actuelles, ou du moins récentes, dues aux conditions du sol, de l'air, de l'alimentation, qu'on devait rapporter les effets observés. Et, cependant, comme l'a dit, avec sa haute raison habituelle, M. Alexandre de Humboldt (1), la cause la plus favorable au développement des épidémies se rencontre dans un type uniforme et longtemps continué des phénomènes météorologiques. Ainsi, pour ne parler que de la peste, c'est après une longue durée de la même température, des mêmes vents, que les observateurs ont vu, le plus souvent, la peste épidémique apparaître en Égypte, en Syrie, à Constantinople. Les ouvrages de Desgenettes, de Larrey, de Pugnet, et surtout de M. Brayer, renferment à cet égard des renseignements d'une grande importance. On conçoit, en effet, que lorsqu'une population a vécu longtemps dans les mêmes conditions de climat, d'atmosphère, d'alimentation, etc., les organismes aient été modifiés profondément de la même manière, et soient disposés à recevoir ou même à développer spontanément la même maladie.

C'est sous ce point de vue, trop négligé par les auteurs, qu'il faut envisager l'étude des dispositions physiques et morales des populations. On pourra alors comprendre certaines parties de l'histoire de la peste, restées mystérieuses jusqu'ici.

Un fait des plus remarquables, observé dans plusieurs épidémies, et qui a été nié, parce qu'on ne pouvait pas s'en rendre compte, trouverait ainsi son explication et confirmerait parfaitement cette vérité, savoir, que des individus qui ont subi longtemps les mêmes influences peuvent être atteints de la même maladie à une époque donnée, quand même à cette époque ils seraient dans des contrées et dans des conditions différentes.

Diemerbroek a connu plusieurs familles dont les membres, quoique fort éloignés les uns des autres, avaient été attaqués de la peste au moment où cette maladie exerçait ses ravages dans les lieux où ces familles avaient avait leur domicile. Il signale cette coïncidence à l'égard de la famille Van Dams, de Nimègue. « Le père,

(1) Voy. Humboldt, über gereistc nerven und muskuln framer, 2 Bd, s. 291,

craignant la peste pour deux de ses enfants, les envoya à Gorcum en Hollande ; le troisième resta avec lui à Nimègue. Les deux enfants qui étaient à Gorcum, où la peste n'existait pas, restèrent pendant trois mois dans un état de santé parfait. Mais tout-à-coup ils furent pris de la peste, et moururent à une époque peu éloignée de celle où le père et son troisième enfant succombaient de la même maladie à Nimègue (1). »

Diemerbroek ne paraît pas avoir eu connaissance des faits analogues existant dans la science et qui doivent prendre place ici.

Évagre, en parlant d'une épidémie de peste qui a régné à Antioche, dit : « Une chose vraiment étonnante, c'est que » lorsque les habitants d'une cité désolée par l'épidémie se trou- » vaient absents et dans des lieux où la maladie ne régnait pas, » ils en étaient seuls attaqués (2). »

Procope, traitant de la peste de 542, s'exprime ainsi : « Elle » infectait de son venin, dans une ville saine, les personnes qui » étaient nées dans celle où elle exerçait ses ravages (3). » Senac rapporte également que les Anglais, dans un temps où la peste régnait chez eux, en étaient attaqués jusque dans les pays étrangers. Il cherche à expliquer le fait en disant que la parenté était une espèce de contagion (4).

Enfin l'historien de la peste noire, Vitoduranus, a fait la même remarque lors de l'épidémie dont il a donné la description.

Ces faits, qui ont excité la surprise de ceux-là même qui les publiaient, ne sont pour nous que les effets nécessaires des dispositions acquises par certaines populations, sous l'influence prolongée de causes plus ou moins appréciables.

Cette même influence rend raison de faits moins surprenants au premier abord, mais non moins dignes d'intérêt, et qui font voir que l'action épidémique varie suivant la race, suivant la nationalité des individus exposés à contracter la maladie régnante.

Rien de plus remarquable, et en même temps rien de mieux

(1) Diemerbroek, *op. cit.*, lib. 1, cap. iv, annot. vj.

(2) *Evagrii Scolastici hist. Eccles.*, lib. IV, cap. 19, ex edit. August. Turinorum, 1748.

(3) Procope, *De bello persico.*

(4) Senac, *Traité de la peste.* Paris, 1744, in-4°.

prouvé, que la prédisposition toute particulière des nègres à contracter la peste. Nous citerons un seul exemple.

« Vers la fin du mois de mai 1841, une barque de passage, descendant le Nil, portait quinze esclaves noirs à Nadder pendant que la peste y sévissait. Le lendemain de l'arrivée, la plupart des esclaves étaient malades; quelques uns moururent le soir même, d'autres pendant la nuit. Le maître quitta le village de Nadder, emmenant le reste des esclaves, qui moururent avant le débarquement à Kafr-Regard. Il est bien digne d'attention que ni les hommes de l'équipage, ni les autres passagers qui encombraient cette barque, et se trouvaient pêle-mêle avec les pestiférés, ne furent atteints de la maladie (1). »

M. le docteur Aubert-Roche nous a conservé le chiffre proportionnel de la mortalité, suivant les nations, dans la grande peste d'Alexandrie en 1835. Voici le tableau dressé par lui :

Les nègres et les Nubiens ont perdu		84	pour 100.	1,528 sur	1,800
Les Maltais	—	61	—	367	600
Les Arabes non soldats	—	55	—	10,936	20,000

Les nègres, les Nubiens et les Arabes vivaient à peu près dans les mêmes conditions hygiéniques ; tous étaient en libre pratique.

Pour le reste de la population d'Alexandrie, la conclusion à tirer des chiffres est moins certaine, attendu que les conditions d'isolement et d'hygiène n'ont pas été les mêmes pour tous. Voici toutefois ces chiffres :

Les Grecs ont perdu	14	pour 100,	ou 257 sur	1,800
Les Juifs, les Arméniens et les Cophtes	12	—	482	4,000
Les Turcs	11	—	678	6,000
Les Italiens et autres habitants des contrées méridionales de l'Europe	7	·	118	1,600
Enfin, les Français, Anglais, Russes et Allemands	5	—	52	1,000

Ces chiffres portent avec eux leur signification : aussi nous dispenserons-nous de tout commentaire.

Quelquefois, et c'est le cas le plus fréquent, les étrangers qui

(1) M. Penay, Rapport fait au Conseil de santé du Caire sur la peste de 1841. Pièces et Documents, n° XXI.

passent ou qui résident dans une ville frappée de la peste épidémique restent à l'abri de ses atteintes. C'est ainsi que, dans une peste qui ravagea Copenhague, les Anglais, les Hollandais, les Allemands furent exempts de la maladie (1).

Dans d'autres circonstances, au contraire, les étrangers sont plus affectés que les indigènes. En l'an VII, la peste régnait à Damiette; les Turcs, qui composaient alors les deux tiers de la population de la ville, ne subissaient que 8 atteintes sur 100 qui frappaient les Français et les Grecs (2).

La force de résistance à l'action des causes épidémiques de la peste varie encore suivant la famille, le sexe, l'âge, les professions, la manière de vivre; l'histoire des pestes les mieux observées ne laisse aucun doute à cet égard.

Comme nous l'avons déjà dit, la peste épidémique sévit spécialement sur la population la plus misérable, sur celle qui, mal logée, mal nourrie, mal vêtue, est condamnée aux plus rudes travaux. Quoique l'accord parfait de tous les observateurs sur ce point nous dispense de donner des preuves, nous ne pouvons nous empêcher de citer un fait que nous empruntons encore à M. le docteur Aubert-Roche.

« Sur les bords du canal qui conduit d'Alexandrie au Nil, existe une propriété appartenant au consul grec, M. Tortizza, qui l'a reçue en présent du vice-roi. Les fellahs qui travaillent sur cette propriété, mieux traités, mieux nourris que les fellahs des villages environnants, n'ont perdu, lors de l'épidémie de 1835, que 12 individus sur 400, tandis que leurs voisins, placés dans les mêmes conditions sous le rapport des influences atmosphériques et des libres communications, ont perdu la moitié de leur population. »

Résumons tout ce que nous venons de dire :

La peste épidémique attaque un grand nombre d'individus à la fois.

Elle a eu, sous les diverses latitudes où elle s'est montrée, sa période de début, sa période d'état et sa période de déclin.

(1) Joannus Utenhovius, *Perenegrin. Eccles.*, cap. 4, cité par Schnurrer.

(2) Pugnet, *ouvrage cité*.

Pendant son règne, les autres maladies, beaucoup plus rares que de coutume, sont presque toujours marquées de son cachet.

En temps de peste, l'influence épidémique se fait sentir aux personnes qui ont eu autrefois la maladie, et même à celles qui ne l'ont pas eue et qui jouissent d'une bonne santé.

En Égypte, en Syrie, à Constantinople, on a pu déterminer les époques d'invasion des épidémies de peste, celle de leur accroissement et de leur terminaison.

La peste épidémique a été très souvent précédée, annoncée par d'autres affections épidémiques.

Enfin l'étude de l'influence du sol, de l'atmosphère, des prédispositions individuelles, innées ou acquises, sur le développement, la marche et la terminaison de la peste, établit de la manière la plus évidente que cette maladie doit être placée au premier rang des maladies épidémiques.

Nous nous appesentissons, messieurs, sur les preuves qui mettent hors de doute l'épidémicité de la peste. C'est là, en effet, le fait fondamental de son histoire, celui qui mérite le plus l'attention du médecin, celui qui seul peut lui faire comprendre un grand nombre de points qui, sans lui, restent dans une complète obscurité.

La certitude que la peste est une maladie surtout épidémique aura encore pour le médecin une bien autre portée. Elle lui fournira les moyens de prévenir quelquefois, de diminuer toujours les ravages du fléau.

Si l'existence des foyers épidémiques de peste est bien démontrée, les choses ne se passeront pas de la même manière pour ceux qui resteront ou viendront dans ces foyers, et pour ceux qui seront placés ou se transporteront en dehors de leur influence.

Tout individu restant dans un foyer épidémique de peste est exposé à contracter cette maladie.

Des faits nombreux et authentiques, observés en Égypte pendant les années 1835 et 1841, ont prouvé que l'isolement le plus complet, la quarantaine la plus sévère, ne préservent pas toujours ceux qui s'y soumettent. La même remarque avait été faite d'une manière tout aussi positive à Marseille et à Toulon, lors de la peste de 1720.

Il suffit quelquefois d'un temps très court passé dans un foyer épidémique pour être atteint de la peste. MM. les professeurs de l'École de médecine d'Abouzabel, bourg situé à quatre lieues du Caire, et qui, en 1835, n'a été envahi par l'influence épidémique que plus d'un mois après que la capitale était ravagée par la peste, ont vu des habitants d'Abouzabel, qui n'avaient séjourné que quelques heures au Caire, en revenir pestiférés.

Maintenant, messieurs, qu'adviendra-t-il aux personnes en santé ou déjà atteintes de la peste, qui s'éloigneront ou seront transportées hors du foyer épidémique ?

Avant de répondre à cette question, il faut établir comme un fait acquis à la science que, dans les épidémies pestilentielles les plus étendues et les plus graves, l'expérience a montré que toutes les localités d'un même pays n'étaient pas soumises en même temps à l'influence épidémique. On a constaté des centaines de fois qu'à côté d'une ville ravagée par la peste, d'autres villes restées en libre communication avec elle étaient exemptes de peste. Bien plus, des pestiférés sortis de la ville infectée ont pu venir mourir ou guérir dans les localités où ne régnait pas l'influence épidémique, sans que la maladie se soit propagée. On trouvera de très nombreux exemples à l'appui de ces deux propositions, soit dans les ouvrages des loïmographes modernes, soit dans les pièces annexées à ce rapport.

L'observation a encore appris qu'il est souvent assez facile de déterminer les limites du foyer épidémique, qui peut être circonscrit dans les limites d'une seule ville, comme Pugnet l'a remarqué à Damiette, lors de la peste de l'an VII, comme on l'a vu à Londres en 1665, et cela quoique les communications avec les villes voisines fussent restées parfaitement libres.

Cela posé, nous dirons, en réponse à la question formulée plus haut, que quand une population est frappée par une épidémie pestilentielle, les personnes que leurs devoirs ou leurs intérêts ne forcent pas à rester au milieu du foyer épidémique, échapperont au danger en s'éloignant de ce foyer.

En 1835, lorsque la constitution épidémique envahit le Caire, Gaëtani-Bey donna le conseil d'envoyer à quelques lieues de la ville, et de faire camper sous des tentes, dans un lieu sec et bien aéré, 22,000 hommes de troupes actives, composant la garnison, en ne laissant pour le service de la ville que 2,000 invalides. La peste n'exerça aucun ravage parmi les troupes actives, tandis qu'elle sévit sur les 2,000 invalides comme sur le reste de la population.

Quelque temps auparavant, Clot-Bey avait donné un conseil analogue pour la flotte qui était dans le port d'Alexandrie. Quoique mise et maintenue en sévère quarantaine, la flotte eut des pestiférés à bord tant qu'elle séjourna dans le port soumis à l'influence épidémique. On ne compta plus un seul cas de peste quand elle se fut éloignée du foyer.

En l'an VII, la peste faisait de nombreuses victimes parmi les troupes françaises composant la garnison de Damiette, quoique ces troupes fussent isolées. Il a suffi, dit Pugnet, de faire traverser le Nil à la garnison pour qu'elle n'eût plus un seul cas de peste.

En 1813, le général anglais Maitland, gouverneur de Malte, ne pouvant, malgré les mesures les plus sévères, éteindre la peste qui régnait à Lavalette, prit la résolution de faire construire des baraques hors de la ville, et contraignit la population à aller les habiter. A partir de ce moment, la peste cessa complétement.

En 1841, M. le docteur Masserano, voyant le 7e régiment d'infanterie égyptienne, en garnison à Damiette, fournir un grand nombre de pestiférés, quoiqu'il fût en sévère quarantaine, obtint que ce régiment fût envoyé dans un endroit sain, et où la peste ne régnait pas. Ce régiment n'offrit plus un seul cas de la maladie.

Espérons, messieurs, que de pareils exemples seront imités partout où sévira une épidémie pestilentielle.

Déjà, les habitants éclairés du Caire et d'Alexandrie, ne se fiant plus aveuglément à l'efficacité des quarantaines en temps d'épidémie de peste, ne se croient en sûreté que quand ils se sont placés en dehors du foyer épidémique (1).

Depuis longtemps les Persans agissent de la même manière pour

(1) Clot-Bey, *ouvrage cité*.

se soustraire au danger de la peste. Quand cette maladie éclate dans une ville, tous les habitants jouissant de quelque aisance se retirent au loin sur les montagnes, où ils vivent dans des baraques. Quoique la communication reste libre avec la ville infectée, ils ne sont pas atteints de la peste (1).

L'éloignement du foyer épidémique ne paraît pas devoir être utile seulement aux personnes restées en santé. Les pestiférés eux-mêmes, quand ils sont transportables, voient leurs chances de guérison augmenter à mesure qu'ils fuient ce foyer.

M. le docteur Delong s'exprime ainsi : « Quand j'avais le bon- » heur d'être appelé dès le début de la maladie, je m'empressais » de recommander un changement de domicile, et s'il était pos- » sible, je faisais transporter mes malades dans des lieux élevés, » secs et bien aérés. Presque toujours la maladie prenait alors » une physionomie plus rassurante, et les phénomènes morbides » résistaient moins à l'action combinée de la nature et d'une saine » thérapeutique (2). »

En 1835, MM. les professeurs de l'École de médecine d'Abouzabel ont fait la même remarque sur les pestiférés qui leur arrivaient du Caire, avant qu'Abouzabel se trouvât compris sous l'influence épidémique.

M. Penay, médecin-major au 3e régiment de cavalerie, en garnison à Néguillé (Basse-Égypte), lors de l'épidémie de 1841, a consigné dans son rapport adressé au conseil de santé du Caire un fait sur lequel nous appelons l'attention de l'Académie.

« Au commencement de mai, dit M. Penay, nous reçûmes » l'ordre de partir pour Zagazig, village situé dans le Delta, près » de la bouche droite du Nil. Nos pestiférés, au nombre de » douze, dont plusieurs étaient dangereusement atteints, furent » placés dans des barques; mais, vu la pénurie des moyens de » transport, nous ne pûmes les isoler, et ils durent pendant le » voyage rester en contact avec les ouvriers du régiment et les » femmes de soldats qui encombraient les bateaux. A cette époque,

(1) Lachèze, *Mémoire sur la peste en Perse*. Pièces et Documents, n° V.

(2) Rapport au conseil de santé du Caire sur la peste de 1841, par M. Delong. Pièces et Documents, n° XIX.

» quoique la maladie eût déjà perdu de son intensité, plusieurs » pestiférés, comme il a déjà été dit, étaient encore gravement » malades, et l'état de quatre d'entre eux me faisait craindre » qu'ils ne succombassent pendant la traversée. Heureusement, » il n'en fut pas ainsi. Dès que les pestiférés commencèrent à » s'éloigner du foyer épidémique, ils éprouvèrent une amélioration » sensible, et quand ils arrivèrent à Zagazig, après un trajet » de dix jours, presque tous étaient convalescents; un seul » avait succombé pendant le voyage. Les pestiférés arrivés à Zagazig » achevèrent de se rétablir. Ils y rencontrèrent les circonstances » favorables qui les avaient entourés depuis leur départ » de Néguillé, c'est-à-dire qu'ils trouvèrent un pays où la constitution » épidémique ne s'était pas développée. »

Ces heureuses applications de la doctrine admise par nous relativement à l'épidémicité de la peste, ne sont-elles pas la confirmation la plus incontestable de la vérité de cette doctrine?

Ne craignons donc pas de terminer ce chapitre par la conclusion suivante :

Lorsque la peste a sévi avec violence en Afrique, en Asie et en Europe, elle s'est toujours montrée avec les principaux caractères des maladies épidémiques.

CHAPITRE II.

Quels sont les caractères différentiels de la peste épidémique et de la peste sporadique?

Cette question a acquis dans ces derniers temps une grande importance relativement aux quarantaines. En effet, nos confrères d'Égypte qui, chaque année, peuvent observer la peste sporadique, la regardent comme non transmissible, tandis que beaucoup d'entre eux sont d'un avis opposé pour la peste épidémique.

Cette opinion, généralement admise non seulement à Alexandrie et au Caire, mais encore à Smyrne et à Constantinople, n'a rien qui doive étonner le médecin, qui sait que la dysenterie sporadique n'est pas transmissible, tandis que la dysenterie épidémique l'est souvent à un haut degré.

Lors donc qu'un médecin aura sous les yeux un cas de peste, il devra faire tous ses efforts pour s'assurer si ce cas est simplement sporadique, ou s'il doit être rapporté à une constitution pestilentielle régnante.

Indiquons comment on parviendra à faire cette distinction.

La peste sporadique ne se rencontre qu'aux lieux où la peste naît spontanément. La peste épidémique peut être observée dans un très grand nombre de contrées, et même dans des localités très saines et tout-à-fait incapables d'engendrer la peste.

Quand il n'existe qu'une peste sporadique, les cas sont rares, isolés et généralement moins graves que quand il s'agit de la peste épidémique.

Dans l'Orient, ces cas passent pour ainsi dire inaperçus. Bien plus, quand ils sont connus des Francs, même les plus timorés, ceux-ci n'en tiennent aucun compte. Ils ne s'isolent pas, ce qu'ils ne manquent jamais de faire quand règne la peste épidémique. L'expérience leur a appris que la peste sporadique ne se transmet pas.

Le médecin observateur doit aller plus loin. Non seulement, il constatera l'existence de la peste sporadique, mais il pourra dire en quoi elle diffère de la peste épidémique.

Nous avons montré dans le chapitre précédent que toutes les fois que la peste épidémique a sévi avec quelque intensité sur un point du globe, elle a offert des caractères sur lesquels nous avons appelé toute votre attention. Rien de semblable n'a lieu pour la peste sporadique.

Ainsi, la peste sporadique ne présente pas dans sa marche ces trois périodes si remarquables de début, d'état et de déclin.

Quand elle se manifeste, les autres maladies ne sont pas moins nombreuses et ne reçoivent, en aucune façon, le cachet pestilentiel.

Les personnes en santé ne ressentent pas les effets d'une influence atmosphérique agissant spécialement sur le système lymphatique.

La peste sporadique n'est pas précédée de maladies épidémiques dont elle ne paraisse être, en quelque sorte, que la suite, comme cela arrive pour les épidémies pestilentielles.

La peste épidémique et la peste sporadique diffèrent encore en Égypte sous un dernier rapport. Tandis que la peste épidémique commence de novembre en février pour finir vers la fin de juin, la peste sporadique existe pendant tous les mois de l'année.

Conclusion.

La peste sporadique diffère de la peste épidémique, non seulement par le petit nombre des individus atteints de la maladie, mais encore et surtout parce qu'elle ne présente pas les caractères appartenant aux affections épidémiques.

CHAPITRE III.

La peste se propage-t-elle à la manière de la plupart des maladies épidémiques, c'est-à-dire par la migration de certaines influences atmosphériques et indépendamment de l'action que peuvent exercer les pestiférés?

Quand on embrasse d'un coup d'œil la marche et les progrès d'un grand nombre de pestes épidémiques, on ne tarde pas à reconnaître que, par la seule action des causes épidémiques existant dans l'air, un grand nombre de points, souvent très éloignés les uns des autres, ont été frappés, sans qu'il ait été possible d'accuser aucune communication suspecte, soit par les personnes, soit par les choses.

Toujours née dans des localités insalubres, sous l'influence des causes que nous avons cherché à déterminer, la peste épidémique peut, ou être renfermée dans l'enceinte d'une seule ville, quoique celle-ci soit restée en libre communication avec le dehors, comme Pugnet l'a vu à Damiette en l'an VII, ou se répandre dans un très grand nombre de contrées, comme les redoutables pestes de 542 et de 1348.

Souvent des localités voisines de celle où la peste épidémique a pris naissance restent épargnées.

La peste a souvent ravagé Trébisonde, sans se manifester à Platana, port avec lequel les habitants de Trébisonde ont des rapports continuels (1).

En 1834, la peste sévissait avec violence à Constantinople, sans

(1) Lachèze, *Mémoire sur la peste en Perse*. Pièces et Documents, n° V.

que l'île des Princes et Buyukdéré eussent un seul cas de la maladie, et cela malgré des communications de tous les instants (1).

En 1835, lorsque le Caire était en proie à l'épidémie pestilentielle qui lui a enlevé le tiers de ses habitants, le bourg d'Abouzabel, qui n'est qu'à quatre lieues de la capitale, et qui communiquait librement avec elle, a été pendant près de deux mois exempt de l'épidémie.

Quelquefois, au contraire, la peste épidémique envahit successivement et de proche en proche les villes et les villages.

Fréquemment, elle frappe des villes éloignées les unes des autres, en respectant des points intermédiaires.

La peste épidémique peut-elle, à l'aide de l'atmosphère seulement, traverser les mers et passer d'un continent dans un autre? Peut-elle, par exemple, franchir la Méditerranée, pour sauter d'Alexandrie à Marseille? Clot-Bey et M. Aubert-Roche sont de cet avis.

La peste épidémique peut rencontrer, non loin du lieu où elle a pris naissance, des barrières pour ainsi dire infranchissables. C'est ainsi que la peste née dans la Basse-Egypte ne passe jamais la première cataracte.

Il est cependant des épidémies pestilentielles dont la force d'expansion, si l'on peut s'exprimer ainsi, est beaucoup plus grande, beaucoup plus puissante. Dans ces cas, la peste épidémique peut s'introduire dans des provinces généralement respectées par elles, et c'est ce qu'on a pu observer à certaines époques dans la Haute-Égypte et l'Hedjaz.

Certaines localités réunissant les conditions d'une grande salubrité, et qui sont tout-à-fait incapables d'engendrer la peste, peuvent, néanmoins, être envahies par une épidémie pestilentielle. Dans le Levant, on cite comme exemple l'île de Rhodes.

Quelques endroits, toutefois, placés à une grande élévation au-dessus du niveau de la mer, paraissent jouir d'une immunité complète. Il existe à cinq lieues de Constantinople un village situé sur la montagne d'Alem-Daghe, à une élévation d'environ 500 mètres au-dessus du niveau de la mer ; jamais, d'après M. le

(1) Cholet, *Mémoire cité.*

docteur Brayer, la peste ne s'y est manifestée : aussi, en temps d'épidémie, ce lieu sert-il de refuge aux habitants de la capitale. Sur la même montagne, mais à une élévation moindre, on rencontre un autre village, mais qui ne jouit nullement de l'immunité du premier.

Malte possède également un point jusqu'à ce jour inaccessible à la peste, et qui, en raison de cette circonstance, a reçu le nom de safi (pur).

Enfin, Desgenettes et Clot-Bey ont constaté que, dans les pestes qui ont sévi le plus cruellement sur le Caire, la citadelle de cette ville a été constamment épargnée.

Rien ne serait plus important, quand une épidémie pestilentielle a régné dans une ville, que de savoir combien de malades ont dû leur affection à la constitution épidémique, et combien l'ont due, soit à l'absorption des miasmes échappés des pestiférés, soit au contact direct ou indirect de ceux-ci.

Cette étude a été faite pour la première fois en Égypte en 1835. M. le docteur Lachèze a reconnu qu'à Alexandrie et au Caire, l'influence épidémique avait frappé les personnes bien isolées, de manière à faire périr un individu sur 400, tandis que la peste avait enlevé un individu sur 3 parmi la population restée en libre pratique, c'est-à dire exposée, tout à la fois, à l'action de la constitution épidémique, à celle des miasmes qui pouvaient se dégager des pestiférés, enfin, au contact direct ou indirect des personnes infectées.

Mais, sans contester la réalité des chiffres donnés par M. Lachèze, beaucoup d'observateurs pensent qu'on doit les interprêter autrement que ne l'a fait l'ancien médecin du grand hôpital du Caire.

Ils disent qu'il suffit que les personnes qui ont fait quarantaine et celles qui sont restées en libre pratique fussent dans des conditions hygiéniques opposées pour que l'épidémie les ait frappées dans une proportion très différente, et conséquemment pour que les miasmes pestilentiels ou le contact des pestiférés n'aient pas joué le rôle qu'on leur prête. Or, il est certain que les personnes qui se mettent en quarantaine sont celles qui jouissent de la plus grande aisance et qui donnent le plus de soins à leur santé.

Pour obtenir des termes de comparaison moins reprochables, nous avons cherché quel était, soit au Caire, soit à Alexandrie, le grand établissement mis en quarantaine et contenant une population dans des conditions aussi analogues que possible à celles dans lesquelles vivait la population restée en libre pratique. L'arsenal d'Alexandrie, qui, pendant l'épidémie de 1835, a toujours renfermé 6,000 ouvriers au moins, nous a paru devoir arrêter notre attention. Là, aucune atteinte ne peut être attribuée à une accumulation de miasmes pestilentiels, accumulation qui n'a jamais existé, attendu que, chaque fois qu'un malade était reconnu pestiféré, il était à l'instant transporté dans un hôpital situé en dehors de l'arsenal. On ne peut pas non plus accuser le contact des pestiférés, attendu que, soit parce que les malades étaient enlevés dès le début de l'affection, soit pour toute autre cause, les voisins des individus frappés de peste et ceux qui avaient touché ces derniers n'ont jamais été atteints de la maladie. Le chiffre des ouvriers de l'arsenal transportés à l'hôpital pour cause de peste nous donne donc celui des cas dus à l'épidémicité seule dans la classe peu aisée. 300 ouvriers ayant été atteints de la peste sur un total de 6,000 environ, on peut croire que l'influence épidémique seule a frappé un individu sur 20. Cette proportion s'éloigne sans doute beaucoup de celle indiquée par M. le docteur Lachèze, mais elle diffère encore considérablement de celle fournie par la population restée en libre pratique, laquelle, au Caire et à Alexandrie, a perdu, nous le répétons, un individu sur 3.

Faut-il croire, avec Clot-Bey, que la différence des conditions hygiéniques rend complétement compte de ces faits, et que, si les ouvriers de l'arsenal n'ont pas perdu un individu sur 3, ils le doivent uniquement à ce qu'ils étaient tenus plus proprement et mieux nourris que le reste de la population ouvrière du Caire et d'Alexandrie ?

Tout en reconnaissant, tout en proclamant la très grande puissance de l'hygiène pour prévenir et modérer les ravages de la peste, nous devons dire que la conséquence déduite par Clot-Bey nous paraît aller au-delà des faits.

Aussi n'admettons-nous pas sa conclusion finale, savoir, qu'à l'influence épidémique seule doivent être attribués tous les cas de peste. Nous repoussons cette conclusion, d'une part, parce qu'elle ne nous paraît pas appuyée sur des preuves positives et suffisantes, et, d'une autre part, parce que, si elle était admise légèrement, elle aurait le très grave inconvénient de s'opposer à ce qu'on étudiât les causes qui, secondairement, propagent la peste et en augmentent les désastres. Dans les sciences, une fausse explication est moins dangereuse en ce qu'elle répand l'erreur, qu'en ce qu'elle empêche de chercher la vérité.

Des faits et des considérations contenus dans ce chapitre, nous nous croyons parfaitement en droit de déduire la proposition suivante :

La peste, abstraction faite de l'influence que peuvent exercer les pestiférés, se propage à la manière de la plupart des maladies épidémiques, c'est-à-dire par l'action de causes générales.

TROISIÈME PARTIE.

Nous abordons, messieurs, l'importante et difficile question de la transmissibilité de la peste, soit dans les foyers épidémiques, soit hors de ces foyers. Pour résoudre ce grand problème, pour arriver au but, sans courir le risque de nous fourvoyer dans une route semée d'écueils, nous resterons fidèles à notre méthode : nous ne suivrons d'autre guide que l'expérience, nous n'émettrons que des convictions fondées sur des faits bien observés et dignes de toute confiance.

CHAPITRE PREMIER.

La peste est-elle transmissible par l'inoculation du sang tiré de la veine d'un pestiféré, du pus provenant d'un bubon pestilentiel ou de la sérosité extraite de la phlyctène d'un charbon pestilentiel?

La solution de cette question est une de celles que la science accueillerait avec le plus de reconnaissance. On comprend, en effet, que si la peste est une maladie virulente, à virus fixe, comme disent les auteurs, la possibilité de l'inoculation de ce virus la rapprocherait des maladies épidémiques contagieuses; tandis que, si la peste ne fournit aucun principe, liquide ou solide, susceptible d'être inoculé et de reproduire un virus semblable à celui qui lui a donné naissance, la peste s'éloignerait des maladies contagieuses comme la petite-vérole, et se rapprocherait, à cet égard, du typhus, qui se transmet par des miasmes particuliers, mais qui ne donne aucun élément inoculable (1).

Pénétrés de cette idée, nous avons lu avec une vive curiosité le récit de toutes les recherches, de toutes les expériences dont nous avons pu avoir connaissance.

Mais, avant de les soumettre à votre appréciation, nous devons constater, comme un fait important, que si la variole, la rage, la morve, la syphilis, en un mot, les maladies certainement virulentes, nous offrent toutes un liquide qu'il est facile de déterminer et qui contient le principe virulent, il n'en est pas de même pour la peste. Cela est si vrai que les expérimentateurs se sont adressés tour à tour et presque indifféremment au pus d'un bubon, à la sérosité d'un charbon, ou encore au sang d'un pestiféré.

Recherchons, messieurs, quels ont été les résultats de ces expériences.

On prétend, dit Clot-Bey, que Willis s'inocula la peste à Londres en 1665 et qu'il en mourut. Ce fait ne nous paraît pas acceptable, au moins dans les termes où il est rapporté. Il ne peut être question, en effet, que de Thomas Willis, qui vit, à la vérité, la peste de Londres en 1665, et rédiga, en 1666, son livre intitulé : *Moyen sûr et facile pour se préserver et guérir de la peste*

(1) Si la commission ne se fût pas interdit sévèrement de procéder, dans une question aussi grave que celle de la peste, par des inductions tirées d'analogies plus ou moins frappantes, elle aurait pu se livrer à des rapprochements sur la transmissibilité du typhus et sur celle de la peste. Elle aurait trouvé de précieux renseignements à cet égard dans le travail inédit de M. le professeur Fouquier, intitulé : *Rapport à M. le ministre de l'intérieur sur le typhus qui a régné dans les provinces de l'est de la France en* 1814 *et* 1815. Il est à regretter que cet important document, qui a été communiqué au rapporteur de la commission, n'ait pas encore été publié par son auteur.

et de toute maladie contagieuse, livre qui ne fut publié qu'en 1690, c'est-à-dire quinze ans après la mort de l'auteur, qui eut lieu en 1675. Or, le rapprochement de ces dates suffit pour montrer que si Willis s'est inoculé la peste en 1665, il n'est pas mort des suites de cette expérience.

Au rapport de M. Mac-Grégor, White, médecin de l'armée anglaise en Égypte, s'inocula le pus d'un bubon, contracta la maladie et mourut le neuvième jour de l'inoculation. Au pli de l'aine, lieu où il avait pratiqué l'inoculation, il survint une pustule charbonneuse.

Clot-Bey, qui cite ce fait, ajoute qu'en temps d'épidémie, un individu peut facilement contracter la peste dans l'espace de neuf jours, et, en même temps, qu'une piqûre faite à l'aine ou ailleurs peut prendre le caractère de la maladie régnante.

Voici en quels termes Desgenettes rapporte les détails et les suites de l'inoculation qu'il a pratiquée sur lui-même :

« Pour rassurer les imaginations et le courage ébranlé de l'ar-
» mée, je trempai une lancette dans le pus d'un bubon apparte-
» nant à un convalescent de la maladie, et je me fis une légère
» piqûre dans l'aine et au voisinage de l'aisselle, sans prendre
» d'autres précautions que celle de me laver avec de l'eau et du
» savon qui me furent offerts. J'eus pendant plus de trois se-
» maines deux petits points d'inflammation correspondant aux
» deux piqûres. Ils étaient encore très sensibles, lorsqu'au re-
» tour d'Acre, je me baignai en présence d'une partie de l'armée
» dans la baie de Césarée. »

L'expérience de Desgenettes a donc eu un résultat négatif; mais il faut remarquer d'abord que le pus inoculé avait été pris sur le bubon d'un malade convalescent, c'est-à-dire à une époque où le pus peut avoir cessé d'être pestilentiel, et qu'ensuite l'eau étant généralement regardée comme jouissant à un haut degré de la propriété de détruire ou de neutraliser le principe de la peste, les lavages pratiqués par notre illustre collègue rendent son expérience très peu concluante sous le rapport scientifique. Elle reste l'acte d'un homme de tête et de cœur, comprenant bien tous les devoirs du poste élevé qu'il occupait.

Valli, médecin italien, avait observé pendant un séjour qu'il fit à Constantinople en 1803, que les varioleux ne contractaient pas la peste. Voulant mettre à profit cette observation, il eut l'idée d'inoculer un mélange de pus variolique et de pus provenant d'un bubon pestilentiel. Voici comment il pratiqua l'expérience sur lui-même.

Ayant trempé la pointe d'une lancette dans un mélange de virus variolique et de pus pestilentiel, il se l'inocula entre le pouce et l'index de la main gauche, en intéressant légèrement les téguments. Peu après, il éprouva de l'engourdissement, de la gêne et un léger prurit à l'endroit de la piqûre. Plus tard, il ressentit quelques symptômes morbides généraux qui l'empêchèrent de reposer. Huit jours après l'inoculation, Valli était parfaitement rétabli et en pleine santé.

Il est évident, messieurs, que Valli n'a pas eu la peste, et que les symptômes généraux qu'il a éprouvés doivent être attribués ou à l'absorption purulente, dont il faut toujours tenir compte dans de semblables expériences, ou aux boissons alcooliques, au café et à l'opium, dont il fit largement usage avant et depuis son expérience.

Ce médecin ajoute qu'il a inoculé à vingt-quatre individus un mélange de pus de bubons pestilentiels et de virus varioleux, et qu'aucun d'eux n'a contracté la peste.

Dans ces vingt-quatre faits, une seule chose est certaine, c'est que la peste n'a pas été transmise par l'inoculation du pus bubonique. L'observation ayant appris, depuis Valli, que la variole n'exempte pas de la peste, il nous paraît bien probable que le mélange de ce que l'auteur appelle le virus variolique avec le pus des bubons n'a que bien peu contribué à l'innocuité de ce dernier.

Ce que Valli a voulu faire avec la sérosité de la pustule variolique, un médecin espagnol, le docteur Sola, a essayé de l'obtenir à l'aide de l'huile, lors de l'épidémie pestilentielle qui a sévi à Tanger en 1818.

Voici comment M. Graberg de Hemso, témoin oculaire des expériences pratiquées par le docteur Sola sur quatorze déserteurs espagnols condamnés à mort, rapporte les faits :

« La sanie fut prise sur des personnes chez lesquelles la peste » s'était présentée avec les symptômes les plus malins. On s'en

» servit immédiatement pour les inoculations, qui furent exécutées » par le moyen de douze incisions faites par la lancette. Trois de » ces incisions furent pratiquées dans chaque région inguinale et » trois sous chaque aisselle, après qu'on eut frotté les parties » avec de l'huile. Sur huit des inoculés, on fit, en outre, avec » le bistouri quatre autres incisions longues d'un pouce, inté- » ressant légèrement les téguments communs, et dans ces ou- » vertures on injecta la matière mélangée avec de l'huile. Sept » des patients ne sentirent aucun effet et n'eurent aucun sym- » ptôme général ou local, peut-être parce qu'ils n'avaient pas la » prédisposition nécessaire pour favoriser la contagion; mais, » chez les sept autres, il se manifesta, quatorze heures après » l'inoculation, quelques légers symptômes locaux, c'est-à-dire » chez trois d'entre eux, un petit bubon sur une des aines; chez » un autre, un charbon au centre de la fesse gauche; et chez les » trois autres, quelques symptômes fébriles avec une légère irri- » tation autour des incisions. Les patients avaient été de suite » enfermés dans des chambres séparées où, à la première appa- » rition des symptômes, il leur fut fourni immédiatement de » l'huile, tant pour boire que pour se frictionner. Tous guérirent » parfaitement, le plus grand nombre dans la même journée, et » les autres dans les vingt-quatre heures qui suivirent. Tous » continuèrent à jouir d'une très bonne santé, quoique souvent » exposés au danger de contracter la peste. »

M. le docteur Sola désirait avec beaucoup de raison la contre-épreuve. C'était, en effet, le seul moyen de donner quelque valeur à des expériences qui ne sont pas plus probantes que celles faites par le docteur Valli. On sait d'ailleurs aujourd'hui, par de nouveaux essais faits en Égypte, que l'huile ne jouit pas de la propriété préservatrice et curative que lui supposait le docteur Sola.

Nous ne vous entretiendrons pas, messieurs, des 14 inoculations qui auraient été pratiquées à Rahmanié (Égypte) en 1801, par un médecin français, M. Dussap, mort de la peste au Caire, en 1835, ni de 200 autres qui auraient été faites par un chirurgien russe sur des compatriotes devenus prisonniers des Turcs, attendu qu'elles manquent de l'authenticité et des détails nécessaires.

Nous nous hâtons d'arriver à des expériences dignes de toute confiance et qui ont été faites, en 1835, à l'hôpital de l'Esbekiè, au Caire, en présence de Gaëtani-Bey, de Clot-Bey, de M. le docteur Lachèze et de Bulard.

« Le 15 avril 1835, dit M. Lachèze, cinq condamnés à mort » furent, à la demande de Clot-Bey, extraits de la citadelle du » Caire et amenés à l'hôpital de l'Esbekiè, où ils devaient subir » des expériences destinées à éclairer la question de savoir si la » peste est transmissible ou non par l'inoculation.

» Le 18 avril, continue notre honorable confrère, je » pris sur une lancette du sang qui coulait en bavant d'une sai- » gnée de bras pratiquée sur un pestiféré, et j'introduisis la lan- » cette, ainsi chargée de sang, sous l'épiderme de deux points » de la partie interne du bras d'un condamné.

» Le 21 avril, ce condamné avait une peste confirmée que » Clot-Bey a eu tort de regarder comme douteuse.

» Le 26 avril, le malade entra en convalescence.

» Le 22 avril 1835, M. Lachèze pratiqua une autre inoculation » par le sang. Elle n'amena aucun résultat.

» Le 30 avril, le même essai fut renouvelé sur un autre sujet » et resta également sans aucun effet.

» Enfin, un jeune condamné, âgé de dix-huit ans, qui avait » eu une peste bénigne après avoir été couché le 15 avril précé- » dent dans les draps d'un lit nouvellement abandonné par un » pestiféré gravement atteint, fut inoculé avec du sang de pesti- » féré le 13 mai. Cette inoculation n'eut aucune suite.

» Le même condamné avait subi huit jours auparavant et avec » la même immunité, une inoculation à l'aine et sous l'aisselle, » avec la sérosité prise sur la phlyctène d'un charbon.

» Un autre condamné, âgé de seize ans, avait été inoculé, le » 20 avril, avec de la sérosité prise sur un charbon. Le résultat » fut également négatif.

» Le 30 avril, le même individu fut inoculé, à l'aisselle et à

» l'aine du côté droit, avec le pus d'un bubon qui venait d'être » ouvert. Cette inoculation n'eut aucune suite (1). »

Il résulte donc de ces expériences que sur quatre individus qui ont été inoculés avec du sang de pestiféré, un seul a eu une peste bénigne, tandis que deux sujets inoculés avec la sérosité prise sur un charbon pestilentiel, et un troisième inoculé avec le pus d'un bubon qu'on venait d'ouvrir, n'ont rien éprouvé.

Maintenant, si l'on remarque que le condamné qui a eu la peste bénigne, à la suite de l'inoculation par le sang, subissait alors, comme tous les habitants du Caire, l'influence épidémique, que de plus il était depuis trois jours dans un hôpital qui contenait un grand nombre de pestiférés en traitement, hôpital qui, comme nous le verrons par de nombreux exemples, était devenu un foyer d'infection pestilentielle, on ne pourra raisonnablement concevoir que des doutes sur la cause véritable de la maladie.

Plus tard, Clot-Bey pratiqua sur lui-même l'inoculation par le sang d'un pestiféré. A l'aide d'une lancette chargée de ce sang, il se fit six piqûres assez profondes, dont trois à la partie antérieure de l'avant-bras gauche et trois au pli de l'aine droite. Il n'éprouva aucun symptôme de peste.

Quelques jours après cette inoculation restée sans résultat, Clot-Bey s'inocula du pus provenant d'un bubon pestilentiel, au moyen de trois piqûres faites à la partie interne du bras gauche. Cette dernière épreuve fut suivie de légers malaises que l'expérimentateur attribua à l'absorption du pus, mais qui n'offrirent aucune analogie avec les symptômes de la peste.

M. le docteur Rossi, dans son rapport au conseil de santé du Caire sur la peste de 1841, dit qu'ayant pris sur ses doigts du pus d'un bubon pestilentiel et l'ayant appliqué sur la surface d'une plaie qu'avait un de ses malades atteint d'une affection non pestilentielle, aucun symptôme de peste ne s'ensuivit.

Enfin, M. le professeur Pruner, dans une lettre adressée en 1829 au consul général d'Angleterre résidant à Alexandrie, déclare que le sang des pestiférés et le pus des bubons ne lui ont rien produit de semblable à la peste par leur inoculation.

(1) Communication verbale faite à la commission par M. le docteur Lachèze. Document n° XXV.

Quelle conclusion, messieurs, devons-nous tirer de tous ces faits?

L'inoculation du sang de pestiféré, renouvelée à sept reprises différentes, a été une seule fois suivie de la peste, qui s'est manifestée le troisième jour après l'inoculation.

L'inoculation du pus d'un bubon pestilentiel aurait également été suivie une seule fois de la peste chez le médecin anglais White, tandis que ce même pus inoculé un grand nombre de fois est resté sans effet.

Mais le condamné qui a été pris d'une peste bénigne à la suite de l'inoculation par le sang était, nous devons le répéter, dans un hôpital de pestiférés et sous l'influence d'une constitution pestilentielle. Comment décider si la peste observée a été produite par l'inoculation du sang pestiféré, par les miasmes pestilentiels s'échappant du corps des malades, ou enfin par les causes épidémiques contenues dans l'atmosphère?

Quant au fait du médecin anglais White, il est loin d'être parfaitement authentique, et, dans tous les cas, il manque des détails nécessaires pour qu'il puisse prendre rang dans la science; enfin, il se serait passé dans un foyer épidémique.

Notre conclusion sera donc la suivante :

L'inoculation du sang tiré de la veine d'un pestiféré ou du pus d'un bubon pestilentiel n'a fourni que des résultats équivoques; l'inoculation de la sérosité prise dans la phlyctène d'un charbon pestilentiel n'a jamais donné la peste; il n'est donc pas prouvé que la peste puisse se transmettre par l'inoculation, même sous l'influence d'une constitution pestilentielle.

Nous ne connaissons aucune expérience sur le même sujet faite en dehors d'un foyer épidémique.

Il est inutile de faire observer que l'étude des effets qui auraient été obtenus de l'inoculation de la peste, étude si importante pour la connaissance de la nature de la maladie, et conséquemment de sa transmissibilité, n'offre cependant aucune application directe à la question des quarantaines. Il n'est pas à craindre, en effet, que les populations se fassent inoculer la peste.

CHAPITRE II.

Voit-on, dans les foyers épidémiques, la peste être transmissible par le contact des malades?

Nous ne nous occuperons dans ce chapitre que de la transmissibilité de la peste par le contact immédiat, direct, des pestiférés, remettant au chapitre suivant ce qui concerne la transmissibilité de la peste par le contact médiat, c'est-à-dire par le contact des hardes, vêtements et autres objets touchés par des pestiférés.

Un coup d'œil rapide, jeté sur la doctrine qui a régné aux différentes époques de l'histoire de la médecine, relativement aux divers modes de transmissibilité de la peste, nous fera connaître les temps auxquels nous pourrons demander des faits tendant à établir tel ou tel genre de transmission.

Les médecins de l'antiquité, considérant la peste comme une maladie exclusivement épidémique, n'ont pas cherché à résoudre la question de savoir si la peste pouvait se transmettre d'un individu malade à un individu sain et comment s'opérait cette transmission.

Les médecins arabes, qui ont eu fréquemment l'occasion d'observer la peste, la regardaient également comme simplement épidémique.

Ce n'est donc ni dans les ouvrages des médecins de l'antiquité ni dans ceux des médecins arabes que nous pouvons trouver les faits qui nous sont nécessaires.

Il faut descendre jusqu'à la moitié du XVIe siècle, c'est-à-dire jusqu'à Frascator, pour trouver exposée d'une manière formelle, et avec quelques détails, la doctrine de la transmissibilité de la peste.

Le célèbre médecin de Vérone admet trois modes de transmissibilité de la peste. Le premier consiste dans la communication de la maladie par le seul contact des pestiférés; le second résulte de l'action de semences de peste conservées dans des hardes, des vêtements, des bois, etc.; enfin, le troisième a lieu à distance par l'entremise de l'air.

Le mode le plus fréquent est pour lui le contact; vient ensuite la communication par les hardes, et, enfin, celle par l'air, qu'il regarde comme fort rare, et qu'il ne justifie que par des exemples bien peu propres à faire croire à sa réalité.

Ce dernier mode de transmissibilité de la peste fut à peine admis, tandis que la doctrine de la propagation de la maladie par le contact des pestiférés et par les hardes et vêtements, régna à peu près exclusivement depuis Frascator jusqu'en 1720. Aussi, trouverons-nous dans cette période des faits recueillis pour appuyer la transmissibilité et non des faits propres à la combattre. Disons toutefois que, de temps en temps, des médecins ont protesté contre l'opinon dominante. Qu'il nous suffise de citer Mercurialis, médecin célèbre de Forli, vers la fin du XVIe siècle.

Mais ce n'est qu'en 1720 que commença la réaction sérieuse contre l'opinion de Fracastor. Chicoyneau, Verny et Deidier soutinrent avec éclat la doctrine de la non-contagion de la peste, qu'ils regardèrent comme purement épidémique. Il fut facile aux honorables médecins de Montpellier d'établir que la peste observée par eux avait ce dernier caractère. Mais, pour prouver qu'elle n'était pas contagieuse, leur principal argument consista à rappeler qu'ils avaient touché sans aucune précaution les pestiférés, et qu'ils n'avaient pas été atteints de la maladie.

L'opinion générale des médecins et des populations resta favorable à la doctrine de la transmissibilité de la peste par les malades et par les objets contaminés.

En 1771, Martens, Orrœus et Samoïlowitz, qui observèrent la peste de Moskow, soutinrent que la maladie ne se contracte que par le contact immédiat ou médiat des pestiférés, mais nullement par l'entremise de l'air.

Cependant, avant la fin du XVIIIe siècle, un homme éminent, le médecin qui, après Hippocrate et Sydenham, a le mieux étudié les maladies épidémiques, Stoll, ne craignit pas de provoquer un nouvel examen de la question, en exprimant ses convictions par ces paroles remarquables :

« Celui qui nierait la contagion de la peste et déterminerait la » cause épidémique d'une maladie très grave, agissant également sur tous, mais ne produisant pas également sur tous » les mêmes effets, et la ferait rapporter, soit à la con-

» stitution de l'année, soit à une altération de l'air, plus propre à » produire les maladies putrides que dans les autres années, » celui-là, dis-je, avancerait un paradoxe. Mais, en même temps, » quelle vérité il dirait et quel service il rendrait dans ces con- » jonctures malheureuses, que je prie les dieux d'éloigner! Celui » qui soutiendrait cette opinion trouverait des arguments, que » l'on ne pourrait réfuter, dans tous les auteurs qui ont écrit sur » la peste, même dans ceux qui ont défendu la contagion, à » moins que l'amour du merveilleux et des choses extraordi- » naires ne lui fît mépriser les causes les plus simples et qu'il » trouverait à ses pieds. »

L'appel fait par l'illustre médecin de Vienne ne fut pas entendu.

Les médecins qui, à la fin du siècle dernier, ont accompagné l'expédition française en Égypte, expédition dont la peste fut le plus terrible adversaire, ont tous admis, sauf Assalini, que cette maladie se transmet par le contact des malades.

Pendant les trente-cinq premières années qui se sont écoulées depuis leur retour en France, cette manière de voir a été acceptée à peu près par tout le monde. C'est elle qui, lorsque les règlements sanitaires actuellement en vigueur à Marseille furent soumis au ministre en 1835, dicta l'approbation qu'il leur a donnée.

Tel était l'état des esprits et des choses, lorsqu'en cette même année 1835, un grand nombre de médecins européens eurent occasion d'observer la terrible épidémie qui ravagea alors l'Égypte.

Sortis des facultés de France, d'Allemagne et d'Italie avec une ferme croyance à la transmissibilité de la peste par le contact des malades, tous où presque tous, il faut le reconnaître, ont complétement changé de conviction, comme l'avaient fait peu avant MM. Brayer et Cholet, qui avaient pu étudier à Constantinople les pestes épidémiques de 1819, 1826 et 1834.

Quels sont donc les faits qui ont produit de tels changements?

Ces faits sont consignés dans les ouvrages de MM. Brayer, Cholet, Aubert-Roche et Clot-Bey. Chacun pouvant les apprécier, nous ne mentionnerons ici que ceux qui nous paraissent le plus dignes de votre attention.

En 1834, la peste existait à Alexandrie bien avant de se manifester au Caire, quoique les communications entre ces deux villes fussent restées libres et fréquentes. Mansoura et Damiette n'ont été affectées que huit mois après Alexandrie, sans que les rapports journaliers entre ces divers points eussent souffert la moindre interruption (1).

Déjà un fait analogue, mais en sens inverse, avait été observé dans l'épidémie pestilentielle qui sévit au Caire en 1824. Il mourut dans cette ville plus de 30,000 individus, tandis qu'il n'y eut à Alexandrie que deux ou trois accidents de peste, et cependant les communications étaient restées entièrement libres.

Quelquefois la peste a sévi dans le faubourg de Boulac, et n'a pas pénétré dans le Caire, quoiqu'aucune précaution n'eût été prise pour la restreindre.

Le village de Sakkarah, qui est très étendu et très populeux, n'a perdu de la peste, en 1835, que 10 hommes, qui, ayant été vendre leurs denrées au Caire, en sont revenus malades. Ils ont succombé à la peste au milieu de leurs familles, sans qu'il en soit résulté rien de fâcheux pour ceux qui les ont touchés et soignés (2).

Ce fait s'est renouvelé des centaines de fois dans cette grande épidémie de 1835.

M. le docteur Coch, médecin en chef de la flotte égyptienne, a fourni un renseignement d'un haut intérêt : « Le vice-roi, dit-il, » avait ordonné que les bâtiments sur lesquels il se présenterait » des cas de peste fussent soumis à une quarantaine de onze » jours. Les individus atteints de la maladie étaient immédiate- » ment débarqués et transportés à terre par les matelots de l'é- » quipage, lesquels, rentrés à bord, communiquaient librement » avec tous les hommes du navire, sans que jamais cela ait donné » lieu au plus petit accident (3). »

(1) Clot-Bey, *ouvrage cité.*
(2) *Idem.*
(3) Lettre de M. le docteur Coch à Clot-Bey, *ouvrage cité*, pag. 317.

Un fait important en faveur de la non-contagion de la peste est celui rapporté par M. le docteur Brayer, et qui a trait à la grande revue que passa le sultan, en 1826, au vallon de Dolma-Baghtché, où ses troupes parurent pour la première fois vêtues à l'européenne. La peste régnait alors dans Constantinople et dans Péra, et cependant la réunion de la population de la capitale et des environs, attirée par la nouveauté du spectacle, ne produisit aucune augmentation dans le chiffre des attaques.

Cela est d'autant plus remarquable, que les spectateurs étaient, pendant toute cette revue, pressés les uns contre les autres (1).

Nous devons à M. Aubert-Roche deux faits non moins intéressants :

Deux ports situés sur la mer Rouge, Suez et Cosseir, tirent tous deux leurs approvisionnements de deux villes de l'intérieur. Suez reçoit sa subsistance du Caire, et Cosseir de Kéneh, ville de la Haute-Égypte. En 1835, la peste a éclaté à Kéneh presqu'en même temps qu'au Caire; Suez a été atteinte par la maladie, tandis que Cosseir, restée en libre communication avec Kéneh, n'a pas eu une seule attaque. Suez a une température plus basse que Cosseir; cette dernière ville, entourée de montagnes arides et nues, est bâtie sur des rochers, tandis que Suez est entourée d'eaux stagnantes et de marais d'eau salée, ce qui la met dans les conditions atmosphériques des villes du Delta (2).

Pendant l'épidémie de 1835, Djedda, Yambo, Moka, jouirent de la même immunité que Cosseir, quoique des pestiférés, venant de Suez ou d'autres lieux infectés, fussent morts au milieu de leurs habitants.

Chaque année des pèlerins partent de tous les points du pays soumis à la loi de Mahomet pour se rendre à la Mecque. Des caravanes du Maroc, du Darfour, de l'Égypte, de Constantinople, de la Perse, de l'Asie-Mineure, de la Syrie, viennent converger à Djedda, à Médine, puis à la Mecque, point central. Elles por-

(1) Brayer, *ouvrage cité*, tom. II, pag. 352.
(2) Aubert-Roche, *ouvrage cité*, pag. 97.

tent avec elles des marchandises, car ce pèlerinage est aussi une foire. La peste a-t-elle éclaté au point de réunion de toutes ces populations et de toutes ces marchandises, souvent parties de points infectés de peste? Non, messieurs. Il est constaté, au contraire, de temps immémorial, qu'on n'a jamais vu la peste en Arabie. Les pestes épidémiques qui ont désolé une grande partie de la Basse-Égypte en 1825 et 1835 n'ont pas fait une victime en Arabie, malgré des communications parfaitement libres et journalières. Il en a toujours été de même pour les épidémies pestilentielles de Constantinople, de Smyrne ou de la Syrie. Les historiens arabes prétendent que le pays doit cette immunité à la protection du Prophète (1).

La Nubie, le Sennaar et l'Abyssinie, malgré leurs grandes relations avec l'Égypte, ne connaissent pas la peste. Si l'on peut dire pour l'Arabie, le Sennaar et la Nubie que la chaleur empêche la condensation des miasmes pestilentiels, on ne peut pas donner la même raison pour l'Abyssinie, pays tempéré, et où le thermomètre varie de 16 à 25° cent. au-dessus de zéro. Ici c'est la salubrité des lieux qui seule repousse la maladie. L'Abyssinie est un pays de montagnes et de plateaux inclinés, où il n'existe ni marais ni eaux stagnantes (2).

« Pendant les cinq mois qu'a duré l'épidémie de 1835, dit » Clot-Bey, MM. Gaëtani, Lachèze, Bulard et moi, au Caire; » MM. Duvigneau, Seisson, Perron, Fischer, à Abouz-Abel; » MM. Rigaud et Aubert, à Alexandrie, avons visité les pestiférés » dans les hôpitaux et dans les maisons particulières. Aucun de » nous n'a pris la moindre précaution prophylactique. Nous nous » trouvions dans le contact le plus immédiat avec les malades et » dans toutes les périodes du mal. Nous avons reçu sur nos » habits, sur les mains, les matières des vomissements, le sang » des saignées, le pus des milliers de bubons que nous avons » ouverts. Plus de cent autopsies ont été faites au Caire, et nous » avons passé des heures entières à rechercher dans les cadavres

(1) Aubert-Roche, *ouvrage cité*, pag. 99.
(2) Aubert-Roche, *ouvrage cité*, pag. 100.

» de ceux qui venaient d'expirer les altérations pathologiques
» dont on s'était si peu occupé avant nous. Les mêmes recher-
» ches ont été faites avec le même soin à Alexandrie.

» Le docteur Rigaud est le seul d'entre nous qui soit mort vic-
» time de l'épidémie régnante.

» Par une singularité remarquable, plusieurs médecins qui
» évitaient scrupuleusement le contact des malades et des objets
» suspects ont été atteints de la peste et en sont morts. De
» ce nombre sont les docteurs Manucchi père, Léopold et Lar-
» doni. »

Les quatre ouvrages que nous avons cités plus haut renferment, outre ces faits généraux, un grand nombre de faits particuliers qui sont des exemples de non-contagion. Nous ne les rappellerons pas ici.

Nous préférons examiner ce qui s'est passé en Syrie en 1837, et en Égypte pendant l'épidémie de 1841, pour savoir si les observations nouvelles confirment ou infirment les observations faites en 1835.

Commençons par les faits particuliers.

« Je fus appelé dans la maison de Maho-Bey, dit le docteur
» Ibrahim, médecin au Caire, pour y visiter deux de ses mame-
» louks, malades du nancha (typhus), disait-on; mais je m'a-
» perçus bientôt que le typhus prétendu était la peste bien carac-
» térisée ; car l'un, Aman, avait un bubon à l'aine droite et un
» charbon sur la partie postérieure du tronc, et l'autre, Chékir,
» avait deux bubons à l'aine droite, et cinq charbons à la cuisse
» et à la jambe du même côté. Avec des caractères aussi pro-
» noncés, et en temps d'épidémie pestilentielle, on ne peut pas se
» tromper sur le diagnostic de la maladie. Je déclarai donc les
» deux mamelouks pestiférés. Le bey ne prit aucune précaution
» pour se garantir, lui et les autres habitants de la maison. Il me
» pria de visiter les malades deux fois par jour, et, en même
» temps, il ordonna aux autres mamelouks de leur donner tous
» les soins possibles, et de bien exécuter mes ordres. On les
» soigna bien ; je les voyais journellement ; je pansai leurs bubons
» qui étaient venus en suppuration ; et, après trente-deux jours,

» j'eus le bonheur de voir mes deux malades parfaitement guéris.

» Dans cette maison, plus de vingt personnes, mamelouks, » domestiques arabes et esclaves noirs, ont été en contact immé- » diat avec ces deux pestiférés, sans que personne ait été atteint » de la peste.

» Une dame de considération, la femme de Hassan-Pacha, fut » frappée de la peste vers la fin de rabi-ewel 1257 (1841). On » me fit appeler pour lui pratiquer une saignée. En la visitant, » je m'aperçus qu'elle avait à l'aisselle droite un bubon accompa- » gné de tous les symptômes d'une violente peste. Après cinq » jours de traitement, le bubon suppura, et la malade se trouva » soulagée. Celle-ci succomba cependant, après avoir souffert » pendant trente-cinq jours.

» Rien, ajoute M. le docteur Ibrahim, ne peut mieux prouver » la non-contagionabilité de la peste que le fait que nous racon- » tons. Cette dame, en effet, avait à son service une douzaine » d'esclaves blanches, un nombre égal d'esclaves noires, deux » keios, deux eunuques et quatre pages. Les keios, les eunuques » et les pages ont été pendant tout ce temps en communication » avec les autres gens du palais, en tout une centaine d'indivi- » dus, et cependant personne ne fut attaqué de la peste.

» Dans le mois de rabi-aker 1257, une jeune dame juive fut » atteinte de peste; je fus appelé, et je m'assurai qu'elle avait » un bubon à l'aine gauche et deux charbons à la région dorsale. » Cette dame a beaucoup souffert, mais elle guérit après plu- » sieurs jours de traitement. Plus de vingt personnes, dit encore » le docteur Ibrahim, ont été en contact permanent avec cette » dame pendant tout le temps de sa maladie, et aucune d'elles » n'a souffert la moindre indisposition (1). »

M. le docteur Delong, autre médecin du Caire, rapporte les observations suivantes :

« Le nommé Thomas Scander, âgé de quatorze ans, fils de » parents grecs, demeurant à l'Esbequiè, est atteint de peste

(1) Rapport adressé au Conseil de santé du Caire sur la peste en 1841, par le docteur Ibrahim, médecin au Caire. Document XVII (*bis*).

» le 12 avril 1841. Sa mère, inconsolable, ne le quitte pas un » seul instant; son père l'embrasse souvent; tous les gens de » la maison l'approchent et le touchent. Le jeune malade meurt » au bout de six jours, et toute la maison reste saine.

» Une jeune fille de cinq ans, dans la maison Saad-Pinto, au » quartier juif, est prise de peste. Elle est constamment soignée » par sa mère; elle est entourée de ses frères, de ses sœurs, de » ses cousins; elle est touchée par tous les gens de la maison. La » petite pestiférée meurt, et toute la famille reste intacte.

» Deux jeunes Turcs appartenant au cadi, grand-juge impé- » rial du Caire, sont pris de peste presque en même temps. Ils » sont couchés dans la même chambre. La maladie est violente. » Tout le nombreux personnel attaché au mékiémet (palais de » justice) vient les voir. Tous les visiteurs prennent les mains » des malades, les consolent; on les soigne, on les touche; au- » cune précaution n'est prise. Les deux pestiférés meurent à peu » d'intervalle l'un de l'autre. Aucun nouveau cas n'apparaît dans » toute cette vaste enceinte du palais de justice.

» La femme d'un de mes domestiques, continue M. Delong, » mourut de peste après trois jours de maladie. Comme il est d'u- » sage chez les Arabes, aucune précaution n'avait été prise. On » avait soigné la malade comme on l'eût fait pour toute autre af- » fection. Ni sa mère, ni sa sœur, ni ses enfants ne contractè- » rent le mal.

» Dans le quartier arménien, le nommé Chékour, tisserand, » fut atteint de peste. Au bout de huit jours, la convalescence s'é- » tablit. La maladie ne se manifesta sur aucun des nombreux as- » sistants qui n'avaient cessé d'avoir des communications avec lui.

» La fille de Halis Siglet, âgée de douze ans, demeurant dans » une maison attenante à la mienne, et qui était en quarantaine, » tombe malade de la peste. A l'imitation de ce qu'on me voyait » faire, tout le monde se mit en contact presque incessant avec a » jeune pestiférée. Elle guérit après quinze jours de maladie. Au- » cun autre cas ne se manifesta sur les nombreux habitants de » cette maison.

» Le nommé Hanné-Azer, Levantin, âgé de vingt-neuf ans,

» contracte la peste malgré des précautions quarantenaires. Il est » affectueusement soigné par sa mère et par ses sœurs ; elles res- » tent continuellement assises sur son lit. Tous les domestiques » touchent également le pestiféré. Au bout de sept jours, le ma- » lade meurt sans que la peste ait été communiquée à per- » sonne.

» Antoine Mouchtar, âgé de vingt-quatre ans, reclus en qua- » rantaine, est, nonobstant, atteint de la peste. Une grande par- » tie de sa nombreuse famille évacue la maison. Il ne reste près » de lui que sa mère, son frère, sa petite sœur et des servantes. » Il est soigné avec zèle et affection. On est constamment autour » de lui et sur son lit. Il meurt après dix jours de maladie. Au- » cun cas de peste ne se déclare, ni sur ceux qui avaient quitté » la maison, ni sur ceux qui sont restés près du malade.

» La jeune femme d'un nommé *Sguérous*, écrivain, chef du » bureau près le gouverneur de la ville, effrayée des ravages de » la peste, se maintenait en quarantaine, isolée avec un petit » nombre de gens de service. Elle ne communiquait ni avec son » mari, qui vaquait à ses fonctions, ni avec le reste des personnes » de la maison. Elle contracta la peste. A ma première visite, dit » M. Delong, je cherche à dissiper la terreur qui s'était emparée » de tous. A mon exemple, on s'approche de la malade, on la » touche, on la soigne; son mari lui prodigue les soins les plus » tendres. Elle meurt au bout de cinq jours. La maladie ne fut » transmise à personne, pas plus à un enfant que la malade al- » laitait, et qui est resté près d'elle jusqu'au dernier moment, » qu'à tous ceux qui l'avaient approchée et soignée.

» Madame Roubio, guidée par sa sollicitude maternelle, voulut » pour mieux s'assurer de la stricte observation de la quaran- » taine qu'elle s'imposa y veiller elle-même. Elle congédia ses » domestiques dès le commencement de l'épidémie. Elle fit bonne » garde, remplit minutieusement toutes les mille formalités d'une » semblable séquestration. Malgré toutes ces précautions, elle fut » elle-même atteinte de peste. Alors j'eus libre accès auprès d'elle, » dit M. Delong. Elle guérit. La maladie ne se communiqua ni à » son mari qui l'avait soignée affectueusement, ni à l'enfant qu'elle

» allaitait, et qui ne quitta pas son lit, ni à ses autres enfants (1). »

Nous terminerons, messieurs, ces citations, que nous pourrions rendre plus nombreuses, par un dernier fait observé en 1841 par M. Euzières.

« Dès l'apparition de la peste au Caire, le sieur Antoum, marchand de bois, s'était renfermé avec sa femme, quatre enfants et plusieurs domestiques; toutes les fenêtres et autres ouvertures de son logement avaient été soigneusement fermées; les chats avaient été chassés. Il y avait près d'un mois que ledit Antoum faisait une quarantaine sévère, lorsque, le 20 avril, il fut attaqué de la peste. Le 23, dit M. Euzières, je fus appelé pour lui donner des soins : je le trouvai couché avec un de ses enfants en bas âge; à côté de son lit était un matelas sur lequel reposait sa femme : les trois autres enfants, ainsi que les domestiques, entouraient, sans précaution, la couche du malade. Le 24 avril, dix-huit heures après la première visite de M. Euzières, Antoum expira. Aucune des personnes de sa maison n'a éprouvé la moindre atteinte de peste, malgré le contact médiat et immédiat avec le pestiféré (2). »

Passons aux faits généraux recueillis pendant la durée de la peste épidémique qui a régné en Syrie dans l'année 1837, et pendant l'épidémie pestilentielle qui a ravagé l'Egypte en 1841.

« Lorsque la peste se déclara en 1837 à Adana, Haute-Syrie, je me trouvais, dit M. Granet, chargé en chef du service de santé des troupes cantonnées dans cette province.

» Dès le mois de février 1837, le gouverneur général, ayant été informé que quelques cas de peste s'étaient déclarés dans plusieurs villes au-delà du mont Taurus, donna l'ordre d'établir un cordon sanitaire sur la frontière de Turquie. Je me rendis aussitôt sur les lieux, continue M. Granet, et je fis prendre les précautions d'usage en pareille circonstance; mais tous ces soins furent inutiles : la maladie se déclara presque instanta-

(1) Rapport adressé au Conseil de santé du Caire sur la peste de 1841, par M. le docteur Delong. Document, n° XIX.

(2) Rapport adressé au Conseil de santé du Caire sur la peste de 1841, par M. Euzières.

» nément dans toute la province; alors le gouverneur général » ordonna que les divers corps formant la garnison de Tarsous » allassent immédiatement camper sur les points les plus salubres » et se renfermassent dans un cordon. »

Malgré ces précautions, la peste se déclara parmi les troupes; les militaires qui en furent atteints ont été conduits dans un hôpital que M. Granet avait fait disposer *ad hoc*. Il en entrait une quinzaine par jour, et le chiffre quotidien des pestiférés en permanence était de 40 à 60.

« J'affirme, ajoute M. Granet, qu'aucune précaution n'a été » prise par les chirurgiens, par les pharmaciens, ni par moi, qui » me croyais obligé de donner l'exemple du dévouement. Il va » sans dire qu'il en fut de même pour les administrateurs et les » infirmiers nationaux, chez lesquels la croyance au fatalisme dé- » truit toute idée de contagion. Eh bien, malgré les rapports » continuels de tous ces employés avec les pestiférés, pas un seul » d'entre eux n'a contracté la maladie. »

Ces faits ont donné à M. Granet la conviction que la peste n'est pas contagieuse; l'auteur termine ainsi:

« Nous vivions sous une constitution pestilentielle; nous étions » dans des circonstances favorables au développement de la ma- » ladie; il y avait parmi nous des Francs, des Turcs et des Arabes » de différents âges; les contacts avec les pestiférés ont été fré- » quents et prolongés, et cela pendant trois mois. Comment » croire que, si la peste eût été susceptible de se transmettre par » le contact des malades, nous n'eussions pas eu un seul exem- » ple de cette transmission (1)? »

M. le docteur Arnoux, médecin-major au 43e régiment de ligne, alors en garnison à Nabaro (Basse-Égypte), a observé, en 1841, vingt-six cas de peste dans son régiment. Les pestiférés ont été traités sous des tentes: ni le médecin arabe ni aucun des infirmiers qui soignaient les malades, et étaient continuellement en rapport avec eux, n'ont contracté la maladie (2).

(1) Rapport au Conseil de santé du Caire, par M. Granet. Pièces et Documents à l'appui, n° XVII.

(2) Rapport au Conseil de santé du Caire, par M. Arnoux.

M. le docteur Dieterich, médecin-major du 5e régiment, en garnison à Damiette, en 1841, a vu un fait très analogue au précèdent.

Trois soldats furent pris de la peste confirmée dans son régiment; ils appartenaient à trois compagnies différentes. Comme ils étaient restés en libre communication avec leurs camarades jusqu'au moment où l'on a constaté la nature de leur maladie, tout le régiment, à peu près, se trouva compromis, et cependant il n'y eut aucun autre cas de peste (1).

A la même époque, M. Penay, médecin-major au 5e régiment de cavalerie en garnison à Néguillé (Basse-Égypte), a constaté que, sur quarante pestiférés, deux seulement venaient de la même tente; tous les autres avaient été atteints sous des tentes différentes.

L'hôpital de Néguillé a reçu un grand nombre de pestiférés, et cependant aucune des personnes qui se sont trouvées en contact fréquent avec les malades, telles que les infirmiers ou domestiques de l'hôpital, le pharmacien, le médecin, n'a pas éprouvé la plus légère atteinte de la peste (2).

M. Chédufau, médecin en chef de l'hôpital militaire centra du Caire, a fait, en 1841, des remarques non moins dignes d'attention.

Dans le commencement de l'épidémie, l'hôpital des pestiférés n'étant pas encore formé, ces malades se trouvaient dans le même hôpital que ceux atteints d'affections ordinaires. Ces derniers n'ont pas contracté la peste. 182 pestiférés ont été traités à l'hôpital; le nombreux personnel des employés de tous grades attachés à l'établissement n'a pas éprouvé la moindre atteinte. Cependant les malades ordinaires et les employés réunis formaient un total de 1,200 individus.

Dans le corps des officiers de santé, composé de 92 Européens et de 300 Arabes, personne ne faisait quarantaine. Tous soignaient avec zèle les pestiférés sans prendre aucune précaution. Il n'y eut, toutefois, parmi les officiers de santé européens que

(1) Rapport au Conseil de santé du Caire, par M. Dieterich.

(2) Rapport au Conseil de santé du Caire, par M. Penay. Pièces et Documents, n° XXI.

trois cas de peste, dont deux se terminèrent par la guérison. Les officiers de santé arabes ne comptèrent aussi que trois pestiférés, mais tous les trois moururent.

M. Chédufau a soigné en ville 61 pestifèrés dont il a ouvert les bubons, pansé les charbons, auxquels il a donné des soins assidus. Il a de plus pratiqué dix-sept autopsies. Pendant toute l'épidémie, il n'a pas cessé d'être en rapport avec sa famille, sans employer aucun préservatif, et cependant ni lui ni aucun des siens n'a présenté le moindre symptôme de peste (1).

Maintenant, messieurs, examinons si les faits recueillis par les observateurs en 1841 confirment la remarque faite en Égypte et ailleurs en 1835 et à des époques antérieures, savoir, qu'une ville ou un village peut souvent rester en libre communication avec une ville ravagée par la peste, sans que ses habitants contractent la maladie.

Nous devons à M. Masserano les renseignements suivants.

Le village de Teck, situé à peu de minutes de Giafferie, qui a été décimé par la peste, n'a présenté aucun cas de cette maladie, quoiqu'une partie de ses habitants soit allée journellement travailler dans les fabriques du gouvernement de Giafferie.

Il en fut de même du village de Séen, qui n'est éloigné que d'une demi-lieue de Giafferie.

Dans la province de Manofieh, où la peste fit le plus de ravages, la ville de Chibrin resta intacte, et si quelques cas s'y montrèrent, ce fut exclusivement sur des personnes venues du dehors.

Pendant que la peste sévissait à Chébrouck, Salanieh, Aguek, Com-el-Nour, etc., dans le département de Wit-Camar et dans plusieurs villages du département de Farescour, qui sont auprès de Mansourah, province de Dahalia, cette ville, quoiqu'en rapports continuels avec les pays infectés, fut toujours exempte du fléau.

Il en fut encore de même de Mahallet-Damanek, qui ne présenta aucun cas de peste malgré son voisinage de Damiette et d'autres pays qui en souffraient. Cependant les communications entre ces divers points restèrent parfaitement libres.

(1) Rapport au Conseil de santé du Caire sur la peste de 1841, par M. Chédufau.

« Ces faits, dit M. Masserano, font connaître que, par le
» manque de causes locales et de causes atmosphériques néces-
» saires à son développement, la peste a épargné la ville de Chi-
» brin et plusieurs villages, malgré la fréquence des relations
» qu'ils avaient avec les pays infectés. Ceci prouve évidemment,
» ajoute le même médecin, que la peste n'a pas un caractère con-
» tagieux, ce que confirme ce qui s'est passé en 1841 à la
» foire de Tantah, qui, comme on sait, réunit dans cette ville un
» grand concours de monde venant d'Alexandrie, du Caire et de
» toute l'Égypte. Si la peste était contagieuse, que de victimes
» n'aurait-elle pas faites! et cependant, au milieu de cette foule
» entassée qui reste réunie pendant huit jours, deux personnes
» seulement moururent de la peste, toutes deux venues de Sé-
» géen, le pays le plus infecté. Leur mort a eu lieu peu d'heures
» après leur entrée à Tantah, au milieu des parents et amis qui
» leur ont donné des soins, et la maladie n'a pas été communi-
» quée (1). »

M. le docteur Comnenos a recueilli sur d'autres points de l'Égypte des observations qui ne diffèrent pas de celles faites par M. Masserano.

« Du 9 au 17 mars 1841, dit M. Comnenos, j'étais au village
» de Janed Bahari, village qui comptait chaque jour de deux à
» quatre morts de peste. Hiffergo, Danergo, Dinesh, autres
» villages voisins, étaient en libre et pleine communication avec
» le village infecté : cependant Hiffergo et Danergo restèrent
» épargnés. Quant à Dinesh, qui était plus éloigné, il commença
» à compter quelques cas de peste dans le mois de mai.

» Pendant que l'épidémie sévissait à Menouff, beaucoup de
» villages environnants ont été épargnés.

» Quand la peste dépeupla Nadder, les villages voisins n'en
» souffrirent pas, quoique peu éloignés (2). »

Enfin, M. Bouteille, médecin-major au 4e régiment de cava-

(1) Rapport au Conseil de santé, par M. le docteur Masserano, l'un des médecins chargés, en 1841, des mesures sanitaires à prendre dans la Basse-Égypte. Document, n° XVIII.

(2) Rapport au Conseil de santé, par le docteur Comnenos, envoyé également en mission dans la Basse-Égypte.

lerie en garnison à Mansourah, a constaté que les habitants de Nabaro, petit village où la peste sévissait avec violence en 1841, n'a pas donné la peste aux habitants de Talhra, village voisin, malgré des relations continuelles (1).

Nous avons dû, messieurs, vous exposer ces faits, qui n'ont jamais été publiés et qui doivent peser d'un certain poids dans les décisions que vous êtes chargés de prendre. Si chacun d'eux, pris isolément, n'est pas dépourvu d'intérêt, réunis ils acquièrent une véritable importance. Il est facile de concevoir comment les médecins d'Égypte qui ont pu les rapprocher des faits analogues observés par eux en 1835 sont arrivés à nier la transmissibilité de la peste par le contact des malades : aussi leur conviction à cet égard est-elle grande.

« Maintenant que la peste n'est plus un épouvantail pour les » gens de bon sens, dit M. le professeur Perron, presque per- » sonne de nous médecins n'hésite un moment à s'asseoir auprès » d'un pestiféré, sur son lit, à rester à ses côtés pour le secourir. » Nous avons, continue-t-il, dépassé en cela tous nos devanciers » d'ici et d'Europe. Il devait en être ainsi en présence des faits » que nous avons journellement sous les yeux. Avec des contacts » longs, répétés chaque jour au moins deux fois, avec tous les » pestiférés admis dans le service de clinique interne, en 1841, » pourquoi aucun de nous, professeurs et élèves, n'a-t-il été at- » teint? Où donc était la propriété contagieuse de la peste pen- » dant et après la vie des pestiférés? Cependant les circonstances » étaient plus favorables que jamais, et l'épidémie n'étant pas très » forte, il eût été assez facile de distinguer ce qui aurait appar- » tenu à la contagion de ce qui aurait dû être mis sur le compte » de l'épidémie (2). »

Il reste si peu de doute dans l'esprit de la très grande majorité des médecins d'Égypte, que non seulement ils exposent très volontiers leurs personnes au contact des pestiférés, mais encore ils ne prennent aucune précaution prophylactique pour leurs femmes, leurs enfants et toutes les personnes qui leur sont chères. Ne

(1) Rapport au Conseil de santé du Caire, par M. Bouteille.

(2) Rapport au Conseil de santé sur la peste de 1841, par M. le professeur Perron. Pièces et Documents à l'appui du Rapport, n° XX.

sont-ce pas là, messieurs, des preuves irrécusables d'une entière conviction ?

Après avoir étudié les faits de non-transmissibilité par le contact, nous devrions exposer les faits de transmissibilité par cette voie, en agissant pour ces derniers comme nous venons de le faire pour les premiers, c'est-à-dire en ne tenant compte que des cas observés dans les foyers épidémiques. Nous avons dit, en effet, que nous réservons pour un autre chapitre l'examen de la transmissibilité de la peste en dehors des foyers épidémiques.

Mais une grande difficulté se présente tout d'abord. Comment distinguer d'une manière certaine les cas dus au contact des pestiférés de ceux dus à l'épidémicité ou à l'endémicité ? Nous déclarons n'avoir aucun moyen sûr pour arriver à cette distinction : aussi n'hésitons-nous pas à penser et à dire que les seules observations qui puissent prouver la transmission de la maladie par le contact des pestiférés sont celles qui auraient été ou qui seraient recueillies loin des foyers épidémiques et loin des pays où la peste naît spontanément.

Nous ne croyons donc pas devoir consigner ici des faits qui d'avance et à nos propres yeux sont frappés de nullité sous le rapport qui nous occupe.

Nous terminerons ce chapitre par la conclusion suivante, qui en est le résumé :

Un examen attentif et sévère des faits contenus dans la science établit, d'une part, que le contact immédiat de milliers de pestiférés est resté sans danger pour ceux qui l'ont exercé à l'air libre ou dans des endroits bien ventilés, et, d'une autre part, qu'aucune observation rigoureuse ne démontre la transmissibilité de la peste par le seul contact des malades.

CHAPITRE III.

La peste est-elle transmissible par le contact des vêtements ou hardes ayant servi à des pestiférés, dans les lieux qui sont encore ou ont été récemment soumis à l'influence épidémique?

Nous procéderons, pour répondre à cette question, de la même manière que nous l'avons fait en traitant de la transmission de la peste par le contact immédiat des malades, c'est-à-dire que nous citerons les faits négatifs avant d'arriver aux faits positifs.

Après la peste du Caire en 1835, toutes les hardes, tous les meubles des morts ont été vendus dans les bazars, et mis en usage sans désinfection préalable. Les effets de plus de 50,000 pestiférés morts dans cette capitale n'ont communiqué la maladie à personne.

Plus de 600 maisons, au Caire, sont restées vides à la fin de cette terrible épidémie; elles n'ont été ouvertes que plusieurs mois après la cessation du fléau. Le bey chargé de faire l'inventaire de ce que renfermaient ces maisons, ainsi que les commis et hommes de peine, au nombre de plus de 50, ont pénétré dans toutes les parties de l'intérieur des habitations, ont touché les hardes, et personne d'eux n'a contracté la maladie.

3,000 pestiférés ont été reçus et traités au grand hôpital de l'Esbequiè, au Caire, dans cette même année 1835. Quand le fléau fut éteint, l'hôpital dut reprendre sa destination première, c'est-à-dire recevoir tous les malades indigents de la ville. Ceux-ci entrèrent à l'hôpital, alors qu'il y avait encore quelques convalescents de la peste. On les coucha dans les mêmes lits où étaient morts les pestiférés. Les draps seuls furent changés. On leur donna des couvertures en laine qui n'avaient point été désinfectées, qui n'avaient pas même été ventilées depuis qu'elles avaient servi aux pestiférés. Eh bien, plus de 500 de ces couvertures, encore imprégnées et saturées, pour ainsi dire, des émanations de pestiférés, et une foule d'autres objets qui avaient été à leur usage, ne donnèrent la peste à personne.

Ces faits, messieurs, sont dignes de toute votre attention. Publiés par Clot-Bey en 1840, ils n'ont été contestés par aucun des médecins qui ne partagent pas ses opinions.

Continuons.

La peste avait régné en Morée pendant les années 1826, 1827 et 1828; elle avait surtout sévi parmi les troupes égyptiennes.

L'armée rentra en Égypte dans le mois de septembre 1828. Les hardes de tous les soldats morts pendant la campagne, tant de la peste que d'autres maladies, furent apportées à Alexandrie, et déposées dans les magasins d'une caserne. A cette époque, le local dont il s'agit étant devenu un hôpital militaire, les médecins engagèrent les autorités à faire prendre des précautions pour la sortie des effets, qu'ils considéraient comme imprégnés de miasmes pestilentiels, et qui, dans leur opinion, auraient dû être brûlés. Le nazir turc, qui n'éprouvait pas les mêmes craintes, fit sortir les effets sans précaution, et les mit en vente dans les bazars d'Alexandrie : cependant on ne vit cette année-là à Alexandrie aucun cas de peste (1).

Ce n'est pas en Égypte seulement que des observations semblables ont été faites.

« Il est, dit M. le docteur Brayer, une vérité connue de tous » ceux qui ont demeuré quelque temps à Constantinople : c'est » que les juifs achètent les effets, non seulement des personnes » mortes de maladies ordinaires, mais encore des personnes » mortes de la peste, peu importe qu'elle soit bénigne, maligne » ou cruelle. C'est à Fit-Bazar que les juifs ont leurs magasins » remplis de tous les habillements à l'usage des musulmans et des » raïas. Si la peste est cruelle, le marché regorge d'effets. Ne » croyez pas qu'on se soit occupé de les désinfecter ; jamais on » n'y a pensé. C'est là que se rendent tous ceux qui ont besoin » d'habillements à bon marché. Les galeries sont obstruées d'al- » lants et de venants. Les chalands ne s'en tiennent pas à un fri- » pier ; de peur d'être trompés, ils vont de boutique en boutique, » maniant et remaniant les objets avant de conclure le marché. » C'est là que furent réunies en très grande partie les dépouilles » de 150,000 victimes de l'épidémie de 1812. Quel foyer de » miasmes pestilentiels ! s'écrie M. Brayer. Quel médecin franc » devrait s'en approcher ! et cependant tous le traversent en tous » sens, chaque fois que l'exigent leurs affaires. Combien de fois » n'y ai-je pas été voir des malades, entouré, touché même par » des tas d'habillements qui laissaient à peine l'espace nécessaire » pour se retourner ! Une partie de ces objets passa promptement » dans les mains des habitants de Constantinople ; une autre fut » expédiée dans les principales villes de la Turquie européenne et

(1) Clot-Bey, *ouvrage cité*.

» asiatique. Ce qui ne fut pas vendu fut entassé dans des magasins petits, sales, obscurs, sans fenêtres, où l'air ne peut circuler, et revendus l'année suivante. Et cependant les cas de peste, encore assez nombreux vers le milieu de décembre, étaient presque nuls à la fin de ce mois.

» Les juifs, dont il n'aurait pas dû rester un seul, perdirent moins de monde, en proportion de leur nombre, que les Grecs, qui ont une très grande peur de la contagion de la peste (1). »

La peste qui régna dans le Holstein en 1713 avait cessé tout-à-coup, lorsque les troupes suédoises, sous le commandement du feld-maréchal Steinbork, arrivèrent dans cette province. Quoiqu'elles n'eussent pris aucune précaution pour se préserver de la maladie, et qu'elles se fussent servies des hardes et des lits qui avaient appartenu aux pestifères, elles ne contractèrent pas la maladie, dont on n'entendit plus parler ensuite (2).

Heinich a fait la même remarque à Helsingor. On avait réuni dans un magasin situé hors la ville toutes les pièces provenant de lits de pestiférés pour les désinfecter. Lorsqu'on voulut commencer cette opération quelques semaines après, les meillenres pièces avaient disparu, et cependant la peste ne se répandit pas (3).

Dans la bataille de Kahnl, en Moldavie, les Russes enlevèrent tous les bagages des Turcs, parmi lesquels la peste avait régné jusqu'à cette époque, et ils ne contractèrent pas la maladie (4).

Après la peste de Moscow, on purifia au moyen de fumigations résineuses toutes les maisons de pestiférés. Ces maisons furent habitées immédiatement après, sans qu'on apprit l'existence d'aucun nouvel exemple de peste. Mais, dès que tout fut rentré dans l'ordre, on sut que des habitants, craignant d'être envoyés à la quarantaine, n'avaient pas déclaré tous les morts et les avaient cachés dans leurs maisons. Bientôt, on découvrit des milliers de

(1) M. Brayer, *ouvrage cité*, tom. II, pag. 354.

(2) Schnurrer, *Faits recueillis pour servir à l'histoire des maladies épidémiques*. Traduction par M. Gasc, pag. 61.

(3) *Hallers Sammlung practischer streils chiften*, von doctor Krell, 1781, pag. 591.

(4) Schnurrer, *ouvrage cité*, pag. 62.

cadavres qu'on fit enterrer. Il ne se manifesta cependant aucun nouveau cas de peste (1).

Nous n'augmenterons pas, messieurs, le nombre des faits de non-transmissibilité de la peste par les hardes et les vêtements, quoiqu'il nous fût facile de multiplier des citations analogues. Il suffira de se rappeler qu'en Egypte, à Constantinople, à Smyrne, les pestes épidémiques cessent à des époques connues d'avance, et cela quand aucune précaution sanitaire n'est prise pour en arrêter le cours, quand les hardes et les vêtements des pestiférés circulent librement dans les bazars et dans les mains des acheteurs. Si ces objets transmettaient alors la peste à ceux qui les touchent, l'épidémie pestilentielle prolongerait sa durée bien au-delà du terme où on la voit cesser avec une régularité vraiment remarquable.

Que faut-il conclure, messieurs, des faits que nous venons de vous exposer ?

La plupart des médecins d'Egypte n'hésitent pas à prononcer que les vêtements et hardes de pestiférés ne communiquent jamais la peste.

Notre conclusion sera plus réservée.

Nous dirons que des faits en très grand nombre prouvent que les hardes et vêtements ayant servi à des pestiférés n'ont pas communiqué la peste aux personnes qui en ont fait usage sans aucune purification préalable.

Notre réserve est commandée par d'autres observations qui, quoique beaucoup moins certaines et moins concluantes, doivent appeler notre attention d'une manière toute spéciale. Il suffirait, en effet, que des vêtements eussent transmis la peste, même exceptionnellement, pour qu'on ne dût négliger aucune des précautions nécessaires pour mettre les populations à l'abri de semblables accidents. Ajoutons, toutefois, que la certitude acquise que des masses de vêtements et hardes ayant appartenu à des pestiférés ont pu être mises impunément en usage, sans aucune désinfection préalable, doit nous rendre difficiles dans l'admission des faits qui offriraient un résultat opposé.

Nous tenons peu de compte, nous l'avouerons, de toutes ces

(1) Schnurrer, *ouvrage cité*, pag. 63.

histoires de pestes qui auraient été dues à des hardes ou vêtements infectés, lorsque les observations ne sont point entourées de garanties propres à inspirer la confiance. La plupart des faits de ce genre semblent avoir été dictés par la prévention et acceptés par la crédulité.

Que dire de l'assertion d'Alexandre Bénédict, que des lits de plume ont donné la peste sept ans après en avoir reçu le principe; de celle de Forestus, qui atteste que des cordes entachées de peste l'ont communiquée après trente ans; de celle de Théodore de Mayerne, qui veut qu'un ouvrier de Paris ait ressuscité la peste en rendant au jour de vieilles hardes enfouies sous d'anciennes décombres?

Laissons donc de côté tous ces faits sans valeur, et cherchons à apprécier ceux rapportés par les médecins de notre époque qui croient fermement que des vêtements ou hardes de pestiférés peuvent transmettre la peste.

Voici un fait que M. le docteur Grassi donne comme probant:

« En 1829, il y avait dans un angle du couvent de Saint-Jean-» d'Acre une caisse dont on ne connaissait pas le contenu. Deux » ans auparavant, deux religieux étaient morts de peste dans ce » couvent. Le nouveau père président, ayant remarqué cette » caisse, la fit ouvrir; elle renfermait des vêtements de moine. » Vingt-quatre heures après, le religieux qui avait ouvert cette » caisse fut atteint de peste. Les autres, au nombre de huit, » furent successivement attaqués, et tous moururent sans excep-» tion. Il n'y eut que le couvent et le quartier des chrétiens, » cernés par l'ordre d'Abdallah-Pacha, qui furent atteints; il » n'y avait donc pas de constitution épidémique (1). »

Clot-Bey fait à la narration de M. Grassi des objections que nous devons vous faire connaître.

Il tient de personnes qui se trouvaient dans la forteresse de Saint-Jean-d'Acre, en 1829, que le fait de la caisse est entièrement controuvé.

(1) Réponses du docteur Grassi aux demandes qui lui avaient été faites par le consul-général anglais en résidence à Alexandrie. Pièces et Documents à l'appui, n° XIV.

Le fait, ajoute-t-il, est peu vraisemblable, d'abord parce que les religieux n'ont jamais qu'un seul vêtement et parce qu'ils sont toujours inhumés avec leur tunique; ensuite parce que les survivants ont une telle crainte de la contagion, que, dans un cas pareil, ils ont grand soin de désinfecter tout ce qui a appartenu aux pestiférés.

Il n'est pas exact, continue Clot-Bey, que tous les religieux de ce couvent périrent sans exception.

Messieurs, un fait qui excite de pareilles dissidences entre deux médecins ne peut avoir aucune signification aux yeux de l'Académie. Si nous l'avons mentionné, c'est parce qu'il a été invoqué à plusieurs reprises, dans ces derniers temps, comme une preuve incontestable de la transmissibilité de la peste par les vêtements.

Cette preuve, la trouverons-nous dans une dépêche de M. Deval, consul de France à Beyrouth (Syrie), en date du 10 juillet 1838?

Voici le contenu de cette dépêche adressée à M. le ministre des affaires étrangères:

«Vers la fin d'avril 1838, un tailleur grec, parti de Jaffa depuis » l'invasion de la peste dans cette ville, arrive à Beyrouth, y » laisse une malle d'habits confectionnés chez d'autres tailleurs » grecs, et repart pour l'intérieur. Cette malle est ouverte après » son départ, et deux jeunes gens, domestiques de ces Grecs, » meurent sans qu'on fasse attention au genre de la maladie » cause du décès.

» Plusieurs tailleurs grecs font, vers le 10 mai, une orgie à la » suite de laquelle ils sont tous malades.

» Le 13, leur maladie est reconnue pour être la peste.

» Du 13 au 19, de sept attaqués, il en meurt six.

» Le 19, un homme du pays, ouvrier chez ces tailleurs, est » atteint.

» Le 20, un tailleur grec et sa femme, qui avaient eu des re» lations avec les susdits, sont attaqués.

» Le 21, un Turc, qui s'est fait raser chez le barbier qui a saigné » les pestiférés, est attaqué de peste et meurt.

» Le 22 et le 23, trois ouvriers des tailleurs grecs pestiférés sont » également atteints.

» Le 24, une esclave appartenant au kawas du consul grec, et » qui a lavé des linges de pestiférés, meurt de peste.

» Du 25 au 27, la peste se déclare sur six autres ouvriers des » tailleurs et sur la sœur d'un de ses ouvriers.

» Enfin, le prêtre grec qui a administré ces malades perd » deux de ses enfants, sans qu'on puisse préciser leur maladie. » Il a lui-même la peste, et meurt ainsi qu'un autre de ses » enfants.

» Le 13 mai seulement, l'administration locale a pris des me- » sures pour empêcher le développement de la contagion. Ces » mesures, quoique mal exécutées, ont pourtant empêché le » mal de s'étendre au-delà du cercle des personnes qui avaient » été en contact avec les pestiférés. »

En vous rapportant textuellement la lettre adressée par M. Deval à M. le ministre des affaires étrangères, nous avons prévu les graves objections qu'on pouvait faire à l'interprétation qu'il a donnée des faits qu'elle contient.

On demandera d'abord ce qui prouve que les personnes qui avaient confectionné ou simplement touché à Jaffa les habits renfermés dans la malle avaient la peste. Cette preuve manque complétement.

La peste qu'on dit avoir existé alors à Jaffa était-elle épidémique ou sporadique? Aucun document n'établissant que la peste épidémique ait régné à Jaffa en 1838, et la peste sporadique n'étant pas susceptible d'être transmise, d'après l'opinion à peu près unanime des médecins d'Égypte, on conçoit combien il est douteux que la peste ait pu être transportée de Jaffa à Beyrouth dans la malle en question.

La narration de M. Deval n'établit pas que les deux domestiques, morts les premiers, eussent touché les habits arrivés de Jaffa. On ignore, d'ailleurs, s'ils ont succombé à la peste, puisque le genre de mort n'a pas été constaté.

Plusieurs individus font, le 10 mai 1838, une orgie, à la suite de laquelle ils tombent tous malades, et on reconnaît trois jours plus tard qu'ils ont été atteints de la peste. Mais tous les auteurs s'accordent à dire que, dans les pays où se montre le plus fréquemment la peste spontanée, elle éclate à la suite d'excès de table. Or, nous ne pouvons pas oublier que la ville de Beyrouth est située dans la zone où la peste est endémique. Cette circonstance que les premières personnes chez lesquelles on a reconnu les symptômes de la peste ont été prises en même temps de la maladie à la suite d'une orgie, milite donc bien plus en faveur de l'existence d'une peste spontanée que d'une peste communiquée par un contact médiat.

Les cas de peste dont nous nous occupons ont eu lieu à la fin d'avril et au commencement de mai, c'est-à-dire dans la saison où la peste endémique se montre ordinairement en Égypte et en Syrie. Cette peste a cessé vers le 15 mai, époque où habituellement la maladie devient très rare ou disparaît tout-à-fait. Aussi, sommes-nous autorisés à regarder la disparition de la peste comme due plutôt à la saison qu'à des précautions d'isolement que M. Deval déclare avoir été mal exécutées.

La discussion à laquelle nous venons de nous livrer nous porte, non pas à nier absolument la vérité de l'interprétation qu'a donnée M. Deval, mais à établir que ce fait ne prouve pas d'une manière incontestable, ainsi que l'ont pensé le consul de Beyrouth et d'autres personnes, que des vêtements touchés par des pestiférés transmettent la peste.

Le doute est encore le seul résultat d'une expérience faite au Caire, en 1835, en présence de MM. Gaëtani, Clot, Lachèze et Bulard.

Le 15 avril, à midi, les nommés Ibrahim-Assan et Ben-Ali, condamnés à mort, extraits de la citadelle du Caire, tous deux âgés de dix-huit ans, et jouissant d'une belle santé, se couchèrent dans des lits que venaient d'abandonner des malades atteints d'une peste bien caractérisée.

Dans la nuit du 18 au 19 avril, Ibrahim offrit à M. le docteur Lachèze un pouls qui ne lui parut pas normal, ce qui, toutefois, fut contesté par Bulard qui assistait à l'examen du malade.

Le lendemain 19, celui-ci avait la peste avec bubons et charbons.

Il mourut le 23.

Ben-Ali avait également éprouvé vers la fin du troisième jour, après qu'il se fut couché, les symptômes ordinaires de l'invasion de la peste; mais la maladie avorta, et la convalescence commença dès le quatrième jour, après l'apparition des symptômes caractéristiques de la peste.

Qu'Ibrahim-Assan ait eu une peste mortelle après avoir couché dans un lit récemment quitté par un pestiféré, le fait est certain. Mais sont-ce les draps ou autres objets de literie qui ont donné la peste ? Là est l'incertitude.

Ibrahim-Assan était dans une ville où sévissait une épidémie pestilentielle; il était dans un hôpital ayant renfermé et renfermant encore un grand nombre de pestiférés et dans lequel beaucoup d'élèves en médecine et beaucoup d'infirmiers avaient contracté la maladie.

On ne peut donc pas affirmer que la peste se soit développée chez lui par le contact d'objets contaminés, plutôt que par la seule influence épidémique, plutôt que par l'infection miasmatique.

Ce que nous venons de dire s'applique à Ben-Ali comme à Ibrahim-Assan.

Nous n'hésitons pas à déclarer, messieurs, que c'est, tantôt parce qu'on a méconnu l'existence de la peste spontanée, tantôt parce qu'on ne s'est pas rendu compte de la puissante influence des causes générales épidémiques et de l'infection miasmatique, qu'on a été porté à regarder comme dus au contact de hardes ou de vêtements infectés, des cas ayant une autre origine. Cette remarque est vraie même pour des faits contenus dans un grand nombre d'auteurs recommandables qui ont sacrifié aux croyances dominantes de leur époque.

Nous nous dispenserons donc de discuter devant vous les faits très nombreux, nous le savons, sur lesquels on appuie la doctrine de la transmissibilité de la peste par les vêtements infectés. Tous ont à nos yeux le même défaut, celui d'avoir été recueillis à un point de vue exclusif et sous l'empire de l'opinion régnante.

Nous terminerons ce chapitre par la conclusion générale suivante :

Des faits, en très grand nombre, prouvent que les hardes et les vêtements ayant servi à des pestiférés n'ont pas communiqué la peste aux personnes qui en ont fait usage, sans aucune purification préalable.

Les faits qui sembleraient avoir donné un résultat opposé ne pourraient acquérir de valeur que s'ils étaient confirmés par des observations nouvelles faites en dehors des foyers épidémiques, loin des foyers d'infection miasmatique, loin des pays où la peste est endémique.

CHAPITRE IV.

La peste est-elle transmissible, dans les pays où elle est endémique ou épidémique, par des marchandises qu'on suppose contenir des matières pestilentielles?

Ne voulant en ce moment répondre à cette question que par des faits observés dans les pays où la peste, ordinairement endémique, revêt quelquefois la forme épidémique, nous serons très courts. C'est, en effet, dans les ports d'Europe que l'on pense avoir constaté plus fréquemment des cas de peste dus à des marchandises suspectes.

Nous croyons devoir nous contenter d'appeler votre attention sur un événement très grave qui serait arrivé à Constantinople, parce qu'un domestique aurait touché des marchandises renfermées dans un ballot venant de Smyrne.

Voici le fait tel que le rapporte M. Sicard père, médecin de Marseille, dans une lettre qu'il a bien voulu remettre au rapporteur de votre commission :

« Vers le milieu de l'an 1794, dit cet honorable médecin, j'é-
» tais logé chez M. Lazare Dalmas, négociant à Constantinople.
» Nous avions pour domestique un Grec, nommé Nicolo,
» qui se livrait en même temps à un petit commerce. Un sa-
» medi il reçut de Smyrne un ballot d'étoffes de coton et de
» laine.

» Depuis longtemps aucun accident de peste ne s'était mani-
» festé en ville. Les Européens se fréquentaient donc en toute
» liberté.

» Invités le dimanche à dîner chez M. Cingria, négociant, nous
» fûmes surpris de ne pas voir Nicolo venir nous servir à table.
» En rentrant à la maison, nous apprîmes de la femme de

» chambre que Nicolo était au lit pour une tumeur à l'aine, qu'il » regardait comme le résultat d'efforts faits en remuant des » malles pleines.

» Toute la nuit suivante, Nicolo se plaignit et eut des envies » de vomir. Le docteur Muzelo fut appelé pour visiter le ma- » lade.

» Peu d'instants après son entrée dans la chambre de celui-ci, » nous vîmes M. Muzelo revenir en criant : La peste ! la peste ! du » vinaigre ! du vinaigre !

» A ces mots, la frayeur s'empara de nous.

» Dans la matinée, un des amis de Nicolo, nommé Privileggio, » qui devait partir le lendemain pour Cherson, était venu » pour lui faire ses adieux, et était resté quelques instants » avec lui.

» Cependant, voulant nous assurer si le docteur Muzelo ne se » trompait pas, nous appelâmes l'abbé de la peste de l'hôpital » français. Il confirma le diagnostic du docteur, et ajouta que » cette peste était des plus pernicieuses ; il prédit même la fin » prochaine du malade. Ce fut à ce moment que la femme de » chambre nous dit que Nicolo avait passé une partie de la ma- » tinée du dimanche à visiter les étoffes qu'il avait reçues de » Smyrne.

» Nous décidâmes de faire transporter de suite Nicolo à l'hô- » pital grec. Deux portefaix du quartier Galata furent mandés. » Ils le descendirent et le portèrent sur une civière.

» Le lendemain, Nicolo n'existait plus. Son ami, Privi- » leggio, succombait bientôt après, ainsi que l'un des deux » portefaix.

» La peste prit immédiatement un essor des plus rapides. Elle » fut meurtrière et dura longtemps.

» Tel est, dit en finissant M. Sicard, le fait dont j'ai été témoin, » et dont aucune des moindres circonstances n'est sortie de ma » mémoire, tant fut grande l'impression qu'il produisit sur » moi. »

Trouve-t-on, messieurs, dans l'exposé de M. Sicard la preuve positive, d'une part, que Nicolo ait contracté la peste en maniant des marchandises venues de Smyrne, et d'une autre part qu'il ait été le point de départ, la cause de l'épidémie pestilentielle qui a sévi à Constantinople en 1794? Nous ne le pensons pas.

D'abord il n'est nullement constaté que la peste épidémique, la seule regardée aujourd'hui comme susceptible de se transmettre, ait régné à Smyrne en 1794. Si elle y a existé, ce qui est fort peu probable, les chronologies les plus détaillées de la peste n'en font pas mention.

D'un autre côté, nous devons faire remarquer que Nicolo a été atteint de la peste vers le commencement de juillet, c'est-à-dire à l'époque où la peste endémique se montre ordinairement à Constantinople. Vous n'avez pas oublié, messieurs, qu'un observateur habile et digne de toute confiance, M. le docteur Brayer, a vérifié sept années sur neuf que c'est au mois de juillet que la peste sporadique ou épidémique commence à régner dans la capitale de la Turquie.

La maladie, dit M. Sicard, prit immédiatement un essor des plus rapides. Mais, messieurs, cette invasion prompte de la peste chez un grand nombre d'individus s'accorderait beaucoup mieux avec l'idée du développement spontané d'une épidémie pestilentielle qu'avec celle de la transmission de la peste par les trois malades dont parle M. Sicard.

Ces réflexions, qui se représenteraient avec de légères variantes pour tous les faits semblables ou analogues à celui de M. Sicard, font comprendre pourquoi les observations faites dans les pays où la peste, toujours endémique, revêt à certains intervalles les caractères épidémiques, ne peuvent être employés utilement pour résoudre la question de la transmission de la peste par les marchandises.

Conclusion.

La transmissibilité de la peste par les marchandises, dans les pays où la maladie est endémique ou épidémique, n'est nullement une chose prouvée.

CHAPITRE V.

A-t-on vu, dans les foyers épidémiques, la peste se transmettre par l'air chargé de miasmes pestilentiels?

Nous devons dire, pour bien faire comprendre le rôle actif que l'air joue dans l'influence épidémique, et le rôle passif qu'il remplit dans l'infection miasmatique, que, tant que l'action épidémique ne s'est pas exercée, l'air ne contient pas encore de miasmes pestilentiels. Dans l'ordre ordinaire et nécessaire des choses, les conditions épidémiques précèdent l'apparition du premier cas de peste et persistent, ensuite, pendant un temps en général déterminé. L'infection miasmatique, au contraire, ne peut résulter que de la présence dans l'air de miasmes échappés du corps des pestiférés. Ce ne serait donc qu'un agent secondaire, eu égard à l'époque où il ferait sentir ses effets. Mais il nous reste à rechercher si, dans les épidémies pestilentielles, l'infection ne serait pas l'agent principal de la propagation de la peste et, par suite, de la mortalité qu'elle entraîne.

Pour suivre la marche que nous avons adoptée dans les chapitres précédents, nous déclarerons d'abord qu'il existe dans la science un grand nombre de faits de non-infection, même dans des circonstances très favorables à la production de celle-ci. Ces faits, qui n'ont jamais été réunis et dont on s'est beaucoup moins occupé que des faits de non-transmissibilité par le contact, ne peuvent cependant être révoqués en doute. Nous ne nous y arrêterons pas, pensant qu'il est beaucoup plus utile de nous livrer à l'étude des faits qui tendent à prouver l'action de l'infection pestilentielle dans les foyers épidémiques.

Vous vous rappelez, messieurs, que quand une constitution pestilentielle règne dans une ville, dans une contrée, tous ou presque tous les organismes qui y sont soumis en éprouvent ordinairement l'influence à des degrés divers. Il est peu de personnes qui, selon l'expression de M. le docteur Delong, du Caire, ne présentent alors la peste dans une certaine nuance.

Quelle sera sur des organisations ainsi disposées l'action des miasmes pestilentiels, surtout si cette action s'opère dans un lieu où sont réunis des pestiférés?

Nous allons rechercher d'abord si l'air renfermé dans un hôpital de pestiférés a pu donner la maladie à des personnes qui avaient évité avec le soin le plus scrupuleux tout contact d'individus ou d'objets suspects.

En 1835, la plupart des pharmaciens de l'hôpital des pestiférés dit de Ras-el-Tin, à Alexandrie, étaient des Italiens, qui poussaient à l'extrême la crainte de tout contact suspect et les précautions qu'ils regardaient comme propres à les préserver du fléau. Cependant, le service qu'ils étaient obligés de faire dans les salles où étaient réunis un grand nombre de pestiférés a suffi pour leur faire contracter à tous une peste mortelle (1).

Ces cas, ne pouvant résulter du contact, ne doivent être rapportés qu'aux causes générales épidémiques ou bien à des miasmes pestilentiels accumulés dans l'air. Cette dernière interprétation nous paraît la plus probable, au moins pour le plus grand nombre de ces faits. Les observations qui vont suivre doivent nous dispenser de motiver notre manière de voir.

Dans les hôpitaux du Caire, lors de cette même épidémie de 1835, des médecins, des pharmaciens, des infirmiers ont été atteints par la peste (2). Sur vingt élèves qui y furent envoyés de l'école de médecine d'Abouzabel, dix-neuf ont péri (3).

Ici encore nous devons demander si ces cas ont été dus à l'influence épidémique, au contact ou à l'infection?

Nous ne croyons pouvoir mieux répondre à cette question qu'en rapportant ce qui s'est passé à Abouzabel, lorsque ce bourg a été envahi par la constitution pestilentielle.

A Abouzabel, les pestiférés furent examinés, touchés, traités dans des baraques élevées dans la campagne et bien ventilées. Ni les médecins, ni les pharmaciens ne furent atteints, malgré des contacts multipliés avec les hommes et les choses pestiférés,

(1) MM. Aubert-Roche, Gaëtani-Bey, Lachèze.

(2) Clot-Bey, *ouvrage cité*.

(3) M. le docteur Grassi, mémoire manuscrit adressé à l'Académie, Pièces et Documents, n° XIV.

malgré le séjour dans le foyer épidémique. Mais une bonne ventilation avait prévenu la formation de tout foyer d'infection.

« Lorsqu'un grand nombre de personnes malades de peste sont » réunies dans un local, elles semblent, dit M. le docteur » Laidlaw, chirurgien de l'hôpital général des Européens à » Alexandrie, créer une atmosphère pestilentielle, s'il n'y a pas » une ventilation bien établie. »

En 1835, au lazaret d'Alexandrie, où les premiers malades atteints de peste furent transportés, toutes les personnes attachées à cet établissement furent attaquées, malgré les précautions quarantenaires les plus rigoureuses.

Est-il besoin de faire remarquer, messieurs, qu'on n'est pas fondé à admettre que la seule influence épidémique a produit toutes ces attaques, et que, l'isolement ayant été observé, on doit accuser principalement ici l'infection miasmatique ?

M. Laidlaw a vu le même phénomène se présenter à l'hôpital dont il est chargé et où étaient reçus les Européens atteints de peste. Le chirurgien, l'aide-chirurgien, le directeur, furent tous attaqués dans un très court espace de temps. De ces cinq personnes trois étaient en rigoureuse quarantaine et deux communiquaient librement avec les malades.

On peut juger par ces exemples combien il importe de ne placer qu'un petit nombre de pestiférés dans chaque salle de l'hôpital qui leur est destiné et combien il est nécessaire d'avoir recours à une bonne ventilation. Autrement, les hôpitaux peuvent devenir et deviennent trop souvent des foyers d'infection qui augmentent dans une proportion considérable le nombre des attaques et le chiffre de la mortalité.

Peut-on appliquer aux maisons, aux chambres renfermant un ou plusieurs pestiférés ce que nous venons de dire des hôpitaux ?

Quand on lit attentivement et sans aucune prévention l'histoire des grandes épidémies de peste, on est frappé de ce fait, que lorsqu'un cas de peste a existé dans une maison, tous les habitants de cette maison courent le plus grand risque d'être atteints par la peste s'ils continuent à y résider.

Dans le court espace de deux mois, dit M. le docteur Grassi, je vis, en 1835, sortir 57 morts de la maison de Hingi Osman, trésorier général de la marine à Alexandrie.

L'ancien bey de Titeri, retiré à Alexandrie, a perdu, la même année, 35 personnes composant sa maison. Resté seul et bien portant, quoiqu'il eût donné des soins à plusieurs de ses malades, il ferma sa demeure et se rendit tranquillement chez un de ses amis. Nous devons ce fait et ces détails à M. Ferdinand de Lesseps.

Nous vous le demandons, messieurs, peut-on, dans ces cas si remarquables, attribuer toutes les attaques à la seule influence épidémique? Ne semble-t-il pas que les miasmes pestilentiels dégagés dans l'appartement du malade, venant à exercer leur action sur les personnes saines que l'influence épidémique a déjà rendues aptes à contracter la maladie, la peste compte souvent presque autant de victimes qu'il y a d'habitants dans la maison?

Presque tous les médecins qui, en Égypte, croient à la transmission de la peste pensent que cette transmission ne peut avoir lieu que par l'action des miasmes s'échappant du corps des pestiférés. M. Grassi, médecin du lazaret d'Alexandrie, est le seul qui professe la croyance à la transmission de la peste par le contact médiat ou immédiat des pestiférés, sans aucune entremise de l'air. Les médecins d'Égypte estiment que le séjour prolongé dans la chambre des malades est surtout redoutable (1).

Le docteur Rigaud, qui, en 1835, avait soigné les pestiférés d'Alexandrie avec tant de dévouement et d'abnégation, mourant lui-même de la peste, disait à M. de Lesseps, qui le visita et lui serra amicalement la main jusqu'au dernier moment: « Venez » me voir vingt fois par jour, si vous le pouvez, mais ne restez » jamais plus de cinq minutes dans ma chambre. »

Par un abus extraordinaire, dit M. Laidlaw, il est d'usage dans le Levant de priver d'air, autant que possible, la chambre d'un malade. Ce médecin a souvent vu des pestiférés dans une atmosphère si impure, qu'il était dans la nécessité de faire une visite extrêmement courte.

(1) Clot-Bey, *ouvrage cité*, pag. 316.

On conçoit combien une habitude aussi fâcheuse doit nuire aux malades et à tous ceux qui les approchent.

Il importe beaucoup, pour se rendre raison de ce qu'on peut avoir à craindre de l'air en temps d'épidémie pestilentielle, de savoir si celle-ci est dans sa première, dans sa seconde ou dans sa troisième période. Dans la première, l'air n'offre d'autres conditions malfaisantes que celles résultant des causes générales épidémiques; dans la troisième, la constitution épidémique tend à cesser, et l'air n'est guère dangereux que par les miasmes pestilentiels qu'il peut encore contenir. Dans la deuxième période, au contraire, dans celle où l'influence épidémique est dans toute son intensité, dans celle où les effets pernicieux de cette influence sont fortement augmentés par les miasmes pestilentiels qu'exhalent de très nombreux malades, l'air doit être et est l'agent redoutable de la production et de la propagation du fléau.

« La durée de la période d'état ou du milieu, dit Samoïlowitz, fut de quatre mois dans la peste de Moscow, en 1771. » Cette période commença au mois d'août et ne finit qu'au mois » de novembre. Pendant ce laps de temps, continue le médecin » russe, je restai tour à tour dans les trois hôpitaux pestiférés, et » trois fois j'y fus empesté. De tous les sous-chirurgiens qui y » étaient pour m'aider dans les pansements, de tous ceux qui » s'y étaient enfermés avec moi pour soigner les malades, aucun » n'échappa aux atteintes de ce mal cruel. Sur 15 de mes » sous-chirurgiens, je n'en pus sauver que 3. L'épidémie fit » beaucoup moins de victimes dans la première et la troisième » période (1). »

Paul Sorbait, premier médecin et professeur à Vienne, dit en parlant de la peste qui régna en cette ville en 1672, que l'air était devenu tellement impur qu'on prenait la peste en allant dans les rues (2).

On lit dans le *Recueil des pièces historiques sur la peste de Marseille*, publié en 1820 : « Ce qui est le plus étrange, c'est que

(1) Samoïlowitz, *Mémoire sur la peste de Moscou*, Paris, 1783, pag. 39.
(2) *Opera theoria pract.*, Vienne, 1680, in-fol., cap. de peste.

» ceux qui sont le plus renfermés dans leurs maisons et les plus
» attentifs à n'y rien recevoir qu'avec les précautions les plus
» exactes, la peste les y va attaquer et s'y glisse on ne sait com-
» ment (1). »

La même observation est consignée dans un autre document intitulé : *Discours sur ce qui s'est passé de plus considérable à Marseille.* On y trouve les lignes suivantes : « La violence d'un
» venin imperceptible qui s'insinuait dans le corps, malgré toutes
» les précautions dont on peut se servir pour s'en défendre, n'é-
» pargnait ni sexe, ni âge, ni condition, et rendait toutes les
» mesures inutiles. »

On voit la même circonstance se reproduire à Toulon dans le moment où la peste y faisait le plus de ravages. « La peste, dit
» d'Antrechau, semble s'être introduite dans l'hôtel-de-ville
» pour nous annoncer qu'aucun frein n'était plus capable de
» l'arrêter. Ni nos soins pour éviter toute communication, ni nos
» barrières ne purent garantir de ses coups ceux qu'elle semblait
» d'abord vouloir épargner. Elle trouva des victimes dans des
» demeures dont on croyait que l'entrée lui serait inaccessible,
» tant on avait pris de précautions pour la lui fermer. »

Ces citations, messieurs, vous prouveront de nouveau que l'isolement le plus complet ne préserve pas toujours de la peste, et vous porteront à penser que si, dans la deuxième période d'une épidémie pestilentielle, un certain nombre de cas est dû à la seule influence de la constitution régnante, les miasmes accumulés dans l'air semblent aussi contribuer puissamment aux ravages de la peste. Il est et il sera probablement toujours très difficile de faire, dans de semblables conjonctures, la part exacte des cas dus à l'épidémicité et celle des cas plus nombreux, nous le croyons, qu'on doit rapporter à l'infection miasmatique.

Quelquefois il suffit qu'une localité ait renfermé des pestiférés pour que les personnes qui viennent l'habiter ensuite, en prenant toutes les précautions possibles pour éviter tout contact

(1) Recueil publié à Marseille en 1820, tom. I, pag. 82.

suspect, soient frappées de peste en nombre bien supérieur à celui déterminé par la seule influence épidémique.

En 1834, au mois de juin, pendant l'insurrection qui ensanglanta la Judée, les révoltés pillaient et saccageaient Jérusalem. Les nombreux chrétiens du rit catholique s'étaient réfugiés dans le couvent de Saint-Sauveur de cette ville. « Au bout de dix à » douze jours de réclusion, je remarquai, dit M. le docteur De-» long, des cas de peste parmi cette population en détresse, en-» tassée pêle-mêle dans les dortoirs, sur et sous les escaliers, » dans les cours et autres remises de cette vaste enceinte. Après » vingt-cinq jours d'attente, Ibrahim-Pacha arriva enfin et la » ville fut délivrée. Les révérends pères consternés s'empres-» sèrent de faire évacuer leur demeure à tout ce peuple et se ren-» fermèrent en quarantaine stricte et telle que la peur sait l'in-» spirer. Qu'arriva-t-il? De tous ceux qui avaient quitté le » couvent, trois seulement moururent quatre ou cinq jours » après. Mais, sur 63 religieux qui croyaient se préserver par » l'isolement, il en mourut 22.

» Maintenant, continue M. Delong, quel rôle a pu jouer » l'infection dans ce fait? Je m'abstiens de l'interpréter. Il est » souvent sage de résister au désir, si naturel d'ailleurs, de tout » expliquer. Cependant il me paraît clair qu'on devrait, en » pareilles circonstances, disséminer les pestiférés dans divers » lieux, au lieu de les entasser avec les compromis, comme on les » appelle, dans un enclos restreint où l'on n'a pas toujours tenu » compte des lois de l'hygiène (1). »

Ce qui s'est passé, en 1835, à l'école de musique de Kankè nous fournit un exemple bien plus remarquable encore. La peste s'étant déclarée dans cette école, quoiqu'elle eût été maintenue en sévère quarantaine, les élèves furent envoyés dans le désert, d'où ils furent rappelés peu de temps après. Ils reprirent alors possession de leur ancienne demeure.

« En arrivant dans ce local, dit le directeur de l'école, » M. Carré, nous le fîmes balayer, arroser, approprier. Notez,

(1) M. le docteur Dulong, du Caire, rapport adressé au conseil de santé en 1841. Pièces et Documents, n° XIX.

» en outre, que depuis que nous en étions sortis, personne n'a-
» vait occupé ce logement. Cependant, avant la fin du premier
» jour, j'avais envoyé à l'hôpital d'Abouzabel cinq élèves atteints
» de peste. Le lendemain, trois autres furent attaqués, puis neuf
» le surlendemain ; enfin, les cas augmentaient tous les jours. Ne
» sachant plus que faire, j'allai trouver le colonel Aref-Bey; je lui
» dis que j'étais convaincu que les élèves étaient beaucoup mieux
» dans le désert que dans ce local, et que, s'ils restaient là, ils
» allaient tous périr. « Si tu crois être mieux au désert, me dit
» Aref-Bey, retournes-y. » Aussitôt, mes mesures furent prises
» et nous rentrâmes au désert.

» Il ne s'est plus déclaré un seul cas de peste; et parmi
» quinze individus chargés d'aller faire au village les corvées et
» les provisions, et communiquant avec tout le monde, pas un
» n'a été atteint. »

Les détails donnés par M. Carré, dit Clot-Bey, prouvent outre le défaut d'immunité par les quarantaines :

1° Que les élèves de musique, quand ils se sont trouvés placés dans le désert, loin du village et du local dit *des Effendis*, n'ont point été atteints par l'influence épidémique;

2° Que, dès que les élèves ont été ramenés du désert, l'influence de la cause épidémique, jointe à l'infection, a suffi pour faire développer la peste, quoiqu'il n'y ait pas eu le moindre contact suspect;

3° Que si les quinze soldats qui allaient au village et commuquaient avec tout le monde n'ont pas contracté la peste, c'est qu'ils séjournaient peu de temps au village et ne trouvaient pas réunies les deux conditions d'infection et d'épidémie.

Nous ajouterons que la circonstance qui doit le plus frapper l'Académie, c'est que le local dit des Effendis qui avait contenu des pestiférés, mais qui n'en contenait plus depuis un mois environ, ait pu continuer à renfermer pendant ce long espace de temps un foyer d'infection assez intense pour décimer les élèves d'une manière aussi cruelle, lors de leur retour du désert.

Dans cette désastreuse année 1835, la peste faisait de nombreuses victimes dans les casernes d'Alexandrie, quoique celles-ci eussent été mises en quarantaine. On remplaça les troupes qui avaient perdu beaucoup de monde par de nouveaux régiments. Mais les casernes, quoique nettoyées, restèrent des foyers d'infection qui donnèrent la peste à leurs nouveaux habitants, et alors que l'épidémie pestilentielle touchait à sa fin à Alexandrie (1).

Nous appelons, messieurs, d'une manière toute spéciale, votre attention sur ces faits, qui, rapprochés de faits analogues observés hors des foyers épidémiques, et notamment sur des navires en mer ou dans les ports, devront recevoir de nouvelles et très utiles applications dans la question des quarantaines.

Les médecins qui ont constaté les terribles effets de l'infection par les miasmes pestilentiels suspendus dans l'air ont cherché à se rendre compte de l'origine et du mode d'action de ces miasmes. Ils pensent que ceux-ci s'échappent du corps des pestiférés, soit avec l'air qu'ils expirent, soit avec les diverses exhalations de la peau.

Ils estiment que c'est par la surface cutanée, par la déglutition et surtout par l'inspiration que ces miasmes pénètrent dans l'économie.

La peur, l'amour du merveilleux, l'application continuelle de cet adage : *Post hoc*, *ergo propter hoc*, ont fait attribuer souvent à des contacts médiats ou immédiats des effets qui auraient dû être rapportés à l'infection miasmatique. « Une personne, dit M. le docteur Brayer, se trouve-t-elle atteinte de la peste sans sortir de » chez elle, de suite on cherche à se rappeler où elle a été la veille, » deux ou trois jours auparavant, les objets qu'elle a touchés, etc. » Si elle n'est pas sortie depuis une ou deux semaines, pour » cause d'indisposition, peu importe ; elle est sortie il y a trois » semaines, un mois, et comme le virus peut se conserver, dit- » on, des mois, des années même, il n'est pas étonnant que la » maladie se soit déclarée. On ne veut pas réfléchir que la peau, » garantie par le double obstacle de l'épiderme qui la protège et » celui des vêtements, ne peut transmettre que très difficilement » le virus de l'extérieur à l'intérieur. Quant à l'absorption pul- » monaire, on n'en parle jamais. Il est reçu parmi les Francs

(1) M. Aubert-Roche, *ouvrage cité.*

» que l'air n'est pas, n'a jamais été, ne peut pas être le véhicule » de la peste. On se refuse à croire qu'en temps de peste tout » individu respire un air plus ou moins délétère, que celui qui » voit ou touche un malade est dans l'atmosphère de ce malade, » et que, lorsqu'au moyen de l'air, un principe nuisible est » porté jusque dans les dernières ramifications bronchiques et, » par l'acte de la déglutition, dans les voies gastriques, il y a là » beaucoup plus que du contact, puisqu'il y a une véritable » pénétration dans le premier cas, et, dans le second, digestion, » absorption intérieure. Il y a donc infection dans toute la force » du terme, et la maladie qu'elle occasionne est plus ou moins » grave, suivant la quantité des miasmes introduits dans l'éco- » nomie, leur intensité et les dispositions individuelles de ceux » qui les ont absorbés (1). »

» Nous n'avons que trop d'exemples, dit Foderé, de contagion » reçue pour avoir respiré l'haleine d'un pestiféré. C'est, ajoute- » t-il, un danger qu'il est difficile d'éviter en examinant les » malades et en les soignant (2). »

Desgenettes fait également remarquer que le zèle et l'assiduité auprès des pestiférés et un trop long séjour dans les hôpitaux étaient mal récompensés. Il cite comme exemple celui du médecin et du chirurgien en chef de Gaza, qui furent victimes de leur dévouement (3). On pourrait dresser une longue liste des médecins qui, sous l'influence de la même cause, ont payé de leur vie leur amour de l'humanité et la satisfaction d'avoir rempli consciencieusement leur devoir.

Un fait que Pugnet a observé sur lui-même nous montre d'une manière très précise l'action des miasmes pestilentiels inspirés avec l'air. « Le 3 floréal an VII, dit cet auteur, en » entrant dans le lazaret pour faire ma visite, je rencontrai un » malade pestiféré qui venait d'y être introduit et que deux ser- » vants transportaient. Je le suivis jusqu'à l'appartement qui lui » était destiné. Au moment où la porte de cette salle fut ou- » verte, un courant d'air très fort passa de lui à moi et je me

(1) Brayer, ouv. cit.
(2) Fodéré, article *Peste* du *Dictionn. des scienc. médic.*, pag. 110.
(3) Desgenettes, *Hist méd. de l'armée d'Orient*, pag. 68.

» sentis comme suffoqué. Je ne saurais dire ce qui me fatiguait » le plus, ou un vif sentiment d'irritation que j'éprouvais dans » l'arrière-bouche, ou des douleurs qui établirent tout-à-coup » leur siége dans l'estomac. J'eus aussitôt recours à ce qui était » le plus à ma portée, à l'eau, et j'en bus avec excès, dans la » double intention ou de forcer mon estomac à rejeter ce qui l'in- » commodait, ou de noyer dans des flots de liquide la cause pré- » sumée de ces maux. Je ne vomis point, mais les douleurs furent » d'abord moins fortes ; bientôt elles devinrent vagues et intesti- » nales ; enfin, elles se terminèrent par des selles très copieuses.

» Depuis lors, et pendant le cours presque entier du même » mois, je me suis ressenti de ce que j'ai appelé une contagion » imparfaite, c'est-à-dire que j'ai éprouvé une faiblesse générale, » avec mal de tête soutenu et douleur fixe dans l'aine gauche. » Ces accidents n'ont pas eu d'autres suites ; ils ont cessé peu à » peu chez moi comme chez la plupart de ceux qui s'en plai- » gnaient à la même époque. »

Pour achever d'étudier les principales circonstances dans lesquelles l'air chargé de miasmes pestilentiels a été accusé de produire la peste, nous devons examiner la question suivante :

L'air s'échappant d'une malle qui contient des hardes qu'on suppose infectées, et qui a été plus ou moins longtemps fermée, peut-il donner la peste?

Mertens assure que le germe de la peste, lorsqu'on le tient enfermé avec les matières qui le contiennent, acquiert tant de violence que ceux qui ouvrent les paquets infectés sont souvent frappés de mort subite (1).

Chénot dit que les miasmes qui s'échappent des hardes ainsi renfermées sont les plus dangereux de tous (2).

Ces assertions, messieurs, ne sont appuyées par les auteurs qui les émettent sur aucun fait particulier susceptible d'être apprécié : aussi n'hésitons-nous pas à déclarer qu'elles sont loin d'être prouvées pour nous.

Il nous paraît incontestable, au contraire, et c'est la consé-

(1) Mertens, *Traité de la peste*, pag. 104.
(2) Chénot, *Tractatus de peste*, pag. 39.

quence que nous déduisons de ce qui précède, que les miasmes pestilentiels qui, en temps d'épidémie, s'accumulent dans un hôpital de pestiférés, dans une chambre, dans une maison, et peut-être dans une rue, dans une ville, sont un puissant moyen de la propagation du fléau.

Quoique dans le cours de ce rapport nous ayons toujours cherché à appuyer ce qui nous a paru être la vérité sur des faits et non sur des autorités, nous ne pouvons cependant nous dispenser de vous faire remarquer l'accord parfait qui règne entre les auteurs, divisés d'ailleurs d'opinion, sur la transmissibilité de la peste par les miasmes qu'exhalent les pestiférés.

Nous la voyons parfaitement comprise à Constantinople par MM. les docteurs Brayer et Cholet, qui ont étudié les pestes épidémiques de 1819, 1826 et 1834.

En Égypte, elle est admise généralement par les médecins qui ont observé les pestes épidémiques de 1825, 1835, 1837 et 1841.

C'est l'opinion émise par Desgenettes, Pugnet et Fodéré.

La Société académique de Marseille, dans le rapport qui lui a été présenté par M. le docteur Grand-Boulogne, et qui a été adopté par elle à l'unanimité le 12 août 1845, a admis les deux propositions suivantes :

« 1° Les auteurs les moins d'accord en ce qui concerne l'histoire générale de la peste sont à peu près unanimes pour assurer que le simple contact d'individu à individu est un des modes de transmission les moins favorables à la propagation du fléau.

» 2° Le séjour prolongé dans l'atmosphère des malades, et surtout l'exposition aux miasmes pestilentiels qu'exhalent les objets contaminés, sont éminemment dangereux. »

La seule différence qui, sur ce point vraiment important de doctrine, existe entre la Société académique de Marseille et votre commission peut se résumer ainsi :

La Société académique assure que le simple contact d'individu à individu est un des modes de transmission les moins favorables à la propagation de la peste.

Votre commission pense qu'aucun fait bien observé n'établit la réalité de cette transmission.

Elle ne connaît pas de faits qui l'autorisent à croire, avec la

Société académique, aux dangers des miasmes que laisseraient dégager les objets contaminés.

La Société académique et votre commission reconnaissent également que le séjour prolongé dans l'atmosphère des pestiférés, ou, en d'autres termes, l'infection par les miasmes pestilentiels est ce qu'il y a de plus à redouter.

En présence d'opinions qui sont semblables ou qui sont très peu divergentes, n'est-il pas permis d'espérer, messieurs, que le moment n'est pas éloigné où deux camps qui semblaient séparés par une barrière infranchissable pourront se réunir sur un terrain commun, celui de l'infection miasmatique dont la puissance n'a pas encore été assez généralement reconnue? La réalisation de cette espérance serait un honneur pour la science et un bienfait pour l'humanité.

Il est facile de prévoir combien sont importantes pour les mesures sanitaires à prescrire les conséquences qui découlent de l'étude de l'infection pestilentielle, infection dont notre code sanitaire n'a encore tenu aucun compte.

Si la connaissance des foyers épidémiques de peste et de leurs effets a déjà conduit les médecins à de beaux et grands résultats, si l'on est fondé à croire que l'avenir nous montrera des applications plus multipliées et plus heureuses encore des recherches faites, et de celles qui restent à faire, il faut cependant avouer que nous n'avons que des moyens insuffisants pour prévenir le développement de ces foyers et le plus souvent même pour restreindre leur funeste influence.

Notre puissance sera plus grande pour prévenir les foyers d'infection pestilentielle et pour les dissiper lorsque, par ignorance ou par négligence, on aura souffert qu'ils se soient formés.

Nous avons déjà dit que, pour empêcher la formation d'un foyer d'infection dans un hôpital de pestiférés, il fallait que les lits fussent à une grande distance les uns des autres, et que les salles fussent ventilées avec le plus grand soin, de manière à favoriser sans cesse le renouvellement de l'air.

L'exemple donné par MM. les professeurs de l'école de médecine d'Abouzabel devra souvent être imité en temps d'épidémie pestilentielle. Il est certain que, quand la température le permettra, il sera très utile de placer les pestiférés dans des baraques construites sur un endroit élevé et sur un terrain sec. On préviendra ainsi facilement l'accumulation des miasmes pestilentiels s'échappant des malades, et pouvant nuire aux pestiférés eux-mêmes et à toutes les personnes qui les soignent.

Quant aux maisons qui ont un ou plusieurs cas de peste, le meilleur moyen de prévenir l'action des miasmes pestilentiels sur les habitants sains, c'est de les évacuer complètement, en plaçant les malades pestiférés dans l'hôpital destiné à les recevoir, et les personnes compromises dans une autre localité située, autant que possible, en dehors des foyers épidémiques.

Mead, qui, lors de la peste de Marseille en 1720, fut chargé par le gouvernement anglais de rédiger une instruction pour prévenir l'introduction du fléau en Angleterre, et le combattre s'il s'y présentait, a beaucoup insisté sur l'utilité, la nécessité de la mesure que nous recommandons (1).

Il a rappelé, comme devant être imitée, la conduite tenue à Rome, pendant la peste de 1657, par le cardinal J. Gastaldy, revêtu alors du pouvoir nécessaire pour prendre toutes les mesures sanitaires qu'il jugerait convenables.

Le cardinal défendit qu'aucun pestiféré et même qu'aucune personne de santé suspecte restassent dans leurs maisons. On les transportait promptement à l'hôpital bâti dans l'île qui divise le Tibre. Quant à ceux qui avaient habité la même maison, on les plaçait dans d'autres hôpitaux à portée de la ville, d'où on les faisait passer dans l'île quand la maladie s'était déclarée. Pendant ce temps, le cardinal avait grand soin de faire sortir de la maison infectée tous les meubles, de les exposer à l'air libre, et de laisser les appartements ouverts, afin de les purifier.

Le cardinal parvint ainsi, dit R. Mead, à faire cesser en deux mois la peste qui régnait à Rome depuis deux ans.

« Mais ce qui mérite le plus l'attention, continue l'auteur an-
» glais, c'est qu'on avait positivement observé avant ces règlements
» que la maladie ne se déclarait guère dans une maison sans at-
» taquer tous ceux qui l'habitaient, tandis que depuis qu'ils ont

(1) Mead, traduction du latin de son *Traité de la peste*. Paris, 1801, pag. 207.

» été mis en vigueur, à peine de ceux qu'on éloignait des ma-
» lades y en eut-il cinq sur cent qui furent attaqués ensuite de la
» peste (1). »

Cette méthode prophylactique avait certainement été suggérée à Gastaldy par ce qui s'était passé à Ferrare en 1630. Muratori nous apprend qu'à cette époque les magistrats de cette ville, voyant les funestes effets de la marche suivie chez leurs voisins, parmi lesquels la peste faisait de grands ravages, et qui, de peur de nuire à leur commerce, dissimulaient le mal et le concentraient ainsi dans leurs maisons, résolurent de s'y prendre d'une tout autre manière. Ils firent sortir des maisons tout individu atteint de peste et toutes les autres personnes qui habitaient avec lui. A sept reprises différentes le succès fut complet. L'exemple de cette ville, continue Muratori, fut suivi avec tant d'avantage par les villes voisines, qu'on crut qu'il était d'utilité publique de consigner dans les annales des Ferrarais que la méthode indiquée était le seul préservatif assuré contre la peste (2).

L'intendance sanitaire de Constantinople a suivi et suit encore la méthode prophylactique si sagement recommandée par Muratori, Gastaldy et Mead, qui appliquaient empiriquement les préceptes dont la doctrine de l'infection est venue nous faire comprendre la haute importance. Elle prescrit de porter le pestiféré au lazaret, de faire sortir la famille de la maison pour la placer dans un lieu écarté où elle peut être surveillée, de vider la maison, de l'aérer, de la purifier ; elle n'en permet l'habitation à personne pendant un mois. C'est à ces précautions prises avec rigueur que l'intendance attribue la cessation de la peste à Constantinople et dans les principaux ports de la Turquie depuis 1839 (3).

Quand, ignorant ou méconnaissant l'influence de l'infection pestilentielle, on cerne et on condamne à une quarantaine sévère les maisons dans lesquelles la peste a frappé un ou plusieurs

(1) Gastaldy, *Tractatus de avertendâ et prostigandâ peste, Politico-legalis*, Bologna, 1684, in-fol., cap. 10.

(2) Muratori, *Governo della peste e delle maniere di guardasena*, Modena, 1714, in-8.

(3) M. le docteur Morpurgo, ancien membre de l'intendance sanitaire de Constantinople ; communication verbale faite à la commission.

individus, on augmente notablement le chiffre des victimes, et on s'expose à former des foyers d'infection très dangereux pour les populations.

« M. Seisson, médecin en chef à l'hôpital du Caire, ancien » professeur de l'École de médecine d'Abouz-Abel, fait observer » que si, lors de l'apparition de la peste au Caire, en 1835, après » l'arrivée du Maltais Giglio, qui mourut de cette maladie qu'il » avait apportée d'Alexandrie, on eût disséminé les autres mem- » bres de la famille dans la campagne, on aurait probablement » évité la mort de 8 à 10 personnes qui, retenues par la force » armée dans la maison, contractèrent la peste, et succom- » bèrent. Deux personnes se sont enfuies du foyer d'infection » dont la quarantaine a été la cause ; toutes deux sont restées » intactes.

» Le fait Giglio, ajoute M. Seisson, ne prouve pas, comme on » l'a répété, la contagion de la peste ; il prouve seulement le » danger de renfermer dans un espace rétréci les individus qui » ont été en rapport avec un pestiféré. Il est donc de première » nécessité de renoncer à ce qu'on appelle les quarantaines spé- » ciales pour les maisons dans lesquelles des personnes ont » été frappées de la peste. Il faut, au contraire, les évacuer, les » aérer, les purifier pour prévenir tout foyer d'infection (1). »

Il n'est pas moins dangereux de contraindre les habitants d'une ville en proie à une épidémie pestilentielle de rester dans cette ville. C'est une mesure cruelle qui a pour résultat d'augmenter la mortalité de la population soumise à l'influence épidémique, et de développer des foyers d'infection qui propagent la maladie.

Gassendi, qui nous a laissé l'histoire de la peste qui régna à Digne, en Provence, en 1629, raconte qu'elle y fut si terrible, que, dans l'espace d'un été, de 10,000 habitants, il en resta à peine 1,500. Il attribue principalement la mortalité à l'observation stricte de la défense de passer les lignes, en sorte que personne n'eut la liberté de se retirer à la campagne (2).

(1) M. Seisson, Lettre adressée au consul général d'Angleterre à Alexandrie en 1839. Pièces et Documents, n° IX.

(2) Gassendi, *Notitia eccles. diniensis*, d'après Mead, traduction citée, pag. 351.

On sait qu'en 1720, un arrêt du parlement d'Aix, en date du 31 juillet, confirmé par un arrêt du conseil d'État, rendu le 14 septembre suivant, défendit, sous peine de mort, à tout habitant de Marseille et de sa banlieue de sortir du territoire de cette ville. De là une grande misère, un grand encombrement de malades pestiférés, et le développement de nombreux foyers d'infection ; de là une mortalité vraiment effrayante.

Et cependant, messieurs, que devrait-on faire aujourd'hui, d'après les errements suivis par l'administration, si la peste apparaissait dans une ville de France ?

On devrait la cerner d'un cordon de troupes, pour empêcher les habitants d'en sortir, c'est-à-dire qu'on devrait réunir, concentrer dans cette malheureuse ville toutes les causes qui peuvent développer des foyers d'infection pestilentielle.

Est-il donc impossible, messieurs, de concilier les intérêts de la santé publique avec les lois de l'humanité la plus vulgaire? Nous ne le pensons pas; nous sommes fermement convaincus, au contraire, qu'on peut donner aux villes voisines et à tout le royaume une sécurité complète, tout en prenant les mesures nécessaires pour soustraire au danger la très grande majorité des habitants de la ville qui voit la peste éclore dans son sein. Pour obtenir ces résultats si désirables, il suffit de savoir mettre à profit tout ce que le temps et l'expérience nous ont appris sur l'épidémicité de la maladie et sur l'infection pestilentielle.

En montrant les immenses avantages de l'application méthodique de la doctrine de l'infection, en signalant les très graves inconvénients de l'ignorance ou de la négligence des données précieuses fournies par cette doctrine, nous avons apporté les meilleures preuves à l'appui de sa réalité.

La conclusion de ce chapitre sera donc :

Dans les foyers épidémiques, la peste est transmissible par les miasmes qu'exhalent les pestiférés et par les foyers d'infection qui peuvent en résulter.

Quoique cette conclusion nous paraisse en parfaite harmonie avec les faits que nous avons rapportés, nous ne pouvons cependant nous dissimuler qu'on peut lui adresser cette objection, que les observations ayant été faites dans des pays où la peste, toujours ou presque toujours endémique, revêt, à certains intervalles, les caractères épidémiques, il peut rester du doute sur la cause qui a été mise en jeu. On a pu, dira-t-on, attribuer à l'infection pestilentielle des cas dus à l'endémicité ou à l'épidémicité. Nous ne nous étonnons pas que cette objection, qui ne nous paraît pas fondée pour les faits cités par nous, laisse en suspens le jugement de beaucoup de médecins. Pour résoudre complétement et définitivement la question de la transmissibilité de la peste par les individus, les vêtements ou autres objets infectés, c'est loin des contrées où la peste est endémique, c'est loin des foyers épidémiques que les observateurs doivent s'appliquer à trouver les éléments de solution. Trop longtemps on a cru que c'était en Égypte, en Syrie, en Turquie qu'on pouvait arriver à des résultats utiles et durables. Cela n'est vrai que pour les questions relatives à l'endémicité et à l'épidémicité de la peste. Il en est tout autrement pour la question de la transmissibilité. C'est en mer, c'est sur les côtes où la peste n'est pas endémique, c'est dans les lazarets d'Europe qu'on peut trouver des faits concluants, et arriver enfin à la vérité.

CHAPITRE VI.

La peste est-elle transmissible en dehors des foyers épidémiques?

C'est là, messieurs, la plus capitale des questions que l'Académie doit résoudre. La solution est-elle affirmative, c'est le maintien du système sanitaire. Est-elle négative, c'est la condamnation des lazarets et des quarantaines.

Un certain nombre de médecins qui ont observé en Égypte les épidémies de 1835 et de 1841 nient la transmissibilité de la peste en dehors des foyers épidémiques. Voici les raisons sur lesquelles ils se fondent :

Lorsque la constitution épidémique cesse, tous ou presque tous les malades guérissent, et l'on ne voit plus d'atteintes nouvelles

De nombreux pestiférés ont été et sont encore accumulés dans les hôpitaux et dans les maisons ; toutes les conditions favorables à la transmission de la peste par le contact immédiat ou médiat, ou à sa propagation par l'infection miasmatique, sont réunies ; et cependant, à une époque à peu près fixe, l'épidémie s'éteint, et avec elle s'éteint la peste.

Un pestiféré sorti d'un foyer épidémique n'est pas plus à redouter qu'un pestiféré sporadique, lequel, de l'aveu de tous les médecins d'Égypte, n'offre aucun danger.

S'il est douteux que les vêtements et les hardes des pestiférés puissent transmettre la peste en temps d'épidémie, il est certain qu'une fois que celle-ci a disparu, ces vêtements et ces hardes peuvent être mis en usage impunément.

Une épidémie n'apparaît dans une contrée qu'à la suite d'influences locales et atmosphériques dont l'action a été plus ou moins prolongée ; des privations, des fatigues, des peines physiques ou morales ont été éprouvées, à des degrés divers, par les populations. De ces causes réunies résultent des prédispositions plus ou moins générales à contracter la maladie régnante.

Or, quand un navire transporterait hors du foyer un ou plusieurs pestiférés, il ne pourrait transporter avec eux toutes les causes, passées et présentes, qui sont nécessaires au développement d'une épidémie.

Il faut le dire, messieurs, parce que cela est la vérité, les observations faites en Égypte en 1835 et en 1841 semblent justifier ces propositions et les conséquences qui en découlent.

Mais en est-il de même des faits observés en mer et dans les lazarets d'Europe ? Ces faits conduisent-ils aux mêmes conclusions ? C'est là ce qu'il importe à l'Europe de savoir ; c'est là ce que nous devons rechercher avec le soin le plus minutieux.

25 navires, arrivés depuis 1720 dans les lazarets de France ou d'Italie avec la peste à bord, peuvent et doivent nous fournir les éléments de la solution qui nous est si nécessaire.

Parmi ces navires, 14 ont été reçus dans les ports d'Italie, savoir, 5 à Venise, 8 à Livourne et 1 à Gênes ; 10 sont arrivés à Marseille. C'est par ces derniers que nous allons commencer notre examen, parce que c'est sur eux que nous sont parvenus les documents les plus complets.

M. le ministre de l'agriculture et du commerce a bien voulu faire remettre à l'Académie les pièces appartenant à l'intendance sanitaire de Marseille, et renfermant les déclarations des capitaines et les certificats des médecins et chirurgiens du lazaret de cette ville, concernant 12 navires. Nous ne parlons que de 10, attendu que sur les 12, 2 n'ont offert aucun cas de peste ni dans le port ni au lazaret.

Nous avons lu avec soin, messieurs, les 500 pièces authentiques composant l'important envoi de M. le ministre, et nous allons vous en présenter l'analyse.

Premier fait. — En 1741, le capitaine Coutel, d'Antibes, commandant la pingue *l'Étoile du Nord*, partit d'Alger le 9 juin, avec un chargement de coton, soieries et autres marchandises, et arriva à Marseille le 19 juin.

Sa déclaration, faite le jour même de son arrivée, porte :

Qu'il a à bord 16 Maures, propriétaires des marchandises;

Qu'un de ses mousses est tombé malade depuis quatre jours avec fièvre et une glande à l'aine du côté gauche;

Que, depuis deux jours, un passager a été atteint d'une grosse fièvre, sans signes extérieurs de maladie contagieuse;

Qu'un autre passager a été attaqué d'une tumeur au coude.

Le 22 juin 1741, MM. Micheland, médecin, et Fondomme, chirurgien du lazaret de Marseille, constatent que le mousse embarqué sur le navire du capitaine Coutel, décédé dans la nuit, est mort d'une peste *safranée* qui l'a enlevé brusquement, sans qu'il ait paru aucune éruption.

Ils ajoutent que les cinq malades provenant de *l'Étoile du Nord* et réunis dans l'enclos Saint-Roch, sont tous travaillés de la peste la mieux caractérisée par des bubons aux aines et des charbons.

Le 3 juillet, les mêmes certifient que le chirurgien et le garde renfermés dans l'enclos des malades contaminés sont l'un et l'autre en proie à la peste la moins douteuse, avec bubons aux aines.

Enfin, le 22 août 1741, le médecin et le chirurgien du lazaret attestent que les sept pestiférés traités au lazaret sont en bonne santé et que leurs bubons sont cicatrisés.

Le défaut de détails suffisants dans les rapports faits à l'intendance par MM. Micheland et Fondomme nous met dans la nécessité ou de regarder ces faits comme peu dignes de confiance ou de les admettre sans discussion. Si nous prenons ce dernier parti, qui nous paraît le mieux fondé en raison, nous devrons penser que le mousse tombé malade le 15 juin 1841 serait mort de la peste sans signes extérieurs, tandis que les cinq autres pestiférés, provenant du navire *l'Étoile du Nord*, auraient guéri au lazaret. Quant au chirurgien quarantenaire et au garde de santé, que le certificat du 3 juillet déclare atteints de la peste la mieux caractérisée, ils l'auraient contractée dans l'enclos des pestiférés. Tous deux auraient guéri.

Deuxième fait. — En 1760, entra en quarantaine à Pomègue le capitaine Billon, commandant le navire *la Sainte-Famille*, parti d'Acre le 12 avril et arrivé à Marseille le 8 mai.

Le capitaine a déposé :

Que cinq jours avant son départ d'Acre, il est mort de peste un homme de son équipage ;

Qu'un autre de ses matelots fut atteint de la même maladie le 17 et mourut le 22 ;

Que, depuis le 22 avril, son équipage s'est conservé en santé.

Le 10 mai, MM. Montagniès, médecin, et Fondomme, chirurgien, déclarent qu'ils ont trouvé aux infirmeries du lazaret un matelot du capitaine Billon.

Ce matelot affirme qu'il est malade depuis trois jours, qu'il a eu une glande au cou, laquelle a disparu, qu'il souffre une douleur au pli de l'aine avec tension au bas-ventre. Le visage est plombé; les yeux sont étincelants, excavés et comme meurtris extérieurement; la langue est chargée et pâteuse ; il y a des vertiges et un grand abattement, ce qui, toutefois, n'a pas empêché le malade de se rendre à pied du quai du lazaret à la chambre qu'il habite.

L'examen de l'habitude du corps a fait reconnaître dans l'aine gauche une petite tumeur de la grosseur d'un haricot.

Le malade est mort le 11 mai à sept heures du matin.

Le cadavre ne paraît pas avoir été examiné, même extérieurement, par le médecin et le chirurgien du lazaret.

Le 12 mai, un second matelot du capitaine Billon tombe malade.

Voici les symptômes observés par M. Allonbignier, médecin, et Fondomme, chirurgien : Visage d'un rouge livide, yeux étincelants et excavés ; langue blanche et chargée, fièvre. Il existe, en outre, disent les signataires du certificat, un bubon à l'aine gauche, que le chirurgien quarantenaire s'est prêté à toucher, malgré le risque, et qu'il a trouvé mou.

Le 15 mai, ce second matelot était mort.

Le 16 mai, un troisième matelot, qui avait soigné les deux premiers avec le chirurgien quarantenaire, est atteint de symptômes généraux légers ; mais il a une glande au pli de l'aine. Ce bubon a persisté pendant plusieurs semaines, mais il s'est résolu sans suppuration. Le malade a guéri.

Le 17 mai, un quatrième matelot tombe malade ; il a une glande sous l'aisselle. Il meurt le 20 mai.

Le 19 mai, un cinquième matelot est atteint de la maladie avec tumeur au pli de l'aine. Il meurt le 26, portant alors deux bubons aux aines.

Un sixième matelot, entré au lazaret le 22, meurt le 27. Il n'a offert aucun engorgement glandulaire ; mais, au quatrième jour de la maladie, dit le certificat du médecin et du chirurgien, il fut couvert d'un pourpre noir sur la poitrine et la région de l'estomac.

Le 30 mai, M. Germain, chirurgien du navire *la Sainte-Famille*, entré au lazaret le 11 mai, comme chirurgien quarantenaire, et qui, en cette qualité, a soigné et touché les pestiférés, est frappé lui-même.

Il accuse une douleur générale, de la faiblesse, de l'altération, de la fièvre. Il se plaint surtout d'une glande de la grosseur d'un pois chiche, petite tumeur qui le gène et est fort douloureuse.

Le médecin et le chirurgien du lazaret auxquels les renseignements ci-dessus ont été donnés par le matelot qui soigne M. Germain et qui lui-même porte encore un bubon, en concluent que ce chirurgien a la peste.

Le 1er juin, le même matelot leur annonce que M. Germain est mieux, que ses yeux sont moins rouges et son visage moins allumé. Toutefois, la langue reste chargée; la fièvre persiste, mais moins aiguë, d'après le dire du malade, la tumeur de l'aine est allongée et du volume d'une grosse datte tout au moins.

Le 2 juin, à cinq heures du matin, M. le chirurgien Germain meurt, sans avoir vu ni médecin ni chirurgien depuis le commencement de sa maladie, c'est-à-dire depuis le 29 mai. Il n'a reçu d'autres soins que ceux d'un matelot, pestiféré lui-même.

Le jour de sa mort, dit le certificat du médecin et du chirurgien du lazaret, M. Germain avait les traits altérés, les yeux étincelants, la langue blanche et chargée, une faiblesse très grande, un bubon du volume d'une fève au pli de l'aine, avec des douleurs vives, une fièvre aiguë et le délire.

Ils déclarent, en conséquence, que M. Germain a succombé à la peste.

Le 7 juin, un matelot venu dans l'enclos des pestiférés pour donner des soins à M. Billon, frère du capitaine, entré le 17 mai au lazaret pour une indisposition légère, tomba malade. Le cinquième jour de sa maladie, il présenta les signes généraux de la peste. Le sixième jour, il fut vu par le médecin et le chirurgien avec des lunettes d'approche. Il y avait alors un peu de rémission dans la maladie. Le septième jour, le malade eut un charbon sous l'aisselle et mourut à quatre heures du soir.

Nous ne ferons en ce moment, messieurs, qu'une remarque sur les malades dont nous venons de vous entretenir; c'est qu'il nous paraît impossible de ne pas reconnaître que tous les sept, y compris M. le chirurgien Germain, ont été atteints d'une véritable peste contractée à bord ou au lazaret. Des deux pestes qu'on peut croire avoir été la suite de l'approche ou du contact des pestiférés traités aux infirmeries, une a été mortelle, peut-être par défaut de soins, nous devons le dire, celle de M. Germain; une autre a guéri, celle d'un matelot qui avait rempli les fonctions d'infirmier. Si l'on voulait admettre que M. Germain, chirurgien employé sur le navire devenu foyer de peste, avait contracté la peste à bord, il faudrait dire alors que l'incubation aurait duré chez lui dix-neuf jours; ce qui, comme nous le verrons, serait contraire à toute probabilité; car il y avait dix-neuf jours écoulés depuis son entrée au lazaret lorsqu'il a éprouvé les premiers symptômes de la maladie.

Troisième fait. — En 1784, le capitaine Mathieu Millich, Ragusais, commandant le navire *l'Assomption*, partit d'Alexandrie le 18 mars, et arriva à Pomègue le 30 avril de la même année.

Sa déposition, faite le jour de son arrivée, porte :

Que son navire était chargé, au départ d'Alexandrie, de quelques marchandises et de 152 passagers maures, venant de la Mecque et retournant au Maroc ;

Que son équipage, alors de 16 hommes, était maintenant de 13 ;

Que, le 1er avril, un calfat est mort sur le navire d'une maladie que le capitaine attribue à la présence d'une pierre dans la vessie ;

Qu'il a relâché à Malte le 4 avril et qu'il en est parti le 6 ;

Que, le 7 avril, est mort à bord un maitre d'équipage, dont la maladie a duré huit à neuf jours, et qui n'a succombé que par défaut de tout remède ;

Que, le 9 avril, le cuisinier du navire est mort d'une affection de poitrine ;

Qu'il a relâché à Tunis le 12 avril et en est reparti le 24 ;

Enfin, que la patente délivrée à Alexandrie était brute.

Le capitaine Millich a subi sa quarantaine à Pomègue, en conservant à son bord ses passagers et son équipage, jusqu'au 24 mai, qu'il a été autorisé à partir pour Tanger.

Le 23 mai 1784, M. Michel La Roche, médecin, et M. Fondomme, chirurgien du lazaret de Marseille, certifient que le nommé Henri Courbon, garde surnuméraire, ci-devant employé auprès des passagers du capitaine Millich, éprouve depuis plusieurs jours les symptômes suivants :

Douleur de tête, perte d'appétit, langue sale, grande faiblesse.

Une saignée est pratiquée.

Le 24 mai, le malade est un peu mieux; mais, le 25, il a le ventre météorisé et du délire.

Le malade meurt le 26 mai.

Autopsie cadavérique. Toute la peau est très jaune; elle est, en outre, couverte de plaques d'un rouge pourpre.

Les intestins sont météorisés, jaunes et livides; une portion du colon est gangrenée.

Rien à noter dans la poitrine.

Le crâne n'a pas été ouvert.

Le médecin et le chirurgien du lazaret ont conclu des symptômes observés pendant la vie et des lésions trouvées après la mort que le malade avait succombé à une fièvre maligne.

Le 28 mai, les mêmes attestent que Charles Olive, garde du bureau, ci-devant employé auprès des passagers du capitaine Millich, qui a soupé le 27 comme à son ordinaire, s'est plaint avant de se coucher au chirurgien quarantenaire d'une douleur légère à l'aine droite. Après minuit, il a fait appeler le même chirurgien pour un violent mal de tête, avec fièvre vive, accidents qui ont été combattus par une saignée. Ils ajoutent que, lors de leur visite, le malade est sans connaissance, dans de grandes angoisses, avec une agitation continuelle et une prostration extrême. Le pouls, touché par le chirurgien quarantenaire, est petit, serré, déprimé. Le même chirurgien constate, en outre, l'engorgement non douteux de deux glandes inguinales.

Le 29 mai, au matin, le malade est un peu mieux : cependant la tête est embarrassée, et la faiblesse continue. Le soir, les idées sont plus nettes; la prononciation est moins difficile, mais il y a un hoquet fréquent. Des exanthèmes existent à la partie antérieure de la poitrine et au bras gauche. Le chirurgien quarantenaire constate toujours l'existence de deux glandes engorgées à l'aine droite.

Le malade meurt le 30 mai.

Autopsie cadavérique. L'examen de l'habitude du corps fait voir que presque toute sa surface est couverte d'exanthèmes pourprés. Dans le bas-ventre, on trouve un épanchement lymphatique (nous dirions aujourd'hui séreux) et une portion de l'iléum enflammée et même affectée d'un commencement de gangrène.

Rien dans la poitrine.

Le crâne n'a pas été ouvert.

Les symptômes que nous avons observés pendant la vie, disent MM. Montagniès, Michel La Roche, médecins, et M. Gros, chirurgien, sont : la prostration des forces, la perte des sens, l'engorgement de deux glandes de l'aine droite, les exanthèmes, la petitesse du pouls, le hoquet et les anxiétés qui ont précédé la mort du malade, ce qui nous porte, ajoutent-ils, à donner à la maladie le nom de fièvre maligne.

Ils terminent ainsi leur certificat :

Nous estimons que dans les symptômes que nous avons observés pendant la maladie et dans les dérangements que nous avons appréciés après la mort, nous ne reconnaissons aucun signe pathognomonique de la maladie contagieuse.

Vous voyez, messieurs, que ce serait bien à tort qu'on accuserait les médecins et le chirurgien du lazaret de Marseille, en 1784, d'avoir été disposés à voir la peste là où elle n'aurait pas existé. C'est le reproche contraire qu'on est en droit de leur faire. N'ont-ils pas reconnu les caractères de la maladie, et n'ont-ils pas dissimulé la vérité pour ne pas troubler la sécurité publique ?

Le 10 juin 1784, un nouveau certificat atteste que le nommé Sylvestre Aymès, garde surnuméraire du bureau, ci-devant employé auprès des passagers du capitaine Millich, est aussi tombé malade. Le chirugien placé auprès de lui déclare qu'il avait déjeuné et dîné la veille à son ordinaire ; qu'il s'est plaint sur le soir d'une douleur de tête accompagnée de fièvre, d'angoisses et de prostration de forces. La langue est sale ; les idées sont troublées.

Le 12 juin, le chirurgien quarantenaire dit que Sylvestre Aymès est mort à trois heures de l'après-midi le 10 juin ; que le délire avait continué jusqu'au dernier moment de la vie ; que, peu de temps avant sa mort, il était extrêmement oppressé ; qu'après la mort, il avait vu des taches pourprées, plus particulièrement du côté gauche de la poitrine et une glande engorgée dans le creux de l'aisselle du même côté.

L'autopsie n'a pas été faite.

Le médecin et le chirurgien du lazaret qui ont délivré le certificat attestant ce qui précède, le terminent en disant que, si la maladie n'est pas caractérisée d'une manière claire, il y a cependant les plus forts soupçons de la maladie contagieuse.

Nous pensons, messieurs, que Sylvestre Aymès a succombé à une peste contractée dans l'enclos où étaient morts de la même maladie plusieurs de ses camarades. Si l'on admettait que cette peste aurait été prise sur le navire du capitaine Millich, il faudrait conclure que le malade en aurait été atteint avant le 24 mai, c'est-à-dire seize jours avant l'invasion des symptômes caractéristiques. Cette dernière hypothèse nous paraît contraire à toute probabilité.

Le 13 juin 1784, MM. Montagniès, Michel La Roche et Gros se réunirent au lazaret pour voir M. Joachim Blanc, chirurgien quarantenaire, qui avait soigné les malades dont nous venons de parler. Ce chirurgien se plaint de lassitudes, d'une grande diminution dans ses forces, de manque d'appétit. Il est d'une grande pâleur; il porte à l'aine droite une glande assez engorgée.

Le 14 juin au matin, M. Blanc est peut-être un peu mieux; son bubon l'inquiète. Le même jour au soir, on s'aperçoit que ce bubon grossit sensiblement.

Le 15 juin, le temps étant orageux, le malade ne peut se rendre de sa chambre à la grille intérieure de l'enclos Saint-Roch, pour être vu de loin par les hommes de l'art qui lui donnent leurs conseils. Le garde de santé qui le soigne déclare que le bubon pestilentiel de M. Blanc s'est beaucoup enflammé et est devenu très douloureux. M. Blanc croit avoir moins de fièvre.

Le 16 juin, le malade vient jusqu'à la barrière. On reconnaît que son bubon est plus saillant, plus rouge et plus douloureux. Il lui est survenu une nouvelle tumeur à la partie postérieure et inférieure de la cuisse, tumeur qu'il a ouverte lui-même et qui suppure.

Le 17 juin, M. Blanc dit, à la barrière, qu'il a fait deux incisions sur son bubon pestilentiel ; il a la fièvre ; il se sent faible.

Le médecin et le chirurgien du lazaret reconnaissent avec peine que les incisions faites sur le bubon n'en ont pas diminué le volume, et qu'il est toujours enflammé.

Le 18 juin, M. Blanc, s'étant encore avancé jusqu'à la grille intérieure de l'enclos Saint-Roch, a déclaré que la douleur occasionnée par la tumeur de la partie postérieure de la cuisse l'avait empêché de dormir. Le volume de cette tumeur a augmenté malgré la suppuration qui y est établie. Le bubon pestilentiel n'a pas fait le même progrès. Il est moins douloureux ; il fournit peu de pus. La langue est plus nette ; l'appétit est bon ; les yeux sont saillants ; le malade croit que sa fièvre a diminué.

Suivent un grand nombre de certificats délivrés chaque jour jusqu'au 10 juillet 1784, lesquels prouvent qu'à cette époque les deux plaies de M. Blanc étaient complétement cicatrisées, et que le retour à la santé était parfait.

Le 13 juin, c'est-à-dire le même jour que M. Blanc est tombé malade, le nommé Isnard, garde de bureau, ci-devant employé auprès des passagers du capitaine Millich, s'est plaint d'une douleur de tête, de frissons et de manque d'appétit ; ses sens étaient légèrement troublés. Il avait dès lors à l'aine droite une glande engorgée, de la grosseur d'un œuf de poule.

Le 14, le 15 et le 16 juin, l'état du malade s'aggrave progressivement.

Le 17, un délire furieux éclate et persiste le 18. Bientôt, Isnard ne peut avaler ni solide ni liquide ; son bubon reste stationnaire.

Isnard meurt le 19 juin 1784, six jours après l'invasion des premiers symptômes de la maladie.

L'ouverture du cadavre n'a pas été faite.

Si l'on pouvait conserver des doutes sur l'existence de la peste chez les malades dont nous venons de nous occuper, ces doutes seraient levés par la seconde déposition faite par le capitaine Millich, le 22 juillet 1784.

Ce capitaine, qui, comme nous l'avons déjà dit, a quitté Marseille le 24 mai pour se rendre à Tanger, déclare :

Qu'à son départ de Pomègue, il avait 16 hommes d'équipage, dont il ne lui reste plus que 8 en tout;

Que le jour même de ce départ, il avait aperçu sur le soir un mouvement extraordinaire parmi les passagers barbaresques, et qu'ayant examiné autour de son bâtiment, il avait vu flotter un homme qu'on venait de jeter à la mer. Le navire était alors à une distance d'environ 50 milles de Marseille. Ayant demandé aux passagers barbaresques s'ils étaient tous en bonne santé, ils répondirent affirmativement.

Il déclare, en outre, que le lendemain, 25 mai, étant à environ quinze lieues au sud de Roses, il avait aperçu un nouveau cadavre qui venait d'être jeté à la mer;

Que, le 11 juin, étant en vue des côtes de Tétouan, il avait reconnu un nouveau cadavre qu'on venait de jeter à la mer;

Que, le lendemain, un de ses matelots, nommé Canalgé, malade depuis quatre jours, était mort;

Que, le 15 juin, il a mouillé à Tanger, où les passagers ont débarqué sans retirer aucune des marchandises chargées à Alexandrie, lesquelles étaient destinées pour Tétouan, où les propriétaires lui dirent d'aller pour les leur consigner, aussitôt qu'ils s'y seraient rendus par terre;

Que, le 20 juin, le nommé Mathieu Millich, son cousin, volontaire sur son bâtiment, malade depuis trois jours, était mort avec deux bubons;

Que, le 21, Paul Millich, son neveu, était tombé malade, et avait succombé le même jour;

Que, le 22, le nommé Gaspard Bosich, matelot, malade depuis deux jours, était mort;

Que, le 23, le nommé Luc Canalgé, malade depuis trois jours, était mort;

Que, le 24, le nommé Mathieu Panata, mousse, malade depuis deux jours, était mort;

Que, depuis le jour de son arrivée à Tanger jusqu'au 23 juin au soir, lui et son équipage étaient descendus à terre, et avaient communiqué avec les gens du pays;

Que, le 24 juin au matin, on lui expédia plusieurs barques pour lui ordonner de mettre immédiatement à la voile, s'il ne voulait pas que son navire fût coulé bas à coups de canon ;

Qu'il lui fut signifié en même temps de ne pas se rendre à Tétouan, parce qu'on y avait expédié des ordres pour qu'il n'y fût pas reçu, et de partir pour Marseille, où il ferait quarantaine, et d'où il retournerait à Tétouan, après avoir eu l'entrée ;

Que, d'après ces menaces et ces ordres, il coupa son câble, et laissa sa grande ancre, faute de monde pour la saper, et qu'il mit à la voile dans la journée du 24 juin ;

Que, le 30, étant en vue de Carthagène, le nommé Antoine Turc, matelot, était mort avec deux bubons;

Enfin, que le 12 juillet, étant à dix lieues au sud de Roses, le nommé Thomas Millinovier, son écrivain, est mort ayant deux tumeurs au cou.

Telle est, messieurs, la longue série des accidents arrivés, en 1784, sur le navire du capitaine Millich. Il serait difficile de trouver un exemple plus remarquable et plus probant des désastres que peut entraîner, sur un navire, le développement d'un foyer d'infection pestilentielle.

Quatrième fait. — En 1785, le capitaine Candier, commandant le navire *la Marianne*, arriva à Marseille le 22 janvier; il avait quitté Tunis le 16 décembre précédent, et Port-Farine le 15 janvier.

Il résulte de ses dépositions et de celles de l'équipage :

Qu'au moment où il était à Tunis, 7 à 800 personnes y mouraient chaque jour de la peste ;

Que la peste faisait aussi de grands ravages à Port-Farine et aux environs;

Que la santé de son équipage, composé de 9 hommes, a été bonne pendant son séjour à Tunis et à Port-Farine ;

Qu'il a embarqué à Tunis trois juifs qu'il a laissés en bonne santé à Port-Farine, et un cuisinier français qui est encore sur son navire ;

Que lui et le matelot Varnier sont descendus à terre à Port-Farine;

Que, la veille de son départ de cette dernière ville, ce matelot commença à être malade;

Que, pendant cinq jours, il éprouva une grande prostration, des vertiges fréquents, de grandes sueurs et une douleur au pli de l'aine, où se développa un bubon assez considérable;

Que le nommé Antoine Brunet, matelot, le seul qui ait soigné le malade, fut pris, le 15 janvier, de mal de tête, de vomissements fréquents, enfin d'une hémoptysie considérable, à laquelle il succomba le soir même, sans qu'on ait constaté la présence de bubons, charbons ni pétéchies.

Le matelot Varnier a été reçu au lazaret de Marseille le 23 janvier 1785, pour être traité du bubon qu'il portait à l'aine. Ce bubon a passé lentement à la suppuration. Lorsqu'un chirurgien aurait dû l'ouvrir, on a jeté au malade un bistouri dont il s'est mal servi, les incisions faites sur la tumeur ayant été trop petites et trop superficielles.

Vous déplorerez avec nous, messieurs, que les médecins et chirurgiens attachés au lazaret n'aient pas été autorisés par l'intendance à pratiquer la petite opération devenue nécessaire, ou, au moins, qu'un chirurgien quarantenaire n'ait pas été placé auprès du malade en temps opportun. Ce chirurgien n'a été accordé que quand il a été reconnu qu'un sinus empêchait la cicatrisation complète du bubon.

Varnier, qui a été atteint des premiers symptômes de la peste le 14 janvier, n'a été tout-à-fait guéri que le 21 avril.

Lorsque le capitaine Candier a eu purgé sa quarantaine, il a été enfermé dans une chambre au lazaret pendant quinze jours, pour avoir omis des faits importants dans sa déposition.

Cinquième fait. — En 1786, le capitaine Bernardy, commandant le vaisseau français *la Providence*, partit de Bone le 14 mai, tout le monde à bord étant en bonne santé, et arriva à Marseille le 23 mai.

Il dépose que, le 18 mai, le nommé Louis-Auguste Michel, maître d'équipage, se plaignit d'une grande démangeaison pour laquelle il se fit jeter par les matelots plusieurs seaux d'eau sur le corps. Le 23, à dix heures du matin, Michel mourut sans faire aucun mouvement.

Ce fait, ainsi présenté, n'aurait pas dû, messieurs, vous être rapporté, s'il n'avait pas été suivi de plusieurs autres qui méritent toute votre attention.

Le 2 juin 1786, M. Michel La Roche, médecin, et M. Gros, chirurgien du lazaret, attestent que le nommé Blaise, autre maître d'équipage du capitaine Bernardy, est malade depuis trois jours. Il accuse de la céphalalgie, de l'embarras dans les idées et un grand abattement dans ses forces.

Ils demandent un chirurgien quarantenaire pour soigner le malade.

Le 3 juin, le chirurgien quarantenaire et le garde de santé placés près de Blaise disent au médecin et au chirurgien du lazaret, qui ne voient pas le malade, que celui-ci présente les symptômes suivants : grande faiblesse ; tête douloureuse et embarrassée ; pouls petit ; extrémités froides ; langue chargée ; vomissements bilieux ; déjections de même nature. Le chirurgien déclare, en outre, avoir aperçu à l'aine gauche une glande engorgée, avec inflammation tout autour.

Le 5 juin, le même chirurgien informe MM. Michel La Roche et Gros que le malade est mort le 4 juin, avec plusieurs bubons aux aines.

L'ouverture du cadavre n'a pas été faite.

Le même jour, 5 juin, déclaration par le chirurgien que le nommé Dole, novice sur le vaisseau *la Providence*, est entré à l'infirmerie du lazaret. Ce malade est dans un grand état de prostration ; il a le délire. Il porte à l'aine droite un bubon qui a paru depuis trois jours.

Le 6 juin, le chirurgien quarantenaire informe M. Michel La Roche que le malade est trop faible pour venir à la barrière de fer ; que le bubon fait des progrès ; que le délire persiste ; que le malade paraît avoir bu les boissons déposées auprès de lui.

M. Michel la Roche dit, dans le certificat qu'il adresse à l'intendance, que les secours ne pouvant être administrés au pestiféré que par les fenêtres et à l'aide de machines, celui-ci n'a ni assez de connaissance ni assez de force pour se suffire dans sa chambre. Nous prions, ajoute-t-il, l'intendance de vouloir bien examiner, avec son attention ordinaire, si l'on doit abandonner un malade dans un tel état de délire ou de prostration, ou placer auprès de lui quelqu'un de bonne volonté, en prenant les précautions les plus convenables pour le garantir autant que possible de la contagion.

Cette demande si juste a été refusée.

Le 7 juin, déclaration du chirurgien quarantenaire que le pestiféré, malgré sa faiblesse extrême et le trouble de ses idées, avait bu la boisson qu'on lui avait présentée de loin; qu'il avait même mangé un peu de pain trempé dans du vin. Le malade a appliqué lui-même un cataplasme sur son bubon.

Le 8 juin, Dole est retombé dans le délire. Il a quitté son lit pour se coucher sur le carreau, où il est encore. Il n'est pas possible de savoir s'il boit ou jette la boisson placée à côté de lui.

Le 9 juin, le délire persiste, le malade se roule toujours sur le carreau de sa chambre; il ne prend aucune boisson.

Le 10 juin, le chirurgien quarantenaire dit que le pestiféré a parlé le matin avec un peu de connaissance. On est parvenu à l'aide de crochets à jeter un matelas par terre et à coucher le malade dessus. Une fois couché, il a pris quelques cuillerées de boisson. Le chirurgien a réussi à découvrir le bubon, qui lui a paru fort mou.

Il est alors entré dans la chambre du malade et a pratiqué une incision; mais le malade, sensible à la douleur produite par l'instrument tranchant, a porté la main sur la tumeur, et il n'a pas été possible de pénétrer jusqu'au siège du pus.

Le 11 juin, le pestiféré, plus tranquille, a mangé, à plusieurs reprises, quelques cuillerées de crème de riz. Le bubon est du volume d'un œuf de poule.

Le 12 juin, le bubon a été ouvert convenablement par le chirurgien quarantenaire. Celui-ci a demandé et obtenu de nouvelles pinces, dont il se loue beaucoup, pour le pansement des pestiférés.

Le 13 et le 14, amélioration de l'état du malade.

Le 15, Dole, dont le bubon est en pleine suppuration, s'est

traîné seul, sans aucun secours, de sa chambre dans une autre, où il a trouvé un lit sur lequel il s'est couché.

Le 16 juin, le mieux continue.

Le 17 juin, la suppuration du bubon est très abondante.

Le 18, Dole a une indigestion.

Le 19, le chirurgien quarantenaire déclare que le malade a passé une nuit très inquiète; qu'il boit très difficilement; que la plaie fournit un pus abondant, mais de mauvaise nature; que la cuisse du côté où est le bubon est considérablement engorgée; que le malade souffre beaucoup et qu'il est retombé dans un état de prostration extrême; qu'il a cependant encore un peu de connaissance.

Le 20 juin et les jours suivants, le médecin et le chirurgien du lazaret ont continué à rédiger des certificats pour tous les malades enfermés dans les infirmeries. Comme il n'y est plus question de Dole, on doit penser que ce malheureux mousse est mort dans la journée ou dans la nuit du 19 juin.

Faut-il vous dire, messieurs, les pénibles réflexions que provoquent les douloureux détails de la maladie de Dole? nous ne le pensons pas. Vous avez certainement senti comme nous combien de graves reproches l'administration de cette époque a encourus en cette occasion.

Le 7 juin, le nommé Manège, matelot sur le vaisseau *la Providence*, et qui venait d'être amené au lazaret, s'est présenté à la grille de fer.

Le médecin et le chirurgien du lazaret ont constaté les symptômes suivants : grande faiblesse; marche chancelante; commencement de délire; vomissements bilieux; douleurs vives sous l'aisselle gauche, où le malade sent une dureté qui d'ailleurs est peu saillante.

Le 8 juin, évacuations bilieuses, abondantes par le haut et par le bas. Le malade a moins de délire, mais il se plaint de douleurs brûlantes à l'aisselle.

Le 9 juin, le chirurgien quarantenaire annonce que Manège est mort dans un état d'oppression violente, et avec des douleurs très aiguës partant de l'aisselle et se portant vers la tête, la poitrine et la région abdominale.

L 20 juin, M. le chirurgien Paul, qui a soigné les pestiférés renfermés dans l'enclos de Saint-Roch, s'est avancé à la grille de fer, et a déclaré qu'il se sentait lui-même malade. Il a dit que l'appétit l'avait quitté la veille, et qu'il s'était aperçu qu'il portait au pli de l'aine gauche une glande assez engorgée. Sa tête est embarrassée, car il ne se rappelle pas s'être levé le matin ni s'être recouché à plusieurs reprises.

Le 22 juin, aucun symptôme grave ne s'est manifesté. M. Blanc, ancien chirurgien quarantenaire, que nous avons vu, en 1784, échapper à une peste contractée au lazaret, conseille à M. Paul, son successeur, d'ouvrir immédiatement son bubon, ce que le malade se décide à faire, non sans avoir éprouvé une très pénible hésitation.

Le 26 juin, le médecin et le chirurgien du lazaret visitent M. Paul à la distance ordinaire. Ils reconnaissent qu'un abcès s'est formé au-dessous du bubon en suppuration, et conseillent au pestiféré de l'ouvrir, ce que celui-ci promet de faire quand il sera rentré dans sa chambre.

Le 27 juin, la suppuration du bubon est abondante et de bonne nature; l'abcès n'a pas été ouvert.

Les jours suivants, la santé s'améliore progressivement.

Le malade, qui n'a reçu les soins directs d'aucun de ses confrères, qui s'est opéré et pansé seul, n'a été complètement guéri de son bubon que le 7 septembre 1786.

On a de la peine à comprendre, messieurs, comment l'intendance sanitaire, qui a accordé des chirurgiens quarantenaires à presque tous les autres pestiférés, a refusé ou n'a pas donné ce secours nécessaire à quatre chirurgiens quarantenaires ayant contracté la peste en soignant des pestiférés reçus dans le lazaret de Marseille.

Le 26 juin, le nommé Malet, matelot du vaisseau *la Providence*, qui a soigné avec M. Paul les pestiférés traités dans les infirmeries, s'est plaint de manque d'appétit et de douleurs légères au pli de l'aine gauche. Le malade y a senti une glande engorgée. Il n'a d'ailleurs ni vertiges, ni nausées, ni faiblesse.

Le 27 juin, le bubon est plus volumineux et plus douloureux

Le 29 juin, le pestiféré a ouvert lui-même son bubon, qui a fourni, en grande quantité, une matière séreuse.

Sa guérison complète n'a eu lieu que le 7 septembre 1785.

En résumé, messieurs, trois individus faisant partie de l'équipage du vaisseau *la Providence*, venant de Bone, ont été portés au lazaret de Marseille atteints d'une peste mortelle.

Le chirurgien et le garde de santé qui les ont soignés au lazaret ont eu eux-mêmes la peste avec bubon; mais la maladie a été bénigne; tous deux ont guéri.

Sixième fait. — En 1786, le capitaine Pons, commandant le chebek *le Malouet*, venant de Bone, arriva à Marseille le 12 juin.

Ce capitaine dépose que le 28 mai précédent, lorsqu'il était encore à Bone, son maître d'équipage est tombé malade d'une fièvre violente avec vomissement, et qu'il est mort du 30 au 31.

Le 20 juin, le capitaine du lazaret de Marseille écrit à l'intendance que le capitaine Pons vient d'arriver de Poniègue, où est son bâtiment, amenant avec lui M. Martin, son écrivain, lequel se plaint d'un grand mal de tête.

Le même jour, le médecin et le chirurgien du lazaret attestent qu'il résulte de leur visite que le malade porte, depuis six jours, un bouton à la fesse gauche, accompagné d'un bubon à l'aine du même côté.

Du 22 au 26 juin, le bouton de la fesse est de plus en plus douloureux; c'est un véritable charbon pestilentiel, disent le médecin et le chirurgien qui le traitent. Le bubon est très douloureux.

Sur le conseil qui lui en est donné, le malade ouvre son bubon lui-même.

Le 29 juin, l'escarre du charbon est bornée, et la suppuration qui a lieu autour de cette escarre devient graduellement de meilleure qualité. Le bubon, de son côté, fournit un pus louable et abondant.

La cicatrisation complète des deux plaies, que le malade a soignées seul, ou à l'aide de son garde de santé, n'a eu lieu que le 7 septembre 1786.

Vous vous ferez peut-être, messieurs, une question que nous

nous sommes adressée. Ne serait-il pas possible que le malade, dont nous venons de tracer l'histoire très abrégée, n'ait eu d'autre affection qu'un furoncle de la fesse avec engorgement d'un ganglion de l'aine ?

L'étendue considérable de l'escarre, la suppuration abondante qui a suivi sa chute, la lenteur de la cicatrisation de la plaie, sont autant de circonstances qui militent contre cette supposition. Ajoutons que si un ou plusieurs ganglions de l'aine avaient été douloureux, engorgés même consécutivement à l'affection inflammatoire de la fesse, il est bien probable que la tumeur se serait résolue sans suppuration.

Nous déclarons toutefois conserver des doutes sur la nature de cette maladie, qui ne s'est développée que quatorze jours après la mort du maître d'équipage, décédé à bord, le 31 mai, d'une affection qui n'a pas présenté les signes caractéristiques de la peste.

Septième fait. — En 1796, le capitaine Jean Rodriguez, Espagnol, commandant *l'Eulalie*, partit d'Alger le 26 juin, relâcha à Alicante le 29, et à Carthagène le 30, puis à Mahon, et arriva enfin à Pomègue le 12 août.

Sa déposition porte :

Que, le 2 juillet, un matelot tomba malade avec délire et diarrhée; on l'isola, on lui donna un nègre pour le soigner;

Que, le 4 juillet, ce matelot mourut;

Que, le même jour, le nègre s'étant dépouillé de ses vêtements, on reconnut une tumeur sur l'épaule;

Que ce nègre mourut le 7 juillet;

Qu'ayant relâché à Mahon, le bureau de santé ordonna le débarquement de ses dix-sept passagers dans l'île Colombe, située à 500 pas de Mahon;

Qu'on fit également débarquer les matelots, sauf six;

Que, le 18 juillet, un de ces six matelots, qui était descendu à la cale, tomba malade;

Que ce matelot mourut le 20;

Que les cinq matelots restants descendirent à terre;

Que la santé de Mahon avait ordonné de brûler le navire;

Qu'il a demandé et obtenu de venir à Marseille;

Qu'il a quitté l'île Colombe le 30 juillet, accompagné d'une tartane pour empêcher qu'il ne communiquât avec personne.

Le jour même de son arrivée à Marseille, le capitaine Rodriguez a fait transporter au lazaret le nommé Cazouilla, malade depuis quatre jours, qu'on a placé dans la partie nord du petit enclos, avec un garde dans le même enclos, mais dans une chambre séparée.

Le lendemain, 13 août, le médecin et le chirurgien du lazaret constatent que, d'après la déclaration du capitaine, le mousse Cazouilla, âgé de seize ans, est tombé à bord cinq jours avant son arrivée à Marseille, et que le coup ayant porté sur l'aine gauche, qui a été atteinte par une pointe de bois, cette partie est devenue rouge et douloureuse.

Ils ajoutent que cet accident a été suivi d'une diarrhée assez abondante, avec coliques, langue sale et accablement. Les gens du bord attribuent ces symptômes à des fruits dont le malade aurait mangé avec excès.

Le 14, il est survenu du délire; la tumeur de l'aine a augmenté de volume.

Le 15, le délire est plus violent; le médecin et le chirurgien du lazaret trouvent l'état du malade desespéré.

Le 16, les mêmes déclarent que l'enclos ayant été contaminé par le malade qui s'y était traîné dans son délire, ils ne s'y rendront pas.

En conséquence, disent-ils, nous étant avancés au-dessus du mur de l'enclos, et ayant interrogé les gardiens, nous avons appris que le délire persistait et que le bubon s'était affaissé, ce qui rend le pronostic des plus fâcheux.

Le 17, le délire a cessé; le malade est venu dans l'enclos, où il a pu être aperçu par le médecin et le chirurgien, qui regardaient par-dessus la muraille. La tumeur a encore augmenté de volume; l'état général est beaucoup meilleur.

Le bubon, ayant présenté de la fluctuation sous la pression des doigts du malade, a été ouvert (on ne dit pas par qui).

La guérison complète n'a eu lieu que cinquante jours après le début de la maladie.

Nous ne croyons pas, messieurs, devoir relever certains détails affligeants de cette observation. Ils montrent que le médecin qui obéit à la peur plutôt qu'au besoin de guérir ou de soulager ses malades, perd tout à la fois sa puissance et sa dignité.

Nous arrivons, heureusement, en poursuivant notre examen, à des temps plus rapprochés de nous. Si nous retrouvons encore quelques usages fâcheux ou ridicules, nous devons espérer que ce ne sont que des traces de coutumes barbares, que les lumières et les tendances humanitaires de notre époque effaceront bientôt.

Huitième fait. — En 1819, le capitaine Anderson, Suédois, commandant le navire *la Continuation*, partit de Sousse le 15 avril, relâcha à Tunis, qu'il quitta le 20 avril, et arriva à Marseille le 1er mai.

Il a déclaré :

Que le 14 avril, dernier jour avant son départ de Sousse, un de ses matelots, attaqué depuis deux mois de la poitrine, est mort ;

Que le 20 avril, il a quitté Tunis avec un équipage composé, lui compris, de douze personnes et avec dix-sept passagers embarqués audit port ;

Que le 25 avril, le nommé Hinchmann, Suédois, son matelot, a été attaqué de la peste, dont il est mort ;

Que le 28, l'enfant d'un passager juif nommé Salvator Tivoli, est mort de la dentition ;

Que dans la nuit du 29 au 30, la mère de cet enfant est morte suffoquée par le lait ;

Que le 26 avril, le nommé Delarosse, matelot suédois, a été atteint de la peste ; qu'il a un bubon à l'aine gauche ; que le malade a eu le délire les premiers jours, mais qu'il se trouve mieux maintenant.

Le capitaine Anderson dépose, de plus, que pendant son séjour de deux mois et demi à Sousse, la peste enlevait de quatre-vingts à cent personnes par jour, et sept ou huit seulement lors de son départ ;

Que cette maladie faisait aussi des ravages à Tunis, où il mourait de quatre-vingts à cent personnes par jour ;

Que l'équipage actuel de son navire est composé de onze personnes, lui compris, et que le nombre de ses passagers est réduit à quinze ;

Qu'à l'exception du matelot attaqué de la peste, et qui est isolé, tout le monde se porte bien à son bord.

Le 2 mai 1819, un certificat delivré au lazaret de Marseille, par M. Robert, médecin, et par M. Muraire, chirurgien, nous apprend que Delarosse, tombé malade six jours après son départ de Tunis, avait eu d'abord le délire et bientôt après un bubon à l'aine gauche, du volume d'un œuf de pigeon. Maintenant la santé générale est bonne. Le bubon seul, qui n'est pas encore à maturité, demande des soins assidus. Il n'existe d'ailleurs ni charbon, ni pustules malignes, ni pétéchies, ni taches ou vibices.

Dans une longue série de certificats rédigés avec soin, M. Robert et son collègue donnent l'histoire détaillée des progrès du bubon, qui est enfin touché avec un bouton de feu. La suppuration ne fait issue au dehors que plusieurs semaines après l'emploi de ce moyen. Le malade n'est guéri tout-à-fait qu'au commencement d'août.

Le 14 mai 1819, MM. Robert, Muraire et Girard ont visité le nommé Michel Fabre, garde de santé employé sur le navire *la Continuation*. Ce garde était entré le jour même au lazaret.

Michel Fabre se portait bien le 13 mai à deux heures de l'après-midi. A quatre heures, il fut pris d'un violent frisson. Le lendemain, il entra, comme nous venons de le dire, au lazaret de Marseille. Dans la matinée, il avait eu une hémorrhagie nasale, et à cinq heures du soir, il s'en déclara une nouvelle. Dès ce moment, Michel Favre se sentit trop faible pour paraître à la grille de fer. Son visage était très rouge; la douleur de tête et la fièvre étaient violentes. Le 15 au matin, il se plaignit d'une douleur à la partie latérale gauche de la poitrine et sous le creux de l'aisselle. A deux heures et demie, une troisième hémorrhagie se manifesta et dura jusqu'à trois heures et demie. La douleur de tête fut un peu diminuée, mais la faiblesse fut plus grande. La diarrhée survint ; le malade se plaignit d'une petite glande à l'aisselle gauche. Le 16 au matin, cette glande avait augmenté de volume et fut reconnue pour un véritable bubon. A dix heures et demie, une quatrième hémorrhagie nasale se déclara. Elle fut très abondante, car elle fournit 8 onces de sang. De ce moment, la faiblesse augmenta. Le bubon devint moins douloureux, plus petit, ce qui indiquait une mort prochaine. La nuit a été très agitée; un délire violent a été suivi d'un assoupissement léthargique, qui n'a cessé un instant que pour précipiter plus vite la fin du malade.

Cet historique, qui est certifié par MM. Robert, Muraire et Girard, résume fidèlement tous les rapports adressés à l'intendance pendant les quatre jours qu'a duré la maladie de Michel Favre.

L'inspection de son cadavre, faite par M. Nel, chirurgien quarantenaire qui a donné des soins au pestiféré pendant son séjour au lazaret, a fait découvrir deux bubons, un à chaque aine, du volume d'un œuf de poule. Le bubon de l'aisselle gauche, qui a été signalé, avait beaucoup grossi, et des pétéchies étaient disséminées sur toutes les parties du corps.

Dès le matin du jour de la mort, de larges taches violettes s'étaient manifestées sur la partie latérale gauche de la poitrine, à l'endroit précisément où les premières douleurs qui avaient précédé l'éruption du bubon de l'aisselle s'étaient annoncées. Enfin, la figure était très amaigrie, allongée et remarquable par le tiraillement de ses principaux traits. Une heure après la mort, le cadavre avait une couleur d'un jaune verdâtre qui, disent les signataires du certificat, inspirait une certaine horreur.

« L'examen du cadavre, ajoutent nos confrères, a donc complétement confirmé le diagnostic de la maladie produite par l'infection pestilentielle à laquelle a été soumis Michel Favre, durant son séjour à bord du capitaine Anderson. »

Nous ne pouvons nous empêcher de vous faire remarquer, messieurs, que, si tous les faits recueillis sur la peste avaient été présentés d'une manière aussi détaillée et aussi précise, la science serait plus avancée, plus riche en résultats incontestables. Pourquoi faut-il que nos honorables confrères de Marseille n'aient pas été autorisés à se rendre chaque jour dans la chambre du malade pour observer eux-mêmes les symptômes et saisir en temps opportun les indications à remplir? Serait-ce donc trop de réunir contre une maladie telle que la peste toutes les ressources de la science et de l'art? N'est-ce pas là, au contraire, le premier devoir de l'administration et de la médecine?

Quels regrets ne devons-nous pas avoir aussi que, puisqu'un cas de peste aussi caractérisé s'était offert à Marseille, on n'ait pas profité de cette occasion pour examiner en quoi se ressemblent ou diffèrent les altérations pathologiques que la peste peut laisser à sa suite, en Égypte et en France! La maladie, en se transmettant et en changeant de climat, présente-t-elle ou ne présente-t-elle pas des lésions différentes?

Neuvième fait. — En 1825, le capitaine Audibert, commandant le navire *l'Heureuse-Sabine*, est parti d'Alexandrie le 29 mai, et est arrivé à Pomègue le 30 juin.

La déclaration du capitaine porte:

Qu'il a quitté Alexandrie, avec un chargement de coton, cuirs, laine et autres articles;

Que le 5 juin, le sieur Raphaël Coste, Marseillais, lieutenant à bord, est tombé malade et est mort le 9, après une maladie de quatre jours, caractérisée par deux bubons, dont l'un à la cuisse et l'autre au pli de l'aine;

Que le 16 juin, le nommé François Renoux, mousse de la chambre, est tombé malade, se plaignant d'une douleur à l'aine droite, et qu'il est mort le 19;

Que le même jour, 19 juin, le capitaine François-Xavier Audibert, commandant alors le susdit brick, est tombé malade et est mort le 25, après deux jours de maladie caractérisée par une douleur sous l'aisselle gauche;

Enfin, que le nommé François Serin de Sixfours, novice à bord, est malade depuis neuf jours, et se plaint actuellement d'une douleur à l'aine gauche, où il y a une tumeur.

Le 30 juin, MM. les docteurs Ducros, Labrie et Martin, médecins et chirurgien du lazaret, se rendent aux infirmeries pour visiter le nommé Serin. Leur premier soin est de recueillir des détails sur les pestiférés morts pendant la traversée, détails qui confirment pleinement le dire du capitaine, savoir, que les quatre décès qui ont eu lieu pendant le voyage doivent être attribués à la peste.

Procédant avec la plus scrupuleuse exactitude, disent nos savants confrères, à l'examen du nommé François Serin, novice à bord de *l'Heureuse-Sabine*, nous avons appris de lui qu'il a ressenti, il y a environ neuf jours, des douleurs dans l'aine gauche, qui sont devenues d'autant plus vives que cette partie a été, le second jour, le siége d'un engorgement considérable. La tumeur nous offre tous les caractères du bubon pestilentiel. Elle occupe toute la région inguinale; elle est allongée et saillante dans le centre; la peau de l'aine est d'un rouge violacé; les vaisseaux lymphatiques de l'aine sont engorgés; la marche est difficile.

Il n'existe plus chez Serin aucun symptôme général caractéristique de l'affection dont il a été atteint. La langue est nette et humectée; les idées ne sont point altérées; l'appétit est bon. Malgré cet état satisfaisant, Serin paraît frappé de terreur et accuse une faiblesse extrême.

Le 4 juillet, un nouveau bubon apparaît à deux travers de doigt au-dessous du premier.

Un fer rougi à blanc est appliqué sur les deux tumeurs.

Les jours suivants, amélioration progressive, suppuration abondante des plaies dues à la cautérisation. Les bubons se résolvent graduellement sans abcéder.

Le 28 juillet, on constate que les plaies sont cicatrisées et que la guérison est parfaite.

Les médecins et le chirurgien du lazaret ont encore donné leurs soins au nommé François Masse, matelot du capitaine Audibert, entré aux infirmeries le 8 juillet 1825, et guéri le 28 du même mois. Les symptômes observés par eux les ont portés à désigner la maladie sous le nom de peste au premier degré, sans bubons, charbons ni pétéchies. Le caractère pestilentiel de l'affection ne nous semblant pas hors de doute, nous ne nous occuperons pas de ce cas.

Dixième fait. — En 1837, le capitaine Lorin, commandant le paquebot-poste *le Léonidas*, partit de Constantinople le 27 juin, de Smyrne le 30, de Syra le 1er juillet, et arriva à Marseille le 9 du même mois.

Sa déposition porte :

Qu'il a embarqué et débarqué en état de quarantaine des passagers à Syra et Livourne; qu'il en a embarqué d'autres à Malte, toujours en état de quarantaine;

Qu'il a actuellement dix-huit passagers et quarante-sept hommes d'équipage;

Qu'un de ses chauffeurs est, en ce moment, atteint d'une gastrite.

Le 11 juillet, MM. les docteurs Robert et Martin, s'étant rendus au lazaret, ont fait procéder, en leur présence, par M. le chirurgien du *Léonidas*, à l'ouverture cadavérique du nommé Louis Dombiosc, premier chauffeur du *Léonidas*, décédé le 10 après-midi à bord dudit bateau, à la suite d'une fièvre ataxique, ou gastro-entéro-céphalique.

L'inspection de l'estomac, des intestins et du cerveau nous a donné, disent nos confrères, tous les signes d'une violente inflammation, sans que l'on ait reconnu à l'extérieur aucune trace de bubons, charbons ou pétéchies.

Le 11 juillet, MM. Robert et Martin visitent au lazaret Pierre-François Jurion, élève mécanicien à bord du *Léonidas*, qui non seulement était en rapports permanents avec Dombiosc, mais encore qui couchait alternativement avec lui dans le même lit.

Le 9, le malade s'est plaint d'une violente céphalalgie. Le lendemain, il a ressenti une douleur en haut de la cuisse gauche, point où s'est manifestée une tumeur. Le 10, il a eu une hémorragie nasale très abondante.

Les médecins et le chirurgien signataires du certificat du 11 juillet regardent la maladie de Jurion comme très suspecte.

Le 12, augmentation de volume de la tumeur, qui s'est étendue à la partie inférieure de l'abdomen. Ce bubon continue à être très douloureux; délire dans la nuit; grande prostration.

Le 13, légère amélioration; le centre de la tumeur paraît rougir.

Le 14, pas de changement notable.

Le 15, des pétéchies sur diverses parties du corps se joignent aux autres symptômes.

Le 16, un charbon apparaît à la malléole externe gauche; délire, vomissements, diarrhée, affaissement du bubon.

Le 17, le charbon s'étend; la tête est enflée; prostration ressemblant à celle de l'agonie.

Le malade est mort dans la journée.

Le certificat du 17 a été rédigé sur les déclarations de M. Désiré Chevillon, qui a été, sur sa demande (1), placé auprès du malade en qualité de chirurgien quarantenaire. La manière dont il a rempli les dangereuses fonctions qu'il a sollicitées lui a mérité les éloges des médecins et chirurgiens du lazaret.

L'ouverture du cadavre n'a pas été faite, et nous devons le regretter, Jurion étant mort d'une peste bien caractérisée.

Le 21 juillet, MM. Robert, Ducros, Roux et Martin ont visité au lazaret le nommé Touzet, aide-cuisinier du *Léonidas*.

Ils ont appris que, le 20 juillet, à 9 heures du soir, le malade a été pris tout-à-coup d'une violente douleur de tête avec prostration des forces et envies de vomir. Dans la nuit, il a été assoupi. Ce matin, 21 juillet, le chirugien du bord lui a fait une saignée. Avant d'accuser la douleur de tête, Touzet se plaignait déjà d'une douleur à la partie inférieure de l'aine droite. Le siège de cette douleur et la dureté que le malade perçoit sous le doigt ne laissent pas de doute sur son caractère pestilentiel.

Le 22 juillet, douleurs de tête violentes; vomissements verdâtres; démarche chancelante comme dans l'ivresse; langue sale à sa base, blanchâtre et nacrée à sa pointe; rêvasseries, délire. La tumeur de l'aine n'a pas augmenté, mais la peau qui la recouvre est plus rouge. Tout le pli de l'aine est le siège de douleurs vives.

Le 23 juillet, état plus grave; délire permanent; paroles incohérentes; trouble des idées; vomissements, diarrhée abondante; bouffissure et rougeur de la face; regard trouble et stupide; affaissement du bubon, prostration extrême.

Le 24 juillet, le bubon fait plus de saillie que la veille; les

(1) Voir dans les Pièces à l'appui de ce rapport la lettre remise au rapporteur de la commission, par M. le docteur Désiré Chevillon, laquelle constate que c'est par suite d'une erreur regrettable que M. Ach. Fould a dit à la Chambre des députés le 14 juin 1845, que M. Chevillon avait été enfermé par surprise dans l'enclos où se trouvait le pestiféré.

symptômes généraux persistent ; la couleur de la peau est violacée et plombée ; l'œil est rougeâtre ; le regard est stupide ; la langue, blanchâtre à la base, est violacée à la pointe ; mouvements automatiques et parfois convulsifs.

M. Chevillon applique à deux reprises le fer à cautère rougi à blanc sur le bubon de l'aine droite. Le malade meurt le 24, à onze heures du soir.

L'examen extérieur du cadavre fut fait, le 25, par MM. Robert, Ducros, Roux et Martin.

La surface du corps était livide, parsemée de taches bleuâtres dans divers points ; la tumeur formée par le bubon s'était affaissée ; on ne remarquait plus dans le pli de l'aine que la trace noirâtre produite par l'application du fer à cautère.

Après cette exploration, MM. les membres de l'intendance présents ont ordonné que le corps de Touzet fût immédiatement déposé dans une fosse profonde, sur une couche épaisse de chaux vive.

Tel est, messieurs, l'ensemble des cas de peste traités au lazaret de Marseille depuis 1720.

Leur nombre, en ne comptant pas les faits douteux, s'élève à 32, dont 18 se sont terminés par la mort, et 14 par la guérison.

Trois chirurgiens quarantenaires, celui qui, en 1741, a soigné les pestiférés du capitaine Coutel, et, plus tard, MM. Blanc et Paul ont contracté une peste bien caractérisée en soignant des pestiférés au lazaret. Tous trois ont guéri.

Un quatrième chirurgien, M. Germain, arrivé à Marseille à bord d'un navire pestiféré, a très probablement contracté la peste au lazaret, où il était renfermé en qualité de chirurgien quarantenaire depuis dix-neuf jours, lors de l'invasion de la maladie. Il a succombé.

Quatre gardes de santé de Marseille ont contracté la peste au lazaret : deux ont guéri, deux sont morts. Ces derniers avaient été placés à bord du navire du capitaine Millich ; mais ils ne sont tombés malades que quinze et dix-huit jours après le départ de ce capitaine pour Tanger. Nous devons croire qu'ils ont pris la peste au lazaret, où ils purgeaient leur quarantaine, avec les deux autres gardes qui avaient été placés sur le même navire, et qui sont morts au lazaret, l'un le 26 mai, et l'autre le 30.

Un matelot, faisant les fonctions d'infirmier au lazaret, a contracté la peste ; il a guéri.

Deux matelots, appartenant à un bâtiment pestiféré, mais paraissant avoir contracté la peste au lazaret, où ils étaient enfermés depuis plus de douze jours, sont morts.

Donc, sur 11 pestes qui auraient été contractées au lazaret de Marseille, 6 auraient guéri, 5 auraient été mortelles. Nous devons faire remarquer que ces 5 cas funestes ont eu lieu chez le chirurgien Germain, chez deux matelots et chez deux gardes de santé, qui, tous, avaient séjourné sur des bâtiments pestiférés.

Trois gardes de santé ont contracté la peste à bord d'un bâtiment pestiféré; un seul a guéri.

Les 18 cas formant le complément des 32 indiqués ont été fournis par des matelots qui avaient contracté la peste à bord.

Dans tous les cas de peste signalés par les capitaines comme ayant éclaté et s'étant terminés pendant la traversée, on ne rencontre pas une guérison, ce qui tendrait à prouver que le passage du navire infecté au lazaret, et les soins jusqu'ici bien imparfaits qu'on reçoit aux infirmeries, augmentent considérablement les chances de guérison.

Nous ne craignons pas, messieurs, que vous nous reprochiez de nous être trop appesantis sur les faits qui précèdent, et qui n'ont jamais été publiés avec les détails nécessaires pour les faire apprécier. Vous avez trop bien compris leur importance et leur portée.

En effet, ils résolvent affirmativement la question posée.

Comment douter, quand on les a étudiés sans prévention, que la peste se transmette et se propage hors du foyer épidémique?

N'avons-nous pas vu des navires fuir le pays où règne la constitution pestilentielle, emportant un ou plusieurs individus chez lesquels la peste est à l'état d'incubation? La maladie éclate quelques jours après le départ. Si la peste n'avait pas la funeste propriété de se transmettre hors du foyer épidémique, ce premier cas ne devrait pas en amener d'autres. Malheureusement pour l'humanité, malheureusement pour le commerce, il n'en est pas ainsi. Il suffit trop souvent qu'un pestiféré séjourne ou ait séjourné quelque temps dans un navire, pour qu'on voie bientôt la terrible maladie se reproduire dans une longue série d'individus. Rappelez-vous, messieurs, la douloureuse histoire des navires commandés par les capitaines Billon, Millich, Bernardy, Anderson.

Mais la peste ne se transmet pas seulement à bord entre individus quittant les mêmes parages, respirant le même air, ayant les mêmes exercices, les mêmes habitudes, la même nourriture. Le pestiféré déposé dans un lazaret européen devient la cause qui développera chez d'autres l'affection dont il est atteint.

Ces conclusions, messieurs, sont incontestables; car elles ne sont que la traduction logique d'observations authentiques, et qu'on ne peut nier.

Les faits recueillis depuis un peu plus d'un demi-siècle, à Venise, à Livourne et à Gênes, confirment ces vérités.

N'étant pas en possession des pièces qui les concernent, nous ne pouvons que les énoncer, en quelque sorte, dans les termes où ils ont été publiés en 1834 par un homme digne de foi (1), qui a pris ses renseignements sur les lieux.

« Les registres du lazaret de Venise relatent cinq invasions de peste survenues à bord des navires qui ont fait quarantaine dans cet établissement.

» La première s'est manifestée, en 1793, à bord d'une tartane idriote, ayant patente nette, et venant de Syrie et de Napoli de Romanie. Ce navire avait pris en Syrie cinq marins de renfort. Quatre d'entre eux ont débarqué en Morée; ils y portèrent l'infection. Il n'y avait donc plus à bord qu'un seul des cinq marins syriens, nommé Apostoli. L'équipage resta sain, non seulement pendant son séjour à Napoli de Romanie, mais aussi pendant le trajet de Napoli à Venise, et pendant tout le temps du débarquement des marchandises, qui consistaient en fromage, genre non

(1) M. Ségur du Peyron, Rapport adressé au ministre du commerce sur les quarantaines en 1834, pag. 31.

susceptible. Dès que le débarquement des marchandises fut opéré, les marins pensèrent à changer de vêtements, et ce n'est qu'après qu'ils eurent ouvert leurs sacs que la maladie se déclara. Le premier atteint fut le Syrien Apostoli. Il y eut vingt et un malades et seize morts, parmi lesquels on compta trois gardes de santé; huit d'entre ces derniers avaient été attaqués.

» La deuxième a été observée en 1799, à bord du navire du capitaine Raffo, venant d'Alexandrie. Ce navire avait été repoussé d'Ancône. Il eut huit morts en quinze jours.

» En 1817, la peste ayant attaqué l'équipage du brick *le Maitland*, venant d'Alexandrie, le capitaine et l'écrivain moururent. Ce bâtiment avait été repoussé de Malte.

» En 1818, la peste se développa également à bord du navire du capitaine Marowich, venant de Durazzo. Il y eut onze morts au lazaret, dont trois gardes.

» Enfin, en 1819, elle éclata à bord du bâtiment du capitaine Maranguwich, venant d'Alexandrie. Ce navire perdit un homme. »

A Livourne, la peste s'est montrée huit fois :

« La première fois, en 1816, à bord de la bombarde *la Fortuna*, venant d'Alexandrie ; un marin fut atteint.

» La seconde fois, en 1819, sur un passager de la bombarde *l'Alexandre*, venant d'Alger; ce passager mourut.

» En 1821, un passager du navire suédois *Créos*, venant d'Alexandrie, fut atteint et succomba. — Quatre hommes de l'équipage du brick sarde *l'Éole*, venant également d'Alexandrie, furent aussi atteints; trois moururent. — Quatre hommes du brick *le Cheval Pégase*, venant d'Alexandrie, succombèrent aussi.

» En 1823, le navire *le Sapho*, venant d'Alexandrie, perdit un matelot.

» En 1824, le brick *Baron de Rosetti*, venant d'Odessa et de Constantinople, perdit un homme, avec douleur de tête et délire; il avait un furoncle à la cuisse. On pensa que ce pouvait être la peste.

» En 1830, le brick *le Saint-Georges* débarqua au lazaret un marin atteint d'une tumeur aux parotides. On la considéra comme étant pestilentielle; mais cet homme guérit. Ce navire venait de Constantinople. »

Au lazaret de Gênes, dit en finissant M. de Ségur, on n'a connu qu'un seul cas de peste :

« Le capitaine sarde Franscesco Ferrando arriva de Retimo en 1826. Il avait perdu un homme dans la traversée, et avait deux malades à bord. Ces deux hommes moururent. Il y eut cinq autres cas tous mortels, à l'exception d'un. Un garde affectait de ne pas croire à la peste; il but à la même bouteille qu'un malade, et paya de sa vie cette imprudence. »

Sans doute, messieurs, tous ces faits observés à Venise, à Livourne et à Gênes, depuis environ cinquante ans, n'ont pas pour nous l'importance de ceux qui se sont passés dans le lazaret de Marseille depuis 1720, et sur lesquels nous avons beaucoup de renseignements utiles. Plusieurs des maladies n'étaient pas des cas de peste; quant aux observations qui ont trait à de véritables pestes, elles manquent de tous les détails qui pourraient leur donner une valeur scientifique. Toutefois, quelques uns de ces faits tendent à prouver la vérité de la conclusion que nous avons cru devoir tirer des faits recueillis à Marseille.

Cette conclusion est la suivante :

Il est incontestable que la peste est transmissible hors des foyers épidémiques, soit sur les navires en mer, soit dans les lazarets d'Europe.

Il nous reste à rechercher comment s'opère la transmission de la peste hors des foyers épidémiques.

CHAPITRE VII.

La peste est-elle transmissible, hors des foyers épidémiques, par le contact immédiat des pestiférés ?

Nous devons vous le déclarer, messieurs, nous avons cherché avec le plus grand soin des faits probants, et jusqu'ici nous ne les avons pas trouvés.

Notre réponse à la question posée sera donc négative, et nous l'exprimerons en ces termes :

Rien ne prouve que la peste soit transmissible, hors des foyers épidémiques, par le contact immédiat des pestiférés.

CHAPITRE VIII.

La peste est-elle transmissible, hors des foyers épidémiques, par les hardes et vêtements ayant servi à des pestiférés?

Si cette question doit être résolue affirmativement, les observations doivent être nombreuses, claires et précises. Il doit être facile, en effet, quand des hardes qu'on suppose infectées de peste ont été transportées dans une contrée non soumise à une constitution pestilentielle, de suivre pour ainsi dire pas à pas la transmission de la maladie.

Les choses se passent-elles ainsi? Non, messieurs.

Déclarons d'abord que, depuis 1720, la peste n'a été transmise dans aucun des lazarets d'Europe, ni en dehors de ces lazarets, par des hardes ou des vêtements suspects ou contaminés. Et cependant ces hardes et ces vêtements ont dû être touchés souvent par des gardes de santé; et cependant il est indubitable que fréquemment les malles des passagers n'ont pas été ouvertes au lazaret, et conséquemment auraient pu donner la peste aux personnes qui ont manié les effets contenus dans ces malles.

Les cas de transmission de la peste par les hardes et les vêtements, signalés depuis l'époque indiquée, auraient été observés, soit sur des navires en quarantaine dans des ports européens, soit en Grèce, au lazaret de Syra.

Nous avons dit à l'Académie que des cas de peste observés à Venise en 1793 avaient paru devoir être attribués au maniement de hardes infectées.

« Le 20 juin 1818, la peste se déclara également à Venise, dans le navire du capitaine Marowich. Ce navire n'avait plus que deux jours de séquestration à subir; un passager nommé Micheli Cotti, ayant à payer son compte de dépense, fouilla dans sa malle, que le garde avait oublié de faire ouvrir. Il y prit une bourse, et contracta la maladie. Il mourut le 22. Son garde fut atteint le second, et mourut aussi.

» Dans le courant de juillet 1832, quelques passagers, venant de Constantinople et de Scio, furent débarqués au lazaret de Syra. Le sixième jour après leur entrée au lazaret, ils ouvrirent leurs malles, et furent immédiatement infectés de peste. Huit furent atteints, et six moururent.

« A cette même époque, l'autorité locale ayant décidé que tous les vêtements des passagers débarqués au lazaret seraient lavés à l'eau de mer, un prêtre de Smyrne, âgé d'environ quarante ans, homme très vigoureux et nommé Simiriote, préféra faire sur lui l'essai de ses habits sacerdotaux qui se trouvaient renfermés dans une caisse. Il fut aussitôt pris de peste, et mourut le lendemain. »

Ces quelques faits, cités dans les deux rapports adressés au ministre en 1834 et 1839, sont tout ce que M. de Ségur du Peyron, après de nombreuses recherches dans tous les registres des ports de la Méditerranée, a pu recueillir de plus authentique et de plus concluant sur la propriété qu'auraient les hardes et vêtements de transmettre la peste.

Admettant ces faits comme certains, nous demanderons si l'on a tenu suffisamment compte de toutes les circonstances dans lesquelles ils ont eu lieu et si l'interprétation qui leur a été donnée est incontestable.

Nous demanderons, par exemple, si dans les faits qui se sont passés à Venise en 1793 et 1818, la peste qui a éclaté à bord n'était pas due à l'infection miasmatique plutôt qu'au contact de vêtements qu'on suppose avoir été pestiférés.

Nous demanderons si les passagers qui, reçus au lazaret de Syra en 1832, auraient offert les symptômes de la peste six jours après leur admission, n'auraient pas apporté la peste à l'état d'incubation.

Cette remarque est applicable aussi au prêtre Simiriote, entré au lazaret depuis un temps qui n'est pas déterminé, mais qui ne paraît pas avoir dépassé quelques jours.

Ne croyez pas, messieurs, que les doutes que nous émettons soient le résultat d'une conviction complétement arrêtée. Nous doutons, il est vrai, mais nous ne nions pas. Nous pensons que les incertitudes qui règnent encore sur la transmissibilité de la peste par les hardes et les vêtements peuvent et doivent être dissipés par de nouvelles recherches et surtout par des expériences faites avec toutes les précautions convenables, par des hommes compétents, loin de tout foyer d'infection et dans une localité où il soit certain que la peste n'est pas endémique.

Conclusion.

Il n'est pas prouvé que la peste soit transmissible, lors des foyers épidémiques, par les hardes et vêtements ayant servi à des pestiférés.

CHAPITRE IX.

Les marchandises peuvent-elles transporter la peste hors des foyers épidémiques?

§ I.

Ici, messieurs, nous trouvons deux opinions opposées, l'une s'appuyant sur un très grand nombre de faits négatifs, l'autre s'étayant sur quelques faits qui ne seraient pas sans valeur, s'il était certain qu'on les a bien vus et bien interprétés.

Les personnes, en petit nombre aujourd'hui, qui croient à la transmissibilité de la peste par les marchandises citent les exemples suivants :

En 1664, selon Hodges, la peste fut portée de Hollande en Angleterre par des balles de coton, et telle fut l'origine de la grande peste de 1665.

Mais on peut objecter à Hodges que les registres de la paroisse de Londres établissent que la peste était endémique dans cette ville pendant les années qui ont précédé l'épidémie signalée et le vaste incendie depuis lequel la peste n'a pas reparu dans la capitale de l'Angleterre.

Un second fait a été souvent emprunté à d'Antrechaux, l'historien de la peste de Toulon en 1721.

« Des habitants de Bandol vinrent, la nuit, voler dans l'île de Jarre des paquets de soie mis en quarantaine, et se les partagèrent. Ils en reçurent la peste, en infectèrent leurs familles, et moururent tous à Bandol, sauf un qui, peu de jours après, mouru à Toulon, où il fit entrer la peste. »

Nous ne ferons, messieurs, que deux réflexions sur ce fait. La première, c'est que lorsqu'une épidémie pestilentielle a sévi dans une ville pendant un temps plus ou moins long, elle peut frapper une ville voisine, sans que les individus pestiférés soient pour quelque chose dans cette migration de la maladie; la seconde, c'est que quand il en est ainsi, on est ordinairement porté à attribuer à des communications suspectes l'origine de l'affection due aux causes générales épidémiques existant dans l'atmosphère.

Quoi qu'il en soit, ces faits et d'autres analogues rendent raison de la crainte qu'inspirent encore les marchandises suspectes à un certain nombre de personnes.

Pour dissiper tous les doutes et obtenir une opinion bien motivée et unanime sur ce point important, il faudra n'invoquer que des observations authentiques et recueillies avec la précision qu'on exige aujourd'hui dans les recherches médicales.

Un fait qui réunit ces conditions se trouve dans un mémoire remis au consul général d'Angleterre au Caire par M. le docteur Laidlaw.

En 1835, la peste épidémique sévissait à Alexandrie sur les employés de tout grade habitant dans les magasins du gouvernement égyptien. Cependant une très grande quantité de balles de coton journellement maniées par les hommes de peine furent expédiées de janvier à juin, c'est-à-dire pendant toute la durée de l'épidémie, dans tous les grands ports de l'Europe, sans qu'il en résultât aucun accident de peste.

Il en fut porté en 1835 :

En Angleterre	31,709 balles.
A Marseille	33,812
A Livourne	424
En Hollande	150
A Trieste	32,263
Dans divers ports	32

Ces balles de coton, nous le répétons, ne donnèrent la peste à personne, quoique aucune précaution n'eût été prise pour les désinfecter.

Soumises à la presse, en dehors du navire, elles étaient ensuite entassées dans un espace aussi étroit que possible; les écoutilles étaient fermées, et on expédiait ainsi le navire.

Sur 16 navires anglais chargés de coton qui quittèrent Alexandrie du commencement de janvier à la fin de juin, 8 eurent la peste à bord, et cependant le coton chargé sur ces navires ne fut pas plus dangereux que celui des navires non infectés.

Nous terminerons, messieurs, ce que nous avions à dire sur la transmissibilité de la peste par les marchandises, en arrêtant votre attention sur un fait d'une grande portée et qui est positivement et officiellement reconnu. Depuis 1720, aucun des portefaix employés dans le lazaret de Marseille au déchargement et au maniement des marchandises n'a contracté la peste.

Conclusion.

Rien ne prouve que les marchandises puissent transporter la peste hors des foyers épidémiques.

§ II.

La classification admise dans nos lazarets pour les objets susceptibles et non susceptibles repose-t-elle sur des faits ou des expériences dignes de confiance?

Voici cette classification :

PREMIÈRE CLASSE.

PREMIÈRE SECTION.

Effets et marchandises susceptibles par leur nature.

1° Les hardes, effets usuels, tout ce qui sert au coucher, objets d'équipement et de harnachement, les chiffons et lambeaux de toute espèce;

2° La laine ou les poils d'animaux, lavés ou non, filés ou non;

3° Le coton en laine ou filé;

4° Le chanvre, l'étoupe et le fil;

5° Le lin filé ou non;

6° Les cordages non goudronnés et non composés de sparte ou de jonc;

7° Toute espèce de soie, soit en bourre, soit en fil;

8° Les pelleteries et les fourrures;

9° Les peaux et maroquins, les corduans, basanes, cuirs tannés, cuirs secs, les rognures, abattis en débris de peaux ou d'autres substances animales;

10° Le duvet et les plumes;

11° Les chapeaux ou autres étoffes feutrées;

12° Les cheveux et les crins;

13° Les étoffes, draperies, toileries, et généralement les tissus;

14° Le papier de toute espèce, le carton et les livres ou manuscrits;

15° Les fleurs artificielles;

16° Les verroteries, le corail, des chapelets, et généralement toutes les marchandises enfilées ou assujetties avec des fils susceptibles;

17° Les quincailleries et merceries;

18° Les éponges;

19° Les chandelles et bougies;

20° Le vieux cuivre ouvré, les raclures de vieux cuivre et autres vieux métaux:

21° Les momies, les animaux vivants ou morts.

DEUXIÈME SECTION.

Marchandises douteuses et marchandises avec des enveloppes et des liens susceptibles ou qui peuvent recéler des objets de genre susceptible.

1° Le corail brut;

2° Les dents d'éléphant;

3° Les cornes et leur raclure;

4° Les drogueries et épiceries de toute espèce;

5° Le café et le sucre;

6° Le tabac en balles;

7° Les garances ou alizaris, les racines et herbes pour la teinture;

8° Le vermillon;

9° Le cuir neuf ouvré et les raclures de cuir neuf;

10° Les verreries en caisse ou en futaille, les galles, graines et légumes secs;

11° Les fruits gluants et visqueux.

DEUXIÈME CLASSE.

Objets et marchandises de genre non susceptible.

1° Le blé, les grains, le riz, les légumes en grenier, ou dans des sacs de sparte ou de jonc, les grains moulus, la farine, le pain, l'amidon et les gruaux, etc.;

2° Les fruits secs;

3° Les confitures, les sucs de plantes, des bois, des fruits, le miel;

4° Les fruits frais;

5° Les huiles;

6° Les vins, les liqueurs, et généralement les liquides;

7° Les chairs salées, fumées ou desséchées;

8° Les potasses et le salpêtre;

9° Les cuirs salés et mouillés;

10° Le suif;

11° La cire;

12° Les monnaies et les médailles;

13° Le fromage et la graisse;

14° Les cordages entièrement goudronnés;

15° Le sparte et le jonc;

16° Les cendres, soudes, sels en grenier ou dans des enveloppes non susceptibles, le charbon, le goudron, le noir de fumée et les résines;

17° Les bois en bloc, poutres, planches, tonneaux, caisses, etc.;

18° L'avanalède;

19° Matières pour la peinture et la teinture;

20° Les objets neufs en verrerie et en poterie;

21° Les minéraux, les terres, les houilles, le soufre, le mercure, la chaux, les fossiles et les objets tirés de la mer;

22° Les métaux en pain ou en masse;

23° Tous les objets composés de différentes substances, toutes de genre non susceptible.

Quand on recherche, messieurs, quels sont les faits, quelles sont les expériences sur lesquels reposent les distinctions officiellement admises, on ne trouve absolument rien qui puisse vous donner l'explication de la manière dont on a opéré pour arriver à la classification qui sert de règle dans les lazarets.

Cette classification semble être le résultat d'observations incomplètes, de traditions surannées, dictées par la peur et par la prévention.

L'examen le plus superficiel suffit pour faire reconnaître des inconséquences incroyables. Les chandelles et la bougie, par exemple, sont regardées comme susceptibles par leur nature, tandis que le suif et la cire sont rangés dans les marchandises douteuses. Les animaux morts sont susceptibles par leur nature, et les chairs salées, fumées ou dësséchées sont non susceptibles.

Si l'on veut, à l'aide des données de la physique, se rendre compte des résultats auxquels on serait arrivé empiriquement, on ne tarde pas à voir que la division admise est en opposition avec toutes les lois de cette science.

Il semblerait naturel de penser qu'on a rangé dans la classe des objets susceptibles les corps les plus poreux, comme plus aptes à loger le virus ou les miasmes de la peste. On pourrait croire qu'il en est ainsi, quand on trouve dans la première catégorie tous les tissus en laine, coton et fil, les étoffes feutrées, les éponges, etc.; mais comme on voit à côté les quincailleries, le vieux cuivre, les verroteries, le corail; comme on rencontre ensuite dans les objets non susceptibles le bois et d'autres corps poreux, on est forcé de penser que la porosité des corps n'a pas été prise en considération dans les règlements sanitaires.

On aurait pu supposer encore que les objets qui conservent le plus longtemps les odeurs seraient regardés comme plus propres à conserver le principe pestilentiel. Mais, en étudiant la série des objets dits susceptibles, on trouve le fer, le cuivre, le verre, tous corps minéraux conservant très mal les odeurs.

M. le docteur Laidlaw, cherchant, comme nous le faisons en ce moment, si l'expérience n'aurait pas mené, par hasard en quelque sorte, à une classification que la science pourrait ratifier, au moins en partie, s'est demandé si les objets regardés comme susceptibles n'étaient pas plus particulièrement des corps mauvais conducteurs de la chaleur. Il a bientôt reconnu que cette idée n'était pas admissible.

La chimie peut-elle davantage nous faire comprendre comment on a été conduit aux distinctions établies ?

En aucune façon, messieurs. Qui pourrait prétendre connaître les affinités du principe pestilentiel pour tel ou tel corps ?

Disons donc, d'une part :

Que l'expérience n'a démontré l'aptitude d'aucun des objets dits susceptibles à conserver et à transmettre le principe pestilentiel ;

Que, conséquemment, vouloir ranger dans plusieurs catégories tous les objets transportables sur un navire d'après leurs différents degrés d'aptitude, avant d'avoir établi que celle-ci existe en eux, c'est procéder d'une manière illogique et tout-à-fait inacceptable.

Et, d'une autre part :

Que la classification admise présente des contradictions frappantes ;

Que les sciences physiques, interrogées sur cette question, font bien voir pourquoi on ne doit pas conserver une classification irrationnelle et au moins inutile, mais qu'elles ne peuvent pas parvenir à trouver aucun motif plausible pour expliquer et justifier un échafaudage ridicule.

Disons, enfin, qu'il est urgent que des expériences rigoureuses et suffisamment variées et répétées soient instituées dans un ou plusieurs des lazarets d'Europe pour qu'on sache d'une manière positive si les vêtements et les hardes des pestiférés peuvent ou ne peuvent pas transmettre la peste dans nos ports.

Si la solution est affirmative, on pourra examiner alors si d'autres objets jouissent de la même propriété.

Si la solution est négative, le commerce européen sera à jamais délivré d'une grande partie des entraves et des dépenses que lui imposent les quarantaines.

Conclusion.

La classification admise dans nos lazarets pour les objets susceptibles et non susceptibles ne repose sur aucun fait ni sur aucune expérience dignes de confiance.

§ III.

A-t-on fait une étude suffisante des moyens à l'aide desquels on pourrait détruire le principe pestilentiel qui existerait soit dans les hardes et vêtements, soit dans des marchandises, soit dans tout autre objet ?

Quand on a lu tout ce qui a été publié sur la peste, on est étonné qu'aussi peu de recherches aient été faites sur un point qui a dû paraître si important. Cet étonnement redouble quand on réfléchit que depuis le XVe siècle la croyance à la transmissibilité de la peste par les hardes, les vêtements et les marchandises était généralement adoptée.

Dans le Levant, l'eau passe pour le premier des désinfectants. On ne cite pas, que nous sachions, un seul exemple où un objet suspect, ayant subi une immersion dans l'eau, aurait donné la peste.

L'air, et surtout l'air frais et humide de la nuit, n'est pas recommandé avec moins de confiance. Dans le Levant encore, les personnes les plus prudentes ne craindraient pas de porter un vêtement suspect, si ce vêtement avait été exposé à l'air libre pendant toute une nuit.

Le chlore est regardé aujourd'hui dans les lazarets d'Europe comme le désinfectant le plus sûr.

On connaît les expériences auxquelles se sont soumis en 1829, à Tripoli de Syrie, les membres de la commission que présidait M. Pariset, MM. Dumont, F. D'Arcet et Guyon, et qui tendraient à prouver que le chlore jouit de la propriété de détruire le principe de la peste.

M. le docteur Grassi a été témoin à Alexandrie d'un fait qui, si l'interprétation que lui a donnée l'anteur était hors de doute, prouverait qu'il y aurait danger à regarder comme constante et absolue la propriété désinfectante des fumigations de chlore. Voici ce fait :

« Le 3 décembre 1836, arriva dans le port d'Alexandrie un brick ottoman, commandé par le capitaine Ali, provenant de Constantinople, chargé de diverses marchandises, avec seize hommes d'équipage et soixante-seize passagers. Ces derniers furent débarqués le 6 au lazaret. Dès ma première visite, continue M. Grassi, j'en trouvai un atteint de peste, que je fis de suite conduire à l'hôpital, et à ma visite du soir, on me présenta un autre malade que je reconnus atteint de la même maladie. Les seize marins du bord n'ayant pas voulu s'assujettir au *spoglio*, la maladie commença à sévir parmi eux. Douze d'entre eux furent attaqués; quatre seulement guérirent, y compris le capitaine Ali.

» La plupart des passagers étaient des habitans de la Crimée, revêtus de peaux de mouton. Pour faire faire promptement le *spurgo* à leurs vêtements, dont ils avaient besoin, attendu qu'il faisait froid, on les exposa au parfum suivant :

» Deux chambres hermétiquement fermées furent préparées à cet effet, et les pelisses y furent suspendues à des cordes de dattier, afin qu'elles pussent être bien imprégnées par la vapeur. Dans chacune des chambres, de moins de 12 pieds carrés, furent déposés cinq vases pleins d'une pâte composée de manganèse, de sel et d'acide sulfurique. Le manganèse et le sel étaient renouvelés deux fois par jour, et la masse arrosée quatre fois par jour avec de l'acide sulfurique. Cette opération se fit pendant quatre jours consécutifs. Ces effets furent ensuite laissés treize jours dans cet état, puis ils furent remis à leurs propriétaires. Depuis le jour du *spoglio*, tous ces voyageurs, qui étaient des pèlerins, avaient joui d'une parfaite santé. Mais le lendemain du jour où ils eurent endossé leurs pelisses, l'un d'eux tomba malade, et mourut en quarante-huit heures. Un nouveau *spoglio* leur fut proposé, mais ces hommes superstitieux s'y refusèrent. Deux jours plus tard, deux d'entre eux furent attaqués ; les autres se soumirent alors à un nouveau *spoglio*. Toutes ces pelisses infectées furent condamnées aux flammes, et par ce moyen on sauva un assez grand nombre de personnes qui marchaient vers leur perte.

» Si ce fait se fût passé dans un pays où la peste ne soit pas endémique, et s'il était parfaitement établi qu'aucune autre cause productrice de la peste n'a agi sur ces pèlerins, il faudrait bien reconnaître que des pelisses infectées ont pu transmettre la peste, quoique ayant été soumises pendant quatre jours à des fumigations de chlore pratiquées avec soin. Tel qu'il est, ce fait est loin d'être concluant, et nous ne l'avons cité que pour éveiller l'attention des médecins.

» Le feu est le moyen désinfectant par excellence. Il est aussi sûr qu'expéditif; seulement il n'est pas économique.

» Une température élevée a été regardée aussi comme un bon moyen de désinfection pestilentielle. L'Académie se rappelle que son correspondant, Clot-Bey, lui a envoyé les détails d'expériences récemment faites au Caire par une commission russe dans le but de résoudre cette question.

» Les circonstances, dit Clot-Bey, étaient alors des plus favorables. La peste existait au Caire et sur divers points de l'Egypte à l'état sporadique, ce qui est d'une grande importance; car, si elle eût régné épidémiquement, les expériences auraient été sans résultat certain; on n'aurait pas pu distinguer ce qui aurait été produit par l'influence épidémique de ce qui l'aurait été par l'agent pestilentiel contenu dans les hardes.

» Des effets aussi contaminés que possible, consistant en chemises, caleçons, gilets, draps de lit, couvertures en laine, qui ont été pris sur des pestiférés dont la maladie était bien caractérisée, ont été mis dans une étuve à une chaleur de 50 à 60° R. pendant quarante-huit heures, les uns étendus sur des cordes, d'autres agglomérés en paquets, d'autres contenus dans des boîtes en fer-blanc hermétiquement fermées.

» On les a fait ensuite revêtir sur la peau pendant quinze jours, par 56 individus qui avaient été préalablement soumis à une quarantaine d'observation, et aucun d'eux n'a contracté la peste.

» Ces expériences, ajoute Clot-Bey, ont été faites avec la plus grande exactitude en présence des membres du conseil général de santé et de plusieurs autres médecins. »

Votre honorable correspondant, messieurs, estime que les expériences auraient eu le même résultat négatif si les vêtements et les hardes n'eussent pas été passés par la chaleur. Nous avons, dit-il, de puissantes raisons pour penser ainsi; car, sur 49 personnes, domestiques, infirmiers, chirurgiens, qui ont soigné les pestiférés, touché les effets, couché dans leurs chambres, qui ont fait des autopsies, qui ont pris avec leurs mains, sans précaution, toutes les hardes avec lesquelles ont été faites les expériences, aucune d'elles n'a contracté la maladie.

N'est-ce pas là, messieurs, une contre-épreuve qui détruit le résultat qu'on croyait avoir obtenu de ces expériences? Ne devons-nous pas ajouter que les hardes et vêtements qui ont servi aux expériences n'ayant été touchés et portés que par des malades atteints de peste sporadique, c'est-à-dire de peste non transmissible, c'est encore une puissante considération à faire valoir contre les conséquences qu'on voudrait déduire des expériences faites?

Une lettre que M. le ministre du commerce a adressée à l'Académie le 31 octobre 1845 contenait une communication de M. le docteur Robert, médecin du lazaret de Marseille, laquelle était relative au point qui nous occupe. M. Robert vous propose, messieurs, un nouveau moyen de désinfection pestilentielle, moyen applicable aux marchandises et même aux vêtements et hardes.

Etonné que, depuis 1720, les portefaix de Marseille préposés aux quarantaines des marchandises aient ouvert et manié des centaines de milliers de balles de coton venant d'Égypte, sans contracter la peste, M. Robert attribue l'innocuité de ce coton, qui, dit-il, a dû être souvent infecté de peste, à la compression produite par la presse hydraulique mise en usage pour réduire le coton à charger au moindre volume possible. Il ne paraît pas douter que la compression ne soit un prompt et sûr moyen de détruire le virus ou les miasmes pestilentiels. Il propose, en conséquence, qu'une commission médicale se livre, dans le lazaret de Marseille, à des expériences à cet égard. Vos commissaires, messieurs, ne peuvent qu'appuyer vivement la demande de M. Robert. Il est temps qu'une commission médicale étudie expérimentalement tout ce qui concerne la prophylactique de la peste.

Jusqu'ici nous n'avons pas parlé de ces parfums si souvent employés dans les lazarets, et qui sont ou ont été préparés avec des plantes aromatiques, des résines, du soufre, et même avec des sels arsenicaux. Nous n'hésitons pas à déclarer qu'ils sont tout à la fois inefficaces et dangereux.

Tant que des expériences bien faites et concluantes ne nous auront pas enseigné de meilleur moyen de détruire les miasmes pestilentiels là où l'on peut croire qu'ils existent, il faudra préférer les fumigations de chlore à toute autre.

Nous ne prolongerons pas davantage ces considérations sur les moyens de détruire le principe pestilentiel ; elles seraient certainement insuffisantes, s'il était démontré que ce principe peut rester inhérent aux hardes, aux vêtements, aux marchandises, et devenir la cause de la transmission de la maladie. Elles sont et seront complétement sans objet aussi longtemps qu'on n'aura pas prouvé que le virus ou le miasme pestilentiel peut être conservé dans ces divers réceptacles.

Conclusion.

L'étude des moyens propres à désinfecter les hardes, vêtements et marchandises est encore à faire.

Pour être rationnelles, des recherches à ce sujet devraient être précédées de la preuve que ces différents objets peuvent réellement se charger du principe de la peste.

CHAPITRE X.

La peste peut-elle se transmettre par les miasmes pestilentiels, hors des foyers épidémiques ?

Quand, dans un navire ou dans un lazaret, la peste se communique d'un individu malade à un individu sain, comment affirmer que la communication de la maladie est due au contact direct du pestiféré ou aux miasmes échappés de son corps et répandus dans l'air ? Pour que le contact immédiat ait lieu, il faut que l'homme malade et l'homme sain soient assez rapprochés pour que ce dernier se trouve dans l'atmosphère pestilentielle du premier. Qui donc pourra dire alors avec certitude, si la transmission s'est opérée par l'absorption, par l'inspiration des miasmes dont l'air est le véhicule, ou par le contact proprement dit?

Cette difficulté ainsi posée est insoluble.

Mais si l'on réfléchit, d'une part, que des observations en très grand nombre ont prouvé que le contact immédiat des pestiférés quand il a eu lieu à l'air libre n'a pas donné la peste; et d'une autre part, que le séjour dans un foyer d'infection pestilentielle, sans aucun contact suspect, a souvent donné la peste, on sera forcément conduit à cette double conséquence, savoir :

La transmission de la peste par les miasmes pestilentiels est un fait prouvé.

La transmission de la peste par le contact immédiat des pestiférés n'est pas un fait prouvé.

Une circonstance a dû vous frapper, messieurs, dans les faits qui ont eu lieu à Marseille : c'est que toutes les fois qu'il y a eu dans un navire un ou plusieurs cas de peste, le séjour de ce navire est devenu très dangereux pour l'équipage, pour les passagers, pour les gardes de santé placés à bord, lesquels, cependant, évitent avec le plus grand soin le contact des pestiférés, et de tout objet suspect. Le navire devient alors trop souvent un véritable foyer d'infection pestilentielle. L'air chargé de miasmes échappés de pestiférés, présents ou absents, est un poison pour ceux qui le respirent.

Tel a été le cas de ce matelot du capitaine Rodriguez, qui, alors qu'il n'existait plus à bord aucun pestiféré, contracta la peste pour être descendu dans la cale;

Tel a été le cas de ce garde de santé, Michel Favre, qui, placé à bord du capitaine Anderson, a été atteint de la peste, quoiqu'il n'y eût plus sur ce navire personne ayant la peste, quoique rien ne donne à penser que ce garde ait touché aucun objet pestiféré.

Nous sommes donc autorisés à penser que la peste se transmet par infection hors des foyers épidémiques, comme nous l'avons vue se transmettre de la même manière dans les foyers épidémiques et dans les pays où la peste est endémique.

Rappelez-vous, messieurs, ce qui s'est passé au couvent de

Jérusalem en 1834, dans les casernes d'Alexandrie et à l'école de musique de Kankè en 1835. Dans tous ces cas, l'air chargé de miasmes pestilentiels a donné la peste, quoiqu'il n'y ait eu aucun contact suspect.

Rappelez-vous tous les faits que nous avons cités en parlant de l'action de l'infection pestilentielle dans les foyers épidémiques.

Rappelez-vous, enfin, les ravages qu'exerce si souvent la peste dans les maisons frappées d'un premier cas. N'y a-t-il pas la plus grande analogie entre ce qui peut avoir lieu dans un navire, et ce qui a lieu dans une maison?

Dans l'un comme dans l'autre, l'air chargé des miasmes qui se sont échappés du corps d'un ou de plusieurs pestiférés transmet la maladie aux personnes saines renfermées dans une atmosphère impure.

Conclusion.

La peste peut se transmettre hors des foyers épidémiques par infection miasmatique, c'est-à-dire par l'air chargé de miasmes exhalés du corps des pestifèrés.

Nous ferons suivre cette conclusion de trois autres, qui n'en sont que des corollaires, mais qu'il nous paraît utile de formuler séparément, attendu que sur chacune d'elles reposent des mesures quarantenaires.

1° Il résulte des faits exposés aux chapitres relatifs à la transmissibilité de la peste en dedans et en dehors des foyers épidémiques que les pestiférés, en viciant l'air des localités dans lesquels ils sont renfermés, peuvent créer des foyers d'infection pestilentielle susceptibles de transmettre la maladie.

2° Les foyers d'infection pestilentielle peuvent persister après l'enlèvement des pestiférés.

3° Les foyers d'infection pestilentielle une fois formés à bord d'un navire, par la présence d'un ou de plusieurs pestiférés, peuvent être transportés, même à de grandes distances.

CHAPITRE XI.

La peste sporadique est-elle transmissible soit par les malades eux-mêmes, soit par les foyers d'infection qu'ils pourraient former?

Cette question, dont il est facile de comprendre toute la gravité, mérite un examen spécial. Recherchons sur quelles bases repose la solution négative donnée par presque tous les médecins qui ont observé la peste en Égypte, c'est-à-dire dans le pays où chaque année la maladie se présente sous la forme sporadique.

Après que l'épidémie de 1835 eut cessé, les médecins, qui étaient divisés d'opinion sur la transmissibilité de la peste, portèrent naturellement leur attention sur les cas sporadiques qui se montrèrent dans les mois qui suivirent le mois de juin 1835, et dans les années 1836, 37 et 38. On peut dire qu'il y eut alors une enquête contradictoire sur les suites que peut entraîner la peste sporadique.

Depuis le mois de juin 1835 jusqu'à la fin de décembre 1838, 649 cas de peste sporadique furent observés à Alexandrie. On s'est accordé à reconnaître que sur ces 649 cas, 646 n'ont transmis la peste à aucune des personnes qui avaient soigné et touché les malades. Il ne s'est élevé de discussion que sur trois faits que nous croyons devoir rapporter.

Première observation. — « Dans un magasin de comestibles et » épiceries, plusieurs personnes meurent pendant l'épidémie de » 1835; on ferme ce magasin. Lorsque l'épidémie fut terminée, » on procéda à la vente à l'encan de ces effets et marchandises. » Le magasin fut ouvert le 22 septembre 1835. On y plaça des » gardes pour veiller sur les marchandises. Le 25, deux de ces » gardes furent attaqués de la peste et moururent; un troisième, » tombé malade le 26, eut le même sort. Les marchandises ache- » tées n'ont donné la peste à personne. »

L'auteur de l'observation que nous venons de rapporter, M. Aubert-Roche, la regarde comme une preuve de la non-transmissibilité de la peste par les hardes, les vêtements et les marchandises. Il pense que les trois attaques mortelles ont été dues à l'existence d'un foyer pestilentiel dans la maison où étaient morts plusieurs pestiférés pendant l'épidémie.

Deuxième observation. — « Le 21 mars 1836, une esclave » noire du kaia du harem du pacha est atteinte de peste et meurt. » Il y avait chaque jour une attaque çà et là dans la ville. La » peste était alors endémique. La maison du kaia est mise en » quarantaine ; et comme il ne veut ni quitter sa maison ni faire » *spoglio*, on l'enferme dedans avec sa famille. Il devait y rester » quarante jours. Jusqu'au 8 avril, il ne s'était manifesté aucun » accident, lorsque le 9 on apprend que sa femme, son fils et sa » fille sont frappés de peste. Il y avait vingt jours d'écoulés de- » puis la première attaque, et les malheureux étaient restés dans » la maison sans avoir lavé ni mis leurs effets à l'air. »

L'auteur pense que les causes qui ont produit la première attaque ont suffi pour déterminer les trois autres. Ce fait peut sans doute être interprété ainsi à bon droit. Nous savons, en effet, combien il est dangereux d'habiter une localité déjà frappée une première fois. Cependant nous comprenons que ce cas ait pu exciter des doutes dans l'esprit de plusieurs personnes.

La troisième observation ne paraît pas susceptible de faire naître plus d'incertitude que la première.

« Un mameloouk de Saïd-Bey est pris, à la suite d'un exercice » assez violent (le jeu du cheval fondu), d'une douleur de tête » suivie d'un bubon à l'aisselle : tout de suite on déclare la » peste, et on transporte le malade au lazaret avec son compa- » gnon de chambre. Comme c'était un mamelouk du fils du pa- » cha, et que ce dernier devait être mis en quarantaine, le ma- » lade fut visité par plusieurs médecins. Les uns dirent : c'est la » peste, les autres, non. Le malade était déjà guéri à la consul- » tation du cinquième jour ; cependant il fit quarantaine au la- » zaret avec son ami. Les choses en restèrent là jusqu'au 14 mars » 1836. L'attaque avait eu lieu le premier février, et la quaran- » taine, commencée avant la fin de la maladie, était à son trente- » neuvième jour. Ce fut alors que le compagnon du premier » malade fut pris de la peste. »

Nous avouons, messieurs, que l'incertitude qui règne sur les causes de la maladie, les trente-neuf jours écoulés depuis sa terminaison, le local habité par les compromis, local qui offre les conditions hygiéniques les plus défavorables, sont autant de circonstances qui nous empêchent de trouver dans ce fait un cas de transmission de la peste.

En résumé, sur 649 cas observés avec attention par des médecins d'opinions différentes, un seul pourrait faire naître, non des présomptions fondées, mais un simple doute. On est donc en droit de regarder cette grande épreuve comme détruisant l'opinion qui voudrait que la peste sporadique fût transmissible comme la peste épidémique; elle tend, au contraire, à établir que la peste sporadique ne jouit pas de cette funeste faculté.

Depuis 1838, la non-transmissibilité de la peste sporadique a paru de plus en plus prouvée aux médecins, (MM. Clot, Gaëtani, Perron, Scisson, Delong, etc.), qui habitent l'Égypte. Aussi, au moment où nous parlons, l'opinion opposée est-elle presque entièrement abandonnée.

Pugnet, cet observateur habile et impartial, avait, dès le commencement de ce siècle, fait la remarque importante que la peste sporadique ne paraît pas transmissible. « Ce sont, disait-il, des cas isolés qui se soutiennent à peine et n'ont pas la force de se transmettre. »

Ce fait n'avait pas échappé aux Francs qui habitent le Levant. Ce qui le prouve, c'est que quand la peste ne se montre qu'à l'état sporadique, ils ne prennent pas les précautions d'isolement, qu'ils ne négligent jamais quand sévit la peste épidémique.

La contre-épreuve la plus décisive et la plus précieuse pour nous, serait la constatation que les pestes importées en Europe ne l'ont été que par des bâtiments partis des pays producteurs de peste, au moment où régnait une épidémie pestilentielle.

Jamais, que nous sachions, les cas de peste importés en Europe n'ont été étudiés à ce point de vue. C'est une lacune que tous les médecins favorablement placés doivent s'efforcer de combler.

Recherchons dans quelles conditions se trouvaient sous ce rapport les dix bâtiments qui ont importé la peste à Marseille depuis 1720.

Premier fait. — Le capitaine Coutel, commandant la pingue *l'Étoile du Nord*, arrivé à Marseille le 19 juin 1841, était parti d'Alger le 9 du même mois. La peste épidémique régnait-elle alors dans cette ville?

Nous lisons dans le mémoire de M. Berbrugger, sur les pestes de l'Algérie : « En 1740, sous Brahim, la peste vient par terre ; il » meurt 400 personnes par jour. Elle dure trois ans, cessant en » hiver, et revenant au printemps. »

Deuxième fait. — Le capitaine Billon, commandant le navire *la Sainte-Famille*, arriva à Marseille le 8 mai 1760, après avoir quitté Acre le 12 avril précédent.

Il déposa que, cinq jours avant son départ d'Acre, il était mort de peste un homme de son équipage, et qu'un autre de ses matelots atteint de la même maladie, le 17, était mort le 22.

« En janvier 1760, dit M. de Ségur, la peste se montre à Seyde ; en mars, elle se montre à Acre et à Tripoli. En 1760, encore, la peste épidémique régnait en Égypte depuis deux ans. »

Troisième fait. — Le capitaine Matthieu Millich, commandant le navire *l'Assomption*, arriva à Pomègue le 30 avril 1784, après avoir quitté Alexandrie, le 18 mars précédent, avec patente *brute*.

Puisqu'on délivrait patente brute à Alexandrie, c'est une grande présomption que la peste épidémique y régnait. On sait, en effet, qu'avant l'établissement du lazaret d'Alexandrie, c'est-à-dire avant 1831, les pestes sporadiques qui pouvaient se montrer dans la ville et aux environs passaient ordinairement inaperçues.

Mais nous avons des preuves plus positives qu'une peste intense existait à Alexandrie en 1784 et même au mois de mars.

En mars 1784, le capitaine Cubert de Saint-Tropez, commandant le brigantin *l'Ange-Gardien*, parti d'Alexandrie, relâche à la Goulette, près Tunis. Il avait perdu 10 hommes de peste. (Lettre du consul de France à Tunis, en date du 5 avril 1784).

Le capitaine Sauzet, venant d'Alexandrie, entra dans le port de Tripoli de Barbarie, le 12 avril 1784. Ce navire avait dans sa traversée jeté 3 hommes à la mer. (Lettre du consul de France à Tripoli, en date du 19 avril 1784.)

(1) *Mémoire sur la peste en Algérie* depuis 1552 jusqu'en 1812, par M. Berbrugger. — Pièces et Documents n° IV.

En 1784, encore, le capitaine Ganthaume débarqua à Tunis des pèlerins qu'il rapportait d'Alexandrie. Ces pèlerins sont admis sans quarantaine. Quelques jours après, des fièvres malignes éclatent dans la ville et la peste se montre à la suite de ces fièvres. (Lettre du consul de France à Tunis, en date du 15 juillet 1784).

Vous voyez, messieurs, que c'était avec juste raison qu'à Alexandrie on avait délivré une patente brute au capitaine Millich. Une peste intense régnait évidemment à cette époque dans cette ville.

Quatrième fait. — En 1785, le capitaine Candier, commandant le navire *la Marianne*, arriva à Marseille, le 22 janvier. Il avait quitté Tunis, le 16 décembre, et Port-Farine, le 15 janvier précédent.

Ses dépositions et celles de son équipage établissent qu'au moment où il était à Tunis et à Port-Farine la peste exerçait de grands ravages dans ces deux villes. A Tunis, l'épidémie pestilentielle enlevait 7 à 800 personnes par jour.

Cinquième fait. — En 1786, le capitaine Bernardy, commandant le vaisseau français *la Providence*, arriva à Marseille, le 23 mai, après avoir quitté Bône, le 14 du même mois.

M. Berbrugger nous apprend qu'une peste épidémique a régné à Bône en 1786, à partir du 10 mars.

« Le 24 mai, ajoute-t-il, 103 habitants de Bône succombèrent à la peste (1). »

Sixième fait. — La même année 1786, le capitaine Pons arriva à Marseille le 12 juin. Il venait de Bône, où, le 28 mai précédent, son maître d'équipage était tombé malade d'une affection à laquelle il a succombé le 31.

Il est donc évident que le capitaine Pons a quitté Bône au moment où la peste épidémique y exerçait beaucoup de ravages.

Septième fait. — En 1796, le capitaine Rodriguez partit d'Alger le 26 juin, relâcha à Alicante le 29, à Carthagène le 30, puis à Mahon; il arriva, enfin, à Marseille, le 12 août, après avoir eu un matelot mort le 4 juillet, deux jours après le commencement de la maladie, un nègre mort le 7, etc.

(1) M. Berbrugger, *Mémoire cité*.

« En 1796, dit M. Berbrugger, la peste sévissait à Alger vers le mois de juin (1). »

Huitième fait. — En 1819, le capitaine Anderson partit de Sousse, le 15 avril, relâcha à Tunis, qu'il quitta le 20 avril, et arriva à Marseille, le 1er mai.

Sa déposition porte que pendant son séjour de deux mois et demi à Sousse, la peste y enlevait de 80 à 100 personnes par jour, et 7 à 8 seulement lors de son départ; il ajoute que quand il a quitté Tunis, la peste y faisait de 80 à 100 victimes par jour.

Neuvième fait. — En 1825, le capitaine Audibert partit d'Alexandrie le 29 mai, et arriva à Pomègue le 30 juin, après avoir perdu 3 hommes de la peste pendant la traversée.

Il n'est pas besoin de rappeler que l'Egypte subit, en 1825, une épidémie pestilentielle très meurtrière.

Dixième fait. — Ce dixième fait est celui du paquebot *le Léonidas*, qui partit de Constantinople le 27 juin 1837, de Smyrne le 30, de Syra le 1er juillet, et qui arriva à Marseille, le 9, avec la peste à bord.

Il est de notoriété publique qu'en juillet 1837 la peste épidémique sévissait à Smyrne. C'est à cette époque, en effet, que MM. le docteur Morpurgo et Bnlard ont soigné de nombreux pestiférés à Smyrne.

Nous pouvons donc, messieurs, regarder comme une chose certaine que les dix bâtiments qui ont importé la peste à Marseille depuis 1720 étaient tous partis de pays où régnait la peste épidémique au moment de leur départ.

Ce fait intéressant ne prouve certainement pas que la peste sporadique ne puisse jamais transmettre la peste. Il établit seulement qu'aucun des nombreux bâtiments partis d'Egypte, de Syrie ou de Turquie depuis 1720, au moment où ces pays n'offraient que des pestes sporadiques, n'ont jamais importé la peste à Marseille. Cette considération, rapprochée de la remarque faite en Egypte par des observateurs intelligents et dignes de foi, que les cas de peste sporadique observés depuis le mois de juillet 1835, jusqu'au commencement de 1839, n'ont pas transmis la maladie

(1) M. Berbrugger, *Mémoire cité*.

mérite toute l'attention des médecins et des administrateurs.

Ajoutons que M. Brayer, qui a si bien étudié la peste à Constantinople pendant les neuf années qu'il y a passées, est arrivé à la même conviction.

Il est bien à désirer, messieurs, que les recherches déjà faites à cet égard soient continuées avec persévérance dans toutes les localités où on peut observer la peste sporadique. Si les résultats qu'on obtiendra confirment ceux déjà obtenus, on pourra, sans inconvénient, restreindre aux époques où règnent des épidémies pestilentielles les précautions quarantenaires à prendre contre l'importation de la peste en Europe. Ce serait un grand service que la médecine aurait rendu à la société.

Dès à présent, nous nous croyons en droit de formuler ainsi la conclusion de ce chapitre.

Les malades atteints de la peste sporadique ne paraissent pas pouvoir déterminer des foyers d'infection assez actifs pour transmettre la maladie.

CHAPITRE XII.

La peste est-elle plus ou moins transmissible suivant l'intensité de l'épidémie, suivant les différentes périodes de celle-ci, suivant, enfin, les dispositions organiques des individus soumis à l'action des miasmes pestilentiels?

Trop souvent on a regardé la faculté que la peste a de se transmettre d'un individu malade à un individu sain, comme une faculté absolue, et pour ainsi dire nécessaire. Une étude plus approfondie et plus réfléchie des faits contenus dans la science fait voir que la transmissibilité de la peste est très variable, suivant un grand nombre de circonstances dont quelques unes peuvent être déterminées.

S'il est un fait sur lequel tous les loïmographes soient d'accord, c'est certainement sur celui qui établit que les épidémies pestilentielles présentent des degrés bien différents dans leur intensité.

Mais voit-on les malades atteints de la peste posséder une faculté de transmission en rapport avec l'intensité de l'épidémie qui les a frappés? ou, en d'autres termes, les miasmes qui s'échappent du corps des individus atteints au milieu d'une épidémie meurtrière, sont-ils plus dangereux pour ceux qui sont exposés à leur action, que les miasmes dus à des malades qui ne sont soumis qu'à une constitution pestilentielle exerçant peu de ravages?

Pour répondre à la question ainsi posée, il suffit d'arrêter son attention sur la force d'expansion qu'offre chaque épidémie pestilentielle. Cette force dépend de deux causes dont l'action est souvent simultanée. Ces causes sont, d'une part les agents généraux produisant l'épidémie, et de l'autre les miasmes exhalés par les pestiférés. Si, dans le rayon de la constitution pestilentielle, on peut conserver des doutes sur la part qui revient à chacune de ces causes dans les effets produits, il ne peut plus en être de même pour la propagation de la maladie en dehors des foyers épidémiques. Là, les miasmes exhalés du corps des pestiférés agissent seuls. Or, l'on sait depuis longtemps que l'extension de la maladie loin des endroits soumis à la constitution pestilentielle, quelquefois très grande, quelquefois très restreinte, est généralement en rapport direct avec l'intensité de l'épidémie à son lieu d'origine. Plus cette intensité est grande, plus la maladie se communique avec facilité; plus, au contraire, elle va en décroissant, moins la maladie est transmissible. La transmissibilité paraît même cesser complétement quand la maladie cesse d'être épidémique. C'est ainsi que la peste sporadique ne paraît plus jouir de cette funeste faculté de transmission.

La période de l'épidémie exerce encore une grande influence sur la force de transmissibilité de la peste. Déjà, en parlant des caractères épidémiques que la peste a présentés partout où elle a exercé ses ravages, nous avons cité des faits concluants sous le rapport qui nous occupe en ce moment. Nous ne croyons pas devoir en citer de nouveaux (1).

Nous dirons seulement en passant que ce que nous avançons de la période de l'épidémie, nous pourrions le répéter pour la période de la maladie.

Larrey ne croyait pas que la peste se communiquât quand la maladie est dans sa première période. M. le docteur Lachèze

(1) Voir le chapitre premier de la deuxième partie de ce Rapport, p. 688 et suiv.

pense avoir constaté qu'après la seconde période de la maladie, c'est-à-dire après le quatrième ou le cinquième jour depuis l'invasion, la peste n'est plus communicable. Pour la maladie, comme pour l'épidémie, c'est la deuxième période qui offre le plus de dangers.

Nous arrivons à la troisième partie de la question posée, troisième partie qui soulève encore moins d'incertitude que les deux premières. Plus on étudie les épidémies en général et la peste épidémique en particulier, plus on acquiert la conviction que les dispositions organiques des individus soumis à l'action des miasmes pestilentiels ajoutent ou retranchent beaucoup à celle ci.

Nous avons vu ailleurs que la race, la nationalité, l'acclimatement ou le non-acclimatement, le sexe, l'âge, la profession, la manière de se nourrir, de se vêtir et de se loger, en un mot une bonne ou une mauvaise hygiène, pouvaient singulièrement contribuer à rendre plus ou moins aptes à recevoir l'action des causes générales épidémiques. Nous dirons ici qu'il en est absolument de même pour l'action des miasmes pestilentiels.

Nous ajouterons que toutes les causes qui tendent à affaiblir l'économie prédisposent à contracter la peste.

Valli a observé que les Grecs de Smyrne sont plus facilement atteints de la maladie que les Turcs. Il attribue cette plus grande susceptibilité à des jeûnes prolongés, à l'abus de l'eau-de-vie, et surtout à la faiblesse originelle de leur constitution.

Tous les jours on constate en Orient que les abus de la table, les excès vénériens, les courses forcées laissent un malaise qui rend singulièrement apte à contracter la peste.

L. Franck fait remarquer que quand les troupes françaises sont arrivées en Égypte, elles étaient déjà fatiguées par les campagnes précédentes, par la navigation, ce qui multiplia les attaques de peste.

Pugnet a été frappé à Damiette de ce que l'infanterie souffrait proportionnellement plus du fléau que la cavalerie, ce qu'il attribue aux fatigues et aux privations plus grandes de l'infanterie.

Enfin, M. le docteur Masclet, dont M. Larrey a tant admiré le dévouement et tant regretté la perte, lui écrivait d'Alexandrie en date du 25 janvier 1798 : « J'ai remarqué que ceux qui se trouvent dans une diathèse scorbutique contractent facilement la peste. Quelques chirurgiens de la marine qui étaient dans cette disposition scorbutique étaient saisis presque aussitôt qu'ils prenaient le service dans le lazaret. Tous périrent promptement. »

Nous terminerons ici ces considérations, qui ne peuvent avoir pour résultat que de confirmer une vérité que personne ne peut sérieusement contester et qui sera notre conclusion :

La peste est plus ou moins transmissible suivant l'intensité de l'épidémie, suivant que celle-ci est dans sa première, sa seconde ou sa troisième période, suivant, enfin, les dispositions organiques des individus soumis à l'action des miasmes pestilentiels.

CHAPITRE XIII.

La peste, importée d'Orient dans les ports de l'Europe, peut-elle se transmettre à un assez grand nombre d'individus pour créer une épidémie pestilentielle ?

Non, répondent les médecins d'Égypte. Ils appuient leur réponse négative sur ce fait souvent observé par eux que, quand des pestiférés sont transportés dans des lieux non soumis à la constitution pestilentielle, ces malades meurent ou guérissent sans transmettre leur maladie à personne. Si des pestiférés ne peuvent pas communiquer leur affection aux habitants d'un certain nombre de points de la Haute-Égypte, comment croire que la peste transportée d'Égypte en France aura une faculté de transmission assez puissante pour déterminer une épidémie ?

Quelques uns pourtant ont remarqué que, dans certains cas, et dans certains endroits non soumis à une constitution pestilentielle, la maladie avait été transmise à un petit nombre d'individus ; mais ceux-ci n'avaient communiqué la peste à personne, malgré des rapports entièrement libres.

M. le docteur Lachèze, que nous aimons à citer, parce que c'est un des hommes qui, en garde contre toute prévention, cherchent la vérité avec bonne foi et réflexion, partage entièrement cette dernière manière de voir. Il n'admet pas que, sans une influence épidémique préexistante, la peste puisse, dans aucun cas, attaquer un assez grand nombre d'individus pour constituer une calamité publique. Il insiste sur ce que, partout où la peste a exercé de grands ravages, il a été possible de reconnaître les caractères d'une constitution pestilentielle régnante.

Sydenham, qui, comme on le sait, a observé la peste de Londres de 1665, avait émis la même doctrine. Il avait dit que, quelque fréquentes que fussent les importations de la peste en Angleterre, la maladie ne revêtirait un caractère épidémique que tous les trente ou quarante ans, parce qu'alors seulement elle trouverait les conditions atmosphériques et les prédispositions organiques favorables à son développement et à sa propagation.

Cette doctrine, qui est aujourd'hui généralement admise en Égypte, et qui a rallié en Europe un grand nombre d'esprits, serait bien consolante, puisqu'elle autoriserait à penser que les navires venant de ports infectés, et ayant la peste à bord, pourraient déposer et faire soigner leurs pestiférés sur un point quelconque non soumis à l'influence épidémique pestilentielle, sans qu'il en résultât de danger pour les populations au milieu desquelles ces pestiférés viendraient se rétablir ou mourir.

Nous le répétons, l'étude de la peste en Égypte apprend que les choses se sont souvent passées ainsi. Nul doute qu'il n'en ait été de même dans des contrées plus ou moins éloignées de l'Egypte, et offrant des conditions qui ne sont pas celles de ce pays.

Mais faut-il croire que toutes les fois que la peste s'est montrée à l'état épidémique dans une ville ou même dans une contrée, la transmission de la maladie des individus sains aux individus malades n'a pas été le point de départ, la cause de l'épidémie ?

Quoique les faits recueillis à ce point de vue et avec tous les détails nécessaires manquent presque complétement dans la science, et nous ajouterons par cette raison même, nous regarderions comme un danger d'admettre, d'une manière absolue, une opinion qui, vraie dans certaines limites, pourrait entraîner les plus graves inconvénients. Citons deux exemples qui se prêteraient assez difficilement à l'interprétation proposée.

« En 1630, on avait été informé à Milan qu'une armée allemande, composée de 35,000 hommes, était au moment de franchir les Alpes, pour se porter à la conquête du duché de Mantoue. Le tribunal de santé, qui savait positivement que des cas de peste se montraient dans cette armée, députa un gouverneur qui faisait alors le siège de Cazal, le docteur Tadino, l'un de ses membres, pour représenter les désastreuses conséquences que pouvait avoir le passage des Allemands dans le Milanais. Des considérations politiques ne lui permirent pas de revenir sur ce qu'il avait déjà résolu.

» Les troupes allemandes passèrent par Milan et y laissèrent le principe de la peste trop fameuse qui a ravagé cette ville en 1630 (1). »

Nous le demandons, messieurs, doit-on croire dans ce cas que Milan était, sans le savoir, soumis à une constitution pestilentielle dont l'existence aurait précédé l'arrivée des troupes allemandes? La même réflexion se présente naturellement pour le fait suivant :

« Le 2 juin 1818, le navire anglais *Avon* arriva à Tanger avec
» 382 pèlerins qu'il avait pris à Alexandrie. Les consuls con-
» stitués en conseil de santé voulurent soumettre ce navire à une
» quarantaine; l'autorité locale s'y opposa. Les pèlerins eurent
» la libre pratique immédiate. Mais, quelques jours après, on
» sut que quatre décès avaient eu lieu par suite de peste. Ce fut
» le commencement de l'épidémie qui affligea l'empire de Maroc
» pendant deux ans et fit périr à Tanger un habitant sur
» trois (2). »

Une conséquence qui semble résulter de recherches faites par M. de Ségur du Peyron pourrait indiquer la voie à suivre pour préparer la solution du grand problème qui nous occupe en ce moment.

M. de Ségur a pu constater l'importation en Barbarie des pestes de Tripoli en 1837, de Tunis en 1784, d'Alger en 1740, 1756, 1817, de Tanger en 1818. Toutes ces pestes paraissent

(1) *De la peste orientale*, par de Moulon, médecin du lazaret de Trieste. Trieste, 1845.

(2) Archives du conseil de santé à Tanger.

être venues d'Égypte et de Smyrne, où régnait, aux époques indiquées, une épidémie pestilentielle.

Mais il avoue qu'il n'a pas pu découvrir des preuves de l'importation des pestes qui ont sévi en 1701 à Tripoli, en 1752 et 1797 à Alger (1).

Il déclare donc qu'il croit ces dernières pestes ou importées par fterre, ce qui ne lui paraît pas probable, ou nées par une cause quelconque dans des lieux où elles ont exercé leurs ravages.

Dans cette dernière supposition, qui paraît la plus plausible, sur les 9 épidémies pestilentielles de la Barbarie, indiquées par M. de Ségur, 6 auraient été dues à des cas de peste importée d'Alexandrie ou de Smyrne, et trois auraient reconnu des causes locales.

Il est remarquable que M. Berbrugger, qui a trouvé les éléments de sa conviction dans les pièces imprimées, et surtout manuscrites, que possède la bibliothèque d'Alger, ait été aussi amené à dire que les pestes de l'Algérie, souvent importées, y sont cependant nées spontanément un certain nombre de fois (2).

Nous ne pousserons pas plus loin ces considérations; elles ne réussiraient pas à mettre un terme aux discussions qui se sont si souvent élevées pour savoir si la peste qu'on observait, à telle ou telle époque, était due à des causes générales épidémiques ou à une importation.

L'Académie ne jugera sans doute pas que le moment soit arrivé de se prononcer définitivement dans ce grave débat. Elle décidera seulement que tant que les sciences physiques ne seront pas parvenues à démontrer quelles sont les conditions du sol et de l'atmosphère desquelles résulte, en Europe, une constitution pestilentielle, tant qu'elles n'auront pas établi quel est l'état météorologique dans lequel une peste importée ne peut pas se transmettre, la prudence commande impérieusement de prendre dans nos ports, contre la possibilité de la propagation de la peste par

(1) M. de Ségur, rapport adressé au ministre du commerce. Paris, 1839.

(2) M. Berbrugger, mém. man. sur les pestes de l'Algérie. (Voir Pièces et Documents, n° IV.

les malades, les mêmes mesures que s'il était hors de doute qu'ils peuvent être le point de départ et la cause d'une épidémie pestilentielle.

Cette réserve est, peut-être, plus nécessaire encore pour Marseille qu'elle ne le serait pour beaucoup d'autres villes maritimes de France.

Marseille, en effet, présente, dans son climat, dans son port si encombré d'immondices et contenant un mélange d'eau douce et d'eau salée, dans sa nombreuse population ouvrière, dans la ceinture de montagnes qui l'enveloppe presque de toutes parts, et qui empêche la libre circulation de l'air, enfin dans le voisinage de grands étangs, des conditions favorables au développement de la peste. S'il s'agissait de fonder des établissements sanitaires contre l'introduction de cette maladie en France, on devrait examiner sérieusement si certains ports de l'Océan n'offriraient pas, pour arrêter et détruire la peste, des avantages que ne présente pas Marseille (1).

Chose remarquable! les deux villes d'Europe qui, après Constantinople, ont le plus souffert de la peste, sont Venise et Marseille : Venise qui par ses lagunes, par ses canaux infects, par la chaleur humide de son climat, enfin par la misère d'un grand nombre de ses habitants, réunit la plus grande partie des causes qui engendrent la peste spontanée et peuvent, à plus forte raison, amener la propagation de la peste importée; Marseille, qui, sous ce rapport, ne se rapproche que trop de Venise.

Nous devons faire remarquer, en terminant, qu'on n'a pas tenu assez compte jusqu'ici des cas certainement très nombreux où la peste portée dans un pays s'y est éteinte d'elle-même, faute de pouvoir se transmettre. Il serait bien utile de rechercher avec soin quelles sont alors les causes locales qui s'opposent à la transmission et à la propagation de la maladie. Ce travail n'a guère été commencé que pour quelques points de la Haute-Égypte.

(1) Voir la topographie médicale de Marseille, dans une brochure rédigée à l'occasion de la troisième invasion du choléra asiatique dans cette ville, par M. Ducros, médecin en chef de l'Hôtel-Dieu de Marseille, etc. Marseille, 1837.

Conclusion.

S'il n'est pas prouvé que l'existence d'une constitution pestilentielle dans un pays où la peste est importée, soit nécessaire pour que celle-ci se transmette et se propage, il paraît certain, toutefois, que cette peste importée ne pourra exercer de grands ravages, si elle ne rencontre pas dans le climat, dans l'atmosphère et les habitants, des conditions favorables à son développement.

—

QUATRIÈME PARTIE.

Quelle est la durée ordinaire ou exceptionnelle de l'incubation de la peste ?

Ou, en d'autres termes, combien de temps la peste peut-elle rester cachée dans un individu infecté, avant de se manifester par des symptômes plus ou moins évidents ?

L'incubation de la peste est très variable, suivant la période de l'épidémie et suivant d'autres influences moins puissantes. Toutefois, ces variations sont restreintes dans certaines limites. Ce sont ces limites qu'il nous importe de connaître ; car ce sont elles qui règlent logiquement la durée des quarantaines.

Tous les observateurs reconnaissent que, quand une épidémie pestilentielle commence dans une ville, l'incubation de la peste est souvent extrêmement courte. De là ces pestes comme foudroyantes, dont l'attention des auteurs a été frappée ; de là ces pestes mortelles en quelques heures, en quelques minutes.

Dans la seconde période de l'épidémie, la durée ordinaire de l'incubation est de trois à cinq jours.

Cette durée est la même dans la troisième période.

Sur tous ces points, il n'y a pas de désaccord. Les dissidences n'ont lieu que quand il s'agit de déterminer la plus longue durée que l'on puisse admettre pour certaines incubations que nous appellerons exceptionnelles.

Les uns, et ceux-ci sont en très grande majorité, assurent que le terme de l'incubation ne dépasse jamais huit jours ; les autres pensent qu'il peut se prolonger jusqu'à dix jours et même au-delà, mais dans des circonstances très rares.

Cherchons à établir la vérité, ou du moins la très grande probabilité, dans cette question.

Si un certain nombre d'individus, après s'être exposés, soit à l'action d'un foyer épidémique, soit à l'infection miasmatique, sont bien isolés, dans un local convenable, et si aucun d'eux ne manifeste la maladie au-delà d'un laps de temps déterminé, on sera en droit de tirer la conséquence que l'incubation de la peste n'a duré chez aucun des compromis au-delà de ce terme.

M. le docteur Grassi, médecin du lazaret d'Alexandrie depuis sa fondation, c'est-à-dire depuis 1831, a consigné, dans un mémoire qui vous a été adressé, les précieux résultats de son expérience à cet égard.

« Dans le courant de plusieurs années, dit-il, quelques milliers de personnes de tout âge, de tout sexe et de toute condition, furent condamnées à subir une quarantaine d'observation de six jours pour avoir été compromis avec des pestiférés. La maladie chez beaucoup d'entre elles s'est déclarée pendant leur isolement, mais jamais au-delà de six jours. C'est une observation, ajoute M. Grassi, que j'ai faite avec beaucoup de vigilance (1). »

Pour se faire une idée du nombre de faits sur lesquels repose la conclusion de M. Grassi, il suffira de savoir que, d'après un état que nous avons en ce moment sous les yeux, 5,240 compromis ont été admis dans le lazaret d'Alexandrie, depuis le 1er janvier 1840 jusqu'au 1er janvier 1843 (2).

Depuis 1842, et sur la proposition de M. Grassi, la quarantaine, qui jusque là avait été de onze jours dans le lazaret d'Alexandrie, fut réduite à sept jours.

D'autres observations, recueillies dans des circonstances différentes, confirment pleinement le résultat indiqué plus haut.

M. Grassi s'est assuré que, parmi la multitude d'habitants du Caire qui ont quitté cette ville pendant l'épidémie de 1835, pour

(1) Réponse aux sept questions posées par le ministère anglais, en 1839, par M. Grassi. Pièces et documents, n° XIV.

(2) Ce tableau statistique se trouve à la fin des pièces à l'appui.

se rendre dans la Haute-Égypte, où la peste ne régnait pas, un certain nombre a eu la peste, mais jamais plus de huit jours après le départ du Caire.

Nous avons déjà eu occasion de dire que, dans cette même épidémie de 1835, Alexandrie d'abord, et le Caire ensuite, furent assez longtemps soumis à la constitution pestilentielle, alors qu'Abouzabel, situé à quatre lieues du Caire, n'éprouvait, en aucune manière, les effets auxquels étaient soumis ceux qui résidaient au milieu du foyer épidémique. MM. Duvigneau, Perron, Fischer et Seisson, alors professeurs de l'École de médecine d'Abouzabel, ont mis cette circonstance à profit pour étudier la durée de l'incubation de la peste.

Plusieurs individus, qui étaient allés passer un jour ou même quelques heures au Caire, sont revenus à Abouzabel, rapportant en eux la peste à l'état d'incubation. Jamais celle-ci n'a duré plus de six jours.

Toutes ces observations s'accordent parfaitement avec celles recueillies par M. de Ségur, qui, dès 1839, disait ne connaître que deux exemples d'incubation de la peste ayant duré plus de huit jours. Or, ces deux cas exceptionnels étaient dus à M. le docteur Bella, d'Alexandrie, qui a déclaré depuis à M. Grassi que les faits avaient été mal interprétés par lui (1).

Que si maintenant nous jetons les yeux sur ce qui a lieu à bord des bâtiments venant de quitter les lieux ravagés par une épidémie pestilentielle, nous verrons que c'est toujours dans un délai de huit jours que se manifestent les pestes qui ont été emportées à l'état d'incubation (2).

N'y a t-il pas, messieurs, dans tous ces faits, une concordance vraiment remarquable, et pouvant servir de guide aux administrateurs chargés de décider la durée des quarantaines ?

Nous savons que l'on a cité quelques faits où l'incubation aurait dépassé la limite de huit et même de dix jours. Nous avons étudié ces faits avec soin, et nous ne croyons pas qu'ils puissent

(1) Voir Pièces et documents, n° XIV.
(1) Voir la note A insérée à la suite de ce rapport.

être acceptés comme vrais dans le sens où on les a produits. On n'a pas tenu compte de l'action épidémique ; on n'a pas tenu compte de l'infection miasmatique qui, dans tous les endroits où l'air ne circule pas librement, dans un navire par exemple, joue un rôle qu'il faut apprécier. Quand, après avoir eu un plus ou moins grand nombre de pestiférés à bord, un bâtiment devient foyer d'infection, ceux qui résident dans ce foyer, ceux qui respirent cet air vicié, peuvent contracter et contractent souvent la peste à des intervalles plus ou moins rapprochés, plus ou moins éloignés. Il est bien clair que, dans ces cas, des matelots et des passagers peuvent être frappés à quinze, à vingt, à trente jours et plus les uns des autres, sans qu'on puisse inférer de là que l'incubation a eu une durée supérieure à six ou à huit jours. On ignore, en effet, quand les miasmes pestilentiels ont agi sur ceux qui les ont absorbés, de manière à déterminer le développement de la maladie.

En résumé, s'il est vrai qu'on ne pourrait assigner une limite fixe et absolue à la durée de l'incubation de la peste, il paraît cependant démontré, d'après les faits connus, que loin des pays où la peste est endémique et en dehors des foyers épidémiques, cette maladie n'a jamais éclaté chez les personnes compromises après un isolement de huit jours. Les faits en petit nombre qu'on pourrait regarder comme faisant exception à cette règle, sont tous susceptibles d'une autre interprétation.

CONCLUSIONS GÉNÉRALES.

I. On a vu la peste naître spontanément, non seulement en Égypte, en Syrie et en Turquie, mais encore dans un grand nombre d'autres contrées d'Asie, d'Afrique et d'Europe.

II. Dans tous les pays où on a observé la peste spontanée, son développement a pu être rationnellement attribué à des causes déterminées agissant sur une grande partie de la population. Ces causes sont surtout : l'habitation sur des terrains d'alluvion ou sur des terrains marécageux, près de la mer Méditerranée ou près de certains fleuves, le Nil, l'Euphrate et le Danube; des maisons basses, mal aérées, encombrées; un air chaud et humide; l'action de matières animales et végétales en putréfaction; une alimentation malsaine et insuffisante; une grande misère physique et morale.

III. Toutes ces conditions se trouvant réunies, chaque année, dans la Basse-Égypte, la peste est endémique dans cette contrée où on la voit presque tous les ans, sous la forme sporadique, et tous les dix ans, environ, sous la forme épidémique.

IV. L'absence dans l'ancienne Égypte de toute épidémie pestilentielle pendant le long espace de temps qu'une administration éclairée et vigilante et une bonne police sanitaire ont lutté contre les causes productrices de la peste, justifie l'espérance que l'emploi des mêmes moyens serait suivi des mêmes résultats.

V. L'état de la Syrie, de la Turquie, de la régence de Tripoli, de celle de Tunis et de l'empire de Maroc, étant à peu près le même qu'aux époques où des épidémies de peste s'y sont montrées spontanément, rien n'autorise à penser que des épidémies semblables ne pourraient pas y éclater encore.

VI. La peste spontanée paraît peu à craindre pour l'Algérie, parce que, d'une part, les Arabes et les Kabyles vivant, les uns sous la tente, les autres dans des demeures placées au sommet ou dans les flancs des montagnes, ne peuvent engendrer la maladie; et, d'une autre part, parce que l'assainissement de plusieurs parties marécageuses et les améliorations vraiment remarquables déjà apportées dans la construction et la police du petit nombre de villes existantes, semblent une garantie suffisante contre le développement spontané de la peste.

VII. Les progrès de la civilisation et une application générale et constante des lois de l'hygiène peuvent seuls fournir les moyens de prévenir le développement de la peste spontanée.

VIII. Lorsque la peste a sévi avec violence en Afrique, en Asie et en Europe, elle s'est toujours montrée avec les principaux caractères des maladies épidémiques.

IX. La peste sporadique diffère de la peste épidémique, non seulement par le petit nombre d'individus atteints de la maladie, mais encore et surtout parce qu'elle ne présente pas les caractères appartenant aux maladies épidémiques.

X. La peste, abstraction faite de l'influence que peuvent exercer les pestiférés, se propage à la manière de la plupart des maladies épidémiques, c'est-à-dire par des causes générales.

XI. L'inoculation du sang tiré de la veine d'un pestiféré ou du pus d'un bubon pestilentiel n'a fourni que des résultats équivoques; l'inoculation de la sérosité, prise dans la phlyctène d'un charbon pestilentiel, n'a jamais donné la peste; il n'est donc pas prouvé que la peste puisse se transmettre par inoculation, même dans les foyers épidémiques.

XII. Un examen attentif et sévère des faits contenus dans la science établit, d'une part, que, dans les foyers épidémiques, le contact immédiat de milliers de pestiférés est resté sans danger pour ceux qui l'ont exercé à l'air libre ou dans des endroits bien ventilés; et, d'une autre part, qu'aucune observation rigoureuse ne démontre la transmissibilité de la peste par le seul contact des malades.

XIII. Des faits en très grand nombre prouvent que les hardes et vêtements ayant servi à des pestiférés n'ont pas communiqué la peste aux personnes qui en ont fait usage, sans aucune purification préalable, et dans un pays actuellement ou récemment soumis à une constitution pestilentielle.

Les faits qui sembleraient avoir donné un résultat opposé ne pourraient acquérir de valeur que s'ils étaient confirmés par des observations nouvelles faites en dehors des foyers épidémiques, loin des foyers d'infection miasmatique, loin des pays où la peste est endémique.

XIV. La transmissibilité de la peste par les marchandises, dans les pays où la peste est endémique ou épidémique, n'est nullement prouvée.

XV. Dans les foyers épidémiques, la peste est transmissible par les miasmes qu'exhalent les pestiférés.

XVI. Il est incontestable que la peste est transmissible hors des foyers épidémiques, soit sur des navires en mer, soit dans les lazarets d'Europe.

XVII. Rien ne prouve que la peste soit transmissible, hors

des foyers épidémiques, par le contact immédiat des pestiférés.

XVIII. Il n'est pas constaté que la peste soit transmissible, hors des foyers épidémiques, par les hardes et les vêtements ayant servi à des pestiférés.

XIX. Il n'est nullement établi que les marchandises puissent transporter la peste hors des foyers épidémiques.

XX. La classification admise dans nos lazarets pour les objets susceptibles et non susceptibles ne repose sur aucun fait ni sur aucune expérience dignes de confiance.

XXI. L'étude des moyens propres à désinfecter les vêtements, hardes et marchandises, est encore à faire. Pour être rationnelles, des recherches à ce sujet devraient être précédées de la preuve que ces différents objets peuvent réellement se charger du principe de la peste.

XXII. La peste peut se transmettre hors des foyers épidémiques par infection miasmatique, c'est-à-dire par l'air chargé de miasmes exhalés du corps des pestiférés.

XXIII. Il résulte des faits exposés aux chapitres relatifs à la transmissibilité de la peste, en dedans et en dehors des foyers épidémiques, que les pestiférés, en viciant l'air des localités dans lesquelles ils sont renfermés, peuvent créer des foyers d'infection pestilentielle susceptibles de transmettre la maladie.

XXIV. Les foyers d'infection pestilentielle peuvent persister après l'enlèvement des pestiférés.

XXV. Les foyers d'infection une fois formés à bord d'un navire par la présence d'un ou de plusieurs pestiférés, peuvent être transportés même à de grandes distances.

XXVI. Les malades atteints de la peste sporadique ne paraissent pas pouvoir déterminer des foyers d'infection assez actifs pour transmettre la maladie.

XXVII. La peste est plus ou moins transmissible, suivant l'intensité de l'épidémie, suivant que celle-ci est dans sa première, sa seconde ou sa troisième période, suivant, enfin, les dispositions organiques des individus soumis à l'action des miasmes pestilentiels.

XXVIII. S'il n'est pas prouvé que l'existence d'une constitution pestilentielle dans un pays où la peste est importée, soit nécessaire pour que celle-ci se transmette et se propage, il parait certain, toutefois, que cette peste importée ne pourra exercer de grands ravages, si elle ne rencontre pas dans le climat, dans l'atmosphère, et chez les habitants, des conditions favorables à son développement.

XXIX. S'il est vrai qu'on ne pourrait assigner à la peste une limite d'incubation fixe et absolue, il paraît cependant démontré, d'après les faits connus, que loin des pays où la peste est endémique et en dehors des foyers épidémiques et des foyers d'infection pestilentielle, cette maladie n'a jamais éclaté chez les personnes compromises après un isolement de huit jours. Les faits, en petit nombre, qu'on pourrait regarder comme faisant exception à cette règle, sont tous susceptibles d'une autre interprétation.

XXX. Quand une contrée est en proie à une peste épidémique, les habitants sont exposés d'abord à l'influence des causes générales épidémiques, et ensuite à l'influence des malades. L'isolement, qui ne préserve pas de la première, préserve de la seconde.

En dehors des foyers épidémiques ordinairement circonscrits, et dans les pays habituellement sains, l'influence des causes générales épidémiques étant nulle, l'influence des pestiférés et des foyers qu'ils peuvent créer reste seule. L'isolement, dans ce dernier cas, est un moyen certain de se mettre à l'abri de tout danger.

MESSIEURS,

Votre Commission croirait laisser son travail inachevé et exposé à des interprétations erronées, si, se renfermant strictement dans le domaine de la science, elle ne pénétrait avec vous dans le domaine de la pratique, et ne vous soumettait elle-même les conséquences qui lui semblent découler des faits contenus dans ce Rapport, et qui doivent dans leur application être combinées avec les ménagements que réclament transitoirement soit l'état des esprits, soit les incertitudes de l'expérience, encore incomplète sur certains points.

Avant de formuler ces déductions de notre rapport, permettez-nous d'entrer dans quelques développements sur les motifs qui les justifient.

PREMIÈRE PARTIE.

MOTIFS.

Ne craignez pas, messieurs, que nous excitions l'Académie à se jeter dans des questions administratives qui ne sont pas de son ressort et pour la solution desquelles elle manque de presque tous les éléments nécessaires. Nous avons rempli notre devoir en établissant, autant que nous l'a permis l'état actuel de la science, les vérités médicales qui doivent servir de base à une réforme devenue indispensable; nous achèverons notre tâche sans sortir du cercle de nos attributions, en indiquant sommairement les principales applications des résultats scientifiques auxquels nous sommes parvenus. Ce sont des avis, des vœux que nous émettons; à l'administration seule appartient le droit de décider et d'exécuter.

I. Résumons d'abord l'état de la législation en ce qui concerne le régime sanitaire.

Ce régime a été établi :

1° Par la loi du 3 mars 1822 ;

2° Par une ordonnance du roi en date du 7 août de la même année ;

3° Par les règlements émanés de l'intendance sanitaire de Marseille, et approuvés par M. le ministre du commerce le 13 novembre 1835. Ces règlements ont été réunis dans un volume in-8° imprimé à Marseille en 1836.

La loi du 3 mars 1822 a posé les bases de l'organisation du service sanitaire, déterminé les peines encourues pour les infractions commises, et réglé les attributions des administrations sanitaires locales.

L'ordonnance du 7 août 1822 a constitué, conformément aux prescriptions de la loi du 3 mars, les diverses parties du service de la santé.

Par suite de la faculté laissée aux intendances sanitaires de faire elles-mêmes les règlements à l'usage des localités soumises à leur juridiction, l'intendance de Marseille a rédigé, pour le service qui lui est confié, un travail étendu que toutes les villes du littoral ont adopté, et qui est devenu une sorte de code de la santé.

Ces règlements déterminent d'abord les fonctions des membres, des secrétaires et des commis de l'intendance; ensuite, celles des aumôniers, des médecins et des officiers sanitaires; enfin, celles des gardes de santé.

Ils prescrivent la conduite à tenir envers les malades pestiférés.

Ils indiquent les formalités à remplir par les capitaines et les équipages qui désirent obtenir la libre entrée dans le port de Marseille.

La loi du 3 mars et l'ordonnance du 7 août 1822, n'ayant pour but que les mesures que l'on peut appeler générales, ne s'occupent pas du mode de transmission des maladies dont on veut préserver la France.

Ce n'est que dans le détail des mesures réglementaires adoptées par l'intendance sanitaire de Marseille qu'on trouve l'application de la doctrine de la transmissibilité de la peste par le contact des pestiférés, de leurs hardes, de leurs vêtements et des marchandises contaminées. De plus, quelques articles semblent admettre implicitement la transmissibilité de la maladie par l'air chargé de miasmes pestilentiels.

II. Les mesures sanitaires qui doivent assurer la sécurité de la France peuvent être ramenées à cinq chefs:

1° Indication des pays dont nous avons à craindre l'importation de la peste;

2° Précautions à prendre au départ des navires quittant les pays suspects pour se rendre en France;

3° Règles à observer pendant la traversée ou lors des relâches;

4° Précautions lors de l'arrivée dans un port français;

5° Mesures à prendre dans le cas où la peste viendrait à éclater dans une ville française.

Faisons remarquer tout d'abord qu'en laissant, sauf l'approbation du ministre, aux intendances sanitaires locales, la détermination des attributions de leurs membres et des agents qu'elles emploient, ainsi que le détail pratique des applications de la doctrine adoptée sur le mode de transmissibilité de la maladie dont on craint l'importation, l'autorité centrale a réellement remis entre leurs mains la police sanitaire dans tout ce qu'elle a d'actif, et soumis à leur arbitraire les navires, les passagers et les marchandises.

Que serait-il arrivé si chacun de nos ports, grâce à l'initiative laissée à son intendance ou à sa commission sanitaire, avait cru devoir rédiger des règlements particuliers? Comment l'administration aurait-elle pu concilier des doctrines, des pratiques, des formalités de détail qui auraient pu être différentes, opposées même, et qui, cependant, constituent aux yeux des intéressés tout le système sanitaire?

La question des moyens que le pays doit employer pour se préserver du fléau pestilentiel est manifestement une question générale. Les villes les plus exposées à l'introduction de la maladie doivent sans doute être consultées; il est rationnel de tenir grand compte de leurs traditions ou de leur expérience; mais c'est à l'autorité centrale, éclairée par les avis des hommes les plus compétents, de prescrire sous forme d'ordonnances, de règlements ou d'instructions, non seulement les principes généraux, mais encore les moindres détails du régime sanitaire.

III. Si nous recherchons quelles sont les contrées d'où la peste peut être importée en France, nous lisons ce qui suit dans une instruction qui n'est ni datée, ni signée mais qui est imprimée à la suite des articles réglementaires adoptés par l'intendance de Marseille et approuvés par le ministre (1):

« On peut ranger dans l'ordre suivant, pour les degrés de » danger qu'ils présentent, les pays non habituellement sains :

» 1° Les côtes de Barbarie depuis et y compris la régence de » Tripoli jusqu'à celle de Tunis exclusivement;

» 2° Les autres côtes soumises à l'empire ottoman, jusques et » compris l'Égypte et les côtes du Maroc sur les deux mers. »

L'ordonnance du 12 mai 1845 a supprimé les quarantaines pour les provenances du Maroc et de Tunis; les provenances de Tripoli ne sont plus soumises qu'à une quarantaine d'observation de cinq jours.

(1) Règlements à l'usage de l'intendance sanitaire de Marseille, page 245. Marseille, 1836.

La classification établie par l'intendance sanitaire n'est pas en harmonie avec l'état de la science. D'une autre part, elle est trop absolue, et ne tient pas assez compte de l'état variable des contrées mises en suspicion.

D'après les faits recueillis et les documents les plus authentiques, les contrées dont nous avons à redouter la peste sont : en première ligne, l'Egypte ; puis, la Syrie, la Turquie d'Europe et d'Asie.

La régence de Tripoli, celle de Tunis et l'empire du Maroc, quoique présentant un moindre danger, exigent cependant une surveillance particulière.

La certitude que la peste est endémique en Egypte, le danger que font naître les épidémies pestilentielles qui la ravagent à certaines époques, ne peuvent laisser aucun doute sur la nécessité des précautions que commandent nos rapports avec elle.

S'il est permis d'espérer que l'établissement d'une intendance sanitaire à Constantinople, et l'adoption probable des mesures qu'elle conseillera pour l'assainissement de cette grande capitale, y rendront désormais la peste spontanée plus rare, et finiront même par la faire disparaître, on ne peut encore assigner le moment où ce résultat sera atteint d'une manière certaine et durable. Ce moment est bien plus éloigné, sans aucun doute, pour la plupart des provinces de l'empire turc dans lesquelles l'intendance de Constantinople a pu constater, de 1838 à 1842, treize pestes, dont aucune ne paraît avoir été importée ni de l'Egypte ni de la Syrie.

Supposer que la peste ne naîtra plus spontanément en Turquie, et se confier dès à présent aux précautions quarantenaires prises par des autorités musulmanes, mobiles, dépourvues de lumières nécessaires, souvent négligentes ou même rebelles aux prescriptions des intendances sanitaires, ce serait commettre une imprudence, et exposer la santé publique à des dangers plus ou moins graves.

Un autre motif de suspicion contre les provenances de Constantinople, de Tunis et de Maroc, c'est que les navires sous pavillon ottoman, échappant à la surveillance et à la juridiction des consuls européens, parviennent ainsi facilement à se soustraire à toutes les prescriptions sanitaires. Ils peuvent donc à tout instant importer la peste dans ces contrées, même à l'insu des consuls européens (1).

Nous devons dire, toutefois, que les précautions à prendre pourraient être plus ou moins rigoureuses, et mises en rapport avec l'état sanitaire variable que présentent les pays suspects aux différentes époques de l'année.

Ainsi, pour l'Egypte elle-même, la crainte de l'importation en France de la peste contractée dans cette contrée s'amoindrit singulièrement, et doit être presque nulle pour les provenances parties du 1er juillet au 1er novembre; car l'expérience a appris que les épidémies pestilentielles qui ont affligé l'Egypte ont toujours commencé du 1er novembre au 15 février, et ont cessé vers la fin de juin, sauf de très rares exceptions.

Lorsque des études approfondies et une assez longue expérience auront fourni pour les autres pays suspects des renseignements analogues, les mêmes considérations leur deviendront applicables.

IV. Les précautions à prendre au départ des navires quittant les pays suspects pour se rendre en France, sont actuellement déterminées ainsi qu'il suit :

Aux termes de l'ordonnance du 7 août 1822, tout navire doit être porteur d'une patente délivrée au port du départ et visée dans tous les ports de relâche.

La patente doit être délivrée par nos consuls, sauf à Marseille, où elle est signée par l'intendant semainier. La même ordonnance porte que les patentes ne seront délivrées par les consuls et par l'intendant semainier qu'après une visite préalable faite par un médecin.

Au premier abord, cette législation semble ne rien laisser à désirer. Patente au départ, délivrée par une autorité compétente, après la visite d'un médecin; visa de cette patente dans tous les

(1) Voir la communication verbale faite à la Commission par M. de Nion, consul général de France à Tanger, ancien président du comité consulaire de santé de cette ville. Pièces et Documents.

ports de relâche; ne trouve-t-on pas là de sûres garanties et des motifs suffisants de sécurité ?

En descendant au fond des choses, on aperçoit qu'il n'en est pas ainsi.

Et d'abord, la visite préalable prescrite par un médecin n'a eu lieu jusqu'ici que dans certaines localités et irrégulièrement. D'une autre part, quel sera le médecin chargé de la visite? D'après quelles règles sera-t-il choisi? Quelle responsabilité le contenu de son certificat lui fera-t-il encourir? Enfin, à quelle époque et d'après quelles règles procédera-t-il à cette visite, base première de la patente et de la garantie que celle-ci doit offrir ?

On peut affirmer que la plupart des patentes délivrées jusqu'à ce jour n'ont pas constaté suffisamment l'état réel de la santé publique au lieu du départ, et encore moins l'état sanitaire de toutes les personnes embarquées. Nos consuls, dans le Levant, et l'intendant semainier à Marseille, s'ils ne sont pas médecins, sont tout-à-fait incompétents pour reconnaître et par conséquent pour certifier l'état sanitaire du pays, et surtout celui de chacun des passagers et des hommes de l'équipage.

Ces importantes fonctions ne pourront être remplies de manière à donner toute la sûreté désirable que par des médecins. français, relevant de l'administration sanitaire, nommés par M. le ministre du commerce, sur la présentation de l'Académie et de la Faculté de médecine de Paris, et résidant sur les différents points où leur présence sera jugée nécessaire.

Si la plus simple réflexion suffit pour faire comprendre combien cette surveillance médicale, exercée dans les pays suspects, aurait toujours été utile; aujourd'hui que la partie la plus importante de la prophylaxie de la peste consiste dans les précautions à prendre aux ports de départ, cette vérité ne comporte plus de doutes et doit éveiller toute la sollicitude de l'administration.

Il faut reconnaître et déclarer que c'est dans les pays d'où le danger est à craindre que la surveillance préservatrice est la plus rationnelle. C'est là que les mesures à prescrire ont le plus d'efficacité et apportent le moins d'entraves aux relations internationales. N'est-il pas évident que des informations précises, authentiques sur l'état sanitaire des pays d'où partent les navires susceptibles d'importer la peste en France, constituent la donnée première et fondamentale d'après laquelle les intendances pourront à l'arrivée prescrire et graduer les quarantaines à imposer? Or, ces informations ne peuvent être fournies que par des médecins instruits, résidant au sein des populations suspectes, capables de saisir et de constater les causes, les avant-coureurs, les caractères des pestes épidémiques toujours si redoutables, et de les distinguer des cas de peste sporadique contre lesquels les Francs les plus timorés ne prennent plus, en Orient, la précaution de s'isoler.

Ces médecins, dont la fonction principale et officielle serait de constater l'état sanitaire du pays et des personnes embarquées sur les bâtiments en partance, seraient appelés à rendre d'autres services également utiles. Ils soigneraient leurs nationaux ; ils recueilleraient sur la peste des documents qui avanceraient plus la connaissance de cette maladie en quelques années, que n'ont pu le faire dans un temps beaucoup plus long des médecins voyageurs, malgré tout leur zèle et tout leur dévouement.

Enfin, indépendants par leur position, en rapport constant avec les autorités consulaires, ils pourraient hâter par leurs avis éclairés, par la persistance de leur action, cette époque de perfectionnement hygiénique tant désirée, qui délivrera l'Europe de la crainte de la peste en l'éteignant dans les contrées où l'ignorance, le fanatisme et le mépris de la vie des hommes l'ont fait naître et la conservent depuis tant de siècles.

Supposant admise la création de médecins sanitaires aux ports principaux de départ, revenons aux patentes.

La patente sera *brute* lorsque règnera au lieu du départ une épidémie pestilentielle, ou même quand celle-ci paraîtra imminente.

Elle pourra encore être *brute* lorsque les pestes sporadiques seront susceptibles, par leur nombre et leur intensité, de faire naître des craintes relativement à la propagation de la maladie.

Dans tous les autres cas, la patente délivrée au port du départ sera *nette*.

Cette combinaison laisse au médecin sanitaire du port du départ une grande latitude, en même temps qu'elle lui impose une grande responsabilité. En lui permettant de proposer la patente *brute* alors même qu'il n'existe dans le pays que des pestes sporadiques, elle forme une espèce de transition à un état définitif que la science indique, mais qui ne devra être admis d'une manière absolue que dans un temps plus éloigné. La non-transmissibilité de la peste sporadique n'est pas encore assez consacrée par l'expérience pour qu'on doive faire reposer sur elle une mesure sanitaire.

Le médecin ne se bornera pas à relater dans son certificat l'état sanitaire du pays et du port de départ; il visitera individuellement tous les passagers et tous les hommes de l'équipage dont le rôle lui sera communiqué; il constatera avec le plus grand soin les conditions hygiéniques du navire en partance, et signalera celles qui pourraient favoriser la formation d'un foyer pestilentiel, telles que le peu d'espace des locaux, l'imperfection des moyens d'aération, l'encombrement produit par le trop grand nombre des personnes à bord.

Ces opérations auront lieu la veille ou le jour même du départ du navire. La faculté laissée jusqu'ici au capitaine de ne partir que le sixième jour après la délivrance de la patente est une tolérance qui ôte à celle-ci toute sa valeur.

Le résultat des divers examens confiés au médecin sanitaire sera consigné dans un certificat qui, servant de base pour la délivrance de la patente par le consul, restera annexé à celle-ci, et sera consulté au port d'arrivée par les autorités compétentes.

S'il était vrai, comme l'indiquent nos recherches, que les hardes et vêtements des pestiférés ne peuvent, en aucun cas, communiquer la peste, il serait rationnel de ne prendre à leur égard aucune mesure de précaution au port de départ. La Commission pense, toutefois, que la prudence conseille d'agir avec plus de circonspection.

Provisoirement, et jusqu'à ce que des expériences, que nous regardons comme indispensables autant dans l'intérêt de la santé publique que dans celui des relations internationales, aient prouvé à tous la non-transmissibilité ou la transmissibilité de la peste par les hardes et vêtements contaminés, ces hardes et ces vêtements seront ventilés avec les précautions convenables pendant la traversée, ou bien les malles contenant le linge et les habits des passagers et de l'équipage seront plombées au lieu du départ et ne seront ouvertes que dans un lazaret français (1). Dans ce dernier cas, on ne laissera à la disposition des passagers et des marins que le linge et les vêtements nécessaires pour le voyage.

V. Les précautions à prendre pendant la traversée et les relâches méritent une attention non moins grande que celles indiquées pour les ports de départ.

Quand on lit avec attention les déclarations faites par les capitaines des bâtiments arrivés depuis 1720 à Marseille avec la peste

(1) Les expériences que nous proposons relativement aux hardes et vêtements ne pourront conduire à des résultats certains que si elles sont faites loin des pays où la peste est endémique, loin des foyers épidémiques et des foyers d'infection pestilentielle. Aussi les médecins de Constantinople et d'Égypte, reconnaissant que les pays dans lesquels ils observent la peste offrent des conditions qui s'opposent à ce que les expériences indiquées puissent y être tentées d'une manière utile, demandent-ils avec instance qu'elles soient faites en Europe. Les lazarets européens, et surtout celui de Marseille, offriraient des localités convenables.

Des hardes et vêtements servant à des malades atteints d'une peste épidémique grave, sévissant en Égypte, en Syrie ou en Turquie, seraient placés dans des boîtes et des malles hermétiquement fermées; ces boîtes et ces malles seraient expédiées en France après avoir été cachetées et scellées en présence des consuls européens et du médecin sanitaire français de la résidence.

Arrivées à Marseille, elles seraient déposées au lazaret.

Elles ne seraient ouvertes que par les personnes qui voudraient se soumettre aux expériences jugées utiles par l'Académie.

Si ces hardes et vêtements étaient portés impunément par les expérimentateurs qui s'en seraient revêtus, sans aucune purification ni ventilation préalables, et en présence d'une commission nommée par M. le ministre du commerce, ce serait une nouvelle et forte présomption en faveur de la non-transmissibilité de la peste par les hardes et vêtements.

Ces expérinces, renouvelées un assez grand nombre de fois et toujours avec un résultat négatif, changeraient la présomption en certitude.

Que si, au contraire, les médecins qui se seraient soumis à ces expériences venaient à être atteints de la peste, leur dévouement aurait été d'un immense avantage pour l'humanité en montrant le danger du contact de hardes et vêtements infectés de peste, danger que la tendance générale des esprits porte à regarder comme nul.

Ces expériences sont celles qu'avait conseillées Chervin, de glorieuse mémoire. (Note du rapporteur.)

à bord, on reconnaît facilement que beaucoup de ces déclarations sont ou mensongères ou dépourvues de détails suffisants pour faire apprécier la santé des personnes qui étaient sur le navire pendant la traversée. Comment exiger d'un capitaine des renseignements techniques de quelque valeur sur les maladies dont l'équipage ou les passagers ont été atteints, maladies dont il a quelquefois intérêt à dissimuler la nature?

Ici encore il est évident qu'un médecin seul pourra tenir d'une manière utile le journal des maladies survenues sur le navire pendant le voyage.

Déjà il existe sur chacun des bâtiments de l'État un médecin appartenant au corps des officiers de santé de la marine royale.

Les paquebots-postes de la Méditerranée ont également un médecin à bord. Nous pensons qu'il est à désirer que ce médecin ressorte de l'administration sanitaire.

Ces médecins veilleront à l'observation rigoureuse des règles de l'hygiène, spécialement en ce qui concerne l'aération des navires.

Ils inscriront chaque jour sur un registre tout ce qui est relatif à la santé des personnes à bord. En cas de maladie, ils s'attacheront à indiquer avec précision les antécédents des malades, les symptômes, la marche, le traitement, le mode de terminaison de toutes les affections observées. Tous les soirs, le capitaine arrêtera et visera ce registre, dont les feuillets seront cotés et paraphés par l'autorité désignée à cet effet.

Si le navire vient à relâcher pendant le voyage, le certificat délivré au port du départ sera visé par le médecin sanitaire de la résidence, lequel y consignera ses observations sur l'état de la santé du pays et de la localité. La patente elle-même sera visée et modifiée, s'il y a lieu, par le consul.

Le médecin du bord tiendra note exacte de toutes les communications accidentelles ou autres qui pourront avoir lieu pendant la traversée, ainsi que de toutes les circonstances importantes pour la santé qui peuvent se rattacher à ces communications.

Quant aux navires qui n'auront pas de médecins sanitaires, M. le ministre du commerce fera rédiger une instruction spéciale destinée aux capitaines, et contenant l'indication des signes auxquels on reconnaît la peste, des soins à donner aux pestiférés, des mesures à prendre pour prévenir la formation des foyers d'infection pestilentielle, et pour les détruire s'ils viennent à se former.

Ces capitaines tiendront note, sur un registre coté et paraphé, de toutes les communications qui pourront avoir lieu, soit dans les ports de relâche, soit en mer, ainsi que de toutes les indispositions et maladies éprouvées par les personnes du bord. Ces notes seront inscrites au fur et à mesure des événements.

Toutes ces dispositions, dont quelques unes sont proposées pour la première fois, se justifient d'elles-mêmes. Nous ne pensons donc pas qu'il soit besoin de les motiver longuement.

VI. Nous abordons la partie du régime sanitaire considérée jusqu'à présent comme la plus importante, et sur laquelle s'est portée presque exclusivement la sollicitude de l'administration ; nous voulons parler des précautions à prendre lors de l'arrivée des navires suspects dans un port français.

Voici le tableau de la durée des quarantaines, telles qu'elles sont appliquées aujourd'hui aux provenances du Levant.

MINISTÈRE DE L'AGRICULTURE ET DU COMMERCE (1).

TABLEAU

De la durée des quarantaines, telles qu'elles sont appliquées aujourd'hui aux provenances du Levant.

DANS LA MÉDITERRANÉE.

Patente brute.	1o Paquebots-postes français.	19 jours.	Après le débarq. des passagers et de leurs effets.
	Passagers de ces navires et leurs bagages	17 jours.	Après le débarq. au lazaret, lorsque les effets n'ont pas été plombés à Alexandrie.
		14 jours.	Si le plombage des effets a eu lieu.
	2o Bâtiments de guerre français ou étrangers.	17 jours.	Après le débarq. des passagers et de leurs effets.
	Passagers des bâtiments de guerre.	17 jours.	Sans spoglio.
		14 jours.	Après le spoglio.
	3o Bâtiments transportant des pèlerins.	25 jours.	Après le débarq. des passagers et de leurs effets.
	Pèlerins.	25 jours.	Après leur débarq.
	4o Tous autres navires à voile ou à vapeur.	21 jours.	Après le débarq. des marchandises susceptibles.
	Passagers de ces navires. .	17 jours.	Sans spoglio.
		14 jours.	Après le spoglio.
	Marchandises susceptibles.	21 jours.	Après le débarquement au lazaret.
Patente suspecte.	1o Paquebots-postes français.	15 jours.	Après le débarq. des passagers et de leurs effets.
	Passagers de ces navires. .	14 jours.	Après le débarq. au lazaret, lorsque les effets n'ont pas été plombés à Alexandrie.
		12 jours.	Si le plombage des effets a eu lieu.
	2o Bâtim. de guerre franç. ou étrang. : avec passagers.	14 jours.	Après le débarq. des passagers et de leurs effets.
	sans passagers.	12 jours.	»
	Passagers.	14 jours.	Sans spoglio.
		12 jours.	Après spoglio.
	3o Navires transportant des pèlerins	20 jours.	Après le débarq. des passagers et de leurs effets.
	Pèlerins	20 jours.	Après leur débarq.
	4o Tous autres navires à voile ou à vapeur	15 jours.	Après le déb. des objets susceptibles.
	Passagers.	14 jours.	Sans spoglio.
		12 jours.	Après le spoglio.
	Marchandises susceptibles.	15 jours.	Après le débarq. au lazaret.

(1) Rapport adressé en 1846 à M. le ministre de l'agriculture et du commerce, par M. de Ségur-Dupeyron, au retour de sa troisième mission en Orient.

DANS LA MÉDITERRANÉE. (*Suite.*)

Patente nette.	1° Paquebots-postes français.	12 jours.	Après le débarq. des passagers et de leurs effets.
	Passagers.	9 jours.	Après leur débarq. au lazaret.
	2° Bâtim. de guerre franç. ou étrangers.	9 jours.	Avec ou sans passagers.
	Passagers.	9 jours.	Après leur débarq. au lazaret.
	3° Tous autres navires à voile ou à vapeur	12 jours.	Après le déb. des march. susceptibles.
	Passagers.	9 jours.	Après leur débarq. au lazaret.
	Marchandises susceptibles.	12 jours.	*Idem.*

DANS L'OCÉAN ET DANS LA MANCHE.

Dans l'Océan, la quarantaine n'est pour les mêmes provenances :

1° Que de 10 jours en patente brute, tant pour le navire que pour les passagers et les marchandises;

2° Que de 7 jours en patente suspecte, tant pour le navire que pour les passagers et la marchandise;

3° Que de 5 jours en patente nette, tant pour le navire que pour les passagers et les marchandises.

—

NOTA. L'intendance sanitaire de Marseille a proposé dernièrement des mesures de ventilation à l'aide desquelles la condition du plombage pourra ne plus être exigée. On fait en ce moment les dispositions nécessaires pour arriver à ce résultat.

Pour nous, les prescriptions seront d'autant plus simples, et les formalités d'autant moins longues, et d'autant moins gênantes pour le commerce, que des garanties réelles et efficaces auront déjà été prises au départ et pendant le voyage.

Les capitaines des bâtiments de la marine royale, les capitaines des paquebots-postes, et de tous les autres bâtiments ayant un médecin sanitaire à bord, remettront à l'autorité compétente du port d'arrivée :

1° La patente et le certificat de santé y annexé, qui auront été délivrés au point du départ;

2° Le journal tenu par le médecin du bord, et constatant les maladies et faits médicaux survenus pendant la traversée.

Le médecin sanitaire du port d'arrivée à qui ces deux pièces seront transmises les examinera avec soin; il se rendra ensuite à bord, constatera l'état de santé des passagers et des hommes de l'équipage, ainsi que les conditions hygiéniques du navire, et fera connaître le résultat de ces opérations par un rapport dont le modèle sera tracé par l'administration.

Sur le vu de la patente et du certificat de santé délivrés au départ, du journal médical du bord, et du rapport rédigé par le médecin sanitaire du port d'arrivée, l'autorité compétente prescrira la durée de la quarantaine, et, s'il y a lieu, les mesures spéciales de désinfection à mettre en usage.

Les quarantaines doivent être calculées de manière à détruire toutes les craintes raisonnables d'importation de la peste, sans imposer d'entraves inutiles aux voyageurs et aux relations commerciales. Ce but peut être atteint par les dispositions suivantes :

1° Pour les navires ayant un médecin sanitaire à bord, et venant d'Égypte, de Syrie ou de Turquie avec une patente *nette*, la quarantaine sera de dix jours pleins, *à partir du départ*, quand la peste ni aucune maladie suspecte ne se sera manifestée à bord pendant la traversée.

La quarantaine sera de quinze jours pleins, *à partir du départ*, pour les mêmes navires arrivant avec patente *brute*, s'il ne s'y est manifesté ni peste ni maladie suspecte pendant le voyage.

2° Pour les navires du commerce arrivés avec patente nette, mais n'ayant pas de médecin sanitaire à bord, il sera prescrit une quarantaine d'observation de dix jours pleins, *à partir de l'arrivée*.

Lorsque les mêmes navires arriveront au port avec patente *brute*, mais sans avoir eu en mer ni peste ni maladie suspecte, ils subiront une quarantaine de rigueur de quinze jours. *à partir de l'arrivée* (1).

(1) Voyez une brochure de M. Aubert-Roche, publiée en 1845, sous ce titre : *Projet d'une ordonnance sur le régime et sur l'administration sanitaire en France*. L'auteur, négligeant volontairement toute considération scientifique, appuie exclusivement son projet sur les quatre propositions suivantes :

1° La peste a toujours éclaté pendant la traversée, quand elle a dû se manifester ;

2° Les marchandises n'ont jamais communiqué la peste dans les lazarets

3° Les foyers de peste existent toujours à bord ;

4° La période de manifestation de la maladie à bord n'a jamais passé huit jours, à dater du départ.

Ces bases admises, M. Aubert-Roche est conduit à des propositions qui se rapprochent, en beaucoup de points, de celles faites par la commission. Cette concordance entre les résultats fournis par la science et ceux d'une expérience qu'on pourrait appeler brute, doit certainement augmenter la confiance que les uns et les autres peuvent inspirer. (Note du rapporteur.)

L'économie de ces deux ordres de dispositions se conçoit et se justifie sans peine.

Dans le cas de patente nette, lorsque le certificat du médecin sanitaire délivré au port du départ établit qu'aucune épidémie pestilentielle ne régnait dans le pays, lorsqu'un autre médecin sanitaire a constaté que la peste ni aucune maladie suspecte ne s'est montrée pendant la traversée; il est certain, la durée de l'incubation de la peste, après que le compromis s'est éloigné des foyers pestilentiels, étant de huit jours au plus, que dix jours écoulés sans accident depuis le commencement de la traversée suffisent pour donner toute la sécurité désirable, même pour les bâtiments venant des pays où la peste est endémique.

En cas de patente *brute*, c'est-à-dire lorsqu'une épidémie pestilentielle règne au lieu du départ, il est à craindre qu'une des personnes embarquées n'ait emporté la peste à l'état d'incubation. Aussi, quoiqu'il ne se soit déclaré aucun cas de peste ni de maladie suspecte pendant la traversée; quoique, d'après les faits connus dans la science, l'incubation ne puisse durer plus de huit jours, nous proposons une quarantaine de quinze jours pleins, *à partir du départ*, pour éviter jusqu'au soupçon du danger.

Si le navire n'a pas à bord de médecin sanitaire, la quarantaine pour la patente *nette* ne comptera que du jour de l'arrivée, c'est-à dire de celui où une observation éclairée et attentive pourra donner l'assurance qu'aucune affection pestilentielle n'est à craindre.

Il en sera de même pour le cas de patente *brute*, lorsque le capitaine certifiera que la peste ni aucune maladie suspecte ne s'est montrée à son bord pendant la traversée. Seulement la quarantaine au port d'arrivée sera portée à quinze jours pleins, et comportera les précautions et formalités imposées aux quarantaines dites de rigueur.

Le bâtiment, quel qu'il soit, quelle que soit sa patente, qui aura eu pendant la traversée, ou qui aura, lors de son arrivée dans un port français, un malade atteint de la peste ou d'une maladie suspecte, sera soumis à une quarantaine de rigueur dont la durée sera déterminée par l'autorité sanitaire dudit port.

Les passagers et l'équipage seront transportés au lazaret, et subiront une quarantaine qui sera de quinze jours au moins et de vingt jours au plus.

Les marchandises seront débarquées et aérées.

Le navire, bien nettoyé, bien lavé, bien ventilé, bien purifié, restera vide pendant un mois au moins.

Des gardes de santé pourront être placés près du navire pour exercer sur lui la surveillance jugée nécessaire ; mais il leur sera expressément défendu, ainsi qu'à toutes autres personnes, d'aller sur le navire en quarantaine sous quelque prétexte que ce soit.

Par cet article, nous traitons avec la même sévérité le bâtiment qui a eu des pestiférés pendant la traversée, et celui qui a la peste à bord lors de son entrée dans le port. Il doit en être ainsi puisque nous savons qu'il suffit qu'un pestiféré ait séjourné dans un navire pour que l'air de ce navire conserve des miasmes et devienne pour un temps plus ou moins long un foyer d'infection pestilentielle. La connaissance de ce fait doit engager à repousser comme inhumain, dangereux et superflu l'article des règlements sanitaires de Marseille qui prescrit de placer sur les navires suspectés d'infection un plus ou moins grand nombre de gardes de santé.

En imposant aux passagers et aux gens du bord qui se sont trouvés compromis avec un pestiféré ou qui sortent d'un navire suspecté d'infection une quarantaine qui pourra être portée à vingt jours, votre commission croit satisfaire à tout ce que peut réclamer la prudence la plus scrupuleuse.

Enfin, la durée d'au moins trente jours de la quarantaine imposée aux navires infectés est fondée sur la difficulté quelquefois très grande que l'on a éprouvée à détruire les foyers d'infection pestilentielle, et sur le retour de cas de peste parmi les individus habitant un navire rendu trop tôt à ses usages ordinaires.

Il n'échappera pas à l'Académie que dans ces déductions d'une longue et minutieuse étude de la question qui lui est soumise, sa commission propose de supprimer du régime sanitaire la patente dite *suspecte*. Cette patente ne nous a paru répondre à rien de bien précis, de rigoureusement déterminé; dans la pratique, elle présente plus d'inconvénients que d'avantages. La patente *suspecte* doit entraîner la même quarantaine que la patente *brute*. Il est bien évident, en effet, que les craintes plus ou moins grandes que fait naître l'état saninaire du lieu d'où est parti le navire ne changent rien à la durée de l'incubation de la peste, et par suite à la durée du temps d'épreuve qui doit être imposé.

Nous n'aurons que quelques mots à dire des hardes et des vêtements.

Les hardes et vêtements qui arriveraient au lazaret français dans des malles plombées au port du départ devront être ventilés et purifiés audit lazaret. Une instruction nouvelle, rédigée d'après les données actuelles de la science, indiquera les moyens à mettre en usage pour prévenir tout danger. On doit espérer que ces opérations pourront être terminées dans un délai de trois jours.

Quant aux marchandises, aucun fait ne démontrant la réalité de la propriété qu'on leur a attribuée de conserver les miasmes pestilentiels et de transmettre la peste, la commission croit devoir se borner à conseiller l'emploi des moyens les plus simples et les moins onéreux au commerce. Il sera facile d'ajouter à l'instruction relative à la désinfection des hardes et vêtements les mesures jugées convenables pour la purification des marchandises arrivées en France sur un bâtiment pestiféré.

Votre commission espère, messieurs, que vous trouverez dans les propositions qu'elle m'a chargé de vous soumettre des innovations utiles jointes à la réserve la plus circonspecte. Ces propositions, si elles sont adoptées par vous et par l'administration, auront un double résultat; elles rendront la prophylactique de la peste plus réelle et plus efficace, en même temps qu'elles abrégeront assez la durée des quarantaines, pour restituer complètement à la France les avantages de sa position géographique.

VII. Nous arrivons, messieurs, à une question purement médicale.

Comment doivent être traités les pestiférés reçus au lazaret? Voici notre réponse :

Les pestiférés sont des malades : à ce titre, ils ont droit à tous les secours que la société, la science et l'art peuvent leur donner.

Ce principe sacré a-t-il toujours été respecté au lazaret de Marseille ? Rappelez-vous, messieurs, les pénibles détails que nous avons dû vous faire connaître, et votre conscience prononcera facilement.

En ce moment encore, que prescrivent à cet égard les règlements de 1835 ?

Art. 611. Le pestiféré doit être placé dans une chambre, près la barrière de fer.

Si quelqu'un du bord a suivi le malade dans la vue de le soigner, il lui est donné une chambre dans son voisinage, mais il évite de communiquer avec le pestiféré.

Art. 612. On place dans le même enclos deux gardes de santé; ces gardes ne communiquent ni avec les malades ni avec la personne qui le soigne; ils sont chargés de surveiller l'un et l'autre.

Art. 613. On procure à l'individu qui soigne le malade des sabots de bois, une camisole, des pantalons et des gilets de toile cirée, dont il se revêt quand il entre dans la chambre du malade pour lui approcher quelque remède au bout d'une planche.

Art. 614. Lorsqu'on a besoin du secours manuel de quelque chirurgien, on invite un élève en chirurgie à s'enfermer avec le malade; mais ce n'est jamais qu'à la dernière extrémité qu'on en vient là.

Art. 615. Lorsqu'il s'agit de l'ouverture d'un bubon, et que ce bubon a son siège sur une partie du corps telle que le malade puisse opérer lui-même, on fait usage des caustiques, ou on emploie tous les moyens possibles pour engager et déterminer le malade à se faire l'opération; et on saisit le moment où ses sens encore libres le lui permettent, quoique le bubon ne soit pas encore parvenu au degré de maturité indiqué par les règles de l'art.

Nous comprimerons, messieurs, les sentiments qu'excite en nous la lecture de pareils articles. Nous nous contenterons d'une seule réflexion : que l'on compare les soins que les pestiférés reçoivent en Égypte, et ceux qui leur sont donnés à Marseille, et qu'on nous dise de quel côté est la barbarie.

Le zèle exagéré pour la santé publique qui a dicté les articles que nous venons de rapporter a imposé aux chirurgiens et aux médecins des précautions et une réserve qu'ils ne peuvent accepter.

Art. 616. On procure au chirurgien des vêtements en toile cirée; on lui remet des instruments à longue queue, pour qu'il puisse en faire usage sans toucher le malade.

En entrant dans la chambre d'un pestiféré, le chirurgien porte avec lui un réchaud sur lequel il fait brûler des parfums en assez grande quantité pour que la fumée qu'ils produisent puissent affaiblir l'action morbifique des miasmes pestilentiels. Le chlorure de chaux peut être employé en même temps.

Art. 115. Les médecins et les chirurgiens n'entrent point dans l'enclos où est logé un malade atteint de maladie contagieuse ; ils s'arrêtent toujours à plus de 6 mètres de distance de la première porte, de manière qu'ils sont dans un éloignement au moins de 12 mètres du malade qu'ils visitent, lequel se montre à eux si son état le lui permet, et leur parle sans dépasser la barrière de fer qui est dans l'enclos.

Art. 116. Lorsque le malade ne peut sortir de sa chambre, les médecins se règlent sur le rapport qui leur est fait par l'élève chirurgien, ou, à défaut de celui-ci, par toute autre personne placée dans l'enclos pour soigner le malade, et ils prescriront des remèdes convenables à sa situation.

Vous ne penserez pas plus que nous, messieurs, que le médecin le plus habile puisse faire un examen utile d'un malade à une distance de 12 mètres ; vous ne croirez pas non plus que les renseignements qui lui seront fournis par un matelot, par un garde de santé, et même par un élève en chirurgie puissent être suffisants pour lui faire saisir toutes les indications au fur et à mesure qu'elles se présenteront dans une maladie aussi grave et aussi variable que la peste. Vous admettrez donc, avec nous, que ces articles du règlement doivent être remplacés par d'autres qui soient plus en harmonie avec les droits des malades, avec les sentiments et les habitudes des médecins.

Nous proposons que tout pestiféré entré dans un lazaret français y reçoive tous les secours et tous les soins qui sont donnés aux malades ordinaires dans les établissements hospitaliers les mieux dirigés et les mieux tenus.

Les bâtiments destinés à recevoir les pestiférés seront disposés de manière à assurer aux malades et aux personnes qui les soigneront les meilleures conditions hygiéniques, et surtout une aération facile et complète, si nécessaire pour prévenir la formation de foyers d'infection pestilentielle.

En cas de mort, il sera procédé à l'ouverture du cadavre en présence des médecins et chirurgiens du lazaret. L'état de tous les solides et de tous les liquides qui entrent dans la composition du corps humain sera noté avec détail dans un procès-verbal signé par toutes les personnes présentes. Il importe beaucoup de savoir si les altérations pathologiques que la peste peut offrir en France sont exactement les mêmes que celles déjà bien observées au Caire et à Alexandrie.

Les désirs que nous manifestons ici sont ceux des hommes instruits et honorables qui sont, en ce moment, médecins et chirurgiens du lazaret de Marseille. Ils nous ont été exprimés par l'un d'eux, M. le docteur Roux de Brignolles.

Nous ne craignons pas d'ajouter que MM. les docteurs Rey et Reymonnet, qui, par une exception ne datant que de quelques années, ont été nommés membres de l'intendance, et ont apporté dans ses délibérations des connaissances médicales et des idées de progrès qu'on n'y trouvait pas jusque là, joindront volontiers leurs efforts aux nôtres pour obtenir sur ce point et sur ceux que nous avons signalés plus haut, les réformes et les améliorations que nous sollicitons.

VIII. Les règlements sanitaires ne seraient pas complets, si, prévoyant le cas où, soit à raison de l'oubli des lois de l'hygiène, soit par l'omission ou la violation des règles quarantenaires, la peste venait à éclater dans une ville française, ils ne déterminaient pas au moins d'une manière générale, les dispositions à prendre pour maîtriser et étouffer le fléau.

Jusqu'ici, messieurs, l'administration sanitaire de notre pays n'a guère tenu compte, dans les mesures qu'elle a prescrites, que de la transmissibilité de la peste par le contact médiat ou immédiat des malades; elle n'a pas pris en considération suffisante l'influence des foyers d'infection pestilentielle; elle n'a pas tenu compte de l'influence des foyers épidémiques, et dès lors elle s'est laissé entraîner à des dispositions, non pas seulement empreintes d'une sorte de barbarie, mais encore dangereuses jusqu'à un certain point pour les contrées voisines de la localité pestiférée. Renfermer les populations malades dans des cordons sanitaires plus ou moins resserrés, c'est les livrer à l'action des causes générales épidémiques, quand elles existent, et, dans tous tous les cas, à l'influence des foyers d'infection pestilentielle: or, plus ces foyers sont rendus intenses, plus les personnes qui s'en échappent sont dangereuses pour les lieux où elles se rendent.

Les moyens rationnels, et déjà sanctionnés par une heureuse

expérience, que votre commission croit devoir vous proposer, sont très simples et d'une facile exécution.

Si la peste se manifeste dans une maison, il faudra faire porter de suite le pestiféré dans un endroit éloigné et parfaitement aéré, où il recevra tous les soins que réclame son état. Tous les autres habitants se rendront dans un endroit désigné par l'autorité, et où ils seront soumis à la surveillance d'un médecin. La maison évacuée sera nettoyée, lavée, aérée, purifiée, et devra rester vide pendant un mois au moins.

Plusieurs maisons viennent-elles à être frappées, on tiendra pour chacune d'elles la conduite que nous venons d'indiquer. De plus, on excitera, ou même on contraindra le plus grand nombre possible des habitants à sortir de la ville en leur assignant des lieux de refuge, et en les soumettant aux mesures d'isolement nécessaires pour empêcher la propagation de la maladie aux populations voisines.

Si des villes entières étaient le théâtre d'une épidémie de peste, ces dispositions devraient être mises à exécution sur une plus grande échelle et avec une rigoureuse sévérité ; mais les principes ne changeraient pas. Il faudrait toujours, d'une part, s'attacher à faire sortir des foyers épidémiques toutes les personnes non encore atteintes de la maladie ; de l'autre, isoler, disséminer les pestiférés en les plaçant dans des endroits élevés et bien ventilés, de manière à prévenir la formation de foyers d'inspection pestilentielle.

Parmi les habitations temporaires à conseiller en semblables circonstances, les tentes et les baraques tiennent le premier rang, tant à raison du renouvellement continuel de l'air que par la facilité avec laquelle on peut les établir partout où sont réunies les conditions désirables de salubrité.

Est-il besoin d'ajouter que des mesures purement administratives devront intervenir, soit pour assurer l'exécution des mesures sanitaires, soit pour procurer aux personnes malades et en santé ce qui leur sera nécessaire, soit pour prévenir les désordres, soit enfin pour régler les communications de manière qu'elles n'offrent aucun danger pour les populations encore épargnées.

DEUXIÈME PARTIE.

DÉDUCTIONS PRATIQUES.

Il résulte, en définitive, de notre travail que nous nous croyons en droit d'émettre, sous forme de vœux, les propositions suivantes.

§ I.

Indications des pays dont nous avons à craindre l'importation de la peste.

Ces pays sont, en première ligne, l'Égypte, puis la Syrie, la Turquie d'Europe et d'Asie.

La régence de Tripoli, celle de Tunis, l'empire de Maroc, quoique présentant un moindre danger, exigent cependant une surveillance particulière.

§ II.

Précautions à prendre au départ des navires quittant des pays suspects pour se rendre en France.

Tout capitaine d'un bâtiment quittant un des ports de l'Égypte, de la Syrie et de la Turquie pour se rendre en France devra être porteur d'une patente délivrée le jour même ou la veille du départ, par le consul français de la résidence.

A cette patente sera et restera annexé un certificat du médecin sanitaire français, institué à cet effet, lequel constatera l'état de la santé du pays, celui des passagers et de l'équipage, ainsi que les conditions hygiéniques du bâtiment en partance.

La patente de santé sera *brute* quand régnera dans le pays du départ une épidémie pestilentielle, ou même quand celle-ci sera imminente.

La patente de santé pourra encore être *brute* lorsque des pestes sporadiques seront susceptibles, par leur nombre et leur intensité, de faire naître des craintes relativement à la propagation de la maladie.

Dans tous les autres cas, la patente sera *nette*.

Provisoirement, et jusqu'à ce que des expériences que nous regardons comme indispensables, autant dans l'intérêt de la santé publique que dans celui des relations internationales, aient résolu, d'une manière évidente pour tous, la question de la non-transmissibilité ou de la transmissibilité de la peste par les hardes et les vêtements, ces hardes et vêtements seront ventilés en mer avec les précautions convenables, ou bien les malles contenant le linge et les habits des passagers et de l'équipage seront plombées au lieu du départ, et ne seront ouvertes que dans un lazaret français. Dans ce dernier cas, on ne laissera à la disposition des voyageurs et des marins que le linge et les vêtements nécessaires pour la traversée.

§ III.

Précautions à prendre pendant la traversée et lors des relâches.

Tout bâtiment de la marine royale, tout paquebot-poste venant du Levant, aura à bord un médecin. Il est à désirer que le médecin placé à bord du paquebot-poste ressorte de l'administration de la santé de France.

Ces médecins veilleront à l'observation rigoureuse des lois de l'hygiène, surtout en ce qui concerne l'aération des navires.

Ils inscriront chaque jour sur un registre tout ce qui est relatif à la santé des personnes à bord. En cas de maladie, ils s'attacheront à indiquer avec précision les antécédents des malades; les symptômes, la marche, le traitement, le mode de terminaison de toutes les affections observées. Tous les soirs, le capitaine arrêtera et signera ce registre dont les feuillets seront cotés et paraphés par l'autorité désignée à cet effet.

Si le navire vient à relâcher pendant le voyage, le certificat délivré au port du départ sera visé par le médecin sanitaire de la résidence, lequel consignera ses observations sur l'état de la santé du pays et de la localité. La patente elle-même sera visée et modifiée, s'il y a lieu, par le consul.

Le médecin du bord tiendra note exacte de toutes les communications accidentelles ou autres qui pourront avoir lieu pendant la traversée, ainsi que de toutes les circonstances importantes pour la santé qui pourront se rattacher à ces communications.

Quant aux navires qui n'auront pas de médecins sanitaires à bord, M. le ministre du commerce fera rédiger une instruction spéciale destinée aux capitaines et contenant l'indication des signes auxquels on reconnaît la peste, des soins à donner aux pestiférés, des mesures à prendre pour prévenir la formation des foyers d'infection pestilentielle sur les navires, ou pour les détruire, s'ils viennent à se former.

Ces capitaines tiendront note, sur un registre coté et paraphé, de toutes les communications qui pourront avoir lieu, soit dans les ports de relâche, soit en mer, ainsi que de toutes les maladies éprouvées par les personnes à bord; ces notes seront inscrites au fur et à mesure des événements.

§ IV.

Précautions à prendre à l'arrivée en France.

Les capitaines des bâtiments de la marine royale, les capitaines des paquebots-poste et de tous autres bâtiments ayant un médecin sanitaire à bord, remettront à l'autorité compétente :

1° La patente et le certificat de santé y annexé qui auront été délivrés au port de départ;

2° Le journal tenu par le médecin du bord et constatant les maladies et faits médicaux survenus pendant la traversée.

Le médecin sanitaire du port d'arrivée à qui ces deux pièces seront transmises les examinera avec soin; il se rendra ensuite à bord, constatera l'état de santé des passagers et des hommes de l'équipage, ainsi que les conditions hygiéniques du navire, et fera connaître le résultat de ses investigations dans un rapport dont le modèle sera tracé par l'administration.

Sur le vu de la patente et du certificat de santé délivrés au port du départ, du journal médical du bord et du rapport rédigé par le médecin sanitaire du port d'arrivée, l'autorité compétente prescrira la durée de la quarantaine, et, s'il y a lieu, les mesures spéciales de désinfection à mettre en usage.

Pour les navires ayant un médecin sanitaire à bord et venant d'Égypte, de Syrie ou de Turquie, avec une patente *nette*, la quarantaine sera de dix jours pleins *à partir du départ*, quand la peste ni aucune maladie suspecte ne se sera manifestée à bord pendant la traversée.

La quarantaine sera de quinze jours pleins, *à partir du départ*, pour les mêmes navires arrivant avec patente *brute*, s'il ne s'y est manifesté ni peste ni maladie suspecte, avant le départ ou pendant la traversée.

Pour les navires du commerce n'ayant pas de médecin sanitaire à bord, il sera prescrit une quarantaine d'observation de dix jours pleins, *à partir de l'arrivée.*

Lorsque les mêmes navires arriveront au port avec patente *brute*, mais sans avoir eu en mer ni peste ni maladie suspecte, ils subiront une quarantaine de rigueur de quinze jours, *à partir de l'arrivée.*

Le bâtiment, quel qu'il soit, quelle que soit sa patente, qui aura eu, pendant la traversée, ou qui aura, lors de son arrivée dans un port français, un malade atteint de la peste ou d'une maladie suspecte, sera soumis à une quarantaine de rigueur dont la durée sera déterminée par l'autorité sanitaire dudit port.

Les passagers et l'équipage seront transportés au lazaret et subiront une quarantaine qui sera de quinze jours au moins, et de vingt jours au plus.

Les marchandises seront débarquées et aérées.

Le navire, bien nettoyé, bien lavé, bien ventilé, bien purifié, restera vide pendant un mois au moins.

Des gardes de santé pourront être placés près du navire pour exercer sur lui la surveillance jugée nécessaire; mais il leur sera expressément défendu, ainsi qu'à toutes autres personnes, d'aller sur le navire en quarantaine, sous quelque prétexte que ce soit.

Les hardes et vêtements qui n'auront pas été ventilés en mer et qui seront arrivés au lazaret français dans des malles plombées au port du départ, seront ventilés et subiront les purifications jugées convenables pour prévenir tout danger possible.

Les pestiférés admis dans les lazarets français devront y recevoir tous les secours et tous les soins qui sont donnés aux malades ordinaires dans les établissements hospitaliers les mieux dirigés et les mieux tenus.

Les bâtiments destinés à les recevoir seront disposés de manière à assurer aux pestiférés et aux personnes qui les soignent, les meilleures conditions hygiéniques, et surtout une aération facile et complète, si nécessaire pour prévenir la formation des foyers d'infection pestilentielle.

Les médecins des lazarets recueilleront l'histoire complète de tous les cas de peste ou de maladie suspecte qui y seront traités. En cas de mort, ils consigneront dans un procès-verbal les résultats détaillés fournis par l'ouverture du cadavre.

§ V.

Mesures à prendre dans le cas où la peste viendrait à éclater dans une ville française.

Si la peste se manifeste dans une maison, il faudra faire porter de suite le pestiféré dans un endroit éloigné et parfaitement aéré, où il recevra tous les soins que réclame son état. Tous les autres habitants de la maison se rendront dans un endroit désigné par l'autorité, et où ils seront soumis à la surveillance d'un médecin. La maison évacuée sera nettoyée, lavée, aérée, purifiée, et devra rester vide pendant un mois au moins.

Plusieurs maisons viennent-elles à être frappées, on tiendra pour chacune d'elles la conduite qui vient d'être indiquée. De plus, on excitera ou même on contraindra le plus grand nombre possible des habitants à sortir de la ville en leur assignant des lieux de refuge, et en les soumettant aux mesures d'isolement nécessaires pour empêcher la propagation de la maladie aux populations voisines.

Si des villes entières étaient le théâtre d'une épidémie de peste, ces dispositions devraient être mises à exécution sur une plus grande échelle et avec une rigoureuse sévérité, mais les principes ne changeraient pas. Il faudrait toujours, d'une part s'attacher à faire sortir des foyers épidémiques toutes les personnes non encore atteintes de la maladie; de l'autre, isoler, disséminer les pestiférés en les plaçant dans des endroits élevés et bien ventilés, de manière à prévenir la formation de foyers d'infection pestilentielle.

Nous avons terminé, messieurs, la tâche que votre confiance nous avait imposée. Vous comprenez que dans le grand nombre de questions qui ont dû être agitées, il était difficile qu'il se trouvât sur toutes une constante unanimité : aussi, messieurs, c'est l'expression de la majorité sur chacune d'elles que vous allez avoir à juger, la minorité se réservant de reproduire ses objections devant l'Académie. Est-il besoin d'ajouter que les décisions que vous allez prendre ne peuvent manquer d'exercer une grande influence sur notre régime sanitaire ? Vous savez, en effet, que M. le ministre du commerce a déclaré, le 14 juin dernier, à la Chambre des députés, qu'il mettrait à profit dans la réforme à opérer, les conseils de l'Académie royale de médecine. Vous montrerez, messieurs, que c'est avec raison que le gouvernement vous regarde comme le corps le plus compétent dans les grandes questions d'hygiène publique.

Délibéré à Paris, le 29 avril 1846.

ADELON, BÉGIN, DUBOIS (d'Amiens), DUPUY, FERRUS, LONDE, MÊLIER, PARISET, POISEUILLE, PRUS, H. ROYER-COLLARD, *Commissaires.*

FERRUS, *Président.*

PRUS, *Secrétaire Rapporteur.*

PIÈCES ET DOCUMENTS

A L'APPUI DU RAPPORT

SUR LA

PESTE ET LES QUARANTAINES.

PIÈCES ET DOCUMENTS

A L'APPUI DU RAPPORT

SUR LA

PESTE ET LES QUARANTAINES.

N° I.

Note sur l'antiquité et l'endémicité de la peste en Orient, et particulièrement en Égypte, par M. le docteur Daremberg *bibliothécaire de l'Académie de médecine de Paris.*

La question de l'antiquité de la peste en Égypte est l'une des plus difficiles, des plus controversées, et en même temps l'une des plus intéressantes au point de vue pratique des quarantaines, qu'on puisse se poser dans l'histoire des maladies épidémiques. L'origine récente et l'origine ancienne de la peste ont été soutenues à grands frais d'érudition, je puis même ajouter avec une véritable éloquence. Les esprits se sont animés, les intérêts de la science, ceux de l'humanité tout entière ont été mis en avant de part et d'autre. Malheureusement, le désir de faire prévaloir une opinion personnelle n'a pas toujours été assez étrangère à ce grave débat. Pour nous, qui ne cherchons que la vérité, qui ne voulons voir dans l'antiquité de la peste qu'une question d'érudition, nous étudierons les sources, nous nous assurerons de l'interprétation des textes, et nous nous arrêterons là où les données historiques nous feront défaut.

L'opinion la plus généralement répandue, en France du moins, c'est que la peste est une maladie nouvelle, et qu'elle a pris naissance en Égypte au VIe siècle; mais un passage de Rufus d'Ephèse, célèbre médecin qui vivait sous l'empereur Trajan, établit positivement que la peste régnait épidémiquement, bien avant l'ère chrétienne, dans les contrées où nous la voyons maintenant encore étendre plus particulièrement ses ravages. Ce texte nous a été conservé par Oribase, médecin de l'empereur Julien, dans le XLIVe livre de ses *Collectanea medicinalia.*

La plus ancienne mention des maladies pestilentielles en Égypte est celle que nous a laissée Moïse au chap. IX, vers. 9 et 10, du livre de l'*Exode.* Les caractères que l'auteur sacré assigne à cette peste sont trop insuffisants pour que nous puissions en conclure avec sûreté qu'il s'agit ici véritablement de la peste d'Orient. Si on examine les phénomènes qui précédèrent et pour ainsi dire préparèrent l'apparition du fléau, on ne restera pas, il est vrai, sans quelques doutes sur sa nature pestilentielle. Je rappelle ici les quatre plaies dont Dieu frappa l'Égypte avant de lui envoyer la peste, ce sont : 1° une sorte de corruption de toutes les eaux de l'Égypte, corruption que Moïse dit être une *sanguinification* de l'eau, laquelle fit mourir tous les poissons, et mit le fleuve en *effervescence* (VII, 17 et suiv.) ; 2° l'apparition d'une multitude de grenouilles qui se répandirent dans toute l'Égypte, et qui en mourant causèrent une grande putréfaction (*putruit terra*, dit l'écrivain sacré, VIII, 5 et suiv.) ; 3° l'apparition de deux espèces de mouches (les *Scyniphes* et les *Cynonimiæ*), qui attaquèrent les hommes et les animaux, et ravagèrent les biens de la terre (VIII, 16, suiv.; 21 et suiv.) ; 4° enfin le développement d'une épizootie terrible. C'est à la suite de ces prodiges que le fléau pestilentiel apparut. Moïse le décrit en quelques mots. Le Seigneur dit : *Fiat pulvis super omnem terram Egypti ; et erunt super homines et quadrupeda, ulcera, vesicæ effervescentes* (1)...... *Et facta sunt ulcera, vesicæ effervescentes.... Et in hominibus et in quadrupedis facta sunt ulcera in veneficis* (enchanteurs) *et in omni terra Egypti.* L'auteur n'ajoute pas que la mortalité fut grande, mais cette conséquence paraît plus que probable. Si on s'en tient au sens littéral du texte

(1) Ἕλκη φλυκτίδες ἀναζέουσαι. Les mots hébreux correspondant à ἕλκη et à φλυκτίδες ont le même sens qu'en grec.

et à l'interprétation la plus raisonnable, on sera à peu près convaincu, ce me semble, qu'il s'agit non d'une véritable peste, mais d'une éruption exanthématique grave, et qui n'est pas sans quelque analogie avec la petite-vérole, ainsi que Krause paraît le croire. Du reste, le caractère anatomo-pathologique donné par Moïse, je veux dire l'éruption de petites plaies ou pustules avec phlyctènes, rapproche à quelques égards, selon moi du moins, cette maladie de celle décrite par Thucydide, ainsi que nous le verrons plus bas.

Les loïmographes parlent aussi d'une peste qui peu de temps après celle de Moïse, l'an 2500 (celle de Moïse avait eu lieu en 2443), serait partie de l'Égypte pour ravager la Grèce; on assigne la même origine à une autre peste qui aurait également sévi en Grèce. Mais tous ces renseignements sont trop vagues, trop insuffisants pour qu'on en puisse tirer quelque conclusion positive. Je veux seulement constater ici une tradition qui prouve, ce semble, des relations suivies entre la Grèce et l'Égypte, et qui fait partir des fléaux destructeurs de ce dernier pays, regardé comme si salubre par tous ceux qui s'en sont rapportés au témoignage d'Hérodote, dont les relations sont en grande partie démenties par des écrivains plus dignes de foi. Hœser, *Recherches historico-pathologiques sur les maladies épidémiques*, t. I, p. 35 et suiv., a rassemblé un grand nombre de textes qui témoignent de l'insalubrité de l'Égypte dans l'antiquité.—Cf. aussi Lorinser, *die Pest im Orient*.

La peste la plus fameuse dont il soit fait mention dans l'histoire ancienne, celle sur laquelle nous avons les renseignements les plus précis, les plus étendus, et aussi les plus exacts, est assurément celle dont Thucydide a tracé le tableau avec de si vives et de si effrayantes couleurs. Cette maladie a donné lieu à de nombreuses et savantes dissertations. Chaque épidémiographe a voulu y retrouver la maladie particulière dont il s'occupait. Il en est ainsi de presque toutes les grandes maladies décrites par les médecins anciens : comme leur diagnostic est loin d'être posé avec la rigueur de la méthode nosographique moderne, il en résulte une sorte de vague qui permet de rapprocher ces maladies d'un certain nombre d'affections bien connues actuellement. D'ailleurs, semblables à ces gens qui tiennent à honneur de se rattacher à certains événements, à certains personnages, les médecins historiens cherchent à faire rentrer dans le sujet qu'ils étudient les faits les plus importants que nous a légués l'antiquité. Cette petite vanité serait bien pardonnable si elle ne nuisait gravement à l'exactitude et à la simplicité de la science.

Pour en revenir à la peste d'Athènes, Malfatti y a vu la *scarlatine* ou la *rougeole;* Webster et Smith, la *fièvre jaune;* Wawruch et Ochs, un *typhus pétéchial;* Krause, la *petite-vérole;* Schoenke et Osann, la *peste orientale;* Hæser, *une peste qui n'est pas encore arrivée à son entier développement* : idée qui est liée à un système sur l'évolution successive et graduelle des maladies, système que l'anteur a abandonné plus tard; enfin Hecker, ne trouvant dans cette peste aucun caractère qui se rapporte exclusivement à une maladie actuellement connue, en fait *une maladie particulière et qui a cessé d'exister.* Brandeis partage à peu près la même manière de voir.

Les deux premières opinions sont insoutenables : le plus superficiel examen de la description de Thucydide suffit pour en convaincre; celle de Hæser ne me semble point avoir de fondement scientifique : d'ailleurs, une peste qui n'est pas arrivée à son entier développement en régnant sur une grande échelle, n'est pas une peste.

L'opinion de Hecker est une de ces opinions éclectiques qu'il est presque aussi difficile de combattre que de soutenir avec des arguments péremptoires. Du reste, elle est dangereuse si on la considère au point de vue de la philosophie générale de l'histoire de la médecine, et elle ne tient pas assez compte des différences qui séparent l'antiquité de l'âge moderne. D'un côté, les anciens n'observaient et ne décrivaient pas les maladies comme nous; d'un autre, les maladies identiques au fond ont pu, par suite de certaines circonstances et de complications qu'il est quelquefois possible de déterminer, se manifester dans l'antiquité sous des formes un peu différentes d'elles-mêmes; il ne faut donc pas se hâter de déclarer qu'une maladie ancienne n'a point d'analogue dans les temps modernes. Ce procédé, plus facile peut-être pour l'esprit, n'est pas rigoureux, et rompt d'une manière fâcheuse les traditions du passé avec le présent. Je ne prétend pas pour cela qu'il n'y a ni de maladies éteintes ni de maladies nouvelles; mais je soutiens qu'il faut apporter une très grande circonspection quand il s'agit de décider une pareille question.

Schoenke et Osann ne me paraissent pas avoir raison quand ils regardent la peste de Thucydide comme la peste orientale. Il n'y a dans la description de l'historien aucun des caractères essentiels de cette maladie. D'abord il n'est point fait mention de bubon, et en second lieu, les petites plaies et les phlyctènes dont il est parlé ne peuvent être pris pour les charbons et pour les phlyctènes qui en précèdent souvent l'apparition, car ces pustules et ces phlyctènes sont présentés comme un exanthème général (σῶμα φλυκταίναις μικραῖς καὶ ἕλκεσιν ἐξηνθηκός). Il y a bien des symptômes qui appartiennent à la peste, mais ils lui appartiennent, non comme peste, mais comme maladie fébrile grave. On pourra objecter que ce fléau fut importé par le Pirée, qu'il avait déjà ravagé plusieurs contrées, et qu'on le croyait venu d'Égypte; mais Thucydide n'affirme pas cette dernière circonstance : ὡς λεγέται, *ut fertur*, avance-t-il seulement. D'ailleurs, cette importation d'Égypte fût-elle avérée, on ne pourrait pas en conclure, à mon avis, qu'il s'agit de la peste, puisque les caractères pathognomoniques manquent absolument. Nous ne saurions admettre non plus qu'il s'agisse d'un simple typhus; il est vrai que l'entassement des habitants dans l'enceinte d'Athènes lors de l'invasion du fléau pourrait y faire croire. Mais d'abord je ne sache pas qu'on ait observé dans le typhus une éruption de pustules ulcérées semblables à celles dont parle Thucydide; plusieurs circonstances caractéristiques viennent encore déposer contre cette interprétation : 1° avant d'envahir l'Attique, le fléau avait déjà ravagé Lemnos et d'autres pays, en particulier les États du roi de Perse; 2° il s'introduisit par le Pirée, c'est-à-dire par une sorte d'importation; 3° la maladie ne se déclara pas au foyer même de l'encombrement, mais bien au Pirée, où l'accumulation des individus était moindre que dans la ville même, et où par conséquent la quantité de miasmes était moins considérable. On pourra objecter qu'au rapport même de Thucydide, la maladie fut plus considérable dans l'Acropole que partout ailleurs: or, c'était sur ce point que les habitants de la campagne s'étaient particulièrement rassemblés dans des huttes malsaines et étouffées. Mais Thucydide lui-même remarque que cette circonstance favorisa l'extension, mais non le développement spontané de la maladie; en un mot, qu'elle fut un auxiliaire terrible au fléau, mais non une cause primordiale. L'anteur ajoute que le mal n'étendit presque pas ses ravages dans le Péloponèse, et qu'il ne sortit guère d'Athènes que pour se porter vers quelques localités peuplées. On pourrait encore voir là une particularité favorable à l'opinion de Wawruch et de Ochs; mais ici le renseignement de Thucydide est trop vague pour qu'il puisse infirmer les raisons qui viennent d'être alléguées. Il faudrait savoir positivement si la maladie s'est développée spontanément dans ces localités par suite de l'encombrement, ou si elle y a été importée; et il paraît que cette dernière conjecture, d'après le texte même de l'historien, est la plus probable.

D'ailleurs, en admettant l'opinion de Krause comme la plus vraisemblable, on sait que la petite-vérole, quand elle règne épidémiquement, sévit principalement dans les endroits populeux; et puis, pour revenir à notre point de départ, la description de Thucydide ne permet pas d'admettre qu'il s'agisse d'un typhus pur et simple. Quant à nous, nous croyons, jusqu'à preuve du contraire, que la peste d'Athènes est une petite-vérole compliquée de typhus, et même du typhus le plus grave, c'est-à-dire avec gangrène des extrémités et des parties génitales. Il serait trop long et peut-être hors de propos ici d'énumérer en détail les symptômes qui nous paraissent militer en faveur de notre opinion, qui est celle de Krause, modifiée et complétée. Pour le but que nous nous proposons, il suffit que l'on sache que la peste de Thucydide n'est point une véritable peste à bubon.

Nous arrivons maintenant au fameux texte de Rufus, relatif à la peste à bubon (1). Ce texte ne laisse aucun doute, aucune ambiguïté; il est même rare de trouver une description aussi positive, aussi complète parmi celles que les anciens nous ont lais-

(1) Orib. *Coll. med.*, § VIII, éd. du card. Ang. Mai; VII de l'éd. du doct. U. C. Bussemaker : Ἐκ τῶν Ῥούφου περὶ βουβώνος.

sées des diverses maladies soumises à leur observation. Après avoir parlé du bubon en lui-même, et considéré comme une maladie spéciale, Rufus ajoute : « *Les bubons appelés pestilentiels sont tous mortels, et ont une marche très aiguë, surtout ceux qu'on observe en Libye, en Égypte et en Syrie ; Denys-le-Tortu en fait mention ; Discoride et Posidonius* (1) *en ont parlé longuement dans leur traité sur la peste qui a régné de leur temps en Libye.* » Ainsi l'auteur parle du bubon ou plutôt de la peste à bubon comme d'une maladie connue et commune en Libye, en Égypte et en Syrie, c'est-à-dire dans les localités où on la voit encore le plus fréquemment. Il cite des auteurs qui en ont observé des épidémies, qui en ont traité avec étendue, et il ne dit pas que ces auteurs en parlent pour la première fois : seulement la perte de ces sources originales est très à regretter, puisque nous aurions pu remonter beaucoup plus loin dans les antiquités de la peste. Avec ces seules données, nous pouvons la regarder comme existant en Égypte bien avant l'ère chrétienne, puisque Denys, le plus ancien des auteurs dont il est question ici, vivait probablement au commencement du IIIe siècle avant J.-C. (2). Du reste, ce qui confirme encore notre opinion,

(1) Il est probable que l'épidémie décrite par ces deux derniers auteurs est la même que celle dont Tite-Live, *Epit.* (liv. IX), Julius Obsequens (*De Prodigiis*, 90), et Orosius (V, 10), font mention, et qui dévasta les côtes maritimes de l'Afrique, l'an 628 de la fondation de Rome, 127 avant J.-C. — Osann, *De peste libyca disputatio.* Giessae, 1833, in-4. — *Œuvres d'Hippocrate*, trad. par E. Littré. Paris, 1841, tom. III ; Avertiss., pag. XXXVI, et Argum., pag. 4.

(2) Une glose très ancienne qui se trouve jointe dans le manuscrit d'Ang. Mai, au texte de Rufus, nous apprend que Denys *le Tortu* ou *de Cyrta*, ὁ κυρτός, ou ὁ κύρτος, était cité par Hermippe dans *la Vie des hommes célèbres* : or, Hermippe vivait vers la 125e olympiade, 280 à 277 ans avant J.-C.—Cf. Stahr, *Aristotelia*, t. Ier, p. 5 et 6. Leipsig, 1832.—Denys étant cité par Hermippe, il faut bien admettre qu'il vivait avant lui, ou du moins qu'il était son contemporain. On pourrait croire qu'il s'agit, non de Denys lui-même, mais de ses disciples ou de ses sectateurs, car le texte porte : οἱ περὶ Διονύσιον ; mais c'est une façon de parler très habituelle chez les Grecs pour désigner l'individu lui-même. D'ailleurs, cela ne prouverait rien contre notre thèse, à savoir que la peste a régné épidémiquement en Égypte et sur les côtes de Barbarie avant l'ère chrétienne.

ce sont les témoignages de Cicéron, de Strabon, d'Athénée, de Pline, qui s'accordent à regarder l'Égypte comme un pays fertile en peste, et qui tous en accusent la nature même du climat et la constitution du pays.

Rufus continue : « *Ces auteurs* (Dioscoride et Posidonius) *racontent que cette épidémie fut caractérisée par les symptômes suivants : fièvre violente, douleurs, perturbation de tout le corps, délire vertigineux* (παραφροσύνη), *éruption de bubons larges, durs, n'arrivant pas à suppuration, et se développant non seulement dans les lieux accoutumés* (remarquez cette réflexion), *mais aux jambes et aux bras, bien qu'on n'observe pas ordinairement dans ces endroits de semblables phlegmons* (ou tumeurs inflammatoires). » — « Ces bubons, poursuit Rufus, se développent quelquefois sur les régions génitales, de même que les charbons pestilentiels; alors la fièvre appelée pestilentielle survient. Mais cette affection est le plus souvent épidémique; commune à toutes les constitutions, à tous les âges, elle sévit particulièrement *dans certains temps de l'année.* Il importe de savoir cela ; car si on peut traiter légèrement les bubons ordinaires, comme ne présentant aucun danger, on doit soigner avec la plus grande attention les bubons pestilentiels. »—Ainsi dans le premier chapitre de Rufus, nous trouvons tout ensemble le bubon simple, constituant à lui seul la maladie; le bubon épidémique, ou la peste à bubon, connue de Denys, décrite par Posidonius et Dioscoride; enfin le bubon sporadique : c'est celui que décrit Rufus quand il parle de lui-même, car il ne paraît pas avoir vu la peste; et d'ailleurs, on le sait, la sporadicité est fille ou mère de l'épidémicité.

Étienne et Théophile (*Com. in Hipp. Aph.*, éd. Dietz, t. II, p. 353) complètent le texte de Rufus, en nous apprenant que les individus attaqués de bubons mouraient le deuxième ou le troisième jour. Le passage de Théophile paraît avoir subi quelque altération, mais celui d'Étienne est très correct.

On s'étonnera peut-être de ne trouver les charbons mentionnés ici pour ainsi dire qu'en passant; ce symptôme est cependant pathognomonique de la peste. Il faut remarquer que Rufus ne traitait pas précisément ici de la peste, mais bien des bubons; du reste, il en dit un mot un peu plus bas, comme nous le verrons tout-à-l'heure, et de plus le cardinal Angelo Mai a également retrouvé un autre passage de Rufus extrait d'un livre incertain d'Oribase, intitulé Ἐκ τοῦ Ῥούφου περὶ λοιμώδους ἕλκους (1) : « *On appelle charbon (plaie, ulcère, ἕλκη) pestilentiel, celui qui est accompagné d'une grande phlegmasie, de douleur aiguë et de délire; chez un certain nombre de ceux qui en sont affectés, il survient aussi des bubons durs et douloureux, et les malades meurent bientôt de ces charbons : cela arrive surtout chez ceux qui habitent près des marais.* » Cette dernière circonstance est encore bien digne de remarque.

« Peut-être, continue Rufus, *la maladie à bubon* d'Hippocrate est la même maladie que celle dont il vient d'être question. » On peut supposer que le médecin d'Éphèse fait ici allusion à la constitution dite pestilentielle décrite dans le 3e livre des *Épidémies*, où il est parlé dans deux endroits de tumeurs aux parties génitales (αἰδοίοισι φύματα ἔξωθεν, ἔσωθεν, τὰ περὶ βουβῶνας), avec des charbons (ἄνθρακες); mais trop de symptômes disparates sont accumulés dans le premier passage pour qu'on y voie une véritable peste; et dans le second il me semble trouver une mention très nette d'accidents dus à une affection vénérienne, sinon à la syphilis. Il me paraît plus rationnel d'admettre que Rufus faisait allusion à l'aphorisme 55 de la 4e section, où Hippocrate dit : « *Les fièvres qui viennent à la suite de bubons sont les plus mauvaises, excepté les fièvres éphémères.* Cette proposition se retrouve avec quelques additions dans le IIe livre des *Épidémies :* « Les fièvres qui viennent à la suite de bubons sont mauvaises; les bubons qui surviennent dans les fièvres sont plus mauvais s'ils s'affaissent dès le commencement dans les fièvres aiguës. » On peut voir aussi au livre IV des *Épidémies*, p. 1136 et 1139 de Foes, et au livre VI, sect. 2, aph. 6, que les tumeurs aux aines sont signalées comme dangereuses. Nous sommes loin de prétendre qu'on doive trouver là une mention bien précise d'une épidémie de peste à bubon : cependant on ne peut se refuser de croire que les auteurs de la collection hippocratique ont eu une idée

(1) C'est une coutume assez ordinaire aux anciens de décrire une maladie, non dans son ensemble, mais en quelque sorte par partie; méthode défectueuse, et que cependant on a cherché à faire revivre de nos jours, en lui donnant, il est vrai, des bases plus scientifiques.

de cette maladie, soit pour en avoir observé des cas sporadiques, soit pour avoir entendu parler de quelque épidémie. Du reste, Rufus, médecin habile, critique éclairé, très versé dans la connaissance des écrits d'Hippocrate, séparé de lui par peu de siècles, connaissant bien la valeur de ses doctrines et de ses expressions, ne nous autorise-t-il pas à admettre cette opinion? Ajoutons que Galien, dans son commentaire sur le 55ᵉ aphor. de la 4ᵉ section, et sur le passage du IIᵉ livre des *Épidémies* cité plus haut, parle des fièvres épidémiques avec bubons comme d'une maladie connue et ancienne. « Les bubons qui surviennent dans les fièvres, dit-il, sont plus mauvais que ceux à la suite desquels la fièvre se manifeste, car ils annoncent une phlegmasie intense des viscères et une corruption profonde des humeurs. « *C'est ainsi que dans les constitutions pestilentielles, on voit les bubons apparaître au milieu des fièvres de mauvais caractère.* » (Com. III, in *Epid.* II, p. 411, 2, XVII, Iʳᵉ p. ed. Kuehn.) Ainsi les bubons pestilentiels étaient considérés par Galien, et en général par les anciens, plutôt comme une complication d'une fièvre de mauvaise nature que comme le caractère essentiellement pathognomonique de cette maladie; ceci tient à leur système de nosographie générale.

On trouve encore dans Arétée ce passage très remarquable, qui continue et justifie la tradition sur l'antiquité de la peste : « Les bubons pestilentiels (βουβῶνες μὲν οἱ λοιμώδεες), dit cet auteur, viennent du foie et non d'ailleurs, et sont de très mauvaise nature. » (*De Signis acut.* II, 3 *de Syncope.*)

On le voit, il n'y a plus d'objections possibles : si les traces de sa première origine, de sa première apparition, sont perdues, la peste n'en est pas moins une maladie ancienne et très anciennement connue. Son développement en Égypte ne saurait donc tenir à des circonstances toutes modernes, comme l'a si éloquemment, si ingénieusement soutenu l'un des plus élégants orateurs de notre époque, qui sait revêtir tous les sujets qu'il traite des couleurs les plus brillantes, et faire passer à la postérité, par le charme de son style, des faits et des noms qui, sans lui, auraient à peine compté quelques jours d'existence. D'ailleurs le passage si décisif de Rufus n'était pas encore connu à l'époque où fut lu le fameux *Mémoire sur les causes de la peste;* il est vrai que Théophile et

Étienne, qui vivaient dans les premiers temps du Bas-Empire, font allusion à ce passage, en commentant le 55e aphorisme du 4e livre ; mais le texte grec de ces commentaires n'a été publié par Dietz qu'en 1835, et la traduction latine était très peu répandue. Osann est, je crois, le premier qui ait appelé en 1833, dans un programme académique, l'attention du monde savant sur le passage de Rufus : or, on sait que ce fut en 1831 que M. Pariset lut en séance publique à l'Académie son *Mémoire sur la peste*, travail qui, à si juste titre, eut un retentissement immense, et qui fut le point de départ de presque toutes les recherches faites depuis sur ce sujet.

On conçoit toute l'importance pratique que la question de l'antiquité et de l'endémicité primitive de la peste en Égypte doit avoir sur les quarantaines et sur les moyens à prendre pour amoindrir les ravages de ce fléau, ou pour éloigner les époques da son apparition ; car il est peu probable qu'on parvienne jamais à l'extirper absolument. S'il est vrai que l'Égypte soit le foyer unique et constant de la peste, c'est contre elle que doivent se concentrer toutes les précautions ; c'est dans ce pays que doivent se réunir toutes les mesures hygiéniques. Si, d'un autre côté, ce n'est pas seulement à la négligence des embaumements et de certaines règles de l'hygiène qu'est dû le développement de la peste en Égypte, puisqu'elle y a régné au temps de la plus florissante civilisation, il faut bien admettre quelque chose d'inconnu tenant à la constitution même du pays, un *quid divinum*, un τὸ θεῖον, si bien imaginé par les anciens comme les colonnes d'Hercule du raisonnement et de l'observation. Sans doute le mauvais état de l'Égypte actuelle peut grandement contribuer à la génération et à la propagation de la peste : aussi doit-on par tous les moyens possibles chercher à rendre à cette malheureuse contrée son ancienne splendeur, et la ramener aux conditions hygiéniques qu'elle présentait autrefois, et qui y rendaient la peste moins fréquente et peut-être moins meurtrière qu'aujourd'hui.

N° II.

Lettre de M. le docteur Witt, *médecin en chef de l'armée russe, pendant les campagnes de* 1828 *et* 1829, *en Valachie et en Moldavie, reçue par M. le secrétaire perpétuel de l'Académie, le* 16 *septembre* 1845.

DE LA PESTE.

La peste, j'entends sous ce nom la peste du Levant ou orientale, devient de plus en plus un objet contemporain pour toutes les nations, et commence à intéresser vivement l'attention des personnes éclairées. On voit le zèle à traquer cette bête féroce dans sa mystérieuse tanière pour la considérer de près dans toute sa nudité, et détruire les idées obscures et fanatiques que l'on se fait de ce fléau de l'humanité. On sait (et il est dit dans le § 41 de mon livre) que vers la moitié du XVIe siècle, depuis le temps de l'Italien Fracastoro, une barrière insurmontable s'opposait à toute investigation rationnelle et pratique sur la peste. La tendance actuelle de notre siècle éclairé fait espérer que l'on parviendra, sinon à détruire entièrement cette horrible maladie, du moins à en diminuer l'intensité, et à affaiblir la terreur panique qu'elle inspire jusqu'à présent aux peuples, terreur qui paralyse les efforts salutaires que l'on pourrait faire pour la combattre.

Dans mon ouvrage sur le climat de la Valachie et de la Moldavie, publié en 1842, il est dit, § 38, que je travaille à un ouvrage sur la peste, dans l'acception la plus large de ce mot, et que je le publierai dès que j'en aurai la possibilité; mais j'aurais désiré d'abord de voir nos médecins russes plus curieux de recueillir les diverses observations fort importantes que nous avons faites pendant la dernière campagne en Turquie, dans le climat méridional, insalubre, de la Valachie et de la Moldavie, et dans les terrains bas et marécageux de la Bulgarie Ces observations, décrites dans mon livre, et corroborées par les expériences et l'opinion des médecins éclairés de la Valachie et de la

Moldavie, peuvent servir d'excellente étude préparatoire sur la peste. J'ai arrêté l'édition de mon ouvrage sur la peste pour quelque temps, en attendant la publication du traité de la célèbre Académie royale de Paris sur le même objet, d'un si haut intérêt pour l'humanité. Les feuilles publiques nous ont appris que l'Académie de médecine de Paris, ayant reçu des rapports fort instructifs, a nommé, sous la présidence de M. Ferrus, une commission composé de onze membres, chargée d'examiner tous les documents relatifs à cette question savante, si importante, et de lui faire un rapport détaillé sur la peste.

Dans le § 41 de mon ouvrage, j'ai détaillé l'opinion qu'ont eue de la peste, les médecins français, allemands et anglais qui ont étudié personnellement cette maladie en Égypte et à Constantinople ; maintenant je traiterai seulement : *de la peste du professeur Seidlitz, et de la question, si effectivement la peste orientale a envahi la seconde armée russe pendant la dernière campagne de Turquie en* 1828 et 1829.

Grâce à Dieu, la dernière guerre avec la Turquie est depuis longtemps terminée, suivant l'attente de notre grand empereur, au su de tout le monde avec gloire, et en apportant d'immenses avantages à notre patrie et de nouveaux lauriers à nos braves guerriers; quant à la question : La peste a-t-elle effectivement envahi notre armée pendant la dernière campagne de Turquie ? la polémique médicale en fait encore l'objet de sa discussion.

M. Seidlitz, dans son article sur la peste (1), contenant aussi l'analyse de mon ouvrage « sur la nature du climat de la Valachie et de la Moldavie, » a dit pag. 118, liv. 4ᵉ de son analyse, que « les lecteurs regretteront sans doute que M. Witt n'ait pas jugé à propos de communiquer lui-même dans son livre l'historique du développement de la peste dans nos armées en 1828 et 1829. »

Je n'ai cependant point trouvé de motif suffisant pour admettre l'existence dans notre armée de la peste orientale; je n'ai donc pas eu le moyen, comme le désire M. Seidlitz, de donner aux lecteurs de mon ouvrage l'histoire du développement de la

(1) Cet article est imprimé dans les *Mémoires sur les sciences médicales*, publiés par l'Académie impériale de Saint-Pétersbourg pour 1844.

peste dans notre armée. Plus loin, nous verrons que M. Seidlitz n'a point raison, en s'efforçant de convaincre les lecteurs du contraire par ses récits (pag. 118 de l'analyse). Le fait qu'il n'y avait point de peste orientale dans notre armée, ainsi que la description de la maladie, que beaucoup de médecins et d'autres personnes ont, par erreur, prise pour la peste importée de l'Orient, se trouve émis en détail dans mon susdit ouvrage ; en outre, *au nombre des personnes qui n'admettent point l'existence de la peste dans notre armée*, appartiennent :

a. Les médecins les plus éclairés et les plus expérimentés de la Valachie et de la Moldavie, et beaucoup de médecins russes (§ 3 de mon livre).

b. Presque tous les habitants des principautés, et le plus grand nombre des boyards (aristocratie du pays).

c. Nos armées, à l'exception du général K... et de quelques autres officiers.

d. Le lieutenant-général Geltouchine (homme éclairé et impartial) n'admettait point la peste, et ne consentit point à la purification, par le moyen de la quarantaine, de la ville de Boukarest, qu'il habitait lui-même (pag. 101 et 136 de l'analyse). « Épargnez-nous cette peste fabuleuse, » me disait ce général, qui vint de Bucharest à Yassi pour voir le commandant en chef.

e. Mon prédécesseur, le médecin en chef *Khanow*, bien que partisan du système des quarantaines (pag. 105 de l'analyse), n'admettait cependant point la présence de la peste dans l'armée pendant le temps de son administration (1828).

f. Le médecin supérieur *Schlegel*, qui, avant mon arrivée à l'armée, avait été chargé d'examiner la maladie en litige qui occasionna le soupçon de la peste orientale, et motiva la purification de la ville de Bucharest et des villages environnants, n'admettait point la présence de la peste dans nos armées en 1828, comme il appert de ses rapports officiels. Il écrivait au général Roth, en date du 24 mai 1828 (1), et au médecin en chef Khanow, en date du 26 mai, même année, que, quoique la maladie

(1) Voyez page 123, 3e livraison des *Mémoires de l'Académie*.

en question ait beaucoup d'affinité avec la peste, elle en différait néanmoins par le suivant (voyez pag. 124 de l'analyse dans les mêmes mémoires), que « cette maladie devait son origine dans ce pays aux émanations putrides, contenant du gaz méphitique; que cette maladie peut être appelée *épidémie locale*, ayant de l'analogie avec la peste, etc. »

A cause des soupçons de peste qui planaient sur le régiment de hulans de Kharkow, dans lequel sévissait une grande mortalité, et qui le firent entourer d'un cordon sanitaire à Obileschty, M. Schlegel rapportait au conseiller du collège Ikonnikow que « parmi les malades de fièvres catarrhales, nerveuses et putrides, il n'a trouvé dans ce régiment que quatre hommes ayant des bubons en suppuration, mais que ce n'était point la peste, et qu'on n'avait point remarqué de contagion par attouchement. » Quant aux causes des fièvres nerveuses et putrides de qualité scorbutique, quelquefois avec des symptômes scrofuleux, ce qui motivait les ulcères et bubons susdits, M. Schlegel les attribuait « aux localités basses et marécageuses; il ajoutait que les soldats, en passant l'automne au bivouac, avaient contracté une prédisposition au scorbut, en employant pour nourriture du poisson et des aliments non salés. »

M. Seidlitz a annexé à son analyse, pag. 145 (mais néanmoins en omettant quelques mots), le rapport que me fit M. Schlegel en date du 20 mars 1829, n° 109; il y est dit entre autres : « Sur la question que j'ai faite aux médecins de l'opinion » contraire : En quoi cette maladie diffère-t-elle de la véritable » peste, et sous quel nom systématique la trouverons-nous » désignée chez les auteurs qui ont traité des maladies des cli- » mats chauds? je n'ai reçu aucune réponse satisfaisante. J'en » conclus donc (1) que cette maladie n'a pas encore été examinée » ni décrite par les auteurs, ou bien que c'est une maladie nou- » velle; mais il est difficile de trouver les motifs pour lesquels » les conditions de cette maladie n'existent dans ce pays que de- » puis quelques années. »

(1) Il a plu à M. Seidlitz de supprimer ces mots et les suivants du rapport imprimé par lui, et dont je conserve l'original signé par M. Schlegel.

Les conclusions officielles de M. Schlegel nous suffisent, pour les ajouter au nombre des autres attestations irréfragables, ci-dessus citées, données par tant de personnes et en tant d'endroits, pour la non-existence de la peste dans notre armée en 1828 et 1829. Si, malgré cela, M. Schlegel est convenu lui-même, comme M. Seidlitz l'a imprimé, pag. 98 de son analyse, dans le livre 4e des Mémoires de l'Académie, que « les circonstances l'ont forcé de cacher (dans la campagne de 1828) la peste au public et de l'appeler simplement une maladie contagieuse, se rapprochant en quelque sorte de la peste épidémique, » cela ne peut nullement servir à corroborer la peste de M. Seidlitz.

g. Tout le corps de la garde qui prit part en 1828 à la campagne de Turquie n'a pas connu la peste; aucun des médecins de la garde, en y comptant leur respectable chef, n'a vu la peste, ni n'en a entendu parler.

h. Indépendamment de cela, un des motifs les plus fondés et les plus convaincants pour récuser la présence de la peste, c'est l'ordre du jour publié par le commandant en chef de l'armée, le 22 avril 1829, n° 285; il y est dit nommément :

« 1° De nombreuses expériences, des enquêtes et des attestations fondées sur des documents des médecins les plus expérimentés de ce pays, ont prouvé que la maladie qui règne actuellement n'est pas la véritable peste, mais une fièvre catarrhale, nerveuse, épidémique, accompagnée d'un dérangement du système lymphatique, produite par le froid et l'humidité des logements occupés par les soldats pendant l'automne et l'hiver derniers, et que par conséquent la terreur panique qui atteint les personnes qui craignent la peste est entièrement dénuée de fondement.

» 2° Il est connu que toute fièvre chaude, par exemple la fièvre d'hôpital, des prisons, le typhus militaire, etc., sont aussi contagieux; c'est pourquoi dans les maladies qui sévissent maintenant dans l'armée, les mesures de précaution contre la contagion sont indispensables; mais les mesures prises ici ne doivent nullement inspirer de la terreur ni du désespoir, et ne point empêcher les officiers de santé et les infirmiers dans les hôpitaux d'exercer sur les malades leur surveillance ordinaire et active; de les traiter convenablement, et de leur donner les remèdes, la nourriture et la boisson qui leur conviennent, et enfin de leur rendre les soins qu'exige toute autre maladie. »

Observation. Si, dans le courant de la dernière guerre avec la Turquie, la peste orientale n'a point sévi dans notre armée, comme l'ont attesté les personnes susdites, dignes de toute foi, (voyez *a*, *b*, *c*, *d*, *e*, *f*, *h*, *g*,) attestation corroborée par les faits irréfragables cités dans mon ouvrage, qu'est-ce qui a pu donc engager M. le professeur Seidlitz, malgré tout cela, d'écrire et de publier son opinion sur la présence de cette pseudo-peste, et d'écrire contre moi avec une telle animosité, avec de telles contradictions, et en controuvant les faits (1)? Cette question est cependant, à mon avis, facile à résoudre, de la manière suivante :

M. Seidlitz rejoignit le quartier-général dans sa marche, en juin 1829 ; il entra à l'hôpital d'Andrinople en août, et le quitta en octobre de la même année, pour accompagner à Constantinople le comte d'Orlow, notre envoyé extraordinaire (voy. § 34 de mon ouvrage). Si jeune encore dans la carrière médicale (comme il sera dit plus tard), il n'avait pu étudier les particularités du climat si malsain de ce pays méridional ; il ignorait, à ce que l'on voit, l'histoire des maladies endémiques et épidémiques, et ne connaissait pas encore entièrement non plus les formes et l'habitude des maladies si malignes d'hôpital, de forteresse, etc., surtout pendant la campagne de Turquie, et les sévices de l'épidémie. Cette inexpérience et le préjugé dont il était imbu sur la peste importée, par exemple, en Turquie de la Bulgarie à travers les Balkans ! firent que M. Seidlitz prit faussement pour la peste les maladies qui envahissaient notre armée, produites par les exhalaisons délétères des marais, les miasmes putrides des hôpitaux et les refroidissements, et surtout le typhus épidémique avec accès pestilentiels, propre aux climats du midi. De retour de Turquie, M. Seidlitz se pressa d'écrire en allemand, et

(1) Les lecteurs pourront s'en convaincre eux-mêmes en lisant avec attention le premier ouvrage de M. Seidlitz, écrit en allemand et imprimé à Hambourg. *Med. pract. Abhandlung*, 1 volume, 1835, et puis son article sur la peste, avec l'analyse de mon livre. Livraisons 1, 3 et 4 des Mémoires publiés par l'Académie de médecine pour 1844.

d'imprimer à Hambourg l'article sur la peste (1), qui ne sévissait que dans son imagination. Cet ouvrage hardi, rempli de pointes savantes et de sarcasmes, plut à quelques lecteurs à l'étranger, et voilà sur quoi se base la peste de M. Seidlitz. Ses élucubrations enflammées par l'amour-propre ne connaissaient plus de bornes, ne souffraient plus de contradictions; malheureusement, en 1842, fut publié mon ouvrage « Sur les qualités du climat de la Valachie et de la Modavie, » dans lequel la peste de M. Seidlitz est simplement typhus méridional ou *épidémie valaque;* malheureusement encore mon livre contenait (§ 34) une analyse succincte de l'article de M. de Seidlitz, et indiquait aux lecteurs les graves contradictions, les sophismes et les faits controuvés qui s'y rencontraient : voilà le motif de la guerre pour la peste, le motif des inventions de M. Seidlitz sur mon compte. Il dit entre autres : « En reproduisant le récit de Ramazzini, j'ai voulu préparer les lecteurs qui considéraient M. Witt comme l'unique fauteur de la peste, dans la dernière campagne de Turquie (1829), à mon raisonnement, que la contagion avait en 1829 atteint un tel degré d'intensité, que les dispositions du nouveau médecin en chef, Witt, ne pouvaient plus avoir une grande influence sur le développement de l'épidémie. En outre, j'ai encore tâché de fléchir les adversaires de M. Witt, par les paroles de *Van-Swiéten : Si in tantos viros*, etc. » (Voy. Mémoires de l'Académie de médecine pour 1844, liv. IV, p. 88.)

Si effectivement, parmi les lecteurs de M. Seidlitz, il y avait des individus qui me considèrent comme l'unique cause de la peste dans la seconde armée en 1829, ce dont je doute cependant, alors pour toute réfutation, il me suffira de rapporter ici les attestations de M. Seidlitz lui-même; il dit, par exemple : « Les dispositions du médecin en chef, Witt, ne pouvaient avoir une grande influence sur le développement de l'épidémie en 1829, » (voyez plus haut); ensuite « malgré les grands efforts de M. Schlegel, dans les purifications de Bucharest et des villages environnants, et les nombreuses quarantaines que l'on y rencontrait à chaque pas (en 1828), l'épidémie ne fut pas vaincue;

(1) *Med. pract. Abhandlung*, etc. 1835.

elle s'étendit au contraire fort loin. » (Pag. 71, *Medic. pract. Abhand.*) « Il n'y avait pas de possibilité de détruire l'épidémie, continue M. Seidlitz, quand même elle aurait dépendu de la contagion seule ; pour cela, il aurait fallu des quarantaines continues et des purifications depuis Widdin jusqu'à la mer Noire, et la suspension de la guerre. Ainsi l'épidémie croissait avec opiniâtreté (depuis 1828), et du moins le nouveau médecin en chef, docteur Witt, n'a point contribué à son extension. » (Même ouvrage, pag. 84.) « On croyait, écrit M. Seidlitz, que M. Witt pensait que cette maladie n'était point contagieuse, et n'exigeait point de quarantaine ; néanmoins, il n'était pas de cet avis. » (*Medic. pract. Abhand.*, pag. 83.)

M. Seidlitz rapporte une seconde fois le récit de Ramazzini, pour me faire reproche, mais injustement. Ce reproche s'adresse à lui-même, qui n'avait pas compris les maladies qui sévissaient dans notre armée, ou bien aux personnes qui pendant la première campagne de Turquie (1828) cachaient la peste au public. (Voyez pag. 98 de l'analyse dans les Mémoires de l'Academie de médecine.)

Quant à ce qui concerne le sarcasme de M. Seidlitz sur l'unique fanteur de la peste en 1829, on peut l'expliquer de plusieurs manières : les uns disent que « lorsqu'un homme invente un mensonge offensant sur le compte de son prochain, il se coupe dans ses paroles, et tombe ainsi lui-même dans le fossé préparé pour autrui. » D'autres disent que « M. Seidlitz n'a pu trouver de vengeance plus méchante pour l'opposition trouvée dans mon ouvrage, contre l'article qu'il avait publié à Hambourg. » C'est tout-à-fait autre chose, me disent d'autres : « M. Seidlitz a écrit contre vous diverses méchancetés, des récits controuvés et des accusations, afin de jeter une poussière savante aux yeux des lecteurs pour qu'ils ne s'aperçoivent pas de son manque de véracité et de son ignorance de l'affaire qu'il a entreprise. Il a voulu vous noircir pour s'élever lui-même au degré d'écrivain spirituel, fût-ce même au moyen de futilités et de faussetés. »

Quant à moi, je me console, au contraire, par l'idée que tous les écrits et les contes de M. Seidlitz, contradictoires à eux-mêmes à tout moment et complétement controuvés, ne font qu'affermir la justice de mon affaire, et servent de meilleur moyen pour prouver les vérités exposées dans mon ouvrage. M. Seidlitz est encore trop jeune pour être mon juge dans cette affaire; quand il entra sous mes ordres à l'armée, il n'était que depuis quatre ans au service et dans la carrière médicale, tandis que le gouvernement m'avait déjà confié quatre fois la gestion de la partie médicale dans les armées : dans la campagne de Suède (1809), dans la campagne de Russie (1812), dans celle contre la France à l'étranger (1813 et 1814), et dans la dernière campagne de Turquie. Partout, avec l'aide de Dieu, les commandants en chef me rendirent justice, pour avoir toujours rempli avec zèle et à leur pleine satisfaction mes devoirs si importants, joints à une aussi grande responsabilité.

Si, dans la dernière campagne de Turquie, il y a eu beaucoup de malades; si la mortalité était grande dans nos nombreuses armées, et qu'un nombre considérable d'officiers de santé ont succombé, la faute en est uniquement au climat délétère de ces contrées, aux émanations putrides et mortifères des marais et des champs de bataille du théâtre de la guerre, renforcées par des miasmes épidémiques renfermés dans l'atmosphère, et par les difficultés d'une guerre rapide et décisive. Mais quelle guerre avec la Turquie, avant celle-ci, ne nous a point offert les mêmes résultats? Seulement, autrefois on ne répandait point des récits controuvés; il n'y avait pas de propagateurs de faux récits, de critiques sans nom ni d'intrigues médicales.

Quelques mots sur mon ouvrage, analysé par M. Seidlitz.

M. Seidlitz ne pouvait être un critique impartial de mon ouvrage, comme cela aurait convenu à un écrivain instruit et expérimenté, car il devait se justifier lui-même des vues erronées sur les quarantaines qu'il avait émises auparavant, et de ses sorties inconvenantes et du blâme intempestif qu'il avait décerné sur d'autres (1). C'est donc par une analyse partiale de mon ou-

(1) Voyez *Med. pract. Abhandlung.* 1 volume, 1835.

vrage que M. Seidlitz a tâché d'en interpréter le contenu et d'en cacher le mérite aux lecteurs. Tout cela est prouvé clairement dans mon ouvrage, § 3, et dans mon anticritique (1). C'est dommage qu'une pareille fausse interprétation de mon livre ait été imprimée dans les Mémoires publiés par l'Académie de médecine, ce qui peut nuire en quelque sorte aux jeunes médecins, en les empêchant de puiser des connaissances utiles dans les observations faites pendant la dernière campagne de Turquie, sur les qualités délétères du climat méridional et les maladies de ces contrées, dans le cas où ces médecins baseraient leur jugement sur l'article mal fondé de M. Seidlitz.

Mon livre a été examiné au comité supérieur de la censure militaire, qui en a permis l'impression. J'ai été flatté de l'opinion émise sur mon livre par le respectable et savant général B. L..., que le comité avait chargé de son examen.

Le conseil de médecine a également permis l'impression de mon ouvrage. M. Seidlitz me permettra de douter de son assertion, que le conseil voulait d'abord en défendre l'impression. Le manuscrit qui me fut rendu prouve que le conseil n'a rien changé dans mon ouvrage, directement sous le rapport médical; il trouva seulement nécessaire d'y joindre une annexe servant à prévenir les médecins au compte du doute que j'émettais sur la nature contagieuse de la maladie que je décrivais. (Voyez, au commencement de l'ouvrage, l'extrait du journal du conseil médical.) — Au reste, il n'est pas étonnant que des contestations se soient élevées dans cette société savante, car l'examen de mon ouvrage et l'opinion à émettre à ce sujet furent confiés à MM. Seidlitz et Schlegel, qui ainsi devinrent juges dans leur propre affaire.

M. Seidlitz ajoute, dans son analyse de mon ouvrage (*Mémoires de l'Académie de médecine*, pag. 97), que la Faculté de médecine de Moscow, chargée de la censure de mon ouvrage, s'était refusée à en autoriser l'impression. Dans l'effervescence de sa partialité, il ne s'est pas donné le temps de voir dans l'ouvrage la signature du censeur; sur le verso du titre, il est dit clairement :

(1) Voyez *Med. Zeitung Russlands*, octobre 1844, nº 40.

« *Permis d'imprimer*, avec la condition d'envoyer au comité de censure le nombre légal d'exemplaires. Moscow, le 19 août 1842, *Flerow*, censeur. » *Observation.* Le comité de censure de Moscow, ayant rencontré chez plusieurs de ses membres des diversités d'opinion sur la tendance de mon ouvrage, relativement aux quarantaines, l'avait seulement soumis à l'examen du ministre de l'instruction publique.

Je suis flatté de l'opinion émise sur le mérite de mon ouvrage par plusieurs de nos médecins respectables, éclairés et impartiaux, ainsi que par les meilleurs journaux russes, qui en ont fait l'analyse ; ces journaux sont les suivants : *a. l'Abeille du Nord*, décembre 1842, n° 287 ; *b. la Bibliothèque de lecture*, t. LXVI, p. 76 ; *c. l'Invalide russe*, 18 février 1843, n° 38 ; *d. le Phare*, journal de la civilisation contemporaine, t. VIII, 1843 ; *e. l'Ami de la santé*, journal publié par le docteur Grumm, n° 6 de l'année XIe de son édition. On peut voir les détails de ces analyses dans la préface à la traduction allemande de mon livre, imprimée à Leipsick.

—

N° III.

Extrait des notices de M. le docteur Seidlitz, *professeur de l'École de médecine de Saint-Pétersbourg, sur la peste qui a régné dans l'armée russe en* 1828 *et* 1829, par M. le docteur U. C. Bussemaker *d'Amsterdam* (1).

En arrivant à Bucharest le 30 avril 1828, les Russes y trouvèrent une maladie d'un caractère assez suspect, qui se manifestait par une fièvre accompagnée de grande chaleur, par des nausées, des vomissements, une faiblesse générale très prononcée, des douleurs dans les membres, des yeux ternes, et enfin chez plusieurs malades par des bubons et des charbons ; cette maladie se terminait ordinairement par la mort au bout de trois à six

(1) L'ouvrage allemand contenant le mémoire de M. le professeur Seidlitz a été donné par M. Prus à la bibliothèque de l'Académie.

jours. C'était au mois d'août 1827 qu'on s'était la première fois aperçu de cette affection dans les villages appelés Russo-de-Vedo et Pietro, d'où elle s'introduisit bientôt dans Bucharest. Le prince Ghika, hospodar de la Valachie, chargea quatre médecins de lui faire un rapport sur cette épidémie; parmi ces quatre médecins un seul déclara que la maladie était la peste; les autres la regardèrent comme une fièvre d'origine endémique. La même affection ne tarda pas à se communiquer aux troupes russes qui se trouvaient à Bucharest. Déjà dans le mois de mai les médecins de l'armée observèrent chez quelques uns de leurs malades les mêmes symptômes que nous venons d'énumérer. Parmi les médecins militaires russes les mêmes dissentiments éclatèrent sur la nature de la maladie : quelques uns attribuaient l'épidémie à des germes contagieux de peste qui depuis 1813, époque de la dernière épidémie générale à Bucharest, s'étaient conservés et propagés de proche en proche, quoiqu'à un degré affaibli, et qui avaient acquis une nouvelle force par le fait de l'entassement d'hommes, causé par la guerre; d'autres adoptèrent l'opinion d'une grande partie des médecins de Bucharest, qui était aussi généralement reçue par les habitants; ceux-ci affirmaient que de pareilles maladies régnaient souvent dans leur pays et qu'elles s'apaisaient toujours à l'approche de l'été, et ils ne doutaient pas que la même chose n'arrivât cette fois-ci. Cette dernière prédiction ne tarda pas à s'accomplir; au mois de juin l'épidémie s'éteignit presque entièrement, et le seul endroit où elle continua à se montrer fut le village de Dudescht, où on avait, dès le commencement de l'épidémie, établi l'hôpital des pestiférés.

Cette amélioration cependant ne fut pas de longue durée; au mois d'août 1828 on vit paraître de nouveaux cas à l'hôpital militaire de Bucharest; on attribua, il est vrai, cette nouvelle invasion à l'arrivée d'un convoi de malades qui venait du corps d'armée qui assiégeait à cette époque la ville de Dshurdsha; mais malgré l'isolement sévère auquel on soumit les malades, on ne put empêcher que la maladie ne fît de jour en jour des progrès plus rapides. Nous ferons observer ici qu'au camp des assiégeants devant Dshurdsha on ne croyait pas être affligé de peste; l'opinion générale était qu'il n'y régnait que des fièvres, et ce ne fut qu'en route que les symptômes caractéristiques de la peste (les bubons et les charbons) se manifestèrent dans le convoi dont nous venons de parler. Nous croyons qu'il est inutile de suivre ici pas à pas la manière dont la maladie se propagea d'un endroit à l'autre aussi bien en 1828 que dans l'année suivante; il nous suffira de dire que déjà avant la rémission qu'on observa dans l'été de 1828, elle s'était propagée dans beaucoup d'endroits occupés par les Russes; que dans l'automne de cette même année cependant elle devint plus générale encore, quoiqu'on fût assez heureux pour en préserver le quartier-général; que dans un grand nombre d'endroits l'éruption de la peste fut précédée d'épidémies de fièvres intermittentes et rémittentes et de dysenteries; enfin que même pendant tout le cours de la campagne de 1828 ces maladies firent des ravages bien plus grands dans l'armée que la maladie pestilentielle elle-même.

Pendant la campagne de 1829 l'état sanitaire de l'armée russe offrit beaucoup d'analogie avec celui de l'année précédente : seulement, cette fois-ci, la maladie fut bien plus intense et bien plus meurtrière; il parait qu'on observa de même un adoucissement de l'épidémie pendant l'été; au moins le docteur Pétersenn, qui observa la maladie à Varna, où elle fit des ravages terribles, nous raconte que dès le milieu de juillet, lorsque le temps pluvieux et orageux qui avait régné jusque là fit place à un temps chaud et sec, l'épidémie commença à baisser. De même qu'en 1828, il y eut des localités où on crut pouvoir clairement indiquer la source contagieuse de la maladie, comme à Varna, où l'épidémie commença à l'occasion de la suppression d'un magasin d'habillements et d'équipements militaires; dans d'autres, au contraire, l'épidémie semblait se greffer sur les épidémies précédentes de fièvres intermittentes et rémittentes, sans qu'on pût indiquer aucune source d'importation. Cette fois-ci on fut encore assez heureux pour garantir entièrement le quartier-général de la maladie pestilentielle; il n'y eut que quelques cas isolés de peste, et on empêcha les personnes atteintes de communiquer avec le reste de l'armée. En général, l'état sanitaire du corps principal d'armée fut assez satisfaisant aussi longtemps qu'il resta devant Schumla ; mais après qu'on eut passé les monts Balkans, au commencement de juillet 1829, les fièvres intermittentes et les dysenteries commencèrent à se montrer ; les premières villes qu'on occupa après le passage des monts Balkans furent Ardos et Achiol. Aussi longtemps que l'armée resta à Ardos (jusqu'au 28 juillet), on n'y observa que des fièvres intermittentes ; ce ne fut qu'en septembre, lorsque le corps principal de l'armée était déjà parti depuis longtemps, que la peste commença à s'y montrer. Le 12 août on arriva à Andrinople. Quoique, le 5, l'armée eût été rejointe par un détachement de troupes venant de Sizeboli, qui présentait des symptômes suspects de peste, cette maladie ne se propagea pas plus loin cette fois-ci ; par contre, à Andrinople, les hôpitaux étaient toujours encombrés de malades affectés de fièvres intermittentes et de dysenteries. Ce ne fut que le 19 octobre, lorsque la paix avec les Turcs était déjà signée, qu'on observa le premier cas de maladie accompagnée d'un bubon et d'un charbon ; ces cas ne tardèrent pas à se multiplier et à présenter l'aspect d'une épidémie de peste la mieux dessinée : aussi fit-elle d'affreux ravages à Andrinople. Le 1er novembre, le quartier-général quitta Andrinople et y laissa les malades sous la garde d'un régiment de chasseurs ; la population de l'hôpital était de 6,000 têtes, y compris les médecins et les gardes-malades ; de ces 6,000 hommes, 300 furent renvoyés comme guéris à leurs régiments en décembre ; au reste, il n'y eut que 300 à 400 guéris et 170 malades qui retournèrent dans leur patrie au mois de mai 1830.

Cependant ce n'était pas seulement en considérant les épidémies dans leur ensemble et comme fait collectif qu'on fut conduit à penser que la peste ne fut pendant cette guerre qu'un développement ultérieur des fièvres intermittentes endémiques ; l'observation des cas particuliers des maladies semblait quelquefois confirmer tout-à-fait cette opinion. Ainsi le docteur Milovanof, qui traita la peste à Achiol, nous dit : « Des soldats et des » officiers qui avaient la fièvre intermittente furent pris de bu» bons et de charbons ; déjà depuis l'établissement de l'hôpital » on avait remarqué des tumeurs, des glandes au cou ; au mois » de septembre la peste se rencontra surtout chez les reconva-

» lescents de fièvres intermittentes et prit la forme d'une fièvre » tierce. Les bubons se montraient après le premier ou le second » paroxysme. » De même, à Andrinople, le premier soldat qui fut attaqué de peste était déjà depuis deux mois à l'hôpital à cause de fièvre intermittente. Le docteur Rinx, qui est resté à Andrinople pendant tout le cours de l'épidémie, nous dit par rapport à ce qu'il appelle troisième degré de peste ce qui suit : « Le degré le plus » faible de la peste ressemblait tellement à une fièvre intermit- » tente, qu'il était presque impossible de la distinguer de cette » maladie avant l'apparition des bubons. Il faut observer que » cette forme de peste était bien plus fréquente au commence- » ment et vers la fin de l'épidémie que lorsqu'elle était à son » apogée. » Enfin le docteur Oppenheim, actuellement médecin à Hambourg, mais qui a fait les deux campagnes de 1828 à 1829 avec l'armée russe, nous dit dans ses Souvenirs de voyage dans la Turquie : « Les fièvres intermittentes, rapidement mor- » telles, règnent assez souvent épidémiquement dans la Turquie » d'Europe, et souvent on les prend pour la peste. Ceci arriva » également quand l'armée russe eut passé les monts Balkans » et s'établit dans la ville d'Aidus. Dans cette ville et dans les » environs il se développa bientôt une fièvre de cette espèce, » qu'on prit à tort pour la peste ou le typhus; cette fièvre ne se » ralentit qu'après qu'on eut transporté les hôpitaux au-dehors » de la ville et changé les cantonnements des soldats. » On sait, ajoute le docteur Seidlitz, que peu de temps après le départ de l'armée d'Aidos la véritable peste ne tarda pas à s'y déclarer.

C'est principalement appuyé sur ces données, ainsi que sur sa propre expérience et sur ce fait que toutes les fois que, dans les temps passés, les Russes firent la guerre aux Turcs sur les bords de la mer Noire, la peste ne manqua jamais de se manifester, que M. le docteur Seidlitz ne craint pas de proclamer son opinion, que la peste dans ces occasions-là n'est que le degré le plus grave des fièvres endémiques du pays. Il conseille par conséquent de regarder comme une règle générale, que toutes les fois qu'on fera de nouveau la guerre dans ces contrées, on sera attaqué de fièvres malignes, qui prennent d'abord l'aspect de fièvres pétéchiales ordinaires, mais qui finissent par se changer en peste véritable. Il est tellement convaincu de la vérité de cette opinion, qu'il propose comme un des moyens prophylactiques les plus efficaces contre la peste en cas d'une nouvelle campagne, la précaution de munir l'armée d'une quantité suffisante de sulfate de quinine, soit à une once par tête, ce qui ferait pour une armée de 100,000 hommes 8,000 à 9,000 livres. Il croit que, si on était à même de couper chaque second ou troisième accès de fièvre par la quinine chez les soldats, dès que cette maladie commencerait à se montrer, et qu'on pût répéter ce traitement à chaque récidive, les épidémies de fièvre intermittente se changeraient bien moins souvent en peste.

N° IV.

Mémoire sur la peste en Algérie depuis 1552 *jusqu'en* 1819, *par* Adrien Berbrugger, *membre correspondant de l'Institut et de la Commission scientifique d'Algérie, conservateur de la bibliothèque et du musée d'Alger* (1).

La plus ancienne peste dont il soit fait mention dans les annales de l'Algérie est celle de l'année 960 de l'hégire (1552 de J.-C.), et dont un pacha d'Alger, Salah Raïce, mourut en 1555. Depuis cette époque jusqu'en 1784, la maladie en question est signalée vingt-six fois dans les chroniques arabes manuscrites que j'ai consultées. Voici le relevé chronologique de ses diverses apparitions (2) :

1552. Sous Salah Raïce pacha.
1559. Sous Hassan ben Kheir el Din.
1561. Sous Ahmed Bostandji.
1571. Sous Arab Ahmed.

(1) Reçu par l'Académie royale de médecine le 5 août 1845.

(2) Il y a de fortes raisons de penser que plusieurs de ces citations de pestes appartiennent à une seule et même invasion. Je reviendrai en temps opportun sur cette observation.

1584. Sous Mohammed.
1601. Sous Soliman.
1605. Sous Khadir.
1620. Sous Hussein caïd Qouya. — Cette peste a été appelée *Haboubat el Kebira* ou la grande peste.
1639. Sous cheik Hussein.
1647. Sous Youssef.
1649. Idem.
1650. Idem.
1661. Sous Ismaïl. — On l'a appelée *Haboubat el Qouya* ou la forte peste.
1663. Idem.
1664. Idem.
1673. Sous Baba Hassan.
1676. Idem.
1677. Idem.
1689. Sous Moustafa.
1693. Idem.
1695. Sous El Hadji Ahmed. — Elle est connue sous le nom de *El Berourou.*
1697. Idem.
1698. Idem.
1699. Idem.
1700. Idem.
1732.
1738. Youssef Oulid Bou Chlarham, bey d'Oran, en meurt à Tlemcen.
1740. Sous Brahim. — Elle vient par terre et de l'Ouest. Il meurt près de 400 personnes par jour. Elle dure trois ans avec des intermittences, cessant en hiver et revevant au printemps.
1749. Sous Ibrahim ben Mohammed.
1754. Sous Baba Ali.

Dans un document du 3 décembre 1756 (archives de la compagnie royale d'Afrique), se trouve un passage relatif à cette maladie. On y lit :

« Copie d'un mandat tiré par M. Le Maire, ci-devant consul » de France à Alger, pour une somme de 54 pataques (1), savoir;

» 24 pataques payées aux gens qui l'ont informé secrètement » tous les jours des progrès de la peste en cette ville d'Alger, afin » de le régler pour le service des patentes de santé.

» Et 30 pataques payées au courtier juif, pour salaire des ser- » vices qu'il a rendus tout le temps de la peste, en portant les » ordres nécessaires aux capitaines français qui se trouvaient dans » le port, et en étant chargé de la distribution des lettres pour » la nation, soit d'entrée, soit de sortie. — Alger, 1er oc- » tobre 1756. »

On trouve au registre A (mêmes archives), à la date du 24 juin 1758, la mention d'un certain Qara Aassan, Turc, mort de la peste au Collo. Enfin, dans un document du 1er août 1763, il est question d'esclaves napolitains qui ont succombé à cette maladie en différentes fois, c'est-à-dire depuis 1755, époque à laquelle ils avaient été pris.

Depuis lors jusqu'en 1784 on ne trouve aucune trace historique de l'existence de la peste en Algérie. Le retour de cette maladie est signalée pour la première fois en 1786 dans les chroniques; mais il faut faire observer que cette date est celle de l'invasion dans la ville d'Alger. Nous allons voir, en effet, que lorsque la contagion, qui avait commencé à Tunis le 25 juin 1784, atteignit la capitale de l'Algérie, il y avait déjà un an qu'elle sévissait dans la province de Constantine.

Avant d'entreprendre l'historique de la grande peste de 1784, je dois faire une remarque essentielle. La plupart des renseignements qu'il est possible d'obtenir sur cette maladie ne mentionnent que les ravages exercés sur le littoral, parce que là seulement se trouvaient des consuls, des employés ou des négociants européens, qui, dans l'intérêt de leurs pays respectifs et des relations commerciales, étudiaient la marche et les progrès du fléau. Cependant, j'ai trouvé dans la relation manuscrite d'un pèlerin arabe, El Ayachi, quelques détails sur la peste qui régnait en 1653 à Biskara et aux environs, alors qu'il traversa ces

(1) La *pataque-chique* valait alors 22 sous 6 deniers.

contrées. Son récit complet étant dans les *Voyages au sud de l'Algérie*; ouvrage que j'ai adressé à M. le ministre de la guerre, et qui fait partie des publications de la commission scientifique (1), je n'en donnerai ici qu'une courte analyse.

Le 19 mars 1663, El Ayachi, se trouvant à Zerbïat Hamid (environ 130 kilomètres au S.-E. de Biskara), apprend des gens de Hanqa, village voisin, que la peste est dans leur pays. Le 21 mars, en arrivant à Cidi Oqba, il trouve que cette maladie y règne, ce qui empêche les pèlerins de la caravane avec laquelle il voyageait d'entrer dans la mosquée pour y faire leurs dévotions. Le 22, ils atteignent Biskara, où ils sont forcés d'interner malgré la peste qui y sévit, parce qu'ils redoutent d'être pillés par les Oulad Nasseur, qui désolent les environs de la ville. El Ayachi fait remarquer qu'en 1649, le fléau avait enlevé 70,000 personnes dans Biskara et dans les environs, chiffre qui doit être fort exagéré; s'il n'est pas une erreur du copiste. Le 31 mars, un homme de la caravane meurt pestiféré un peu avant El Arhouat. Les habitants de cette dernière ville mettent les pèlerins en quarantaine, et, refusant de les laisser entrer, jettent par-dessus les murs le blé qu'ils leur vendent, et lavent avec soin l'argent et tout ce qu'ils en reçoivent. Ces précautions montrent que les musulmans ne sont pas tous esclaves aveugles du fatalisme. Dans le reste de son voyage, El Ayachi ne signale plus aucun cas de peste, ni aucune précaution sanitaire prise envers la caravane par les populations.

PESTE DE 1784.

Je n'ai pu m'assurer si cette peste a été importée à Tunis ou si elle fut un développement naturel du levain contagieux qui, dit-on, existe dans cette ville à un état plus ou moins latent. Quoi qu'il en soit, le 25 juin 1784 (2), plusieurs cas furent signalés : la maladie n'était pas cependant tellement caractérisée qu'il fût impossible de conserver aucun doute. Beaucoup de personnes

(1) Cet ouvrage est sous presse.

(2) *Archives de la compag. d'Afriq.* Voyez lettre à cette date, dans la correspondance générale.

prétendaient que ce n'était qu'une fièvre maligne; et le peu de progrès du mal à son début ayant corroboré cette opinion, les consuls qui avaient fermé leurs maisons pour se retirer à la campagne, les rouvrirent, ainsi que le Fondouq. Le bey, de son côté, fit ouvrir les portes du Bardo, dans lequel il s'était d'abord renfermé afin de rester inaccessible à la contagion par l'emploi d'un moyen qu'il voyait si bien réussir aux Européens.

Mais l'incertitude des Tunisiens ne tarda pas à être dissipée : la peste, car c'était bien elle qui les frappait, après avoir sévi sourdement sur quelques victimes, puis suspendu ses attaques, grâce à l'influence habituelle des grandes chaleurs, reparut à l'automne (1) et commença à exercer de notables ravages dans Tunis et aux environs.

Le 16 novembre, après les premiers froids (2), sa réapparition fut régulièrement constatée, et le bey, le consul, les négociants européens commencèrent à prendre les précautions d'usage pour se garantir de la contagion. Les précautions consistaient à s'enfermer rigoureusement chez soi, à interdire l'entrée de la maison à toute personne du dehors. Pour assurer cet isolement salutaire, on plaçait à la porte une barrière qui arrêtait toute communication dangereuse, sans empêcher celles qui étaient indispensables, et en les dégageant seulement des périls qui pouvaient les accompagner. Lorsque la nouvelle de cette invasion de la peste à Tunis parvint à Bone, la frayeur donna naissance aux bruits les plus sinistres : on publia que deux Maures retirés dans un jardin de la ville étaient attaqués de cette maladie. Mais ces craintes étaient prématurées, car ce ne fut qu'en mars 1786 que le fléau se manifesta à Bone et aux environs.

Au commencement de décembre 1784, la peste enlevait à peu près 200 personnes par jour à Tunis (3), et ce nombre augmenta dans le courant du mois. Mais les froids, qui partagent avec les grandes chaleurs le privilége d'atténuer ou même d'arrêter les

(1) *Archives de la compag. d'Afrique.* Voyez lettre de Bone en date du 4 octobre 1784.

(2) *Ibid.* Lettre du 13 février 1785.

(3) Lettre d'un esclave du bey de Constantine, 25 décembre 1784.

ravages du fléau, vinrent exercer leur influence habituelle; et, au commencement de janvier, la mortalité ayant diminué, revint à peu près au chiffre quotidien de 200 personnes par jour (1).

Année 1785.

Les progrès de la peste s'étaient promptement étendus à toute la régence de Tunis, lors de la première recrudescence de cette maladie, et il était mort beaucoup de monde. Comme cette recrudescence avait eu lieu à l'époque des travaux agricoles, ceux-ci en avaient naturellement souffert : aussi, à peine put-on ensemencer le tiers des terres. Le bey fit défendre aux propriétaires de fours à chaux de rien vendre pour les constructions, et de tout réserver pour le blanchiment des tombeaux (2). Un pareil fait donne la mesure des ravages exercés par la peste. Dans la première quinzaine de janvier 1785, celle-ci ne s'était encore avancée vers l'ouest que jusqu'à Bizerte, sur le littoral; et, vers l'intérieur, sur la route de Constantine jusqu'à Badja (3). Le bey de Constantine, effrayé de l'approche de l'épidémie, ordonna aux tribus de la frontière d'intercepter toute communication avec la régence de Tunis. Cette sage précaution, qui devait cependant être inutile, parce qu'elle était d'ailleurs mal observée par des gens imbus du dogme de la prédestination, prouve que Salah-Bey avait su comprendre l'efficacité des moyens préservateurs que les agents de la compagnie d'Afrique établis sur son territoire employaient pour se garantir.

Le comptoir français de la Calle, qui se trouvait le plus rapproché du foyer de l'infection, n'attendit pas que le mal eût atteint la frontière, et avant que Tabarque fût attaqué, il s'empressa de poser sa barrière, mesure d'antant plus opportune que

(1) Lettre du 12 janvier 1785. Voyez la lettre de Ventuffe de Paradis à la page suivante, d'après laquelle il paraît que la mortalité était beaucoup plus forte qu'on ne le dit ici.

(2) C'est un usage général parmi les musulmans de blanchir extérieurement les tombeaux. Ces couches, qui se donnent avec un lait de chaux, se renouvellent dans certaines circonstances.

(3) Cette ville, située sur le Oued-Zain ou Oued-Beur, est fort près de la frontière orientale de l'Algérie.

les Nadis qui affluaient tous les jours à cette place campaient sur les limites des états de Tunis et d'Alger, et qu'ils avaient des communications continuelles avec les tribus tunisiennes pestiférées (1).

Je vais reproduire une lettre du célèbre orientaliste Venture de Paradis, qui se trouvait alors à Tunis, où il était ataché au consulat de France (2). Les détails qu'on y lit sur la peste qui ravageait cette ville et tout le pays ont un caractère incontestable de véracité. Voici ce passage :

« La peste qui désole ce royaume depuis neuf mois éloigne tous » les bâtiments et met de longues lacunes à toute correspondance. » Ce fléau fait constamment ici les plus grands ravages, et on ne » dirait pas trop si on faisait monter le nombre des morts de la » ville et de la campagne à 150,000 âmes. Depuis six mois, à » Tunis, les journées les plus modérées sont de 300 personnes, » et toute l'occupation des vivants est d'enterrer les morts. Heu» reusement on ne perd pas courage, grâce au système du fata» lisme, qu'il faut prêcher à tout ce qui est du peuple dans l'u» nivers. De sorte que le venin ne se répand point dans l'air, et » qu'en vivant emprisonné on peut compter sur la conservation » de sa vie. Nous attendions l'hiver avec impatience dans l'es» pérance que les froids et les pluies détruiraient le germe de » cette cruelle maladie. L'hiver est presque passé sans qu'on ait » essuyé de froid ni vu de pluie, ce qui, dans ce moment, » n'augmente pas peu la calamité publique. Maintenant toute » notre espérance est dans les grandes chaleurs. Il y a encore » bien loin ; mais il faut vouloir ce que Dieu veut ! »

Malgré les précautions essayées par Salah-Bey, la peste franchit la frontière; une lettre de Bone, datée du 13 février 1785, indique qu'alors elle avait atteint les environs de la Calle, et que plusieurs indigènes en étaient morts. L'agent français de Bone informait le *caïd mercanté*, homme d'affaires du bey, des progrès du mal, afin qu'il empêchât les individus des tribus infectées de venir en ville. Le bey de Constantine voyant que, malgré ses efforts, la contagion gagnait sa province, voulut du moins pré-

(1) Lettre du 12 janvier 1785.
(2) Lettre du 28 janvier 1785.

server la capitale. Il mit une garde à la porte de Constantine et donna les ordres les plus sévères pour qu'on ne laissât pas pénétrer les gens appartenant aux lieux atteints par le fléau.

Les froids de l'hiver qui étaient enfin venus avaient un peu ralenti les ravages de la peste à Tunis; mais aux premières approches du printemps le mal reprit toute sa force (1). On estimait alors que, tant dans cette ville qu'aux environs, le nombre des victimes pouvait s'élever à 250,000 depuis le début de la maladie. En Algérie, la peste s'avançait peu à peu vers l'ouest, et, chose assez extraordinaire, elle avait déjà dépassé la Calle et sévissait même dans la plaine de Bone, à six ou sept lieues à l'est de cette ville, que Tabarque, situé sur la frontière de Tunis, n'avait pas encore été atteint. On observe ainsi quelques exceptions dans la marche géographique, du reste assez régulière, de cette maladie.

Vers le milieu d'avril 1785, la peste continuait toujours à Tunis, et la mortalité y était aussi considérable (2). Tabarque, que le mal semblait d'abord vouloir épargner, offrit quelques accidents de peste au commencement de ce mois (3); une quinzaine de jours s'étaient à peine écoulés que cette malheureuse ville était ravagée de la manière la plus cruelle, ainsi que les tribus environnantes. Les alentours de la Calle étaient toujours infectés, mais la maladie y avait beaucoup diminué d'intensité. La plaine continuait d'être envahie par la contagion, et cependant Bone, entouré de ce foyer d'infection, Bone visité journellement par les Arabes des tribus pestiférées (car les ordres du bey n'étaient guère exécutés), Bone n'avait aucun malade!

Dans le courant de mai 1785 (4), la peste enlevait toujours beaucoup de monde à Tunis; la moitié des habitants de ce royaume avait déjà péri, à ce qu'on assurait. A Tabarque, en-

(1) Lettre de Bone, en date du 28 mars 1785.

(2) Lettre du 21 mai 1785.

(3) P. S. du 10 avril à une lettre du 1er avril 1785.

(4) Pour ne pas multiplier inutilement les notes, je rappellerai une fois pour toutes que les faits cités dans ce mémoire sont empruntés aux Archives de la compagnie d'Afrique. Je n'indiquerai dorénavant les sources que lorsque je puiserai ailleurs.

droit assez peu peuplé du reste, les habitants étaient morts en grande partie; toute la garnison turque avait succombé, et dans les environs les ravages avaient été considérables.

Durant le premier tiers du mois de juin, la peste sévissait avec plus de fureur que jamais à Tunis. Deux janissaires attachés au consulat de France et trois religieux français périrent alors de cette maladie. Mais, vers le 21 de ce mois, le fléau avait perdu beaucoup de sa force, et il y avait même des jours où il ne mourait personne. On ne comptait plus que quelques malades à Tabarque; il est vrai qu'il n'y avait presque plus d'habitants. Le 7 juillet, plusieurs Arabes des environs de la Calle, mais appartenant au territoire tunisien, qui était très proche de cette place, moururent de la peste.

A l'est de Tunis, le fléau étendait aussi ses ravages et menaçait Tripoli. Le 2 juillet, il était arrivé à Bone, venant de cette dernière ville, un bâtiment de pèlerins avec patente touchée, attendu qu'il régnait au lieu du départ certaines fièvres malignes dont l'intensité allait en croissant, et qui enlevaient beaucoup de monde. Or, les fièvres malignes, lorsqu'elles deviennent dominantes, sont considérées ici comme un avant-coureur de la peste. En effet, peu de jours après l'arrivée de ce bâtiment, on apprit que le fléau faisait de grands ravages à Tripoli de Barbarie, où il mourait journellement un millier de personnes. Tous les religieux y succombèrent, ainsi qu'une quarantaine d'autres Européens.

Vers le milieu du mois de juillet, il ne mourut plus que 8 à 10 personnes par jour à Tunis. A partir du 10 août, la peste y cessa entièrement, et les négociants français rouvrirent leur fondouq le jour de la Saint-Louis. Bone était toujous exempt de maladie, et jouissait encore de cet heureux privilége à la fin de l'année 1785, bien que dans le courant du mois d'août un navire venu de Smyrne avec patente brute, et ayant à bord 70 recrues turques, eût été admis immédiatement en libre pratique, et cela au moment où le bey de Constantine ordonnait des précautions sanitaires pour arrêter les progrès du mal!

Au commencement de décembre, la peste, bien loin de s'éteindre du côté de la Calle, s'étendait dans la plaine. C'est à cette époque que les Nadis, tribu tunisienne limitrophe, venaient jeter dans la place de la Calle, par-dessus les murailles, des lambeaux de vêtements qui avaient servi à des pestiférés. Ces misérables, que le fléau avait cruellement décimés, voyaient avec rage que les chrétiens n'étaient pas atteints, et, au lieu d'imiter les sages précautions qui avaient préservé ceux-ci du mal, ils s'efforçaient de le leur communiquer.

Dans les derniers jours de 1785, la peste étant toujours dans les environs de la Calle et dans la plaine de Bone, le bey de Constantine, d'après M. Barre, agent de la compagnie d'Afrique, à Bone, donna les ordres les plus précis au caïd de cette ville pour qu'il eût à prendre les précautions que l'agent français lui indiquerait. Des cavaliers furent mis en campagne pour former un cordon sanitaire et empêcher toute communication avec les tribus pestiférées de la plaine.

Année 1786.

L'époque des froids ayant produit son effet ordinaire, la peste disparut au commencement de 1786, à tel point que, dans les premiers jours de février, l'agent de la compagnie d'Afrique à Bone donnait patente nette à deux navires qu'il expédiait pour Marseille; mais le printemps ranima, comme d'habitude, cette affeuse maladie. Au milieu de mars, elle avait reparu chez les Nadis; elle régnait même à Bone, qui en avait été exempt jusque là. Depuis le 10 jusqu'au 14 mars, il mourut de peste dans cette ville 5 ou 6 personnes par jour. L'agent de la compagnie plaça une barrière devant sa porte pour empêcher les communications avec les indigènes et s'empressa d'instruire le bey de Constantine de l'état des choses. Le 21, la maladie allait en croissant, et la mortalité quotidienne oscillait entre 14 et 18 personnes. Vers la fin du mois une amélioration se fit sentir, et le chiffre des décès journaliers descendit à 8.

Malgré les précautions de Salah-Bey pour circonscrire le fléau, celui-ci continuait d'avancer dans l'Ouest; à la date du 26 mars, on apprenait qu'il avait gagné la tribu des Sanhadja, qui est entre Bone et Skikda (aujourd'hui Philippeville), du côté du cap de Fer.

Vers le 20 avril, la peste faisait des progrès à Bone, où il mourait de 15 à 20 personnes par jour; elle s'était répandue dans toutes les parties de la ville et aux environs. Constantine n'était pas encore atteint, peut-être à cause des précautions prises par le bey.

Le 30 avril, on expédie de Bone pour Alger un bâtiment chargé de Turcs de la *nouba* ou garnison, qui venait d'être relevée. Notez qu'il mourait alors dans la première de ces villes de 20 à 30 individus par jour. Cela n'empêcha pas les autorités d'Alger d'admettre ledit bâtiment en libre pratique immédiatement. Malgré ces communications imprudentes entre Alger et les points infectés, communications incessantes, il n'y eut aucun cas de peste dans cette ville pour le moment.

A la fin de mai, le mal s'accroissait à Bone; le 24, il était mort 103 personnes; le 30, il en mourait 100. On ne pouvait plus faire exécuter aucuns travaux, la plupart des hommes de peine étant morts, et ceux qui survivaient redoutant un sort analogue. Les propriétaires de terrains ensemencés proposaient la moitié de la récolte pour faire couper leurs blés ou leurs orges ; et à ces conditions avantageuses, ils avaient beaucoup de peine à trouver des moissonneuses. On n'apportait plus ni laines ni grains au marché. L'épidémie gagnait l'intérieur des terres dans la direction de Constantine.

On aura déjà remarqué dans ce mémoire qu'il s'y trouve plusieurs faits contraires à l'opinion des contagionistes. En voici un qui parait leur donner gain de cause ; je le trouve cité dans une lettre du 31 mai 1786, où l'agent de Bone s'exprime en ces termes :

« Le capitaine du bâtiment que j'avais sous charge en laine vient
» de perdre son contre-maître. Il en est effrayé et non sans raison.
» Il ne veut pas finir de charger, et il faudra que je l'expédie
» avec 160 balles qu'il a à bord. Il faut que la peste ait un carac-
» tère de malignité bien fort: cet homme n'était jamais descendu
» à terre et personne de l'équipage n'avait communiqué ; la laine,

» article très susceptible de prendre la contagion, aura donné le » mal. »

Au commencement de juin, Salah-Bey s'éloigna de Constantine; ce n'est pas que la peste se fût positivement déclarée dans cette ville; mais il y mourait plus de monde qu'à l'ordinaire, sans qu'on pût se rendre bien compte de la maladie à laquelle ils succombaient. Or, l'expérience avait appris aux indigènes que c'était un indice à peu près certain de l'approche du fléau.

Dans les premiers jours de juillet, la peste avait beaucoup perdu de son intensité à Bone; le 4, il n'y mourut que 3 personnes, et depuis une semaine les décès quotidiens ne dépassaient pas le chiffre 15. Malgré les précautions sanitaires prises par l'agent français de Bone, deux bâtiments qui avaient chargé des grains à Bone pour Marseille virent la peste se déclarer à leur bord pendant la traversée. A partir du 29 juillet jusqu'au 17 octobre, il n'y eut pas un cas de peste à Bone; mais le mal régnait toujours dans les environs.

Il s'était définitivement déclaré à Constantine, où, dans le milieu de septembre, il mourait de 15 à 20 personnes par jour. Le chiffre quotidien dépassa 50 au commencement d'août.

Vers le milieu du mois d'octobre, le fléau reparut à Bone; le nombre des morts ne fut cependant au maximum que de 2 par jour, tandis qu'à Constantine il atteignit 70. Alger, depuis longtemps en communication libre et continuelle avec tous les points infectés sans que la contagion s'y fût déclarée, avait fini par être atteint. La peste y commença ses ravages vers le 15 octobre.

La recrudescence que je viens de signaler à Bone ne dura que peu de jours, et, sauf quelques cas isolés que l'on attribuait aux communications incessantes avec les tribus infectées des environs, on n'eut bientôt plus à enregistrer de décès pour cause de peste.

Les alentours de la Calle étaient toujours en proie à l'épidémie vers la fin de 1786.

Année 1787.

Au milieu de janvier 1787, la peste régnait encore autour de la Calle. Bien qu'elle eût beaucoup perdu de son intensité dans les environs de Bone et à Constantine, elle n'y était pas cependant tout-à-fait éteinte.

Je n'ai trouvé dans aucun des documents de la compagnie d'Afrique qui étaient à ma disposition, que la peste de 1784 fût arrivée jusqu'à Alger. Il est cependant fort probable qu'elle a régné dans cette ville, puisqu'on en fait mention dans trois chroniques arabes manuscrites que j'ai consultées (1), et qui la placent en 1200 de l'hégire, ce qui répond à 1786 de J.-C. Sans doute, elle n'aura pas exercé de grands ravages, autrement il en serait question dans la correspondance des agents de la compagnie d'Afrique.

M. Walsin Esterhazy, dans son *Histoire de la domination turque* (page 196), parle en ces termes de la peste dont je viens de donner l'historique :

« Pour achever de désoler le *Morhereb*, après la famine vint la » peste, sa compagne habituelle, la peste qui ravagea tout le » pays, depuis Alexandrie jusqu'au Maroc. Elle parut l'an 1200 » (1786). On lui donna, dans la région du *Rharb*, le nom de » *Haboubat el Medjad*, parce qu'elle détruisit complétement la » famille de ce nom, qui était nombreuse, riche et considérée » dans le pays. »

PESTE DE 1793.

La peste de 1786 et celle de 1793 me paraissent appartenir à une seule et même invasion. La solution de continuité qui les sépare dans les documents européens tient à ce que les rédacteurs de ces documents ne pouvaient observer la maladie que lorsqu'elle sévissait sur les points où ils étaient à même de l'étudier directement ou par renseignements. Mais lorsque ce fléau s'étendait dans l'Ouest ou au Sud, contrées avec lesquelles ils n'avaient pour ainsi dire aucunes relations, alors ils n'en entendaient plus parler et le croyaient éteint. Si donc, après avoir visité le Maroc, la peste, revenant sur ses pas, reparaissait dans

(1) L'une appartient à la bibliothèque d'Alger, et est numérotée 589; les deux autres appartiennent au mufti Malekite actuel et à son prédécesseur.

l'Est, ils ne manquaient pas de prendre pour une invasion nouvelle ce qui n'était que le retour de la même vers son origine. Ce qui me confirme dans l'opinion que je viens d'exprimer, c'est que les huit chroniques arabes manuscrites que j'ai sous les yeux mentionnent une fois pour toutes la peste de 1784 à l'année 1200 de l'hégire (1785-1786), époque où elle parut à Alger. Lorsqu'elle revient dans cette ville, en 1793, les chroniqueurs indigènes négligent d'en parler, parce que sans doute c'est pour eux une seule et même invasion qui sévit tantôt sur un point, tantôt sur l'autre. Voici d'ailleurs un passage d'une lettre écrite de Bone, le 14 prairial an V, par l'agent français. Il me paraît confirmer l'opinion que je viens d'exprimer :

« Quand n'aurons-nous plus rien à craindre de ce terrible » fléau ? car, *depuis dix ans*, il en est sans cesse question, ce » qui n'était pas auparavant. »

Or, ces *dix années* antérieures à l'an V, nous ramènent précisément à la peste de 1784, que j'ai suivie jusqu'en 1787, et dont la trace pourrait se retrouver dans les années suivantes, s'il y eût eu dans les parties de l'Algérie où elle sévissait sans doute alors, des Européens qui auraient eu intérêt à tenir note de ses ravages. Je crois donc que si pendant cinq ans il n'en est plus question dans les rapports des agents de la Compagnie, c'est qu'elle régnait alors dans des contrées à l'Ouest et au Sud, sur lesquelles ces agents ne pouvaient avoir aucuns renseignements.

C'est ainsi qu'entre les années 1650 et 1676, époque vers lesquelles les chroniques indigènes signalent des invasions de pestes, le pèlerin El Ayachi nous apprend qu'en 1663 cette maladie régnait à Biskara et dans le Zab. Voici donc encore deux pestes qui ont bien l'air de n'en être qu'une seule qui a marché de l'est à l'ouest, puis de l'ouest à l'est, en rayonnant vers le sud, tantôt sévissant avec force, tantôt suspendant ses ravages suivant les lois d'intermittence que le lecteur aura déjà remarquées. Il y a plus, si l'on observe que cette maladie règne ordinairement pendant plusieurs années de suite et si l'on fait attention au court espace de temps qui sépare chacune des époques d'invasion signalées dans le XVIIe siècle, on trouvera qu'elle a régné en Algérie pendant près de moitié de ce siècle, exerçant ses ravages tantôt sur un point, tantôt sur l'autre. Pour se convaincre de cette triste vérité, il suffira d'examiner le tableau suivant :

Tableau des années de peste du XVIIe siècle, disposé par décades.

1re décade. — 1601, 1605.
2e décade. — Néant.
3e décade. — 1620.
4e décade. — 1639.
5e décade. — 1647, 1649.
6e décade. — 1650.
7e décade. — 1661, 1663, 1664.
8e décade. — 1673, 1676, 1677.
9e décade. — 1689.
15e décade. — 1693, 1695, 1697, 1698, 1699, 1700.

J'aurai occasion, en terminant ce mémoire, de revenir sur cette question des périodes de pestes. Pour ne pas trop étendre cette digression, je vais aborder immédiatement la peste de 1793, qui dura jusqu'en 1798.

Année 1792.

En juin 1792, des corsaires de la régence arrivèrent à Alger venant de Constantinople, et furent admis à la libre pratique immédiate comme d'habitude. A cette occasion, des bruits de peste coururent dans la ville, et on alla jusqu'à affirmer que plusieurs personnes étaient mortes de cette maladie. Soit que ce fût une fausse alarme, soit que la chaleur de l'été paralysât l'action du fléau, celui-ci ne se révéla que par quelques cas isolés, obscurs, que les Européens ne purent constater avec certitude, de sorte qu'ils se dispensèrent de prendre les précautions d'usage.

Année 1793.

Mais au commencement de cette année toute incertitude cessa : des accidents de peste furent authentiquement reconnus à Alger. Les premières victimes furent des portefaix natifs de Biskara. On assure que les individus de cette contrée sont toujours les premiers atteints; et on explique ce fait en disant que comme la maladie vient toujours par mer et que les Biskeris travaillent à la marine, ils sont les premiers en contact avec les germes de la contagion. Cette explication n'est pas très satisfaisante, surtout dans le cas actuel, où il s'agit d'une recrudescence de la peste dont le germe existait depuis plusieurs années dans le pays. Il en est probablement de ce fléau comme du choléra et autres maladies épidémiques qui atteignent de préférence certaines classes d'individus qu'elles frappent plus vite et plus fortement, parce qu'elles trouvent en eux des prédispositions organiques dont l'expérience force d'admettre la réalité, bien que la science ne les explique pas encore.

Quoi qu'il en soit, pendant tout le mois de janvier, la peste fit peu de progrès à Alger; mais vers le 15 de février elle prit un caractère d'intensité qui obligea les Européens à se retirer à la campagne. En mars et avril, elle régnait encore avec assez de force pour que toutes les affaires demeurassent suspendues. Cependant, durant ce dernier mois, elle ne faisait pas de grands progrès dans la ville; mais, en revanche, elle gagnait alors la campagne et venait d'attaquer Blidah. Les vingt derniers jours du mois de mai présentèrent plus d'accidents que ceux qui les avaient précédés; les ravages furent très considérables au commencement de juin. Le fléau continua sans trop d'énergie pendant les mois de juillet et août. Au commencement de novembre il avait entièrement cessé à Alger.

Son maximum d'intensité à Constantine fut vers la fin de juillet. Il mourait alors de 80 à 100 personnes par jour. A la fin d'août, le chiffre quotidien oscillait entre 20 et 25.

L'agent français de la Calle, inquiet de voir que la peste ne cessait ni à Alger ni à Constantine, écrit, le 24 juin, au bey de l'Est, pour lui demander la permission de fermer la place. Le bey lui répond, le 8 juillet, qu'il l'y autorise, tout en l'engageant à ne recourir qu'à la dernière extrémité à l'emploi d'une précaution dont les relations commerciales seraient fort gênées. Il n'y eut pas nécessité de recourir à cette mesure, car la peste ne parut pas à la Calle.

Année 1794.

Le printemps de 1794 ramena la maladie à Alger : au commencement de germinal (avril), notre consul s'était retiré à la campagne, et les autres Français se disposaient à suivre son exemple. Cependant les progrès du fléau ne furent pas très considérables. Le *Chikh-el-Areub* (1), beau-père du bey de l'Est, ayant sans doute pris le germe de cette maladie à Alger, fut atteint en route, comme il allait de cette ville à Constantine ; il mourut, ainsi que son Khodja, en arrivant à sa destination.

La correspondance des agents de la compagnie d'Afrique fait connaître qu'il régnait vers cette époque en Espagne une maladie qui enlevait beaucoup de monde. On craignait que ce ne fût la peste.

En Juillet, le fléau exerçait de grands ravages à Constantine. Il est à remarquer que, bien que l'on fût alors en été, le temps était presque toujours couvert et qu'il pleuvait. Cet état exceptionnel de la température relativement à la saison explique pourquoi la marche de la maladie ne s'était point ralentie, comme cela arrive d'ordinaire à cette époque de l'année. Il mourut alors 50 personnes par jour, chiffre qui quinze jours plus tard s'éleva jusqu'à 150. En septembre, il n'y avait presque plus de malades sur ce point.

La tradition a conservé dans la province d'Oran le souvenir des affreux ravages exercés par l'épidémie durant l'année 1794. Elle rapporte que la maladie y fut introduite par des pèlerins venant de la Mecque, assertion contredite par les faits que j'ai exposés aux pages 271 et 272. On la désigna dans l'ouest sous le nom de peste d'Osman, kalifa et fils du bey Mohammed el Kébir, parce qu'elle sévit plus particulièrement sur sa maison. Le bey de cette province, pour échapper au fléau, sortit d'Oran avec tout son monde, alla camper dans la plaine de Melelta, où il demeura trois mois avant de rentrer en ville.

Il est à remarquer que Bone fut exempt de peste pendant

(1) Cheik des Arabes. C'est le nom que l'on donne dans la province de l'Est au chef des Arabes des Ziban, ou pays des dattes.

cette année 1794, et qu'il eut le même bonheur en 1795, bien que la maladie régnant alors à Tunis, à Alger et à Constantine, il se trouvait pour ainsi dire cerné par le fléau. Cependant il y avait eu des soupçons de peste à diverses reprises; on avait même parlé de quelques décès dus à cette cause; mais rien ne put être constaté avec certitude.

Année 1795.

A la fin de cette année, on avait encore des soupçons de peste à Alger et à Dellice; mais c'étaient des bruits vagues sur lesquels on ne put recueillir aucun renseignement positif.

Année 1796.

Dans le courant de 1796, toute espèce de doute avait cessé : la peste exerçait bien réellement ses ravages à Alger et à Dellice, vers le mois de juin. A la même époque, une femme mourait à Bone de cette maladie, accident qui ne fut du reste qu'un fait isolé. En juillet et août, l'épidémie régnait encore à Alger, où elle sévissait avec plus de force qu'en 1794.

Année 1797.

Au printemps de cette année, la peste reparut à Alger et à Tunis. Il mourait en mai, dans la première de ces villes, de 20 à 25 personnes par jour ; et dans l'autre les ravages étaient considérables, car il y succombait quotidiennement près de 500 individus. Sauf un petit nombre d'accidents qui eurent lieu en juin, Bone fut encore préservé. Ce n'était certes pas la faute des autorités indigènes si le mal ne faisait pas plus de progrès : en avril, on y avait laissé débarquer la *nouba* (garnison) venant d'Alger, bien que plusieurs des soldats qui la composaient fussent morts de la peste pendant la traversée; parmi ceux de ces hommes qui descendirent à terre, deux étaient atteints de la maladie et moururent au bout de deux jours. Cette conduite imprudente n'eut cependant aucune conséquence fâcheuse pour la ville de Bone.

Constantine ne fut pas épargnée dans cette recrudescence;

mais il en souffrit médiocrement. En juillet, la mortalité journalière y était de 3 ou 4 personnes au plus.

A Tunis, le mal ne diminua que vers le mois de juin, où le chiffre des morts descendit à 100 personnes par jour.

A la même époque, les excessives chaleurs qu'il faisait à Alger avaient suspendu les ravages de la maladie ; mais en juillet, elle sévit avec une telle intensité que toutes les affaires demeurèrent suspendues. En août, elle avait entièrement cessé. Il est à regretter que, pour expliquer ces apparentes déviations de la règle générale, d'après laquelle la peste cesse dans les grandes chaleurs et pendant les froids, on ne possède presque aucune donnée sur l'état de la température. Les documents que j'ai consultés s'occupent rarement de cette circonstance importante.

Année 1798.

Vers le mois d'avril de cette année, le bruit se répandit à Alger que la peste avait reparu. Mais, soit que son action se bornât à un petit nombre de cas isolés, soit que la nouvelle fût fausse, on cessa bientôt d'en parler.

Si on admet l'identité de la peste de 1784 avec celle de 1793, on trouvera que le fléau a régné alors en Alger pendant près de quinze années consécutives (1).

PESTE DE 1817 A 1819.

Cette peste se trouve décrite dans le *Moniteur algérien* (2) ; mais comme l'auteur du travail inséré dans ce journal s'est particulièrement attaché à suivre la marche du fléau à Alger, je crois qu'on ne sera pas fâché de trouver ici des détails concernant d'autres localités, détails puisés, comme les précédents, dans les papiers de la compagnie d'Afrique, ou dans des chroniques arabes manuscrites.

(1) M. Drummond-Hay, dans son ouvrage intitulé : *Les tribus du Maroc*, dit, page 116, que la peste envahit ce pays en 1799 et y exerça de grands ravages. Une invasion de sauterelles avait précédé le fléau.

(2) Voyez numéros 106, 108, 109, 111, 112, 114 et 116.

Année 1816.

Pendant l'hiver de 1816 à 1817, il avait régné à Alger une maladie épidémique très grave, que les agents consulaires avaient qualifiée de fièvre maligne sur les patentes de santé. On a déjà remarqué que c'est un symptôme qui précède généralement l'invasion du fléau, quand celui-ci reparaît après un long intervalle. Pour les indigènes, il y avait un autre avant-coureur non moins certain : c'était l'apparition des sauterelles sahariennes, qui, cette année, avaient traversé le Tel par bandes innombrables et y avaient exercé de grands ravages.

Année 1817.

Un caractère fort remarquable de la peste de 1817, c'est qu'elle se manifesta presque simultanément à Bone, à Alger et à Oran (1). Elle ne parut que l'année suivante à Tunis et à Constantine.

Le 9 juin 1817, une polaque ottomane, qui ramenait des pèlerins d'Alexandrie, avait, dit-on, apporté la peste à Bone.

Le 21 du même mois, trois Biskeris meurent à Alger, et on constate sur leurs cadavres l'existence de bubons de peste et de charbons. C'est peut-être le même bâtiment qui avait débarqué

(1) On lit dans une lettre du 14 juillet 1817 :
« La petite bombarde du capitaine Hugues, partie de Bone avec 36 » cafiz de blé seulement, est arrivée à Toulon, et m'a apporté une lettre » de M. Maurin qui m'annonce, à la date du 23 juin, la fâcheuse nouvelle » de l'introduction de la peste à Bone par une polaque ottomane ramenant des pèlerins d'Alexandrie. Sa lettre n'est pas venue le 7 du » courant, mais quatre jours auparavant notre bureau de santé publique » avait eu le triste avis de cet événement par une dépêche de M. le consul » de S. M., à Tunis, datée du 21 juin ; et depuis, une autre dépêche lui » est parvenue de la part de M. le consul du roi à Gibraltrar, celle-ci » datée du 19 juin, portant que le fléau contagieux s'est manifesté à » Alger, où il mourait, dit-on, de 40 à 60 personnes par jour. Le lendemain, le consul de S. M. britannique, d'après un avis, a communiqué officiellement cette nouvelle au même bureau, avec cette variante » que la peste s'était déclarée à Oran, et qu'on y mourait dans les rues. » Mais si la contagion a commencé par éclater à Bone le 9 juin, si de là » elle a pu s'étendre jusqu'à Alger, et d'Alger se propager jusqu'à Oran, » on a de la peine à concevoir comment elle aurait fait tant de chemin » en dix jours, que la nouvelle eût pu parvenir à Gibraltar. »

des pèlerins à Bone, et qui en aura débarqué à Alger et à Oran, qui a transporté le fléau sur le littoral. Il est fâcheux qu'on ignore s'il en a également déposé à Tunis ; car, dans le cas de la négative, on s'expliquerait pourquoi cette ville ne fut atteinte que l'année suivante.

Une autre particularité non moins remarquable de cette épidémie, c'est qu'elle éclata en été, et dans un moment où les chaleurs étaient très fortes, du moins à Alger, fait contraire à ce qu'on avait observé jusqu'alors.

La contagion qui avait éclaté à Bone le 9 juin, ainsi qu'on l'a vu plus haut, força les vice-consuls de cette résidence à abandonner la ville pour aller vivre à la campagne. L'agent de la compagnie d'Afrique ne put suivre leur exemple, à cause de la présence sur ce point des bateaux corailleurs avec lesquels il devait avoir des rapports journaliers de service. Ce fut comme d'habitude une calamité pour le commerce européen, d'autant plus que cette année les récoltes avaient été médiocres. Heureusement, la peste cessa promptement à Bone ; du moins, il n'en est plus question dans la correspondance.

A Alger, elle continuait ses ravages avec des intermittences depuis le 21 juin. Les froids suspendirent complètement son action au commencement de 1818 (février).

Année 1818.

L'épidémie reparut à Bone dans l'été. En juillet, elle faisait quelques victimes; mais la plupart des malades guérissaient. Elle cessa vers le commencement d'août, sans avoir exercé de grands ravages dans cette localité.

Elle avait reparu à Alger en avril, avait cessé au moment des chaleurs pour ne revenir qu'en mars 1819. Elle y avait fait très peu de victimes, la mortalité journalière n'ayant été que de 20 personnes environ, chiffre qui, vers le milieu de mai, s'éleva momentanément à 35.

On trouve dans la correspondance de l'agent français à Bone une lettre (1er juillet 1818) dont un passage me paraît utile à citer. Voici ce qu'on y lit :

« Je redoute la fin de ce mois, août et septembre, pour les » fièvres bilieuses putrides, qui sont ici mortelles. »

Or, il résulte de la correspondance ultérieure de cet agent que ses craintes ne se sont pas vérifiées, sans doute parce que la peste, comme les autres épidémies dominantes, semble suspendre l'action de toute autre maladie, ou, pour mieux dire, parce que, dans le fait, lesdites maladies prennent le caractère du mal régnant. L'existence d'une maladie endémique à Bone (les fièvres en question), maladie qui y a été connue de toute antiquité, et qui est l'*aer morbidus* dont parle saint Augustin, paraît expliquer la rareté des apparitions de la peste dans cette ville et le peu de ravages qu'elle y a faits. Une épidémie exclut l'autre, tellement que lorsque la peste l'a emporté à Bone sur l'affection endémique propre à cette ville, alors cette affection a disparu momentanément. Si jamais la peste reparaît en Algérie, il est probable que le privilège dont Bone parait jouir y attirera un grand nombre d'émigrants des lieux moins favorisés.

A la fin de 1818, la peste régnait toujours aux environs de Bone, et cette ville en était exempte. Elle diminuait à Constantine vers le milieu de novembre ; mais elle exerçait alors de grands ravages à Tunis. Elle y avait débuté dans les faubourgs.

J'ai trouvé dans les pièces de la compagnie d'Afrique un document que je vais reproduire, à cause de quelques détails intéressants qu'il renferme. Il est à la date du 4 février 1818. En voici la copie.

État des frais pour la maladie de François Adole, mort de peste, à Alger, le 4 février 1818.

	Pataques.
Transport du bord à terre en chaloupe.	4
Pour le juif qui l'a reçu dans son logement.	72
Pour une chemise.	6
Pour fourniture de manger.	12
Au médecin.	6
Aux quatre portefaix qui l'ont porté en terre.	48
Aux fossoyeurs.	24
Aux voisins qui ont permis que ledit Adole fût reçu dans la maison.	12
Total.	184 (1)

(1) A cette époque la pataque-chique ne valait plus 22 sous 6 deniers, comme l'ancienne monnaie de ce nom. Elle équivalait à 80 centimes à peu près.

On voit par les articles 2, 6, 7 et 8, que les indigènes, tout fatalistes qu'ils sont, n'étaient pas indifférents aux dangers de la contagion, mais que la cupidité étant plus forte que la peur, ils consentaient à courir les risques d'infection moyennant finance.

Année 1819.

Il paraît que la peste avait repris à Bone dans le commencement de cette année ou vers la fin de la précédente. Ce ne fut pas toutefois avec une grande intensité, car l'agent français qui résidait dans cette ville en parle à peine dans sa correspondance, et seulement dans une lettre du 22 mars, où il dit :

« Nous pouvons vous assurer que la ville de Bone jouit d'une » bonne santé depuis le 14 janvier passé ; que nos domestiques » sont libres depuis plus d'un mois sans qu'il soit rien arrivé. »

Au commencement de mai la peste était à Bizerte. Dans les premiers jours de juin elle désolait Tabarque, et paraissait se propager à l'ouest de cette localité. On assurait que la contrée appelée Belad-Amar (1), limitrophe du territoire des Nadis, était déjà infectée. L'agent de Bone écrivait à ce sujet :

» Comment les Nadis pourront-ils se préserver de la peste, » ainsi que la Calle, qui est sans poste, sans barrière, sans aucun » moyen de prendre des précautions, et où les Nadis, cette tribu » insoumise, affluent journellement ? »

A la date du 9 juin, Bone était encombré de pèlerins venant de la Mecque ou y allant, de soldats venus d'Alger, et de ceux qui de l'intérieur retournaient dans cette ville ; Bone avait des communications continuelles avec Tunis, et cependant la santé y était excellente. Mais au commencement de juillet, le fléau y avait reparu. Cette recrudescence ne fut pas de longue durée et ne fit que très peu de victimes.

La peste, qui avait reparu à Alger vers la fin de janvier, n'exerça que de très faibles ravages jusqu'au milieu de mai. A cette époque, la mortalité quotidienne, qui oscillait entre 18 ou 20 personnes, s'éleva subitement de 30 à 35. Les Européens eux-mêmes furent atteints, malgré leurs précautions, et il y eut des accidents de peste dans les consulats de France, d'Angleterre et

(1) Tribu du territoire de Tunis, très près de la frontière.

d'Espagne. A la fin de juin la maladie avait diminué d'intensité, et il ne mourait plus que 15 personnes par jour. Beaucoup de malades guérissaient. Au commencement de juillet, elle avait repris de la force. On attribuait cette recrudescence, qui eut également lieu à Bone, à la visite d'un bâtiment infecté qui avait relâché dans les deux ports. Le 16 du même mois, la peste faiblissait de nouveau et d'une manière intermittente. Les grandes chaleurs achevèrent de la faire disparaître, et il n'en est plus question ni dans les chroniques, ni dans les archives de la compagnie d'Afrique.

Les documents que nous possédons sur l'Algérie ne sont ni assez nombreux ni assez complets, surtout en ce qui concerne les XVIe et XVIIe siècles, et même le commencement du XVIIIe, pour qu'il soit possible de décider que la peste n'a régné dans ce pays qu'aux époques dont on trouve les dates. Il est à remarquer, en effet, que le nombre des années où ce fléau sévit augmente à mesure qu'on se rapproche de notre époque, ou, en d'autres termes, à mesure que les matériaux de l'histoire locale deviennent plus abondants et plus précis. La dernière moitié du XVIe siècle nous offre 5 mentions de peste ; le XVIIe siècle, 17 ; le XVIIIe, 18. Nous ne possédons de documents certains sur cette matière qu'à partir de la création de la compagnie d'Afrique (en 1741), attendu que cette compagnie avait à Alger, à Collo, à Bone, à la Calle, etc., des agents qui avaient le plus grand intérêt à connaître les invasions, les progrès, la cessation du fléau et ses recrudescences.

Il y a peut-être quelque témérité, avec des éléments aussi incomplets que ceux qui m'ont servi de base, à rechercher les lois qui peuvent présider aux invasions et à la marche de la peste. J'essaierai cependant de le faire, sauf à ne donner mes inductions que comme de simples conjectures.

Le tableau ci-contre rendra plus compréhensibles les observations que j'ai à présenter. Les invasions de peste qui ont eu lieu en Algérie, depuis la seconde moitié du XVIe siècle, y sont rangées par ordre chronologique, avec indication des durées de chacun des intervalles qui les séparent. Au seul aspect de ce tableau, le lecteur attentif sera amené, je le crois, aux conclusions que je donnerai plus loin.

Tableau des invasions de peste, avec leur durée et les intervalles qui les séparent.

Nos d'ord.	Dates.	Durée.			Résultats généraux.	
			XVIe siècle. (deuxième moitié.)			
1	1552	7 ans.	»	Pendant	Années de peste	30
2	1571	4 (1)	10	ce		
3	1584	4	9	siècle (2).	Années sans peste	70
			XVIIe siècle.			
4	1601	5	12			
5	1620	4	15		Années de peste	39
6	1639	10	15			
7	1661	4	11			
8	1673	5	8		Années sans peste	61
9	1689	11	11			
			XVIIIe siècle.			
10	1732	6	32			
11	1749	5	11		Années de peste	21
12	1784	6	30		Années sans peste	79
13	1793	6	6			
			XIXe siècle.			
14	1817	3	20		Dans les quarante-cinq premières années de ce siècle il n'y en a que 3 de peste.	

On ne peut rien induire de l'examen des résultats généraux du XVIe siècle, puisque les données manquent sur toute la pre-

(1) En moyenne, comme il n'y a aucune invasion de peste qui ait duré moins de trois ans, et qu'il s'en trouve qui ont duré dix ou onze ans, la moyenne que j'adopte ne peut être taxée d'exagération.

(2) Je suppose toutes choses égales entre les deux moitiés de ce siècle, et juge de la partie inconnue par celle qui est connue.

mière moitié de ce siècle, et que j'ai été réduit à la supposer dans des conditions identiques avec celles de la seconde, ce qui peut très bien ne pas être exact.

Quant aux siècles suivants, il résulte de l'examen des années de peste et des années sans peste qu'il y a amélioration à mesure qu'on se rapproche de notre époque. En effet, le XVIIᵉ siècle a eu soixante-une années sans épidémie; le XVIIIᵉ en a eu soixante-dix-neuf; et le XIXᵉ, dont la première moitié est presque écoulée, ne compte encore que trois années de peste.

Si, nous appuyant sur l'expérience du passé, nous cherchons dans l'avenir l'époque probable d'une prochaine invasion, nous sommes amenés à penser que celle-ci ne peut être fort éloignée, puisque voici déjà trente années d'écoulées sans que le fléau ait paru, et que la plus longue période pendant laquelle il n'ait pas régné a été jusqu'ici de trente-deux ans. Il est vrai que, par suite de l'amélioration signalée plus haut, il est possible que les intervalles tendent à devenir plus considérables. On doit ajouter aussi, comme circonstance propre à rassurer, que la présence des Français en Algérie a déja modifié sensiblement les anciennes conditions locales, conditions, on le sait, qui, lorsqu'elles n'entretenaient pas des foyers permanents de peste, favorisaient du moins l'invasion et le développement de cette maladie. L'influence très grande exercée aujourd'hui par les États européens dans les pays reconnus comme foyers de peste, tels que la Turquie, l'Égypte, la régence de Tunis; la tendance des souverains musulmans qui gouvernent ces pays à adopter nos idées, sont encore d'autres motifs d'espérer que cette cruelle épidémie ne fera que décroître, puisque la malpropreté publique et l'incurie fondée sur un fatalisme aveugle ne lui viendront plus en aide comme dans le passé.

En général, les pestes qui ont désolé l'Algérie sont venues de l'est, et Tunis a été le point de départ. De ce centre d'infection, le fléau rayonnant à l'est, à l'ouest et au sud, a été attaquer Tripoli, Alger, Oran, et a gagné jusque dans l'intérieur de ces États. On prétend qu'au sud il ne dépasse jamais une certaine zone, et qu'il s'arrête à la limite nord du désert. Nous avons dit que le Zab, le Belad et Djérid, et en général toute la contrée intermédiaire entre le Tel et le Sahara, ne sont pas à l'abri de ses ravages. Peut-être, si nous possédions des renseignements sur le grand désert, nous trouverions qu'il est aussi visité par la peste ; car les extrêmes chaleurs, qui font ordinairement disparaître cette maladie, n'y sont pas tellement constantes qu'il ne règne parfois dans ces régions de ces températures modérées favorables, dit-on, au développement du fléau (1).

Il y a dans la marche de la peste certaines irrégularités qui ne sont qu'apparentes, et d'autres que l'on ne peut s'expliquer. En général, après avoir gagné lentement dans l'ouest jusqu'au rivage atlantique, elle revient sur ses pas vers le point de départ ; de là les recrudescences qui signalent sa dernière période. Les intermittences s'expliquent par les variations de la température toutes les fois que celle-ci nous est connue, d'où l'on peut conclure que l'influence de la chaleur et du froid sur le fléau est vraie en général ; mais on ne conçoit pas pourquoi dans son mouvement de progression à l'occident, et dans son mouvement de retour à l'est, certaines localités sont épargnées momentanément ou même tout-à-fait. En ce qui concerne Bone, j'ai indiqué une cause ; pour Tabarque, etc., on trouverait peut-être quelque circonstance analogue si on connaissait mieux l'historique de chaque invasion et la géographie médicale du pays.

Si plusieurs faits semblent établir que la contagion a été apportée sur un certain point du littoral par un navire venu d'un lieu infecté, d'autres faits non moins nombreux démontrent que des communications incessantes et prolongées pendant deux ans, entre des villes dont les unes étaient infectées, tandis que les autres ne l'étaient pas, ont eu lieu sans résultat fâcheux pour ces dernières. Le contact n'est donc pas la seule condition nécessaire pour que la peste se communique. Il faut en outre certaines conditions atmosphériques qui prédisposent les individus organisés d'une certaine façon à contracter cette maladie.

Malgré quelques exceptions, il est bien évident qu'aux limites extrêmes de la température la peste cesse de sévir. Elle ne règne

(1) J'ai chez moi une domestique négresse, nommée Embrouka, qui a été atteinte de la peste dans le Sahara, à Gourara-Ouotonot, en venant de Haoussa, son pays, à Biskara.

généralement pas, ou du moins elle n'a que peu d'énergie pendant les grandes chaleurs de l'été et durant les froids de l'hiver. Le printemps et l'automne sont ordinairement les époques de son maximum d'intensité.

Lorsque la météorologie et la géographie médicale de l'Algérie seront bien connues, on expliquera sans doute les circonstances du fléau qui sont encore obscures. Si la côte septentrionale de l'Afrique doit être visitée un jour par cette épidémie, il serait facile maintenant de faire des observations suivies et exactes qui fourniront peut-être de précieuses données de santé publique, et faciliteront aux nations civilisées le moyen d'attaquer le mal dans les foyers mêmes où il couve toujours sourdement. C'est une noble mission à remplir. Après avoir purgé la Méditerranée de ses pirates, il reste à détruire, dans les contrées musulmanes dont elle baigne les côtes, ces germes permanents d'une affreuse maladie, dont le souvenir vit encore dans notre plus grande ville de commerce du Midi.

Je ne crois pouvoir mieux terminer ce mémoire qu'en rapportant quelques opinions des indigènes relativement à la peste. Elles n'ont certainement pas une grande valeur scientifique; mais comme le but que je me suis proposé en écrivant ce qu'on vient de lire a été plutôt historique que médical, il me semble qu'elles ne sont pas tout-à-fait déplacées.

Les Algériens considèrent les grands passages de sauterelles sahariennes (*locusta migratoria*), qui, à des intervalles assez éloignés (1), franchissent le Tel, et vont tomber jusque sur les côtes de l'Espagne, de la France et de l'Italie, comme un indice ou même comme une cause de peste (2). C'est probablement parce que l'épidémie de 1817 avait été précédée par un passage

(1) Lors du grand passage qui a eu lieu à Alger le 30 avril dernier, il y avait trente ans que les sauterelles sahariennes n'avaient paru ici.

(2) M. Drummond-Hay, en rappelant (*Tribus du Maroc*, p. 116) que la peste de 1799 dans le Maroc a été précédée d'une invasion de sauterelles, ajoute que les gens du pays regardent ces sortes d'invasions comme les indices certains de la prochaine apparition du fléau. M. Tulin, vice-consul anglais à Alger, qui a habité longtemps Tunis, assure que la même opinion existe dans ce pays.

considérable de sauterelles du désert que cette opinion s'est établie. Comme les chroniques locales ne mentionnent le passage de ces animaux qu'une seule fois (en 1815), je n'ai pu vérifier historiquement si cette coïncidence existe en effet. Au reste, comme le 30 avril dernier (1845), des nuages, ou, pour mieux dire, des bancs de sauterelles (1), ont paru sur tous les points du Tel en Algérie, et ont été vus en mer à une assez grande distance au nord de nos côtes, nous aurons l'occasion de connaître jusqu'à quel point peut être exact le rapport établi par les indigènes entre le passage des sauterelles sahariennes et l'apparition de la peste.

Voici maintenant quelles sont les opinions des indigènes sur le fléau considéré au point théologique. Le voyageur marocain El-Ayachi, dont l'ouvrage m'a fourni plusieurs renseignements curieux qu'on a vus plus haut, dit dans un endroit de sa narration :

« Nous les trouvâmes tout pensifs (les gens de Hanga, district » des environs de Biskara), parce que la peste était dans ce can» ton, et qu'ils craignaient qu'elle ne vint dans leur pays. Ils » avaient le désir de s'éloigner, et me demandèrent si, légale» ment, ils pouvaient fuir la maladie avant qu'elle fût arrivée » chez eux. Je réfléchis à cette question, car je n'avais rien vu de » précis dans les livres à cet égard. Enfin je leur répondis, m'ap» puyant sur l'autorité d'un docteur en théologie, qu'il était per» mis de s'en aller quand la peste n'avait pas encore paru au lieu » que l'on voulait quitter; mais qu'une fois la maladie déclarée, » la retraite n'était plus permise, au point de vue de la loi reli» gieuse. J'ajouterai qu'une autre autorité disait que l'on pouvait » fuir, si, en agissant de la sorte, on n'avait pas d'autre but que » d'éviter le mal; mais que si, par cette action, on pensait se » dérober aux décrets de Dieu et se soustraire à la mort, alors » cela était défendu. D'après ces bases, je leur déclarai que rien » ne s'opposait à ce qu'ils s'en allassent, du moment que parmi

(1) Un observateur placé à la ferme de Khadra, au pied de l'Atlas et au-dessus de la Mitidja, a étudié le passage d'une bande, qui a mis quatre jours à franchir la montagne en volant six heures par jour, avec une vitesse de deux lieues à l'heure. Il estime que cette bande devait occuper une longueur de cinquante lieues.

» ces diverses opinions, il s'en trouvait une qui admettait que la » fuite était permise. J'ai vu plus tard dans le livre de l'Imam el » Hattab, au chapitre intitulé : *Sur les épidémies*, que cet auteur, » en rappelant les deux opinions contraires, ajoute que la bonne » est celle qui permet de quitter un lieu infecté par la peste. Dieu » sait la vérité. »

Voici maintenant comment les médecins arabes envisagent la peste. Je choisis parmi les ouvrages que la bibliothèque d'Alger possède sur cette matière, le traité abrégé (1) de *Chikh Daoud el Antaki* (le cheik David d'Antioche), parce que c'est le seul qui soit étudié par le petit nombre d'indigènes qui s'occupent ici de médecine. On lit à la page 42 de cet ouvrage :

« Le caractère de la peste est d'empoisonner l'air dans les cou- » ches élevées, lors de la conjonction de deux planètes à branche ; » et, dans les couches inférieures, lorsque la chair des cadavres » se gonfle au sein des tombeaux, et qu'une vapeur viciée s'en » élève. Les causes que nous venons d'indiquer pervertissent les » saisons, les éléments, et bouleversent leurs essences. *Les sym- » ptômes de la peste sont :* la fièvre, la petite-vérole, le coryza, le » prurit de la peau, et la maladie appelée *el ouaram* (œdème), » dans laquelle le corps s'enfle, se crevasse, et laisse échapper une » eau jaunâtre. De ces maladies, lorsqu'elles sont régnantes, dé- » rive la peste. Peut-être, dans les années de peste, ces maladies » atteignent-elles jusqu'aux animaux, tels que les vaches, les » chevaux, avec une force proportionnée à l'altération de l'air. » Peut-être même les fruits en sont-ils susceptibles, ainsi que les » graines. Quant aux hommes, ils en sont plus ou moins malades, » selon le degré d'altération de l'air.

» Pour éviter la contagion, si celle-ci arrive au printemps, où » le sang abonde dans le corps humain, il faut pratiquer la sai- » gnée. —*Remèdes.* On se débarrasse par un vomitif de l'humeur » qui est en excès ; on respire des fumigations de styrax et de » bdellium ; on arrose la chambre avec du myrte et de la menthe ; » on respire des oignons ou autre plante analogue ; on respire » aussi de la menthe et des coings. Il ne faut pas aller beaucoup

(1) Manuscrit numéroté 67.

» au bain ; il faut s'abstenir de viandes et d'aliments sucrés. L'u-
» sage de ces choses serait mauvais, quand même viendrait la
» peste dans toute autre saison que le printemps ; mais il l'est
» surtout quand cette maladie débute au printemps. »

N° V.

Mémoire sur la peste en Perse, par M. le docteur Lachèze, *médecin de l'ambassade de* M. de Cercey, *ancien médecin en chef du grand hôpital des pestiférés, au Caire.*

Parmi les motifs qui me déterminèrent à entreprendre le voyage de Perse, comme médecin attaché à l'ambassade, le désir de rassembler des documents capables d'éclairer la question si controversée de la peste d'Orient, et de recueillir des renseignements nécessaires pour confirmer ou détruire certaines opinions, fut sans contredit le plus puissant.

Après avoir assisté à plusieurs pestes, après avoir joué un des principaux rôles pendant la meurtrière épidémie qui ravagea le Caire en 1835 (1), n'était-il pas aussi utile que nécessaire de bien connaître le mode de développement et le mode de répartition de la peste d'Orient, dans les provinces situées entre Constantinople et Ispahan, entre cette dernière ville et Bagdad ? Où aurais-je trouvé le moindre renseignement sur ce sujet intéressant? comment savoir ce qui se passait en fait de peste dans ces contrées lointaines, à moins d'aller sur les lieux et d'y apporter toutes les conditions favorables à l'exploration ? Ma position de médecin du gouvernement et mes antécédents étaient sans contredit les plus réelles et les plus efficaces des conditions exigées.

L'intérêt qui se rattache aux renseignements que j'ai recueillis est d'autant plus grand que, sur toute la route que j'allais parcourir, aucune mesure sanitaire n'a été inventée dans le but de s'opposer à la marche du fléau.

Les déductions tirées de mon travail, aussi important et aussi nouveau qu'il est court, sont précieuses, surtout parce qu'elles

(1) Voyez *Bulletin de l'Acad. royale de médec.* Paris, 1837, t. I, p. 319.

permettront d'apprécier en partie la valeur des mesures quarantenaires.

Avant d'aller plus loin, je dois dire ici que les populations qui occupent les différents points que j'ai parcourus en Perse et dans le voisinage de ce vaste pays, sont loin de se laisser conduire par l'imprévoyante et absurde philosophie qui porte l'homme à se soumettre aveuglément aux coups du destin; loin de là, le Géorgien, l'Arménien, le Kurde, le Persan, l'Arabe d'Arabie et de la Mésopotamie, rivalisent d'habileté quand il s'agit d'éviter un danger, de s'y soustraire; et si le Turc au cœur généreux, à l'esprit épais, reste immobile devant un danger auquel il pourrait se soustraire, mais devant lequel il reste indifférent par respect pour les lois de l'inévitable fatalité, le Persan, au contraire, est toujours dirigé par ce grand principe, si commun et si apprécié en Europe : Aide-toi, le ciel t'aidera.

D'après ce qui précède, chacun verra qu'il était très intéressant de recueillir les opinions d'un peuple qui, en exerçant sa pensée, se livre à l'observation de tout ce qui l'entoure, et se montre toujours très habile quand il s'agit de se mettre à l'abri d'un danger quelconque.

Que l'on sache encore que, dans toutes les circonstances, j'ai été servi, pendant l'espèce d'enquête à laquelle je me suis livré, par des drogmans instruits, et très capables d'apprécier la valeur des expressions qu'ils étaient chargés de transmettre à ceux qui étaient interrogés.

Une série de questions avait été formulée d'avance; c'était, je pense, la seule manière d'empêcher les divagations et les mots inutiles; je vais les transcrire ici, en les faisant suivre d'une annotation relative à la manière dont chacune d'elles était comprise le plus généralement; c'est, je pense, le moyen de bien faire connaître au lecteur l'esprit qui dirigeait la demande et la réponse.

Première question. Dans ce pays, connaissez-vous la peste?

Souvent la réponse était claire et nette. Quand mon interlocuteur avait signalé la présence des symptômes principaux et apparents, s'il me parlait de charbons, bubons, vomissements plus ou moins noirs, je restais convaincu qu'il connaissait ce dont il s'agissait, et que je pouvais passer à d'autres questions.

Deuxième question. S'écoule-t-il des intervalles de temps sans qu'on entende parler de sa présence dans ce pays, et pouvez-vous préciser la longueur de ces intervalles?

Les réponses à cette question étaient toujours très catégoriques. L'homme du peuple, aussi bien que l'homme élevé en dignité, l'ignorant aussi bien que le molla de la mosquée, espèce d'historiographe du pays, tous étaient parfaitement d'accord : seulement, il arrivait que si l'homme érudit n'hésitait pas, l'artisan des bazars était forcé d'invoquer ses souvenirs, et de s'aider même de ceux de ses voisins pour répondre à ma question, et me dire : Nous avons ici une peste tous les dix, vingt, trente ans. Chacun indiquait l'année de la dernière peste.

Troisième question. Quand vous dites: on a eu la peste en telle année, entendez-vous dire que quelques individus sont morts de la peste, ou bien que le nombre était tel en cette année que la peste était une catastrophe, un malheur public?

A ceci, on me répondait qu'il s'agissait toujours d'un grand nombre de morts, car l'attention publique n'est souvent éveillée que quand la peste a déjà porté son action sur plusieurs individus; si, dans l'intervalle de deux pestes, des pestiférés isolés succombent, le nombre en est si peu considérable, que personne n'y prend garde.

Quatrième question. Croyez-vous que des individus en petit nombre puissent mourir de la peste dans l'intervalle qui sépare deux grandes pestes?

Souvent on répondait par la négative. Plusieurs fois on m'a dit que la chose était possible, et que cela se remarquait surtout chez des personnes venues très récemment des pays voisins ravagés par la peste.

Cinquième question. Combien perdez-vous de monde dans une peste?

Les réponses variaient beaucoup, mais le chiffre se trouvait renfermé dans la limite de 1/6 à 1/3 de la population.

Sixième question. Quand la peste survient, dit-on qu'elle a été *apportée?*

La réponse a été affirmative dans le plus grand nombre des

cas; mais, me disait-on, quand *on doit* en avoir, elle paraît bien sans être apportée.

Septième question. Croyez-vous qu'il y ait danger à toucher ou à approcher *les malades seulement?*

Chacun a répondu qu'il y avait danger dans l'un et l'autre cas. Mais, disait-on, ce serait en vain qu'on chercherait à éviter la peste, car elle peut tomber tout-à-coup sur un individu qui n'approche ni ne touche, comme un oiseau s'abat sur une branche.

Huitième question. Comment se conduit-on dans ce pays quand on signale la présence de la peste?

Les riches et les Arméniens restent chez eux ou vont camper à la campagne et dans les montagnes. Les gens pauvres restent à la ville, et le danger porte principalement sur eux.

Reprenons maintenant les réponses faites dans chaque ville située entre Trébisonde et Ispahan.

Je n'attache de l'importance à transcrire ici les réponses recueillies dans chacune des villes principales que parce qu'elles signalent des circonstances locales plus ou moins intéressantes pour éclairer le sujet qui nous occupe, et surtout parce qu'elles nous font connaître le retour de la peste pour chacune des ces localités.

Des mesures quarantenaires étaient en vigueur à Trébisonde à l'époque de mon passage, mais ces mesures y sont établies depuis la dernière épidémie seulement, et n'existent nulle part ailleurs. Voyons ce qui s'est passé à Trébisonde antérieurement à l'établissement d'un service de quarantaine.

Trébisonde. Renseignements fournis par M. Outrey, consul français établi depuis très longtemps à Trébisonde. Je fais confirmer ce qui m'est dit par M. Masson, homme sage et prudent, attaché au consulat d'Angleterre; par un médecin italien, établi depuis plus de vingt-cinq ans dans la ville; j'ai reçu encore les mêmes réponses d'un homme du peuple et du médecin allemand qui fut chargé du service quarantenaire pendant la dernière épidémie.

Il survient une grande peste de dix ans en dix ans environ. Le médecin italien dont j'ai parlé plus haut en a vu trois depuis qu'il habite la ville; il se souvient très bien des deux dernières. Dans l'une et l'autre, les premiers accidents se sont montrés dans les différents quartiers de la ville, de manière à étonner tout le monde. Les meilleures quarantaines faites dans la ville ne garantissent pas absolument, malgré le soin qu'on apporte à leur exécution. Le consul a eu un accident de peste spontané dans sa quarantaine, lors de la dernière épidémie; toutefois les accidents qui arrivent à ceux qui observent bien la quarantaine sont rares.

Des communications continuelles existaient par terre et par mer, entre Trébisonde et Platana, villes situées à trois lieues l'une de l'autre. La santé n'a pas cessé d'être parfaite dans cette dernière ville.

La peste s'est toujours montrée dans les chaleurs de l'été; elle cesse au premier froid, pour reprendre plus fortement aux chaleurs de l'année suivante. On peut donc dire que chaque peste dure deux ans.

Ce qui étonne le plus les personnes interrogées, c'est que, contrairement aux idées reçues dans bien d'autres localités d'Orient, la peste n'est pas à craindre par cela seul qu'elle existe à Constantinople, ville avec laquelle Trébisonde est en relations continuelles et fréquentes; la dernière peste est celle de 1837 à 1838.

Première étape après Trébisonde, village situé dans les montagnes. Renseignements donnés par un chef de village, homme qui paraît sage et intelligent.

La peste se reconnaît à la gravité de la maladie, à la présence des bubons, charbons, vomissements. Il se rappelle que depuis trente ans la peste a régné deux fois dans son village, en laissant le souvenir d'une calamité publique. La dernière fois, il y a douze ou treize ans, elle a enlevé le tiers des habitants (1827). Depuis, on a signalé la présence de la maladie, tantôt dans un village, tantôt dans un autre, à de longs intervalles qu'il ne peut limiter. Dans les villages où des accidents se sont montrés, il n'a pas remarqué que les individus attaqués aient été plus en relation que ceux qui ont été épargnés par la maladie avec les individus qui provenaient de Trébisonde ou de la côte.

Il est bien loin d'être fataliste; il pense que la maladie est très contagieuse pour les habitants d'un village où la maladie règne; mais aussi, dans ce cas, les plus précautionneux peuvent être atteints malgré l'isolement; *car la maladie peut descendre dans une maison comme un oiseau vient s'abattre sur une branche.*

Gymuchané. — Depuis ce village jusqu'à Erzerum, je reçois quelques renseignements de plusieurs prêtres et d'un molla turc. Ici les réponses sont moins claires, mais elles rentrent dans l'esprit des réponses précédentes. Dans la chaine de montagnes de terrain primitif où est situé Gymuchané, on se rappelle avoir beaucoup souffert de la présence d'une peste, il y a environ douze ou quatorze ans; on ne sait déjà plus la date au juste. La peste peut être contractée par contagion, *parce qu'il y a du venin humain qui se forme pendant cette maladie.* Elle apparaît très rarement dans le pays, ne règne que vers le commencement de l'été. D'autres maladies, qui présentent des caractères graves, viennent, au contraire, presque chaque année, et vers la fin de l'été seulement. Dans l'espace de soixante-dix-sept ans, on a vu deux fois la peste; il y a dix-sept ans (1824), elle a fait des ravages considérables; cette année-là, on n'a pas vu régner les fièvres d'automne. Ceux qui ont voulu se préserver ont fui ou se sont garantis en s'éloignant pour camper dans les montagnes voisines.

Erzerum. — Renseignements donnés par des Arméniens, tous gens intelligents.

Ils habitent la ville depuis leur enfance; je charge également un soi-disant médecin européen d'interroger les habitants du pays sur la peste.

Beaucoup d'effets et de marchandises venant de Constantinople et de Trébisonde s'arrêtent à Erzerum, mais l'on n'y prend pas garde, même quand la peste est dans l'une ou l'autre de ces villes. La peste vient rarement à Erzerum, mais quand elle doit être, on pense qu'elle est inévitable; quand elle arrive, on ne voit pas qu'elle se relie à une peste de Trébisonde ou de Constantinople; elle apparaît deux ou trois fois au plus dans la vie d'un homme, ce qui porte à dire qu'elle revient tous les vingt-cinq ans (1821); on craint de la revoir bientôt, parce qu'il y a plus de dix-huit ans qu'elle n'est venue. A cette époque, en un instant, dès les premiers jours de sa présence, elle était répandue par toute la ville... Les Arméniens qui avaient de l'aisance ont été camper dans la montagne, et, bien qu'ils aient envoyé chercher à la ville tout ce qui leur était nécessaire, on croit qu'aucun d'eux n'a été atteint. On conserve fortement le souvenir de cette circonstance, et on compte procéder de la même manière quand la peste reviendra.

Bayazid. — Renseignements fournis par un chef qui est venu pour accompagner l'ambassade jusqu'à la frontière, et par le concierge du château.

Il y a six ou sept ans (1832 ou 1833), il y eut une peste qui enleva beaucoup de monde; il y avait plus de trente ans qu'elle n'était venue; quelques habitants se rappelaient très bien la précédente. Les Curdes connaissent et craignent beaucoup la peste; elle règne, mais très rarement, dans les montagnes du Kurdistan, et y sévit toujours énergiquement.

Koy. — Renseignements donnés par un vieillard qui était venu me consulter : un molla me confirme tout ce que le vieillard a dit.

On distingue fort bien dans le pays la peste des autres maladies, et surtout des fièvres graves qui surviennent en été et en automne.

Elle a régné il y a huit à neuf ans; on avait été plus de cinquante ans sans l'avoir. On échappe au danger en fuyant la ville et en se rendant dans les montagnes. Les Curdes des villages la croient contagieuse, et ne se laissent pas aborder par des pestiférés quand la peste règne.

Tebris ou *Tauris.* — Renseignements donnés par le prince Karaman-Mirza, homme remarquable par son intelligence, et parlant parfaitement le français. Il avait pris la peine, à ma prière, de s'informer exactement de l'état de la question. J'ai vérifié près d'un médecin du pays et près de plusieurs Arméniens les assertions communiquées par ce prince. On connaît la peste et on la distingue facilement de toute autre maladie. La dernière peste a régné il y a dix ans (1829); l'opinion admise dans le pays, c'est que la peste revient tous les trente ans et plus. Appréciant parfaitement les caractères contagieux de la maladie, tous ceux qui ont pu fuir ont été trouver un refuge dans la montagne; la mortalité a porté principalement sur les gens pauvres, qui ne pouvaient pas quitter la ville ; le tiers de ceux qui sont restés a succombé. On regarde le fléau comme inévitable, après une période de trente à trente-cinq ans.

Casbin.—Opinions d'un vieillard et d'un molla. Un ancien du pays assure avoir vu une peste et la connaître, et un molla affirme de son côté que, dans une histoire du siècle dernier, il est question de cette peste. Au reste, il a été parlé de sa présence dans le Guilan et le Mazanderan, provinces situées au nord de Casbin. Elle n'apparaît pas à *Téhéran*, bien qu'elle y soit encore connue.

Les habitants d'Ispahan n'en ont jamais entendu parler; personne ne sait ce que l'on veut dire quand il s'agit de cette maladie, à moins qu'on ne s'adresse à un homme du nord de la Perse.

Nous voilà donc à la limite extrême que la peste peut atteindre. Nous allons voir ce que devient la maladie dans le sud-est, en revenant par la route de la Syrie, par Kermanchalh, Bagdad, Kerkouk, Arbeles, Massoul, Boukir et Alep.

Konzard, à quelques jours d'Ispahan. — Personne ne peut me répondre; on ne sait ce que c'est que la peste.

Hussar, à quelques jours de Kermanchalh. — Les habitants auxquels je m'adresse savent bien que je veux parler d'une maladie qui règne plus au nord, mais la peste ne vient pas jusque chez eux.

Kermanchalh. — Renseignements donnés par le maitre des Ferrachs, confirmés par un molla de la suite du gouverneur.

Il y a douze ans (1828) il y a eu une peste qui a fait périr le tiers des habitants; elle a reparu l'année suivante, mais faiblement; les hommes les plus âgés se rappelaient qu'une peste s'était montrée dans leur jeunesse, ce qui me porte à penser qu'elle avait sévi soixante ans avant sa dernière invasion de 1828. Elle leur vient du nord ou du couchant, c'est-à-dire qu'ils craignent de l'avoir quand ils apprennent qu'elle est dans le Mazandereau ou à Mossoul et Bagdad (c'est une tradition); mais si elle n'était pas apportée, elle viendrait également; il n'y a que ceux qui fuient au loin et vers le sud-est qui sont sûrs d'éviter la maladie.

Kerintd. — Village curde à une journée environ de la frontière turque; le frère du gouverneur vient faire une visite avec les hommes les plus importants de l'endroit.

On se souvient que la peste s'est montrée énergiquement il y a huit à neuf ans; on avait été plus de cinquante ans sans l'avoir. Les Curdes des villages la croient contagieuse, et ne se laissent pas aborder par des pestiférés quand la peste règne.

Ici, avant de parler de Bagdad, où nous nous rendions, je dois dire deux mots de ce qui se passe sur le golfe Persique. Ceux des membres de l'ambassade qui passèrent à Bouchir et à Bassora ont noté que dans la première de ces villes, après avoir été soixante ans sans paraître, la peste enleva, en 1832, environ moitié de la population. A Bassora, les habitants disent que la peste revient rarement, une fois à peine pour chaque génération.

Elle régna énergiquement en 1832.

Bagdad. — Renseignements fournis par un Italien exerçant la médecine, par l'agent consulaire français, par les agents anglais et par des hommes du peuple.

La peste s'est montrée pour la dernière fois en 1831; elle régna plusieurs années; elle fut terrible, et enleva la moitié de la population ; des quartiers entiers ont été dépeuplés et sont restés abandonnés : depuis cette époque non seulement on formule le chiffre de trente ans comme périodicité, mais de plus la tradition dit qu'on a alternativement une peste très forte et une faible. On craint toujours pour la ville quand on apprend que la peste règne dans les provinces situées au nord-ouest; mais les fortes têtes ne prennent des précautions qu'à l'époque des retours, c'est-à-dire après une période de vingt-cinq à trente ans écoulés depuis la dernière peste. Si dans l'intervalle une peste revit quelque part, on se rassure en disant : C'est trop près de la dernière; nous ne l'aurons pas cette fois.

En 1831, la maladie offrait tous les caractères d'une maladie épidémique; elle attaquait certains quartiers, et malgré les communications fréquentes avec les quartiers épargnés, elle ne pouvait s'étendre.

La meilleure manière d'éviter les atteintes du mal était de

quitter la ville, car les quarantaines ne garantissaient que faiblement.

Arbèles. — Renseignements donnés par un molla et par le gouverneur, qui prend la peine de s'informer concernant la peste près de plusieurs personnes du pays.

La peste, que chacun connaît, a paru il y a huit ans (1832); elle a fait périr beaucoup de monde. Le molla, vieillard de soixante ans, a vu deux pestes : une dans sa jeunesse et la dernière. On peut être parfaitement rassuré pour un grand nombre d'années, m'a-t-il dit, pour trente ans environ, car il existe toujours un long intervalle entre une peste et une autre.

Mossoul. — Renseignements donnés par le consul anglais. Il y a douze ans, la peste a été terrible ; on la voit revenir après trente à trente-cinq ans ; on a l'opinion qu'elle est alternativement forte et faible.

De Mossoul jusqu'à Alep, je reçois des renseignements à Diarbekir, à Orfa, etc., etc. Il est clair pour moi que les retours deviennent plus fréquents, de sorte qu'Alep se regarde comme vouée à l'action du fléau tous les quinze à vingt ans, et la côte de Syrie, surtout au midi, moitié plus souvent environ.

Que conclure de l'ensemble de ces renseignements? Je pense que rigoureusement on peut avancer :

1° Que la peste ne passe pas une ligne que l'on tirerait de la mer Caspienne à l'embouchure du golfe Persique ;

2° Que, libre de se transmettre dans tous les sens de manière à parcourir toute la ligne depuis Trébisonde jusqu'à Téhéran, et depuis cette ville jusqu'à Alep, elle se contente de venir exercer ses ravages dans les lieux où elle ne s'est pas présentée depuis un certain laps de temps ;

3° Que ces laps de temps sont d'autant plus éloignés les uns des autres qu'on s'avance davantage au sud-est de Trébisonde et d'Alep;

4° Que les peuples, et les Persans particulièrement, croient que le fléau se présente toujours avec le caractère épidémique, ce qui les porte à se conduire de manière à éviter le fléau en adoptant, quand ils le peuvent, une mesure qui leur réussit : ils s'éloignent de la ville, vont au loin dans la montagne, et se croient beaucoup plus en sûreté que s'ils restaient au milieu de l'épidémie qui fait sentir son influence sur eux ;

5° Qu'ils reconnaissent la contagion ; mais, pour eux, elle n'est réellement à craindre qu'au temps d'épidémie : aussi fuient-ils pour n'être plus soumis aux deux conditions réunies (et en cela je suis parfaitement de leur avis, d'après ce que j'ai vu au Caire en 1835) ;

6° Qu'ils conservent de libres rapports avec les localités ravagées par le fléau, parce qu'ils n'ont pas remarqué qu'ils doivent le craindre par cela seul qu'il sévit dans une ville du voisinage, pensant qu'ils courent un danger inévitable lorsqu'est écoulé le laps de temps pendant lequel il y a ordinairement absence de peste.

—

N° VI.

Correspondance officielle de M. Ferdinand de Lesseps, *gérant du consulat général de France à Alexandrie, adressée à M. le ministre des affaires étrangères, depuis le* 2 *décembre* 1834 *jusqu'au* 26 *juin* 1835.

Alexandrie, le 2 décembre 1834.

« Monsieur le comte, le 20 du mois dernier, deux accidents de peste ont eu lieu dans cette ville ; depuis lors, ils se sont renouvelés journellement. Le relevé des bulletins sanitaires donne jusqu'à présent 28 attaques constatées, parmi lesquelles il y a eu 18 morts. Dans le nombre des individus qui ont succombé, on ne compte qu'un seul Européen. La commission consulaire de santé a redoublé de zèle dans ces circonstances difficiles : elle est parvenue, grâce à l'active coopération des autorités de la ville, à avoir connaissance des accidents aussitôt qu'ils se sont manifestés, et elle a employé les mesures les plus énergiques pour isoler les malades ou les personnes compromises, et pour mettre en quarantaine leurs habitations. Le total des morts de la journée d'hier s'élevait à 5 : c'est la plus grande mortalité qui ait encore eu lieu. Aujourd'hui, il n'y a eu aucun accident nouveau.

» La plupart des familles européennes se sont renfermées ; elles observent une stricte quarantaine.

» Je m'empresse, monsieur le comte, de transmettre à Votre Excellence ces tristes nouvelles, auxquelles le prompt départ d'un bâtiment de commerce pour Marseille ne me permet pas d'ajouter plus de détails.

» M. le consul général de France est parti depuis trois jours pour le Caire, où se trouvait déjà le vice-roi.

» Veuillez agréer, etc. »

Alexandrie, le 8 décembre 1834.

« Monsieur le comte, depuis la lettre que j'ai eu l'honneur d'adresser à Votre Excellence, le 2 de ce mois, nous avons continué à avoir journellement des cas de peste; mais, quoique le mal se soit déclaré dans différents quartiers de la ville, il a fait encore fort peu de ravages : il y a eu seulement 17 morts pendant les cinq jours derniers; le 3, 2; le 4, 2; le 5, 6; le 6, 2; le 7, 2, et aujourd'hui 2. On attribue généralement cet état stationnaire à la saison, qui n'est pas assez avancée pour permettre à la contagion de prendre plus de développement; il est aussi à présumer que toutes les mesures qui ont été employées contribuent également à en arrêter les progrès. On a peu d'espoir de se rendre entièrement maitre du mal : cependant la commission de santé, malgré toutes les difficultés que lui opposent le fatalisme et les préjugés religieux des musulmans, poursuit sa tâche avec vigueur. L'escadre du vice-roi et l'arsenal vont être mis en quarantaine. Jusqu'à présent, les marins et les ouvriers qui ont été en pleine communication avec la ville, n'ont eu parmi eux que deux accidents de peste.

» Les communications sont encore tout-à-fait libres entre Alexandrie et les autres villes de l'Égypte, dont la santé continue à être très bonne; et dans ce moment où des milliers de pèlerins de la Mecque, arrivés à Alexandrie de toutes les parties de l'empire ottoman, se rendent tous les jours au Caire, il est étonnant que pas un accident ne se soit manifesté en dehors des murs de la ville.

» Veuillez agréer, etc. »

—

Alexandrie, le 22 décembre 1834.

« Monsieur le comte, M. Mimant m'a laissé le soin de continuer à transmettre au département les informations qui peuvent être de nature à l'intéresser au sujet de la santé publique d'Alexandrie. En conséquence, j'ai l'honneur d'adresser à Votre Excellence le relevé des bulletins que publie chaque jour la commission consulaire de santé, et desquels il résulte que la peste a enlevé, depuis le 8 de ce mois, date de ma dernière dépêche, 46 personnes. Ainsi le mal n'a fait jusqu'à présent que peu de progrès; il ne s'est pas encore étendu au-delà des murs de la ville, malgré le passage des pèlerins, et quoique depuis quinze jours l'annonce d'un cordon sanitaire qui va être tiré autour d'Alexandrie ait fait partir au moins 400 familles indigènes, qui se sont dirigées vers l'intérieur du pays. Ce cordon sera probablement établi demain; les communications avec le Caire pour les passagers et les marchandises n'auront plus lieu que par Rosette, où l'on se rendra par mer, et où l'on a déjà destiné une grande caserne isolée pour faire la quarantaine. Les passagers seront soumis à une observation de quinze jours, et les marchandises susceptibles seront retenues pendant vingt-cinq jours. Les marchandises qui ne sont pas rangées dans la classe des susceptibles continueront à être envoyées par le canal de Mahmoudié, où elles seront transbordées sur des barques non compromises, au lieu du cordon, d'où elles poursuivront leur route. Le transbordement se fera dans le même endroit pour les passagers et les marchandises qui viendront de l'intérieur, et que l'on admettra librement.

» Toute l'escadre est en quarantaine depuis huit jours, ainsi que l'arsenal. La commission de santé, à laquelle le vice-roi a donné pleins pouvoirs, persévère dans les mesures prises à l'égard des habitants, malgré les réclamations qui ont été adressées au gouvernement. Je joins à cette dépêche copie d'une pétition des chefs de la loi, qui démontre combien les dispositions sanitaires rencontrent de difficultés chez les musulmans. Cependant, il a été pourvu par la commission au bien-être des pauvres, et tout individu qui n'a pas de moyen d'existence, et qui est mis en quarantaine forcée dans sa maison ou au lazaret, reçoit une subvention d'une piastre par jour.

» L'opinion de la presque universalité des médecins de cette ville assigne à l'importation le développement de la peste qui, depuis quarante jours environ, enlève çà et là quelques victimes éparses. Voici l'itinéraire que ces médecins lui ont tracé :

» Un navire grec, arrivé de Constantinople à Alexandrie, il y a environ cinq mois et demi, laissa, après l'expiration de sa quarantaine, deux hommes malades de son équipage dans le couvent grec, pour y être soignés. Deux médecins qui observèrent la maladie de ces marins les déclarèrent atteints de peste. Les relations établies entre les divers habitants de ce couvent et des blanchisseuses éthiopiennes, dont les cabanes sont voisines, transmirent la peste à ces négresses ou à leurs maris par leur intermédiaire. Ce n'est que deux mois après la mort des deux matelots grecs qu'on remarqua une augmentation notable de mortalité dans la population noire d'un petit village, ou plutôt d'un ramassis de cahutes situées près du couvent, dont quelques unes paraissent à peine au-dessus du sol, et d'autres s'élèvent à trois pieds au-dessus de son niveau. Cette population, dont les femmes font le métier de blanchisseuse, est entièrement composée d'esclaves noirs affranchis et de leurs familles. Le gouvernement local, désireux de connaître la cause de cette mortalité croissante, envoya un médecin expérimenté, qui reconnut tous les symptômes pestilentiels chez les malades qui lui furent présentés ; des mesures furent prises, mais elles ne réussirent pas à éteindre le foyer d'infection. Il est raisonnable de croire que les fortes chaleurs de l'été, pendant lesquelles la peste ne se propage pas d'ordinaire en Égypte, furent les seuls préservatifs qui nous en garantirent. Enfin, elle vient de reparaître, et, quoiqu'elle n'exerce pas de grands ravages, il semble qu'elle s'est établie d'une manière progressive qui fait craindre qu'elle ne cesse que vers le milieu de l'été prochain, saison de sa disparition régulière.

» Bien que je sois contraire à l'opinion de l'endémicité de la peste en Égypte, parce qu'elle ne me paraît pas suffisamment démontrée, je dois cependant consigner les croyances de ceux qui admettent cette opinion, et qui contestent l'itinéraire que je viens de tracer. Ils prétendent qu'il manque une foule de preuves à l'appui de la vérité de cet itinéraire; ils disent qu'il a été dicté par des opinions préconçues, ce qui n'arrive que trop souvent dans ces sortes de cas; ils demandent, en admettant qu'il fût prouvé que des communications aient existé entre le village des noirs et le couvent grec, pourquoi la population de ce petit village a été seule atteinte, malgré les rapports journaliers que cette population avait avec le reste des habitants d'Alexandrie. Ici, on serait obligé de reconnaître une prédisposition particulière chez les noirs, et un manque total de prédisposition chez la population arabe et européenne, qui n'a pas fourni un seul cas de peste à cette époque. Il faut observer aussi que ce n'est que deux mois environ après les accidents du couvent grec que les cas de peste ont été découverts chez les noirs; au surplus, cette maladie pouvait exister dans cette population longtemps avant qu'elle ait été découverte; mais ce n'est point prouvé.

Un docteur français, M. Rigaud, médecin et chirurgien de l'hôpital européen de cette ville, croit que la peste est endémique en Égypte, et qu'elle y est développée par le concours de circonstances atmosphériques inappréciables, mais reconnues indispensables à l'apparition et à la disparition de ce fléau. En effet, la peste a souvent été importée de Constantinople en Égypte, sans qu'elle s'y soit propagée, malgré la nullité des mesures sanitaires auxquelles on ne songeait pas encore. Ces conditions atmosphériques propres à développer la peste lui paraissent évidemment prouvées cette année, non seulement en Égypte, mais dans tout le Levant, qu'il vient de parcourir, et où il a vu régner une épizootie grave qu'il regarde comme pouvant être un précurseur de la peste. Cette épizootie a commencé par les chiens, et a été très meurtrière à Smyrne, dans les diverses îles de l'Archipel et en Égypte; de ces animaux, elle a passé aux troupeaux. On a remarqué dernièrement à Alexandrie que quelques uns des bœufs et buffles livrés à la boucherie pour y être vendus, étaient morts de charbon. On prétend même qu'un bubon a été remarqué chez un de ces animaux, bubon analogue à celui de la peste observée chez les hommes, Si on joint à ces observations les diverses causes d'endémicité de la peste en Égypte, alléguées par M. le docteur Pariset, et qui sont d'une grande valeur dans l'opinion médicale du docteur Rigaud, il s'ensuivrait que la peste peut se développer en Égypte sans y être importée. Nous verrons plus tard s'il jaillira quelque vérité utile du conflit des opinions médicales qui règnent dans cette ville.

» Veuillez agréer, etc. »

Relevé des bulletins sanitaires publiés par la commission consulaire de santé à Alexandrie, depuis le 9 *jusqu'au* 22 *décembre.*

DATES.	MORTS de peste.	ATTAQUES nouvelles.	SUSPECTS.	MORTS ordinaires.	MORTALITÉ générale.
9 déc. 1834.	5	3	»	4	9
10 — —	2	1	1	6	8
11 — —	1	2	1 mort.	11	13
12 — —	»	1	»	7	7
13 — —	3	2	3	12	15
14 — —	1	7	1	7	8
15 — —	5	»	1 mort.	9	15
16 — —	11	»	1	6	17
17 — —	2	»	»	12	14
18 — —	2	2	2	7	9
19 — —	3	2	1	7	10
20 — —	2	3	»	9	11
21 — —	6	2	»	14	20
22 — —	3	»	2	3	6
Totaux. . .	46	25	13	114	162

Alexandrie, le 20 janvier 1835.

« Monsieur le comte, le cordon sanitaire qui devait être tiré autour d'Alexandrie n'a été établi qu'aujourd'hui, à cause des difficultés qui se sont présentées à l'exécution, et des réclamations des autorités et des habitants de la ville. J'adresse à Votre Excellence copie de l'ordre du vice-roi, qui a suffi pour aplanir en peu de temps toutes les difficultés.

» Un négociant maltais, parti malade d'Alexandrie, est mort de peste, le 5 de ce mois, au Caire. Il avait communiqué librement pendant le voyage et après son arrivée ; tous les membres de sa nombreuse famille l'avaient assisté jusqu'à ses derniers moments sans prendre aucune précaution, et sans qu'il en soit résulté aucun accident. Cette circonstance et l'état sanitaire des autres parties de l'Égypte qui ont été jusqu'à présent en communication avec Alexandrie font penser à quelques médecins que la maladie actuelle est le résultat d'une infection locale; il est vrai de dire à l'appui de cette opinion que les personnes atteintes appartiennent en général à la classe pauvre et à celle des Maltais, les plus sales et les plus mal logés des habitants d'Alexandrie.

» Chargé pendant ce mois de la présidence de la commission consulaire de santé, j'ai proposé au gouvernement des mesures de salubrité qui, dans tous les cas, ne peuvent manquer de produire de bons effets. Ces mesures consistent: 1° à faire parfumer et exposer ensuite sur les terrasses ou dans les cours les effets existant dans les maisons de chaque habitant; 2° à faire enlever journellement les ordures qui s'accumulent dans les cours ou devant les maisons; 3° à faire blanchir à la chaux l'intérieur de toutes les habitations; 4° à désinfecter l'arsenal, où plusieurs accidents de peste avaient eu lieu, en parfumant et blanchissant à la chaux les ateliers et les salles, en faisant prendre un bain de mer aux ouvriers, et en distribuant à ces derniers de nouveaux habillements. Les autorités de la ville et les directeurs des établissements publics ont reçu les ordres les plus sévères pour faire exécuter toutes ces dispositions.

» J'ai fait transporter au lazaret beaucoup de familles maltaises compromises, au nombre de 120 personnes. Une collecte d'habillements a été faite parmi les Européens en faveur de ces malheureux, qui reçoivent en outre une subvention de 5 piastres par jour. Pendant le séjour qu'ils feront au lazaret, leurs maisons seront désinfectées.

» J'ai l'honneur de transmettre à Votre Excellence le relevé des bulletins sanitaires publiés depuis le 23 décembre jusqu'à ce jour, et un état des personnes qui ont été atteintes ou qui sont mortes de peste, depuis le 20 novembre jusqu'au 15 de ce mois, avec indication de leur nationalité et de leur profession.

» Veuillez agréer, etc. »

Alexandrie, le 18 février 1835.

« Monsieur le comte, j'ai l'honneur de transmettre à Votre Excellence le relevé des bulletins sanitaires d'Alexandrie, publiés depuis le 20 janvier jusqu'à ce jour. La mortalité générale de la ville, qui présente, pendant ces trente jours derniers, un total de 956, donne pour les cas de peste, en en déduisant une moyenne de 10 morts non suspects par jour, la quantité de 656. Ainsi la maladie est tout-à-fait en marche progressive; elle continue de ne frapper généralement que parmi le bas peuple et dans des quartiers ou dans des habitations malsaines, ou bien elle atteint quelques unes des personnes qui, par la nature de leurs devoirs, se soumettent à l'influence de l'infection. Le bachaga, chef de la police de la ville, et après lui son drogman, ont été attaqués. Ils sont actuellement guéris tous les deux. Il est remarquable que les chirurgiens et les infirmiers du lazaret, de l'hôpital de la marine et de l'hôpital européen, qui sont en contact continuel avec les pestiférés, aient tous été préservés jusqu'à présent. Seulement quelques attaques ont eu lieu chez les hommes affectés au service des enterrements.

» Les mesures sanitaires excitent toujours les clameurs des habitants d'Alexandrie. Je joins à cette dépêche copie d'une nouvelle réclamation qui a été adressée par eux à la commission de santé; ces plaintes ont engagé le vice-roi à écrire à son représentant à Alexandrie et à Boghos-Bey deux lettres, dont j'envoie également copie à Votre Excellence. Ces documents sont assez curieux et montrent la persistance de Méhémet-Ali dans tout ce qu'il entreprend. Par son ordre, les fanatiques chefs de la loi et les notables de la ville, qui avaient d'abord déclaré que les mesures sanitaires étaient incompatibles avec les préceptes du Koran, font tous actuellement quarantaine dans leurs maisons, à l'instar des Francs. Ils avaient été menacés de sept mois de *galère* s'ils ne donnaient pas le bon exemple.

» Malheureusement, il est certain maintenant que le fléau s'étend au-delà d'Alexandrie; plusieurs villages sur les bords du Nil et dans la province de Bahiré commencent à être décimés. Le Caire compte déjà des victimes, compromises par leurs relations connues avec Alexandrie. Les accidents y sont rares, il est vrai; mais dans une seule maison, celle du négociant maltais dont il a été question dans ma lettre du 20 janvier, trois frères de ce négociant et cinq domestiques ont succombé; un seul homme a survécu.

» L'escadre égyptienne va partir pour Candie. Les officiers contenaient avec peine les marins à bord de leurs vaisseaux; il a fallu user de rigueur pour réprimer des séditions qui ont eu à bord du vaisseau amiral et sur un autre bâtiment, dans le but de rompre la quarantaine.

» Les moyens d'assainissement qui ont été employés à l'arsenal ont parfaitement réussi. Il n'y a plus une seule attaque dans cet établissement.

» Veuillez agréer, etc. »

Alexandrie, le 14 mars 1835.

« Monsieur le comte, l'état sanitaire d'Alexandrie, loin de présenter une amélioration, devient chaque jour plus alarmant. Le fléau étend ses ravages avec rapidité et frappe actuellement dans toutes les classes. Il tue environ 200 personnes par jour.

» Le cordon sanitaire a été levé, et les quarantaines, dans les maisons particulières infectées, ne sont plus d'obligation. Chacun

se préserve comme il l'entend: seulement les mesures dont j'ai déjà fait connaître l'adoption ont été conservées dans les établissements publics, qui, jusqu'à présent, ont été garantis par l'isolement: ainsi l'hôpital de la marine, celui des troupes de terre, l'école de marine et l'arsenal, ont été exempts des atteintes de la maladie régnante. C'est un fait remarquable.

» Au milieu de la terreur qui s'est emparée de la plupart des esprits, à la suite de plusieurs accidents qui ont eu lieu dans des maisons européennes où les règles de la quarantaine passaient pour être observées, deux médecins français, MM. Rigaud et Aubert, se distinguent par leur courage et par leur dévouement. Bien différents de quelques médecins étrangers qui parcourent les rues et font leurs visites dans un attirail fait pour jeter l'épouvante, enveloppés d'un sarreau de toile cirée et armés d'un long bâton; eux, au contraire, vont à la recherche des malades en tâchant de leur inspirer de la confiance par leur contenance calme et tranquille, et ils les rassurent en les touchant et en restant auprès d'eux ; enfin, ne se contentant pas de prodiguer les soins les plus assidus à tous ceux qui les réclament, ils s'occupent avec ardeur de faire des recherches nécroscopiques sur une maladie encore si inconnue. Ils ont achevé aujourd'hui leur sixième autopsie.

» Au Caire, où la peste n'a point, il est vrai, la même intensité qu'à Alexandrie, puisqu'elle n'enlève que 4 ou 5 personnes par jour, les médecins français se conduisent également de la manière la plus honorable. L'un d'eux, le docteur Fourcade, a malheureusement péri victime de son zèle.

» Les nouvelles que je reçois sur l'état sanitaire de Rosette et de Damiette sont très satisfaisantes.

» J'aurai l'honneur d'adresser à Votre Excellence, par la prochaine occasion, le relevé des bulletins de santé publié depuis le 18 du mois dernier ; le prompt départ du bâtiment porteur de cette dépêche ne me permet pas de l'envoyer aujourd'hui.

» Veuillez agréer, etc. »

Alexandrie, le 15 mars 1835.

« Monsieur le comte, le bâtiment auquel j'ai remis mon rapport sanitaire en date d'hier ayant été retenu dans le port par les vents contraire, je puis encore profiter de cette occasion pour adresser à Votre Excellence l'état détaillé de la mortalité d'Alexandrie depuis le 19 février jusqu'à ce jour.

» La mortalité du Caire a été avant-hier de 80 ; elle est, en temps ordinaire, de 45 à 50. Dans cette ville, la petite-vérole fait dans ce moment plus de ravages encore que la peste, puisque le 13 on ne comptait que 2 ou 3 personnes mortes de cette dernière maladie, et 25 de la petite-vérole.

» J'ai appris que M. le consul général de France, qui avait quitté le Caire le 3 de ce mois, a rejoint le pacha à Melaoui-el-Arich, à 8 journées du Caire, sur les bords du Nil.

» Veuillez agréer, etc. »

Alexandrie, le 23 mars 1835.

« Monsieur le comte, j'ai l'honneur de transmettre à Votre Excellence le relevé des bulletins sanitaires d'Alexandrie et du Caire, du 7 au 23 mars. La peste parait devoir suivre à peu près la même marche dans les deux villes. Si, depuis plusieurs jours, il y a quelque diminution dans la mortalité d'Alexandrie, il faut plutôt l'attribuer à la diminution de la population qu'à toute autre cause. Pour donner une idée des ravages qu'a faits et que fait encore la maladie, il suffit de dire que sur les 60 officiers des compagnies qui sont renfermés dans l'arsenal, et dont les familles habitent la ville, un seul d'entre eux n'a pas perdu sa femme ou ses enfants. Le trésorier général du gouvernement, Guindj Osman Effendi, Turc aisé et vivant avec luxe, a vu mourir successivement chez lui tous les membres de sa famille, ses mamelouks et ses esclaves, au nombre de 23 personnes. Il a fermé hier sa maison et est allé se réfugier chez un de ses amis. Enfin, au consulat de France même, sur 4 domestiques arabes, j'en ai eu 3 qui ont été attaqués, 2 sont morts. Il est facile de juger d'après ces exemples combien la population malheureuse doit compter de victimes.

» Plusieurs accidents se sont également manifestés sur des bâtiments de commerce français chargeant des cotons. Deux matelots ont succombé, deux sont en voie de guérison, un cinquième a été atteint aujourd'hui; le capitaine d'un de ces bâtiments est lui-même attaqué. M. le docteur Rigaud, dont j'ai déjà signalé à Votre Excellence la belle conduite, s'est empressé de donner ses soins à tous ces marins; d'après ses directions, les navires compromis ont été désinfectés, et les cas de peste ne se sont plus répétés sur les mêmes bâtiments. Ce médecin m'a communiqué une lettre que vient de lui adresser le docteur Clot-Bey, et qui contient des observations sur la maladie régnante; j'ai pensé qu'elle pouvait offrir quelque intérêt, et j'en adresse une copie à Votre Excellence.

» Veuillez agréer, etc. »

—

Alexandrie, le 8 avril 1835.

« Monsieur le comte, la peste commence à diminuer d'intensité à Alexandrie, et les accidents ont tout-à-fait cessé depuis douze jours à bord des bâtiments de commerce français qui se trouvent dans le port. Nous avons perdu le capitaine d'un de ces bâtiments et 8 matelots.

» Votre Excellence trouvera ci-joint le tableau de la mortalité du Caire et d'Alexandrie depuis le 21 du mois dernier jusqu'au 7 avril; elle verra que, pendant que la maladie décroît dans cette dernière ville, elle prend tous les jours au Caire un caractère plus grave.

» L'exemple donné ici par deux médecins français a été suivi dans la capitale par M. Clot-Bey et par plusieurs de ses collègues, qui se dévouent au service des pestiférés sans prendre aucune précaution et avec un courage au-dessus de tout éloge. Jusqu'à présent les traitements qu'ils ont essayés n'ont pas toujours conduit à un résultat heureux pour la guérison des malades, mais la masse d'observations qu'ils recueillent ne peut manquer de jeter un grand jour dans une question encore si obscure. Le gouvernement doit livrer à ces médecins dix condamnés à mort sur lesquels ils tenteront des expériences en leur inoculant la maladie, dont ils pourront de cette manière suivre dès le début tous les progrès et déterminer la durée de la période d'inoculation. Les expériences qui ont été faites sur des chevaux et sur des chiens auxquels on a fait manger des portions de charbons extraites de cadavres humains, ont prouvé que ces animaux étaient susceptibles de contracter la peste par l'absorption du virus: ils ont eu des charbons et des bubons, et ils sont morts pour la plupart ayant à peu près les mêmes symptômes qui sont observés chez l'homme.

» Veuillez agréer, etc. »

BULLETIN de la mortalité d'Alexandrie et du Caire.

DATES.	MORTALITÉ D'ALEXANDRIE.	MORTALITÉ DU CAIRE.	OBSERVATIONS.
21 mars 1835.	»	127	Bien que la maladie paraisse depuis quelques jours perdre beaucoup de sa force à Alexandrie, cependant il y a dans ce moment, parmi les Européens, plus d'attaques qu'il n'y en a jamais eu, et ces attaques sont presque toutes mortelles. Parmi les Arabes, au contraire, plus de la moitié guérit.
22 — —	»	123	
23 — —	»	153	
24 — —	135	130	
25 — —	125	151	
26 — —	129	180	
27 — —	130	179	
28 — —	133	207	
29 — —	116	214	
30 — —	141	232	
31 — —	109	279	
1er avril —	135	288	
2 — —	120	315	
3 — —	96	335	
4 — —	100	357	
5 — —	103	»	
6 — —	95	»	
7 — —	83	»	

Alexandrie, le 22 avril 1835.

« Monsieur le duc, j'ai l'honneur de transmettre à Votre Excellence le relevé des bulletins sanitaires d'Alexandrie et du Caire, du 5 au 22 de ce mois. .

» Veuillez agréer, etc. »

BULLETIN de la mortalité d'Alexandrie et du Caire.

DATES.	MORTALITÉ D'ALEXANDRIE.	MORTALITÉ DU CAIRE.	OBSERVATIONS.
5 avril 1835.	»	371	D'après des renseignements recueillis par le consulat du Caire auprès des personnes chargées de percevoir les droits sur les enterrements, il paraîtrait que le chiffre des bulletins n'est point exact, et que, dès le 8 avril, le nombre des morts aurait dépassé 2,000. A Rosette, dont la population est de 7,000 âmes au plus, il meurt actuellement de 35 à 40 individus par jour. —L'agent consulaire de cette ville écrit qu'il a péri environ 2,000 personnes depuis la fin de février. A Damiette, on n'a encore signalé que deux accidents de peste : un dans la ville et un autre dans une barque venant du Caire.
6 — —	»	394	
7 — —	»	421	
8 — —	80	417	
9 — —	83	401	
10 — —	60	460	
11 — —	68	555	
12 — —	71	560	
13 — —	51	600	
14 — —	62	750	
15 — —	77	860	
16 — —	63	992	
17 — —	48	1,000	
18 — —	60	1,200	
19 — —	41	1,350	
20 — —	29	»	
21 — —	51	»	
22 — —	55	»	

—

Alexandrie, le 20 mai 1835.

« Monsieur le duc, l'épidémie qui depuis six mois moissonne les populations déjà si malheureuses et si rares de l'Égypte perd chaque jour de sa force à mesure que les chaleurs se font sentir. A Alexandrie, les accidents deviennent peu fréquents et isolés ; au Caire, le mal est aussi sur son déclin ; mais nous n'en serons entièrement débarrassés, suivant toute probabilité, que vers les derniers jours de juin. Cette année, la maladie a étendu ses ravages dans des lieux où rarement elle pénétrait autrefois ; elle a gagné la Haute-Égypte, jusque près de Thèbes, et a envahi la province de *Fayoum*, qui passait pour être à l'abri des atteintes du fléau. La seule ville de Damiette est encore saine ; des barques chargées de passagers et venant du Caire y sont pourtant admises ; quelques uns de ces passagers ont même péri en débarquant ; mais la contagion est venue mourir là, repoussée sans doute par l'influence atmosphérique.

» Nous avons perdu à Alexandrie et au Caire 450 Européens environ ; je ne parle pas des Grecs et des Maltais, dont 700 ont péri seulement ici.

» Le fléau a enlevé un vieux médecin français, M. Dussap, débris de l'expédition française en Égypte, qui exerçait depuis trente-cinq ans la médecine au Caire et qui jouissait de beaucoup de considération. Ce vieillard, doué d'une énergie extraordinaire et d'un dévouement peu commun à son âge, avait fait de sa maison une ambulance de pestiférés où il recevait, logeait et soignait tous les Européens malades qui lui étaient présentés. Il était aidé dans cette tâche honorable et périlleuse par trois jeunes saint-simoniens, dont deux ont succombé. Lui-même n'a pas tardé à être victime de ce que les Turcs, et Méhémet-Ali le premier, ont appelé de la folie. Avant de mourir, il avait vu expirer sa fille sous ses yeux.

» Les médecins français Clot-Bey, Bulard et Lachèze et le docteur Gaetani, auxquels sont confiés les malades du grand hôpital du Caire, se jettent dans tous les dangers de la contagion et de l'infection. Ils sauvent en général les deux tiers de leurs malades. Ainsi que je l'avais annoncé à Votre Excellence, le gouvernement leur a livré cinq condamnés à mort. Le virus pestilentiel a été inoculé à trois d'entre eux, comme on le pratique pour la vaccine : deux seulement ont été atteints de peste le troisième et le quatrième jour ; deux autres, qui avaient revêtu des chemises de pestiférés et qui en outre avaient couché dans des lits infectés, ont été attaqués le quatrième jour. Jusqu'à présent un seul de ces malheureux est mort.

» Les établissements publics du Caire et d'Alexandrie, les écoles et l'arsenal ont été préservés ; l'enfermement et les mesures hygiéniques ont parfaitement réussi.

» J'ai l'honneur de transmettre ci-joint à Votre Excellence un extrait des bulletins sanitaires du 20 avril au 15 mai.

» Veuillez agréer, etc. »

« *P. S.* du 21.

» Je joins ici un résumé de plus de soixante observations nécroscopiques qui m'a été communiqué par M. le docteur Rigaud, médecin de l'hôpital européen. »

BULLETIN de la mortalité d'Alexandrie, du Caire et de Rosette.

DATES.	MORTALITÉ D'ALEXANDRIE. Peste.	MORTALITÉ D'ALEXANDRIE. Maladies ordinaires.	DU CAIRE. — Peste.	DE ROSETTE. — Peste.	OBSERVATIONS.
1835.					
20 avril.	»	»	1,200	48	Les Européens, les juifs, les Coptes, les nègres et les militaires n'étant point mentionnés dans les bulletins du Caire, on peut, sans craindre de se tromper, ajouter un tiers en sus de la mortalité indiquée. La petite ville de Gizeh, située en face du Caire, sur la rive gauche du Nil, dont la population n'est que de 2,400 âmes, a perdu jusqu'à 60 personnes par jour. La garnison du Caire, faisant le service dans l'intérieur de la ville, ne s'élève pas à plus de 2,000 hommes. Sur ce nombre, 600, atteints de peste, sont entrés à l'hôpital de l'*Esbekié*. 400 sont sortis guéris par les soins des médecins français Clot-Bey, Bulard et Lacheze.
21 —	»	»	950	40	
22 —	»	»	746	50	
23 —	39	»	675	33	
24 —	29	»	760	41	
25 —	38	»	723	25	
26 —	24	»	760	36	
27 —	34	»	650	26	
28 —	26	»	718	33	
29 —	18	»	659	35	
30 —	15	»	718	36	
1er mai.	22	»	730	35	
2 —	12	»	716	29	
3 —	13	»	685	29	
4 —	16	1	653	21	
5 —	5	»	634	22	
6 —	24	2	638	16	
7 —	26	2	531	20	
8 —	22	»	575	17	
9 —	8	2	475	13	
10 —	19	4	437	10	
11 —	12	1	391	14	
12 —	10	1	364	11	
13 —	13	5	360	8	
14 —	12	7	344	14	
15 —	10	1	330	6	
16 —	9	4	350	7	
17 —	6	3	»	8	
18 —	6	2	»	6	
19 —	5	3	»	»	

Alexandrie, le 5 juin 1835.

« Monsieur le duc, l'Égypte approche du terme où elle sera délivrée, pour cette année du moins, d'une des plus horribles plaies qui l'aient jamais affligée. La peste a semblé vouloir cette fois regagner le temps perdu par dix ans de repos. On ne se souvient pas que dans les années les plus meurtrières elle ait frappé avec autant de violence que pendant les six mois qui viennent de s'écouler. Dans beaucoup de villages, on a vu disparaître plus de la moitié de la population, et là encore le fléau attaquait plus particulièrement les hommes de vingt à quarante ans, dédaignant les enfants, les infirmes et les vieillards. Tant de désastres ont eu nécessairement une grande influence sur les ressources de l'agriculture ; on dit que, dans les campagnes, bon nombre de produits sèchent sur pied et se perdent faute de bras pour les récolter. Quelque bien naîtra peut-être de tant de mal par la nécessité d'un changement de système dans un gouvernement qui aura besoin de ménager un peuple épuisé.

» La ville d'Alexandrie vient d'essuyer une perte qui a été vivement sentie par tous ses habitants : M. le docteur Rigaud, médecin d'un mérite distingué, attaché au consulat général et chargé du service de l'hôpital européen, dont je m'étais fait un devoir, en diverses occasions, de signaler à Votre Excellence la généreuse conduite, a péri au moment où il allait recueillir le fruit de ses travaux. Pendant toute la durée de la peste, son courage ne s'était pas démenti un seul instant ; les pharmaciens de son hôpital, les aides, les infirmiers, furent successivement attaqués, il resta seul obligé de pourvoir à tous les besoins, allant en outre donner ses soins aux gens les plus pauvres de la ville, dans les demeures les plus misérables. Il n'a pu résister à tant de fatigues, accrues encore par des recherches scientifiques destinées à jeter quelque lumière sur une maladie qu'il avait si bien étudiée et dont il a été une des dernières victimes. Ce médecin laisse sans fortune une veuve et trois enfants en bas âge. Tous les Français établis à Alexandrie se sont empressés d'adresser une lettre à M. le consul général de France pour le prier de solliciter de la bienveillance du gouvernement du roi un secours en faveur de cette famille malheureuse.

» Le tableau ci-joint fera connaître à Votre Excellence l'état de la mortalité du Caire et d'Alexandrie depuis le 17 mai jusqu'au 5 de ce mois.

» Veuillez agréer, etc. »

EXTRAIT des bulletins de la mortalité d'Alexandrie et du Caire.

DATES.	MORTALITÉ D'ALEXANDRIE. — Peste.	MORTALITÉ D'ALEXANDRIE. — Mortalité ordinaire.	MORTALITÉ DU CAIRE. — Peste.	OBSERVATIONS.
1835.				
17 mai.	»	»	240	On ne publie plus de bulletins à Rosette ; le fléau ne pouvait pas y exercer longtemps ses ravages, après y avoir enlevé en deux mois les deux cinquièmes de la population. Quelques accidents commencent à se manifester à Damiette. On a soin d'isoler les individus attaqués, ce qui est encore facile à cause de leur petit nombre. L'influence des chaleurs sera d'ailleurs probablement plus infaillible que des précautions employées tardivement.
18 —	»	»	236	
19 —	»	»	234	
20 —	3	7	190	
21 —	6	3	227	
22 —	6	2	168	
23 —	7	3	158	
24 —	4	3	169	
25 —	5	4	135	
26 —	3	3	107	
27 —	4	2	119	
28 —	1	4	92	
29 —	1	2	89	
30 —	3	2	95	
31 —	3	7	80	
1er juin.	2	4	85	
2 —	1	3	90	
3 —	3	7	»	
4 —	4	8	»	
5 —	»	»	»	

EXTRAIT des bulletins de la mortalité d'Alexandrie et du Caire.

DATES.	MORTALITÉ D'ALEXANDRIE. — Peste.	D'ALEXANDRIE. — Maladies ordinaires.	DU CAIRE. — Peste.	OBSERVATIONS.
1835.				
17 mai.	»	»	240	On ne publie plus de bulletins à Rosette; le fléau ne pouvait pas y exercer longtemps ses ravages après avoir enlevé en deux mois les deux cinquièmes de la population. Quelques accidents commencent à se manifester à Damiette. On a soin d'isoler les individus attaqués, ce qui est encore facile, à cause de leur petit nombre. L'influence des chaleurs sera probablement plus infaillible que des précautions employées tardivement.
18 —	»	»	236	
19 —	»	»	234	
20 —	3	7	190	
21 —	6	3	227	
22 —	6	2	168	
23 —	7	3	158	
24 —	4	3	169	
25 —	5	4	135	
26 —	3	3	107	
27 —	4	2	119	
28 —	1	4	92	
29 —	1	2	89	
30 —	3	2	95	
31 —	3	7	80	
1er juin.	2	4	85	
2 —	1	3	90	
3 —	3	7	»	
4 —	1	8	»	
5 —	2	5	»	

—

Alexandrie, le 16 juin 1835.

« Monsieur le duc, j'ai l'honneur de transmettre à Votre Excellence un relevé des bulletins de la mortalité d'Alexandrie et du Caire, depuis le 3 de ce mois jusqu'à ce jour.

» Veuillez agréer, etc. »

EXTRAIT des bulletins de la mortalité d'Alexandrie et du Caire.

DATES.	MORTALITÉ D'ALEXANDRIE. — Peste.	MORTALITÉ D'ALEXANDRIE. — Mortalité ordinaire.	MORTALITÉ DU CAIRE. — Mortalité générale.	OBSERVATIONS.
1835.				
3 juin.	»	»	55	Le gouverneur du Caire a déclaré qu'il était mort dans la capitale pendant la durée de la peste 75,000 personnes. Par suite de cette grande mortalité, les autorités avaient été dans le cas de fermer 6,000 maisons restées vides. Depuis plusieurs jours on ne remarque plus d'attaques parmi les Européens à Alexandrie.
4 —	»	»	41	
5 —	»	»	49	
6 —	1	3	73	
7 —	4	5	45	
8 —	2	4	48	
9 —	5	5	45	
10 —	5	3	49	
11 —	3	2	44	
12 —	1	3	34	
13 —	2	6	47	
14 —	3	5	30	
15 —	5	»	»	
16 —	3	6	»	

—

Alexandrie, le 26 juin 1835.

« Monsieur le duc, j'ai la satisfaction de vous annoncer que depuis trois jours aucun accident de peste ne s'est manifesté dans la ville d'Alexandrie ni dans ses environs; la plupart des familles européennes se sont déjà mises en libre pratique. L'état sanitaire de la capitale, qui s'était beaucoup amélioré dès le 16 de ce mois, date de ma dernière dépêche, est actuellement tout-à-fait satisfaisant: la mortalité n'y dépasse point le chiffre ordinaire.

» Le vice-roi a quitté sa retraite de Choubra, où il avait fait quarantaine, pour aller habiter son palais à la citadelle; il se dispose à faire une tournée dans la province du Delta avant de revenir à Alexandrie.

» Veuillez agréer, etc. »

—

Copie d'une lettre ministérielle, en date du 9 *juin* 1845, *adressée à M. le secrétaire perpétuel de l'Académie royale de médecine.*

« Monsieur, l'Académie royale de médecine est informée des ravages que la peste exerce depuis quelque temps en Égypte et dans quelques autres contrées du Levant.

» Les médecins français établis en Égypte ont montré dans cette circonstance un zèle et un dévouement au-dessus de tout éloge ; ils se sont livrés à des recherches et à des expériences qui pourront offrir des résultats utiles à la science, et sur lesquelles on trouve quelques détails dans une lettre adressée au ministre des affaires étrangères par le consulat de France à Alexandrie.

» Je crois devoir vous adresser une copie de cette lettre, en vous invitant à la mettre, si vous le jugez convenable, sous les yeux de l'Académie. J'ai prié M. le ministre des affaires étrangères de me communiquer toutes les notes ou observations qui pourraient lui être transmises de la part des médecins qui sont à même d'étudier la peste sur le théâtre de ses ravages. Je m'empresserai de faire part de ces documents à l'Académie royale de médecine aussitôt qu'ils me parviendront. Si l'Académie jugeait à propos d'adresser quelques questions aux médecins français qui ont eu occasion d'observer et de traiter la peste en Égypte, je me chargerai très volontiers de les leur faire parvenir par l'intermédiaire de M. le ministre des affaires étrangères.

» Agréez, etc.

» *Signé* Cte DUCHATEL,

» Ministre de l'intérieur. »

N° VII.

Mémoire adressé à M. le ministre de l'agriculture et du commerce, à la suite d'une mission remplie en Orient, par le docteur Louis Delaporte, *chirurgien de la marine royale au port de Brest.* (Lu à l'Académie le 19 octobre 1841.)

Monsieur le ministre, au commencement de l'année dernière, Votre Excellence me confia la mission de faire des recherches sur la peste orientale dans les diverses parties de l'empire ottoman. C'est le résultat de ces recherches que j'ai l'honneur de vous adresser aujourd'hui.

Après avoir visité Constantinople, Smyrne, une partie de la Syrie, je m'étais rendu à Alexandrie, où la maladie sévissait avec quelque intensité, désirant compléter par des expériences le plan de recherches que je m'étais tracé et que vous aviez accueilli.

Mais au moment où l'intendance sanitaire, dont je ne saurais trop rappeler les procédés bienveillants, venait d'autoriser mon séjour dans l'hôpital des pestiférés, je fus atteint par l'épidémie avec assez de violence pour que ma vie se trouvât compromise, et qu'après plusieurs mois ma santé fût à peine rétablie.

Cette circonstance justifiera près de vous, monsieur le ministre, les imperfections de mon travail et le retard apporté à sa rédaction.

Appelé à étudier le fléau, soit au point de vue de l'observation médicale, soit dans ses rapports avec l'hygiène administrative, j'ai d'ailleurs, autant que ma position l'a permis, fait servir à cette double investigation un séjour de deux mois au lazaret d'Alexandrie dans des relations avec les autres victimes de l'épidémie.

Cependant l'objet essentiel de ma mission étant d'étudier les faits sur lesquels repose le système sanitaire actuellement établi, l'examen de ces faits formera la matière presque exclusive de ce mémoire, en suivant l'ordre tracé par les instructions de Votre Excellence.

(1) Voyez *Bulletin de l'Académie royale de médecine.* Paris, 1844, t. IX, p. 1084 et suiv.

CHAPITRE PREMIER.

Des foyers de la peste.

La peste n'a pas été inconnue aux anciens. Les textes de l'Écriture, ceux des historiens et des médecins de l'antiquité, témoignent de son existence aux époques les plus reculées.

Les livres saints nous la montrent en Égypte et en Syrie. Hippocrate trace avec sa supériorité accoutumée le tableau de la constitution pestilentielle (1). Le mot *peste* se retrouve presque à chacune des pages des historiens de Rome et de la Grèce.

Vainement, pour démontrer son apparition toute moderne en Égypte, cherchera-t-on des armes dans les traditions qui proclament l'extrême pureté de l'air et la salubrité de son climat. Vainement objectera-t-on qu'il n'est fait mention d'aucune épidémie pendant les cent douze années de l'occupation par les Perses, pendant les trois siècles que régna la dynastie des Ptolémées, pendant la plus grande partie de la domination romaine. En acceptant ces faits, nous ne saurions accepter la conclusion qu'on a voulu en tirer, c'est-à-dire la non-existence de la peste avant le VIe siècle de l'ère chrétienne.

Si Hérodote et Strabon, à plusieurs siècles de distance, ont vanté la salubrité de l'Égypte, il ne faut pas perdre de vue que l'époque à laquelle ils écrivaient était pour ce pays celle d'une civilisation très avancée. L'hygiène publique avait même atteint chez les Égyptiens un degré de perfection que nous aurions peut-être à envier. Mais cette civilisation avait eu, comme toutes les autres, un lent et laborieux enfantement. Bien des siècles s'étaient écoulés avant qu'on creusât ces canaux dont l'admirable système fertilisait et assainissait le sol, avant que la pratique des embaumements, soit comme acte religieux ou mesure hygiénique, eût été appliquée non seulement à l'homme, mais encore à une foule d'animaux, et, ces grandes pensées une fois réalisées, avant que les peuples eussent recueilli les premiers bienfaits de leur réalisation. Or, c'est à une époque rapprochée des premiers jours de la civilisation égyptienne que les livres saints nous montrent la peste dans toute sa puissance de destruction. Et je dois répon-

(1) *Œuvres d'Hippocrate*, trad. par E. Littré. Paris, 1841, tome III, *Épidémies*, liv. III, pag. 1 et suiv.

dre ici à quelques objections dirigées contre leur témoignage.

Deux médecins justement célèbres, et dont les éloquents mémoires ont produit sur nous une vive impression, font observer que le nom de *peste* a été appliqué indistinctement par les anciens à toute épidémie meurtrière; qu'il l'a été entre autres à l'épidémie d'Athènes, dans laquelle une saine critique, jugeant sur les descriptions de Thucydide et de Lucrèce, ne saurait cependant reconnaître les symptômes caractéristiques de la peste orientale.

Mais cette remarque, qui nous paraît fondée pour ce cas particulier et pour plusieurs autres, n'est pas applicable au texte des Écritures; car le mot *peste*, isolé quelquefois, s'y rencontre aussi avec l'indication de ses symptômes les plus ordinaires, le charbon, *carbunculus*. Elle s'annonce par la tumeur, le frisson et la fièvre, *tumore, frigore et febre*, et, chose non moins remarquable, devant elle marchent la guerre et la famine, ces deux fléaux qui dans les temps modernes en ont encore été les fréquents précurseurs.

Je crains donc qu'en contestant l'existence de la peste dans l'antiquité égyptienne, nos savants collègues n'aient cédé à l'influence d'idées préconçues, ainsi qu'à la séduction bien naturelle d'une théorie à la fois brillante et consolante. J'ajouterai que reconnaître dans les embaumements une mesure d'hygiène appliquée sur l'échelle la plus étendue, c'est établir implicitement l'antiquité de la peste en Égypte, de telles institutions ne pouvant émaner que de grandes catastrophes contre le retour desquelles les peuples ont cherché à se défendre.

Quant au silence des historiens, il n'est pas aussi complet qu'on l'a prétendu. Ainsi Quinte-Curce parle d'une fièvre de mauvais caractère qui se répandit dans l'armée d'Alexandre à la suite de la famine.

Qu'était en réalité cette fièvre? Qu'étaient ces maladies *inconnues* dont Hérodote lui-même fait mention? Pourquoi cet avertissement de la sibylle : « Soldat romain, prends garde à l'Égypte? » Tout cela ne peut-il pas se rapporter à la peste? Enfin serait-il moins logique d'ametttre ce rapport, que de refuser au mot *peste* et *pestilentiel*, avant le VIe siècle, la signification qu'ils ont eue depuis ?

D'autre part, Hippocrate, en signalant ces tumeurs de l'aine qu'on a regardées comme l'expression possible de l'infection syphilitique, nous les montre à côté de symptômes qui certes n'ont jamais été ceux de la syphilis, qui forment au contraire le cortège habituel de la peste orientale, et dont l'exposé succède comme par un enchaînement nécessaire au tableau de la constitution pestilentielle.

Enfin Papon, si consciencieux dans ses recherches, mentionne deux pestes bien caractérisées avant celle de 552, qui, dans le *système* de MM. Pariset et Lagasquie, serait la première dont l'expression symptomatique n'eût pas été douteuse. L'une de ces épidémies, ayant pour symptômes des charbons d'un très mauvais caractère, parut en Orient sous le règne de Dioclétien. L'autre ravagea Marseille en 503, caractérisée par des bubons inguinaux.

Considérons donc le fait de cette existence antérieure de la peste comme *acquis* à la science, et passons à une autre question qui intéresse au plus haut degré la législation sanitaire.

L'Égypte est-elle le foyer unique et primitif de la peste ? Doit-on regarder Constantinople comme un foyer purement secondaire ?

Des recherches qui m'étaient prescrites pour arriver à des résultats de quelque valeur, les unes, faites sur les lieux, ne m'ont fourni que des données contradictoires : Constantinople accuse l'Égypte ; l'Égypte accuse Constantinople ; Smyrne les accuse toutes deux.

Ces témoignages contraires des localités rivales, nous les retrouverons dans les écrits des voyageurs et des médecins modernes ; car cette question d'origine ne paraît pas avoir occupé les anciens, et ils ne nous ont rien laissé qui pût aider à la résoudre. Quant aux modernes, les uns, comme Prosper Alpin au XVIe siècle, le chevalier Butel, Volney, Sonnini, Savary, etc., et tout récemment notre honorable ami le docteur Grassi, se sont efforcés de laver l'Égypte du reproche d'engendrer la peste. Rien de plus explicite que leurs assertions. Ainsi Prosper Alpin affirme que la peste n'est point originaire de cette contrée, qu'elle y vient de Grèce, de Barbarie et de Syrie. « L'Égypte, dit Butel, loin d'être, comme beaucoup d'écrivains l'ont prétendu, le berceau de la peste, est plutôt le rendez-vous de celles du Levant, qui viennent y expirer. » Il paraît constant, dit Volney, que son vrai foyer est Constantinople, qu'elle s'y perpétue par l'aveugle négligence des Turcs. Olivier, agent du directoire exécutif, la fait venir également de cette ville, par le moyen des pelleteries que le commerce fait passer à Alexandrie. Enfin j'ai sous les yeux un état dressé par le docteur Grassi, médecin de l'intendance sanitaire d'Alexandrie, duquel il résulte que de 1834 à 1837, la peste a été dix fois introduite dans le lazaret de cette ville par la voie de mer, et huit de ces importations sont attribuées aux provenances de Constantinople.

Les autres, au contraire, attribuent à la peste une origine exclusivement égyptienne : tels sont Paris, Fodéré, Desgenettes, MM. Larrey, Pariset, Lagasquie et Roche. M. de Ségur-Dupeyron, inspecteur des établissements sanitaires, semble aussi se ranger à cette manière de voir.

Les défenseurs de la salubrité de l'Égypte ont beaucoup insisté sur le témoignage d'Hérodote et de Strabon; mais, encore une fois, il ne peut infirmer celui des époques antérieures, et le texte des Écritures est formel. La peste, objectent-ils encore, devenue plus fréquente en Égypte depuis la conquête musulmane, ne s'y montre parfois qu'à des intervalles fort éloignés. Ainsi, dix années s'étaient écoulées sans aucune apparence de cette maladie, lorsqu'elle éclata en 1834. Donc elle n'est pas endémique..... Nous demanderons pourquoi elle a paru dans la plupart des années précédentes, pourquoi dans chacune de celles qui ont suivi, pourquoi depuis des siècles elle y éclate simultanément dans des localités séparées par de grandes distances. Certes, il n'est personne qui songe à contester l'endémicité de la fièvre jaune dans les Antilles, ainsi que certaines parties du continent d'Amérique, et cependant l'on observe aussi de longs intervalles entre ses apparitions.

Je doute d'ailleurs, et toutes les personnes qui connaissent les pays et le caractère musulmans seront de mon avis, qu'avant l'établissement du système sanitaire, soit en Égypte, soit dans les autres provinces de l'empire ottoman, il fût possible de constater la peste, lorsque les cas étaient sporadiques. Je dirai même qu'aujourd'hui encore plusieurs de ces cas doivent échapper aux investigations de l'autorité sanitaire, par la difficulté de vaincre des répugnances puisées dans les préjugés religieux. Il y a en outre incompétence d'une partie des agents appelés à visiter les malades ou les morts, c'est-à-dire des barbiers et des femmes, qui, sous le titre de *connaisseurs de peste*, sont adjoints aux médecins européens près des commissions sanitaires. Enfin, d'autres obstacles naissent de l'éloignement et des communications difficiles ou mal établies par lesquelles certaines localités sont soustraites à l'action administrative. J'en ai eu la preuve pendant mon séjour en Syrie. Deux soldats de la garnison de Jérusalem succombèrent à peu de jours de distance sans qu'aucun rapport en fît mention. La peste régnait en même temps aux environs de Nazareth, et ce ne fut qu'après plusieurs décès que l'avis en parvint à l'autorité de Jaffa. Ajoutons que les archives de l'intendance sanitaire d'Alexandrie contiennent la preuve que, depuis 1834, il s'est à peine écoulé un mois de chaque année où l'on n'ait signalé dans cette ville quelque accident de la peste. On est donc fondé à établir que pendant ces dix années d'immunité prétendue, la maladie a pu procéder par attaques partielles, sans que celles-ci aient été connues ou divulguées. Pour moi, je ne mets pas en doute, et je m'appuie ici de l'opinion du docteur Lachèze, l'un des hommes les plus compétents dans la question qui nous occupe, je ne doute pas, dis-je, que les mêmes recherches n'eussent amené plus tôt les mêmes résultats.

Reste l'argument de l'importation par les provenances maritimes de la Turquie, argument auquel je trouve une première réponse dans les relations de l'expédition anglaise en Égypte, par sir Robert Wilson. « Longtemps, y est-il dit, on a supposé que la peste était transportée de Turquie par des navires chargés de vieux habillements, débarqués à Alexandrie pour y être vendus. Mais ces raisons et d'autres semblables ne peuvent plus être alléguées, puisque la peste a pris annuellement naissance en Égypte pendant les quatre dernières années, quoique aucune communication n'ait été possible, et même a commencé par la Haute-Égypte. »

Une réponse non moins péremptoire nous est fournie par ce fait très remarquable, que depuis l'organisation du système sanitaire en Égypte, et son application avec une rigueur inconnue dans nos lazarets d'Europe, la peste n'a pas cessé de s'y montrer, et qu'en ce moment encore elle y règne avec une grande intensité.

Mais s'il nous est démontré que la peste peut naître spontanément en Égypte, qu'elle s'y développe sans l'intervention d'un principe apporté du dehors, tantôt sporadique, tantôt épidémique, devons-nous conclure qu'elle en est le foyer unique et nécessaire ? Accuser l'Égypte pour expliquer sa présence à Constantinople, n'est-ce pas faire abus de l'adage *post hoc, ergo propter hoc?* A-t-on d'ailleurs rendu palpable le lien qui rattacherait l'effet à sa cause supposée ? non, sans doute. On s'est borné à reproduire le fait, très peu concluant selon nous, de la coïncidence des premiers accidents de la maladie avec l'arrivée de navires provenant des ports d'Égypte. Je dis qu'il est peu concluant, je dois ajouter qu'il manque d'exactitude. En effet, nous lisons dans un ouvrage rempli de curieuses observations (celui de M. le docteur Brayer), que l'apparition de la peste dans cette capitale précède quelquefois de plusieurs semaines l'arrivée des convois auxquels on attribue l'importation.

Nous avons déjà mentionné la peste qui éclata en Orient sous le règne de Dioclétien, mais rien n'indique qu'elle ait commencé par l'Égypte. Procope, qui a décrit la fameuse épidémie du VIe siècle, lui donne, à la vérité, cette contrée pour point de départ; mais Évagre, historien de la même épidémie, la fait venir d'Éthiopie. Butel regarde aussi la peste comme importée à Constantinople; mais ce n'est plus l'Égypte, c'est l'Asie-Mineure qu'il lui assigne pour berceau. M. de Ségur-Dupeyron a cherché à établir que, depuis le commencement du siècle dernier, la peste n'a jamais affligé les pays musulmans qu'après avoir préalablement régné en Égypte; mais ses déductions, fussent-elles sans réplique, ne seraient point applicables aux siècles précédents.

En résumé, nos recherches ne nous fournissent aucun fait confirmatif d'une origine exclusivement égyptienne, aucun fait à l'appui de l'opinion qui ne voit dans Constantinople qu'un foyer secondaire.

CHAPITRE II.

Des causes de la peste.

Pour étudier méthodiquement les causes dont l'action semble le plus appréciable dans la production de la peste, nous les diviserons en hygiéniques, efficientes et individuelles.

SECTION PREMIÈRE. — *Causes hygiéniques.*

Foyer d'infection. Cette cause est une de celles que l'histoire de la science nous montre comme ayant été le plus souvent invoquée.

Beaucoup d'observateurs assignent aux foyers d'infection ce rôle essentiel dans la production de la peste. Ils en font le fait capital autour duquel tous les autres faits invoqués se groupent au simple titre d'auxiliaires.

Miasmes se dégageant de ces foyers, empoisonnement miasmatique, altération du sang : tel est l'ordre successif des phénomènes dans cette théorie, à laquelle je ne suis pas éloigné de me ranger.

J'ai, en effet, constaté l'existence de puissants foyers d'infection dans chacune des localités que j'ai parcourues.

L'Égypte, considérée d'une manière générale, présente l'immense foyer formé par le Delta à la suite de l'inondation.

Alexandrie, les lacs Mad'hée et Maréotis en dehors de son enceinte, les rivages infects de ces deux ports, principalement du Port-Neuf ; les eaux qui croupissent dans les citernes, dans les rues ; ses bazars, ses okels, son quartier central, ses nombreux villages dont les baraques amoncelées, construites en terre, sans autre ouverture qu'une porte élevée à peine de 3 pieds au-dessus du sol, abritent chaque nuit, dans leur étendue de quelques pieds carrés, les nombreuses familles des marins, des soldats et des ouvriers de l'arsenal.

Jaffa, des terrains marécageux au dehors; au dedans, des rues étroites, tortueuses, encombrées d'immondices.

Smyrne, ses égouts mal entretenus, infectant les quartiers qu'ils parcourent et le littoral déjà trop insalubre auquel ils viennent aboutir, les cimetières intérieurs, les mares d'eau stagnantes, le canal du Mêlé dans la plus grande partie de son cours.

Constantinople, les dépôts fangeux des rivières Cydaris et Barbysès au fond du port, le ravin qui sépare les collines de Péra et de San-Dimitri, lequel reçoit toutes les immondices des villages situés sur ses bords; l'embouchure de ce ravin près du port, où pendant l'été les mêmes immondices s'accumulent dans une grande étendue faute d'impulsion suffisante ; les quartiers situés entre le pied des collines centrales et le mur d'enceinte; les khans qui servent de logement aux voyageurs; les rivages d'Orta-Keïn et de Kourou-Tchesmé sur la rive européenne du Bosphore.

Une partie de ces conditions se retrouve à Tchesmé, Rhodes, *Larnaca*, Jérusalem. Partout j'ai vu des rues étroites, tortueuses, le plus souvent sans pavés, dont les crevasses recèlent des eaux croupissantes; partout dans les villes et dans les campagnes des habitations insalubres par leurs matériaux, insalubres par leur disposition et l'incurie de ceux qui les habitent, même les maisons des riches, dont les servitudes placées au rez-de-chaussée sont toujours obscures et humides; partout des sépultures faites à l'encontre des plus simples lois de l'hygiène, partout des matières animales et végétales se décomposant à la surface du sol et jusque dans l'intérieur des habitations.

Mais cette première cause, ces foyers à étendue variable qui peuvent être formés par une vaste contrée, ou bien par une seule ville, un seul village; et dans cette ville ou ce village par une seule rue, une seule maison ; cette cause, dis-je, réclame, pour être mise en jeu, le concours d'autres agents énergiques.

Humidité. L'humidité d'abord pour dissoudre les matériaux d'infection, c'est-à-dire les substances animales et végétales et leur fournir les éléments propres à les réduire en gaz : or, cette condition ne manque pas à l'Égypte.

A Constantinople, l'hiver est très pluvieux, et pendant la saison pestilentielle l'humidité de l'atmosphère se révèle par des brouillards épais, d'un blanc sale, qui s'élèvent au-dessus de la mer de Marmara.

Dans l'histoire des pestes qui ont ravagé l'Europe, on trouve nombre de fois la mention de pluies et d'inondations extraordinaires. On m'écrivait de Salonique, le 9 juillet 1837 : « La saison actuelle, qui devrait arrêter le mal, semble, au contraire, le favoriser. Il est vrai qu'au lieu des chaleurs habituelles des mois de juin et de juillet, nous avons des pluies continuelles et une humidité inconcevable. »

Chaleur. Le rôle de la chaleur n'est pas moins important. C'est sous son influence que s'opère la fermentation des matériaux des foyers, et par suite leur décomposition. Mais quel sera le degré nécessaire ? La situation géographique des lieux établit sous ce rapport des différences qu'il est important de signaler. En Égypte, par exemple, on voit commencer la peste au-dessous de 16 degrés de Réaumur, tandis qu'à Constantinople elle semble exiger 25 ou 30 degrés « Cette bizarrerie apparente, dit Volney, s'explique par un même principe. L'*hiver détruit la peste à Constantinople*, parce que le froid y est très rigoureux. L'été l'allume, parce que la chaleur y est humide, à raison des mers, des forêts et des montagnes voisines. En Égypte, l'hiver fomente la peste, parce qu'il est humide et doux. L'été la détruit, parce qu'il est chaud et sec. Il agit sur elle comme sur les viandes, qu'il ne laisse pas pourrir. La chaleur n'est malfaisante qu'autant qu'elle se joint à l'humidité. »

L'explication de Volney nous paraît plausible. Nous savons, en effet, qu'en Égypte la période décroissante de la peste répond aux mois de *juin*, *juillet*, *août* et *septembre*. Nous savons également que l'abaissement de celle-ci au-dessous de *zéro* exerce sur la marche de la maladie une action analogue, c'est-à-dire qu'il arrête ses progrès ou la fait disparaître.

Vents. On a signalé aussi l'influence des vents sur la marche ou l'origine des épidémies.

A Constantinople, le règne des vents de nord, dits tramontana, est une garantie de sécurité, tandis que le vent de sud ou scirocco précède ou accompagne l'invasion de la peste. En Égypte elle atteint son *maximum* d'intensité pendant les mois de *février*, *mars* et *avril*, alors que les vents tiennent surtout des rumbs de midi. N'est-ce pas dans cette corrélation des vicissitudes épidémiques avec la direction variée des vents qu'il faudrait chercher l'explication de la croyance des Smyrniotes au peu de danger de la peste qui vient de Constantinople, et au danger très grand de la peste égyptienne?

Ces vents agissent sans doute en déterminant des orages, des pluies abondantes, de grandes chaleurs, en produisant, en un mot, la condition atmosphérique, *chaleur humide*, et puis aussi par leur passage au-dessus des foyers d'infection, en se chargeant des molécules miasmatiques dont l'absorption engendre la maladie.

Électricité. La part de l'électricité est encore à faire dans la production de la peste. Mais cette part n'est-elle pas réelle? Les gaz délétères émanés des différents foyers n'auraient-ils pas besoin de cet adjuvant pour donner à la maladie son caractère propre? N'est-ce pas par sa présence en excès dans l'atmosphère que se trouveraient produites d'abord la sensibilité et ensuite l'engorgement des glandes lymphatiques? Sous son influence ne se passerait-il pas dans l'économie aux prises avec la peste quelque chose d'analogue au travail de décomposition des substances animales, si rapide pendant les orages? Enfin, l'électricité n'aurait-elle pas son rôle dans ces caprices de l'épidémie qui épargne ou qui frappe sans raison apparente, qui s'arrête dans d'étroites limites ou franchit d'un bond les plus grandes distances?

Si dans l'état actuel de la science aucune réponse satisfaisante n'est possible, du moins faut-il convenir qu'aucun sujet de recherches n'ouvre un champ plus vaste, et n'offre plus d'intérêt que celui-là.

SECTION II. — *Causes efficientes.*

Circumfusa. L'action d'un soleil brûlant a suffi quelquefois pour déterminer la peste. On ne saurait donc éviter avec trop de soin l'insolation prolongée.

Percepta. Parmi les affections morales, la *terreur* est sans contredit celle dont l'influence est le moins contestable sur le développement de la maladie. C'est elle qui rend si graves la plupart des accidents qui se déclarent chez les Francs, et en particulier chez les Méridionaux. Sur 10 Grecs qui furent traités l'année dernière au lazaret d'Alexandrie, 9 succombèrent. Le seul qui se rétablit était un pauvre mendiant estropié que sa misère et ses infirmités rendaient fort insoucieux sur l'issue de sa maladie.

Ingesta. Les écarts ou le brusque changement de régime sont indiqués avec raison comme une puissante cause déterminante. Mais l'insuffisance et la mauvaise qualité des aliments peuvent devenir des causes productrices au même titre que les foyers d'infection. Or, ces causes sont permanentes en Orient. « A Constantinople, dit M. Brayer, beaucoup de familles, par pauvreté, par habitude ou par économie, se nourrissent de moules ramassées en grande quantité auprès de l'arsenal, de poisson quelquefois gâté, de chair de mouton mal nourri, chétif et souvent malade. » La misère du fellah égyptien le condamne à une alimentation non moins insalubre. Des viandes putréfiées sont vendues dans les bazars d'Alexandrie. La peste de Morée; en 1828, fut, sans doute, le résultat de la famine. Je n'oublierai jamais l'impression pénible dont je fus saisi en voyant à Armiro, peu de temps avant qu'elle éclatât, des malheureux se disputer des lambeaux de viande putréfiée, et mangeant avec avidité des limaçons recueillis sur les plantes du rivage.

Ne voyons-nous pas d'ailleurs l'usage des viandes malsaines donner naissance, même dans nos climats, au *charbon*, qui est un des symptômes ordinaires de la peste, et parfois le seul?

Gesta. La fatigue qui suit les veilles prolongées, les marches et exercices forcés, l'abus des plaisirs vénériens, constituent une cause à la fois prédisposante et déterminante. Il y a de curieux rapprochements à établir entre les symptômes de la peste et ceux que présentent les animaux *surmenés*.

Applicata et *secreta.* La peste éclata souvent à la suite d'une transpiration supprimée ou seulement diminuée. Une plaie dont la suppuration vient à se tarir, un exutoire que l'on supprime, entraînent aussi des conséquences fatales. C'est à cette dernière cause que l'on a attribué la mort du courageux docteur Rigaud lors de l'épidémie de 1835.

SECTION III. — *Causes individuelles.*

Sexe, âge. Il est difficile d'établir d'une manière générale l'influence que l'âge, le sexe, le tempérament ou la profession sont susceptibles d'exercer, chaque épidémie offrant sous ce rapport des différences. Dans celle que j'ai observée à Alexandrie, depuis le 14 janvier jusqu'à la fin de juin, sur un total de 1838 cas les femmes figurent pour un peu moins d'un tiers.

Hommes.	Femmes.
1,232	606

Le relevé que j'ai sous les yeux ne fait pas mention des enfants; mais en consultant les souvenirs de mon séjour à l'hôpital du lazaret, je trouve que ceux en très bas âge ont à peine été atteints. Je ne me rappelle pas y avoir vu un seul vieillard.

De la fin de 1835 à 1838, 474 cas offrent la répartition suivante.

Hommes.	Femmes.	Enfants.
223	110	95

Pendant la dernière épidémie de Morée, au contraire, les femmes furent plus maltraitées que les hommes.

Professions. L'influence des professions n'est pas plus aisée à déterminer. Cependant on a remarqué dans les pestes d'Europe, celle de Marseille (1721) entre autres, la prédisposition plus grande des hommes que leur profession expose à un feu ardent, à des excès de fatigue, etc.; les boulangers y moururent tous.

Je trouve dans le mouvement de l'hôpital d'Alexandrie (pendant ce même intervalle du 14 janvier à la fin de juin) que les employés du service sanitaire, chefs, gardiens, gardes, portefaix, porteurs de malades, purgeurs d'effets et de marchandises, ont été atteints dans une très forte proportion. Celle des ouvriers de l'arsenal est aussi très considérable mise en regard du petit nombre d'attaques fournies par les escadres turque et égyptienne, puisqu'un personnel de 6,000 hommes a donné 113 malades, l'escadre égyptienne équipée de 16,000 hommes n'en donnant que 87, et l'escadre turque de 25,000, seulement 13. Le 33e régiment de ligne a encore été plus maltraité. Ce corps, qui comptait à peine 3,000 hommes, figure pour 79 malades.

Escadre turque	25,000	13 malades.
Escadre égyptienne	16,000	87
Ouvriers de l'arsenal	6,000	113
33e régiment	3,600	79

Mais ces différences ne me paraissent pas avoir leur source dans les individus eux-mêmes. C'est dans les causes précédentes qu'il faut en chercher l'explication.

Ainsi le lazaret d'Alexandrie peut être considéré comme un véritable foyer d'infection. Je ne connais rien de plus insalubre que les logements de rez-de-chaussée des employés inférieurs; dans les hangars de purification, l'humidité est telle, que les objets en dépôt n'en sortent que détériorés et souvent impropres au service. Si l'on ajoute à cette circonstance les rapports continuels des employés avec les malades, qui, par leur réunion, forment un foyer secondaire d'une grande intensité, on aura, je crois, les deux motifs de cette proportion très supérieure des accidents.

L'espèce d'immunité dont a joui l'escadre turque s'explique, au contraire, par le peu de relations que ses marins entretenaient avec la ville. Comme leurs camarades de l'escadre égyptienne, ils n'étaient pas appelés par les soins de la famille dans ces villages que nous avons déjà fait connaître; ils ne venaient pas y respirer l'air vicié de chenils où devaient souvent se trouver des malades; car j'ai vu rarement ceux-ci entrer à l'hôpital avant le troisième ou le quatrième jour, et si les matelots égyptiens, eux-mêmes, ont fourni un chiffre inférieur à celui de l'arsenal et du 35e, c'est que les communications de ces derniers avec leurs familles étaient beaucoup plus faciles et plus fréquentes, surtout de la part des soldats, dont la caserne est dans l'intérieur de la ville, tandis que l'arsenal occupe une de ses extrémités.

Races, tempéraments, états morbides. Des diverses races qui habitent l'Égypte, la race nègre est celle qui parait le plus apte à contracter la peste. Dans l'épidémie de 1835, elle fut frappée dans une énorme proportion; puis viennent les Barbarins ou Nubiens. Parmi les Européens, ceux qui appartiennent aux contrées méridionales semblent les plus prédisposés, les Grecs et les Maltais par exemple, ce qui tient peut-être à la prédominance du système nerveux chez ces peuples, circonstance qui, d'après plusieurs médecins, constitue à elle seule une prédisposition. Ils attribuent la même propriété aux constitutions faibles et délicates, ainsi qu'à certains états morbides, aux affections chroniques des voies digestives, etc.; j'ai lieu de croire leur opinion fondée.

Nous avons donc, pour expliquer la production de la peste, des causes d'importance et de nature diverses. En première ligne des foyers d'infection naturels ou accidentels; des causes atmosphériques agissant à la fois sur les foyers et sur l'économie animale, qui subit sous leur influence une véritable préparation; la mauvaise alimentation, assez puissante peut-être pour se passer du concours des autres conditions; puis des causes accessoires qui facilitent ou déterminent l'apparition des symptômes.

Cependant toutes ces causes se trouvant réunies au plus haut degré d'intensité, la peste n'éclatera pas nécessairement; il pourra même arriver qu'elle se montre dans des circonstances opposées, du moins en apparence. Cette théorie n'embrasse donc pas tous les faits, et dès lors, nous devons le reconnaître, elle devient insuffisante. Toutefois l'insuffisance d'une théorie n'entraine pas la fausseté des principes qui lui servent de base, et ces anomalies, au nom desquelles on proclame l'inconnu, peuvent, je le répète, n'être qu'apparentes. Peut-être n'en devons-nous accuser que nos moyens bornés d'investigation.

La plupart des objections dirigées contre elle ont d'ailleurs été maintes fois réfutées, et je crois qu'il nous sera facile de répondre à celles qu'a réunies M. Clot-Bey au sujet de l'Égypte.

Ne voit-on pas, demande d'abord ce médecin, des sépultures aussi mal faites qu'en Égypte, sans que pour cela la peste s'y déclare, et la putréfaction des corps a-t-elle réellement tous les inconvénients que l'on suppose?

A cette première question, je répondrai que les mêmes causes ne sont pas tenues de produire toujours et partout les mêmes effets; qu'elles peuvent, qu'elles doivent être modifiées, atténuées par des circonstances parfois appréciables, parfois restant inconnues; que l'histoire de la science est pleine de faits qui attestent les effets pernicieux de la décomposition des corps.

Sans qu'il soit besoin de remonter à l'antiquité, nous voyons Ambroise Paré attribuer la peste, qui de son temps ravageait la Normandie, aux émanations putrides de cadavres entassés dans un puits.

L'équipage du bâtiment monté par Dower, qui était à la fois pirate et médecin, fut atteint de la peste à Guayaquil, après avoir passé la nuit dans une église dont les tombeaux avaient été fouillés.

Une épidémie accompagnée de symptômes pestilentiels se manifesta dans l'escadre commandée par M. d'Iberville, pendant son séjour à l'île d'Antigues (Antilles), par suite de la putréfaction de nombreux cadavres d'animaux demeurés sans sépulture.

A l'époque de notre première révolution, les fouilles faites dans les églises pour extraire les terres nitrées nécessaires à la confection du salpêtre, produisirent dans plusieurs communes des épidémies de fièvres malignes.

M. Ernest Borrini, secrétaire de l'intendance sanitaire d'Alexandrie, m'a communiqué la note suivante. « Le terrain de Mogahouri servait autrefois de cimetière. En 1834 et 1835, plus de 500 cadavres de pestiférés y furent enterrés. En 1837, malgré l'opposition de l'intendance, ce terrain ayant été fouillé pour y asseoir les fondements d'un édifice, la peste parut au printemps suivant. »

Dans nos climats, le charbon n'a souvent d'autre cause que les exhalaisons putrides des corps (1). J'extrais du journal de Fourcroy (*la Médecine éclairée par les sciences physiques*) cette observation, communiquée par le docteur Burel : « M. Tournatori, professeur à l'université d'Aix, avantageusement connu par ses grandes connaissances en anatomie, à laquelle il s'est livré avec la plus grande ardeur, fut attaqué, à la suite des dissections forcées faites sur des cadavres à demi putréfiés, d'une maladie des plus graves...... Je le vis à Gèmenos...... Il m'apprit qu'il avait eu *trois charbons*, qu'il avait regardés comme insuffisants pour produire une crise parfaite. »

(1) Voyez *Annales d'hygiène publique*, t. XVIII, p. 489.

Enfin la médecine comparée, qu'on a peut-être trop négligée d'appeler en aide dans la question qui nous occupe, nous fournira des faits analogues. A. Leroy attribue les maladies pestilentielles des troupeaux, sur les frontières de la Hongrie, à l'infection de l'air produite par ces nuées d'aigles qui s'abattent des monts Krapaks sur les pâturages, le corps tout imprégné de l'odeur des chairs putréfiées qui remplissent leurs aires.

Nous pourrions multiplier les citations, mais celles ci sont suffisantes pour démontrer ce qu'il y a d'exagéré dans les assertions de notre savant confrère.

M. Clot-Bey s'efforce aussi de réhabiliter le limon du Nil, qui n'est, dit-il, qu'une argile pure, privée de matières putrescibles, et n'a d'autre effet que de fertiliser le sol.

Certes, je suis loin de voir dans le limon du Nil la cause unique de la peste, qui serait engendrée par lui, d'après M. Roche, comme le choléra-morbus par celui du Gange. Mais l'exagération ne me paraît pas moins évidente de l'autre part.

Je demanderai d'abord sur quel principe reposerait cette propriété éminemment fertilisante en l'absence de débris organiques.

Ensuite comment ce fleuve, qui déborde dans une aussi vaste étendue de terrain, dans des contrées où l'oubli des lois hygiéniques est porté au plus haut degré, n'entraînerait-il pas dans son lit une immense quantité de matières organiques, abstraction faite de celles qui lui sont fournies par les nombreux animaux qui vivent dans ses eaux et les végétaux qui croissent sur ses bords?

L'assertion se trouve d'ailleurs infirmée par un passage des *Mémoires de l'Institut d'Egypte*. Voici comment s'exprime Rainaud, l'un des savants qui accompagnaient l'armée française : « En lavant le limon, on n'en sépare qu'une très petite quantité de sels; car 100 parties de limon n'en contiennent que 1,2: ces sels sont composés de muriate de soude, de sulfate de soude et de carbonate d'ammoniaque. »

Or, le carbonate d'ammoniaque formant le résidu caractéristique de la putréfaction animale, ce limon, une fois émergé et soumis à l'action d'une chaleur suffisante, devra donc, comme les dépôts fangeux des autres fleuves, des marécages et de la mer, donner naissance à des exhalaisons pernicieuses qui, en Égypte, produiront la peste au même titre que celles exhalées des corps putréfiés.

En Europe, plusieurs pestes ont succédé aux débordements extraordinaires des fleuves, qui plaçaient momentanément certaines contrées dans les mêmes conditions que l'Égypte.

L'épidémie de Rochefort, si bien décrite par Chirac, eut pour cause manifeste les effluves des marécages environnants, dont l'action délétère était rendue plus énergique par des chaleurs excessives et continuelles.

La clavelée, cette peste des animaux si semblable à celle des hommes, naît sous des influences semblables.

Le journal de Fourcroy nous fournit encore ici une observation très remarquable, envoyée à la Société royale de médecine par le docteur Vimat. Une affection charbonneuse se déclare parmi des troupeaux paissant dans des marais inondés, voisins de Marsal, département de la Meurthe. Après avoir fait périr un grand nombre d'animaux, elle atteignit les hommes, soit que le mal fût inoculé par la piqûre des insectes qui suçaient la sanie des cadavres, soit plutôt que la même cause, c'est-à-dire les effluves des vases émergées par les chaleurs de l'été de 1788, produisit sur elle les mêmes effets. Outre les charbons, on observa chez quelques malades l'engorgement des glandes de l'aine et de l'aisselle.

L'influence des autres causes d'insalubrité, telles que l'encombrement, la malpropreté, la misère, est reconnue par Clot-Bey, mais il ne leur accorde qu'une part très secondaire. *Cependant ces rues étroites, tortueuses, où sont entassés des amas de fumier et d'immondices qui croupissent et s'amoncèlent indéfiniment* (je me sers de ses expressions), ces huttes construites avec de la boue, dans lesquelles un air pur ne pénètre jamais, ne sont-elles pas de véritables foyers d'infection formés des mêmes éléments que ceux que nous venons d'étudier ? Or, les faits nous ont démontré la puissance réelle des produits de la putréfaction des matières organiques.

Que si l'on objecte les intervalles de plusieurs années qui séparent les épidémies malgré la reproduction annuelle des mêmes causes atmosphériques, nous répondrons en appliquant à la peste la démonstration de M. Roche pour la fièvre jaune : « La putréfaction a détruit toutes les matières putrescibles au sein desquelles elle s'était développée. Alors la chaleur renaît en vain aussi forte et plus intense même que dans les années marquées par les ravages de l'épidémie ; elle ne trouve plus de matières à faire entrer en fermentation ; il n'y aura donc pas de miasmes, pas d'empoisonnement, pas d'épidémie. Cependant les causes qui avaient formé la première masse de matières putrescibles subsistant toujours et agissant sans relâche, de nouveaux matériaux se rassemblent et s'amassent.... ils s'accumulent jusqu'à ce qu'enfin la fermentation s'emparant de cette nouvelle masse, lance dans l'atmosphère de nouveaux poisons pour une nouvelle épidémie (1). »

Mais nous pouvons aller au-delà des idées théoriques, l'application sera pour nous.

« A Constantinople, dit M. Brayer, c'est principalement dans un des villages situés sur la rive européenne du Bosphore, au bagne ou dans les casernes, dans les khans, dans les quartiers le long du port, dans les rues sales, tortueuses, étroites, qui les avoisinent, que les premiers accidents viennent à se déclarer. » En 1837, ils se montrèrent à San-Dimitri, village à travers lequel passe le ravin ou plutôt l'égout dont nous avons parlé.

L'année dernière, à Alexandrie, la maladie exerça ses plus grands ravages dans les villages de Rass-el-Tin, Saïadin, Maascie, Tacsiba, Actarin, Saijali, Bal-l'Akdar, Mahmudieh ; ils fournirent le tiers des malades (641), sur lequel nombre Rass-el-Tin, le plus misérable et le plus sale, en compta 398. Ce chiffre, d'ailleurs, confirme l'observation des années précédentes, et si l'on met en regard l'immunité presque complète du quartier franc, dont beaucoup de maisons n'ont rien à envier aux plus belles et aux plus salubres de nos villes d'Europe, on sera forcé d'attribuer à ces conditions une influence moins restreinte que ne l'a fait M. Clot.

Nous rappellerons à ce sujet que depuis l'incendie qui, en 1666,

(1) *Dictionn. de médecine et de chirurgie prat.*, art. TYPHUS, t. XV, p. 411

consuma à Londres 13,000 maisons dans les quartiers les plus sales et les plus populeux, la peste n'y a pas paru, quoique aucune loi sanitaire n'y ait été établie avant celle de Marseille, en 1720.

Dans cette dernière ville, dit le rapport des échevins, la peste a commencé par la rue de l'Escale, l'une des plus étroites et des plus sales, et qui n'est habitée que par la populace ; elle n'a commencé à attaquer les grandes rues que lorsque les cadavres, trop nombreux pour être inhumés dans un jour, furent déposés dans les rues ou abandonnés dans les maisons. A Aix, même observation fut faite.

Enfin notre collègue nous paraît avoir jeté une provocation téméraire à la science, en la défiant de reproduire les symptômes de la peste par la réunion artificielle des causes indiquées. En présence des résultats déjà obtenus par M. Magendie, et quand chaque jour un progrès s'accomplit dans les sciences physiques, il est au moins imprudent d'engager l'avenir. L'expérimentation saura peut-être répondre à l'appel qui lui est fait.

CHAPITRE III.

Des voies de reproduction de la peste.

La peste, une fois développée, paraît susceptible de se reproduire par elle-même, suivant deux modes différents, savoir : 1° la contagion pure, ou contact immédiat cutané; 2° la contagion interne ou pneumo-gastrique. Dans le premier cas, l'absorption des principes morbifiques exhalés en nature des corps malades s'opère par la peau ; dans le second, par les voies respiratoires et digestives. On comprend que ces deux actions peuvent aussi s'exercer simultanément. Quelques uns admettent une troisième voie de reproduction : c'est l'inoculation.

SECTION PREMIÈRE. — *Contagion pure ou contact immédiat cutané.*

Ce mode de contagion est le seul reconnu par notre législation sanitaire ; il est le seul que reconnaissent les Francs du Levant, chez lesquels la doctrine qui le consacre est passée à l'état de croyance religieuse, de culte ayant ses fanatiques et ses superstitions. Sans contact, répondent-ils à toutes les questions, pas de peste.

Après Fracastor, principal auteur de cette doctrine, elle régna presque exclusivement dans la science ainsi que dans l'esprit des peuples. Cependant quelques voix s'élevèrent de loin en loin pour la combattre. L'opposition grandit encore à l'occasion de la peste de Marseille, et si la lumière ne jaillit pas de la discussion élevée entre les célébrités médicales du temps, du moins en est-il sorti un doute, qui, puisant de nouvelles forces dans l'observation de notre époque, s'est récemment élevé jusqu'à la plus absolue négation.

Sur le terrain brûlant de cette question, guidé par notre observation personnelle, nous nous tiendrons à égale distance des opinions extrêmes. Admettant la contagion par contact, nous la renfermerons dans des limites rationnelles ; nous combattrons de toutes nos forces l'idée de son intervention constante, absolue, fatale, comme n'étant pas justifiée par les faits invoqués pour sa défense, comme contraires à ceux de l'observation médicale et aux lois physiologiques.

Ainsi, parmi les premiers de ces faits, les histoires de peste contractée par l'ouverture d'une lettre, par le contact le plus léger d'un vêtement avec un autre vêtement, ou bien un brin de paille, de soie ou de coton; ces histoires, dis-je, rencontrent même au Levant de nombreux incrédules.

L'immunité de l'isolement est encore une arme brisée entre les mains des partisans exclusifs du contact. On compte, en effet, de nombreux exemples d'individus frappés au milieu des pratiques les plus rigoureuses de la quarantaine. MM. Clot, Lefèvre, Aubert-Roche, en rapportent plusieurs. M. Gaëtani-Bey, en 1835, a pris note au Caire de trente individus au moins qui furent atteints en quarantaine.

L'année dernière, à Alexandrie, M. le docteur Schledehaus m'a cité trois cas survenus à l'hôpital de Rass-el-Tin, pendant la séquestration de cet hôpital.

A la même époque, une jeune négresse, esclave de M. V..., négociant français, tombe malade dans la maison de son maître, soumise à une quarantaine sévère.

Madame C..., veuve d'un chancelier du consulat général, et un des pères du couvent latin, sont frappés, sinon dans des conditions complètes d'isolement, du moins malgré l'abstinence de tout contact suspect à laquelle on se condamne pour ne pas interrompre ses relations sociales. Il est vrai que dans ces cas on vous objecte la possibilité du contact inaperçu et comme fantastique de quelque molécule infinitésimale, coton, soie ou autre substance infectée ; mais la science peut-elle se payer de semblables assertions ?

D'ailleurs, pour qu'on fût fondé à conclure en faveur de l'isolement, il faudrait être bien assuré qu'en dehors de cette mesure l'immunité ne se trouverait pas la même. Or, voici à ce sujet un curieux passage du mémoire déjà mentionné du chevalier Butel : « Un phénomène dont je défie la sagacité humaine de pouvoir pénétrer la cause, c'est que la peste, à Constantinople, n'est positivement contagieuse que pour les indigènes du Levant; que les Francs en sont évidemment préservés, et qu'un accident isolé, de loin en loin, est cité comme un écart à l'ordre naturel. Aussi ces derniers ne prennent aucune mesure de précaution pour s'en garantir, et si la prudence en projette quelquefois, elles sont si insignifiantes qu'elles en deviennent ridicules. J'ai vu la peste ravager les quartiers de Galata et de Péra, et les ambassadeurs donner successivement des fêtes et des bals où ils réunissaient 300 et 400 personnes dans leurs palais et presque autant de laquais dans leurs antichambres, lorsque les maisons du voisinage étaient infectées, sans qu'on parût s'en occuper, sans que ces accidents troublassent la sécurité et sans qu'il en résultât jamais le moindre inconvénient. »

Nous n'allons pas aussi loin que Butel, nous ne croyons pas comme lui à cette immunité absolue en faveur des Francs; mais il nous paraît probable que dans les épidémies d'intensité médiocre, le genre de vie qu'ils mènent et la salubrité incomparablement plus grande de leurs habitations (je ne parle que de ceux des classes aisées) doivent constituer un préservatif non seulement à Constantinople, mais dans toutes les contrées de l'Orient. Nous comprenons, du reste, que l'isolement pratiqué dans des habitations saines, bien situées, puisse devenir fort utile, surtout par la sécurité qu'il inspire; nous n'attaquons que les conséquences exagérées et les interprétations défectueuses.

Mais si l'abstinence du contact ne garantit pas de la peste, le contact est loin de la produire toujours.

Interrogez parmi les Levantins ceux-là mêmes qui préconisent le plus son action; il en est peu qui ne vous raconteront avoir touché volontairement ou par mégarde des individus ou des effets pestiférés sans que la peste s'en soit suivie.

Les écrits des médecins sont remplis de faits du même genre, mais je n'en connais pas de plus remarquable que celui qui m'est relatif.

Malade depuis quatre jours, et voulant tenir secrète la nature du mal, pour éviter à l'hôtel d'Orient, où j'étais descendu, les conséquences fâcheuses d'une séquestration prolongée, je continuai mes rapports avec les personnes de l'hôtel et reçus plusieurs visites du dehors. Le cinquième jour, une saignée me fut pratiquée par mon ami le docteur Lefèvre, qui, en me quittant, se rendit au consulat de France pour y prendre congé à l'occasion de son départ pour l'Inde. Eh bien! aucun accident ne résulta de ces contacts multipliés, dont quelques uns furent très immédiats, entre autres celui du domestique qui me donnait des soins.

Je citerai aussi celui de madame C..., dont la maladie, n'ayant été reconnue qu'après la mort, ne dut pas interrompre ses relations de famille et de société; bien plus, pour rassurer cette dame contre la pensée souvent exprimée par elle qu'elle était atteinte de la peste, ses parents, ses amis, ses médecins prodiguaient à l'envi les contacts. On lui mettait entre les bras le tout jeune enfant de son neveu comme une garantie de sécurité, et malgré le grand nombre de personnes compromises, soit médiatement, soit immédiatement, un seul accident suivit le sien; encore eut-il pour sujet une jeune esclave de la maison qui pouvait à la rigueur ne devoir sa maladie qu'à l'influence toute locale qui me paraissait l'avoir produite chez sa maitresse.

Le portier du consulat de France tombe malade et va mourir dans la maison qu'habite sa famille, sans que cette double communication entraîne aucun accident.

A Constantinople, on m'a raconté le fait suivant. En 1837, le fils aîné de l'amiral Malcom, arrivant de Trébisonde, fut transporté malade au consulat britannique, où il mourut après avoir été traité pour une fièvre cérébrale. Un très grand nombre de personnes se trouvèrent compromises : cependant la maladie ne se communiqua pas.

De ces faits, auxquels il nous serait facile d'en ajouter un grand nombre d'autres, ne ressort-il pas évidemment qu'on a exagéré la nocuité du contact ?

L'analogie ne saurait non plus être invoquée à l'appui de son intervention nécessaire ; car dans la variole, la rougeole, la scarlatine, maladies si facilement transmissibles, le principe contagieux a le plus souvent l'atmosphère pour véhicule.

Dans la rage, il y a plus que contact, il y a inoculation. Dans la syphilis, il y a dépôt du virus sur les membranes muqueuses, dont la puissance d'absorption est encore augmentée par le frottement.

La gale, enfin, dans laquelle l'action du contact est exclusive, exige encore qu'il soit prolongé, réitéré, et qu'il s'exerce dans certaines conditions.

On a voulu arguer aussi de l'absorption des substances médicamenteuses par la peau ; mais ne faut-il pas encore ici l'action énergique du frottement et une préparation particulière des médicaments ?

Certes, la faculté absorbante de la peau n'est pas douteuse, mais elle est fort restreinte alors qu'elle est protégée par son épiderme. Ajoutons qu'entre l'enveloppe cutanée et les contacts réputés périlleux se trouve presque toujours la couche plus ou moins épaisse des vêtements, circonstance défavorable à la mise en rapport des atomes pestilentiels avec la peau.

Si donc il y a d'une part absorption difficile, et de l'autre empêchement ou du moins obstacle à l'arrivée des matériaux d'absorption, on sera forcé d'en conclure que ce mode de contagion ne peut s'appliquer qu'à un petit nombre de cas.

Du reste, l'observation médicale, même en acceptant la théorie de la contagion pure, avait posé des limites à cette puissance surnaturelle qui lui était attribuée par les croyances populaires.

Voici comment s'exprimait Deidier devant la Faculté de Montpellier, à la suite de l'épidémie de Marseille : « Il me reste, messieurs, à expliquer ce que j'entends par ce contact immédiat et de durée que je donne pour seul véhicule de la contagion de la peste. J'entends par ce contact l'infection dont j'ai parlé dans ma première partie ; j'entends par ce contact de humer trop longtemps et de trop près l'haleine brûlante qui sort de la bouche des malades ; j'entends par ce contact de s'envelopper de la chemise ou de coucher dans les draps d'un pestiféré ; j'entends par ce contact de toucher ses propres plaies avec des mains encore empreintes d'une sueur ou d'un sang infecté, comme l'éprouvèrent à leur dam deux chirurgiens, etc... Mais pour ce qui est d'approcher simplement les malades, d'en palper les bubons et les charbons, un grand nombre d'expériences nous ont convaincus qu'en tout cela il n'y a point le moindre péril à craindre. »

« La peste ne se communique pas, dit le baron Larrey, quand elle est légère et dans sa première période ; il n'y a pas lieu de la craindre en touchant du bout du doigt le pouls du malade, en ouvrant ou en cautérisant ses bubons, ses charbons, en lui appliquant rapidement divers topiques, ou en touchant par de petites surfaces son corps ou ses vêtements, de quelque nature qu'ils soient, et en passant dans son appartement, pourvu qu'il y ait des courants d'air. »

D'après Fodéré, le contact perd beaucoup de ses dangers, exercé dans des appartements bien aérés. Louis Frank regarde la peste comme beaucoup moins contagieuse que la petite-vérole. La peste, dit M. Pariset, n'est pas toujours contagieuse.

Notre pensée personnelle sur la contagion ne s'éloignera pas de celle de nos illustres devanciers. Comme Deidier, nous croyons que le contact avec les corps malades doit être immédiat et prolongé ; comme Larrey, qu'il doit s'exercer par de grandes surfaces, la maladie s'accompagnant de symptômes graves et arrivée à sa période d'expansion ; comme Larrey et Fodéré, nous regardons la circulation difficile de l'air comme très favorable à son action. Enfin, le peu d'épaisseur ou l'absence du vêtement entre le corps malade et le corps sain, l'état de moiteur de tous deux, la dénudation de l'épiderme quand la fluxion suppurative n'est pas établie ou qu'elle est supprimée, telles sont les conditions dans lesquelles la peste pourra se reproduire par le contact des individus.

Quant aux corps inertes, parmi ceux que la législation désigne sous le titre général d'*effets et marchandises susceptibles par leur nature*, nous ne trouvons guère à faire entrer dans notre théorie que les hardes et effets de couchage *ayant servi à des pestiférés*. Mais des conditions analogues aux précédentes seront nécessaires, soit de la part de l'objet infectant, soit de la part du corps à infecter.

Ainsi, celui-ci, s'il s'agit d'effets d'habillement, après avoir subi une application prolongée à l'individu pestiféré, devra passer immédiatement sur le corps sain sans avoir été soumis à une ventilation ou désinfection quelconque; nous en dirons autant des effets de couchage.

Les expériences faites en 1835 à l'hôpital de l'Esbekié du Caire nous paraissent démonstratives de ce mode de contagion. Deux condamnés à mort ayant été revêtus de la chemise, de la camisole et du caleçon encore imprégnés de la sueur abondante de deux malades, furent ensuite couchés sur le lit de ces malades et y restèrent jusqu'au lendemain. L'expérience avait lieu le 15 avril; le 19 les premiers symptômes de la peste se montrèrent chez l'un des condamnés, qui succomba le 23; le second ne tomba malade que le 21: il se rétablit.

On objecte, à l'occasion de ces deux faits, que la maladie a pu être le résultat de l'influence épidémique ou de l'infection locale; mais les sujets de l'expérience étant depuis longtemps soumis à cette dernière cause, il est difficile d'admettre comme purement fortuite cette apparition presque simultanée des symptômes.

J'extrais d'un travail manuscrit que le docteur Grassi a bien voulu me communiquer, un fait du même genre. Les chrétiens d'Abyssinie, ignorants et fanatiques, loin de voir un fléau dans la peste, la considèrent comme une émanation bienfaisante de la divinité, dont l'atteinte assure leur salut pour l'éternité. Ainsi que les autres communions chrétiennes, ils ont un certain nombre de religieux à Jérusalem pour la garde du saint sépulcre. On en comptait dix-sept lors du voyage du docteur Grassi. La peste s'étant introduite parmi eux, et quelques uns ayant succombé, leurs frères, jaloux de mériter la félicité éternelle, se revêtirent à l'envi de leurs vêtements et se couchèrent dans les lits où ils étaient morts. Au bout de quelques jours tous avaient péri.

Mais la faculté contagieuse se conservera-t-elle un certain temps dans les objets dont nous venons d'établir la susceptibilité? Nous sommes porté à le croire, si à l'instant où on les sépare du malade ils sont renfermés dans des malles, des armoires, ou tout autre espace resserré inaccessible à l'air extérieur; peut-être même n'est-il pas impossible que cette faculté puisse s'exercer en dehors du foyer de la maladie, lorsque le nouveau contact aura lieu au milieu des conditions déjà indiquées pour les individus, plus des conditions locales et atmosphériques semblables à celles des pays où la peste aura pris naissance. Ce n'est du reste qu'à l'aide de l'expérimentation qu'il sera possible de déterminer la durée de cette propriété contagieuse, durée qui a évidemment été exagérée.

D'après ce qui précède, on comprend pourquoi nous avons refusé aux marchandises l'aptitude à propager la peste : c'est qu'il est presque impossible que les rapports des pestiférés avec elles s'établissent dans ces conditions que nous venons de reconnaître indispensables pour les objets précédents. Notre opinion tire une nouvelle force des nombreuses recherches de M. de Ségur-Dupeyron, qui n'a rien trouvé de relatif à des transmissions par cette voie.

D'abord, en ce qui concerne les matières premières, et je choisis à dessein les plus susceptibles, les cotons, les laines et les soies, il arrivera de trois choses l'une: ou le contact aura lieu pendant la récolte, ou pendant le séjour des matières en *vrac* dans les magasins, ou après l'emballage.

Dans la première hypothèse, il sera rendu infructueux par l'aération en tous sens qu'éprouvent les matières amoncelées en plein air.

Qu'on les suppose, au contraire, en *vrac* dans les magasins; le contact, s'il a lieu, ne s'exercera qu'entre des surfaces très limitées du corps des pestiférés et des fractions minimes de ces matières, circonstances également exclusives de tout danger.

Enfin, si on les suppose déjà emballées quand la peste a commencé au lieu de départ, alors l'intérieur des emballages a dû rester à l'abri de l'action pestilentielle, protégé qu'il est par la croûte épaisse et comme imperméable que forme la pression. Quant à l'emballage lui-même, il n'a pu subir que des contacts partiels, insuffisants, desquels il se trouve d'ailleurs purifié par l'exposition à l'air pendant le transport et l'embarquement.

La même impossibilité, et peut-être à un plus haut degré, se retrouvera pour les tissus, d'abord parce qu'ils sont moins pénétrables, ensuite parce qu'à l'exception de quelques châles de Perse et de Cachemire, ils sont livrés neufs à l'exportation. Or, quelle apparence que dans cet état de nouveauté, et même pendant la fabrication, ils aient été soumis par grandes surfaces à des contacts immédiats et prolongés de la part des malades gravement atteints?

Quant aux cuirs, aux cartons et à la plupart des papiers, nous croyons que leur complète innocuité serait mise hors de doute par l'expérimentation.

Supposer les marchandises constamment et absolument infectées, était donc une de ces lois de prudence que la responsabilité impose aux gouvernements plutôt qu'une déduction rationnelle de faits bien observés. Aussi l'Académie royale de médecine, consultée en 1830 par le ministère de l'intérieur sur le meilleur moyen de désinfecter les cotons qui viennent du Levant, répondit qu'avant de chercher ces moyens il fallait s'assurer d'abord s'ils étaient infectés.

SECTION II. — *Contagion interne ou pneumo-gastrique.*

Nous nous bornerons à dire que ce mode de contagion est le plus généralement admis par les médecins de notre époque. On comprend, en effet, que les voies toujours ouvertes de la respiration et de la digestion donnent un accès facile dans l'économie au principe pestilentiel, quel qu'il soit d'ailleurs.

SECTION III. — *De l'inoculation.*

On cite plusieurs exemples de peste développée à la suite de l'inoculation de matières fournies par des pestiférés vivants ou des cadavres.

M. le docteur Gaëtani-Bey, médecin particulier de Méhémet-Ali, m'a communiqué le suivant. Un individu du Caire avait persuadé à plusieurs de ses connaissances qu'il les préserverait pour toujours de la peste par l'inoculation de la sanie recueillie sur un cadavre de pestiféré. Onze personnes se soumirent à l'inoculation, qu'il pratiqua également sur lui-même ; mais toutes succombèrent : seul il échappa à la mort, après avoir couru les plus grands dangers. Quand M. Gaëtani le vit, il conservait encore une paralysie du larynx.

Mais pour accorder à de pareils faits la signification très étendue qu'on a voulu leur donner, il faudrait que les expériences fussent pratiquées en dehors des foyers d'infection. On peut se demander d'ailleurs si l'inoculation d'un pus, d'un sang ou de matières à l'état putride provenant d'individus ou de cadavres non pestiférés, ne produirait pas, sous l'influence de la constitution pestilentielle, les symptômes propres de la peste.

Nous terminerons ce chapitre par quelques mots sur l'importation, dont la possibilité nous est à la fois démontrée par le raisonnement et par les faits.

Mais, évidemment importable par cas isolés, la peste le sera-t-elle à l'état d'épidémie? En d'autres termes, le pestiféré, l'objet susceptible, le navire devenu foyer d'infection par la réunion de plusieurs malades, seront-ils aptes à engendrer une épidémie au lieu d'arrivée? Nous n'osons l'affirmer, tant nous attribuons de puissance aux causes épidémiques, tant leurs éléments nous paraissent nombreux.

Les investigations auxquelles nous nous sommes livré n'ont pas contribué à dissiper nos doutes. Nous rappellerons ici les paroles du grand observateur Diemerbroek, historien de la peste de Nimègue. Après avoir mentionné l'arrivée à Amsterdam de navires pestiférés venus de Grèce et de Barbarie, « qui sait, demande-t-il, si auparavant notre atmosphère n'avait pas reçu quelque chose d'une semence pestilentielle, et si les chaleurs inaccoutumées, si l'infection produite par des conditions locales (qu'il énumère) n'ont pas été les véritables causes de la maladie; puisqu'il est vrai qu'avant l'arrivée de ces navires elle sévissait déjà à La Haye et dans les villages environnants? »

Dans le recueil des pièces relatives à l'épidémie de Marseille, on trouve que plusieurs personnes avaient présenté des symptômes de peste avant la mise en pratique du navire commandé par le capitaine Château.

M. le docteur Gosse, de Genève, auteur d'un mémoire sur l'épidémie de Morée en 1828, essaie de démontrer qu'elle y a été importée d'Égypte, et d'établir la filiation des cas entre eux. Mais celle-ci lui échappe maintes fois et le force de recourir aux conjectures et aux hypothèses.

Les médecins de l'intendance sanitaire d'Alexandrie avaient regardé comme due à l'importation l'épidémie meurtrière de 1834-35. Le principe pestilentiel, échappé de la malle du secrétaire de l'archevêque grec de Jérusalem, atteignit d'abord ce religieux, puis deux pères du couvent grec, gagna ensuite un village habité par des nègres dont les femmes blanchissaient, dit-on, le linge du couvent. Mais les faits sur lesquels ils se fondent, soumis à une discussion approfondie par MM. Aubert et Lefèvre, ne me paraissent plus prouver autre chose, sinon que ces cas ont été les premiers connus.

Pendant mon séjour à Alexandrie, j'ai eu la curiosité de visiter et le couvent grec et le village des nègres. J'avoue que j'ai été frappé de l'aspect misérable des cellules habitées par les deux pères: étroites, obscures, sales, humides, elles réunissent toutes les conditions d'insalubrité. Quant au village, une partie des cases en avait été abattue à la suite de l'épidémie, sans doute pour le démasquer du côté de la voie publique; mais par celles restées debout, on peut juger de l'insalubrité des autres. Une circonstance à noter, c'est la situation de ce village au milieu d'un cimetière où de nombreuses inhumations avaient été faites l'année précédente pendant le choléra. J'ai su d'autre part que l'épidémie avait été précédée d'une épizootie.

CHAPITRE IV.

Durée de l'incubation.

La durée de l'incubation pourra varier en raison d'une foule de circonstances dont nous n'avons pas à nous occuper au point de vue où nous écrivons: cependant tout porte à croire que son chiffre le plus élevé est encore très inférieur à celui des anciennes déterminations. Il me paraît évident qu'au lieu d'être basées sur une observation impartiale, celles-ci n'étaient que les conséquences arbitraires de l'analogie qu'on supposait à la peste avec certaines maladies virulentes telles que la syphilis et la rage, dans lesquelles, en effet, les symptômes n'éclatent parfois que longtemps après l'introduction du principe morbifique. Or, nous savons ce qu'il faut penser de cette analogie.

M. de Ségur-Dupeyron adopte le chiffre de onze jours comme maximum de la durée de l'incubation.

Je retrouve ce même chiffre dans le mémoire du docteur Gosse. « Du 7 au 29 juin, dit ce médecin, quatorze individus qui avaient été séparés après leur cohabitation intime avec des pestiférés, tombèrent à leur tour malades, savoir :

4 après	24 heures de séparation.
1	2 jours.
1	3 jours.
1	4 jours.
2	6 jours.
2	7 jours.
1	8 jours.
1	10 jours.
1	11 jours.

Mais cette fixation semble trop élevée, même aux médecins les plus contagionistes du Levant. Et, en effet, dans le cas cité par le docteur Gosse, certaines circonstances de la maladie me font penser qu'on peut encore abaisser le chiffre.

Quant à l'observation sur laquelle s'appuie M. de Ségur, je l'ai entendu infirmer de deux manières. Le docteur Bella, d'Alexandrie, qui en a été le sujet, et qui éprouva les premiers symptômes du mal onze jours après avoir quitté la maison où était morte sa femme, m'a dit lui-même qu'il ne répugnait pas à admettre l'intervention de la cause générale épidémique. Son collègue, le docteur Grassi, s'exprime en ces termes : « Il est vrai que M. Bella se soumit à un *spoglio* en règle, mais il ne resta pas constamment à son nouveau domicile pendant les onze jours écoulés depuis ledit *spoglio* jusqu'au développement de la maladie ; ainsi il sortait journellement de chez lui, en évitant à la vérité, autant que possible, le contact dans les rues. Mais cette précaution, excellente en elle-même, devenait fort incertaine à l'époque de l'événement, par l'absence de toute mesure sanitaire. Ainsi, on voyait cheminer par les rues des pestiférés avec des bubons ou des charbons en suppuration, et l'on y jetait des chiffons imprégnés de matières pestilentielles. Dès lors, comment ajouter une foi entière à l'assurance de n'avoir rien touché? »

Ces deux médecins se sont arrêtés au chiffre de sept jours, que leur indiquait leur longue expérience ; et d'après leur demande à l'intendance sanitaire d'Alexandrie, la quarantaine des *compromis* envoyés au lazaret a dû être réduite de onze jours à sept. Leur opinion est d'ailleurs conforme à celle de la plupart des médecins qui ont étudié la peste dans ces dernières années. Pour ma part je n'ai rien observé qui lui fût contraire : parmi les faits de mon observation particulière, je citerai d'abord celui qui m'est personnel.

Arrivé le 13 mai à Alexandrie, je visitai le 15, pour la première fois, l'hôpital des pestiférés, dans l'atmosphère duquel j'ai la conviction d'avoir puisé la maladie. Les premiers symptômes se montrèrent le 22 ; l'incubation n'aurait donc été que de sept jours au plus.

Tashin-Effendi, écrivain des bureaux du pacha, entra le 22 juin au lazaret, accompagné de deux domestiques, dont l'un était un jeune esclave abyssinien, âgé de huit ans. Cet enfant tomba malade le 28 et mourut le 29 : incubation de six jours au plus.

Madame C... meurt le 14, et le 17 au soir, l'esclave qui lui avait donné les derniers soins tomba malade trois jours au plus.

Enfin, parmi les *compromis* transportés au lazaret pendant

mon séjour, il y eut 35 accidents qui tous se montrèrent dans les sept premiers jours.

Mais, il faut le dire, il manque à ces faits, pour être concluants, d'avoir été recueillis en dehors des localités infectées.

Ici, monsieur le ministre, s'arrête la partie de mes recherches qui se rattache à l'hygiène administrative.

Si les circonstances ne m'ont pas permis de faire plus et de faire mieux, je crois du moins avoir donné des preuves non équivoques de bonne volonté.

La seule récompense que j'ambitionne, c'est d'être mis à même, par une nouvelle mission, de voir ce que je n'ai pas vu et de faire ce que je n'ai pas fait.

N° VIII.

Réponse de M. Pruner, *docteur en médecine de la Faculté de Munich, membre de l'Académie des sciences de Munich, de la Faculté d'Erlangen, d'Athènes*, etc., etc., *à sept questions posées par le ministère anglais en* 1839, *et transmises par le colonel* Campbell, *consul-général d'Angleterre à Alexandrie.*

1° La peste se communique-t-elle par contagion ?

La peste naît là où je l'ai observée, c'est-à-dire en Égypte, spontanément. Ce fait n'admet point de doute. Elle s'y développe sous la forme sporadique et sous la forme épidémique. Dans le premier cas, elle n'est guère contagieuse; dans l'autre, il est raisonnable d'admettre qu'elle puisse le devenir à peu près au même degré, sous les mêmes conditions, et de la même manière que, par exemple, le typhus, la dysenterie maligne, la gangrène nosocomiale, etc., qui peuvent se développer par des miasmes et se propager par infection, surtout dans les cachots, dans les casernes et dans les hôpitaux.

Il est cependant plus difficile de prouver cette contagion par infection aussi évidemment pour la peste, parce que le nombre des épidémies pestilentielles observées par des médecins éclairés est bien minime en comparaison avec les nombreuses observations qui nous ont éclairé sur le typhus. Vouloir démontrer qu'il y ait une matière *suî generis* démonstrable pour véhicule de la contagion, comme c'est le cas dans la petite-vérole, par exemple, est une hypothèse sans fondement, vu que personne n'a pu trouver un tel *substratum.* Au reste, la nature même de la maladie s'oppose à une pareille supposition. La peste n'est qu'un typhus fulminant. Elle est si variable dans ses symptômes et dans ses produits maladifs, que l'on a cru à propos de la nommer un être protéiforme : aussi, le sang des pestiférés et le pus des bubons n'ont produit rien de semblable à la peste par l'inoculation.

Mon intention n'est nullement ici de considérer et d'analyser historiquement les faits qu'on a cités partout dans les ouvrages en faveur de la contagion de la peste. Un tel examen à mes yeux ne prouverait rien, car :

1° A l'époque où la terreur générale provoqua l'établissement d'une sauve-garde contre le fléau qui envahissait alternativement tous les pays de l'Occident, était-ce, en effet, par contagion ou par des influences épidémiques impénétrables que le mal se répandait d'un bout de l'Europe à l'autre? Le choléra, de nos jours, n'a-t-il pas joué un rôle semblable? Cette analogie conduit à beaucoup de réflexions. Je me borne à y faire allusion.

2° La maladie même, supposé qu'elle ait été contagieuse à un haut degré dans les temps passés, doit-elle l'être encore au même degré aujourd'hui? On ne se douterait guère à présent que la lèpre était une maladie éminemment contagieuse, d'après les chroniques médicales qui nous sont restées de l'antiquité et du moyen-âge à cet égard. Cependant toutes les recherches que j'ai faites dans le Levant entier, en Sicile, en Italie, etc., où il exise encore des lépreux, m'ont conduit à rejeter toute espèce de contagion dans la pathogénie de la lèpre, d'accord en cela avec tous les médecins qui furent à même de faire des observations sur ce fléau terrible des âges passés.

Je veux dire que la peste pouvait très bien s'être introduite jadis en Europe par une marche graduelle d'influences épidémiques, et qu'il n'y a aucune nécessité à supposer que la maladie n'ait pas changé depuis lors de sa malignité, sous le rapport de sa contagion présumée.

Plus difficile paraît, en apparence, la résolution de l'objection suivante : Les cas de peste qui se manifestent encore de nos jours de temps à autre dans les lazarets, en Europe, sur les voyageurs et sur les gardiens, etc., sans qu'il y ait aucune trace de la maladie en dehors de ces établissements, ne laissent point de doute sur la transportation de la maladie d'un lieu à l'autre, et sur la communication d'un individu à l'autre. Mais d'abord ces cas sont d'une rareté extrême, et leurs sources plus ou moins connues ; en outre, ils se manifestent dans des pays qui de temps à autre ont été fréquentés par des épidémies pestilentielles. Alors le voyageur même, comme c'est souvent le cas dans le cholèra, tient les germes de la maladie latents ; son développement est quelquefois plus tardif par le changement brusque des influences qui se succèdent pendant son voyage. C'est dans les quarantaines plutôt que dans tout autre endroit qu'une communication par infection peut avoir lieu. Qu'on calcule seulement l'effet des localités et des affections morales sur des personnes telles que les gardiens. Les médecins les plus respectables avouent et professent la puissance des affections morales pour la propagation des maladies que l'on croit contagieuses.

C'est là, c'est dans les quarantaines, je le répète, que la maladie pourrait peut-être se propager d'un pauvre passager sur un gardien avili, tous les deux étant devenus un objet d'horreur pour tout ce qui les environne.

Au reste, pour moi au moins, la question sur la contagion de la peste ne trouve sa soulution entière que dans des considérations purement médicales, considérations qui regardent spécialement le développement des épidémies pestilentielles dans les pays où la peste naît souvent, et notamment au Caire, en Égypte. Or, ayant observé les maladies précédentes et consécutives à la grande épidémie de 1835, je suis à même d'assurer les médecins de ce qui suit

1° La peste de l'année mentionnée fut précédé par des fièvres malignes d'un caractère tout particulier, qui laissaient présumer l'arrivée de l'épidémie avant son apparition. Ces fièvres étaient accompagnées d'une légère épidémie de petite-vérole : aussi tous les médecins observateurs furent alors déjà d'accord que la peste devait se déclarer.

2° Le choléra, le typhus, et celui-ci mêlé encore avec des cas de peste bien caractérisés, suivaient la grande épidémie.

Ces faits prouveront, pour tout médecin philosophe, que la peste, comme toutes les épidémies, ne doit guère être considérée comme un coup de foudre qui tombe du ciel, ni comme un diable improvisé qui vient ravager le monde, ni comme les fruits, innombrables par la végétation d'un petit germe, se multipliant à l'infini ; elle n'est que le résultat final de longs préparatifs successifs qui modifient les influences universelles, et qui préparent les constitutions des individus à recevoir la maladie à l'époque de l'épidémie. Je suis porté à croire que les conditions internes qui prédisposent les individus à prendre la maladie sont pour bien plus dans le développement de la peste que les influences atmosphériques; autrement il n'y aurait point de peste sporadique : aussi le choléra n'a-t-il pas retardé sa visite en Europe pendant l'époque qui est notée dans les annales médicales avec le terme de la constitution dominante phlogistique. N'a-t-il pas fait son apparition seulement alors, que le caractère dominant des maladies en Europe avait généralement changé son premier type pour celui des affections gastriques ? Qu'on se transporte un moment aux bords du Nil et de l'Euphrate, sur les côtes au-delà de la Méditerranée, les maladies qui y règnent depuis que j'ai pu les observer ne me paraissent que seconder ce que je viens d'exposer. Or, peut-on croire encore que la contagion, telle qu'elle est interprétée dans les ouvrages, et par ceux qui ont établi des quarantaines, soit, en effet, le moyen de propagation de la peste ? Aucun médecin qui l'aura observée, surtout en liaison avec les maladies qui l'ont précédée et lui ont succédé, ne voudra plus soutenir une théorie aussi absurde devant le tribunal de la philosophie médicale. Mais ce n'est que là aussi que cette question, aussi épineuse en apparence, peut trouver sa solution d'une manière satisfaisante. Des administrateurs n'ont fait que l'embrouiller de plus en plus, et n'ont cité que des faits isolés, tirés de sources incompétentes, et en se tournant sans cesse dans le cercle vicieux du *post hoc, ergo propter hoc.*

Ayant envisagé la peste telle qu'elle vient de l'être, il ne peut plus être question de la propagation de cette maladie par le simple contact ou par des substances qui devraient et qui pourraient contenir des matières comme véhicule de la contagion.

Je me suis déjà prononcé en disant que les germes de la maladie pourraient rester latents pendant cinq jours au plus dans un individu quelconque. Il faut y ajouter si l'individu reste dans le foyer épidémique. Le terme pourrait se prolonger quelquefois, dès que l'individu s'en éloigne.

—

N° IX.

Réponse aux sept questions posées par le ministère anglais, par M. Seisson, *docteur en médecine, professeur de pathologie à l'école de médecine du Caire.*

Première question. La peste est-elle contagieuse?

La contagion me paraît avoir été adoptée dans le principe, plutôt comme une hypothèse qui explique la majorité des circonstances du développement de la vaccine, de la gale, de la syphilis. A coup sûr, si la maladie est contagieuse, elle ne l'est pas à la manière des maladies ci-dessus. On pourra faire de nouvelles expériences sur son inoculation; je les crois sans danger. Son mode de contagion se rapprocherait plutôt de celui généralement admis pour la rougeole et la scarlatine.

Les maladies qui ne peuvent se transmettre par inoculation se communiquent et se propagent par l'intermédiaire de l'atmosphère, qui peut être elle-même le laboratoire où se forme en grand l'influence pestilentielle, et qui devient aussi le véhicule des émanations qui irradient autant de foyers partiels qu'il y a de malades. C'est ainsi qu'en même temps elle remplit un rôle actif et passif; mais elle peut aussi, dans certaines circonstances, alors qu'un ou plusieurs malades seront transportés au loin, hors de la sphère épidémique, se horner au rôle purement passif, et c'est alors que ce mode de transmission pourrait prendre le nom d'infection.

Une circonstance qui me semble encore rapprocher le mode de

contagion de la peste de celui de la rougeole et de la scarlatine, c'est qu'on rencontre en Égypte, dans le courant de l'année, des cas de peste sporadiques, comme on peut observer partout ailleurs des rougeoles, des scarlatines isolées. Mais je ne prétends pas pousser cette comparaison au-delà d'une simple analogie de mode de transmission. La peste avec son endémicité, ses symptômes typhoïques et ses dévastations presque périodiques, a bien plus de ressemblance avec ces deux autres grands fléaux, la fièvre jaune et le choléra.

S'il fallait donc parler de la forme du principe contagieux dont l'existence a été admise, comme je l'ai dit en commençant, plutôt à cause de ses effets que sur la moindre notion des éléments qui le constituent, je serais porté à le supposer à l'état miasmatique, gazeux plutôt que solide, concret, comme le sont tous les virus connus; et de cette forme pourrait découler la conséquence, qu'il ne pénètre dans l'économie animale qu'autant qu'il est mis en contact avec les muqueuses respiratoires et digestives. Nous pouvons dire que les médecins qui nous ont précédé dans l'observation de cette maladie, et qui ont admis la contagion absolue, devaient être malgré eux entourés de cette terreur panique répandue dans les traditions et les écrits des médecins anciens, qui, généralement, ont peint la maladie avec des couleurs et des formes exagérées; ils ont parlé d'une manière plus effrayante encore de son mode subtil et rapide de propagation. Mais nous, qui vivons dans une époque où le courage et le dévouement ne manquent pas plus qu'au temps de nos devanciers, et qui avons recueilli le fruit des luttes savantes et philanthropiques livrées sur les lieux ravagés par la fièvre jaune et le choléra, nous avons abordé les faits avec bien plus d'avantage que nos prédécesseurs, et j'espère que, lorsqu'on aura rassemblé tous ces matériaux récemment recueillis, on parviendra à ne voir dans la contagion de la peste ni plus ni moins que dans la contagion du choléra et de la fièvre jaune.

Deuxième question. La peste se communique-t-elle par la contagion seulement, ou par quelque autre moyen? Quel est ce moyen?

La réponse devient ici plus facile, parce que les faits sont plus que suffisants pour la résoudre.

Évidemment, la peste se communique autrement que par contagion. Elle se développe spontanément dans les pays où elle est endémique, comme l'Égypte, Constantinople, etc.; et une fois l'influence épidémique déclarée, la séquestration et les quarantaines n'en garantissent pas. J'ajouterai que je crois qu'il n'est pas impossible que, dans des circonstances extraordinaires, et sans importation, l'influence épidémique puisse se déclarer spontanément dans des contrées où elle n'est pas endémique, mais qui auraient quelque analogie de climat et de géologie avec les lieux qui jouissent de ce triste privilège.

Je suppose donc les causes d'endémicité et d'épidémicité dans une combinaison fortuite des diverses circonstances atmosphériques et géologiques, jusqu'à présent inappréciables à l'œil de la physique et de la chimie. La putréfaction animale ou végétale, la malpropreté même, ne sont que des causes très accessoires. Dans une épidémie de peste, ce n'est pas toujours dans les quartiers les plus malsains que la maladie sévit de préférence, mais plus souvent dans ceux où la population est plus nombreuse. Il me souvient que non loin de notre camp de pestiférés, à Abouzabel, se trouvait un cimetière que nous n'avions pas remarqué d'abord, parce qu'en temps ordinaire on n'y enterrait presque pas, et qui, pendant l'épidémie, devint, malgré nos réclamations, le lieu d'inhumation d'un très grand nombre de victimes de la peste, qui gisaient recouvertes à peine de quelques pouces de terre ou de sable. Un moment la puanteur était si forte, qu'il aurait fallu déserter le lieu, si en même temps l'arrivée du mois de juin, époque de la déclinaison de la maladie, n'avait pas fait diminuer sensiblement le nombre de nos malades, sans que la cessation de la peste fût aucunement retardée par ces émanations putrides.

Troisième question. Le contact avec un pestiféré est-il nécessaire pour communiquer la peste, ou bien le seul rapprochement d'une personne infectée suffit-il?

D'après ce que nous venons de dire sur l'épidémicité, il est évident pour nous que, pendant le règne d'une épidémie, le contact d'une personne infectée n'est pas indispensable au développement de la maladie; mais il ajoute au danger de l'influence épidémique dans laquelle on se trouve celui de l'influence infectante des malades que l'on approche; je ne crois pas cependant que le toucher augmente beaucoup le danger qu'on court en approchant un malade.

La question devient plus difficile à résoudre s'il s'agit d'un pestiféré sorti du foyer épidémique et porté au loin, hors de la sphère où la maladie fait ses ravages. Alors, sans doute, l'approche du sujet infecté est indispensable au développement de la maladie, mais alors l'influence d'infection restant toute seule, c'est-à-dire aucun autre élément de peste n'existant que les émanations du malade, le danger de celles-ci est en raison du degré d'intensité de la maladie et des circonstances hygiéniques défavorables qui entourent le malade. C'est ainsi que, s'il se trouve isolé, en plein air, entouré de moyens de propreté et désinfectants, le danger sera presque nul, et cet état se rapprocherait des cas de peste sporadique observés en Égypte dans le courant de l'année, pour lesquels la question de la non-contagion est résolue affirmativement par tous les médecins qui les ont observés. Cependant je ne prétends pas établir une absolue identité entre ces deux états de la maladie, car je n'oserais affirmer l'innocuité des premiers sous le rapport de la transmission avec la certitude que je le ferais pour les cas sporadiques, parce que l'expérience a confirmé en Égypte que lorsqu'il se présente des symptômes de peste pendant l'été ou l'automne, la maladie ne se communique pas, et je ne pourrais pas en dire autant des pays qui ne présentent pas cette fixité de saison relative au développement de la peste.

Mais si, au contraire, le pestiféré sorti du foyer épidémique se trouve enfermé dans un vaisseau, une prison, un hôpital, alors le danger devient plus grand pour les cohabitants du vaisseau, de l'hôpital, etc. J'ajouterai que je ne crois pas que cette influence d'infection puisse acquérir un grand développement hors du lieu infecté. Ce ne doit être jamais ainsi que se développent les grandes épidémies, parce que, bien que je croie que l'épidémicité puisse donner lieu à l'infection, je ne pense pas que l'infection puisse développer l'épidémicité.

Quatrième question. Les corps inertes qui ont été en contact avec un pestiféré peuvent-ils communiquer la peste, et dans l'affirmative, quels sont ceux qui en sont le plus susceptibles?

Il y a ici un fait remarquable qui semblerait à lui seul pouvoir résoudre la question par la négative, si d'autre part on ne trouvait une foule d'observations écrites qui tendent à prouver que la peste a été exportée et transmise par des effets ou des marchandises. Le fait est que la peste cesse ici à la fin de juin, au moment où le Caire contient une foule d'objets de toute espèce qui ont appartenu aux victimes de l'épidémie, et qu'une grande partie de la population est vêtue des dépouilles des morts; car l'Arabe ne quittant pas ses habillements pour se mettre au lit, la plupart des malades ont passé toute leur maladie et sont morts dans ces mêmes vêtements. Dans les hôpitaux même, les dépouilles des pestiférés sont conservées sans distinction de celles des autres malades. Qu'on n'objecte pas, comme l'ont fait quelques médecins, que la température de juin vient neutraliser la susceptibilité de ces objets, parce que bien souvent, à la fin d'avril ou au mois de mai, la température est plus élevée qu'à la fin de juin, et la peste n'en poursuit pas moins ses ravages; la fin de juin arrivant, la maladie cesse, bien que la température ne soit quelquefois abaissée. D'ailleurs, à Constantinople et dans d'autres pays où elle règne, on n'observe pas la même coïncidence de saisons, de température, avec l'apparition et la cessation de la maladie.

Il faudrait demander aux médecins qui attribuent à la température de juin seulement la cessation constante de la peste et la désinfection de tous les objets qui ont servi aux pestiférés, si la chaleur détruit entièrement la susceptibilité de ces objets, ou si elle ne fait que la susprendre jusqu'à ce que la température s'abaisse de nouveau, parce que, dans le premier cas, il suffirait de soumettre ces corps à une température de 27° Réaumur pour les désinfecter entièrement; et, dans le cas contraire, nous serions ici menacés de la peste au moindre abaissement de la température, parce que tous ces objets répandraient aussitôt leurs qualités infectantes.

Quant à la classification des corps selon leur plus ou moins d'aptitude à s'emparer et à transmettre le produit pestilentiel, elle ne pourrait être basée que sur leurs qualités physiques et leurs affinités chimiques. Il faudrait alors, matérialisant ce produit inconnu, le faire accrocher de préférence aux corps poreux, à surface raboteuse, qui lui fourniraient des excavations pour le loger, le retenir, ce qui n'a pas encore été aperçu par personne, que je sache. Il serait indispensable que, voulant faire jouer un rôle aux affinités chimiques, on connût les principes élémentaires de deux corps qu'on veut mettre en combinaison, qui pourra nous donner l'analyse chimique du produit pestilentiel. On a généralement admis qu'il avait plus d'affinité pour les substances animales; mais, d'autre part, n'a-t-on pas dit que les cadavres perdaient leur susceptibilité? Qui oserait, dans ce chaos d'hypothèses et de préjugés, établir quelque chose de rationnel? Il faudrait pour cela de nouveaux faits, autrement exacts que ceux qui ont servi de base à ce qui existe sur cette matière. Nous n'avons été nullement en position de nous éclairer à cet égard; la présence même de la maladie était un obstacle de plus à ces sortes d'observations.

Cinquième question. Combien de temps la peste peut-elle rester cachée sans se déclarer par des signes évidents?

Je me suis trouvé merveilleusement placé pendant l'épidémie de 1835, pour contribuer à la solution de cette question.

Pendant que la peste s'avançait progressivement d'Alexandrie au Caire, et qu'elle faisait des ravages depuis un mois dans cette dernière ville, l'école et l'hôpital d'Abouzabel, distant de quatre lieues, se trouvaient encore tout-à-fait hors de la sphère de l'épidémie; non seulement il n'y avait aucun cas de peste dans nos établissements, l'école de médecine, l'école vétérinaire et l'hôpital, mais il n'y avait même aucun malade dans les pays circonvoisins. Notre hôpital, n'étant habituellement fourni que par la garnison du Caire, nous nous étions hâtés, aux premiers bruits de peste, d'établir à distance de l'hôpital, et dans le désert, deux camps, dont un d'observation, où les malades arrivant du Caire, avant d'être admis à l'hôpital, devaient être gardés en observation un temps suffisant pour nous assurer qu'ils n'avaient pas la peste. L'autre camp, avec son matériel et son personnel bien distincts et séparés, était destiné aux pestiférés. Les malades qui nous arrivaient du foyer de l'épidémie se présentaient, les uns avec les symptômes des maladies pour lesquelles ils avaient été dirigés sur notre hôpital, plus, des symptômes de peste qui s'étaient déclarés dans le court trajet du Caire à Abouzabel; ceux-là passaient d'emblée dans le camp qui leur était destiné. D'autres malades, ne présentant que des symptômes étrangers à la peste, étaient gardés dans le camp d'observation. Eh bien! parmi cette dernière classe de malades susceptibles de nous fournir les observations relatives à la question qui nous occupe, nous croyons pouvoir établir que, d'après ces observations exactement comparées, le terme moyen de l'incubation de la maladie a été chez ces malades de trois à cinq et à six jours au plus. Ce qui est bien remarquable dans cette situation toute particulière où se trouvaient nos malades, c'est que, pendant le premier mois où nous avons reçu d'assez nombreux pestiférés du Caire, nous n'avons pas eu de cas développés spontanément chez nous, pas même dans le camp des pestiférés, où les employés étaient en assez grand nombre, et il n'y en avait point non plus dans les villages voisins. Ces malades, une fois sortis de la sphère d'épidémicité, et placés dans le désert sous des tentes, non seulement ne communiquaient pas leur maladie, mais même leurs symptômes de peste s'amendaient d'une manière sensible; ils guérissaient presque tous; tandis que plus tard, lorsque nôtre tour est venu, que l'influence épidémique s'est étendue jusqu'à nous, alors nous avons eu dans peu de jours des cas de peste indistinctement dans nos camps, dans les écoles et à l'hôpital, qui étaient en quarantaine, et surtout dans les villages voisins, et ils étaient autrement graves; alors aussi nous n'avions presque plus de guérisons. Ces observations, consciencieusement recueillies, nous confirment dans l'idée que le contact d'un pestiféré hors de la sphère de l'épidémie n'est pas aussi dangereux qu'on a pu le supposer.

Je pourrais ajouter, sans y attacher beaucoup d'importance, que des cinq médecins qui, comme moi, ont soigné des pestiférés de nos établissements, et qui ont fait plus de vingt-cinq autopsies dans les plus grands détails, aucun n'a été atteint de la maladie.

Sixième question. Combien de temps la matière pestilentielle conservée dans les corps inertes peut-elle conserver sa propriété communicative?

Je m'abstiendrai de parler de l'infection pestilentielle des corps inertes, « contagion morte » des auteurs, et aussi de ses effets, parce que je ne me suis nullement trouvé en position de les étudier. Du reste, je crois que l'Égypte n'est pas bien le lieu où l'on puisse entreprendre avec fruit des expériences.

Septième question. Quels sont les meilleurs moyens pour désinfecter les corps inertes?

Quant aux moyens de désinfecter les objets empreints du produit pestilentiel, je n'en connais pas à présent de préférables aux différentes préparations chlorurées, qui sont bien connues et généralement employées contre toute espèce d'infection; peut-être un jour des notions plus exactes sur la nature spécifique de l'infection pestilentielle nous mettront sur la voie pour trouver un moyen particulier de la neutraliser. Mais, dans tous les cas, c'est bien moins au temps que l'on doit avoir égard dans cette circonstance pour cette opération qu'à l'efficacité des moyens désinfectants à employer.

Je crois que le moment est venu pour la peste, comme pour le choléra, la fièvre jaune et le typhus, de fonder un système raisonnable de quarantaine basé sur la doctrine de l'infection, qui tend à disséminer et à affaiblir les émanations, plutôt qu'à les condenser et à en accroître l'activité, en retenant les sujets suspects dans le foyer de la maladie, ou en les agglomérant tous ensemble dans un même local, comme on le fait d'après le système actuellement établi.

—

N° X.

Réponse aux sept questions posées par les ministres anglais, par M. Perron, *docteur en médecine de la Faculté de Paris, professeur à l'École de médecine du Caire.*

Monsieur le consul général, vous m'avez fait l'honneur de m'adresser une série de questions relatives à la peste d'Orient, me demandant, au nom de votre gouvernement, de vous exposer ce que je pense sur ces questions, c'est-à-dire ce que m'a donné à penser et à raisonner l'épidémie que nous avons vue en Égypte en 1835 et 1836.

Les questions que vous m'avez transmises au nombre de sept se réduisent pour moi à deux seulement : question de contagion à distance ou de près ; question d'incubation. Voici sur ces deux points le sommaire de ce que je pense.

La question de contagion implique plusieurs distinctions particulières qu'il est indispensable de signaler.

Le mot de *contagion*, pris dans son sens absolu et général, suppose l'existence d'un virus transmissible d'individus à individus, d'individus à matières inertes, de matières inertes à individus ; un virus est par conséquent transportable à de plus ou moins grandes distances, soit par les individus eux-mêmes, soit par les choses. Or, pour moi, l'existence de ce virus n'est rien moins qu'indiqué ; rien ne me l'a montré ni prouvé. Ce premier fait une fois posé ainsi, il s'ensuit que je n'admets pas la possibilité de transporter la peste à distance, et que les dispositions que les individus peuvent avoir acquises dans un lieu où la peste existe, pour être atteints de cette maladie, ne sauraient rester longtemps sans s'éteindre ou sans faire développer en eux la maladie. Dès lors, il est évident que j'admets que des individus, dans un lieu où la peste est en vigueur, peuvent contracter et contractent assez fréquemment la peste ; mais, en ce cas, il en est pour cette maladie comme pour toutes celles qui prennent facilement un développement épidémique, tel que le typhus des armées.

Toutes les fois que des malades sont en nombre considérable

sur un point, il se constitue un état de choses tel, que l'influence maladive se porte et s'étend à un rayon plus ou moins grand et peut infecter tout ce qu'embrasse le cercle que ce rayon suppose. Il n'est nullement besoin pour cela de virus, pas plus de virus typhique que d'autre. Éloignez entre eux les malades, c'est-à-dire affaiblissez les influences malsaines, diminuez l'infection des localités en diminuant ses sources et ses moyens d'entretien sur un espace donné, et vous affaiblissez la maladie et sa tendance ou sa force épidémique.

De là une conséquence pratique importante. Il est de première nécessité de renoncer à ce que l'on appelle les quarantaines spéciales pour les maisons où des malades ont été frappés. Et si, par exemple, lors de l'apparition de la peste au Caire, dans la famille Giglio, qui, en personnes de la famille et domestiques, fournit huit ou dix victimes, si, dis-je, au lieu d'enfermer cette famille au sein de l'infection, de la quarantainiser à force armée dans sa demeure, on en eût fait disperser les individus à la campagne après la mort du premier attaqué, il est très probable qu'on eût sauvé la vie à plusieurs d'entre eux, et peut-être à tous. Deux personnes se sont enfuies du lieu de réclusion quarantainaire, toutes les deux sont restées intactes. Le fait Giglio ne prouve pas, comme on l'a avancé, la contagion de la peste, mais seulement le danger d'enfermer dans un espace rétréci les individus qui ont été en rapport avec des pestiférés.

En un mot, on peut facilement, par le rapprochement trop grand des malades, engendrer, surtout pour une maladie grave, l'état épidémique. Et cet état, si mystérieux encore dans son essence, une fois produit et revêtu d'une certaine force, il est bien difficile d'être à l'abri des attaques de la maladie à laquelle il s'est attaché. Car l'épidémie et la contagion sont deux choses entièrement différentes : les maladies les plus simples et pour ainsi dire les plus innocentes peuvent devenir épidémiques, et à ce nouvel état elles tuent aussi abondamment que les autres. Conséquemment à cela, la question de contagion absolue ne saurait, pour le monde non médical, être seulement éclaircie pas plus pour la peste que pour toute autre maladie dans les lieux où elle se développe en forme épidémique et où le nombre considérable des malades fournit une infection miasmatique incessante et sans mesure.

D'autre part, pour transporter au loin une maladie spéciale à un pays ou à certaines circonstances accidentelles, il faut pouvoir transporter toutes les conditions, c'est-à-dire les causes présentes ou passées qui l'engendrent et la font subsister; car pour vouloir les effets, il faut aussi vouloir les causes. Un typhus peut être emmené par une armée dans des contrées éloignées, parce qu'il est facile à cette armée d'emmener avec elle toutes les conditions ou du moins les principales conditions qui ont fait naître au milieu d'elle cette maladie : tels sont la fatigue, le mouvement, les mauvaises nourritures, les inquiétudes, les veilles forcées, la malpropreté, le dénûment, les longues marches, les concentrations obligées dans les localités étroites, etc. ; et, de plus, comme le typhus peut se développer dans toutes les époques de l'année avec la forme épidémique et sous tous les climats possibles, comme aussi il n'a pas de patrie spéciale, c'est-à-dire qu'il n'est endémique nulle part, on conçoit tout d'abord, n'y eût-il pas pour preuves de nombreux exemples de ce fait, que son importation ne doit pas entraîner la moindre difficulté.

Mais quand il s'agit d'une maladie endémique comme la peste, qui demande les circonstances particulières de son climat habituel, qui non seulement a besoin de l'Égypte (car je ne veux parler que de ce pays) pour prendre naissance et développement, mais qui a besoin même d'une saison et d'une température particulières pour devenir épidémique, qui cesse pour ainsi dire à une époque fixe de l'année, comment concevoir la facilité d'exporter cette maladie à de longues distances? Et combien y en a-t-il d'exemples bien avérés, bien authentiques? Il n'y a là de possibilité, je le répète, qu'en exportant toutes les circonstances locales principales qui la font apparaître épidémiquement en Égypte : le sol, l'air, les habitudes, les mœurs même, et ce je ne sais quoi qui fait la nature spéciale et individuelle d'un climat et qui constitue des influences physiques et morales; il faudrait au moins, comme étant ce qu'il y a de plus forte puissance étiologique, transporter l'état physiologique accidentel du sol et de l'air au temps de l'épidémie même. Il y a là certainement d'immenses difficultés, il y a là l'impossible.

Toutefois, je ne veux pas conclure de là l'inutilité complète des quarantaines dans les ports européens. Bien loin de là. Nous ne pouvons pas répondre qu'à l'époque même où la peste se trouvera en épidémie sur le territoire d'Égypte, il n'existe absolument aucune circonstance locale, soit atmosphérique, soit terrestre ou autre, dans aucun desports du littoral européen qui permette l'impatronisation et le développement de la peste. En dehors de toute prévision humaine, en dehors de toute puissance de le reconnaître, il peut se produire dans un ou plusieurs points d'Europe des conditions telles que si un équipage pestiféré y arrivait, la peste y prendrait terre et irait porter ses ravages dans le pays. Ceci une fois admis, il s'en déduit tout naturellement que tant que les sciences physiques, météorologiques et médicales ne seront pas capables de préciser quel est l'état atmosphérique et terrestre ou autre qui comporte l'existence et permet le développement de la peste, il sera du devoir des gouvernements de maintenir des quarantaines, ne fût-ce que par sentiment abstrait de prévision et de sagesse.

Mais il est de leur devoir aussi et il est surtout de l'intérêt général de limiter les durées des quarantaines à la limite juste de la prudence, et de ne prendre dans les indications des esprits effrayés que ce que l'expérience du passé autorise d'admettre.

Je sais bien que, malgré toute précaution possible, il peut s'établir en Europe et sur toute l'étendue du globe des circonstances générales où la peste trouve ce qui convient à son extension et au déploiement de sa force ; mais alors nuls moyens au monde n'empêcheraient ce fléau de faire ses pérégrinations. Quand le choléra a rencontré le jour et le temps qu'il lui fallait pour partir à la visite des régions autres que celles de l'Asie, il a tout franchi, il n'y a plus eu de précautions rationnelles, et encore furent-elles bien moins efficaces que les soins d'hygiène générale et particulière ; il n'y a plus eu de cordons sanitaires ni de quarantaines capables de l'arrêter, et on sait que, sans intermédiaire et tout d'un bond, il passa de Londres à Paris.

J'ai dit tout-à-l'heure que les quarantaines me semblaient utiles, bien que je ne crusse pas à la contagion, c'est-à-dire à la transmission de la peste par raison d'un virus, ou, comme disent les questions qui nous sont posées, par une matière pestilentielle. Mais j'ai dit aussi qu'il est de premier intérêt et pour le commerce, et j'ajoute ici pour l'honneur de la raison humaine, de restreindre la durée des quarantaines aux bornes que la prudence sage et calme indique d'après les résultats de l'expérience. Pour déterminer où doivent être ces bornes, il est nécessaire de savoir ce que présentent les observations relatives à l'incubation pestilentielle. Nous avons vu que les plus longs retards n'ont jamais été jusqu'à huit jours : le terme ordinaire a été de un à deux, ou à trois, ou à quatre jours, parfois de moins d'un jour. Ainsi nous avons vu quelques individus partir d'Abouzabel pour le Caire, passer une seule nuit en ville et revenir pestiférés.

La limite de huit jours, que je viens d'indiquer, me semble donc plus que suffisante pour la durée d'observation des voyageurs de l'Orient aux époques où la peste y règne. J'ajouterais même, si je ne craignais de heurter trop brusquement les esprits timorés, que ces huit jours seraient inutiles dans les cas où la traversée aurait été de quinze jours à un mois. Mais qu'on remarque bien que, relativement aux huit jours d'observation que j'accorde, je ne fais qu'une concession de complaisance en faveur de l'état actuel des esprits, et non pas une concession de principe et de conviction. Car si même dans les lieux et saisons où la peste règne épidémiquement, il n'est besoin, comme je l'ai déjà indiqué, que de ne pas accumuler ou emprisonner les individus qui ont été voisins ou en contact avec les pestiférés dans des demeures trop bien fermées, et là même où déjà la peste a paru, s'il suffit de les laisser se purifier, pour ainsi dire, dans des localités bien aérées ou en plein air, qu'y a-t-il à craindre d'individus qui, pendant quinze jours, un mois et parfois deux mois, ont reçu et respiré l'air libre et frais de la mer, ont passé cet espace de temps sans rien ressentir, et arrivent en définitive à des rivages purs de toute maladie qui rappelle la peste ou qui lui ressemble en quelque chose?

Nous avons eu, nous surtout, à Abouzabel, une preuve remarquable de l'utilité des mesures hygiéniques que je viens d'indiquer. Nos malades étaient placés sous des tentes plantées en plein air, dans le sable, à distance assez grande de l'École de médecine. Presque tous les pestiférés qui y furent reçus nous vinrent du Caire ou de quelques régiments stationnés aux pâturages des environs, ou de l'école de musique de Kanka, peu éloignée d'Abouzabel, ou du dépôt militaire situé près de Kanka. Un très petit nombre des personnes attachées au service des tentes des pestiférés furent attaquées de la peste. Nous-mêmes, professeurs de l'École, bien que nous visitions tous deux fois par jour les pestiférés, nous ne suspendîmes pas un moment nos leçons ni nos visites habituelles aux malades de l'hôpital adjoint à l'École, et à peine quelques individus dans l'intérieur de l'hôpital furent atteints de peste. Aussitôt que l'un d'eux présentait des signes de peste, il était de suite transporté sous les tentes. Nous ne laissâmes se former de foyers d'infection nulle part.

J'ai indiqué tout-à-l'heure que huit jours de quarantaine suffisent, outre le temps de la traversée, pour les voyageurs, et cela dans le temps où la peste règne épidémiquement aux points de départ des bâtiments. Mais comme les époques de l'épidémie sont bornées à certaines saisons de l'année, c'est-à-dire en division générale à l'hiver et au printemps, il est rationnel de réserver les exigences de la quarantaine que j'ai indiquées pour cette première moitié de l'année et de laisser libre pratique pour les autres six mois. Il est tout simple qu'on laisse encore libre pratique pour toute l'année, lorsque les bâtiments arrivent d'Orient avec patente nette, c'est-à-dire lorsqu'il n'existe pas de peste. Car, en vérité, à quoi servent les quarantaines, c'est-à-dire les précautions exécutées, mises rigoureusement en œuvre dans les lazarets européens, quand nulle part il n'y a de peste, même depuis des mois, même depuis des années? C'est le comble de l'inutilité. Et on ne conçoit pas, dans le siècle où nous sommes, comment le simple bon sens n'a pas déjà fait justice de cette anomalie si nuisible, surtout au commerce, et qui ne peut avoir d'autre physionomie qu'une physionomie vexatoire pour les personnes. A-t-on peur vraiment que quelque voyageur n'improvise la peste pendant la traversée?

Voilà pour ce qui regarde les personnes relativement aux considérations qui présentent des applications ou des réformes à faire aux usages quarantenaires adoptés jusqu'à présent. Quant à ce qui concerne les provenances commerciales ou les simples colis des effets des voyageurs, il ne me faut que peu de mots pour l'indiquer. N'admettant pas de virus ou matière pestilentielle, ce que j'ai dit pour ce qu'on appelle la *contamination des personnes* se trouve être la même pour les choses. Les précautions purificatoires, comme on les dénomme, se réduisent aux mêmes pratiques et aux mêmes règles de conduite, et les époques où on appliquera le temps d'expectation que j'ai énoncé seront aussi les mêmes.

On se récriera sans doute ici, on rappellera sans doute les cent mille et une histoires merveilleuses où des boîtes, des fils, des balles, des mouchoirs, etc., etc., ont eu, dit-on, la méchanceté de colporter au loin la peste, et on ne manquera pas certainement de faire sonner bien haut les noms graves et respectables de ceux qui racontent ou ont écrit ces histoires. Mais de toutes, je n'en admets pas une seule. Il n'y a pas de nom, quel que soit l'éclat de sa réputation, qui puisse donner valeur à un récit sans fonds et sans possibilité.

D'autre part, d'après des renseignements fournis par la compulsation consciencieuse de tous les rapports d'apparition de la peste depuis plusieurs siècles en Europe, pas un n'a été fourni réellement par des provenances de marchandises venant de l'Orient.

Dans toute cette lettre, je n'ai pas parlé de la peste sporadique. Mais il est évident qu'à cet état elle est pour les personnes et les choses comme si elle n'existait pas, surtout encore aux saisons où elle ne devient jamais épidémique. Car si alors elle ne peut pas prendre extension même dans son propre climat, comment craindre qu'elle puisse aller apparaître ailleurs? Toutefois, il serait encore plausible d'appliquer, dans cette circonstance, les mesures que j'ai indiquées.

N° XI.

Réponse aux sept questions posées par le ministère anglais, *par* M. Fischer, Bavarois, *docteur en médecine et en chirurgie de la faculté de Munich, professeur d'anatomie et de physiologie à l'école de médecine du Caire.*

A l'époque de la grande épidémie de peste de l'an 1835, je me trouvais comme professeur d'anatomie à l'école de médecine d'Abouzabel, village éloigné du Caire d'environ quatre lieues. Là j'ai eu l'occasion d'examiner des cas de peste bubonique constatés, au nombre de cent quarante, et de faire des autopsies de cadavres pestiférés, le nombre des morts s'étant porté à trente-huit.

Tout ce que j'ai pu observer quant à la symptomatologie et au résultat des autopsies, je l'ai exposé dans un petit traité inséré dans le second volume des *Annales de Médecine de Munich*, en 1837. Il ne me fut pas possible d'étendre ces observations, parce que, par ordre ministériel, l'école d'Abouzabel fut mise en quarantaine lors de la première apparition de la peste au Caire. Quant aux questions que Son Excellence vient de proposer, je regrette beaucoup de ne pouvoir pas donner des renseignements plus exacts, mais je suis persuadé que dans l'état actuel des choses, elles resteront encore longtemps insolues, parce qu'il faut faire des expériences nouvelles, répétées, auxquelles, pendant des épidémies si terribles, l'homme isolé ne peut pas se livrer. Quant à la première question, la peste est-elle contagieuse, il faut d'abord remarquer que les médecins interprètent différemment le mot « *contagion.* »

Je crois que par *contagion*, on peut entendre une matière nuisible, laquelle propage la même maladie par laquelle elle a été produite dans un autre individu, et qu'on peut admettre :

1° La contagion proprement dite, c'est-à-dire des matières, lesquelles produisent l'effet susdit par contact immédiat, soit que celui-ci ait lieu entre individus, soit que la matière reste inhérente à de certaines étoffes, etc., et vienne transmise à un autre individu; par exemple, la gale se propage entre individus qui ont touché le corps galeux, ou touché seulement et resté plus ou moins longtemps en contact avec des étoffes imprégnées de la matière nuisible.

2° La contagion par inoculation, une modification de la première, par le moyen de laquelle la matière nuisible est mise tout de suite en rapport avec les vaisseaux et les tissus absorbants du corps; par exemple, la matière nuisible produite dans la rage des chiens doit être inoculée, portée dans la circulation. Il y a d'autres maladies où il y a contagion proprement dite, mais où ne peut avoir lieu l'inoculation.

3° La contagion par infection, quand les matières nuisibles sont reçues au moyen de l'absorption des organes respiratoires et du canal digestif ou intestinal.

On comprend facilement que des maladies pandémiques et miasmatiques peuvent aussi développer pendant leur cours des matières contagieuses, et qu'il y a des maladies contagieuses par les différentes voies sus-indiquées. Outre cela, il est à remarquer que beaucoup de maladies ne se développent par contagion qu'à une époque fixe de leur cours, que la matière contagieuse peut être fixe ou volatile, inhérente à certaines matières, comme la salive, la sueur, etc., qu'il y a des influences certaines par lesquelles leur effet est détruit; par exemple, par un certain degré de froid ou de chaleur, par l'immersion dans le chlorure de chaux, etc.

Je ne possède pas assez de faits pour pouvoir me prononcer sur la transmission de la peste bubonique par la contagion proprement dite. Pour éclaircir ce point, il faudrait transporter des personnes attaquées loin du foyer de la maladie, dans un terrain éloigné et tout-à-fait exempt de la maladie, et les mettre là en contact avec les malades, en évitant de les faire communiquer par des voies respiratoires, ou bien de transférer des matières différentes qui auraient été mises en contact avec des pestiférés ou crues contagieuses dans un pays situé hors des limites du pays ravagé, et de les mettre ensuite en contact avec des gens en bonne santé. Il serait nécessaire de varier les matières du contact, et d'employer toujours la plus grande précaution pour obtenir des résultats non douteux. Les faits observés par moi, lesquels militent en faveur de la contagion proprement dite, sont :

1° On voit que l'épidémie pestilentielle commence par des cas isolés, que le nombre de malades augmente peu à peu, et qu'après un laps de temps plus ou moins grand, il est porté au maximum.

2° On peut suivre le chemin que prend la maladie d'une ville, etc., à une autre, par des malades transportés de l'endroit déjà infecté; par exemple, les premiers cas de peste ne s'observaient à Abouzabel que deux mois après l'apparition de la peste au Caire, et sur des gens qui étaient allés au Caire, et y étaient restés un ou plusieurs jours. Ils y furent attaqués des symptômes évidents de la peste avant leur retour ou peu après.

3° La quarantaine stricte paraît préserver, selon les observations générales, les personnes qui s'y sont soumises avec peu d'exceptions.

4° A l'hôpital du Caire, la plupart des pharmaciens, des domestiques, plusieurs médecins furent attaqués de la maladie régnante, et moururent.

Nonobstant les faits sus-énoncés, je suis de l'opinion que la peste bubonique n'est pas contagieuse, mais seulement qu'elle se propage par infection sous l'influence de causes particulières.

Ier *cas.* Des cas de peste bubonique s'observent chaque année sur quelques individus, sporadiquement; les individus affectés présentent tous les symptômes de la peste comme au temps de l'épidémie. Souvent ils meurent dans un court espace de temps : beaucoup de monde les voit, les touche. Après leur mort, leurs lits et autres effets servent pour d'autres personnes, et malgré cela on ne voit pas qu'il y ait propagation de la maladie par contagion.

IIe *cas.* Au développement d'une épidémie de peste précèdent les causes générales qui favorisent et produisent les miasmes, etc.; des famines ou des vivres mauvais, des guerres, des épidémies typhoïdes et cholériques précèdent ordinairement la peste épidémique.

IIIe *cas.* La propagation s'observe aussi d'une manière successive dans les maladies contagieuses par infection.

IVe *cas.* Il est de fait que des villages entiers demeurent exempts de la peste, quoique restés en communication avec les villages environnants, et quoique des malades pestiférés aient été transportés dans leur enceinte.

V[e] *cas.* On peut opposer l'observation des médecins d'Abou-zabel à celle des médecins du Caire, car dans le premier endroit, ni médecins, ni pharmaciens de service ne furent attaqués; il n'y eut qu'un très petit nombre de domestiques qui eurent la peste.

On peut expliquer la mortalité des employés à l'hôpital du Caire, par la condensation des émanations infectantes. A Abou-zabel, au contraire, les malades étaient mis sous des tentes dans le désert, à deux pas à peu près de l'hôpital, afin que les vents pussent librement parcourir les tentes des malades et enlever les matières infectantes.

VIe *cas.* Le docteur Duvigneau, alors directeur de l'école de médecine, et moi, nous avons disséqué tous les cadavres des pestiférés, en y employant souvent une heure et plus; nos mains pendant ce temps-là étaient plongées dans le sang et le pus des bubons des pestiférés : nous ne primes pas la maladie. Nous touchions également les malades, nous leur ouvrions les abcès, cautérisions leurs charbons, nous nous asseyions sur leurs lits.

Au contraire, plusieurs médecins du Caire et d'Alexandrie, lesquels ne s'approchaient jamais des malades, et qui s'en tenaient à une respectueuse distance, ou qui ne sortaient qu'enveloppés de toile cirée, montés sur des chevaux dont les brides étaient en cordes de dattier, la selle couverte de paille, etc., n'ont pu éviter de mourir de la peste.

VIIe *cas.* On a vu aussi des personnes attaquées dans la plus rigoureuse quarantaine, et ces faits seraient encore mieux connus et constatés si les médecins contagionistes par principe ne voulaient avoir recours à des explications vraiment futiles, par exemple, à des plumes de quelque oiseau, car si telle chose était fondée, aucune quarantaine ne serait possible.

Tous ces faits peuvent facilement s'expliquer par l'infection ; en outre, la ressemblance des symptômes de la peste avec ceux du typhus fait supposer le même mode de propagation. Plus il y a de personnes accumulées dans un endroit mal aéré, et sous des conditions défavorables, comme santé, puanteur, mauvais aliments, plus aussi le mal se propagera avec facilité ; plus le courant d'air est établi et plus les conditions extérieures sont favorables, moins la peste se propage.

Un village exposé par sa position au vent du nord, etc., composé de maisons éloignées l'une de l'autre, sera facilement exempt de l'infection, même quand quelques pestiférés y seraient portés. De cela suit encore que les quarantaines, principalement mal situées, mal dirigées, sont souvent le moyen d'augmenter l'intensité de la maladie importée et de la propager.

Ce qui précède contient déjà la réponse à la seconde question ; la peste se communique-t-elle par la contagion seule, ou bien par quelque autre moyen, et alors par quel moyen ?

Quant à la troisième question, le contact avec une personne infectée est-il nécessaire pour communiquer la peste, ou bien le simple rapprochement d'une personne infectée suffirait-il ?

Je n'ai jamais cru que le simple rapprochement d'une personne infectée donne la peste ; mais je suis convaincu, que pour la généralité des cas de peste, une communication prolongée est nécessaire pour la transmettre et la développer, et ceci n'a lieu que dans le temps d'une épidémie pestilentielle.

Quatrième question. Des corps qui auraient été en contact avec une personne infectée pourraient-ils communiquer la peste, et alors quelles sont ces substances ?

Je n'ai pas eu d'expériences pour me prononcer. Je sais que plusieurs fois les lits sur lesquels avaient couché les pestiférés avaient été donnés à d'autres personnes qui s'en sont servies sans prendre la maladie. Un cas m'a été rapporté, le voici : le docteur Léopold, mon ami, employé à l'hôpital du Caire, dans le second mois de l'épidémie, fut attaqué de la peste, et mourut en peu de jours. Le berberin qui l'avait servi prit le lit, s'y coucha, fut attaqué deux jours après, et mourut. Mais dans ce cas l'infection ne pouvait-elle avoir précédé? Cela nous paraît au moins probable.

Cinquième question. Combien de temps l'infection de la peste peut-elle rester cachée dans un individu infecté, avant de se manifester par des symptômes évidents?

D'après les faits que je viens d'énoncer, principalement celui où des soldats étaient allés au Caire, y étaient restés quelque temps, et furent attaqués après un séjour d'un ou plusieurs jours sur le chemin ou peu de temps après leur retour à Abouzabel, où il n'y avait pas de cas de peste jusqu'alors, il paraît que le temps de l'incubation ne se prolonge pas au-delà de trois à quatre jours en temps d'épidémie, et que même ce terme est beaucoup moindre.

Quant à la sixième question, combien de temps la matière contagieuse de la peste logée dans des corps inertes peut-elle conserver son pouvoir contagieux? je manque tout-à-fait de données.

La septième question, quels sont les moyens par lesquels les corps renfermant la matière contagieuse peuvent être purifiés? Je crois déjà avoir exposé et démontré que la propreté, l'exposition des individus et des choses à un courant d'air, leur éloignement l'un de l'autre, sont les moyens les plus sûrs et les plus énergiques. Peut-être aussi qu'un certain degré de chaud ou de froid servirait à la purification ; car au Caire, l'épidémie de peste cesse aux grandes chaleurs de l'été, et à Constantinople au froid intense de l'hiver.

N° XII.

Réponse de M. le docteur Duvigneau, *membre du conseil général de santé du Caire, et médecin en chef de l'hôpital de l'Esbékie, aux questions posées par le ministère anglais, adressée à M. le consul général d'Angleterre en Égypte, le* 27 *avril* 1839.

Monsieur le consul général, j'ai l'honneur de vous adresser mes réponses aux diverses questions que vous m'avez faites par votre lettre en date du 21 mars 1839; je suis l'ordre du programme.

1° La peste se communique-t-elle par la contagion?

On a fait jouer un rôle beaucoup trop grand à la puissance contagieuse de la peste. Dans certains cas, dans la peste de 1835, au Caire, les premiers cas ont semblé se propager par contagion, mais dans toutes les épidémies, on peut observer de semblables filiations. On voit quelquefois un côté d'une rue, un quartier être seuls attaqués. On a vu la peste au Caire et rien à Boulac; on a vu des villages se conserver intacts au milieu d'autres villages ravagés par la maladie. Ce qui s'est passé à Abouzabel pendant la peste de 1835 parle hautement contre cette grande puissance contagieuse. Voici les faits : On établit une espèce de quarantaine pour l'hôpital; des tentes furent placées dans le désert à une petite distance, pour garder les malades en observation pendant quelques jours avant de les faire entrer dans l'hôpital. La plus grande partie était fournie par celui du Caire, qui était encombré de malades et de pestiférés; leur nombre fut bientôt trop considérable pour l'espace destiné à les recevoir, et ils ne purent souvent rester que trois jours, deux jours et même vingt-quatre heures en observation. Cinq médecins, dont je faisais partie, étaient attachés au service de l'hôpital; chaque jour nous faisions deux ou trois visites aux pestiférés, dont les tentes étaient éloignées des premières, de deux cents pas seulement; une quarantaine d'autopsies furent faites à des époques toujours peu éloignées de la mort, trois cadavres ont été ouverts 15, 20 et 26 minutes après le décès. Jamais nous ne primes d'autres précautions que celle de nous laver les mains avec de l'eau et du vinaigre, puis avec de l'eau et du savon lorsque le premier nous manqua; nous ne changeâmes jamais de vêtements avant d'entrer à l'hôpital, où nous faisions chaque jour deux visites aux malades, que nous approchions et touchions comme en temps ordinaire. Eh bien! malgré tous ces moyens de propagation, pas un seul de nous n'a éprouvé le moindre accident, pas un seul malade de l'hôpital n'a été atteint de peste, et cependant le nombre de ceux qui ont été traités pendant les mois d'avril, mai et juin est assez considérable, puisqu'il s'est élevé à mille. La peste n'est pas toujours contagieuse ; celle qui est sporadique ne l'est certainement pas. Chaque année la Basse-Égypte en offre des exemples ; quelques individus seulement en sont atteints ; elle se développe spontanément. Quand la maladie est contagieuse, si tant est qu'elle le soit, il faut alors la coexistence de certaines circonstances particulières, une certaine disposition de l'individu, peut-être un changement de l'état magnétique du sol ; quand cette influence cesse d'exister, la puissance contagieuse devient nulle. Pendant et à la fin de la peste, les effets des morts, matelas, couvertures, linge, etc., tout est mis en usage sans qu'aucune mesure de salubrité ou même de propreté ait précédé. Cependant la maladie cesse ses ravages, elle disparaît complétement ; c'est que l'influence générale ayant cessé, la matière contagieuse a perdu son action.

2° La peste se communique-t-elle par la contagion seule, ou bien par quelque autre moyen, et alors par quel moyen ?

Le corps des pestiférés fournit des exhalaisons ou miasmes qui, sous l'action d'une influence particulière inexplicable, peuvent communiquer la peste, directement par le contact avec des effets qui ont été à son usage et qui s'en trouvent imprégnés.

3° Le contact avec une personne infectée est-il nécessaire pour communiquer la peste, ou bien le simple rapprochement d'une personne infectée suffirait-il ?

Le contact avec une personne ou des effets infectés peut communiquer la peste. Le simple rapprochement ne suffit pas ; les personnes les plus peureuses, celles qui sont les plus sévères sur la triste observation des règles de la quarantaine, celles qui croient qu'un brin de fil, une plume, un oiseau peuvent porter la peste d'une maison dans une autre, restent sans effroi, quel qu'ait été le rapprochement, s'il n'y a pas eu contact. Le simple rapprochement suffirait dans un lieu dont l'atmosphère serait chargée de miasmes pestilentiels ; mais ici la présence d'une personne infectée n'est plus nécessaire.

4° Des corps qui auraient été en contact avec une personne infectée pourraient-ils communiquer la peste, et alors quelles sont ces substances ?

Des corps qui auraient été en contact avec une personne infectée peuvent communiquer la peste; parmi eux, ceux dont la texture est telle que le tissu peu serré présente des vides dans lesquels est emprisonné l'air avec les miasmes dont il est chargé, comme quelques étoffes de coton ou de laine, sont ceux qui paraissent devoir être les plus propres à transmettre la maladie, en transportant avec eux les miasmes.

5° Combien de temps l'infection de la peste peut-elle rester cachée dans un individu infecté avant de se manifester par des symptômes évidents?

L'exemple que j'ai cité en parlant des malades qui étaient envoyés de l'hôpital du Caire, foyer d'infection par excellence, à celui d'Abouzabel, prouve que trois jours après la présence dans un foyer d'infection, on n'a plus à craindre le développement de la maladie. D'une autre part, dès qu'il nous a été possible d'obtenir des renseignements exacts des malades qui nous étaient fournis par les différents corps qui étaient stationnés à Kanka, nous avons toujours appris que les premiers symptômes s'étaient toujours manifestés dans les premiers trois jours qui avaient suivi leur présence dans un foyer d'infection; beaucoup avaient passé ou séjourné plus ou moins de temps au Caire. Mais comme la peste, de même que le choléra-morbus, peut se développer spontanément, ainsi que cela a lieu chaque année en Égypte, et que les cas de cette sorte sont d'autant plus nombreux que l'influence générale est plus persistante et plus énergique, elle a très bien pu se développer de cette manière chez quelques uns d'entre eux, sans que le séjour au milieu d'un foyer d'infection y fût pour quelque chose. Trois jours me paraissent être, d'après mes observations, le temps d'incubation le plus long; on ne comprend même pas comment un poison aussi actif peut rester au milieu de nos organes pendant vingt-quatre heures, sans manifester sa présence par les symptômes qui lui sont propres.

6° Combien de temps la matière contagieuse de la peste, logée dans des corps inertes, peut-elle conserver son pouvoir contagieux?

Si une influence générale, particulière, une certaine disposition des individus, n'existe pas, où est le pouvoir de la matière contagieuse? Pourquoi, dans toutes les épidémies de peste, ce pouvoir se perd-il subitement, sans qu'aucune précaution ait été prise pour détruire cette matière qui imprègne tous les objets; car le peuple, que le fléau frappe surtout, ne brûle rien, à peine s'il lave les linges souillés par les malades.

Pourquoi cette matière ne conserve-t-elle son pouvoir contagieux que de février en juin, au Caire du moins? c'est que, pendant ce laps de temps, s'opère cette modification générale qui agit sur les individus et donne la puissance à la matière contagieuse. Celle-ci conserve d'autant plus longtemps son pouvoir contagieux que les corps inertes dans lesquels elle est logée sont plus complètement soustraits à l'action de l'air. Parfaitement aérés, ventilés, vingt-quatre heures, au plus trois jours me paraissent être un temps suffisamment long pour détruire cette matière ou en débarrasser les corps qui en sont imprégnés.

7° Quels sont les moyens par lesquels les corps contenant la matière contagieuse de la peste pourront être purifiés?

Tous les objets ne peuvent pas être soumis aux vapeurs du chlore, du vinaigre, qui sont des moyens probablement très peu efficaces pour détruire la matière contagieuse de la peste. Le lavage serait peut-être le moyen le meilleur et le plus prompt, mais il ne peut pas être toujours mis en usage; quelques objets de commerce, tels que les cotons, les laines, etc., peuvent éprouver divers degrés d'altération par son emploi. Reste l'exposition à l'air libre, moyen efficace, sinon pour détruire, au moins pour enlever la matière contagieuse emprisonnée dans les corps, qui n'a aucun des inconvénients du lavage, et qui, continuée pendant vingt-quatre heures, au plus trois jours, doit suffire pour purifier les objets qui y sont soumis (1).

(1) Lorsque j'ai écrit ces réponses, j'étais encore sous l'influence de l'idée que la peste pouvait se transmettre par infection. Je n'avais cependant pas à cet égard une opinion parfaitement arrêtée, parce que je n'avais pas eu de faits bien concluants ni pour ni contre, et, dans le doute, j'aimai mieux, pour acquit de ma conscience, pencher pour la possibilité de la contagion miasmatique.

Depuis lors, je me suis appliqué d'une manière toute particulière à rechercher si le système de l'infection était basé sur des faits. Je déclare que, pendant les cinq années qui se sont écoulées, durant lesquelles j'ai pu observer la peste, je me suis convaincu que cette maladie n'est pas plus transmissible par la contagion miasmatique que par la contagion virulente. (Note de M. Duvigneau, écrite au Caire en 1845.)

N° XIII.

Réponse de M. le docteur Clot-Bey *aux questions posées par le ministère anglais en* 1839.

Première question. — La peste se communique-t-elle par contagion?

Pour résoudre cette question d'une manière aussi satisfaisante que possible, il faut d'abord arrêter la signification du mot *contagion*, que les médecins entendent différemment. Pour moi, je m'en tiens au sens étymologique, et je pense dès lors qu'il ne saurait y avoir contagion que là où il existe un virus, un agent visible, palpable, susceptible de se transmettre par le contact ou par l'inoculation: ainsi il y a contagion dans la variole, la vaccine, la rage, la syphilis, la gale, parce que là se trouve un principe matériel dont l'application sur un individu sain détermine en lui une affection identique; mais on chercherait vainement dans la peste cet agent saisissable, à moins qu'on ne veuille, à l'exemple de quelques uns, considérer les bubons, les charbons, les pétéchies, comme autant de foyers où le virus s'est élaboré; opinion inadmissible, puisque les charbons, les bubons, les pétéchies, se présentent comme des phénomènes qui ne sont ni essentiels, ni particuliers à la peste; car ils ne se remarquent pas sur tous les pestiférés, et on les observe dans d'autres maladies. D'ailleurs les expériences que j'ai faites sur moi-même, et sur plusieurs condamnés que le gouvernement égyptien avait mis à ma disposition , m'ont convaincu que l'inoculation de ces produits morbides est sans effet. Ce raisonnement, déduit de l'observation des faits, me conduit à penser que la peste n'est point contagieuse, dans l'acception générale du mot, et qu'elle doit être rangée parmi les affections typhoïdes, telles que le choléra, la fièvre jaune, le typhus proprement dit, dont quelques unes peuvent être transmissibles par l'infection, avec le concours de la constitution médicale, et les autres par l'infection toute seule. Dans ces typhus, il n'existe pas de germe ou de virus; on suppose qu'il se dégage du corps des malades des miasmes d'une nature particulière pour chaque espèce d'affection typhoïde qui détermineraient, chez les personnes placées dans leur sphère d'action, des symptômes et des phénomènes analogues à ceux que présentent les individus desquels ils proviennent. On concevra aisément que cette transmission par infection devrait être subordonnée au plus ou moins de susceptibilité des individus à l'intensité miasmatique, aux circonstances particulières de lieux, de temps, etc.; ainsi s'expliqueraient naturellement par l'infection des cas de peste que l'on a faussement attribués à la contagion. Ce n'est point le contact des personnes atteintes qui aurait déterminé la même maladie chez quelques unes de celles qui les entouraient, mais bien les émanations morbides au milieu desquelles elle se trouvent placées, aidées dans leur action délétère par l'état général de l'atmosphère, et peut-être aussi par d'autres circonstances.

Deuxième question. — La peste se communique-t-elle par contagion, ou bien par quelque autre moyen, et dans ce cas par quels moyens?

Ce que je viens de dire répond en grande partie à cette question. Je répète qu'il m'est démontré par l'étude approfondie de l'histoire de cette maladie, et surtout par les faits nombreux que j'ai observés moi-même, ou dont je me suis fait rendre compte par tous les médecins qui ont eu à combattre le fléau en Egypte dans ces derniers temps, que la peste ne se communique jamais par contagion. Quoique ce raisonnement se prêtât davantage à admettre que les miasmes dégagés en grande quantité des corps pestiférés et renfermés dans un espace étroit, malsain et fermé puissent se mêler à la masse d'air ambiant, au point de développer l'affection chez les individus soumis à leur influence, il ne m'est pas prouvé que rien de semblable ait eu lieu; et comme, en l'absence des faits affirmatifs, les faits négatifs ont une valeur, je dirai que s'il est arrivé que les personnes placées au milieu de prétendues émanations pestilentielles aient contracté la maladie, ce n'a jamais été dans le cas de peste sporadique, mais bien alors que le fléau régnait épidémiquement dans le pays. Je suis donc porté à croire que l'infection pourrait avoir tout au plus une action secondaire et devenir un auxiliaire de l'agent morbifique, mais jamais cet agent lui-même, et qu'isolée d'un état météorologique prédisposant, elle resterait insuffisante pour déterminer la peste dans un individu sain, à plus forte raison pour la communiquer à des populations entières.

J'ajouterai que la peste, qui revêt presque toujours le caractère épidémique, se déclare ou cesse dans un lieu avec des conditions de saison ou de température constamment les mêmes, preuve évidente que l'atmosphère est le principal, sinon l'unique agent par lequel la maladie se forme et se développe. Je tirerai de cette particularité si remarquable un nouvel argument contre les partisans de la transmissibilité par contagion ou par infection. D'abord la manière brusque et simultanée avec laquelle elle éclate et s'étend sur plusieurs points, et dans des lieux assez éloignés du foyer d'où l'on pourrait supposer qu'elle est partie, est déjà une preuve assez forte que la contagion et l'infection ne sont pour rien dans sa manifestation et son développement. S'il est vrai qu'il ne soit guère possible de constater le caractère *contagieux* ou *infectant* au fort de l'épidémie, attendu qu'on peut en attribuer les accidents à l'action atmosphérique, il n'en est pas de même aux derniers jours du déclin, où les causes contagieuses et infectantes subsistent quand la cause atmosphérique a disparu. Que se passe-t-il alors? Des pestiférés sont visités, touchés, soignés, sans qu'on songe à prendre plus de précautions qu'auparavant pour se préserver; les maisons sont saturées autant que jamais des miasmes produits par tous les malades morts ou survivants, et pourtant il n'y a plus d'attaques, la peste a cessé subitement.

De tout ce qui précède, je suis amené à croire que la peste se déclare et s'étend par les seules influences météorologiques.

Troisième question. — Le contact avec une personne infectée est-il nécessaire pour communiquer la peste, ou bien le simple rapprochement d'une personne infectée suffit-il?

D'après ce que j'ai établi dans les deux réponses précédentes, je puis me borner à redire ici catégoriquement :

1° Que le contact avec une personne infectée, non seulement n'est pas nécessaire pour communiquer la peste, mais qu'il est par lui-même d'une innocuité absolue, et qu'il ne pourrait faire courir de risques que parce qu'il rapproche la personne du foyer des émanations ;

2° Qu'il est au moins douteux que le rapprochement d'une personne infectée puisse être pour quelque chose dans la manifestation de la peste chez d'autres individus, mais que dans tous les cas il est insuffisant pour le transmettre. Je dirai même qu'il serait toujours sans danger, si une ventilation bien établie renouvelait l'air autour du malade.

Quatrième question. — Des corps qui auraient été en contact avec une personne infectée pourraient-ils communiquer la peste, et alors quelles sont ces substances ?

L'opinion la plus généralement reçue est pour l'affirmative : cependant je n'ai aucun motif de croire qu'elle repose sur des faits bien constatés. Parce que la maladie s'est déclarée sur un individu qui avait été en contact avec des hardes portées par un pestiféré, on a trouvé plus simple de l'attribuer à cette circonstance toute matérielle qu'à une cause impalpable, la constitution atmosphérique. Je ne veux pas nier pourtant d'une manière absolue que des effets qui auraient été longtemps en contact avec des personnes atteintes de la peste ne puissent se pénétrer des miasmes dégagés de leurs corps, et transmettre ensuite l'affection ; mais je répète que la démonstration des faits apportés à l'appui de cette opinion n'est pas encore acquise ; car ceux que les contagionistes invoquent sont loin d'avoir le degré d'authenticité que la science réclame, les personnes qui les ont signalés étant presque toutes étrangères à la médecine ; et les médecins eux-mêmes qui en ont parlé, vivant dans un temps où la peste était généralement réputée contagieuse, ont dû voir un peu les choses ainsi que tout le monde les voyait, et admettre comme positif ce que des observations mieux dirigées et les progrès que le temps amène toujours dans les sciences présentent aujourd'hui au moins comme douteux. Que l'on entende chacun dire qu'un objet qui n'est pas à notre portée a telle forme plutôt que telle autre, on se persuadera aisément qu'il en est ainsi, et on ne craindra pas de l'affirmer, sans même songer à en opérer la vérification. On peut en dire autant de la plupart de ceux qui, avant l'époque présente, ont envoyé à leurs gouvernements ou publié des rapports sur les pestes dont ils avaient été les témoins. Sans prétendre attaquer leur capacité scientifique ou leur bonne foi, j'avouerai que leurs dires, en cette matière, perdent à mes yeux beaucoup de leur valeur, parce qu'ils ont écrit dans un moment où il n'était venu à l'esprit de personne qu'il pouvait en être autrement que ce que tout le monde pensait.

Nous avons eu en Égypte, mes collègues et moi, plus d'une fois l'occasion de remarquer qu'à la suite d'une épidémie de peste, des milliers de hardes et d'autres effets qui avaient été en contact immédiat et continu avec des personnes mortes de la peste, passaient à l'usage des héritiers ou des personnes qui les achetaient, sans qu'ils aient jamais donné lieu à un seul accident. Je citerai deux exemples entre mille, tous aussi concluants, sur l'action des effets soi-disant contaminés.

Le directeur de l'hôpital du Caire négligea de faire laver des effets de literie, couvertures, matelas, coussins, qui avaient servi à plusieurs centaines de pestiférés, et les livra ainsi sans purification préalable à l'usage des malades ordinaires. Eh bien, pas un ne contracta la peste.

Pendant l'épidémie de 1835, plus de 500 maisons du Caire, dont les habitants étaient tous morts, avaient été fermées. Les hardes, les lits, les divans étaient restés dans ces habitations d'où l'on n'avait enlevé que les cadavres. Vers la fin de juin et au commencement de juillet, toutes ces maisons furent ouvertes, les effets vendus aux enchères et répandus dans la ville et au dehors, sans avoir subi aucune espèce de désinfection. Pas une des personnes qui entrèrent les premières dans ces maisons ou qui firent usage de ces effets ne contracta la peste.

Je me crois donc autorisé à douter que les corps qui ont été en contact avec des personnes atteintes de la peste puissent la communiquer.

Je ne sais trop sur quels principes repose l'opinion émise par les partisans de la contagion et de l'infection, qu'il est des substances susceptibles de communiquer la peste, telles que la laine, le poil des animaux, la soie, les plumes, le coton, le chanvre, soit bruts, soit ouvrés; et que d'autres ne le sont pas, comme la paille, le bois, les métaux, les pierres, le verre, etc., etc.

Ces corps à surface lisse et peu ou point poreux sont, à la vérité, moins propres à arrêter et à conserver les miasmes, si l'on admet l'infection. Mais dans l'hypothèse de l'existence d'un virus, ils le recevraient et le retiendraient sans l'absorber, et seraient ainsi plus aptes à communiquer la maladie.

Cinquième question. — Combien de temps l'infection de la peste peut-elle rester cachée dans un individu affecté avant de se manifester par des symptômes évidents?

Le grand nombre de faits que j'ai eus sous les yeux depuis quatorze ans que je suis en Égypte, et notamment pendant l'épidémie de 1835, m'ont prouvé que, parmi les individus influencés par l'agent pestilentiel quel qu'il soit, les uns avaient les symptômes de la maladie d'une manière instantanée et succombaient dans vingt-quatre ou quarante-huit heures, sans avoir offert de phénomènes locaux (c'était le petit nombre et au début de l'épidémie). La généralité des individus avec les prodromes de l'affection n'en présentaient les symptômes bien caractéristiques que le deuxième ou troisième jour. Dans des cas très rares, les malades, quoique ayant des symptômes généraux, n'en offraient cependant de caractéristiques, de pathognomoniques, que le quatrième, le cinquième ou le sixième jour. Je déclare n'avoir jamais vu la maladie rester en incubation au-delà de ce terme.

Les rapports que j'ai reçus des médecins qui observèrent la peste de 1834-35 à Abouzabel offrent des observations concluantes à ce sujet, qui me confirment dans mon opinion; et comme je sais qu'il leur a été écrit, ainsi qu'à moi, je m'abstiens de mentionner les faits qui leur sont propres, persuadé qu'ils citeront eux-mêmes les exemples qu'ils ont eus sous les yeux.

Sixième question. — Combien de temps la matière contagieuse de la peste logée dans des corps inertes peut-elle conserver son pouvoir contagieux?

Une foule d'histoires, de contes plus ou moins invraisemblables, le plus souvent ridicules, ont été rapportés pour prouver que le soi-disant virus pestilentiel déposé sur des corps inertes pouvait conserver pendant longtemps la funeste propriété de communiquer la maladie. Le fait le plus curieux que je connaisse en ce genre est celui qui a été cité par un médecin d'Alexandrie qui prétend qu'une momie égyptienne, portée il y a quelques années à Livourne, aurait propagé dans le lazaret la peste, dont elle avait ainsi gardé religieusement le germe pendant plusieurs milliers d'années. Si l'auteur de la nouvelle n'avait sérieusement consigné cet admirable fait dans un mémoire adressé à l'Académie royale de Paris, j'avoue que je n'aurais pas osé le citer, mais il prouvera du moins jusqu'où l'esprit peut s'égarer par la préoccupation et la crainte exagérée de la contagion. Ce qu'il y a de positif, c'est qu'il n'existe pas un seul fait bien avéré que des marchandises, telles que coton, laine, tissus, etc., réputées les plus susceptibles, aient jamais répandu la maladie, et j'ai pour moi, en avançant cela, un témoignage qui ne sera suspect pour personne : celui de M. Ségur-Dupeyron, secrétaire général du conseil supérieur de santé de Paris, inspecteur des quarantaines, qui a fait les recherches les plus exactes et les plus consciencieuses à cet égard, d'où il résulterait que les marchandises, si elles étaient susceptibles de recevoir le principe morbide, seraient peu propres à le conserver longtemps et à le transmettre. Il n'en serait pas de même, au dire du même administrateur, des hardes, qui auraient conservé plusieurs mois leur funeste propriété ; mais il m'a semblé que les faits cités à l'appui avaient un caractère équivoque, et que le doute sur leur authenticité était au moins permis.

Septième question. — Quels sont les moyens par lesquels les corps contenant la matière contagieuse pourraient être purifiés ?

Dans l'hypothèse de l'existence d'un virus comme dans celle des miasmes, la ventilation, le lavage dans l'eau simple, suffisent, d'après les contagionistes, pour détruire le germe de la peste. Cependant la crainte que ces moyens ne fussent pas assez puissants en a fait adopter divers autres, tels que l'immersion dans le vinaigre, les fumigations avec les plantes aromatiques, les baumes, le soufre, etc. Toutes ces pratiques étaient plutôt l'effet d'une routine que d'un raisonnement scientifique sur leur action réelle. La chimie moderne nous fournit des moyens plus rationnels, plus efficaces, qui agissent plus directement sur les émanations et qui les neutralisent : ainsi nous n'avons rien de particulier à proposer, si ce n'est l'action de l'air, le lavage simple et l'emploi du chlore.

La solution de ces questions était susceptible de beaucoup plus de développement que je n'en ai donné; mais j'ai cru que, dans un travail de ce genre, il convenait de résumer le plus laconiquement possible les faits et les réflexions.

N° XIV.

Réponse de M. le docteur Grassi, *médecin en chef du lazaret d'Alexandrie, aux sept questions posées par le ministère anglais* (1); *suivie de réflexions critiques*, par M. le docteur Clot-Bey (*).

Res, non verba.

Première question. — La peste est-elle contagieuse? *Réponse :* Cette question, selon moi, serait résolue affirmativement, si quelques médecins, d'un très grand mérite d'ailleurs, n'eussent donné trop d'importance à quelques faits négatifs que l'on observe, en effet, lors des irruptions pestilentielles; comme si la Providence ne voulait pas permettre l'entière extermination des peuples (2). Sans m'étendre plus longuement sur des généralités, je dirai que lorsque, éloigné du théâtre de la peste, j'exerçais encore ma profession en Europe, j'embrassais volontiers les opinions des anti-contagionistes émises par quelques médecins, parce qu'elles sont favorables à l'humanité, et qu'en apparence elles sont conciliables avec la théorie; mais à peine fus-je en Égypte que je pus me convaincre du contraire par l'observation réitérée de nombreux faits qui m'ont entièrement convaincu de l'existence de la contagionabilité de la peste (3).

Puisque je suis aujourd'hui requis officiellement à déclarer ce que je pense à cet égard, j'aborderai ces faits particulièrement, non qu'ils puissent offrir quelque chose de neuf pour l'histoire de cette maladie, mais parce qu'ils serviront à justifier mon opinion.

(*) Les numéros de renvois du Mémoire de M. Grassi se rapportent aux réflexions critiques de M. Clot-Bey. Voyez page 456.

J'étais employé en 1824-25 à l'hôpital européen d'Alexandrie, où les pestiférés francs étaient admis. Je traitais et touchais indifféremment tous les malades, sans distinction de peste ou d'autres maladies, mais je reconnus bientôt mon imprudence ; car, ne croyant guère à la contagion, je compromettais en même temps les salles de l'hôpital et ma propre famille, pour lesquelles j'étais un véhicule d'infection (4).

Ayant pris service plus tard auprès du gouvernement égyptien, je dus me rendre en Morée à l'armée, qui y était sous les ordres de S. A. Ibrahim-Pacha ; là, mes observations me portèrent à croire à la contagion.

La Morée était alors en proie à une guerre de destruction. Jusqu'à l'arrivée de l'armée égyptienne, ce pays avait été exempt de peste ; mais à peine ces troupes, commandées par le preux Ibrahim-Pacha, fils de l'immortel Méhémet-Ali, y furent-elles débarquées en 1824, à une époque de la même année où le fléau qui venait de ravager l'Égypte commençait à cesser, que la maladie se manifesta dans Modou, place que les Égyptiens occupèrent en premier lieu. De Modou la peste passa à Navarin, et elle reparut annuellement dans ces deux villes, jusqu'à ce que les Égyptiens eurent évacué la Morée en 1828 ; et, dans cette dernière année, elle passa encore à Égine, par suite du renvoi fait par Ibrahim-Pacha de tous les prisonniers grecs, parmi lesquels il y avait des pestiférés convalescents ; la peste se répandit ensuite par toute la Morée.

Le fait qui précède devrait suffire pour convaincre les plus obstinés mécréants de la contagionabilité de la peste ; mais de combien d'autres faits plus concluants encore n'avons-nous pas été témoin !

De retour en Égypte par suite de l'évacuation de Morée, je fus chargé en chef du service médical de l'hôpital général de la marine ; et le service sanitaire pour les quarantaines, dont l'organisation date de l'époque mémorable du choléra-morbus en 1831, me fut également confié (5).

Ce terrible fléau venait de nous quitter, quand un navire venu de Constantinople, où la peste sévissait, arriva à Alexandrie. Ce bâtiment portait 75 passagers et un équipage de 11 hommes ; il était commandé par un certain Hussein-Capitan, et condamné à une quarantaine de vingt et un jours. Dans dix-neuf jours, 4 des passagers moururent : 2 suspects de peste, et les 2 autres de peste positivement. J'ai moi-même vérifié le fait.

La ville et havre d'Alexandrie n'avait point alors de lazaret ni d'endroit propre à opérer la purification d'un aussi grand nombre d'individus; le comité de santé crut donc prudent d'ordonner l'éloignement de ce navire, qui partit, en effet, après avoir été approvisionné pour un nouveau voyage. Husseln-Capitan devait songer à prendre la direction de l'une des échelles les plus voisines. Il choisit Beyrouth, qui lui offrait l'avantage de débarquer ses passagers, tous pèlerins mahométans, dans un endroit qui les rapprochait de Damas, où la caravane pour la Mecque se rassemblait annuellement comme au Caire. Il n'y avait alors point de peste en Syrie; mais ces pèlerins à peine débarqués, la maladie se manifesta dans Beyrouth; de là elle se propagea dans d'autres localités voisines, et elle aurait sans doute gravement compromis l'armée égyptienne, qui assiégeait alors Saint-Jean-d'Acre, si Ibrahim-Pacha ne l'en eût garantie par un cordon sanitaire pratiqué d'après les règlements. Ce général expédia en même temps le docteur Rimondi à Beyrouth : c'était un jeune médecin plein de talent qui donnait les plus belles espérances ; mais il ne croyait pas à la contagion, et négligea de prendre les précautions nécessaires : aussi, au bout de quelques semaines, fut-il victime de sa fatale erreur (6).

Un autre fait non moins intéressant fut une conséquence de celui que nous venons de rapporter. Les plus notables des pèlerins précités ayant trouvé à changer de navire, se firent conduire à Damiath, où, malgré les ordres transmis à Kalil-Bey, gouverneur de cette ville, ils furent admis en libre pratique, et le gouverneur en reçut même quelques uns dans son propre domicile ; les autres furent logés chez quelques particuliers de la ville; mais tant Kalil-Bey que les particuliers ne tardèrent pas à éprouver les funestes effets de leur intempestive hospitalité, car ce magistrat perdit 8 personnes de sa nombreuse famille, et les autres eurent des pertes en proportion à déplorer (7).

Cependant on avait joui d'une parfaite santé en Égypte depuis

1825. Les agents consulaires de Damiath, qui, en fait de peste, sont fort experts, informèrent le comité et le gouvernement de ce qui se passait dans leur ville, où je fus expédié en toute hâte muni des pouvoirs les plus étendus, afin d'y mettre les règlements sanitaires en vigueur. Le régiment qui y était en garnison fut mis à ma disposition ; je procédai de suite à la formation d'uu cordon dans l'enceinte duquel il m'a réussi de contenir la peste ; et au moyen des autres mesures sanitaires que je pris dans la ville et les villages renfermés dans le cordon, sur une population de 20,000 âmes environ, le nombre des cas de peste ne dépassa pas le chiffre de 300, sur lesquels il y eut une centaine de guérisons. Ceci eut lieu depuis les premiers jours de juin jusque vers la fin d'août 1832. Le peu d'étendue qu'aura ce mémoire ne me permet pas de rapporter de nombreux autres faits qui concourent à corroborer mon opinion (8).

Au mois de septembre de la même année, arriva de Constantinople à Alexandrie un navire autrichien commandé par le capitaine Scagliero. Ce navire avait 9 hommes d'équipage, y compris le capitaine, et, à l'exception de ce dernier, ils eurent tous la peste : 6 succombèrent, et 2 seuls guérirent. Nous apprîmes qu'un matelot de cet équipage était mort à Constantinople, qu'un autre avait été débarqué malade à Gallipoli : tous deux avaient été remplacés ; et enfin qu'un troisième était mort en mer, et avait été enseveli sur le rivage où sont les ruines de Troie ; mais les mesures prises par ordre du comité de santé garantirent les habitants d'Alexandrie, et partant ceux de toute l'Égypte (9). Au mois de novembre 1833, arriva dans le port d'Alexandrie un navire ionien commandé par le capitaine Parra, portant une centaine de pèlerins, qui furent reçus dans le lazaret qui venait d'être installé. En peu de jours 24 de ces pèlerins moururent successivement de peste ; mais après avoir fait faire un *spoglio* et un *spurgo* général, après leur avoir fait faire des ablutions avec de l'eau saturée de chlorure de chaux, la maladie cessa parmi eux comme par enchantement. Deux infirmiers arabes qui avaient été destinés à soigner les pestiférés contractèrent tous deux la peste et échappèrent seuls. Dans cette circonstance, le docteur Bulard, qui avait un grand désir d'acquérir une juste idée sur la nature de la peste, commença à voir cette maladie de près et à l'étudier dans toutes ses phases ; il suivait mes visites journalières, recueillait soigneusement les observations qu'elles lui offraient, ce qui le fit parvenir au degré de célébrité dont il jouit à si juste titre (10).

Cette fois encore, au moyen des sévères mesures prises envers les provenances de Constantinople, l'état sanitaire de l'Égypte fut garanti. Plût à Dieu qu'on eût agi avec la même rigueur envers les provenances de Syrie et de Chypre, et que l'on n'eût pas eu tant de croyance à l'état sain en apparence des navires qui venaient de l'île de Chypre, ni qu'on s'en fût rapporté à la fidélité des patentes qui y sont délivrées par les autorités consulaires sur la déclaration d'un médecin inexpérimenté, qui caractérisa de simple typhus une véritable peste qui régnait à Larnaca à l'époque du départ pour Alexandrie de la goëlette grecque *Athènes*, capitaine Manolakaki ! Combien de sacrifices et de larmes n'aurait-on pas épargné aux malheureux habitants de l'Égypte, dont plus de 300,000 restèrent victimes de la peste qui ravagea cette contrée en 1835! Je vais faire une courte narration de cette peste, pouvant répéter avec Virgile :

. . . . . Quæque ipse miserrima vidi
Et quorum pars magna fui. . . . .

car, dans le courant de peu de mois, je vis disparaître du registre des vivants non seulement un assez grand nombre de mes amis et de mes connaissances, mais encore ma fille chérie, qui donnait les plus belles espérances, me fut enlevée à la fleur de son âge. Tous mes domestiques, sans exception, furent victimes du fléau ; ma maison resta déserte ; et comme si la férocité de la maladie n'eût voulu laisser âme vivante dans mon domicile, ma femme en même temps que ma fille, et enfin moi-même, nous contractâmes la peste ; mais il a plu à Dieu que nous ne succombassions pas (11).

Qu'on me permette d'émettre ici quelques observations générales, qui ne sont pas étrangères à notre sujet, desquelles un médecin observateur et impartial pourra tirer de justes et utiles conséquences.

L'état sanitaire de l'Égypte, depuis 1825, avait été satisfaisant, à l'exception pourtant de l'invasion du choléra en 1831, lequel, quoique de courte durée, fit un horrible ravage, et le fait précité de Damiath, où, comme on l'a vu, la peste fut si bien combattue et comprimée, que tant en 1833 qu'en 1834 et 1835, elle ne reparut plus.

En ma qualité de chirurgien en chef, accompagné du docteur Frias, avec qui j'avais partagé le service, et qui remplissait les fonctions de médecin en chef de l'hôpital de la marine, où il y avait toujours 1,000 à 1,500 malades de toute condition, et où les malades du civil étaient aussi admis, jamais aucun cas ne s'était présenté qui eût pu faire soupçonner l'existence de la peste, quoi qu'en disent ceux qui opinent le contraire et qui affirment que cette maladie est permanente en Égypte. Pendant cette période de neuf années l'Égypte a subi toutes les différentes phases du Nil : inondations abondantes, mesquines, surabondantes; elle a soutenu une guerre contre la Sublime-Porte; en quarante jours, il y a eu, en 1831, 12,000 victimes du choléra dans la seule ville d'Alexandrie. Pendant que sévissait cette maladie, les morts étaient enterrés sans aucune mesure hygiénique dans l'enceinte de la ville, dans toutes les places publiques, dans les maisons même. On pouvait avec fondement s'attendre à ce que les exhalaisons de tous ces cadavres auraient produit une autre épidémie, mais elles n'altérèrent en rien la santé publique.

Jamais la population d'Alexandrie n'avait été autant exempte de toutes les causes qui produisent ordinairement les épidémies qu'en 1834. Il n'y avait ni guerre, ni disette, ni aucun de ces phénomènes qu'on accuse ordinairement de produire la peste, et on était dans la saison où les eaux du Nil commencent à croître, au solstice d'été, époque à laquelle quelques praticiens, ainsi que le vulgaire, attribuent le pouvoir de détruire la peste (12).

Ce fut donc le 7 juillet 1834 que dans ma pratique civile je fus appelé auprès d'un malade dans le couvent grec.

Quoique dans l'enceinte de la ville, ce couvent se trouve dans une situation assez élevée, à une distance de 500 pas géométriques de la ville proprement dite.

Il y avait neuf ans qu'aucun accident de peste n'avait eu lieu; qui aurait pu croire que j'aurais un pestiféré à visiter? Aussi communiquai-je librement avec le malade, qu'on me dit être un papas grec. Les premiers indices me donnèrent de graves soupçons: c'était le cinquième jour de sa maladie; il avait à l'une des malléoles de la jambe droite une plaie gangréneuse recouverte d'un cataplasme. Mise à découvert, cette plaie faisait reconnaître les traces d'un anthrax malin, mais pourtant *suî generis ;* il avait, en outre, un bubon à l'aine correspondante, et offrait enfin tous les symptômes rationnels et caractéristiques de la peste. Le président du monastère m'apprit qu'il y avait un autre malade convalescent dans la cellule voisine; en le visitant, je reconnus qu'il avait été atteint d'une maladie de même nature que celle que nous venons de décrire: il avait un petit charbon en voie de guérison sur la partie crurale gauche, accompagné d'un bubon à l'aine du même côté. Le doute alors devint certitude, et, sans pousser plus loin les investigations, je courus en informer le comité de santé. Ayant demandé que ces malades fussent visités par deux autres médecins respectables, MM. Frias et Vernoni vérifièrent le fait et confirmèrent mon assertion, qui, le lendemain, fut rendue plus authentique encore par la déclaration de MM. les docteurs Lardon et Bnlard, membres du conseil de santé, et par le docteur Rubio, médecin-major à l'hôpital de la marine.

Le comité ayant ordonné de prendre de suite les dispositions nécessaires, et le secrétaire ayant poussé les recherches jusqu'à l'origine du mal, il fut reconnu:

1° Que quelques jours avant que ces deux individus tombassent malades, il en était mort un troisième après trois jours de maladie offrant les mêmes symptômes;

2° Que ce dernier, qui était domestique, avait manié des papiers, du linge et autres effets contenus dans la malle du secrétaire du président, arrivé de Chypre avec le capitaine André Manolakaki, qui n'avait subi que sept jours de quarantaine sans avoir fait le *spoglio*, ni ses effets le *sciorino;* que très peu de temps après il était tombé malade, et était mort en trois jours sans avoir été visité par un médecin;

3° Que ce même individu avait été assisté par le papas Joani, qui peu après tomba malade (celui que lors de ma visite au couvent je trouvai en convalescence avec un petit charbon dépouillé de l'escarre et un bubon en suppuration) ;

4° Que papas Joani avait été à son tour assisté par papas Nicodème, qui tomba malade également (celui auprès duquel je fus appelé). On découvrit encore d'autres particularités que, pour ne pas trop m'étendre, je dois passer sous silence.

Malgré l'avis de quelques médecins qui n'admettaient point que cette maladie fût la peste, le comité de santé prit les dispositions dans le sens de mon *rapport ;* le couvent d'abord fut mis en quarantaine. Malheureusement il était trop tard : la peste s'y était introduite déjà depuis quinze jours. Les moines avaient eu de nombreuses relations avec les gens de leur nation, et les effets susmentionnés avaient été transportés dans un village de nègres non loin du couvent grec.

Peu de jours après, la peste se manifesta dans ce village, composé de 110 habitants, et le 11 août je vérifiai qu'en seize jours 18 individus y étaient morts après deux, trois et quatre jours de maladie ; je pus reconnaître tous les symptômes de la peste sur un malade que j'y trouvai. Les mesures sanitaires appliquées à ce village ne firent que retarder momentanément les moyens de propagation ; car ces nègres avaient eu communication avec la ville, sur divers points de laquelle ils avaient semé la maladie.

Depuis cette époque, l'état sanitaire de la ville d'Alexandrie resta deux mois dans un état en apparence satisfaisant, bien que pendant cette période des cas au moins suspects eurent lieu ; mais je n'ai pu les vérifier, parce que la visite m'en avait été interdite. Cet état apparent de santé ne fut pas moins nuisible que la maladie elle-même, car il encouragea les médecins inexpérimentés et présomptueux qui avaient d'abord nié l'existence de la peste à soutenir leur opinion erronée avec obstination ; ils y entraînèrent le public et le gouvernement, qui l'accueillirent plus favorablement que l'opinion contraire qui faisait craindre l'approche fatale d'un terrible fléau ; mais, malheureusement, le triomphe de ces médecins inexpérimentés fut de courte durée.

De nouveaux cas de peste se manifestèrent sur divers points de la ville au mois de novembre ; ils devinrent progressivement plus nombreux en décembre, janvier, février et mars. Le chiffre des victimes arriva jusqu'à 200 par jour dans la seule ville d'Alexandrie. Vers l'équinoxe de printemps la maladie cessa insensiblement, et enfin en mai il n'y avait plus que 4 ou 5 victimes par jour.

Quoique l'avis des médecins de l'opposition n'eût pas rassuré les gens sensés, même au début de la maladie, il eut néanmoins de pernicieux effets ; ce fut entre autres d'avoir été la cause qu'autant le comité que le gouvernement ne prirent pas les mesures générales que j'avais proposés d'abord verbalement, et ensuite par écrit, à l'intendance sanitaire dans sa séance du 4 décembre 1834.

Si du moins on avait entouré Alexandrie d'un cordon, on aurait par là pu empêcher la propagation de la peste dans l'intérieur de l'Égypte; mais ce moyen préservatif ne fut employé que lorsque la maladie avait déjà fait des progrès, qu'elle s'était manifestée non seulement dans les villages qui sont sur les rivages du Nil, mais qu'elle avait gagné le Caire. On avait donc négligé d'employer le moyen le plus sûr de garantir la santé publique.

Le comité reconnut bientôt à quel point on l'avait abusé; car vers les derniers jours de décembre, un certain Giglio, négociant maltais, arrivé au Caire avec des marchandises, fut atteint de peste le 4 janvier, et mourut; plusieurs individus de la même famille furent successivement atteints, et succombèrent à la même maladie, qui se propagea dans les familles voisines, et ce fut là le début de la peste de 1835 (13).

Tandis que les familles de MM. les consuls et celles des négociants se renfermaient prudemment en quarantaine, le comité de santé et le gouvernement local avisèrent aux moyens à prendre pour garantir du fléau les divers établissements militaires : l'escadre, l'arsenal, le collége de la marine, l'hôpital de la marine, l'hôpital pour les troupes de terre, les divers offices d'administration, tous ces établissements, ainsi que la famille du vice-roi furent mis en quarantaine. L'escadre partit pour l'île de Candie, et la direction de toutes ces quarantaines fut confiée à des Européens.

La description détaillée de tous les avantages qui résultèrent de ces mesures, ainsi que celle de milliers de faits partiels, qui tous viennent appuyer mon opinion sur la contagion, serait trop longue à faire et m'éloignerait de mon sujet; je crois pourtant devoir citer quelques faits trop manifestes et concluants pour être passés sous silence, et afin de les soumettre à ceux qui pourraient encore avoir quelques doutes sur le caractère contagieux de la peste. Le public d'Alexandrie témoignera de la vérité de ce que je vais rapporter; les faits se sont passés sous ses yeux.

PREMIER FAIT. — *L'escadre.*

Il y avait 15,000 hommes à bord de l'escadre. Dès les premiers cas de peste, elle ne s'est pas trouvée en état d'appareiller sur-le-champ, et fut mise en quarantaine: c'était au commencement de décembre 1834. Quelques infractions aux règlements quarantainaires, faites par un équipage qui ne croyait pas à la contagion, et qui considérait les mesures sanitaires prises comme une punition infligée à l'escadre, portèrent la conséquence de quelques cas de peste qui n'eurent pas de fâcheuses suites, parce que les précautions nécessaires furent immédiatement prises. Arrivée plus tard à Candie, dans le port de Souda, l'escadre s'y conserva saine et intacte. Et qu'on n'oppose pas ici, ainsi qu'on a tenté de le faire, que la flotte fut garantie du fléau parce qu'on l'avait éloignée du centre d'infection; car quelques navires de transport qui avaient des communications avec les *chounes* (magasins aux vivres) furent infectés, l'un d'eux particulièrement, qui perdit beaucoup de monde en route, entre autres le médecin du bord.

DEUXIÈME FAIT. — *Arsenal.*

Il y avait environ 6,000 ouvriers dans l'arsenal, parmi lesquels une centaine d'Européens; il fut mis en quarantaine le 18 décembre, sous la surveillance d'Européens employés à cet effet, et cette quarantaine dura jusqu'au mois de juin. Garanti par la mer à l'ouest, au nord et au sud, l'autre point était fermé par une haute muraille, gardée extérieurement par un cordon de soldats, afin d'empêcher toute communication avec le dehors.

Dans cette longue période de six mois, il n'y eut que 5 ou 6 cas de mort subite; on suspecta simplement que c'était la peste, sans que cela fût avéré. Néanmoins, chaque fois que ces accidents eurent lieu, on fit prendre un bain de mer aux ouvriers, un *sciorino* général était pratiqué, et au moyen de ces précautions, l'arsenal fut conservé sain et sauf pendant tout le temps que dura l'épidémie, et pourtant cet établissement était au centre de l'infection.

TROISIÈME FAIT. — *Hôpital de la marine.*

Cet hôpital devait être très exposé; car, indépendamment des malades de l'escadre qui y furent reçus jusque vers la fin de février, époque de son départ pour Candie, on y recevait aussi les malades d'une frégate et ceux de quelques bâtiments de transport; l'arsenal lui en fournissait aussi. Cet hôpital resta sept mois en quarantaine; il avait été mis en observation dès le 21 novembre, et fut ensuite resserré étroitement; on l'entoura à vingt pas de distance d'une palissade gardée par des soldats, pour empêcher les communications. On y établit des salles d'observation en planches, où les malades restaient jusqu'à ce qu'on eût reconnu la nature de la maladie, et un autre hôpital en planches fut construit pour les pestiférés. Personne n'était reçu dans l'hôpital de la marine sans avoir préalablement pris un bain et subi le *spoglio*. La direction de mesures sanitaires si importantes fut confiée à des officiers de santé européens, qui furent obligés de se renfermer dans l'hôpital, et à des gardiens nommés expressément par le comité. Le docteur Frias, médecin en chef de l'hôpital, présidait à la ponctuelle exécution de ces mesures, et son activité intelligente fut couronnée du plus heureux succès.

Comment ceux qui ne croient pas à la contagion détruiront-ils un semblable fait? Cet hôpital est mal situé. Assis dans un endroit bas et humide, dominé par les murs de la ville qui le protègent contre les vents d'est, nord et ouest, il ne reçoit que le vent du midi, connu sous le nom de *khamsin*, qui règne au printemps surtout, et dont ne peut se faire une juste idée que celui qui a habité l'Égypte pendant cette saison. Indépendamment des miasmes qu'exhalent les eaux putrides des citernes sur lesquelles il est construit, ce vent y transporte les effluves et les exhalaisons du lac Mareotis, ce qui rend cet endroit si malsain, que des fièvres intermittentes et pernicieuses y sont permanentes. Ce n'est pas tout encore; il est environné de trois villages très sales, l'un tout près, au nord, l'autre au levant, à 300 pas de distance, le troisième au midi, à 150 pas environ. Ils furent tous trois ravagés par la peste. Entre le dernier de ces villages et l'hôpital de la marine se trouvaient les salles d'observation et l'hôpital des pestiférés, et malgré ce concours extraordinaire de circonstances pernicieuses, l'hôpital de la marine fut conservé sain pendant la longue période que dura la peste, et cela seulement, parce qu'on y observait une sévère quarantaine. Le contraire eut lieu pour l'hôpital de terre, par les raisons que je vais exposer.

QUATRIÈME FAIT. — *Hôpital de Ras-el-Tin.*

Cet établissement est situé sur la presqu'île qui forme le port Vieux. Le port est au sud, la mer au nord; il est dans une situation élevée, et ventilé de toutes parts, ce qui est une condition très favorable en temps de peste. Mais le médecin auquel le service en chef de cet hôpital avait été confié, non seulement ne convenait point du caractère contagieux de la peste, mais il niait encore l'existence de cette maladie; il se laissa surprendre par l'ennemi qu'il ne sut ni ne voulut jamais reconnaître; il le laissa entrer dans son établissement d'où on ne put le faire déloger qu'après qu'il en eut coûté beaucoup de victimes et occasionné de grands sacrifices au gouvernement. Qu'un fait aussi remarquable serve de leçon à ceux qui ne voient dans les mesures sanitaires que vexations pour le voyageur et pertes pour le commerce, sans penser aux pertes incalculables ni au nombre infini de victimes qu'il y aurait si la peste envahissait l'Europe.

Je pourrais encore citer d'autres faits d'une valeur égale à ceux qui précèdent : le collège et son hôpital, le harem du vice-roi, et les diverses administrations qui furent garantis du fléau par les mesures sanitaires prises, et une infinité de familles bien connues dans le Levant qui furent sauvées par les quarantaines; mais le détail de tous ces faits donnerait trop d'extension à ce mémoire.

On peut leur opposer d'autres faits qui furent le résultat d'un système contraire, et où l'on verrait l'imprudence et le fatalisme être la cause de la ruine et de l'entière destruction des familles ! Dans le court espace de deux mois, je vis sortir 50 sujets morts de la maison de Hingi-Osman, trésorier général de la marine. Quand l'épidémie était sur son déclin, il y avait plus de cent esclaves au commissariat de la police qui avaient appartenu à des familles entièrement éteintes.

Je demande maintenant si quelques faits négatifs, tels que celui, par exemple, de personnes qui auraient contracté la peste malgré la prétendue quarantaine qu'elles auraient faites, Dieu sait comment, et *vice versâ*, de personnes qui ne la contractèrent point, quoiqu'elles n'eussent pris aucune précaution, si ces faits, dis-je, peuvent avoir une valeur suffisante auprès des hommes sensés et impartiaux, et leur faire rejeter la croyance à la contagionabilité de la peste (14) ?

Une centaine de pareilles preuves ne valent certainement rien, comparativement aux faits que je viens de citer, lesquels suffiraient à eux seuls pour faire rejeter toute idée d'anti-contagion, quand bien même une infinité de faits identiques ne seraient pas consignés dans les auteurs qui ont écrit sur cette maladie. Quant à moi, je dis avec sincérité qu'on ne peut mettre en doute la contagionabilité de la peste sans compromettre gravement la sûreté de l'Europe et la santé des peuples, et j'avoue que j'ai des appréhensions sur la manière de penser des personnes qui décideront la question au vénérable congrès.

Mais retournons à notre partie historique.

La peste de 1835 ne s'est pas limitée aux seules villes d'Alexandrie et du Caire. Cette année-là et les deux suivantes, elle se promena par toute l'Égypte, faisant partout des ravages, et elle pénétra même dans le Saïd, province de la Haute-Égypte. La seule ville de Siout, d'après le rapport de S. E. Hussein-Pacha, qui en était gouverneur, perdit plus de 13,000 âmes. La Basse-Égypte fut traitée de la même manière. En 1836, la peste reparut à Damiath, où je fus envoyé de nouveau ; mais la maladie y était arrivée cette fois-ci par une autre voie. Avant d'apparaître dans la ville, elle avait infecté la province ; c'est pourquoi je dus employer une méthode différente ; ce fut de faire faire un *sciorino* et un *spurgo* général tant dans la ville que dans les villages adjacents au nombre de 175, jusqu'aux deux îles de Materia, situées sur le lac Menzalé. Quoiqu'il soit très rare que la peste pénètre dans ces îles à cause de leur heureuse position et de la nature du trafic de leurs habitants, cette année-là elle s'y introduisit et enleva un tiers de leur population. La méthode que j'ai adoptée dans cette circonstance eut un tel succès, qu'il ne se manifesta plus aucun cas de peste.

J'adoptai le même système en 1837 pour purifier les provinces de Charkia et de Douhaklia, ainsi que quelques villages du Delta où la peste s'était manifestée avec fureur. Les Arabes n'ont pas beaucoup de meubles; je les leur faisais jeter dans l'eau, et ils prenaient eux-mêmes un bain pendant que l'on nettoyait leurs villages et leurs cabanes. Par cette méthode aussi simple que facile, efficace et prompte, on n'a plus revu la peste depuis deux ou trois ans, malgré la disette de l'an dernier, que quelques personnes accusent d'être l'une des causes productrices de la peste (15).

L'importation l'an dernier de la peste à Jaffa par des pèlerins grecs, d'où elle passa à Jérusalem et dans toute la Palestine, offre une nouvelle preuve de la contagionabilité de cette maladie. Le comité sanitaire m'envoya à Jaffa; je pus donc reconnaître comment la peste s'y était introduite et comment elle était passée dans la sainte cité.

La ville de Jaffa a été plusieurs fois le théâtre de la peste. La plus mémorable fut celle qui y régna lors de l'occupation des Français; une autre y sévit en 1832 par suite de celle de Beyrouth dont j'ai parlé ci-dessus.

Depuis cette dernière époque, l'état sanitaire de Jaffa avait été satisfaisant. C'est une petite ville de 4 à 5,000 habitants turcs, chrétiens de divers rites et juifs; elle est située sur le penchant d'une colline bien aérée et ventilée au nord, à l'est et au nord-est. D'un côté, elle est baignée par la mer; de l'autre, elle a de forts beaux jardins abondants en herbages et en excellents fruits; il est difficile de trouver un air plus pur; je l'ai habitée deux mois, et j'en ai ressenti les plus salutaires effets.

Jaffa est l'échelle de presque toute la Palestine ; il s'y fait passablement de commerce, et les habitants vivent dans l'aisance plutôt que dans la pauvreté. Méhémet-Ali, ce prince régénérateur, s'intéresse encore à la santé des peuples dont le gouvernement lui est confié ; il voulut l'établissement d'un lazaret dans chacun de ses trois royaumes : un en Égypte, un autre en Syrie, et un troisième dans l'ile de Candie. Celui de Syrie fut installé à Beyrout. Mais comme la distance de cette ville à Jérusalem était trop grande pour la commodité des pèlerins grecs et arméniens qui accourent annuellement en foule au Saint-Sépulcre, le vice-roi, cédant aux instances de M. Duhamel, consul général de Russie en Égypte, permit aux deux rites grecs et arméniens la construction d'un autre lazaret à Jaffa. Tout alla bien jusqu'en 1838, et quoique la peste eût pénétré plusieurs fois dans le lazaret, elle y fut comprimée. Mais, le 16 mars de l'an dernier, un navire avec pavillon jérusalimitain, commandé par le capitaine grec Pramaxis, portant 126 passagers grecs et arméniens, aborda à Jaffa. Ce navire était parti de Larnaca avec *patente nette*. Cependant la peste régnait à Limasol et dans quelques villages de l'île de Chypre ; on apprit que cette maladie existait à Larnaca même, où, selon le dire de quelques pèlerins, quelques uns étaient morts avant le départ pour Jaffa du susdit navire. La patente était fausse, car elle annonçait 122 passagers et il y en avait 126 ; on ne put donc constater s'il n'en était pas mort quelqu'un pendant la traversée. Les capitaines grecs sont presque tous de mauvaise foi à ce sujet, ils déguisent même la vérité dans leurs interrogatoires. Les pèlerins furent condamnés à une quarantaine de quatorze jours dans le lazaret, qu'ils n'accomplirent pas entièrement. Deux jours après qu'ils y furent entrés, un enfant mourut et y fut enterrré clandestinement. Le jour de la sortie du lazaret, le père de l'enfant mort usa d'un stratagème pour tromper le médecin et l'inspecteur, et tous les pèlerins furent mis en libre pratique (16).

Les pèlerins allèrent selon l'usage loger dans le couvent grec, et en moins de trois jours le père de l'enfant mort au lazaret et un de ses compagnons tombèrent malades et moururent. Le médecin du lazaret qui visita leurs cadavres jugea, contradictoirement à un médecin lévantin, que ce n'était point la peste.

Tandis que ces pèlerins réunis en caravane se dirigeaient sur Jésusalem, deux moines du couvent de Jaffa, ainsi que la mère de l'Iguménos, moururent. Le médecin du lazaret soutenait toujours que ce n'était point la peste, et, étant seul, personne ne pouvait établir le contraire. Peu de temps après, quelques personnes de la famille Mostras, consul de Russie, dont la maison fait partie intégrale du monastère grec, et qui avait eu des communications avec les susdits religieux et la mère de l'Iguménos, ressentirent les effets de la contagion, et moururent de la même maladie, qui gagna peu à peu les autres individus, et cette famille de 11 personnes fut entièrement détruite; le seul fils du consul survécut. La maladie passa ensuite dans la famille du drogman de ce consulat, dont le service le met nécessairement en contact avec la famille consulaire, et dans cette famille, plus nombreuse encore que celle de M. Mostras, aucun individu ne fut épargné, mais la moitié guérit. De là la maladie fit insensiblement des progrès et s'étendit sur toute la ville. Il est remarquable qu'elle sévit de préférence chez les Grecs, et que les mahométans furent plus épargnés que les autres habitants (17).

Les pèlerins, ainsi que je l'ai dit, avaient pris la route de Jérusalem. Cette caravane infectée était arrivée à Rama, où la femme du pèlerin qui était mort au couvent, qui était mère de l'enfant mort au lazaret, tomba malade; mais elle put continuer son voyage jusqu'à Jérusalem.

Pour peu qu'on croie à la contagion, on comprendra facilement comment la peste s'est manifestée et développée dans la sainte cité, et avec quelle facilité elle a pu s'étendre dans toutes les autres villes et sanctuaires de Terre-Sainte, à Bethléem, à Saint-Jean-in-Montana, à Bethgiala, à Nazareth, qui sont tous des endroits visités par les pieux voyageurs.

A Jérusalem, les premiers cas de peste eurent lieu aussi dans les divers monastères grecs; mais il est bien rare qu'il en soit donné avis de suite, ce qui empêche que les mesures sanitaires puissent être prises à temps.

Envoyé à Jaffa par le comité sanitaire, j'y débarquai au commencement de mai, quand déjà 20 à 25 maisons étaient compromises, et que la famille de M. le consul Mostras et celle de son interprète étaient presque éteintes. Je trouvai qu'on avait pris quelques mesures sanitaires partielles; j'en fis adopter de générales avec la rigueur nécessaire, en séparant les malades des personnes saines, les familles intactes des familles infectées; je fis conduire toutes ces dernières, au nombre de 30 environ, avec leurs effets au lazaret, et j'eus la satisfaction, à la fin de mai déjà, de voir cette petite ville, qui était menacée d'ue ruine totale, entièrement libérée du fléau, qui, concentré dans le lazaret, disparut en moins de deux mois (18).

Ayant ainsi disposé le service sanitaire à Jaffa et obtenu les premiers avantages sur l'ennemi que j'étais venu combattre, je m'empressai de me rendre à Jérusalem. C'était le 1er juin. Je ne rencontrai pas là d'aussi favorables dispositions qu'à Jaffa; il n'y avait à Jérusalem aucune localité adaptée, ni eau, et les habitants n'avaient pas de bonne volonté à se soumettre aux règlements sanitaires; l'ennemi y était plus fort; une soixantaine de maisons étaient infectées, et la maladie se dilatait progressivement. Je m'abstiendrai de faire une narration des moyens que j'employai pour combattre le fléau sur tous les points, et de ce que j'eus à souffrir d'un peuple mixte, de mœurs et de religions différentes ayant des croyances qui les poussaient au fanatisme. Je dirai seulement que, malgré tant de contrariétés, l'efficacité des mesures quarantainaires prises devint en peu de temps manisfeste. Au moyen de l'isolement, du *spurgo* et du *sciorino*, des perquisitions faites dans les maisons compromises, de la purification des rues, des différents quartiers, des places publiques, et la mise en pratique enfin des mesures d'hygiène publique et privée, on put voir la maladie comprimée, se diviser, et avant la fin de juillet, on peut dire qu'elle était anéantie, car il n'y avait plus de cas de peste (19). Il semble pourtant que quelque germe de cette maladie était resté caché parmi les Hébreux, notamment dans les matelas de plume dont les juifs d'Allemagne sont pourvus, ce qui fit renaître la peste à Jérusalem quelques mois après mon départ; elle s'étendit sur les autres villages de la Palestine, et affligea de nouveau ces populations, ainsi que l'administration sanitaire, qui est toujours vigilante à suffoquer le fléau partout où il se présente (20).

Combien d'autres faits pourrions-nous citer, lesquels, pour être moins remarquables, n'en sont pourtant ni moins intéressants ni moins démonstratifs, tel celui, par exemple, des 4 instructeurs ou capitaines qui se sont succédé au lazaret d'Alexandrie depuis sa fondation, dont 2 moururent de peste et un troisième fut atteint de cette maladie, mais guérit! Et combien d'autres employés subalternes n'y sont-ils pas morts de peste avec leurs familles! La raison en est claire, c'est parce que les employés appartenaient à une localité où le levain de la contagion importé du dehors a existé presque sans interruption depuis six ans environ.

Ce sont là les matériaux avec lesquels j'ai formé mon opinion sur la nature contagieuse de la peste, et qui m'ont fourni le moyen d'étudier et d'observer cette maladie pendant quatorze années consécutives (21).

Je pourrais citer bien d'autres faits qui serviraient à appuyer mon opinion, mais pour ne pas abuser de la patience des lecteurs, je m'en tiendrai à ceux qui précèdent.

Deuxième question. — La peste se communique-t-elle par le contact seul ou par quelques autres moyens, et alors quels seraient ces autres moyens?

Troisième question. — Le contact avec une personne infectée est-il nécessaire pour communiquer la peste, ou bien le simple rapprochement de cette personne suffirait-il pour gagner la maladie?

R. Je répondrai dans un seul article aux deux questions qui précèdent, tant à cause de l'analogie qu'elles ont entre elles que de l'identité des preuves qui conviennent à leur solution : ainsi j'éviterai d'inutiles et ennuyeuses répétitions.

Le contact médiat ou immédiat, qu'il ait lieu avec les effets d'un malade, ou avec le malade lui-même, ou avec des objets qui d'une manière ou de l'autre auraient été infectés, est le principal, l'unique agent de la propagation de la peste; c'est ce que l'expérience m'a prouvé décidément, sans que jamais une occasion contraire se soit présentée à moi, et il me semble que le raisonnement concourt avec les faits pour appuyer cette opinion.

Car si l'air avait le pouvoir de conserver actif le levain pestilentiel au préjudice de l'humanité, ainsi que quelques personnes l'admettent, qu'il s'introduisît par absorption interne et par succion dans les poumons, les effets qu'il produirait rendraient la propagation de la peste si prompte qu'elle pourrait apparaître instantanément, comme cela a eu lieu pour les véritables épidémies, ce qui ne serait pas d'accord avec cette vérité reconnue, que cette maladie marche à pas lents, mais sûrs, qu'elle accomplit graduellement ses périodes et qu'elle arrive mystérieusement à son terme. J'ai observé que le contraire a eu lieu pour le choléra, dont la contagionabilité, à mon avis, tient de la nature épidémique. A peine s'est-il manifesté une seule fois dans une ville qu'il s'y propage promptement et termine son cours en peu de semaines; telle du moins fut sa marche en Égypte.

Je ne prétends pourtant point soustraire entièrement la peste à l'action atmosphérique, non que l'air serve de dépôt, de véhicule au germe de la maladie, mais parce qu'il donne aux personnes et aux choses la disposition à recevoir plus ou moins facilement la contagion. Ainsi des quartiers sales, mal aérés, peuvent plutôt devenir des foyers où la peste se conserve, que des endroits bien situés, dans lesquels la santé des hommes est mieux garantie. On peut en dire autant pour la nourriture et les autres commodités de la vie. Mais ces conditions anti-hygiéniques pour la peste sont à peine d'une importance secondaire; elles sont loin d'avoir la valeur que quelques écrivains leur prêtent, et qui croient même qu'elles sont les causes premières et génératrices de la peste. Combien de quartiers immondes et mal aérés, combien de cahuttes misérables n'ai-je point vues respectées par la peste! et, au contraire, combien de palais situés dans des quartiers élevés, salubres, ornés de tout le luxe et la magnificence orientale, n'ai-je pas vus, les uns entièrement dépeuplés, les autres décimés, devenir le siège de la peste et de la mort, quand naguère ils étaient celui du luxe, de l'orgueil et de la volupté!

Il est donc démontré pour moi que le seul, l'unique moyen de propagation de la peste est le contact, qui exerce son influence à multiplier les accidents de la maladie en raison du plus ou moins d'intensité de son action. Ni la santé, ni la manière de vivre, ni la salubrité du domicile, ne peuvent garantir de la peste; car la violence du principe délétère surmonte, élude les avantages d'un bon air et des commodités de la vie; de corps à corps il s'attache, il se communique comme le feu; c'est ce qui a été expérimenté, bon gré mal gré, par beaucoup de malheureuses familles pendant le règne de la peste de 1835. La maison de Hingi Ozman, trésorier général de la marine, a perdu 57 personnes en peu de jours, ainsi que je l'ai dit ci-dessus, par le seul motif qu'elle était restée en libre communication avec tout le monde; ni la très bonne situation de cette maison, ni toutes les précautions imaginables ne purent en éloigner la peste. Le même malheur arriva à beaucoup d'autres familles tant au Caire, où l'air est plus pur qu'à Alexandrie, qu'à l'hôpital de Ras-el-Tin, situé au bord de la mer, dans celui-ci parce qu'il n'y avait pas bonne garde; tandis qu'au contraire l'hôpital de la marine, qui est très mal situé, fut conservé intact en dépit de la peste dont il était environné, mais il était soumis à une sévère quarantaine. Ce n'est pas par d'autres motifs que les colonies européenes et grecques, presque en totalité, et beaucoup de familles coptes aisées parvinrent à se garantir du fléau en restant sept à huit mois renfermées, et à celles-ci du moins on ne pourrait pas impunément leur contester l'efficacité des quarantaines.

En prenant un point de départ et en suivant le développement de la peste dans ses nouvelles attaques, il est facile de reconnaître l'enchaînement de transmissions qu'elle a suivi. Ainsi nous avons vu la peste de 1834, 1835, apportée de Syrie et de Chypre; elle s'est ensuite développée dans le couvent grec qui était l'hospice des voyageurs de cette île; de là elle passa dans un village de nègres dont les femmes blanchissaient le linge du couvent. Cetto série de faits, cet enchaînement de contacts, ne démontrent-ils pas clairement la nature contagieuse de la peste?

Le comité consulaire de santé publique démontra qu'il était bien convaincu de cette vérité, alors que, de concert avec le gouvernement local, il fit tout ce qui était en son pouvoir pour combattre la maladie partout où elle se trouvait, en faisant isoler les malades et les compromis, et en soumettant à un rigoureux *sciorino* les effets qui leur appartenaient.

Et n'eussent été les fréquentes, les continuelles infractions faites aux lois quarantainaires qui se faisaient tantôt en passant des effets en contrebande, tantôt en cachant les malades, et même les pestiférés morts, qu'on enterrait dans les maisons ou qu'on déposait dans les rues, la maladie aurait peut-être pu être arrêtée dans son cours, ce qui aurait pu épargner à la population égyptienne les ravages qu'elle a soufferts. Mais qui peut lutter contre les préjugés d'une part et l'ignorance de l'autre, lorsque de concert ils couvrent d'un voile l'intelligence de l'homme? Le bien devient mal, et le mal est alors accueilli comme bien.

Fatigué des contrariétés qu'il éprouvait, le comité de santé, ayant perdu l'espoir de parvenir au but qu'il s'était proposé, et voyant que la mortalité faisait des progrès journaliers, appuya l'instance adressée dans le mois de janvier par les notables d'Alexandrie au vice-roi; les ordres donnés par S. A. à l'intendant de la police, Thaïr-Effendi, suffisent pour démontrer quelle était sa manière de penser à l'égard de la peste. Le vice-roi n'ayant pas consenti à accorder ce qu'on lui demandait (l'abolition des mesures sanitaires), on continua à agir sévèrement. Mais la maladie augmentait de force; c'était semblable à un fleuve qui menace de déborder de toutes parts. Le chiffre des morts jusqu'au 24 février était arrivé à 24 ou 25 par jour; le personnel nécessaire pour l'exécution des mesures sanitaires commençait à manquer; je n'avais qu'un seul adjudant, ce qui n'était pas suffisant pour voir tous les malades et les morts. Le médecin destiné exclusivement au service de l'hôpital du lazaret, le pharmacien, l'inspecteur et tous les autres employés étaient morts. Le lazaret était devenu un vaste hôpital de pestiférés. Personne n'osait démontrer à S. A. qu'il y avait impossibilité de continuer à pratiquer les mesures sanitaires. Ce fut alors que M. Phuruburn, consul d'Angleterre, écrivit en particulier à M. le consul général Campbell à ce sujet. Ce dernier représenta au vice-roi l'état déplorable d'Alexandrie. Pressé par cette nouvelle instance, S. A. consentit à la cessation des mesures quarantainaires dans la ville d'Alexandrie, sous la condition expresse que l'escadre partirait sur-le-champ (elle partit, en effet), et que les moyens préservatifs fussent redoublés dans tous les établissements ou administrations : ce fut le 27 février ; à cette époque, le chiffre quotidien des morts n'avait pas dépassé le nombre 30 (23).

Le cordon avait été entièrement inutile, il fut dissous, et on leva les gardiens de toutes les maisons infectées et compromises; malades et convalescents furent mis en libre pratique. Dans son ignorance et son fanatisme, le peuple jetait des cris de joie, et ce jour-là, la nuit suivante et le lendemain se passèrent en fêtes et en réjouissances tant dans les rues, les places publiques, que dans les maisons. On recevait et on rendait des visites; le peuple se promenait en procession ; il rendait des actions de grâces dans les mosquées; enfin, la communication était redevenue libre, générale et entière. Les vexations sanitaires ayant cessé, il semblait que le fléau avait disparu, et le contentement parut renaître chez les mahométans; il fut de courte durée. Pendant ces deux jours la mortalité avait augmenté non sensiblement; mais après les troisième et quatrième jours de cette fatale époque, elle prit journellement une telle croissance que le chiffre des morts, le 10 mars, fut de 195 à 200, sans tenir compte des attaques bénignes qui passaient inaperçues, parce qu'elles terminaient par la guérison ; on peut les faire entrer pour un quart dans le nombre des accidents de peste qui avaient lieu.

Peut-on fournir une preuve plus convaincante de la nécessité du contact pour transmettre la peste que ce que nous venons de rapporter ? Si le contact n'était pas nécessaire, comment la maladie n'aurait-elle fait que de si lents progrès pendant que les pratiques sanitaires étaient en vigueur, et pourquoi en dix ou douze jours en fit-elle de si rapides, que le nombre des attaques du chiffre 30 arriva à celui de 200 et même 250 ? Après un pareil fait, quelle valeur pouvons-nous attribuer aux conditions atmosphériques, qui individuellement ou topographiquement ne subirent aucune variation remarquable ? Nécessairement elles auront une place secondaire, elles seront sujettes au germe pestilentiel, cause efficiente véritable de la peste.

L'expérience régit les faits : dans le Levant ce ne sont pas seulement les familles aisées qui se tiennent renfermées en temps de peste, mais les personnes qui, craignant cette maladie, vaquent à leurs affaires au dehors, se mettent en quarantaine en s'isolant et s'abstenant de toucher aucune chose susceptible; à cet effet, ils font usage d'un petit bâton pour éloigner les personnes qu'ils rencontrent et qui pourraient les toucher en passant. Les personnes en quarantaine reçoivent des visites, font leurs affaires à la barrière pratiquée à la porte de leur maison ou bien dans des salles où il n'y a rien de susceptible; mais s'ils doivent recevoir des objets qui ne seraient même pas classés parmi les susceptibles, ils les passent au parfum ou à l'eau, et ne les touchent qu'après avoir pris les précautions nécessaires: ainsi ils se garantissent de la peste. Ces personnes n'agissent pas ainsi gratuitement; elles ne craignent ni les exhalaisons cutanées des malades, ni l'expiration des pestiférés; elles n'ont peur que du contact, qui, d'après une longue expérience, leur parait seul dangereux.

L'exercice de certaines professions qui rendent l'homme moins sujet à contracter la peste est un argument qui appuie encore notre assertion : les porteurs d'eau (*saka*), les marchands d'huile, les rôtisseurs, etc.; les premiers parce qu'ils sont toujours mouillés, et les autres parce qu'ils sont continuellement imbibés d'huile animale et végétale. Si la peste se transmettait autrement que par le contact, comment expliquerait-on ces exemptions, ces privilèges?

Certaines races d'hommes sont plus susceptibles que d'autres à contracter la peste; les nègres, par exemple, en sont atteints plus facilement à cause de la finesse de leur peau, et parce que leurs pores absorbants cutanés sont plus ouverts et plus actifs. J'ai pu me convaincre de cette vérité tant en Morée qu'en Égypte, et en dernier lieu à Jérusalem, où les esclaves éthiopiens et nubiens étaient toujours atteints les premiers dans les maisons compromises. Ce fait est affirmé par les registres nécrologiques du comité de santé. Quand l'épidémie de 1835 eut cessé, les villages des nègres furent trouvés déserts, et les Berberins ou Nubiens, hommes libres reconnus pour domestiques fidèles, étaient devenus rares à trouver (26).

Un fait lumineux et extraordinaire qui prouve que les indigènes ont eux-mêmes la conviction que le contact est nécessaire pour communiquer la peste, est le suivant : il y a non seulement parmi les mahométans, mais encore chez les chrétiens de l'Abyssinie, beaucoup de fanatiques ou de fous qui croient que la peste est une émanation bienfaisante de la divinité, que l'on doit bien se garder d'éviter, mais qu'un homme pieux doit au contraire rechercher avec empressement comme un moyen expiatoire de sauver son âme.

Tous les rites chrétiens ont une église auprès du Saint-Sépulcre, où un nombre plus ou moins grand de prêtres veillent et psalmodient jour et nuit auprès du sanctuaire. Les Abyssins y ont la leur; les religieux du rite copte de cette nation y étaient au nombre de sept. Ainsi que je l'ai dit ci-dessus, la peste s'était introduite dans Jérusalem, et quelques uns de ces religieux la contractèrent et en moururent. Loin de plaindre le sort de leurs confrères, ces hommes superstitieux en étaient envieux, et comme ils étaient convaincus de la nécessité du contact pour participer à la félicité de gagner la peste, ils se jetaient à l'envi l'un de l'autre sur le lit des morts de peste et endossaient leurs vêtements. Il y avait peu de temps que les deux derniers étaient morts quand j'arrivai à Jérusalem. Je fis de suite faire le *spurgo* à ce local, dont je fis un hôpital pour les malades catholiques. Ce récit paraîtra fabuleux à ceux qui ne connaissent pas les mœurs de ces Abyssins (27).

Les cadavres des pestiférés ne sont point des centres d'infection; dès que la vie est éteinte, toute émanation cesse, ce qui n'empêche pourtant pas les personnes chargées de leur inhumation et de leur ensevelissement d'être plus sujettes que d'autres à contracter la maladie. Ne serait-ce pas parce que ces gens touchent et manient les effets de ces cadavres? Et au contraire combien de personnes, ou par simple curiosité, ou pour leur instruction, entrées dans des hôpitaux de pestiférés dont l'atmosphère devait être excessivement saturée des miasmes d'un rassemblement de pestiférés de toutes les périodes restèrent intactes, parce qu'elles se sont gardées du contact (1)!

(1) Beaucoup de personnes, surtout les médecins français des bâtiments de guerre de station à Alexandrie, visitent fréquemment l'hôpital du lazaret en temps de peste, mais ils se tiennent isolés, et, sûrs de n'avoir touché personne, ils retournent à bord; jusqu'à présent aucun accident

Je dois déclarer que je ne connais pas un seul fait positif qui puisse militer contre ce que je viens de dire. Il y a, je sais, des médecins très instruits qui, faute d'expérience, pensent différemment; mais, par amour pour la vérité, je ne dois exposer que ce que mon expérience et ma pratique m'ont démontré.

Quatrième question. — Combien de temps l'infection de la peste peut-elle rester cachée dans une personne infectée, avant de se démontrer par des symptômes évidents?

R. La durée de l'incubation de la peste est très difficile à déterminer; pour la fixer positivement, il serait nécessaire de faire des expériences variées et nombreuses. Je dirai en peu de mots quelle est ma manière de voir à cet égard.

L'état d'incubation peut varier selon les circonstances : l'âge, le tempérament, la saison, la nature plus ou moins délétère de la maladie, peuvent apporter de notables différences. Un âge avancé, par exemple, tout en offrant moins de probabilité à l'absorption du *virus* pestilentiel, peut prolonger la durée d'incubation à cause de la diminution de sensibilité des organes que l'action d'un agent extérieur quelconque peut réveiller; il en arrive à peu près autant pour le tempérament. Un individu d'une constitution lymphatique, sujet à des diathèses asthéniques, sera moins apte à contracter la peste; chez lui l'incubation sera prolongée. C'est donc avec raison que l'on dit que *la peste se repaît de la force et de la santé des hommes.*

Deux exemples que j'ai eus dans ma propre maison confirment ce que je viens de dire. Chez ma femme, douée d'une constitution saine, mais un peu lymphatique, de l'âge de trente-trois ans environ, l'incubation s'annonça cinq ou six jours avant l'apparition des symptômes évidents de la peste par de légers maux de tête, des nausées, un malaise général et des douleurs sourdes aux régions inguinales des ganglions lymphatiques.

Ma fille, au contraire, de l'âge de seize ans, d'un tempéra-

n'a eu lieu; le docteur Delaporte seul, qui était venu à Alexandrie pour étudier la peste, contracta la maladie, après qu'il eut fait deux visites à l'hôpital des pestiférés (voyez ci-dessus page 343); mais il avait eu des communications avec la ville, où la peste régnait alors avec violence.

ment pléthorique, robuste et vive, se trouva en bonne santé jusqu'au coucher du soleil ; à deux heures de nuit, elle fut saisie d'un froid pénétrant, de douleurs aux lombes et d'une céphalite. Dans le courant de la nuit apparut un anthrax très petit au jarret droit ; le lendemain un bubon bien prononcé à l'aine correspondante, qui disparut et se reproduisit du côté opposé. Dans l'espace de vingt-quatre heures, tous les symptômes se manifestèrent : vomissement, délire, prostration des forces, et en dépit des soins qui lui furent prodigués par moi et par quelques médecins de mes amis, elle expira sans m'avoir laissé un seul instant l'espoir de la conserver à la vie, pendant les cinq jours que dura sa maladie. Je puis servir d'exemple moi-même : je suis d'un tempérament flegmatique, doué de sang-froid, d'un âge déjà avancé, entre les huitième et dixième lustres ; il m'était arrivé souvent de me compromettre impunément ; l'incubation fut prolongée parce j'étais indisposé depuis une semaine, ce que j'attribue à ma vie active de cette époque, et quand enfin la maladie se déclara (le 5 mai 1835), ce fut sans violence ; la marche fut bénigne, et je guéris.

Au printemps, dans cette saison où tous les êtres se récréent à l'aspect séduisant de la nature, la peste en Égypte fait des progrès, comme si la révolution qui s'opère alors dans les corps animés ou bien le manque de transpiration donnait aux hommes plus d'aptitude à recevoir le venin en les empêchant de le modifier ou de l'élaborer à leur avantage.

C'est peut-être par raison inverse que la peste décline en été ; elle est alors moins meurtrière par suite de l'excessive transpiration qui semble avoir le pouvoir d'amoindrir l'action du virus pestilentiel, comme il en est du vaccin, qui, dès le mois de juin, devient moins transmissible et dégénère jusqu'au mois de septembre.

Au sujet de l'incubation de la peste, je rapporterai deux faits, dont l'un me fut communiqué par le docteur Bella, mon collègue, et l'autre vient de mes souvenirs.

La femme du docteur Bella tomba malade de la peste en 1835, et malgré les soins qui lui furent prodigués par son mari, elle succomba. Mon collègue songea alors à soigner sa propre santé ;

il alla sur le bord de la mer, y fit le *spoglio*, prit un bain et endossa des vêtements qui lui furent fournis par une famille qui était en stricte quarantaine. Éloigné de ses effets, il fut gravement atteint de peste douze jours après le *spoglio*, et courut le danger de perdre la vie. Ce fait prouverait la nécessité de prolonger le temps de la quarantaine d'observation des personnes provenant d'un endroit suspect, si des circonstances particulières ne concouraient à le rendre équivoque : ainsi il est vrai que le docteur Bella fit le *spoglio* dans toutes les règles, mais pendant les onze jours qui s'écoulèrent depuis qu'il l'eut pratiqué jusqu'au développement de la maladie, M. Bella ne resta point renfermé, mais il sortait journellement, évitant le contact autant que possible sur son passage. Cette précaution, d'ailleurs fort sage, était pourtant très incertaine à cette époque; car les règlements sanitaires étaient inconnus en Égypte, et l'on voyait des pestiférés ayant bubons et charbons en suppuration qui parcouraient les rues, où il y avait aussi maints chiffons imprégnés de matière pestilentielle. Pouvons-nous nous en rapporter à l'assurance que nous donne ce médecin, de ne point avoir *touché*, quand nous savons qu'il se promenait souvent au milieu de ce foyer d'infection ? J'émets ces doutes par amour de la vérité, quoique l'admission du fait en lui-même ne répugne pas à l'idée que je me suis faite sur le temps que, par circonstance extraordinaire, peut durer l'incubation de la peste.

Parlons du deuxième fait que ma pratique m'a fourni.

En 1838, une famille israëlite de Valsa fut atteinte de peste. Dès le premier accident j'en fus averti, et je fis transporter le malade au lazaret avec tous les compromis et leurs effets. Là, je leur fis faire le *spoglio;* ils étaient cinq, et furent isolés; six jours plus tard, ils me firent appeler pour visiter une petite fille de neuf ans qui était de ce nombre. Elle avait tous les symptômes dela peste, à l'exception de charbons ou bubons. Le lendemain, un petit anthrax se manifesta à la région des lombes, ce qui détermina entièrement la nature de la maladie. Elle fut séparée des autres et conduite dans une salle de l'hôpital. Les deux jours suivants, deux autres anthraxapparurent, l'un sur l'épaule, l'autre au bras, sans symptômes généraux alarmants; il y avait seulement un engorgement léger aux aines et aux aisselles qui disparut bientôt, et la marche de la maladie fut modérée jusqu'à l'entière guérison, qui s'opéra sous l'influence d'une stricte diète et d'un traitement purement local. Le *spoglio* ayant été fait de nouveau par les autres quatre individus, il n'y eut plus d'autres accidents.

Dans le courant de plusieurs années, quelques milliers de personnes de tout âge, sexe et condition furent condamnées à subir une quarantaine d'observation de six jours pour avoir été compromises avec des pestiférés. La maladie chez beaucoup d'entre elles s'est déclarée pendant cette période, mais jamais au-delà. C'est une observation que j'ai faite avec beaucoup de vigilance. Quelques personnes, on ne sait sur quel fondement, citent des exemples d'une incubation prolongée au-delà du vingtième jour, ce qui ferait supposer dans notre organisme l'existence de réservoirs exprès, insensibles pour un certain temps à l'action délétère du virus pestilentiel, ou plutôt un mode de sensation contraire, subite et totale de l'organisme des fibres, qui rendrait ce venin tout-à-coup nuisible, après avoir été vingt jours impunément dans le corps vivant.

Sans compromettre la santé publique, on peut dire que cinq à sept jours de quarantaine d'observation après le *spoglio*, sont suffisants pour les personnes qui arriveraient de lieux suspects, et onze à quatorze jours pour celles provenant d'un pays où la peste régnerait; je crois ce dernier terme suffisant, quand bien même il y aurait eu des accidents de peste à bord pendant la traversée, après le *spoglio*, bien entendu (28).

Cinquième question. Des substances qui auraient été en contact avec des pestiférés peuvent-elles communiquer la peste, et dans ce cas quelles sont ces substances?

R. Il n'y a point de doute que des substances contaminées par des personnes infectées de peste peuvent servir de moyen de transmission de la maladie à des personnes saines; cette vérité est si bien démontrée que je ne crois pas devoir l'appuyer par de nouvelles preuves; c'est pourquoi il répugne plus à beaucoup de personnes de toucher les hardes ou autres objets qui ont servi à des pestiférés que de toucher les malades eux-mêmes. A mon avis, toutes les substances peuvent être infectées, mais toutes n'ont point la propriété de conserver l'infection; par exemple, un bistouri qui m'aurait servi à ouvrir un bubon pestilentiel ou à disséquer un anthrax, s'il n'est nettoyé, peut communiquer la peste; le fer n'est pourtant point dans la catégorie des substances susceptibles. On peut en dire autant d'un bâton qui aurait servi à toucher des pestiférés ou des effets contaminés; mais selon moi, ni le bois ni les métaux n'ont la propriété de conserver longtemps en eux-mêmes le germe de la perte.

Pour pouvoir déterminer avec exactitude les raisons pour lesquelles certaines substances sont aptes plutôt que d'autres à communiquer la peste, il serait nécessaire de discuter et d'établir la véritable cause qui donne la faculté à la puissance morbide d'agir d'une manière directe sur le corps humain. Mais comme cette cause est incertaine, que les sources d'où les médecins la font dériver ne sont pas les mêmes, et qu'elle peut provenir de divers éléments dont la réunion peut générer la puissance en question, je crois qu'il est nécessaire d'examiner laquelle de toutes ces origines supposées est la plus raisonnable dans l'état actuel des connaissances humaines. Pour marcher avec ordre dans ces recherches épineuses, je commencerai par citer les diverses hypothèses émises qui ont rapport à la cause efficiente de la contagion; j'exposerai ensuite lesquelles de ces causes on peut juger méritoires d'être préférées; de là naîtra l'explication du motif pour lequel certains corps conservent la peste de préférence à d'autres. Les principales hypothèses sur la cause efficiente de la contagion sont les suivantes. Jacopo Silvio, Pierre de Castro, Ingrassia, Capivaccio, ont voulu soutenir, et quelques modernes avec eux, que l'air infecté d'exhalaisons miasmatiques et méphitiques serait capable de générer la contagion. Des altérations et de l'infection dans l'air semblables à celles imaginées en supposent d'autres dans l'eau et dans le sein de la terre, d'où ils pensaient qu'elles s'insinuaient dans les corps animés, non seulement par contact, mais encore au moyen des aliments, des boissons et par l'action des poumons. Mathieu Eschilberg fut de cette opinion. D'autres faisaient consister la contagion dans une modification de la quantité et de la qualité des corps impondérables et surtout de l'électricité. Comment se rendre compte dans ces hypothèses du motif pour lequel la laine, le coton, les peaux, etc., sont plus propres à communiquer et à transmettre la peste que les bois, les métaux, etc.? Ces hypothèses, n'étant pas appuyées par l'expérience, tombent d'elles-mêmes, et il serait superflu d'en faire la réfutation, car d'illustres médecins en ont démontré l'absurdité; celle qui se rapproche le plus de la vérité, qui se prête le mieux à l'explication de tous les phénomènes propres à la contagion et qui détermine suffisamment l'aptitude que certains corps possèdent à la conserver et à la transmettre, est celle qui attribue la contagion aux corps animés, et spécialement à quelques espèces d'insectes ou de vers qui se reproduisent sous l'influence de différentes circonstances. Ces insectes, parasites de nature, s'attachent au corps humain, s'y propagent pour un certain temps, puis ils l'abandonnent, cessent de s'y multiplier, ou plutôt ils sont exterminés et détruits par d'autres circonstances contraires à leur conservation, et ils laissent des germes qui donnent lieu à d'autres épidémies contagieuses quand les causes prédisposantes se retrouvent réunies.

Cette doctrine de la contagion en général est sanctionnée par cette observation, que presque toutes les épizooties sont produites par des insectes et des vers, ainsi qu'on l'a observé pour la gale.

De pareilles conjectures se retrouvent dans les écrits des anciens, et si elles ne s'appliquent pas aux maladies contagieuses, elles sont pourtant d'une clarté suffisante pour démontrer que depuis longtemps déjà on avait soupçonné l'existence d'animalcules très petits, invisibles, qui pouvaient être cause de certaines maladies chez les hommes. Varron, Lucrèce et Vitruve font mention d'insectes émanés de localités marécageuses qui produisent des maladies pestilentielles. Des auteurs beaucoup plus récents, tels que Lancisi, Plench, Rivino, Linné et bien d'autres, parmi lesquels le célèbre Rasori, soutiennent cette opinion par de forts arguments; c'est la mienne aussi, et je l'applique à la peste quant à sa nature, mais non pour ce qui concerne son origine; car beaucoup de pays renferment des marécages, et exhalent des émanations meurtrières qui pourtant sont exempts de peste. Sous peu je publierai quelle est ma manière de voir à ce sujet.

En s'arrêtant à l'hypothèse la plus généralement approuvée et qui offre le plus de probabilités pour l'affirmative, à celle que la cause efficiente de la peste est purement animale, il résulte que la laine, les poils, le coton, etc., et toutes les substances capables de s'élever à une température moyenne se prêtent plus que les métaux, le bois et les antres corps polis à recevoir et conserver le germe pestilentiel; en effet, leur porosité facilite l'introduction au germe vivant pour s'y développer, s'y multiplier et se transmettre au corps humain, pour lequel il semble avoir une singulière sympathie quand les circonstances le favorisent. Il ne peut pas en être de même pour les corps de la 2e classe, qui sont plus compactes et moins susceptibles de s'élever à une température élevée ou à s'échauffer. J'avais eu l'intention d'abord de parler de l'origine de la peste; mais il aurait fallu aller à sa recherche dans l'obscurité des siècles passés, et de plus, cette maladie est représentée sous plusieurs couleurs et sous divers noms par les auteurs anciens; je crois pouvoir m'abstenir d'entreprendre un travail si pénible, car, selon moi, le résultat ne peut être d'aucune utilité à la science. Sans aller si loin, je dirai que la plupart des auteurs qui ont traité de cette maladie prétendent qu'elle peut se générer, et perpétuellement se reproduire en Égypte, par le concours de certains principes. L'expérience de quinze années passées en Égypte, une attentive observation des localités et des maladies qui y règnent, m'autorisent à rejeter cette opinion sur l'origine primitive et perpétuelle de la peste dans la terre des Pharaons.

Les deux pestes que j'ai vues se développer en Égypte, l'une en 1832, à Damiath, l'autre, en 1834, à Alexandrie; dans ces deux tristes circonstances la maladie fut importée du dehors. Au lazaret, elle s'est manifestée huit fois parmi des voyageurs provenant du Levant, et toujours elle y fut comprimée et suffoquée. Après une période de quelques années, pendant laquelle l'Égypte fut entièrement exempte de peste, comme de 1824 à 1834, et de 1804 à 1813, il n'y a pas d'exemple qu'elle ait recommencé à sévir dans une ville de l'intérieur ou dans un village, à l'exception pourtant de la capitale, qui, ainsi que le rapporte Prosper Alpino, a quelquefois été le siège primitif de la peste. Mais si ce célèbre auteur eût plus approfondi ses recherches sur l'origine de cette maladie, il aurait trouvé qu'elle y avait été importée par les caravanes de la Barbarie, qui arrivaient au Caire par le grand désert de Libye, à une époque où ces régences étaient continuellement affligées par le fléau, ou par les caravanes de Syrie, qui y venaient par l'isthme de Suez. C'est à Damiath, Rosette ou Alexandrie que les premiers accidents ont ordinairement lieu, parce que ces villes sont les portes de communication avec l'étranger d'où les provenances s'introduisent, et la peste avec elles.

On pourrait m'adresser cette question : Où donc est le siège de la peste ? Quelle que soit, et où que puisse avoir été son origine première, elle reste inconnue, comme celle des autres maladies contagieuses. Cette maladie existe maintenant dans tout le Levant, comme elle existait en Europe avant d'en avoir été exilée par les sages et salutaires mesures sanitaires prises, et par l'établissement des lazarets qui l'empêchent d'y retourner. L'apathie et le fanatisme des mahométans lui ont permis de parcourir et de se repaître, tantôt dans l'une, tantôt dans l'autre province de ce vaste empire, sévissant avec une énergie, une force proportionnelle au plus ou moins de temps qu'elle a été absente d'une localité. Elle règne tantôt sur les côtes méridionales de la mer Noire, tantôt à Constantinople, de là elle passe en Égypte; elle va ensuite envahir Smyrne, la Caramanie, la Syrie, d'où elle retourne à Constantinople, et *vice versâ.* Il y a peu de temps que de cette capitale elle passa à Tunis avec la flotte ottomane, parce qu'elle n'avait pas été soumise à la quarantaine, qui était en usage sur toute la côte de Barbarie depuis quelques années, ce qui avait garanti ce pays du fléau. Les îles de l'Archipel sont de temps à autre visitées par la peste, parce que cette prophylactique institution y est étrangère, tandis que cette maladie ne fréquente pas les îles de Syra et Candie, où elle est mise en pratique.

Les souverains actuels de l'Orient sont convaincus de cette vérité ; ils ont établi des lazarets, et à mesure que la civilisation et l'instruction feront des progrès, les habitants de ces contrées seront enfin persuadés de leur utilité; nous verrons alors ce fléau disparaître de la terre, comme il en a été pour tant d'autres maladies, et cet heureux résultat montrera la vérité de ce que j'avance. Le royaume de la Grèce nous en fournit déjà un exemple (29).

Je m'abstiendrai d'indiquer les substances connues sous le nom de susceptibles; chaque lazaret possède un catalogue, et il y a fort peu de différence entre le catalogue d'un lazaret et ceux des autres. J'ai examiné les règlements de l'intendance sanitaire de Marseille, j'en ai été fort satisfait; je n'ai pu faire à leur sujet que deux seules réflexions. Dans tout le Levant, les crins ou les objets confectionnés avec cette matière ne sont point classés parmi les objets susceptibles, apparemment parce qu'ils sont lisses, polis et incapables de contenir suffisamment de calorique pour faire éclore le germe pestilentiel; cette matière, toutefois, ne doit pas être unie à la laine, mélange qui se pratique souvent, quand elle est employée à fabriquer des tissus qui servent à confectionner des sacs. J'ai observé, en outre, que l'amadou n'est pas dans le catalogue; cette substance, quoique composée de matières végétales, est néanmoins très susceptible, parce que, étant extrêmement poreuse, elle peut acquérir le degré de température voulu pour produire la peste. J'en citerai un exemple.

Sur dix bâtiments infectés provenant de Constantinople ou d'autres endroits, et qui arrivèrent à Alexandrie de 1834 à 1837, il y en avait un avec pavillon ottoman, parti de Constantinople, chargé d'amadou brut, de peu d'autres marchandises, et qui transportait des pèlerins qui allaient à la Mecque. Ce qui s'était passé à bord de ce navire pendant sa traversée ne fut pas facile à savoir, car l'interrogatoire ne fut pas régulier. Les pèlerins furent envoyés au lazaret. Dès la première visite, je fis la découverte que deux d'entre eux étaient atteints de peste: c'étaient des Criméens; ils furent conduits à l'hôpital. Le lendemain et les jours suivants de nouvelles attaques eurent lieu, et ne cessèrent qu'après les avoir séparés de leurs effets. En attendant, les hommes de l'équipage de ce bâtiment qui étaient restés à bord, continuèrent à jouir d'une bonne santé pendant quinze jours; mais à peine la permission de débarquer leur eut-elle été délivrée, que l'un de ces marins tomba malade, et mourut dans la barque qui le conduisait au lazaret. Inspection faite du cadavre, je reconnus qu'il était mort de peste. Les accidents se répétèrent parmi les matelots du même navire, et leur terminaison n'eut lieu qu'après les avoir tous fait conduire au lazaret, où ils furent soumis au *spoglio*, et après leur avoir interdit le débarquement de l'amadou.

Sixième question. — Combien de temps la matière contagieuse de la peste qui existerait dans une substance inanimée peut-elle conserver son principe contagieux?

R. On ne sait pas positivement combien de temps la matière contagieuse de la peste peut conserver sa puissance dans une substance inanimée. Ceci peut dépendre de la nature de ces mêmes substances, et particulièrement de la manière par laquelle elle a été conservée; le fait de l'amadou précité explique en partie cette question.

On pourrait citer mille exemples de familles qui ont été infectées à l'improviste, sans qu'on puisse en trouver d'antre cause que d'avoir sorti des effets jadis infectés d'une malle ou d'une garde-robe. Les Turcs ont ordinairement un costume de parade qu'ils ne portent que les jours de grande solennité, au Beiram, au Courbam-Beiram. Ces jours de fête expirés, ils les déposent dans une malle ou dans une armoire, jusqu'à l'année suivante. Or, à l'époque où les règlements sanitaires n'étaient point encore en vigueur, il n'était pas rare de voir la peste se reproduire pendant ces jours de fête, quand l'année précédente elle avait régné à la même époque.

Ainsi que la poudre à canon, quand elle prend feu, produit une explosion plus ou moins violente en raison du degré de force de compression où elle se trouve, ainsi la peste acquiert de la force, tant dans sa nature contagieuse que dans sa malignité, en raison des entraves qui s'opposent à son développement; en voici un exemple. En 1829, il y avait dans un angle du couvent de Saint-Jean-d'Acre une caisse dont on ne connaissait pas le contenu. Deux années auparavant deux religieux étaient morts de peste dans ce couvent. Le nouveau père président ayant remarqué cette caisse, la fit ouvrir : elle renfermait des vêtements de moine; vingt-quatre heures après, le religieux qui avait ouvert cette caisse fut atteint de peste; les autres, au nombre de huit, furent successivement attaqués, et tous moururent sans exception.

Ce fait, venu à la connaissance d'Abdalla-Pacha, gouverneur du pachalik d'Acre, provoqua l'ordre de sa part de murer le couvent, et plus tard le quartier des chrétiens. Cette mesure, prise à temps, eut l'heureux résultat de limiter le fléau au susdit quartier, dans lequel au nombre des victimes fut aussi le fils du médecin de ce pacha, qui m'a rapporté ce que je viens de dire; ce fait m'a été confirmé ensuite par les moines de Terre-Sainte.

Comment expliqueront un pareil fait, de l'authenticité duquel chacun peut s'assurer, ceux qui, ne voulant pas reconnaître dans la peste un principe *suî generis*, lui donnent la même cause qu'au typhus, aux sinoques aux fièvres intermittentes, à la dysenterie et à l'ophthalmie même, ainsi qu'un médecin naguère l'a publié à Alexandrie, et ne lui reconnaissent d'autres différences avec ces maladies que celles du degré d'intensité par prédisposition individuelle, et par condition ou modification atmosphérique? Je sais qu'ils rient à la narration de ces faits, qu'ils ne considèrent que comme d'anciens préjugés du vulgaire, des historiettes qui ne sont plus en rapport avec les analyses dont la portée de l'esprit humain est aujourd'hui capable; par d'amers sarcasmes, ils jettent du ridicule sur celui qui ose consciencieusement les révêler, et qui, plutôt que de renoncer à l'évidence, renonce à embrasser leurs idées, assez ingénieuses d'ailleurs, mais qui ne persuaderont que ceux qui sont éloignés du théâtre de la peste, auxquels les hypothèses, ornées de jolis raisonnements et une logique féconde en belles conceptions, plaisent mieux que la simple vérité et l'expérience, qui ne sont pas conformes à leurs idées préconçues. Je gémis pour l'humanité de ce que, pendant la peste de 1835, époque où l'Égypte abondait en médecins européens d'un mérite peu commun, la science n'ait fait aucun progrès pour ce qui concerne la partie curative de cette maladie, et qu'elle ait fait quelques pas rétrogrades dans la partie hygiénique et prophylactique; c'est avec douleur que je vois quelques uns d'entre eux, pour lesquels je professe la plus haute estime et une amitié inaltérable, être d'une opinion contraire à la mienne : car je dois dire hautement que je reconnais que la peste est éminemment contagieuse (31).

Septième question. — Quels sont les moyens par lesquels les substances qui contiennent la matière contagieuse peuvent être purifiés?

R. L'air, l'eau et le feu, d'après ce que l'expérience a démontré, sont les meilleurs, peut-être les seuls désinfectants ou réactifs destructeurs du germe pestilentiel.

Le feu est le plus prompt et le plus sûr, mais il n'est que rarement praticable dans les lazarets; on ne l'emploie que dans les cas désespérés, lorsqu'il convient d'opposer un léger dommage particulier à un grand malheur général, tel que serait le cas de devoir empêcher la peste d'exercer ses ravages dans une ville, une province, un royaume. Le feu est aussi employé avec avantage dans les pays envahis par la peste. Je me suis souvent servi de ce moyen dans les provinces que j'ai parcourues en 1836, 37 et 38, quand il s'agissait d'objets de peu valeur, et qu'il y avait impossibilité de les purifier par d'autres moyens. Je dois avouer que j'ai des remords de n'avoir pas été assez sévère lors de ma mission en Palestine, l'an dernier, ce qui est cause peut-être que ce pays se trouve de nouveau affligé par la peste; elle y fut combattue et comprimée sur tous les points, mais elle se montra rebelle dans le quartier des juifs, à Jérusalem, particulièrement chez les juifs de Pologne, qui ont tous des matelas de plume. La plume ne peut être purifiée par l'eau, à cause de son imperméabilité, ni par l'air, car sa légèreté la rend transportable au moindre souffle de vent. L'unique moyen donc était le feu, et je l'employai souvent pour les meubles qui avaient servi à l'hôpital. Il paraît pourtant que quelques matelas, où le germe pestilentiel aura couvé, ont été soustraits à nos recherches; car, deux mois après l'entière disparition de la peste, cette maladie se manifesta de nouveau dans ce quartier et chez la même nation, d'où elle se répandit dans toute la Palestine.

L'eau est aussi un excellent dépurateur pour les substances

qui peuvent y être assujetties sans préjudice, et ce moyen devient beaucoup plus énergique quand l'eau est portée à une très haute température, comme au degré d'ébullition. Deux jours d'immersion dans l'eau commune bouillante suffisent, je crois, pour détruire le germe pestilentiel, même dans une chemise qui aurait été revêtue par un pestiféré. L'eau dans laquelle on avait fait dissoudre du chlorure de chaux à juste dose produisit de fort bons effets sur les pèlerins du capitaine Pana, desquels 24 avaient péri sur 95 qu'il avait à son bord; on avait joint à cette pratique celle de leur faire faire le *spoglio*, et leurs effets furent isolés. Je ne doute point pourtant que l'eau simple, sans être saturée de cette préparation chimique, n'eût produit le même effet.

L'air sans doute est le désinfectant auquel on doit donner la préférence; son action, quoique lente, est également sûre, même sur les objets poreux et chauds, tels que la laine, le coton, les peaux, la soie, l'amadou et autres qui auraient été en contact avec des pestiférés. Mais, dans ce cas et pour des articles de cette catégorie, *melius est abundare quam deficere.* Dans tous les cas, l'exposition pendant vingt à trente jours, à une bonne ventilation où l'air puisse pénétrer, est, je crois, suffisante pour désinfecter toute espèce de marchandise.

Je n'admets pas la nécessité des parfums avec les plantes aromatiques; je les crois propres plutôt à corrompre l'air qu'à détruire le germe de la peste. Les parfums les plus forts ne peuvent, selon moi, être d'aucune utilité, et c'est à la croyance que j'avais au pouvoir de ceux pratiqués avec le soufre que j'attribue le malheur de ma famille en 1835. Si leur emploi a eu du succès jusqu'ici, c'est plus au calorique, qui développe ces matières en parfum, qu'au parfum lui-même que cet avantage est dû. L'emploi du chlorure de chaux en solution ou en parfum, c'est-à-dire du chlore produit au moyen de l'acide sulfurique versé sur du chlorure de chaux dissous dans de l'eau simple, me paraît le plus efficace.

Sur celui obtenu par la méthode de Guyton de Morveau, je rapporterai une observation qui terminera ce petit travail, et j'en laisserai le jugement au lecteur.

Le 3 décembre 1836, arriva dans le port d'Alexandrie un brick ottoman, commandé par le capitaine Ali, provenant de Constantinople, chargé de diverses marchandises, avec 16 hommes d'équipage et 76 passagers. Ces derniers furent débarqués le 6 au lazaret. Dès ma première visite, j'en trouvai un atteint de peste, que je fis de suite conduire à l'hôpital, et à ma visite du soir on me présenta un autre malade, que je reconnus atteint de la même maladie. Les 16 marins du bord n'ayant pas voulu s'assujettir au *spoglio*, la maladie commença à sévir parmi eux; 12 d'entre eux furent attaqués, desquels 4 seuls guérirent, y compris le capitaine Ali. La plupart de ces passagers étaient des habitants de la Grimée, revêtus de peaux de mouton. Pour faire faire promptement le *spurgo* à leurs vêtements, dont ils avaient besoin, car il faisait froid, on les exposa au parfum susdit. Deux chambres hermétiquement fermées furent préparées à cet effet, et ces pelisses y furent suspendues à des cordes de dattier, afin qu'elles pussent être bien imprégnées par la vapeur. Dans chacune des chambres, de moins de douze pieds carrés, furent déposés cinq vases pleins d'une pâte composée de manganèse, de sel et d'acide sulfurique. Le manganèse et le sel étaient renouvelés deux fois par jour, et la masse arrosée quatre fois par jour avec l'acide sulfurique. Cette opération se fit pendant quatre jours consécutifs; ces effets furent ensuite laissés treize jours dans cet état, puis ils furent remis à leurs propriétaires. Depuis le jour du *spoglio*, tous ces voyageurs, qui étaient des pèlerins, avaient joui d'une parfaite santé; mais le jour après avoir endossé leurs pelisses, l'un d'eux tomba malade, et mourut en quarante-huit heures. Un nouveau *spoglio* leur fut proposé, mais ces hommes superstitieux s'y opposèrent. Deux autres ayant été attaqués deux jours plus tard, ils furent alors contraints à faire un nouveau *spoglio*. Tous ces vêtements infectés furent condamnés aux flammes, et par ce moyen on sauva un assez grand nombre de personnes qui marchaient vers leur destruction, et qui, sans une rigoureuse quarantaine, auraient pu compromettre la santé publique et infecter de nouveau cette même Égypte qui était encore toute palpitante de la catastrophe de 1835.

Or, je conclus en disant :

1° Que la peste étant transmissible d'une personne infectée à une personne saine, et transportable de pays infect à un autre qui ne l'est pas, je considère cette maladie comme éminemment contagieuse;

2° Que la peste se communique par le contact seul, et non autrement;

3° Que le contact avec des personnes ou des choses infectées est seul nécessaire pour communiquer la peste, et que sans contact on peut impunément s'approcher d'un pestiféré;

4° Que le terme d'incubation est encore indéterminé; j'ai pourtant donné mon avis sur cette question;

5° Que certaines substances, ainsi que les malades, peuvent conserver et communiquer la peste;

6° Qu'il est indéterminé combien de temps ces substances peuvent conserver la peste, mais qu'elles peuvent la retenir longtemps, des années même, si elles n'ont été soumises au *sciorino;*

7° Que le feu, l'eau et l'air sont les désinfectants par excellence, selon les cas où l'application peut le plus convenablement en être faite.

Addition dirigée et consacrée à l'assemblée des savants réunis à Lucques en 1843, par le docteur Grassi.

Messieurs, ce qui a été traité dans le mémoire qui précède, ainsi que la narration des faits qui y sont rapportés, ne va pas au-delà de l'année 1839. Depuis lors, je me suis trouvé favorablement placé pour recueillir des notes et faire de nouvelles observations qui concourent à corroborer ce que j'ai avancé dans mon mémoire qui répondait aux sept questions posées par le gouvernement anglais. Diverses missions dans la Basse-Égypte me furent confiées par l'intendance sanitaire, et l'hôpital du lazaret d'Alexandrie fut mis exclusivement sous ma direction.

Quelques médecins obstinés continuent à nier l'existence de la contagionabilité de la peste bubonique; c'est une erreur matérielle que l'expérience des siècles passés comme celle des temps modernes démontre suffisamment. On voit pourtant journellement de valeureux champions, plus amis de la nouveauté que de la vérité, se reposant plutôt sur leur esprit que sur la justice de la cause qu'ils défendent, appuyant leurs assertions sur un faux raisonnement bien plus que sur des faits, dénaturant ces derniers en prenant les négatifs pour positifs ; des champions, dis-je, qui s'efforcent de révoquer en doute la contagionabilité de la peste bubonique orientale, qui même nient positivement son existence, et sèment ainsi une erreur qui pourrait avoir les plus funestes conséquences (1).

C'est précisément sur ces fausses maximes qu'on a commencé à déclamer contre les quarantaines et les institutions sanitaires, ces remparts sur lesquels, depuis des siècles, reposent la santé et

(1) La peste qui a régné cette année dans quelques provinces de la Basse-Égypte nous a fourni de nombreux exemples du caractère contagieux de cette maladie, qui s'est introduite dans plusieurs régiments dont les médecins étaient pour la plupart anti-contagionistes, et qui voulaient prouver par des faits la valeur de leur opinion ; mais le résultat prouva le contraire, car tant eux-mêmes que les personnes qui les approchaient, ainsi que les régiments qui leur étaient confiés, furent sacrifiés.

Le docteur Mareschi, médecin au 5e régiment de ligne, tomba malade de peste dans l'hôpital de Mansour, et en mourut. Il avait été assisté par le docteur Certani, médecin du 3e régiment de ligne, cantonné au château de Nabaro ; la peste commença ainsi à sévir dans ces régiments, et le docteur Certani persistait à en nier l'existence. Le pharmacien, qui était contaminé, était parti pour le Caire, où il était mort. Ce médecin, méprisant la contagion et ceux qui y croient, voulut le prouver par l'exemple. Un officier de son régiment qui possédait un joli tapis mourut de peste ; le docteur Certani fit l'acquisition du tapis, se coucha dessus, et ce fut son lit de mort. — Le docteur Bouteille, médecin major au 4e de cavalerie, chantait déjà victoire ; car, ayant donné des soins à M. Certani, à son pharmacien et à la femme de ce dernier, tous morts de peste, il en était sorti sain et sauf ; mais se sentant tout-à-coup atteint lui-même, plein d'épouvante, il partit pour Mansour ; de là il s'embarqua pour le Caire, où il n'arriva point vivant, car il mourut à Mit-Kamar, à une journée de cette capitale ; il avait été assisté par son frère, qui ne fut point atteint.

Le docteur Valencogne, qui avait remplacé le docteur Mareschi à Mansour, et qui ne prenait aucune précaution contre la contagion, fit l'acquisition de quelques objets qui avaient appartenu et servi au docteur Bouteille, et que, malgré nos observations, il ne voulut point purile bonheur des peuples, de l'Europe en particulier. On les accuse d'être inutiles, en disant que la peste n'est point contagieuse, ou que ce ne sont pas les mesures sanitaires, mais que ce sont des combinaisons entièrement étrangères aux lazarets qui, depuis si longtemps, garantissent l'Europe de la peste; on prétend que ces mesures sont pernicieuses, parce qu'elles opposent un obstacle à la circulation des personnes et des marchandises qui de l'Orient sont transportées dans l'Occident, et *vice versâ*. On veut aussi qu'elles soient un empêchement au progrès de la civilisation, du commerce, de l'industrie; maux plus graves, dit-on, que la peste elle-même. Il y a des visionnaires, ennemis acharnés des quarantaines, qui n'ont point eu honte d'avancer qu'ils ont vu et trouvé la peste en Europe, où ils prétendent qu'elle a toujours existé, qu'elle n'y est paralysée que par l'hygiène publique qui ne lui permet plus de s'étendre, et que par ce seul moyen cette maladie serait de nouveau paralysée si elle s'introduisait en Europe. D'autres comparent la peste au typhus, et, ne distinguant ces deux maladies que par leur degré d'intensité,

fier; il fut bientôt victime de son incrédulité et de son obstination, qui devint funeste à la population de Mansour, laquelle plus qu'aucune autre eut à souffrir du fléau.

Le docteur Rossi, médecin-major au 7e de ligne, fut atteint de peste à Mahallet-el-Kébir, mais il eut le bonheur d'y survivre. Ce jeune médecin éclairé a donné, il y a deux ans, une relation qui fut imprimée à Livourne; il voudrait prouver dans son écrit que la peste n'est pas contagieuse; j'ai pourtant en mon pouvoir des manuscrits de sa main et de cette année où l'on peut voir que le docteur Rossi a fort modifié son opinion. J'espère que, tant à cause de sa maladie que par les faits qu'il a eu l'occasion d'observer dans son régiment et dans les autres corps de troupes voisins, il se résoudra à se rétracter publiquement et en face de l'illustre Académie des sciences, lettres, etc., de Ferrare, à laquelle son mémoire était adressé, et de laquelle il a reçu une sage et édifiante réponse.

Quatre pharmaciens, dont trois moururent et un seul guérit, furent sacrifiés à l'incrédulité de leurs médecins, et avec ces pharmaciens leurs familles, ceux avec qui ils vivaient; en tout vingt-trois Européens, les seuls qui habitaient ces provinces.

Ces faits sont survenus dans deux provinces différentes, il est vrai; mais elles sont voisines l'une de l'autre, car elles ne sont séparées que par le Nil.

ils lui assignent les mêmes causes. Oh ! comme tant les uns que les autres sont dans l'erreur ! Combien d'objections se présentent à ma pensée contre ces théories, mais que les bornes restreintes que je me suis imposées pour ce travail ne me permettent pas de développer. Je dirai seulement : 1° que la peste est une maladie entièrement *suî generis*, ayant des signes caractéristiques qui lui sont propres, et qu'on ne peut la confondre avec d'autres maladies ; 2° qu'elle est transmissible et transportable, en conséquence éminemment contagieuse ; 3° que son origine comme celle de tant d'autres maladies contagieuses est inconnue ; qu'elle ne se reproduit pas de nouveau, mais que la semence s'en conserve tantôt dans l'une tantôt dans l'autre province de la Turquie ; 4° que, comme la petite-vérole, elle ne frappe que très rarement les individus qui en ont dejà été atteints, et que dans ce cas elle est bénigne ; 5° qu'elle est propre aux peuples qui habitent la zone tempérée ; 6° que si elle est combattue et poursuivie sur tous les points, elle peut être bannie et détruite pour toujours, quand l'ignorance et le fanatisme de certains peuples ne s'y opposeront plus.

Dieu préserve l'Europe de ce fléau ! Mais s'il en était autrement, c'est alors que tout espoir de le détruire serait perdu, alors, que les progrès de la civilisation, du commerce, de l'industrie, seraient arrêtés, que l'Europe serait plongée dans la calamité de la misère et que tous les liens sociaux seraient rompus. Les États seraient suspects l'un à l'autre, les familles aux familles ; les liens de l'amitié n'existeraient plus ; les communications cesseraient, et partant le commerce avec tous ses avantages ; alors les finances des États s'épuiseraient en précautions intempestives ou inutiles, et les souverains s'apercevraient, mais trop tard, qu'ils se seraient laissé séduire par de fausses théories, et qu'ils auraient fait des concessions sur la suggestion d'hommes sans expérience, plus enclins à admettre des nouveautés qu'à songer aux véritables intérêts de l'humanité. Le progrès non seulement serait arrêté, mais l'Europe rétrograderait en civilisation de plusieurs siècles ; on ne pourrait avoir l'espoir de subjuguer, de vaincre la peste à sa première apparition ; le pied sur lequel en sont aujourd'hui les moyens de communication ne permettrait pas d'espérer que la peste se manifestât plutôt dans un port ou à la frontière d'un État que dans son intérieur. Peut-être aussi qu'étant une maladie peu connue, elle ne serait pas de suite reconnue à ses premières attaques; son apparition motiverait des controverses entre les médecins sur son existence réelle ou fausse, les anti-contagionistes contesteraient sa nature contagieuse; avant d'agir avec énergie, les gouvernements attendraient la décision des collèges de médecine. Cependant le monstre oriental voyagerait çà et là, et se dilaterait, puis il se manifesterait en même temps sur divers points assez distants l'un de l'autre, ce qui fournirait aux *épidémistes* l'occasion d'accréditer leur fausse opinion et de donner consistance à l'erreur.

Ce qui précède est pour soutenir la cause des lazarets et des quarantaines, mais non point pour sanctionner les vices et les abus qui se commettent dans ces établissements, que les temps et l'expérience ont clairement démontrés. Il est nécessaire d'éliminer ces abus, afin d'ôter aux ennemis des institutions sanitaires une arme avec laquelle ils cherchent à leur porter un coup mortel, et procurer au public un avantage réel sans l'exposer aux maux inévitables que la peste entraîne après elle. Je crois que les vices cités par les détracteurs des quarantaines sont exagérés, je crois pourtant qu'il peut en exister. Les fonctions et les grades des employés des lazarets sont variés, ainsi que la condition et la classe à laquelle ils appartiennent. Il est possible que parmi les gardiens, par exemple, il y ait des individus qui ne connaissant pas assez l'importance de leur mission et de leur devoir, ne soient pas de bonne foi et se laissent séduire par quelque contrebande qu'on exagère pour démontrer l'inutilité des mesures sanitaires, et donner à croire que si la peste était contagieuse et susceptible d'être transmise de pays infect à pays net, l'Europe aurait été mille fois contaminée.

Dans un lazaret bien construit, bien organisé, où le service est surveillé avec vigilance, il est impossible que de pareils désordres puissent avoir lieu. Je n'entends pourtant pas donner un démenti à ceux qui les signalent positivement, si pourtant ils ne confondent pas la contrebande sanitaire avec celle des douanes, c'est-à-dire quand la purification a déjà eu lieu et que le temps de la quarantaine était proche de sa fin. J'ai été moi-même témoin de quelques faits de peu d'importance, comme du passage de lettres, de livres et autres objets semblables entre des contumaces d'une période de quarantaine et ceux d'une autre; mais des châles, des tapis et autres marchandises d'un gros volume, ainsi que quelqu'un l'a prétendu, cela me parait un peu difficile, surtout pendant la première période de la quarantaine.

Parmi les vices et les défauts des institutions sanitaires, nous signalerons le prolongement excessif des quarantaines, ce qui, d'après l'expérience que l'on a aujourd'hui, est contre le bon sens. Je ne crois pas à une incubation de trente, vingt-cinq, ni même de vingt jours. Dans une période de dix-neuf années, que j'ai employées presque exclusivement à traiter et à me familiariser avec la peste, je n'ai pas d'exemple plus long que huit jours. Un de mes collègues, ainsi que je l'ai mentionné à l'article *Incubation*, en a un de onze jours sur lui-même, mais ce fait n'est pas bien constaté. D'antres citent des périodes encore plus longues, dont je ne veux pas contester la vérité, mais il n'y a point d'exemples d'une incubation de vingt jours. Quand donc cette dernière période serait assignée pour maximum aux passagers de patente suspecte ou brute, ainsi que cela est pratiqué à Malte, ne serait-ce pas suffisant? Pourquoi la porter à trente jours et plus, ainsi qu'on le pratique à Livourne?

Voilà des abus que l'on doit éviter, des vices qui discréditent les institutions sanitaires et prêtent des armes à leurs ennemis pour les battre : on doit à tout prix les détruire.

Des règles uniformes et immuables doivent être établies au moins sur la Méditerranée, l'Adriatique, la mer Noire, ainsi que sur le Danube, les frontières turco-autrichiennes et turco-russes; autrement il y aura toujours des collisions et de la désharmonie sur cette matière. Celui qui prolongera trop les quarantaines préjudiciera à son propre commerce et aux intérêts de ses sujets; celui qui ne fixera pas un temps suffisant laissera la peste se glisser en Europe, ce qui serait le plus grand des malheurs; car alors commerce, industrie, sûreté publique et individuelle, tout bonheur enfin disparaîtrait tout-à-coup, et parce qu'un gouvernement aurait été imprévoyant et impolitique, et peut-être à cause de l'intérêt de quelques particuliers ou même d'un seul individu, l'Europe entière serait en souffrance !

L'adoption d'un code général des quarantaines qui soit observé par toutes les puissances européennes est donc une nécessité. Le commerce, trouvant de l'uniformité dans les mesures sanitaires, ne choisira plus tel port préférablement à tel autre pour les quarantaines.

Les législateurs qui seront destinés à faire la rédaction de ce code devront prendre en considération : 1° dans quelles conditions sanitaires se trouve le pays de la provenance, ce qui est indiqué par la patente ; 2° la qualité des marchandises ; 3° combien de temps s'est écoulé depuis le départ jusqu'à l'arrivée du navire ; 4° le genre des navires, c'est-à-dire si ce sont des bâtiments de guerre ou marchands, tant à vapeur qu'à voile ; 5° le degré de civilisation du pays de la provenance du navire ; 6° ils pourront permettre le *spoglio* aux passagers qui voudraient s'y soumettre, en assujettissant leurs effets à une température de 50 à 60° Réaumur, et dans ce cas la quarantaine pourra être abrégée de moitié ou du tiers au moins. Je ferai pourtant observer de ne donner foi aux patentes nettes qu'avec circonspection. La peste de Marseille de 1720 y fut portée par un navire muni d'une patente nette ; celle d'Alexandrie, en 1834, et celle de Palestine, en 1838, dont je fus témoin, y furent également introduites avec patente nette. C'est pourquoi les patentes nettes provenant d'endroits suspects doivent être tenues pour suspectes avec beaucoup de rigueur et pour longtemps. Il est des échelles du Levant d'où partent les navires où il n'y a point de médecins, et y en eût-il, ils peuvent ne pas reconnaître l'existence de la maladie ou ne s'en apercevoir que trop tard ; ils peuvent aussi confondre la peste avec quelque autre maladie aiguë d'une tout autre nature et non contagieuse, et s'ils ne sont pas de bonne foi et anti-contagionistes, ils s'en remettront plutôt à leur opinion qu'à leur conscience, et tromperont l'intendance qui doit délivrer leur patente. En voici un exemple.

A Damiette, ville maritime d'une assez grande importance commerciale, et d'où partent des navires pour tous les pays, réside une députation sanitaire de première classe, dépendante de

28

l'intendance sanitaire d'Alexandrie; cette députation compte un médecin de première classe parmi ses employés. Dès les premiers jours de janvier de l'année dernière (1842), quelques cas de peste s'étaient déjà manifestés. Un médecin civil était d'avis que la maladie en question était la peste; mais le médecin de la députation, duquel seul la déposition était valable ou légale, soutenait que la peste n'existait pas. L'intendance sanitaire m'ayant envoyé, vers la mi-février, à Damiette pour vérifier le fait, je reconnus que malheureusement c'était la peste. Pendant cette période, les accidents qui eurent lieu furent variés, de nature maligne, et la patente nette avait été délivrée aux navires qui étaient sortis du port.

S'il en fut ainsi à Damiette, que n'en sera-t-il pas dans les échelles où la civilisation est moins avancée, et où les règles de l'hygiène sont moins observées? Les règlements sanitaires qui ont rapport aux marchandises doivent également subir quelques modifications.

Je ne sais à quel point le système du *spurgo*, au moyen du calorique élevé à 50 ou 60° Réaumur, dont je viens de parler pour les effets des voyageurs, pourra être pratiqué comme désinfectant des marchandises; je ne sais non plus si les lazarets pourront renfermer des lieux assez vastes pour pouvoir établir un courant de calorique tel, de pouvoir y purger un ou plusieurs chargements de matières susceptibles, comme coton, laine, soie; ou bien si des marchandises manufacturées fines ne pourront être purifiées par ce moyen sans être altérées. De nouvelles expériences pourront éclaircir ce point important.

Je sais qu'en exposant à l'air pendant une longue période certaines marchandises délicates, telles que drap de soie, étoffes brodées en or, et surtout les tissus teints, qu'elles souffrent du dommage; j'ai essuyé moi-même des pertes en temps de peste, lorsque j'ai fait le *spurgo* de mes effets; comment alors ceux qui devraient soumettre aux pratiques sanitaires dans les lazarets leurs effets ou marchandises pourront-ils être exempts de perte, malgré toute la commodité et la vigilance qu'on pourrait avoir pour les garantir? La commission quarantenaire russe, qui a fait en Égypte cette année (1842) des expériences sur ce genre de *spurgo*, pourra donner là-dessus les meilleurs renseignements.

En conclusion, je dis que les lazarets et les institutions sanitaires, de quelque genre qu'elles soient, sont nécessaires pour garantir l'Europe de la peste orientale; que ces institutions peuvent être modifiées et améliorées, et que l'uniformité des lois sanitaires dans tous les ports et aux frontières serait l'œuvre la plus philosophique, la plus équitable pour l'humanité.

Que les souverains philanthropes qui sont véritablement pères de leurs sujets, n'oublient jamais que *salus populi prima lex esto*. Qu'ils ne se laissent donc pas induire en erreur par les brillantes théories des *épidémistes*. J'entrevois moi-même aussi la possibilité d'arriver un jour au point de pouvoir abolir les quarantaines et abattre les lazarets, mais non pas avec les moyens indiqués par les anti-contagionistes. Voici, selon moi, par quelle voie on y arrivera : la peste pouvant être détruite et retranchée du nombre des maladies qui affligent l'humanité, on doit viser à obtenir cet heureux résultat. Cette maladie jadis était disséminée par toute l'Europe; insensiblement, elle fut confinée dans l'Orient, où son domaine est aujourd'hui beaucoup moins étendu, parce qu'on est parvenu à l'éloigner de la Grèce et de la Turquie européenne. Que les souverains d'Occident exercent leur influence sur ceux de l'Orient pour cette œuvre sacrée, qu'ils les aident et leur fournissent même les moyens dont ils pourraient avoir besoin. Ce serait une guerre sainte celle-là, une intervention légitime, une expédition philanthropique. Là serait un progrès pour le bien de l'humanité, du commerce et de l'industrie. Et qu'on ne croie pas que cette œuvre soit difficile : le fanatisme de certains peuples, dont l'entendement n'est pas encore arrivé à comprendre ce qui est favorable à l'intérêt général, serait l'obstacle le plus fort qui, ne pouvant être surmonté par la persuasion, pourrait l'être par la force.

Mais si l'on commence, au contraire, par où l'on devrait finir, c'est-à-dire par rejeter les lois sanitaires et prophylactiques, la peste orientale ne tardera pas à s'introduire en Europe; et tout sera perdu.

Mais qui, hors vous, ô hommes éclairés! pourrait entreprendre la défense de la cause de l'humanité, qui la ferait parvenir jusqu'aux trônes, et pourrait inviter les souverains à une réunion pour cette sainte alliance? Vous seuls serez écoutés de ceux qui, constitués par la divine Providence à gouverner les États et les monarchies, tiennent en leurs mains le destin des peuples. Réunissez-vous donc, prenez mon exposé en considération, car il est le fruit de l'expérience et d'une longue pratique. Paralysez les manœuvres sacriléges des novateurs, qui, sous le manteau du bien public, travaillent imprudemment à rappeler en Europe le fléau qui en est exilé, et déterminez les souverains de l'Europe à une coopération pour que le monstre oriental soit persécuté, poursuivi et anéanti dans la retraite peu sûre qu'il habite aujourd'hui.

Examen critique du Mémoire du docteur F. Grassi *sur la peste*, *par* Clot-Bey.

(1) Le nombre des médecins contagionistes est fort restreint en Égypte. A leur tête marche le docteur Grassi : il est l'Ajax du camp. Ses réponses aux questions posées par le ministère anglais renferment toute sa doctrine. Il paraît qu'elles ont été peu goûtées à Londres, où elles se trouvaient combattues par la presque totalité de ses confrères d'Égypte qui avaient eu à répondre aux mêmes questions. Présentées plus tard avec des articles additionnels à la réunion scientifique de Lucques, elles y obtinrent plus de succès; c'est qu'à Lucques elles arrivaient seules, elles n'avaient pas à subir comme à Londres de contre-enquête; c'est qu'en Italie elles s'adressaient à des juges tous zélés partisans de la contagion, comme chacun sait.

Le mémoire du docteur Grassi a été publié et fort répandu. L'intendance sanitaire de Marseille, qui semble vouloir se faire le gardien, le représentant de toutes les idées erronées du moyen-âge sur la peste, l'a accueilli avec faveur et empressement, et tout récemment il a été adressé à l'Académie royale de médecine de Paris.

Placé sur le même théâtre que le docteur Grassi, observateur non moins consciencieux, non moins infatigable que lui, je crois faire une chose utile en relevant les erreurs de fait dans lesquelles il est involontairement tombé, en combattant une à une les fausses déductions qu'il en tire, et en contribuant ainsi, autant qu'il est en moi, par un examen impartial, à la juste appréciation de son travail.

J'ai hâte de déclarer que je crois à la sincérité des convictions du docteur Grassi, et en attaquant son opinion sur la peste, je n'entends nullement porter atteinte à sa réputation d'homme honorable et de médecin instruit.

Première question. (2) Au début de son mémoire, le docteur Grassi dit que quelques faits négatifs, auxquels on a donné trop d'importance, paraissent parfois appuyer l'opinion de la non-contagion. Ces quelques faits négatifs, comme il les nomme, sont des faits sans nombre, bien avérés, très positifs. Ainsi, quand la population entière d'une ville ou d'un village pestiféré est en communication avec une autre ville ou village sain, qu'elle dure souvent six mois et plus, sans que la ville ou le village affligé par le fléau ait transmis la maladie à l'autre, peut-on appeler cela des faits négatifs auxquels on attache trop d'importance? Selon nous, ce sont les faits les plus concluants que l'on puisse citer, et c'est précisément après avoir vu souvent, pendant plusieurs épidémies de peste, un grand nombre de villages qui restaient exempts de peste, malgré leurs rapports non interrompus, malgré le contact le plus intime avec les lieux et les individus pestiférés; quand j'ai été à même de me convaincre qu'aucun des individus appartenant à la ville exempte de peste n'avait contracté la maladie; c'est précisément, dis-je, l'observation d'une foule de faits aussi péremptoires qui a le plus contribué à former mon opinion de la non-contagion de la peste.

(3) Le docteur Grassi dit être arrivé d'Europe en Égypte avec des idées qui tendaient à lui faire admettre l'opinion de la non-contagion; cela est d'autant plus extraordinaire que le docteur Grassi appartient à une nation où la généralité des médecins est excessivement contagioniste, que presque tous les ouvrages qui traitaient de la peste à l'époque où ce médecin vint en Égypte (1824) sont en faveur de la contagion, et que le petit nombre de ceux qui étaient écrits dans l'esprit contraire admet-

tait pourtant que la maladie peut se transmettre par infection miasmatique. Le docteur Grassi diffère de ses confrères qui sont en Égypte en ce sens que ces derniers sont tous arrivés d'Europe avec la croyance à la contagion, et que ce n'est qu'après avoir vu et étudié la peste qu'ils sont devenus anti-contagionistes. S'il est vrai que dans les questions scientifiques l'opinion de la grande majorité des juges compétents soit la meilleure, celle du docteur Grassi est évidemment erronée, puisque la plupart des médecins qui habitent l'Égypte, qui ont vu et étudié la peste, ne croient plus à sa contagionabilité.

(4) Il dit que la tendance qu'il avait apportée d'Europe à admettre l'opinion de la non-contagion l'avait involontairement fait devenir (en 1824-25) un véhicule d'infection pour l'hôpital européen dont il était médecin, et pour sa propre famille; mais il ne dit pas comment il l'est devenu. D'abord, à cette époque, il n'a pas eu lui-même la peste; et s'il l'avait transmise à quelqu'un (car les contagionistes prétendent qu'on peut donner ce qu'on n'a pas), il n'aurait pas manqué de le dire; donc ce qu'il avance à ce sujet ne prouve absolument rien.

(5) Notre confrère appuie son opinion sur des faits qui auraient eu lieu en Morée, pendant l'occupation de l'armée égyptienne. Comme il commet de graves erreurs dans sa narration, je donne ici un résumé historique des marches et contre-marches de cette armée, en tant qu'elles se trouvent liées à des cas de peste.

L'armée égyptienne, forte de 18,000 hommes, quitta le port d'Alexandrie pour se rendre en Morée les jours 16, 17 et 18 de juillet 1824.

L'escadre qui portait cette armée était composée de 140 voiles, dont 40 bâtiments de guerre égyptiens et 100 navires de transport, portant des pavillons de diverses nations européennes. Elle toucha d'abord à Macri, non loin de Marmarrizza; une partie des troupes y débarqua et y fit un court séjour. D'autres navires de l'escadre mouillèrent à Rhodes, où les équipages eurent quelques temps des rapports directs avec les indigènes. L'escadre mouilla encore dans les ports de Pétez, Stanchio, Boudron; l'armée entière débarqua dans ce dernier endroit, et y séjourna plus de deux mois. Elle alla ensuite à Métélin, puis à l'île de

Candie, où l'armée fut mise à terre et séjourna cinquante jours environ.

De Candie, l'escadre cingla vers la Morée, et opéra enfin le débarquement de l'armée à Modon, le 25 février 1825. Il y avait alors deux cent vingt-deux jours qu'elle avait quitté le port d'Alexandrie.

A peine l'armée égyptienne fut-elle débarquée à Modon qu'elle commença ses opérations militaires. Son premier mouvement la porta à Coron. De retour à Modon, une partie de l'armée alla mettre le siége devant Navarin, où elle resta cinquante jours; l'autre partie était restée à Modon. Après la prise de Navarin toute l'armée se concentra de nouveau dans Modon, et c'est de là qu'elle dirigea toutes ses opérations ultérieures sur l'intérieur de la Morée. De ce qui précède il résulte que l'armée égyptienne, qui, selon le docteur Grassi, « *communiqua la peste à la ville de Modon dès qu'elle y eut débarqué;* » que cette armée, dis-je, avait déjà parcouru depuis son départ d'Alexandrie une grande partie de l'Archipel; qu'elle s'était arrêtée à Marmarizza, à Rhodes, à Pétez, à Stanchio, à Boudron, à Métélin, à Candie; qu'elle avait séjourné des semaines, des mois entiers dans plusieurs de ces localités, et que durant tout cet espace de temps, deux cent vingt-deux jours, il n'y eut pas un seul cas de peste, ni à bord de l'escadre, ni parmi les habitants des divers pays où elle avait séjourné.

Il est constaté que les premiers cas de peste n'eurent lieu à Modon pendant l'occupation de l'armée égyptienne que dans le mois d'août 1826, c'est-à-dire plus de deux ans après le départ de l'armée égyptienne des eaux d'Alexandrie.

Pour comprendre comment le docteur Grassi a de bonne foi pu commettre une aussi grave erreur chronologique, il faut savoir que ce médecin ne faisait point partie de la première expédition égyptienne pour la Morée, qu'il n'arriva à Modon que le 11 novembre 1826, c'est-à-dire deux ans et quatre mois plus tard, avec la seconde expédition, composée des 7e et 8e régiments de ligne, et de quelques troupes irrégulières qu'elle alla chercher à Candie. Conséquemment les citations du docteur Grassi ne sont fondées que sur des ouï-dire trop vagues, ou bien elles ne sont que des suppositions gratuites qu'il ne peut appuyer sur aucun fait vérifié par lui-même.

De cette première erreur, aujourd'hui bien constatée, sont nées toutes ces données inexactes dont son mémoire abonde : les conséquences qu'il tire des faits qu'il a cités doivent être nécessairement de la même nature que les faits eux-mêmes, elles doivent être fausses. Mais, à l'examen de ces faits dépouillés des erreurs qui les avaient dénaturés, il se présente à nous une foule de réflexions qui nous aideront à tirer des conséquences bien différentes de celles du docteur Grassi, et pour marcher avec plus de précision en les écrivant, nous suivrons le même ordre établi dans le mémoire de ce médecin.

1° L'armée égyptienne et ses bagages quittent le Caire au mois d'avril 1824, au moment où cette capitale était en proie à une épidémie de peste aussi meurtrière que le fut plus tard celle qui la ravagea en 1835. Cette armée se rend à Alexandrie, y séjourne jusqu'à la fin de juillet, et sur ces 18,000 hommes, il ne se déclare pas un seul cas de peste ; la ville d'Alexandrie, qui avait eu ces troupes et leurs bagages dans son enceinte pendant trois mois environ, reste exempte du fléau.

2° Ces troupes passent huit mois à bord de l'escadre ou dans les différentes îles de l'Archipel et du continent où on les fit débarquer, sans qu'elles eussent eu un seul cas de peste, ni qu'elles eussent communiqué la maladie à personne.

3° Un typhus avait régné à Modon vers la fin de 1825, mais la peste ne s'y était déclarée que seize mois après le débarquement de l'armée dans ce port, et deux ans après son départ d'Alexandrie ; elle ne choisit ses victimes que parmi les habitants de la ville, l'armée fut épargnée.

Il y a erreur à dire que la peste passa de Modon à Navarin ; car il est bien avéré qu'elle ne s'y est montrée ni avant, ni pendant, ni longtemps après la prise de cette place ; c'est seulement en 1827 que cette ville, alors en ruines, offrit quelques cas de peste.

Ces explications suffiront pour bien établir que notre confrère est dans l'erreur quand il dit que la peste fut importée en Morée par l'armée égyptienne.

(6) Le bâtiment de Hassan-Capitan, portant des pèlerins, venait

de Constantinople, où la peste régnait; mais cette ville avait des communications avec toute la Syrie, où il ne se pratiquait point de quarantaines; un contagioniste ne dira pas que cette maladie n'ait pu y être portée par un autre navire de la même provenance, et il serait absurde de vouloir soutenir que pour s'y développer, elle ait attendu expressément le bâtiment de Hassan-Capitan avec ses pèlerins; quant à moi, je suis convaincu que la peste s'était développée spontanément en Syrie comme à Constantinople, et le docteur Grassi n'a aucun argument à produire pour prouver le contraire. Peut-il avancer d'ailleurs qu'un cordon sanitaire dans aucun pays du monde soit jamais capable d'empêcher l'infraction aux lois quarantenaires? non, il ne peut croire qu'un cordon fait avec des soldats turcs et arabes puisse obtenir un tel résultat.

Il est inexact de dire que le docteur Rimondi ne croyait pas à la contagion; jusqu'à l'époque citée par M. Grassi, ce médecin n'avait pas vu la peste, je certifie qu'il était contagioniste, et je suis sûr qu'il n'a pas contracté la maladie à Beyrout en touchant des pestiférés; d'ailleurs, pourquoi le docteur Grassi suppose-t-il gratuitement qu'envoyé à Beyrout par S. A. Ibrahim-Pacha pour y établir un cordon sanitaire, il n'ait pas respecté, même sans être cnovaincu de leur utilité, des mesures que les chefs lui ordonnaient de prendre?

(7) Où donc les pèlerins auraient-ils pu changer de navire pour se rendre à Damiette, puisque, d'après M. Grassi lui-même, Hassan-Capitan, à qui l'entrée en Égypte avait été prohibée à cause des cas de peste qui s'étaient manifestés à son bord, avait été contraint de se rendre à Beyrout? En admettant même, comme il le dit, qu'une partie des pèlerins eût été accueillie à Damiette malgré les ordres du gouvernement, comment pourra-t-il affirmer, lui contagioniste, que la ville de Damiette n'ait pas été investie spontanément par la peste, puisque, dans cette localité, cette maladie se déclare régulièrement chaque hiver?

(8) Relativement aux mesures quarantenaires, je répéterai à M. Grassi ce que j'ai dit plus haut au sujet des cordons sanitaires. Je suis fâché qu'il s'attribue d'avoir garanti Damiette du fléau; car, malgré tons les *spurgo* qu'il y fit faire, cette ville n'en a pas

moins été trois mois en proie à la peste, qui n'a cessé d'y régner que lorsque la saison est venue en arrêter la marche.

Notre confrère se trompe complétement quand il avance que la peste n'a pas existé en Égypte depuis 1825 jusqu'à 1834-35 : non seulement il y avait eu des cas de peste à Damiette, mais il y en avait eu encore dans tous les villages de la Basse-Égypte. C'est un fait qui est constaté par les rapports des médecins des régiments qui y tenaient garnison ; et alors même que ces témoignages nous eussent manqué, il serait impossible au docteur Grassi de prouver son assertion, puisqu'il n'y aurait eu dans ces provinces aucun médecin pour reconnaître les cas de peste. En voulant prouver que la peste n'a pas existé en Égypte de 1825 à 1834-35, le docteur Grassi combat l'opinion de ceux qui croient que cette maladie est produite par des causes locales; mais cette réponse ne va pas à l'adresse des médecins établis en Égypte, car la plupart d'entre eux n'admettent pas plus que lui que les causes d'insalubrité, la misère, la malpropreté, l'inondation, etc., soient les seules causes productrices de la peste.

(9) Que prouve l'histoire du navire autrichien venu de Constantinople, sinon que les hommes de cet équipage avaient subi à Constantinople déjà l'influence de la constitution pestilentielle qui y régnait; que l'un d'eux a été attaqué dans cette capitale même, un autre peu de temps après le départ, et que, chez quelques uns, l'incubation a duré un peu plus longtemps? Mais il n'est nullement démontré que les mesures quarantenaires prises à l'égard de ce navire aient garanti l'Égypte de la peste. Le docteur Grassi sait comme nous qu'il est arrivé fréquemment que des navires, provenant de Constantinople ou d'autres endroits avec des pestiférés à bord, sont entrés en libre pratique à Alexandrie, à Rosette et à Damiette, sans avoir communiqué la peste, et rien ne lui prouve, cette fois comme tant d'autres, que la peste se serait propagée quand même ces mesures quarantenaires n'auraient point été prises. Non seulement il fournit là un mauvais argument, fait une observation incomplète, mais il nous offre l'occasion de tirer de ce fait une conséquence bien différente de la sienne; car ce bâtiment a eu pour gardien des Arabes qui ont fait le fameux *spurgo*, qui ont été en contact avec les hommes et

avec les choses, et il y a lieu de croire que la peste ne fut communiquée à aucun d'eux, puisque notre confrère ne le dit pas.

(10) Ce que je viens de dire au sujet du navire autrichien peut s'appliquer au bâtiment ionien : seulement, le fait des deux gardiens qui auraient eu la peste aurait de la valeur s'il fût vrai, ce que rien ne prouve, et au cas même qu'ils eussent été réellement atteints, si la maladie n'avait pas régné à Alexandrie, où elle régnait en effet.

(11) Je crois à la philanthropie du docteur Grassi comme à sa bonne foi : aussi sa tirade pathétique au sujet des suites déplorables de l'arrivée à Alexandrie du navire *Athènes*, capitaine Manolaccachi, venant de Chypre, ne m'étonne-t-elle point ; car c'est ce navire qu'il accuse d'avoir importé la peste de 1835, qui est considérée par la majorité des médecins résidants en Égypte comme une de ces épidémies qui, à des intervalles de dix à douze ans, ravagent la vallée du Nil. Ce médecin a d'autant plus de motifs de déplorer les malheurs de cette époque, que le fléau lui enleva sa fille unique, tous ses domestiques, et que sa femme et lui en furent atteints.

On serait tenté de croire d'après son récit que lui et sa famille étaient en libre pratique ; que, pour donner des soins aux pestiférés, il les touchait sans précaution, et qu'en se dévouant ainsi pour l'humanité, il avait introduit la peste dans son domicile ; il en est tout autrement. La maison du docteur Grassi était en stricte quarantaine ; lui seul sortait, prenant les mesures de prudence les plus minutieuses, ne montant à cheval que sur une selle recouverte de toile cirée, se servant d'une bride en corde de dattier, préservant de tout contact suspect la bête comme lui-même. Sans doute que pour expliquer le développement de la peste dans sa famille, le docteur Grassi trouvera que quelque infraction involontaire a été faite à sa quarantaine. Selon les contagionistes, il faut si peu de chose pour prendre la peste, qu'ils ne manquent jamais de rencontrer ou un brin de fil qui s'est collé à leur soulier (et cela est tellement redouté, que l'on voit des gens en temps d'épidémie qui, avant de sortir de leur domicile, ont soin de tremper dans l'huile la semelle de leur chaussure), ou un duvet, une plume qui, voltigeant dans l'air, a été un véhicule suffisant de la maladie ; mais la conclusion sérieuse qu'on peut tirer de ce qui est arrivé au docteur Grassi, c'est que ni les précautions ni les quarantaines ne peuvent garantir de la peste.

Le docteur Grassi avance une proposition qu'il ne peut pas prouver et que nous avons déjà réfutée, quand il dit que l'Égypte a été exempte de peste depuis 1825 jusqu'en 1834. Toutefois il reconnaît que la maladie régnait à Damiette en 1832, où il est parvenu à la comprimer et à l'étouffer. Nous répondons que longtemps avant que notre confrère ait pu attaquer et combattre la maladie à Damiette, ce n'était pas seulement cette ville qui était compromise, mais l'Égypte tout entière ; car les habitants de Damiette restèrent en communication avec tout le pays depuis l'arrivée des pèlerins jusqu'à l'époque où le docteur Grassi y mit en vigueur les mesures sanitaires: or, il fallut d'abord qu'on s'aperçût à Damiette de l'existence de la peste, que les consuls en instruisissent le comité de santé à Alexandrie, que celui-ci délibérât, qu'il informât le gouvernement, que le docteur Grassi partît ensuite pour Damiette et qu'il y organisât le cordon sanitaire. Tout cela n'a pu être exécuté en moins d'un mois, et comment ce docteur comprend-il les communications pendant tout ce temps de cette ville commerçante avec toute l'Égypte, sans que la peste se soit répandue au dehors; d'autant plus qu'à la première menace du blocus quarantenaire, tous les étrangers qui se trouvaient à Damiette et un grand nombre d'habitants quittèrent la ville? L'assertion de notre confrère est évidemment le produit de l'irréflexion ou d'une excessive crédulité. Selon nous, ce fait prouve que l'histoire des pèlerins est loin d'être avérée, et qu'à cette époque la peste s'était manifestée spontanément à Damiette comme elle s'y est déclarée chaque année depuis 1835.

(12) Le docteur Grassi, avant d'arriver à son thème favori, qui est que la peste de 1835 a été importée, esquisse très rapidement l'état hygiénique de l'Égypte, et établit que la maladie ne s'est pas développée par un concours de causes d'insalubrité.

Cette remarque s'adresse à ceux qui pensent que la peste est une affection typhoïde, produite par la décomposition de substances animales et végétales; c'est une opinion qui n'est partagée ni par la majorité de mes confrères, ni par moi-même : aussi ne m'y arrêterai-je point ici, devant la réfuter ailleurs.

(13) Le docteur Grassi arrive enfin aux premiers accidents de peste qui, selon lui, sont cause que l'Égypte fut ravagée en 1835 par cette terrible maladie, et, soit dit en passant, notre docteur prétend avoir communiqué sciemment avec un papas grec atteint de peste. Il nous semble que la conviction profonde qu'il a de la contagionabilité de la peste, autant que le respect dû aux lois quarantenaires, devait lui prescrire le devoir de s'isoler et d'aller même se renfermer dans le lazaret; car, si la contagion est aussi subtile qu'il le dit, il pourrait bien être lui-même la cause de la mort de ces 300,000 hommes dont il déplore la perte dans un précédent paragraphe.

Notre confrère s'étend par trop complaisamment sur son histoire du couvent grec; il veut absolument que la peste y ait été déposée dans une malle. C'est encore là une de ces histoires auxquelles on a toujours eu recours dans toutes les épidémies, et que l'on a reproduites pour le choléra-morbus; un de ces contes qui n'ont aucune valeur scientifique et ne méritent pas la moindre croyance; et c'est avec de pareils raisonnements surannés que le docteur Grassi prétend expliquer le développement d'une grande épidémie! A son long rapport, je répondrai :

1° Que la peste s'est développée spontanément à Alexandrie en 1834, comme elle se développe chaque année sur divers points de la Basse-Égypte.

2° Que si la peste n'a point acquis d'extension, c'est que le mois de juillet n'est point ordinairement la saison dans laquelle les épidémies règnent, et que si elle se transmettait par contact, elle ne serait pas restée trois mois à Alexandrie avant de s'y étendre, ni cinq mois avant d'être portée au Caire; car, pour me servir des expressions du docteur Grassi, toute la population d'Alexandrie, qui a d'incessants rapports avec la capitale, se trouvait compromise.

3° On voit, d'après l'exposé du docteur Grassi, que l'épidémie a parcouru ses trois phases ordinaires : début, marqué par quelques accidents; accroissement graduel, déclin, cessation au mois de juin.

4° Il est à remarquer que le docteur Grassi est à peu près le seul qui nie que la peste soit endémique en Égypte; en cela, il est en contradiction, non seulement avec ses confrères d'ici, mais encore avec presque tous ceux d'Europe.

Je crois avoir réfuté suffisamment, dans mes Réflexions sur le mémoire du docteur Gaëtany-Bey, les faits de la maison Giglio, de l'escadre, de l'arsenal, de l'hôpital de la marine, de celui de Ras-el-Tin; je n'y reviendrai donc pas. (*Voir* pages 18 et 24 du Mémoire du docteur Gaëtany-Bey.)

La longue histoire de la peste de Jaffa, qui, selon le docteur Grassi, aurait infecté toute la Syrie, ne prouve absolument rien. Notre confrère veut encore, dans cette occasion, que ce soit les *spurgo*, *spoglio*, *sciorino*, qui aient amené la cessation du fléau, tandis que c'est à la température élevée des mois de mai et juin qu'il faut la rapporter. Comme nous venons de le dire, le docteur Grassi nie l'endémicité de la peste en Égypte, et voilà qu'elle n'a pas ce caractère en Syrie; cette maladie est pourtant générée quelque part. Dans quel lieu veut-il donc qu'elle naisse?

(14) Il est fort singulier que le docteur Grassi prétende enlever toute valeur aux faits qu'il appelle négatifs; car ces faits ne sont point, comme il le dit, quelques quarantaines mal observées; il est, au contraire, positif que des cas de peste ont eu lieu dans la plupart des maisons séquestrées, et là même où la quarantaine était la plus rigoureuse, comme chez le docteur Grassi; chez les docteurs Lardoni, Roubio, Bella, qui, en fait de foi à la contagion et de vigilance, ne le cèdent en rien à leur collègue; chez M. Tourneau, renommé pour sa religieuse observance des lois quarantenaires, puisqu'il s'isolait même de sa famille, renfermée avec lui. Il en fut de même au Caire, où plus de trente maisons de notre connaissance, séquestrées et gardées avec soin, ont eu des cas de peste.

(15) Notre confrère croit singulièrement à l'efficacité de ce qu'il appelle *sciorino* et *spurgo*, deux mots tirés de l'argot qua-

rantenaire, dont le premier veut dire purification par l'air, l'autre nettoiement. Comment peut-on croire qu'il soit possible de pratiquer de pareilles opérations dans un pays qui est répulsif à ces mesures, autant par croyance religieuse que par ce qu'elles présentent de vexatoire ?

Voici comment on y procède :

On cerne un village, on ordonne aux habitants d'en sortir avec leurs bagages et leurs bestiaux, et d'aller se plonger dans le Nil, ou, si le village n'est pas près du fleuve, dans une mare ou dans un canal. Beaucoup d'habitants réussissent à échapper; les vieillards, les femmes et les enfants, qui ne peuvent pas fuir, sont plongés dans l'eau, et ils en sortent transis de froid, et n'ayant rien pour se vêtir. Les bestiaux sont soumis à la même immersion.

En vérité, il n'y a point d'expressions pour caractériser de pareils actes de barbarie et de stupidité. Je dis de barbarie, parce qu'en effet il y a de la cruauté à exiger que des malheureux soient ainsi exposés au froid et à l'humidité, circonstance qui suffit quelquefois, en temps d'épidémie, pour faire déclarer en eux la maladie, dont ils auraient peut-être été préservés s'ils n'eussent été forcés à prendre ce bain froid. D'autre part, comment se persuader que de pareilles mesures peuvent faire cesser une épidémie ? Comment un médecin contagioniste, qui prétend que la peste peut se loger dans les plus petits objets, ne sent-il pas que les fellahs trouvent toujours le moyen de soustraire quelques uns de leurs effets à ces visites domiciliaires, faites dans des huttes obscures, où ni le médecin ni les agents de la quarantaine n'osent pénétrer ?

(16) Pour expliquer le développement de la peste, les contagionistes emploient constamment le même langage. Ici, c'est la mauvaise foi d'un capitaine grec qui ne déclare pas les cas de peste qui ont eu lieu à bord de son navire pendant la traversée, puis le médecin et l'inspecteur ont été trompés; avec un pareil raisonnement, il est facile de ne jamais être en défaut, et de tout expliquer.

(17) Cette remarque est assez importante : voilà les mahométans, qui ne font point quarantaine, plus épargnés que les Grecs,

qui l'observent sévèrement. Les contagionistes seraient très embarrassés de donner une explication de ce fait; mais, à nos yeux, il est tout naturel que les indigènes aient moins d'aptitude à être atteints que les étrangers, tant par cause de leur constitution que par leur habitude du climat.

(18) Le docteur Grassi prétend avoir sauvé Jaffa de la peste par l'emploi de ses mesures sanitaires; il dit même que cette ville était menacée d'une ruine totale; mais il ne tient aucun compte de la saison, de la température, qui, ainsi que nous l'avons déjà dit, sont les seules causes de la cessation du fléau.

(19) Il en est de même pour ses fameux *spoglio* et *sciorino*, dont il vante l'efficacité au mois de juillet; il tombe ainsi toujours dans la même erreur.

(20) Quand la peste cesse, le docteur Grassi veut qu'on l'attribue aux mesures sanitaires prises, et nullement à la température; quand elle reparaît, c'est qu'alors quelque germe est échappé à ses investigations et l'a reproduite.

(21) L'exemple des trois inspecteurs du lazaret d'Alexandrie et de quelques gardiens doit être interprété bien différemment que ne le fait le docteur Grassi. En effet, on ne peut pas admettre que les inspecteurs ou capitaines, qui sont Européens, et les plus hauts fonctionnaires de ces établissements, aient eux-mêmes violé les lois quarantenaires en se mettant en rapport avec les pestiférés. Si la chose était vraie, on aurait là une preuve de plus de l'impuissance des mesures quarantenaires; et, dès lors, les faits qu'il a présentés pour prouver que la peste a été comme séquestrée par l'emploi de ces mesures seraient sans valeur.

N'admettant pas que la peste puisse se transmettre par des miasmes, notre confrère ne peut assurément pas considérer le lazaret comme un foyer d'infection dans lequel les capitaines et les gardiens aient pris la maladie; nous croyons avoir une manière toute naturelle d'expliquer ce fait. La peste existe à peu près toujours à Alexandrie; ceux qui habitent le lazaret sont donc, comme tous les autres habitants de la ville, sujets à subir l'influence de la constitution régnante. Or, en prenant la période de dix années écoulées depuis la fondation du lazaret et la publication de l'ouvrage du docteur Grassi ; en calculant le nombre d'employés du lazaret, capitaine, gardiens ou autres, et en comparant ce chiffre avec celui du reste de la population, on se convaincra qu'il n'y a pas eu plus de victimes de la peste dans le lazaret que dans la ville.

Je crois être assez bien informé pour avancer que parmi les nombreux employés de toute espèce du lazaret d'Alexandrie, il n'y en a pas eu un seul qui ait contracté instantanément la peste à une époque où cette maladie ne régnait pas dans la ville.

Deuxième et troisième question. (22) Il est facile de former *à priori* un système, une théorie semblable à celle que le docteur Grassi établit relativement au mode de transmission de la peste. Il prétend d'abord appuyer ses raisonnements par des preuves, et toutes celles qu'il avance, examinées scrupuleusement, n'ont aucune consistance. Ainsi, il cite quelques maisons où la peste a fait périr la majorité de ceux qui les habitaient; on peut opposer à ces exemples les milliers de maisons qui restent entièrement exemptes de la maladie, ou dans lesquelles il n'y a eu qu'un seul accident parmi des familles nombreuses. Le docteur Grassi convient qu'il a vu beaucoup de cabanes misérables et sales épargnées, tandis qu'au contraire des palais situés dans des quartiers bien aérés ont été les uns dépeuplés, les autres décimés par le fléau. N'en est-il pas arrivé exactement de même dans les épidémies de choléra, grippe, etc.? Ne voyons-nous pas chaque jour qu'une famille entière est atteinte d'ophthalmie, tandis que dans la maison voisine il n'y a pas un seul cas? L'argument du docteur Grassi est tout-à-fait contradictoire à son système; car comment expliquera-t-il que la contagion ait respecté des milliers de cahutes pour atteindre précisément les personnes qui ont le moins de communications au dehors?

Comment notre confrère peut-il nier l'influence des saisons et l'action épidémique, lorsqu'il voit que la maladie cesse et recommence à des époques fixes; que les épidémies de peste ont leurs phases régulières comme toutes les épidémies; que cette influence épidémique se fait sentir sur toute la masse de la population par des douleurs glandulaires aux aines et aux aisselles? Et ce n'est pas un phénomène imaginaire que ces douleurs: les contagionistes les ressentent aussi bien que leurs adversaires, tous en ont fait mention dans leurs écrits. Cette influence épidémique agit également sur les individus qui sont en stricte quarantaine, et on est mal venu à dire, chaque fois que les reclus sont atteints, qu'il y a eu infraction aux lois quarantenaires ; à supposer le passage d'un chat, une souris, et je ne sais quelles autres causes puériles.

Quand une maison en quarantaine a traversé une épidémie sans avoir fourni un seul cas de peste, ils la citent comme un fait concluant. Toute leur logique se résume dans les propositions suivantes : La peste pénètre-t-elle dans des établissements ou dans des maisons en quarantaine, il y a eu nécessairement infraction aux lois quarantenaires ; si l'action épidémique n'a pas agi sur d'autres qui étaient également séquestrées, c'est la quarantaine qui les a garanties. Quand un grand nombre d'individus en contact avec des pestiférés n'ont pas pris la peste, ils ont recours au manque de dispositions individuelles, et cet argument est leur grand cheval de bataille. Quand on leur oppose l'exemple des villes et villages restés exempts de peste, quoique situés dans un centre pestilentiel, ils invoquent le caractère mystérieux de cette maladie ; et si on leur cite les hardes des pestiférés rendues après les épidémies qui ne communiquent la peste à personne, alors, sans scrupule, ils recourent à l'influence atmosphérique qu'ils rejettent dans d'autres circonstances. Quand le docteur Grassi fait du principe contagieux un être fantastique qui s'attache, se communique de corps à corps comme le feu, ne croirait-on pas entendre un magicien du moyen-âge ?

Notre confrère tourne constamment dans le cercle vicieux où il s'est renfermé ; il veut absolument que la peste de 1835 ait été portée de Syrie à Chypre, de Chypre à Alexandrie, d'où elle passa au Caire. En réfutant sa réponse à la première question, j'ai déjà démontré que toute cette filiation de contacts n'était qu'une série de suppositions qui se trouvent renversées par ce simple argument : Si la peste se transmettait comme le feu ainsi qu'il le dit, elle n'aurait pas couvé inerte pendant deux mois sans se propager dans Alexandrie où les contacts avaient été multipliés à l'infini, et elle ne serait pas restée cinq mois pour arriver au Caire, car les communications entre ces deux villes étaient parfaitement libres. Si elle avait une marche si lente et qu'elle eût été apportée dans la capitale par Giglio, erreur que nous avons signalée dans nos réflexions sur le Mémoire du docteur Gaëtani-Bey (voir page 18), il aurait fallu plusieurs mois, des années même pour qu'elle eût pu pénétrer dans tous les quartiers de cette grande cité, tandis qu'elle l'a envahie sur tous les points en même temps.

(23) Le docteur Grassi indique bien que l'escadre du vice-roi, sur laquelle se trouvaient de 18 à 20,000 hommes, avait quitté Alexandrie, et s'était mise en mer pour se soustraire à la peste; mais il aurait dû dire aussi que plusieurs cas de peste avaient eu lieu à bord, et que dès qu'elle fut éloignée du centre épidémique le mal cessa. Ce fait seul, que le docteur Grassi omet, a plus de force pour combattre son opinion que ceux qu'il produit n'en ont pour la soutenir.

(24) Le docteur Grassi devrait bien reconnaître que l'allégresse du peuple d'Alexandrie à la cessation des mesures quarantenaires était bien légitime, car la manière dont on pratique ces mesures en fait, il faut en convenir, une calamité plus grande pour les habitants que la peste elle-même. Non, jamais on ne parviendra à convaincre les Égyptiens de l'utilité des quarantaines. Quoi que dise le docteur Grassi de l'ignorance des Arabes, ils ont beaucoup d'intelligence, de calme; ils sont pourvus de cette faculté de discerner le bien du mal, le vrai du faux, que Dieu a répartie à tous les hommes. Eh bien! ils reconnaissent tous que la peste naît en Égypte; une expérience qui n'est que trop souvent répétée leur a appris que cette maladie ne se communique point par le contact, car il n'y a personne parmi eux qui, pendant le règne d'une épidémie de peste, n'ait eu à secourir des parents ou des amis atteints par le fléau; l'amour pour leurs proches, pour leurs amis, et cette hospitalité si justement vantée des Orientaux, leur font considérer l'abandon de leurs semblables quand ils sont malades comme un crime. Et si malheureusement les Égyptiens étaient convaincus de la contagionabilité de la peste, il en résulterait, comme je l'ai déjà dit, des maux plus effroyables encore que la peste elle-même, des malheurs qui ont pesé au moyen-âge sur l'Europe en temps d'épidémie, et qui se renouvellent encore

de nos jours en Orient parmi la population franque, qui, dominée par la terreur, abandonne ses proches, ses amis, ses enfants même ; tandis que le mahométan ne fuit jamais : il prête secours à ses proches, et même à ceux qu'il regarde comme ses ennemis en religion ; car, il faut le dire, les chrétiens atteints de peste n'ont d'antre assistance que celle de leurs serviteurs mahométans ; chez ces derniers, dans une grande épidémie, pas de fuite précipitée, point de désordres ; les morts sont enterrés comme en temps ordinaire.

Aux mesures mal entendues contre lesquelles j'ai souvent protesté, je voudrais voir substituer un système raisonnable d'hygiène dont j'avais donné le plan, qui n'a été pratiqué qu'en partie, et dont l'adoption complète rendrait profitables les dépenses considérables que le gouvernement fait pour l'entretien d'un personnel sanitaire composé de gens étrangers à la médecine et tout-à-fait incapables.

L'intendance sanitaire d'Egypte fait ce que font beaucoup d'intendances d'Europe, du monopole et de l'arbitraire. Je désire qu'on sache bien qu'elle a repoussé le concours du conseil général de santé pour n'avoir point à tenir une marche conforme aux lois véritables de l'hygiène.

Le docteur Grassi, entiché de l'idée que le contat est le seul moyen de propagation de la peste, demande comment cette maladie ne faisait que de lents progrès lorsque les mesures sanitaires étaient en vigueur, et pourquoi les progrès devinrent si rapides dès que ces mesures eurent été supprimées. Je réponds qu'il est avéré que ces prétendues mesures sanitaires n'ont rien fait pour arrêter le développement de la peste ; que toutes les épidémies commencent par quelques cas qui deviennent insensiblement plus nombreux jusqu'à ce que la maladie régnante ait atteint son plus haut point d'intensité ; qu'ils deviennent graduellement plus rares, et finissent par cesser tout-à-fait.

Dans aucune épidémie il n'est possible d'apprécier dans l'état météorologique la cause occulte productrice des maladies ; il en est de même pour la peste. Mais il n'est pas moins certain que les constitutions morbides tiennent à des causes générales, à des changements, des combinaisons, des modifications, qui s'opèrent dans l'atmosphère.

(26) A l'égard des personnes qui en faisant quarantaine sortent de leur domicile, il arrive ce que nous avons dit en parlant de celles qui restent séquestrées chez elles, c'est-à-dire que si un individu a traversé une épidémie sans être atteint par la peste, il dit : « Je m'en suis garanti au moyen de ma baguette! » Baguette n'est pas le mot, c'est ordinairement un gros bâton que les contagionistes les plus fervents, les plus craintifs, arment d'une pointe de fer ; on les voit dans les rues, comme des égarés, frapper à tort et à travers hommes et animaux, et on se rappelle au Caire un médecin contagioniste qui tua un pauvre Arabe qui l'avait touché par mégarde. Mais toutes ces précautions, toutes ces momeries ne servent à rien ; souvent ils ont la peste : mais alors c'est que nécessairement un individu ou un objet quelconque les a touchés, leur a communiqué la maladie; et de cette manière les champions des quarantaines ne se trouvent jamais en défaut : c'est là ce que le docteur Grassi appelle de l'expérience. Je m'abstient de qualifier un pareil raisonnement.

Selon le docteur Grassi, on peut impunément respirer les émanations d'un pestiféré, s'en rapprocher autant que l'on voudra; il n'y a rien à craindre, pourvu que le contact immédiat n'ait pas lieu, car son entité pestilentielle se communique comme le feu à la poudre ; il faut pourtant si peu de chose pour s'en garantir, que notre confrère croit être à l'abri de la contagion en trempant dans l'huile le bout de ses doigts lorsqu'il veut tâter le pouls à un pestiféré. Qu'objecter à de pareilles théories? Je laisse ce soin à l'Académie.

Le docteur Grassi, à l'appui de l'opinion qu'il vient d'émettre, reproduit un vieux dicton que le vulgaire même n'admet plus ; car s'il suffisait de s'oindre d'huile pour se garantir de la peste, chacun aurait recours à un préservatif si simple ; on verrait même s'établir des piscines publiques à l'huile, où les Francs courraient se plonger au lieu de se condamner aux ennuis de la réclusion. Sans attacher aucune importance à cette assertion, nous avons voulu savoir, par simple curiosité, ce qui en avait été des porteurs d'huile pendant l'épidémie de 1835, et le résultat de nos recherches a été qu'ils sont morts dans les mêmes proportions que les autres individus. Ajoutons que ces marchands d'huile et ces porteurs d'eau ne couchent point dans leur linge de labeur, qu'ils en changent, et vont au bain comme tous les autres mahométans, et qu'ils ont, eux aussi, des familles avec lesquelles ils sont en contact.

Les nègres, les Abyssins, les Nubiens, sont, en effet, comme dit le docteur Grassi, plus facilement atteints de la peste que les autres individus, et ce médecin trouve tout naturel de l'attribuer à la finesse de leur peau, qui les rendrait plus propres à absorber le germe pestilentiel.

Une pareille théorie est toute matérielle, et n'a rien de physiologique ni de vrai. Il y a des constitutions, des tempéraments plus ou moins aptes à être influencés par une action épidémique quelconque, et il est étonnant que notre confrère, qui, comme tous les contagionistes, fait jouer un si grand rôle aux prédispositions internes, veuille faire une exception à l'égard des gens de couleur, et qu'il aille s'attacher à la nature du tissu cellulaire. Les étrangers qui arrivent aux Antilles sont plus sujets que les indigènes à être atteints de la fièvre jaune; la même chose se remarque pour le choléra dans l'Inde. En Égypte, les étrangers sont plus sujets à contracter la peste que les gens du pays à condition égale; d'ailleurs, les gens de couleur sont des étrangers pour l'Égypte, et de plus, ils ont un tempérament qui les prédispose à cette maladie.

Cette prédisposition explique ce qui arrive dans la plupart des maisons qui se mettent en quarantaine. Ce sont les personnes de couleur qui sont presque toujours les premières, et quelquefois les seules frappées de maladie.

(27) Voici la vérité sur le fait si *lumineux* et si extraordinaire du docteur Grassi. De ce que des dévots abyssins ne fuient pas la peste, de ce qu'ils désirent même en être atteints, il ne faut pas conclure qu'ils sont persuadés que le contact la leur donne; ils nient, au contraire qu'elle ait la faculté de se communiquer; ils considèrent cette maladie comme un fléau de Dieu, qui ne *frappe* que ceux qui ont été désignés par lui. Fuir est un grand péché, car il est criminel de vouloir se soustraire aux décrets

de la Providence. Cette explication est la véritable, la seule orthodoxe; le docteur Grassi altère, dénature et accommode à sa manière de voir l'histoire qu'il nous donne des Abyssins du Saint-Sépulcre.

M. Grassi établit que les cadavres ne donnent pas la peste. Décidément ce médecin est grand partisan des vieux adages; il accepte et proclame celui de « *Morte la bête*, *mort le venin;* » et il le justifie par l'exemple des laveurs des morts, qu'il dit n'être point sujets à contracter la peste. Le fait en lui-même est matériellement faux; car les relevés que nous avons faits dans la peste de 1835 nous ont prouvé que, parmi ces individus, il en était proportionnellement mort autant que dans les autres professions. Le plus simple raisonnement suffit d'ailleurs pour réfuter l'assertion du docteur Grassi. En effet, si on prenait un virus quelconque, vaccin, variolique, vénérien, etc., d'un individu qui vient de succomber, on serait bien sûr d'inoculer la maladie; car cette matière n'a point vie, par conséquent ne meurt point; en admettant même que ce soient des animalcules, comme l'*acarus scabiei*, il conserverait sa vie au moins pendant quelques jours; et, chez les mahométans, les cadavres des pestiférés sont lavés et enterrés quelques heures après la mort: comment donc établir qu'un pestiféré, une minute avant la mort, pouvait donner la peste, et qu'immédiatement après il ne la donnerait plus? Qu'est-ce donc que cet agent pestilentiel qui prend *comme le feu*, qui a la propriété de s'attacher aux hardes des individus nouvellement morts, qui même peut y rester pendant des années, des siècles, avec toute sa force, si on n'a pas soin de les désinfecter, et qui pourtant abandonne instantanément le corps de l'homme qui l'a produit? Le docteur Grassi nous révèlera peut-être plus tard ce mystère.

Quatrième question. (28) Je n'entreprendrai pas d'examiner en détail les digressions auxquelles s'abandonné le docteur Grassi avant de se prononcer sur la durée de l'incubation; je ferai pourtant remarquer qu'il admet que le docteur Bella pourrait bien avoir contracté la peste dans l'intervalle des douze jours qui suivirent le *spoglio* auquel il s'était soumis; que dans les deux faits qu'il cite relatifs à madame Bella et à la famille juive de Jaffa, desquels il résulterait que la durée de l'incubation pourrait aller jusqu'à douze jours, le docteur Grassi ne raisonne que dans l'hypothèse de la transmission de la peste par le contact; qu'il écarte entièrement le principe de l'endémicité, et qu'il ne tient aucun compte de la constitution pestilentielle qui régnait alors, ni des cas de peste qui s'étaient manifestés. Le docteur Grassi conclut que la maladie ne peut pas rester plus de sept jours sans se manifester par des symptômes certains. C'est une concession fort importante de la part de cet oracle des contagionistes; mais l'expérience de mes confrères et la mienne nous a prouvé que jamais l'incubation n'a été portée jusqu'à ce terme sans que la maladie se soit annoncée, au moins par quelques symptômes généraux. Du reste, j'ai déjà traité cette question dans les réflexions que j'ai faites sur le Mémoire du docteur Gaëtani-bey.

Cinquième question. Le docteur Grassi établit que *toutes les substances sont susceptibles d'être infectées, mais que toutes n'ont pas la propriété de conserver l'infection.*

C'est encore là une théorie qui n'a pas plus de consistance que celles qu'il réfute; et quoique ce confrère, dans le cours de son Mémoire, emploie, pour désigner l'agent pestilentiel, les expressions de virus, *germe*, *matière morbide*, *miasme*, etc., il paraît ne point admettre l'existence d'un virus, et au moins sur ce point il se montre raisonnable; car un virus étant un agent matériel, il ne peut pas en démontrer l'existence, et il ne le voit pas, comme certains médecins, dans le pus d'un bubon, dans la sanie d'un charbon; il n'admet pas non plus la théorie de l'infection qui suppose des miasmes produits par la décomposition des corps organiques ou par les émanations des malades, ce qui renverserait tout de suite l'efficacité des quarantaines, à laquelle il a tant de foi.

Le docteur Grassi se rabat sur la vieille théorie des animalcules, et cite une série d'auteurs anciens, parmi lesquels il omet l'un des plus fameux, le père Hirker, théorie que personne n'invoque aujourd'hui, pour expliquer la naissance et le développement des épidémies et des épizooties.

Les auteurs du moyen-âge qui avaient adopté cette hypothèse faisaient provenir ces animalcules d'émanations marécageuses, tandis que le docteur Grassi les considère comme des parasites. Il n'est qu'une maladie, la gale, à laquelle on donne des animalcules pour cause productrice ; encore quelques uns contestent-ils l'existence des *acarus scabiei*. Mais cette affection est caractérisée par une éruption, tandis que dans la peste il n'existe point de pustules, et il n'y a aucune analogie à établir entre ces deux maladies. Pour prouver la préférence qu'ont ces prétendus insectes pour telles ou telles substances, et démontrer comment ils s'y attachent, il aurait fallu que notre confrère nous eût au moins dit quelque chose sur la conformation de ces êtres, qu'il dit s'introduire dans les corps poreux, s'y développer, s'y multiplier et se transmettre à l'homme; mais jamais œil nu ou armé du microscope n'a pu découvrir rien de semblable; la science et la raison repoussent cette hypothèse, que le docteur Grassi, dans l'embarras où il s'est mis pour pouvoir expliquer la contagion, a dû substituer à celle du virus ou des miasmes.

(29) Je ne dirai que quelques mots sur le long raisonnement que fait le docteur Grassi au sujet de l'origine de la peste tout en nous disant qu'il ne veut pas s'en occuper.

La peste a dû commencer quelque part; l'histoire des temps les plus anciens parle de l'existence de cette maladie en Égypte. Eh bien! le docteur Grassi veut qu'elle y arrive du dehors, et il cite particulièrement les caravanes qui viennent au Caire, soit de Barbarie par le grand désert de Lybie, soit de Syrie par l'isthme de Suez. Or, on sait que la peste ne règne que très rarement dans le Maroc, en Algérie, à Tunis et à Tripoli. Les caravanes de ces régences mettent un mois pour arriver au Caire, et celles de Syrie de dix à douze jours. Pendant un aussi long trajet les personnes atteintes de peste auraient ou succombé ou guéri, et l'air pur du désert aurait été un excellent désinfectant pour les effets. En fait comme en théorie, le dire du docteur Grassi ne peut donc être soutenu. Il dit que la peste a régné en beaucoup d'endroits, mais il ne nous informe pas du lieu de sa naissance, et il conclut par pronostiquer qu'au moyen des mesures sanitaires ce fléau disparaîtra de la terre; mais la même cause qui l'a fait se développer une première fois (et des milliers de fois ensuite) ne pourrait-elle pas se représenter et la reproduire, comme cela a lieu pour toutes les maladies épidémiques?

(30) A l'article de la classification des substances *susceptibles* et *non susceptibles*, le docteur Grassi accepte tout naturellement les règlements établis; il *approuve* surtout ceux de l'intendance de Marseille; il s'extasie d'admiration devant son catalogue, sur lequel il n'a pu faire que deux observations: l'une péremptoire, selon lui, c'est celle de l'amadou; l'autre se rapporte aux crins qui ne doivent pas être *susceptibles*. Je ne me sens pas le courage d'entreprendre la réfutation de pareilles futilités, et je n'ai rien de mieux à faire que de renvoyer les lecteurs à ce qui se trouve à ce sujet dans l'excellent Mémoire du docteur Laidlaw (1).

Sixième question. Nous venons de dire qu'il nous paraissait inutile de réfuter l'histoire de l'amadou du docteur Grassi; celle qu'il nous raconte du couvent de Saint-Jean-d'Acre n'est pas mieux avérée. Je tiens, au contraire, de personnes qui se trouvaient dans cette forteresse en 1829, que le fait de la caisse est entièrement controuvé; du reste, ce fait est peu vraisemblable, d'abord parce que les religieux n'ont jamais qu'un seul vêtement, et qu'ils sont toujours inhumés avec leur tunique, ensuite parce que les survivants ont une telle crainte de la contagion, que dans un pareil cas ils ont grand soin de désinfecter tout ce qui a appartenu aux victimes. Comment croire, d'ailleurs, qu'on ait laissé des effets en laine renfermés deux ans dans une caisse, sachant bien qu'ils deviendraient la proie des vers. Le docteur Grassi avance encore un fait inexact en disant que tous les religieux de ce couvent périrent sans exception.

Il se trompe encore quand il dit qu'on ne veut pas reconnaître à la peste un caractère *sui generis*. Personne n'a jamais dit que la peste soit produite par la même cause qui génère le typhus, la sinoque, la fièvre intermittente, la dyssenterie, l'ophthalmie. Et comment notre confrère ne veut-il pas qu'on rie d'histoires qui, à juste titre, peuvent passer pour des contes parce qu'elles ne sont revêtues d'aucun caractère d'authenticité ni de vraisemblance; qu'on jette le ridicule sur les systèmes surannés et puérils qu'il adopte, et qui tombent devant le plus simple raisonne-

(1) Voyez ci-après n° XV, page 466.

ment? Il dit aussi que les idées sur le mode de propagation de la peste qui sont contraires aux siennes ne pourront être admises que par *des personnes éloignées du théâtre de la peste.* Mais les hommes qu'elle attaque sont sur les lieux mêmes; ils ont comme lui, et plus que lui, étudié la maladie au lit du malade et sur le cadavre; ils doivent avoir vu beaucoup mieux que lui, car eux abordent les pestiférés sans crainte et sans intermédiaire. Jamais la peste n'a été aussi bien étudiée qu'en 1835, époque où, pour la première fois, un corps de médecins d'Europe a, pendant six mois, traité en Égypte des milliers de pestiférés, et fait des autopsies par centaines; il est impossible que les efforts réunis de ces hommes, leurs observations et leur expérience éclairée n'aient pas amélioré la thérapeutique de la maladie.

Quant aux mesures hygiéniques et prophylactiques enfantées par les préjugés et conservées par une routine aveugle et superstitieuse, ils en ont reconnu l'inutilité, le danger même. Ainsi, au lieu de la séquestration, qui a pour objet d'emprisonner et d'entasser des populations dans une localité où la peste se déclare, nous voulons le déplacement : en effet, chaque fois que les régiments ont quitté les casernes où la peste régnait pour aller habiter au désert, sous la tente, la maladie a cessé ses progrès. Quand par nos conseils on éloigna la flotte d'Alexandrie où le fléau faisait des ravages, dans l'intention de la soustraire à l'action épidémique, on obtint un succès immédiat et complet il n'y eut plus une seule victime parmi les équipages.

Au lieu d'engager les habitants d'une ville où la peste règne à s'emprisonner durant six mois dans leurs maisons, où le fléau, ainsi que l'expérience le prouve, les atteint aussi bien que ceux qui sont en libre pratique, nous désirons qu'ils se dispersent, qu'ils habitent la campagne ou le désert ; nous disons aux riches d'aller là où l'épidémie n'est point, d'accord en cela avec Hippocrate, dont le conseil a été exprimé par ce vers :

Ne sedeas, sed eas, ne pereas, per eas.

Nous demandons l'élargissement, la propreté des rues, la disparition des eaux croupissantes, le desséchement des marais, enfin un système d'hygiène publique et privée bien entendu ; non que toutes ces améliorations puissent détruire la peste en Égypte, mais elles contribueront assurément à la rendre moins meurtrière, par la raison qu'en rendant les individus en général plus sains et plus robustes, elles leur laisseront moins d'aptitude à être atteints.

Septième question. Pour détruire les animalcules pestifères, le docteur Grassi propose, comme le moyen le plus sûr, de brûler les effets où il suppose que ces insectes se sont nichés. Si le moyen est sûr, il faut avouer qu'il est un peu violent et presque toujours impraticable, à moins de vouloir joindre la ruine des malheureux à la calamité de la peste. Or, puisqu'il y a d'autres moyens à employer, le feu comme désinfectant doit être rejeté, et il est à désirer qu'on ne voie plus exécuter dans nos lazarets des actes de barbarie tels que d'incendier des navires avec leurs cargaisons, et d'infliger ainsi au commerce, pour des craintes chimériques, des pertes considérables.

Le docteur Grassi considère l'eau comme le meilleur désinfectant après le feu : il lui attribue le pouvoir de noyer les animalcules ; mais il accorde à ces insectes une vie d'une bien formidable tenacité, puisqu'il croit, sans en être tout-à-fait bien sûr, « *qu'une immersion de quarante-huit heures dans l'eau bouillante pourrait être suffisante pour les faire mourir.* » Nous avons d'abord attribué à une erreur typographique une assertion aussi étrange, mais l'errata nous a confirmé que c'était bien là la pensée de l'auteur. *Risum teneatis !...*

Cependant, après avoir proposé des moyens aussi énergiques que le feu et l'eau bouillante, le docteur Grassi finit par dire que l'exposition à l'air est suffisante pour désinfecter toute chose, c'est-à-dire pour faire périr des insectes qui résistent à l'eau ordinaire et aux parfums aromatiques et sulfureux. Je répéterai à ce sujet ce que j'ai dit ailleurs, c'est qu'à l'issue des épidémies de peste rien n'est désinfecté, les effets des morts sont vendus ou portés par leurs parents, et il y a pourtant des périodes de dix à douze ans sans peste. Des milliers de balles de coton, de laine, de soie sont annuellement transportées du Levant en Europe ; l'opération que ces balles subissent au lazaret pour leur désinfection ne laisse assurément pas la dixième partie de leur contenu exposé à l'air libre, et pourtant la peste ne se communique pas.

—

Réflexions sur l'addition au Mémoire du docteur Grassi.

Cette partie du Mémoire du docteur Grassi est écrite avec la véhémence d'un contagioniste qui porte l'exaltation de sa foi jusqu'au fanatisme. A-t-il à parler de confrères qui ne pensent pas comme lui, il s'affranchit de toutes les règles de la bienséance, et sa plume verse à plaisir des épithètes trivialement injurieuses. A l'en croire, nous sommes des obstinés, des gens sans expérience, de peu de bonne foi, des sacrilèges, des ennemis du genre humain, que sais-je encore?... Il n'ignore pourtant pas que les personnes qu'il outrage ainsi sont des médecins honorables qui forment au moins les neuf dixièmes des médecins européens qui habitent l'Égypte, qui ont fait preuve de dévouement et de quelque savoir dans l'exercice de leur profession, et qui n'ont pas hésité, eux aussi, à consigner leurs opinions médicales dans des mémoires destinés à l'Académie.

Tous ces médecins sont en Égypte depuis plusieurs années; ils ont abordé la peste avec courage et l'ont étudiée avec zèle et intelligence; ils ne se sont point renfermés en quarantaine ni revêtus d'un grand manteau de toile cirée, mais ils ont porté secours aux pestiférés, tant dans les hôpitaux que dans les maisons particulières; toutes les classes de la société ont reçu leurs soins, et ils ont enrichi la science d'une foule d'observations utiles et intéressantes.

Le docteur Grassi est libre de nous croire dans l'erreur, mais il ne lui est pas permis d'attaquer la sincérité de nos opinions, notre bonne foi. Il faut que notre conviction soit bien profonde pour que ceux d'entre nous qui sont pères de famille aient conservé leurs relations avec leurs femmes et leurs enfants en temps d'épidémie, alors que, fidèles aux devoirs de leur profession, ils visitaient à toute heure des pestiférés. Pour mon compte, durant l'épidémie qui régna au Caire en 1841, et qui enlevait chaque jour jusqu'à 150 personnes, je voyais chaque jour des pestiférés;

eh bien ! en rentrant chez moi, la première chose que je faisais était de prendre mon enfant entre mes bras. Quelle plus forte preuve de la sincérité de mon opinion pourrais-je donner ? Je n'aurais certainement pas agi de même si j'avais eu à traiter le typhus ou la petite-vérole, parce que le caractère contagieux de ces deux maladies m'est bien démontré.

Laissons là les reproches pour nous occuper de l'examen scientifique de l'appendice que le docteur Grassi a cru devoir faire à son Mémoire en l'envoyant au congrès des savants italiens, à Lucques, en 1843.

Il signale comme une conséquence funeste de la croyance à la non contagion des accidents qui eurent lieu dans la Basse-Égypte en 1843; il voudrait faire entendre que les régiments qui y étaient stationnés eurent la peste, parce que leurs médecins étaient anti-contagionistes. Loin de partager le doute injurieux que ces médecins, quelles que soient leurs opinions, n'aient pas fait observer les lois sanitaires, je suis au contraire bien sûr qu'ils ont parfaitement rempli leur devoir. A ce sujet, j'écrivais au docteur Grassi qu'en pareil cas je comparais la position d'un médecin anti-contagioniste à celle d'un soldat qui se bat bien, quoiqu'il ait la conviction que la cause qu'il défend est mauvaise.

Il est inexact de dire qu'alors au Delta la peste ne régnait que dans les régiments ; il est avéré, au contraire, qu'à cette époque des centaines de villages étaient affligés par le fléau. Dès lors est-il étonnant, puisque cette maladie gagne les étrangers de préférence aux indigènes, que des Européens médecins ou autres en aient été atteints ?

Notre confrère paraît aussi croire que, parce que le docteur Rossi eut la peste, il a changé d'opinion ; mais ce jeune médecin est trop éclairé pour ne pas savoir que celui qui respire dans un centre épidémique quelconque est exposé à être atteint par la maladie régnante. D'ailleurs les rapports que M. Rossi a adressés au conseil général de santé, et dont les copies sont jointes à ce recueil, attestent que sa croyance est toujours la même.

La mortalité n'est pas proportionnellement plus grande parmi les médecins, les pharmaciens, les infirmiers, que parmi les personnes qui n'ont aucun rapport avec les pestiférés ; c'est ce que l'expérience nous a appris, notamment dans la fameuse épidémie de 1835, pendant laquelle, par une singularité remarquable, il mourut un plus grand nombre de médecins isolés en quarantaine que de ceux qui étaient restés en libre pratique ; cela, du reste, ne prouve rien : il pourrait en être différemment une autre fois, et je sais bien que, pour avoir échappé à plusieurs épidémies, je n'en puis pas moins succomber à une nouvelle.

Le docteur Grassi divise ses conclusions en six articles :

1° Je ne conteste point que la maladie ne soit *sui generis ;* toutes les affections ont leur caractère particulier, aussi point de discussion là-dessus.

2° Je n'admets point, comme lui, que la peste puisse se communiquer par le contact ni se transporter ; mais cette question demande plus de développement que ce Mémoire ne le comporte, et je n'ajouterai rien à ce que j'ai déjà dit plus haut à ce sujet.

3° Je suis d'accord avec le docteur Grassi sur l'ignorance où nous sommes relativement à l'origine de la peste. Sans doute elle date de fort loin ; mais je considère comme impossible de prouver que la peste ne se génère pas de nouveau. Il veut que la cause du premier germe de la peste n'en ait pas produit un second ; que ce malin germe, éclos depuis plus de quatre mille ans, ait fait plusieurs fois le tour du globe pour venir ensuite se confiner dans le Levant, où M. Grassi prétend qu'on peut le cerner, le traquer, le détruire. Cette opinion n'est professée que par lui seul. Comment peut-on admettre que l'agent pestilentiel se cache pendant plusieurs siècles pour se manifester ensuite ; que pendant tout ce temps il dorme inactif dans des hardes, dans quelques brins de fil, dans un poil, pour s'éveiller et attaquer furtivement un individu, puis l'autre, et produire enfin une grande épidémie ? Au lieu de se perdre en de semblables rêveries, pourquoi ne pas reconnaître que la peste est endémique en Orient comme la fièvre jaune l'est aux Antilles et le choléra-morbus aux Indes ?

4° Le docteur Grassi avance que la peste, comme la petite-vérole, ne frappe que très rarement les personnes qui en ont déjà été atteintes, et que, dans ce cas, elle est bénigne. D'abord, le docteur Grassi a tort de comparer deux maladies qui n'ont aucune analogie entre elles; car la petite-vérole est une affection éruptive, tandis que la peste n'a point de pustules ni de virus transmissible; et il se trompe dans ses deux assertions, car il n'est rien moins que rare de voir des personnes avoir eu la peste deux, trois et quatre fois, et les dernières fois avec plus d'intensité que les premières. Contrairement à son opinion, j'admets que l'individu qui a été atteint de la peste est plus sujet à en être attaqué de nouveau que celui qui ne l'a jamais eue, car une première attaque est déjà une preuve de l'aptitude à la contracter; et cela est si vrai, que toutes les personnes qui ont déjà été frappées éprouvent en temps d'épidémie de vives douleurs, des élancements analogues à ceux qu'elles ont éprouvés lorsqu'elles étaient malades.

5° Dans ce paragraphe, notre confrère établit que la peste est une maladie exclusivement propre aux peuples de la zone tempérée; je n'ai rien à objecter à cette proposition.

6° Il prétend enfin qu'en poursuivant la peste sur tous les points, on parviendra à la détruire pour toujours, et il base cette proposition sur ce qu'elle a disparu d'une grande partie de l'Europe, où elle exerçait de fréquents ravages. L'histoire de cette maladie nous prouve que la peste s'est montrée dans bien des pays qui n'avaient aucune communication avec le Levant. Nous savons encore que, lorsque les rapports entre l'Orient et l'Occident étaient très fréquents, il y a eu des périodes de plusieurs siècles sans que la maladie se soit déclarée en Europe. L'armée de Louis IX ne l'a pas portée de Tunis en France. L'épidémie de peste la plus récente, celle qui aujourd'hui encore est l'épouvantail de tout le Midi, c'est la peste qui affligea Marseille en 1720. Or, il est prouvé, par des documents authentiques, que cette maladie existait à Marseille avant l'arrivée du capitaine Château, et, bien mieux, on sait qu'il n'y avait point de peste à Saïde, d'où ce bâtiment provenait. De ce fait, et de plusieurs autres qu'il serait trop long de rapporter, on peut conclure que la peste pourrait reparaître en Europe sans y être importée, comme il en a été du choléra-morbus et de la fièvre jaune.

Le docteur Grassi termine l'addition à son Mémoire par un long raisonnement sur l'importance des mesures sanitaires, et il fait un tableau effrayant des dangers qu'il y aurait à les enfreindre. Je conçois que bien des personnes étrangères à la science qui liront ces pages devront être subjuguées par la peur, mais il en sera autrement des médecins et des gens éclairés. Le fantôme de la contagion a perdu de sa puissance, le temps des terreurs paniques s'en va. Par suite des progrès des lumières, justice a été faite de la contagionabilité d'une foule de maladies, pour lesquelles on prenait les mêmes précautions qu'on prend encore pour la peste. Déjà plusieurs puissances ne croient plus à l'efficacité des quarantaines; toutes les ont réduites, quelques unes même les ont abolies entièrement. J'ajouterai que si la peste était contagieuse, les lazarets et les cordons seraient de trop faibles barrières pour en garantir l'Europe.

Le docteur Grassi célèbre la prétendue destruction de la peste en Grèce et en Turquie, parce que, depuis quelques années, il ne s'est pas déclaré de peste dans ces contrées; c'est la répétition exacte de ce qu'on disait en Égypte des quarantaines avant 1835: chacun alors, sans réfléchir qu'il s'était souvent écoulé des périodes de dix années sans peste, et cela à une époque où il n'y avait point de quarantaine ni de lazarets, attribuait le bon état sanitaire aux mesures quarantenaires. Une terrible épidémie vint donner un démenti à ces optimistes; mais les contagionistes dirent alors, comme ils disent toujours, qu'il y avait eu infraction aux lois sanitaires, tant est grande l'obstination de ces sortes de croyants. Je me souviens d'avoir entendu dire sérieusement, à un célèbre médecin de la Toscane, que le choléra avait été apporté à Livourne dans la malle d'un voyageur; et quand j'objectais que, malgré les communications incessantes qui avaient existé entre Livourne et Pise, la maladie ne s'était pas communiquée à cette dernière ville, le docteur ne tenait aucun compte de cette circonstance importante.

M. Grassi ne parait pas croire qu'il se commette fréquemment des infractions aux règlements quarantenaires. Il serait facile pourtant de lui citer des exemples sans nombre de ces désordres, comme il les nomme; je soutiens qu'il n'est personne qui, ayant fait quarantaine dans un lazaret quelconque, n'ait été étonné de la facilité avec laquelle ces infractions ont lieu, et qui n'ait quelque peccadille à se reprocher à cet égard. Je connais très particulièrement une personne digne de foi qui, dans un lazaret renommé pour sa sévérité, avait trouvé le moyen de chasser l'ennui de ses soirées en faisant la partie aux cartes avec des personnes d'une autre période de quarantaine ; plus encore, cette personne a surpris, dans le même lazaret, les gardiens de différentes quarantaines réunis dans un même lieu, et fêtant Bacchus de compagnie. Les gardiens, la plupart pauvres, sont faciles à gagner ; il en est peu qui résistent à l'appât d'un léger présent, et on peut dire que si la peste était transportable, elle existerait constamment en Europe, par suite des infractions qui se font journellement aux lois quarantenaires.

Pour se convaincre de cette vérité, il suffira de lire la lettre et le Mémoire adressés à M. le ministre du commerce et de la justice, le 11 août 1831, par M. Alby l'aîné. Ce membre de l'intendance sanitaire de Marseille, dont la croyance à la contagionabilité de la peste ne peut être mise en doute, signale une foule d'abus qui ont eu lieu dans le lazaret de Marseille. Ainsi donc, de l'aveu des contagionistes et des intendances sanitaires elles-mêmes, le système des quarantaines, tel qu'il s'exécute dans le lazaret modèle, est inutile, inconséquent, dangereux, vexatoire et intolérable. (Voir le *Dictionnaire de médecine et de chirurgie pratiques*, art. *Quarantaines*, t. XIV, page 37.)

—

N° XV.

Réponse aux sept questions posées par le ministère anglais, par M. Laidlaw, *membre du collége royal des chirurgiens de Londres et d'Édimbourg, chirurgien de l'hôpital général des Européens, à Alexandrie, en Égypte.*

Je crois nécessaire d'expliquer brièvement les motifs de la hâte que j'ai mise à cette composition, hâte qui sera facilement aperçue par le lecteur ; le peu de temps que l'on m'accorde pour faire ce rapport, dont l'importance du sujet exigeait que je n'avançasse aucune proposition sans l'appuyer de fortes preuves, et les nombreuses et constantes interruptions auxquelles chaque praticien est sans cesse exposé et dont je n'étais pas exempt, sont les excuses que j'ai à donner pour l'incorrection de mon style. Quant à l'opinion que j'ai exprimée, que l'on me permette de dire que j'ai réfléchi sur ce sujet pendant plusieurs années, et que, plein du sentiment des devoirs qui me sont imposés, je me suis gardé d'avancer aucune proposition dont mon expérience ne m'ait mis à même de vérifier la vérité, et de citer aucun fait qui ne soit de mon observation personnelle.

Avant d'entrer dans l'examen des questions, il est nécessaire d'expliquer ce que l'on entend par le mot contagion appliqué à la maladie que l'on appelle *peste*; on évitera ainsi la confusion qui est souvent causée par le sens ambigu de ce mot. Dans ce but, je passerai en revue aussi brièvement que possible les idées d'après lesquels les lazarets et les règlements quarantenaires ont été établis et les lois sanitaires rédigées avec une sévérité extraordinaire. Les populations de l'Orient (les Turcs exceptés), et les nations européennes qui ont des ports sur la Méditerranée, croient que la peste est de nature à ne pouvoir être communiquée d'un individu à un autre que par un contact, soit direct avec le corps d'une personne qui est atteinte de la maladie, soit indirect avec les objets qui sont appelés susceptibles; qu'une personne en santé peut demeurer pendant une certaine période de temps, et même dormir dans la chambre d'un pestiféré, sans contracter la maladie, pourvu qu'elle évite tout contact avec le malade ou avec les objets compromis.

Cette doctrine s'est raffinée dans les lazarets et dans les établissements quarantenaires, où la crainte du danger prend souvent un caractère si ridicule, que si ce n'était les vexations qu'elle produit, elle ne serait pas digne d'être sérieusement prise en considération. De plus, il est cru que les objets appelés susceptibles, ayant été en contact avec des personnes malades, ou ayant été touchés par des personnes qui ont été en contact avec des malades, ou ayant touché des objets qui ont eu ce même contact, et ayant acquis ainsi différents degrés de contamination, peuvent être et sont fréquemment imprégnés de virus, de matière morbide, de miasmes provenant du corps de la personne malade, qu'ils peuvent les retenir pendant un espace de temps assez long pour pouvoir être transportés dans un pays éloigné dont le climat diffère essentiellement, et où, après avoir parcouru de grandes distances, ils ne cessent pas d'être susceptibles de donner la maladie à toutes les personnes qui les touchent, et que de cette manière la peste a été transportée d'un lieu dans un autre, jusqu'à ce que les quarantaines et les règlements sanitaires aient mis un terme à ses ravages.

Toutes les fois que la peste a paru en Europe depuis le premier établissement des quarantaines, les administrations sanitaires, agissant d'après les idées ci-dessus, ont toujours fait leurs efforts pour trouver le passage par lequel elle avait pénétré, et certainement elles ont droit à la reconnaissance publique pour le zèle, l'activité avec laquelle elles ont poussé leurs investigations, et je ne connais aucun de ces cas qui n'ait été attribué à une brèche faite aux lois quarantenaires.

Il est à remarquer que cette brèche presque toujours est supposée avoir été pratiquée soit par une lettre jetée secrètement sur le rivage sans avoir été purifiée, soit par un paquet d'objets susceptibles; on remarque comme certain qu'une bague enveloppée d'un peu de coton et envoyée par un amant à sa maitresse a suffi pour répandre la maladie dans tout un pays, et pour tuer plusieurs milliers de personnes.

Ces idées sont reçues avec une confiance si entière, avec un respect si superstitieux par les populations chrétiennes du Levant, que ne pas adopter les prétendus moyens de sûreté en se renfermant dans une rigoureuse quarantaine pendant que la maladie règne dans le pays, est regardé à peu près comme une impiété. Les parents qui compromettent la sûreté de leur famille en enfreignant les mesures quarantenaires inspirent plus d'horreur que ceux qui, lorsque leurs enfants sont attaqués de la maladie, les abandonnent et ne songent qu'à se sauver. Chaque famille se considère en sûreté parfaite, pourvu que, dans la localité où elle est renfermée, toutes les personnes maintiennent exactement la quarantaine, qu'elles restent scrupuleusement renfermées dans leurs maisons, qu'elles n'y admettent aucun article susceptible sans l'avoir préalablement parfumé et purifié, que la plus grande attention soit portée à ce qu'aucune matière susceptible, telle que des plumes, des brins de poils ou d'autres choses légères, ne puisse pénétrer par les fenêtres.

Je ne connais point d'après quelle donnée ni sur quelle base ont été classés les articles susceptibles de recevoir la matière contagieuse de la peste; il m'est impossible de concevoir d'après quel principe raisonné la susceptibilité et la non susceptibilité ont été si clairement établies.

Toutes les substances qui sont de mauvais conducteurs du calorique, telles que la laine, la soie, les plumes, le lin, semblent être regardées comme les plus susceptibles. Tous les puissants conducteurs de la chaleur, au contraire, tels que les métaux, le verre, l'ivoire, le bois, etc., sont considérés comme non susceptibles. On serait conduit à penser, d'après les règlements qui ont été faits sur cette matière par les conseils quarantenaires, que cette classification résulte d'une longue expérience plutôt que d'un pur caprice (1).

Ayant ainsi tâché d'expliquer ce que l'on entend par contagion de la peste, je vais procéder à l'examen des questions suivantes :

I. La peste se propage-t-elle par contagion, et par contagion seulement?

II. La peste se propage-t-elle par d'autres moyens que par la contagion, et a-t-elle un caractère d'infection?

III. Les substances qui ont été en contact avec des pestiférés peuvent-elles communiquer la maladie à des personnes en santé?

IV. Combien de temps la peste peut-elle demeurer cachée dans une personne infectée avant de se manifester par des symptômes apparents?

(1) Le docteur R. Mead a essayé d'expliquer comment les effets prennent et retiennent la matière contagieuse; il trouve de l'analogie entre le pouvoir que les corps mous et poreux, spécialement les matières provenant de l'espèce animale, telles que les fourrures, les plumes, la soie, le crin, la laine, ont de retenir l'odeur des parfums lorsqu'elles sont renfermées, et la manière dont elles peuvent conserver le virus de la peste.

V. Le virus ou la matière morbide de la peste peut-il loger dans les substances inanimées? de quelle manière peut-on purifier ces substances?

Si la maladie que l'on appelle la peste était capable de se propager par contagion, et par contagion seulement, il serait difficile de concevoir qu'nn médecin pût résider pendant quelques années dans un pays où elle apparaît fréquemment, sans trouver plusieurs exemples où la maladie eût été ainsi communiquée d'une personne à une autre.

Il est depuis longtemps reconnu par tous les médecins qu'une maladie dont la contagionabilité est incontestable peut être transmise d'une maison infecte à une maison saine, et nous avons le droit de supposer que si la peste possédait la même propriété, nous serions souvent dans le cas d'observer de pareils faits.

Il est certain que lorsque la maladie est dans son intensité et tue des centaines de personnes par jour, nous verrions souvent des individus qui pourraient nous expliquer de quelle manière ils l'ont contractée, et nous saurions qu'une personne venue d'un quartier infecté, et admise dans l'intérieur d'une famille, y a communiqué la peste, comme cela arrive pour la petite-vérole et pour la rougeole; mais, malgré la croyance universelle en la contagion, aucune circonstance de cette nature ne m'a été rapportée. Quand je demandais à mes malades comment ils avaient pris la peste, ils me répondaient par quelque histoire ridicule fondée sur des suppositions, telles que le contact d'un morceau de papier qu'ils croyaient avoir été infecté, ou d'un chat qui aurait pénétré dans la maison, ou d'une personne qui n'aurait pas tenu une rigoureuse quarantaine, et qui aurait pu communiquer la maladie (quoiqu'elle n'en eût pas été atteinte elle-même), et par plusieurs autres absurdités basées sur la croyance en la contagion, et en la contagion seulement, comme moyen de propagation.

D'un autre côté, j'ai eu sous les yeux de nombreux exemples de personnes en état de santé qui ont été dans un contact aussi direct que possible avec des pestiférés, et qui néanmoins n'ont pas eu la peste; quand elle entrait dans une famille, elle ne la dévastait pas; les personnes qui soignaient les malades restaient saines et sauves, celles qui rendaient les derniers devoirs aux morts se conservaient bien portantes. J'ai vu la fille, en dépit de la croyance au danger, se jeter sur le cadavre de sa mère, et embrasser ce corps sans vie jusqu'à ce qu'il eût été emporté. J'ai vu un père soulever dans ses bras son fils mourant et couvert de pétéchies pestilentielles, et ne le quitter que lorsque cet enfant eut expiré. J'ai souvent et très souvent été témoin de l'indifférence avec laquelle les Turcs et les Arabes se mettent en contact avec les malades, sans être pour cela atteints de la maladie. Le devoir de ma place m'obligeait à mettre dans l'hôpital des personnes saines en contact avec des malades, et je n'ai jamais découvert qu'elles en eussent souffert.

J'ai moi-même été en rapport avec beaucoup de pestiférés; je remplissais auprès d'eux les devoirs de mon ministère, je leur donnais des soins parfaitement de la même manière que si j'eusse traité d'autres malades, les soignant quand cela était nécessaire, leur ouvrant les bubons, etc., etc., et même sur un malade j'ai pratiqué une des plus importantes opérations chirurgicales, et je n'ai jamais été atteint par la maladie.

Ce n'est pas seulement quand la peste exerce épidémiquement ses ravages que nous avons l'opportunité d'étudier sa nature, de rechercher les phénomènes qui favorisent ses progrès. Dans toute l'étendue des États turcs, il se montre de temps en temps des cas que, dans le langage médical, on appelle sporadiques. Toutefois, ils n'effraient nullement les Turcs; l'expérience nous a prouvé qu'ils ne présentent aucun danger de propager la maladie; ils éclatent dans le centre d'une ville ou d'un village, suivent leur cours, et aucune autre attaque n'a lieu, malgré le nombre des personnes qui se sont mises directement ou indirectement en contact avec le malade; et si ce n'était l'alarme donnée par les officiers de la quarantaine, qui les croient dangereux, on ne saurait ce qui s'est passé. J'ai eu l'occasion d'observer plusieurs de ces accidents, et je n'hésite pas à déclarer que je ne les ai jamais vus communiquer la maladie.

J'ai trouvé dans le port d'Alexandrie, à bord d'un navire anglais, un matelot qui arrivait d'Angleterre, atteint de peste, quoique la maladie n'existât pas en ville, et qu'il fût absolument impossible qu'il l'eût prise par contact; il resta en libre communication avec l'équipage, et dormit au milieu de ses compagnons plusieurs nuits après être tombé malade : aucun d'eux cependant ne fut atteint de la peste. J'ai souvent rencontré des accidents semblables dans des maisons particulières, où une personne seule était attaquée, et où les amis et les visiteurs restaient sains et saufs. A l'hôpital, j'ai fréquemment eu des malades placés dans les mêmes circonstances, et ils n'ont communiqué leur mal ni parmi les personnes qui les soignaient, ni parmi les autres, qui étaient également en contact avec eux.

Quand nous en venons aux conclusions à tirer de tous ces faits, quand nous réfléchissons sur le manque absolu où nous sommes de preuves certaines de contagionabilité, que nous considérons que nos recherches et notre expérience nous démontrent que cette maladie ne suit pas les lois des autres maladies contagieuses connues, ne sommes-nous pas fondés à penser que la croyance à la contagionabilité de la peste est basée sur la superstition, qu'elle nous a été transmise par le moyen-âge, et qu'elle est un reste des ténèbres dans lesquelles les sciences ont été plongées pendant plusieurs siècles?

II. La seconde question à examiner est la nature infectante de la maladie, ou la propriété qu'elle aurait d'être communiquée d'un homme à un autre par d'autres moyens que le contact. Après ce que je viens de dire au sujet de la contagion, il semble qu'il me reste peu d'observations à faire sur cette question. Toutes les personnes qui ont été en contact avec des pestiférés doivent nécessairement aussi être entrées dans une sphère d'infection.

J'espère ne pas être accusé de subtilité en établissant une distinction entre la contagion et l'infection, ces termes étant souvent employés comme synonymes. Je dois rappeler que je traite ce sujet relativement aux établissements quarantenaires, et qu'il est admis par les défenseurs de ces institutions qu'il n'y a pas le moindre danger d'être atteint de la peste s'il n'y a pas un contact direct, soit avec les personnes, soit avec les choses compromises, et que les individus en santé peuvent impunément approcher les malades à une distance de peu de pieds, pourvu qu'ils évitent tout contact. En considérant la question de propagation par contact, j'ai établi, comme résultat de mon expérience, que la maladie ne se communique pas d'un individu à un autre, comme cela est cru, et qu'au contraire la règle générale est que le contact ne donne pas la maladie. Ceci s'applique à l'infection comme à la contagion; mais je ne pense pas être autorisé à dire que, dans toute circonstance et partout, la peste ne puisse jamais être communiquée d'une personne à une autre.

Pour expliquer cela plus clairement, supposons une personne atteinte de peste pendant une épidémie, vivant dans un quartier sale et mal ventilé, dans un petit appartement qui contiendrait toute une famille; supposons que l'usage ordinaire dans le Levant de ne laisser pénétrer dans cette pièce que le moins d'air possible et de lumière possible fût adopté, si la maladie prenait le caractère d'un typhus violent, et que la famille continuât à vivre dans cet appartement, à respirer cette atmosphère corrompue, il est plus que probable, je pense, que plusieurs personnes en seraient atteintes, et que, si elles demeuraient dans ces mêmes conditions, elles finiraient par mourir toutes. Ceci est un tableau fidèle de ce qui se passe souvent en Orient, et quand des milliers de victimes sont enlevées par l'épidémie, c'est que les neuf dixièmes de cette malheureuse population habitent dans de petites cahutes en boue, de quelques pieds carrés, si basses qu'un enfant ne peut pas s'y tenir debout; l'air n'y pénètre que par une porte à peine assez grande pour qu'un homme entre en se traînant sur ses genoux. Quand on considère que la propreté personnelle est totalement négligée, et qu'il règne la pauvreté et la plus affligeante misère; que des milliers de personnes n'ont pas d'autre endroit pour coucher que la terre nue, et pas d'autres vêtements que quelques haillons qui servent à couvrir leur nudité dans la journée, et que ces mêmes haillons sont le seul vêtement avec lequel elles se garantissent de la rigueur des nuits; quand la nourriture, dont ces infortunés ne peuvent pas obtenir une quantité suffisante pour leurs besoins, est grossière et malsaine, est-ce qu'il y a encore lieu de s'étonner que la peste naisse et se développe dans le pays avec une affreuse malignité?

Il ne serait pas déraisonnable de conjecturer que la peste fût produite par ces causes, et se propageât de cette manière; mais l'expérience nous a fait connaître qu'elles ne sauraient seules expliquer tous les phénomènes qui favorisent sa naissance et ses progrès. Si la peste devait son origine à une certaine saison de l'année, nous la verrions revenir chaque année, plus ou moins forte, à la même époque; mais comme cela n'arrive pas, et que souvent la saison que nous appelons saison de la peste se passe sans qu'il s'en montre un seul cas, nous devons en conclure qu'elle ne dépend pas de cet état de choses. Il est encore digne de remarque que les épidémies de peste n'ont jamais lieu en Égypte que pendant la même partie de l'année, durant certains mois, et que la maladie disparaît, toujours au moins épidémiquement, avant ou pendant le solstice d'été; ce fait est si bien connu du pays, que la fin de l'épidémie est toujours prédite avec sûreté, et que les contagionistes les plus timides n'hésitent pas, à la fin de juin, à rompre leur quarantaine : il me semble donc certain que les saisons, en agissant ou dans l'atmosphère ou sur la terre, ont une influence sur la naissance et sur l'extinction de la peste; mais je ne crois pas que cette action s'étende jusqu'à produire la maladie.

Si l'existence de la peste dépendait entièrement et uniquement de la contagion ou de l'infection, cette maladie ne cesserait jamais dans un pays où il manque de ventilation, et où la plus grande partie du peuple ne prend aucune précaution et a des habitudes qui la rendent singulièrement prédisposée à conserver les affections contagieuses, où existe l'usage de vivre continuellement amassé, et de porter des vêtements qui ont servi. La vente des effets qui ont appartenu à des personnes mortes favorise particulièrement la transmission de ces maladies.

Si la peste provenait d'une personne et était répandue par infection ou par contagion, comment pourrait-elle cesser entièrement, quand tant de personnes et tant d'objets qui leur ont appartenu ont été contaminés? En consultant la table de l'appendice, on trouvera que, dans le mois de décembre 1834, il y eut à Alexandrie 93 morts de peste; en janvier 1835, 140; en février, 193; en mars, 4,211; en avril, 1,912; en mai, 262. Ce qui fait pour ces six mois un total de 9,313 attaques. Ainsi, nous avons eu dans une ville comparativement petite, pendant une courte période de six mois, plus de 9,000 personnes atteintes d'une maladie extrêmement contagieuse, et qui peut se propager avec la plus grande facilité. Cependant cette affection disparaît tout-à-coup. Le nombre des morts, durant la dernière semaine du mois de mai, ne s'éleva qu'à 4, et cela lorsqu'il y avait infiniment plus de maisons et d'objets infectés qu'il n'y en avait eu antérieurement. Tandis que dans la dernière semaine du mois de décembre précédent, lorsque la maladie commençait à paraître, il y avait eu 22 cas. Nous comptons donc beaucoup moins d'accidents à la fin de l'épidémie qu'au commencement; il est certain que cela ne serait pas arrivé si la peste se fût propagée par contagion ou par infection : la maladie aurait continué toute l'année, au lieu de disparaître entièrement; et si elle eût pu être arrêtée par les approches de l'été, comment expliquer que nous ne l'ayons pas eue l'année suivante dans la saison favorable à son développement? Ce que je viens de dire explique ma pensée.

Je ne nie pas que la peste ne puisse se communiquer par infection d'une personne à une autre, mais je ne vois aucun motif de conclure que cette possibilité de transmission soit la cause du développement épidémique de cette maladie. Pendant les nombreuses années que j'ai passées en Égypte, je n'ai jamais vu la peste sporadique ou épidémique se répandre de manière que l'infection eût pu être clairement reconnue, et je n'ai vu aucun cas où elle eût été communiquée aux personnes qui soignaient les malades, ce qui est positivement le contraire de ce qui arrive dans les affections reconnues contagieuses; mais avant d'en venir à tirer une conclusion dans cette partie de mon sujet, je veux faire remarquer une circonstance qui se rattache à la question, et que j'ai particulièrement observée moi-même durant l'épidémie de 1835; elle peut nous aider dans nos recherches.

Lorsqu'un grand nombre de personnes malades de peste sont réunies dans un local, elles semblent créer une atmosphère pestilentielle s'il n'y a pas une ventilation bien établie. En 1835, au lazaret d'Alexandrie, où les premiers malades atteints de peste furent transportés, toutes les personnes attachées à cet établissement furent attaquées, malgré les rigoureuses précautions quarantenaires qu'elles prirent. Dans les magasins de coton du gouvernement, la peste exerça de grands ravages parmi les indigènes qui y étaient employés, et il s'y présenta la même circonstance qu'au lazaret : presque tous les Européens qui y étaient attachés contractèrent la maladie, malgré l'observation d'une sévère quarantaine. A l'hôpital Européen, où l'on transportait tous les malheureux Européens qui en étaient atteints, le même phénomène se présenta encore : le chirurgien, l'aide-chirurgien, le directeur, le pharmacien et l'infirmier furent tous attaqués dans un très court espace de temps. De ces 5 personnes, 3 étaient en rigoureuse séquestration et 2 communiquaient librement avec les malades, et le résultat pour elles fut le même. Ce n'est cependant que lorsqu'un grand nombre de malades sont réunis et que la ventilation n'est pas libre que ces circonstances se présentent et que la maladie peut se reproduire ainsi. Par un abus extraordinaire, il est d'usage dans le Levant de priver d'air autant que possible la chambre d'un malade, et j'ai souvent vu des pestiférés dans une atmosphère tellement impure, que j'étais dans la nécessité de faire ma visite aussi courte que possible. Quelles sont les conclusions qu'on peut tirer de ceci ? Dans les maisons particulières où la ventilation est bien établie, la maladie se borne ordinairement à un seul individu ; si elle paraît au milieu de plusieurs personnes resserrées dans un local étroit qu'on n'a pas soin de ventiler, toutes en sont atteintes. Cela nous mène à conclure que, dans de certaines circonstances, les exhalaisons du corps du malade sont suffisantes pour corrompre l'atmosphère et communiquer le mal. Mais il ne s'ensuit pas que la maladie provenant d'une ou de deux personnes puisse être propagée par elles au point de prendre le caractère d'une épidémie générale : premièrement, parce que, dans ce cas, sa marche est toujours arrêtée à une certaine saison de l'année, malgré tous les efforts humains, et qu'en conséquence nous avons le droit de regarder son existence et sa propagation comme dépendant jusqu'à un certain point d'une certaine saison ; secondement, parce que de sa cessation pendant une certaine saison nous devons conclure que son existence et que ses ravages épidémiques dépendent de circonstances particulières qui se trouvent dans une saison et qui ne sont pas dans les autres.

Je crois qu'il a été admis par presque tous les écrivains qui ont traité cette matière et qui ont examiné les phénomènes de la peste, qu'il est nécessaire au plein développement de chaque épidémie qu'il existe dans l'atmosphère une certaine condition prédisposante, et que, sans cette prédisposition, les attaques sporadiques qui ont lieu ne présentent aucun danger.

De quoi dépend cette condition de l'atmosphère qui influe si évidemment sur la durée de l'épidémie?

C'est un mystère aujourd'hui comme ce l'était il y a plusieurs centaines d'années, et il n'est pas probable qu'on en donne jamais une explication satisfaisante. Toutes les personnes qui connaissent les pays où la peste se montre de temps en temps sont d'accord sur l'existence de cette cause de l'apparition et de la disparition de ces épidémies. Acceptons cela comme admis, et je pense que nous pouvons tirer les conclusions suivantes, sans courir le risque d'être taxé de témérité ou de présomption :

1° Qu'il n'est pas absolument essentiel à l'existence de l'épidémie de peste qu'il y ait eu communication par contagion ou par infection entre les personnes malades et celles en santé, mais que la propagation de la maladie doit plutôt être attribuée à des influences atmosphériques que nous ne pouvons pas apprécier ;

2° Que dans quelques cas des personnes atteintes de la maladie peuvent la communiquer à des personnes saines qui auraient été exposées aux miasmes putrides qui s'exhalent de leurs corps, mais que ce mode de transmission n'arrive généralement que durant l'état particulier de l'atmosphère duquel j'ai parlé ;

3° Qu'en supposant dans une localité l'existence de cet état particulier de l'atmosphère, nous avons tous les motifs possibles de supposer que la peste s'y manifeste malgré l'emploi de toutes les précautions sanitaires, et, ainsi que l'expérience nous l'a montré, nous pouvons croire qu'elle en disparaîtra dès que l'atmosphère sera devenue plus salubre.

III. Nous arrivons à un des points les plus importants de nos investigations : nous allons rechercher si les objets qui ont été en contact avec des pestiférés peuvent communiquer la peste à des personnes saines. Cette question est d'une importance souveraine : elle renferme non seulement la possibilité de la transmission de la maladie d'une personne à une autre par le moyen d'effets, de hardes, mais encore la possibilité que des marchandises, des effets, devenus imprégnés de miasmes, de matières morbides provenant du corps des malades, communiquent la maladie à des personnes saines à une grande distance et après un long voyage. Il est donc bien essentiel qu'en examinant cette partie de notre sujet nous écartions toute théorie, que nous nous renfermions, autant que possible, dans l'examen des faits, et que, en tirant nos conclusions, nous fassions des efforts pour nous baser sur une évidence qui n'admette pas le moindre doute.

Ainsi, quant au premier point de nos recherches, c'est-à-dire à la possibilité de communiquer la maladie d'une personne à une autre par le moyen de hardes et d'effets contaminés, je ne suis pas prêt à soutenir que, sans l'influence des circonstances qui font que la maladie se transmet par infection, ce mode de communication soit impossible; mais, parlant d'après mon expérience, je suis loin de soutenir cette proposition : au contraire, j'ai eu fréquemment l'occasion de remarquer que des personnes en santé touchaient, sans être pour cela atteintes de la maladie, des objets du coucher, des vêtements, des effets qui avaient été pendant plusieurs jours dans le contact le plus immédiat avec des pestiférés. J'ai connu une personne qui avait dormi sous une couverture prise à un lit de pestiféré, et qui, malgré cela, n'a pas eu la maladie.

Parmi les indigènes, les vêtements des personnes qui meurent de la peste ne sont jamais jetés par les parents, et sont conservés pour leur usage ou sont vendus au bazar. En conséquence, si nous admettons la possibilité de ce mode de transmission, nous devons admettre aussi qu'il est nécessaire que d'autres circonstances coïncident pour que la maladie se développe; autrement nous ne verrions jamais les ravages s'arrêter, et il serait absolument impossible qu'il y eût une cessation pendant une période de quelques années.

Le second point que nous avons à considérer est si des marchandises et des effets contaminés dans un port compromis peuvent communiquer la maladie dans d'autres contrées, lorsqu'ils sont ouverts et touchés par des personnes en santé. Je me suis attaché à cette question avec une attention particulière, et j'ai examiné rigoureusement les faits que l'on cite à l'appui de la prétendue importation de presque toutes les pestes qui ont paru en Europe et dont nous avons gardé le souvenir (1).

Ces histoires sont compilées des plus vagues assertions et manquent souvent de toute vraisemblance : il est difficile d'y découvrir un rayon de vérité au milieu des nuages, des fables qui les environnent. Elles ont été faites pour jeter l'alarme parmi les timides, et pour ajouter à des maux inévitables le crime de l'abandon des malades. Toutefois, mon but actuel n'est pas d'entrer dans un examen critique à ce sujet : je ne parle de ceci qu'à cause des faits que j'ai observés pendant que je me livrais à mes études sur la peste (2).

Pendant la peste de 1835, qui conserva son caractère épidémique depuis le commencement du mois de janvier jusqu'en juin, durant cette période où, comme je l'ai dit, il est mort 9,000 personnes dans la ville d'Alexandrie, une quantité de balles de coton ont été embarquées sur des vaisseaux anglais et envoyées en Angleterre. Ce coton avait été tiré des magasins du gouvernement où la peste faisait le plus de ravages; il fut chargé sur les navires anglais par les équipages assistés d'ouvriers arabes qui venaient à bord et retournaient coucher chez eux. Aucune précaution quarantenaire ne fut prise par les capitaines anglais, et les marins étaient constamment à travailler, à transporter les balles dans leurs canots. Ainsi il y avait communication, et le contact le plus parfait que l'on pût désirer pour faire des expé-

(1) Pour avoir un examen profond et logique de ces citations, Voir : *An examination into the laws of pestilence*, par le docteur Hancock. Londres, 1825.

(2) On me pardonnera peut-être à cette occasion l'insertion d'une histoire dont l'authenticité est garantie par le docteur R. Mead. Cette histoire, dit ce docteur, qui m'a été racontée par un de mes amis digne de foi, se rapporte trop bien à mon sujet pour je ne la cite pas; la voici : En 1726, une barque anglaise prit des marchandises au Grand-Caire pendant que la peste y régnait, et les apporta à Alexandrie. Dans un champ, on ouvrit une balle de coton ; deux Turcs employés à ce travail furent tués immédiatement, *et quelques oiseaux, qui par hasard volaient* en ce moment au-dessus de cette marchandise, tombèrent morts également.

riences : il ne se prenait là aucune précaution ; il ne s'y pratiquait ni fumigation, ni sciorino ; le coton était pressé dehors du navire, puis entassé dans un espace aussi étroit que possible dans la cale ; les écoutilles étaient fermées, et on l'envoyait ainsi en Angleterre. La peste se manifesta parmi les équipages de quelques navires qui étaient sous charge, ce qui n'empêcha nullement de continuer les travaux ; les communications entre les navires compromis et ceux qui ne l'étaient pas étaient parfaitement libres. Cependant la peste ne s'étendit pas parmi les premiers et ne fut pas transmise aux derniers. L'exportation du coton qui eut lieu d'Alexandrie pendant l'année 1835 s'éleva à 98,502 balles ; toutes furent transportées en Europe dans les endroits ci-après :

En Angleterre.	31,709
A Marseille	33,812
A Livourne	424
En Hollande.	150
A Trieste	32,362
Dans divers ports . . .	32

Une balle égyptienne de coton pèse ordinairement environ 200 livres. Les vaisseaux qui partirent d'Alexandrie pour l'Angleterre avec des chargements de cette marchandise furent pendant la même année au nombre de 25 environ.

Voici leurs noms.	Dates des acquits délivrés par la douane.
Mero	18 janvier.
Beatrice . . .	28 février.
* Poursuit . .	13 mars.
* Patriot . . .	7 avril.
* Rapid . . .	7 »
* Elliot . . .	7
* Deligth. . .	18
* Martha . . .	29
Appollo . . .	26
Lady Keith . .	30
Bell	30

* Portia . . .	15	mai.
* Neuwham . .	9	juin.
Arkia. . . .	18	»
Arion. . . .	23	
Kate	26	»
Lucy. . . .	3	juillet.
Hortensia . .	8	»
Mars	17	
Mostem . . .	25	
Livorno . . .	27	»
Yong. . . .	29	août.
Cuba	31	»
Hospewel . .	7	septembre.
Jane	31	octobre.

Lorsque ces vaisseaux partirent d'Alexandrie, la peste faisait des ravages dans tous les quartiers de la ville ; les navires dont les noms sont marqués par un astérisque * ont eu peste à bord.

Voyons maintenant quelles sont les conclusions à tirer de ceci : nous avons 25 vaisseaux anglais qui partent d'Alexandrie pendant le temps de l'épidémie, et qui transportent en Angleterre plus de 31,000 balles de coton, et l'on regarde cette marchandise comme susceptible au premier degré; de ces 25 navires, 8 ont eu la maladie parmi les équipages pendant qu'ils étaient sous charge. Tous ces bâtiments, à leur arrivée en Angleterre, ont dû faire une longue quarantaine pour purifier leur cargaison du germe pestilentiel qu'elle contenait. Si les officiers de la quarantaine ont rempli leur devoir, toutes ces balles de coton ont été décousues et ouvertes, puis en présence des gardiens touchées par toutes les personnes de l'équipage d'abord, et ensuite par les portefaix et par les autres personnes destinées à ce travail ; et si aucune d'elles n'a contracté la maladie pendant cette purification de quatorze jours ou plus, suivant les circonstances, le navire aura été admis en libre pratique. Je n'ai connaissance que du degré de contamination des objets susceptibles qui composaient le chargement des navires, je ne sais rien de ce qui s'est passé plus tard à ce sujet.

Si cette substance pouvait communiquer la maladie, ou mieux si elle devait infailliblement la communiquer sans la sauve-garde des lois quarantenaires, il est certain que nous aurions vu quelquefois la peste se montrer dans les lazarets, parmi les équipages des navires, et parmi les personnes employées à ouvrir les balles et à aérer le coton.

On ne peut pas soutenir avec raison que ces expériences sur une échelle de l'étendue de 6,300,000 livres de poids d'un article extrêmement susceptible puissent présenter une exception à la règle générale; on ne peut dire non plus que si la maladie n'a pas été transportée dans les lazarets d'Angleterre par les vaisseaux qui sont arrivés dans différentes saisons de l'année, elle ne pourrait pas y être communiquée.

Maintenant, qu'on nous permette une question : Combien d'individus, soit parmi les équipages des vaisseaux, soit parmi les personnes employées à la purification des chargements, ont-ils été atteints de la maladie après l'arrivée des navires dans les ports d'Angleterre? Ou seulement y a-t-il eu dans ces ports des cas de maladies ou des cas de mort qui aient inspiré quelques doutes? Si cette question est résolue par la négative, ne sommes-nous pas en droit de conclure que l'apparition de la peste dans un pays dépend d'autres causes que de l'importation d'un virus, et que ces causes étant probablement dans l'atmosphère, nos règlements sanitaires sont impuissants contre elles?

Ces observations peuvent être considérées comme une hypothèse basée sur une réponse négative à la question ci-dessus, et il reste à savoir si, sans que la transmission ait eu lieu, la maladie peut être et a été quelquefois portée d'un port à un autre par des personnes qui en étaient atteintes au moment de leur embarquement. En 1836, pendant que la peste exerçait des ravages à Constantinople et dans ses environs, et qu'il n'y avait à Alexandrie aucun cas, la frégate à vapeur du pacha d'Égypte *le Nil*, montée par un équipage de 150 hommes, fut envoyée à Constantinople porter le tribut au sultan ; elle y resta plus de trois mois, et communiqua librement avec la ville peu de jours avant son départ pour revenir à Alexandrie; le lieutenant fut atteint de peste; il ne commença à se rétablir que lorsqu'il se trouva éloigné de l'atmosphère pestilentielle. Depuis leur départ de Constantinople, aucune nouvelle attaque ne se manifesta quoique des communications incessantes eussent eu lieu entre le malade et les autres officiers du bâtiment, et qu'aucune précaution contre la contagion n'eût été prise. A l'arrivée de la frégate à Alexandrie, l'officier fut transporté au lazaret, et le vaisseau fut mis en quarantaine pour un temps plus long que la quarantaine ordinaire. Maintenant, si les lois que l'on a établies pour empêcher la propagation de la peste ne sont pas mal fondées, comment expliquer que dans cette circonstance la peste n'ait pas été transmise? Et il est aussi raisonnable de supposer que la maladie ne pouvait pas se propager à cause de l'influence d'une atmosphère plus pure, que d'affirmer, comme on le fait dans le Levant, que toutes les personnes qui étaient à bord du navire n'étaient pas à cette époque susceptibles de contracter la maladie. Après ce court examen de la question, je ne puis que conclure que la propagation de la peste d'un pays à un autre, par le moyen de substances qui aient été en contact avec le corps des personnes malades, est une fable fondée sur des préjugés dont l'expérience nous prouve la fausseté. Cette opinion est née dans les siècles d'ignorance et de barbarie, où les hommes trouvaient plus facile de considérer une maladie comme provenant de l'étranger, que de la regarder comme ayant sa cause dans le pays.

IV. Le but de notre recherche actuelle est de savoir « combien de temps la peste peut rester cachée chez une personne qui en est atteinte avant de se manifester par des symptômes évidents. »

Sur cette matière je n'ai à donner aucune preuve fondée sur l'expérience, et ce ne sera que sur des présomptions que j'exprimerai mon opinion. Les maladies qui sont produites par un poison spécifique, telles que la syphilis, la gale, se manifestent peu de jours après qu'elles ont été communiquées; une maladie seule fait exception à cette règle, c'est l'hydrophobie : s'il y avait quelque analogie entre ces maladies et celle qui fait le sujet de nos recherches, on pourrait établir une théorie que l'on soumettrait ensuite à des expériences; mais avec une opinion comme la mienne, *que la maladie est produite par l'influence atmosphérique*, il est impossible de préciser, de reconnaître le moment où une personne en est atteinte, et je suis absolument incapable de rien fixer sur le temps que la peste peut rester en incubation avant de se manifester par des symptômes.

V. « Le virus ou la matière morbide de la peste se cachent-ils dans des substances inanimées, et de quelle manière peut-on purifier ces substances ? » Je ne puis fournir aucun éclaircissement sur ce sujet, étant convaincu que cette question est fondée sur une erreur, et que c'est sans motif qu'on attribue à de certaines substances la propriété de transmettre cette maladie. Quelques remarques sur la classification qui existe des objets susceptibles et de ceux qui ne le sont pas, trouveront leur place dans l'examen de cette question. Les différentes substances que l'on croit douées du pouvoir de retenir le virus de la peste et celui d'autres maladies pendant une espace de temps considérable, au point de transmettre ces maladies aux personnes mises en contact avec elles, ont été, un peu arbitrairement sans doute, divisées en deux classes : les substances animales et les substances végétales. Les substances minérales sont regardées comme incapables de transmettre l'infection morbide, et sont par conséquent classées parmi les non-susceptibles. Les liquides tels que l'eau, l'huile, le vin, les alcools, etc., ne peuvent pas non plus communiquer la maladie ; le bois n'est pas susceptible non plus ; l'ivoire n'étant pas dans la liste des articles compromettants, je présume qu'on le considère comme non-susceptible. Cette dernière substance présente cette anomalie avec les articles dont nous venons de parler, qu'elle appartient au règne animal ; mais il est impossible de concevoir sur quelle base scientifique cette décision a été établie, quand nous voyons que les cornes, les peaux, les parchemins, les cheveux sont regardés comme les substances les plus susceptibles, les plus dangereuses. Arrivons aux articles qui appartiennent au règne végétal, nous trouvons encore plus de non-sens (*inconsistencies*); ici, l'observateur même le plus superficiel ne peut manquer d'éprouver quelque étonnement. Nous trouvons parmi les articles regardés comme les plus dangereux, les cordages, le lin, le chanvre, la toile, les nattes, les filets, les balles de fil, la paille, le liège, etc.; cependant tous ces articles sont composés de fibres ligneuses (1) sous différentes formes, c'est-à-dire de substances précisément les mêmes que celles qui forment le bois, et de rien de plus.

On croit néanmoins inutile de prendre des précautions contre ce dernier article, tandis que les premières substances sont soumises à la fumigation, à une purification, pour détruire le principe contaminé dont on les suppose chargés. Cette classification est vraiment arbitraire, et je pense que si on la soumettait à l'expérience, elle serait trouvée aussi fausse qu'elle est peu scientifique.

Ayant ainsi terminé le résumé des observations que l'expérience m'a fournies sur cette maladie, il me reste à ajouter quelques mots sur la manière dont j'ai procédé dans mes recherches.

Quand j'arrivai en Égypte, mon intention n'était nullement de porter une attention particulière sur cette maladie, et ayant été habitué depuis longtemps à regarder comme sacrés les dogmes classiques, je considérais la question comme jugée de manière à rendre inutile toute recherche ultérieure.

Des ciconstances cependant se présentèrent qui ne me permirent pas de rester longtemps dans cette erreur, et me forcèrent à commencer mes investigations. Je fus surpris par les frappantes et énormes absurdités de quelques propositions que l'on m'avançait; j'éprouvai du mépris pour les défenseurs de ces absurdités, à cause de leur ignorance et de leur extrême crédulité sur des sujets qui sont du ressort de la science. Des impossibilités m'étaient citées comme des faits, et des histoires qui auraient fait honneur au génie inventif de Boccace, étaient considérées avec la crainte et le respect qui n'appartiennent qu'aux saints mystères de la religion. Quand j'en vins à analyser le sujet, à rechercher la vérité, je fus frappé de l'effronterie des assertions, de l'outrecuidance des allégations que chaque jour je voyais usurper la place des jugements sains, des raisonnements calmes et scientifiques. Je trouvai des personnes qui avaient eu la maladie dans

(1) La différence entre le coton, le lin et le chanvre, consiste en ce que le premier article est formé d'une substance végétale, et que les deux autres sont composés d'un tissu ligneux.

leurs familles; à mes questions toutes répondaient que la peste qui avait pénétré dans leurs maisons devait être attribuée à une brèche faite à la quarantaine, montrant par cette étrange assertion qu'elles oubliaient que si une légère brèche avait pu livrer passage à la maladie dans leur domicile, le degré actuel de la peste devrait suffire pour qu'elle se propageât dans tout le pays.

J'ai eu l'occasion de me livrer à des recherches sur la peste dans la violente épidémie qui éclata en 1835, et dont les annales de l'Égypte garderont le souvenir, et j'ai depuis lors amplement été à même d'observer les lois de sa propagation par son apparition fréquente dans la forme sporadique.

Les opinions que j'ai exprimées dans ce rapport sont le fruit de l'expérience que j'ai acquise, et je crois qu'en exprimant une conviction qui m'est venue après de longues et patientes recherches, il ne me sera pas adressé le reproche de m'être laissé guider dans mon jugement par un goût d'innovation, de changement. Ici tout est pratique, et je n'ai porté mon jugement que sur des faits qui se sont passés sous mes yeux. Je m'adonnai à l'étude de ce sujet, parce qu'il est une branche des plus intéressantes de ma profession, et je vécus pendant ce temps du produit que me rapportait mon état. N'ayant jamais été ni employé, ni dépendant du gouvernement égyptien ; il ne peut avoir en rien influencé l'opinion que j'ai émise. En terminant je ferai observer que si des démarches ultérieures, de nouvelles recherches prouvaient que je suis dans l'erreur et que ma manière d'envisager la question est fausse, je pense que l'on m'accorderait toujours au moins le mérite d'avoir consciencieusement fait mes efforts pour remplir mon devoir, et d'avoir en quelque chose contribué à jeter de la lumière sur le sujet que je viens de traiter.

N° XVI.

Mémoire sur la quarantaine de Jaffa, depuis la nouvelle possession de la Syrie et de la Palestine par les Osmanlis ; par par M. le docteur Gabriel Lasperanza, *en date du* 31 *janvier* 1845.

Vers la fin du mois d'août 1841, la Bulgarie ayant été délivrée depuis près d'une année de la peste, par les soins des employés sanitaires, et se trouvant alors en libre pratique avec les États autrichiens, l'intendance générale de Constantinople me donna l'ordre de partir immédiatement pour venir à Jaffa prendre la direction médicale de cette quarantaine. En recevant cette nouvelle mission, je prévis de suite l'importance du poste qui allait m'être confié, ainsi que la portée du travail que j'avais à remplir. Dès mon arrivée en ce port, je vis, en effet, que mes prévisions allaient se réaliser. On concevra facilement que la tâche de médecin sanitaire ne pouvait être ici que fort délicate, si l'on pense surtout à l'état dans lequel devait se trouver un pays tel que celui-ci, où, presque toutes les années, la peste faisait de si grands ravages (1), et dont l'insalubrité pouvait compromettre tout le reste de l'empire ottoman (2).

Aussi, malgré le poids d'une telle responsabilité, malgré l'abandon complet du lazaret depuis l'expulsion des Égyptiens, et celui de toutes les mesures sanitaires, ainsi que du peu d'aide de la part des autorités locales nouvellement établies par le gouvernement d'Abdul-Médjid, etc.; malgré tous ces obstacles et ces contrariétés, le courage ne m'abandonna pas; au contraire, je cherchai dès le commencement à mettre la même activité, à prendre les mêmes mesures comme je l'avais fait étant en Bulgarie, soit pour parer au désordre complet dans lequel se trouvait le

(1) Celle de 1840 emporta, dit-on, plus d'un quart de sa population.

(2) Chaque année, des milliers de pèlerins grecs schismatiques, arméniens, turcs, juifs, etc., venant de tous les points de l'empire, se rendent à Jérusalem. Après les fêtes de Pâques, une partie de ces mêmes personnes descend en foule sur cette échelle, pour s'embarquer et retourner dans ses foyers.

service actuel, soit pour lui donner à l'avenir une bonne impulsion.

Je commençai, de concert avec le directeur du lazaret, par former un personnel suffisant pour le service de la marine et du susdit établissement. Ensuite, je recommandai d'une manière expresse qu'à l'avenir toutes les provenances dites *brutes* ou *suspectes* fussent mises dans le lazaret, afin d'y purger leur quarantaine respective, conformément aux règlements. De plus, on plaça des gardes de santé à la porte de la ville, ayant l'ordre de surveiller attentivement tous voyageurs et chameliers qui pourraient venir des lieux réputés contaminés, en exigeant l'exhibide leur *teskéré* ou feuille de santé. D'un autre côté, je défendis que les inhumations pussent se faire sans qu'au préalable je fusse instruit de la nature de la maladie à laquelle la personne avait succombé, etc. Après avoir pris ces diverses mesures sanitaires, il me restait à connaître quels étaient les meilleurs moyens à employer pour assainir la ville, rendre son air plus pur, afin de me trouver mieux en position de cerner et même d'étouffer la peste dès son début, si toutefois elle prenait naissance dans ses murs, comme je supposais que cela devait avoir lieu depuis bien des années.

Si dès le premier moment j'eus cette appréhension, c'est parce que Jaffa, envisagé d'une manière topographique médicale, m'avait présenté une grande différence avec la Bulgarie, et, par contre, une parfaite analogie avec l'Égypte, où j'ai demeuré diverses années. Aussi, je n'eus pas de peine à reconnaître (dans un circuit très petit, il est vrai) les mêmes causes prédisposantes qui, pour l'ordinaire, donnent naissance à ce typhus bubonique. D'après ces mots, on aurait droit, ce me semble, de supposer que la peste pouvait être endémique à Jaffa, aussi bien qu'en Égypte. Quoique cette délicate question se trouve par sa nature en dehors de ce sujet, je vais pourtant tâcher de l'éclaircir.

D'abord, jetons un regard sur cette terre qui, depuis des siècles, se trouve être le berceau de la peste; tâchons d'y grouper une partie des milles causes qui peuvent l'engendrer, pour porter ensuite un jugement sur Jaffa. Que voit-on sur le sol Égyptien?

1° La putréfaction des animaux en plein air et près des lieux habités, malgré qu'on ait cherché naguère à prouver le contraire (1); 2° le voisinage des cimetières, dont les fosses recouvertes de terre ou de sable laissent échapper les gaz putrides des cadavres en décomposition ; 3° l'habitation de maisons petites, malpropres et mal aérées, situées dans des rues étroites, boueuses où gisent des matières animales et végétales en putréfaction ; 4° une alimentation insuffisante ou malsaine ; 5° enfin, les miasmes méphitiques, ces particules gazeuses s'échappant de tous les corps organiques qui se décomposent chaque année sur le sol fangeux, quand les eaux du Nil, en se retirant, le laissent à découvert; ou bien les exhalaisons putrides qui se dégagent des grandes mares d'eaux croupissantes dans l'intérieur des terres basses, après que ce fleuve est rentré dans son lit.

Qu'observait-on à Jaffa, il y a quelques années ? N'était-ce pas la même chose qu'en Égypte ? Et si l'on avait voulu alors faire un parallèle, aurait-on trouvé une grande différence dans leur état hygiénique ? Je ne le pense pas. En effet, on rencontrait ici l'*insalubrité*, cette cause primitive de toute maladie pestilentielle, comme dans certaines localités des bords du Nil. Son existence devait donc produire les mêmes effets délétères. Jaffa, placé à peu près sur la même latitude que l'Égypte, touchant presque à son sol, habité en partie par des Arabes dont les mœurs et les habitudes sont conformes à celles des bords du Nil, offrait, à mon arrivée, les mêmes causes : mauvaise nourriture et petites habitations, malpropreté des rues, inhumations imparfaites, voisinage des cimetières vers les lieux habités (vices qui n'existent presque plus aujourd'hui) ; enfin, jusqu'aux eaux croupissantes qui présentaient une parfaite analogie entre ces deux pays.

Il est vrai qu'il n'y a point de fleuve et de débordement annuel à Jaffa; mais par contre, il existe, à la fin de l'automne et en hiver, des pluies fréquentes et parfois torrentielles, qui finissent presque toujours par former autour de la ville des cloaques infects et des mares d'eaux considérables, dans lesquels les par-

(1) Clot-Bey, *De la peste observée en Égypte*, p. 214.

ties putrescibles des corps organiques séjournaient. Si l'on ajoute à cela le vent chaud du sud (khamsim), qui règne ordinairement vers l'approche du printemps, et dont les effets sont de faciliter singulièrement cette putrescidité, on verra qu'alors il existait presque toutes les causes conditionnelles qui pouvaient développer facilement le germe du fléau égyptien. Aussi était-ce toujours vers les mois de mars et avril que la peste éclatait le plus fréquemment à Jaffa, comme cela s'observe chaque année sur les bords du fleuve nubien.

Cependant, une chose est à remarquer ici : c'est qu'à Jaffa, avant ce moment critique, c'est-à-dire aux premières pluies d'automne et en hiver, les trois quarts des pyrexies prenaient toujours un type constant d'intermittence plus ou moins pernicieux. Cette espèce de constitution médicale régnante ne devait-elle pas tenir aux causes produites par ces mêmes mares d'eaux dont je viens de parler (1)? On doit croire cependant que, faute de calorique assez élevé, il ne devait guère y avoir d'exhalaisons méphitiques en quantité suffisante pour permettre à ces fièvres intermittentes susdites de prendre un développement plus considérable de malignité. Mais plus tard, lorsque les chaleurs arrivaient subitement (les mares d'eaux existent encore), la putréfaction ne devenait-elle pas alors assez considérable pour transformer sur-le-champ ces mêmes maladies hivernales en vraïes fièvres des plus pernicieuses? Et, plus tard, ces fièvres ne devaient-elles pas changer de caractère, soit par la nature du sol, soit par toutes les causes qui ont été relatées plus haut, pour devenir un véritable typhus éminemment contagieux, dont les prodromes étaient accompagnés de bubons, d'anthrax, de pétéchies, etc.? Tel devait être, sans doute, le début de la peste à Jaffa. Et si cette affreuse maladie commençait à s'y étendre par *contact*, c'est-à-dire transmissible d'un individu à un autre, elle devait arriver vraisemblablement à son plus haut degré d'extension par *infection*. C'est du moins la marche que

(1) Depuis qu'on a travaillé à combattre ces causes, il n'existe plus ici de pareilles fièvres intermittentes pernicieuses, comme par le passé; celles qui surviennent maintenant sont ordinairement plus simples, et plus faciles, par conséquent, à être guéries.

suit ordinairement une partie des maladies épidémiques réputées contagieuses.

Si l'on signale en première ligne, notamment dans les pays chauds, les effets des empoisonnements miasmatiques des eaux croupissantes sur l'économie animale, c'est que réellement ils sont, d'après notre manière de voir, les causes pricipales de toutes les maladies qui sévissent le plus sur les populations. On doit toutefois ajouter ce fait assez remarquable, c'est que ces mêmes causes, c'est-à-dire ces miasmes ou fluides aériformes, suivant les climats chauds, exercent une inégale influence sur notre corps; en d'autres termes, suivant les lieux où nous nous trouvons, si ces lieux sont voisins des marais, des salins, des rizières, des eaux où l'on fait rouir le chanvre, etc., ils produisent sur nous des typhus dont les caractères diffèrent beaucoup les uns des autres, quoiqu'ils agissent toujours en introduisant dans notre corps des principes délétères, aussi nuisibles au sang qu'ils altèrent, qu'à l'énervation qu'ils produisent et au mouvement nutritif des organes qu'ils pervertissent.

Ainsi, par exemple, les marais Pontins, les marécages de l'Arnacio, les salins de la Provence, les rizières du Piémont, etc. ; tous ces lieux méphitisés ont leurs fièvres intermittentes plus ou moins pernicieuses. Ces maladies, disons-le en passant, ne semblent-elles pas altérer de préférence le parenchyme splénique? Les vastes palétuviers placés sur le littoral des Antilles ont leur fièvre jaune; cette grave maladie ne semble-t-elle pas dénaturer la masse du sang des vicères abdominaux, en lésant profondément le foie? En outre, le fléau particulier qui ravage les bords fangeux du Gange et du Nil ne présente-t-il pas des différences très marquées? En effet, l'espèce d'empoisonnement miasmatique ou d'intoxication atmosphérique qu'apporte avec lui le choléra asiatique semble se porter rapidement, d'abord des poumons où il dénature la sanguification, et ensuite sur toute l'étendue du tube digestif, en irritant fortement le ganglion semi-lunaire et le plexus considérable (cœliaque) du nerf grand sympathique, ainsi que le plexus sacré; tandis que la peste n'offre bien souvent qu'une grande altération des organes gastriques et de ceux de l'encéphale, y compris le système glandulaire ou lymphatique.

Je sais bien qu'une semblable opinion est très hasardée dans l'état où se trouve la médecine; car, malgré ses progrès immenses, on est encore loin de pouvoir répondre catégoriquement à de semblables questions. Aussi je me hâte de mettre un terme à cette digression déjà trop longue ; et, pour la conclure comme je l'ai commencée, je dirai que l'endémicité de la peste pouvait avoir lieu aussi bien dans les murs de Jaffa qu'en Égypte, et partout ailleurs de l'Orient où l'on rencontre les mêmes causes qui peuvent donner naissance à ce typhus bubonique.

Maintenant j'arrive à mon premier point, qui était de savoir, comme je l'ai déjà dit, quels étaient les moyens qui me restaient à suivre à Jaffa, soit pour combattre ces causes, soit pour les éloigner ou les modifier suivant le besoin. Mais avant il était nécessaire de connaître en partie les mesures d'assainissement qui ont été prescrites en Europe, lorsque chaque cité cherchait à se garantir *intérieurement* des atteintes de la peste. Pour cela, il était nécessaire de s'assurer si réellement cette affreuse maladie avait été endémique chez nous, comme l'ont avancé plusieurs historiographes de la peste, afin que les moyens qui furent pris alors pussent me servir de règle.

D'après leurs opinions émises là-dessus, on est forcé d'admettre qu'aux époques reculées où les règlements sanitaires n'étaient nullement observés, où l'incurie de ces temps d'ignorance laissait exister partout ces mêmes causes que nous retrouvons en Orient, on devait nécessairement voir parfois la peste renaître en Europe, et y faire périr presque un quart de sa population.

En effet, en parcourant les écrits de ces différents auteurs, nous voyons que rien n'était plus commun, dans le moyen-âge, que de voir la simple fièvre pétéchiale (cette même fièvre appelée de nos jours typhus d'Europe, et qui paraît journellement dans tous les climats et sous toutes les températures, sans cependant prendre aucun caractère pestilentiel) être aussitôt suivie de tumeurs charbonneuses, des anthrax, des bubons, et se transformer par conséquent en une vraie peste. Il en était de même alors des fièvres intermittentes pernicieuses, occasionnées, sans aucun doute, par l'absence des soins d'hygiène publique. Il paraît que cet état déplorable de choses avait duré jusqu'au XVIIIe siècle, puisque son cours a été marqué d'une peste qui occasionna de grands ravages dans une partie de l'Europe. Marseille, ma ville adoptive, se souvient encore avec effroi des désastres de l'année 1720.

Cependant, avant le XVIIe siècle, le fléau pestilentiel était alors bien plus remarquable par son immense extension et sa durée; né dans une contrée, on le voyait parcourir rapidement la plus grande partie de l'Europe, et avoir une existence parfois de cinquante ans! Aussi, le laps de temps qui s'est écoulé des premiers siècles de l'ère chrétienne jusqu'au XVIIIe offre toutes les traces d'une peste plus ou moins meurtrière; et plus on approche du commencement du XIXe siècle, époque où les réformes civilisatrices prirent un essor progressif, plus cette maladie diminue d'extension et finit par disparaître tout-à-fait.

On voit donc par là que la civilisation, qui a été toujours de pair avec les sciences et les arts, a dû faire, en s'avançant, multiplier les mesures sanitaires; et que celles-ci, de leur côté, ont nécessairement rendu les épidémies pestilentielles moins meurtrières, moins étendues, et surtout moins fréquentes. Enfin, cet état progressif du bien-être social en est venu au point que, de nos jours, cette maladie a heureusement disparu pour jamais du sol européen. Il est vrai qu'elle s'est déclarée en 1812 dans l'île de Malte, et plus tard dans une des villes du royaume de Naples, à Noïa; mais comme elle n'avait été qu'importée accidentellement de l'Orient, avec l'aide des mesures sévères qui furent prises, surtout à Noïa, on parvint facilement à restreindre sa propagation et à opérer rapidement son extinction.

Quant à la peste de Marseille, on croit encore qu'elle fut apportée par le bâtiment du capitaine Chataud, venant du littoral de la Syrie (Seyde). C'est une erreur; car s'il faut s'arrêter aux notes d'alors, recueillies par les médecins de Montpellier, qui vinrent par ordre du gouvernement à Marseille, on verra facilement qu'il existait dans différents quartiers de la ville (avant même l'arrivée de ce navire) plusieurs individus attaqués *d'une maladie fébrile accompagnée de parotides, d'anthrax et de bubons* (1). Tout fait donc présumer, surtout vers cette époque où le typhus bubonique paraissait être encore endémique sur plusieurs points de l'Europe, où l'on ne prenait aucune mesure de salubrité publique, que la peste de Marseille, en 1720, avait pris naissance dans ses murs.

Heureusement que de notre temps de semblables calamités publiques n'ont plus lieu, et que, grâce aux bienfaits de la civilisation et aux mesures sévères d'hygiène si bien exécutées dans tous les pays policés, grâce surtout aux institutions quarantenaires, les populations sont parvenues à étouffer pour jamais le germe de toutes ces maladies pestilentielles dont elles avaient été si souvent affligées.

Si, parmi ces mesures générales de salubrité publique, celle des lazarets a été reconnue depuis lors d'une nécessité absolue (malgré que les non contagionistes aient cherché à prouver le contraire), on doit reconnaître en même temps que la prophylaxie des pays, en particulier, y contribue également. En effet, comment pouvoir parvenir au but que l'on se propose d'atteindre, si ces deux moyens ne concordent pas ensemble? Voilà pourquoi la police médicale de nos jours est si active en Europe. Le nettoiement des rues, la propreté des habitations, la surveillance de la vente publique des aliments dont l'altération peut devenir si nuisible à l'homme (2), le tarissement des eaux croupissantes, tout cela est inspecté sans relâche; tandis qu'en Égypte, par exemple, où toutes ces mesures sont prises d'une manière imparfaite, on ne parviendra jamais à éteindre la peste. On a beau avoir un vaste lazaret au port d'Alexandrie et des offices sanitaires sur divers points de son littoral; on a beau y mettre des employés pour faire exécuter les mesures quarantenaires les plus rigoureuses sur les provenances de mer, tant qu'il y aura dans

(1) *Journal des savants pour l'année* 1722, p. 611, 612.

(2) Personne n'ignore que la bromatologie, cette partie de l'hygiène qui traite spécialement des aliments pour l'homme, est un des points les plus importants de la santé publique. Voyez l'ouvrage de M. le doct. Levy, *Traité d'hygiène publique et privée.* Paris, 1845, t. II, pag. 604 et suiv.

l'intérieur de cette province le foyer permanent du fléau, tous ces moyens seront superflus.

Il fallait avant tout que la canalisation du Nil fût mieux entendue ; qu'on fît le nivellement des terres arrosées par le débordement de ce fleuve ; que les inhumations, qui étaient si bien exécutées du temps des anciens peuples égyptiens par embaumement (1), eussent éprouvé une réforme générale, comme la France l'a faite depuis la loi du 23 prairial an XII, etc. Car mettre dans le lazaret d'Alexandrie ou de Damiette, pour dix jours de suspicion, des provenances venant souvent, pour ne pas dire toujours, d'un pays extérieur plus sain, et n'observant nullement celles qui arrivent de l'intérieur de l'Egypte, où la peste est sans cesse permanente, cela devient une mesure aussi inutile qu'antilogique (2).

Le sol de Jaffa offrant malheureusement les mêmes vices de condition que celui de l'Égypte, je devais nécessairement, avant toute chose, tâcher de remédier au mal, en ayant en même temps l'œil ouvert sur les provenances compromises. Aussi ai-je dû porter une attention particulière, non seulement sur la régu-

(1) D'après Hérodote (liv. II), il existait trois manières d'embaumer les morts: la première, étant la plus dispendieuse, n'était réservée qu'aux personnes riches; la seconde à la classe moyenne, et la troisième aux pauvres. Mais, conformément à la loi, avant l'embaumement et la remise du corps aux parents ou aux amis du défunt, après avoir tiré la cervelle de snarines, nettoyé et passé au vin de palmier les organes thoraciques, notamment ceux de l'abdomen, on devait toujours avoir l'attention de saler, pour ainsi dire, le cadavre, en le laissant dans le natrum pendant l'espace de soixante-dix jours, n'importe la condition de la personne décédée. On voit donc par là que les législateurs d'alors, tout en cherchant à contenter la vanité des classes aisées, n'avaient nullement perdu de vue le point principal concernant l'hygiène publique, qui était celui d'éviter avant tout, principalement dans un pays aussi chaud que l'Égypte, la moindre exhalaison méphitique des morts.

(2) Au moment où j'écris ces mots, j'apprends que le gouvernement égyptien travaille à remédier à cet inconvénient, en faisant mettre des offices sanitaires dans l'intérieur du pays. Si ces mesures sont suffisantes pour arrêter l'effusion du fléau, elles ne le seront jamais assez pour en étouffer le germe. Que l'on combatte les *causes*, et les *effets* cesseront !

larité du service du lazaret, mais encore sur les causes qui pouvaient compromettre journellement la santé publique du pays. Pour atteindre ce but principal de ma mission, je fis prendre les mesures prophylactiques suivantes (je parlerai plus bas des causes qui contrarient très souvent ces mesures) :

1° Le séchage, au moyen de canaux qui ont permis le dégorgement dans la mer, des marais formés par les eaux pluviales de la ville.

2° L'anéantissement de cloaques qui se trouvaient encaissés dans les fossés des murs de Jaffa.

3° Veiller à la propreté des habitations et du devant des portes, notamment aux vieilles maisons sises dans les carrefours et culs-de-sac. Au commencement, ceux qui ne voulaient point se soumettre à cette simple prévoyance d'assainissement, on les rendait passibles d'une légère peine pécuniaire, dont l'argent servait à payer les personnes qui suppléaient à cette négligence due à leur mauvais vouloir.

4° Le nettoyage des égoûts encombrés d'immondices, ainsi que celui des rues boueuses et des ordures qui, d'habitude, étaient déposées par chaque ménage au coin des bornes. Plus, le comblement des trous et des excavations des voies publiques, etc.

5° La défense expresse de vendre dans les bazars ou dans tout autre lieu public des aliments altérés, tels que les poissons passés, les viandes malsaines, les fruits verts ou de mauvaise qualité, les légumes gâtés, en un mot tout ce qui pouvait compromettre la santé des habitants.

6° L'attention particulière de n'inhumer les corps que vingt-quatre heures après le décès (1).

(1) L'habitude était d'enterrer les corps immédiatement après le décès. Cette coutume, qui pouvait avoir bien souvent des suites funestes, était suivie plus particulièrement par les musulmans, attendu que Mahomet leur recommande de faire l'inhumation de suite après la mort. Je fus donc obligé d'agiter cette délicate question devant les ulémas du lieu, leur faisant comprendre que cette simple mesure de prévoyance, comme je la prescrivais, ne pouvait guère froisser leur croyance religieuse, puisqu'elle ne tendait qu'au bien de l'humanité. Je citai quelques uns des faits qui sont consignés dans les annales de la médecine, pour prouver

7° Enfin, faire l'enterrement dans des cimetières non adhérents aux murs de la ville, comme cela avait lieu, mais bien à une distance de 300 toises environ. L'endroit de préférence, d'après les localités, a été choisi sur un terrain haut et situé le plus au nord, les fosses ayant la profondeur et les distances nécessaires, ce à quoi je tenais particulièrement.

Voici maintenant les causes qui peuvent parfois contrarier l'exécution de ces mesures :

Dès mon arrivée en ce pays, je dus nécessairement agir de la même manière que je l'avais fait déjà en Bulgarie, c'est-à-dire, que je réclamai du pacha commandant la Palestine et résidant à Jérusalem, des ordres formels pour les autorités de Jaffa. On s'empressa de me les envoyer, il est vrai; mais ces ordres, loin de ressembler à ceux que j'avais pu avoir sur les bords du Danube, tombèrent aussitôt en désuétude. Ce fut surtout après les changements si fréquents des pachas et des gouverneurs en Palestine que ce vic c ou cette faiblesse d'administration se manifesta le plus souvent.

Quoi qu'il en soit, je ne cessai pourtant d'en réclamer de nouveaux : vains efforts! Mais plus tard je m'assurai, indépendamment de cette espèce de mutation continuelle des autorités, que si l'on avait établi en ce pays les mesures quarantenaires qui sont admises à Constantinople et dans quelques provinces turques d'Europe, c'était non seulement pour complaire aux puissances européennes, mais encore pour en faire une vraie

combien de fois des individus que l'on avait crus morts, avaient été rappelés à la vie vingt-quatre heures, et même plus, après leur état léthargique. Et s'il est vrai, disais-je, que le législateur arabe ait donné un pareil précepte, c'est qu'il avait prescrit également que les tombes fussent toujours creusées à la hauteur d'un homme qui a les bras élevés au-dessus de la tête (6 pieds environ). Or, en prescrivant cette règle, surtout à la Mecque, où les chaleurs sont si fortes et si continues, Mahomet avait sans doute prévu qu'il en résulterait un retard suffisant pour faire l'enterrement. Mais vouloir creuser la tombe avant le décès, ou la faire comme auparavant d'une manière superficielle, ne demandant pas seulement une demi-heure de temps, et ensuite suivre à la lettre son précepte, c'était vouloir sortir absolument de ses vues sages et prévoyantes. Ce simple raisonnement prévalut.

question de douane, surtout vers les côtés de Gaza : aussi, malgré toute ma bonne volonté, je n'ai pu obtenir des résultats complets. En effet, les provenances de l'Égypte, par voie de terre, ne sont soumises, à Gaza et à Khan-Younes, qu'à une mesure sanitaire purement illusoire. Et si l'on a été assez heureux, depuis mon arrivée en Palestine (1841) de n'avoir point vu le fléau égyptien apparaître ici ou dans tout autre lieu avoisinant la lisière du désert de Suez, on peut présumer que c'est un bonheur dû en partie à l'état atmosphérique, et en partie aux mesures que j'ai tâché de prendre.

Mais ces mesures se trouvant à cette heure plus interrompues que jamais, soit à Jaffa, où le mauvais vouloir des autorités les entrave en partie, soit à Gaza et à Khan-Younes, où l'incurie et la vénalité des employés sanitaires turcs les violent complétement; toutes ces causes plus ou moins graves, surtout aux époques des grandes épidémies pestilentielles de l'Égypte, ne peuvent donner que de justes appréhensions. Et comme de semblables calamités publiques ont lieu ordinairement toutes les dix années (celle de 1845 étant l'époque critique), il ne serait pas étonnant que la peste fît son apparition en Syrie, comme par le passé. Si le fléau allait frapper de nouveau cette province, ce serait avec d'autant plus de force que les indigènes, tranquillisés depuis quatre années par le bon état sanitaire du pays, ne croiraient à sa manifestation qu'après les preuves incontestables de ses ravages. Dieu veuille, cependant, que cette fâcheuse prévision ne se réalise jamais!

D'après tout ce qui vient d'être dit, on verra du moins que si ma tâche spéciale a été de rendre la salubrité publique de cette ville et de la banlieue plus parfaite qu'auparavant, par les secours d'une prophylaxie conforme aux localités et surtout aux mœurs des habitants, je n'en ai pas moins agi d'une manière conforme pour la conserver jusqu'à ce jour, en la mettant à l'abri d'un périlleux contact. Ce qui avait rapport à l'organisation du service quarantenaire de mer, vu les fréquentes communications de ce port avec ceux de l'Égypte, j'ai dû y mettre une attention toute particulière : aussi ai-je exigé de la part du directeur du lazaret et des gardes de santé une exacte ventilation, parfois le lavage des effets et marchandises susceptibles. Moi-même, je tiens un registre dans lequel les passagers, que j'observe scrupuleusement à leur entrée au lazaret, sont inscrits. J'y mentionne leurs noms, le sexe, l'âge, le lieu de leur provenance, la date de leur entrée et celle de leur sortie. Lorsque leur contumace est purgée, suivant les règlements (patentes suspectes, dix jours; brutes, quinze) je ne leur donne la pratique qu'après une seconde visite médicale.

A l'égard des navires pestiférés, la quarantaine est ordinairement prolongée jusqu'au vingt et unième jour. Depuis que je suis ici, cette mesure rigoureuse a été mise quelquefois en vigueur. Les cas où j'en ai fait l'application ont été rares, il est vrai; mais ils n'ont pas moins existé dans mon service. Je me bornerai à citer le suivant, comme étant le plus récent :

Dans le courant de l'automne dernier, au moment où la peste à Damiette semblait prendre une certaine nuance assez marquée de recrudescence, il arriva à Jaffa un brick marchand, turc, sous le régime de patente brute, parti depuis peu de ce lieu infecté avec une vingtaine d'Arabes, dont un avait succombé en mer du typhus bubonique. Conformément aux règlements, à son arrivée en cette rade, je me hâtai de faire mettre les passagers dans un enclos du lazaret, fait *ad hoc*, et les marchandises à part, afin de pouvoir soumettre le tout et séparément, comme il est d'usage, à une scrupuleuse quarantaine. A bord, lorsque l'entier débarquement fut terminé, j'eus l'attention de ne compter les jours de suspicion qu'après la purification des effets des marins et l'immersion des voiles et cordages. Au lazaret, je fis prendre également les mesures les plus sévères pour assainir les marchandises susceptibles, en soumettant une partie au sereinage ou à la ventilation, et l'autre au lavage pendant l'espace de trente et un jours. Je pris les mêmes précautions à l'égard des hardes des passagers; celles qui avaient pu servir à l'usage habituel de l'individu mort de la peste, je jugeai prudent de les faire brûler. C'est ainsi que je parvins à étouffer le moindre germe pestilentiel qui pouvait se rencontrer encore, soit sur le navire, soit dans les hardes ou dans les marchandises compromises.

Je crois devoir terminer cette notice par le tableau ci-annexé des observations météorographiques et nosographiques que j'ai recueillies ici pendant le cours de l'année 1844. Quant aux observations des années précédentes, ayant été à peu près conformes à celle qui vient de s'écouler, je m'abstiens d'en faire mention.

—

TABLEAU

Des différents états de météorographie et de nosographie observés à Jaffa pendant le cours de l'année 1844.

JANVIER.

Au commencement de ce mois, la température a varié entre le 10e et le 12e degré + 0 de l'échelle de Réaumur. Les pluies et les orages n'ont pas cessé. Pendant la dernière décade, le vent tourna au nord; aussi la fraîcheur arriva-t-elle parfois la nuit à 6 degrés. Le matin grande rosée froide. Point de neige sur les montagnes de la Judée, en vue de Jaffa.

L'hiver, quoique tempéré, a occasionné des affections de poitrine, des catarrhes et des douleurs rhumatismales, etc., mais sans aucun caractère d'acuité. Fièvres intermittentes non pernicieuses. Fièvres cérébrales chez les enfants.

FÉVRIER.

Le thermomètre est monté entre 10 et 12o, rarement au-dessus. A la fin du mois chaleur subite; le thermomètre a marqué 20o + 0. Les pluies ont été moins abondantes, mais plus continues.

Les personnes attaquées d'anciennes maladies de l'abdomen sont plus souffrantes : ainsi, les hydropiques, les femmes hystériques ou affectées de métrites chroniques, de squirrhes ou de cancer au col de l'utérus, ont senti les douleurs devenir plus aiguës. Des angines. Continuation des fièvres intermittentes; peu de fièvres tierces.

MARS.

La température a été très variable, mais souvent chaude. A midi, et quelques heures après, on a vu le thermomètre monter à 18o et même à 24o, tandis que le matin il descendait à 10o + 0. Beaucoup de journées nébuleuses, pluvieuses et parfois orageuses. Le vent du sud (khamsim) dominait. Chaleur continue. Mer fort agitée. Météores nocturnes, surtout vers la fin de la dernière décade et après des journées chaudes.

Les symptômes de cardites, d'hydropéricardites aiguës ou chroniques, et autres nuances de maladies de cœur, se manifestent fréquemment, avec des infiltrations séreuses sur diverses parties du corps, surtout aux extrémités inférieures. Continuation des angines gutturales; plus, des bronchites plus ou moins aiguës. Beaucoup d'engorgements scrofuleux. Fièvres intermittentes plus communes. Quelques fièvres typhoïdes; le plus souvent, elles présentaient des taches rosées lenticulaires, peu qui avaient des pétéchies.

AVRIL.

Beaucoup moins pluvieux que le mois précédent; quelques beaux jours. Vent du S. très chaud, soufflant par intervalle; ciel nuageux; chaleur.

Les symptômes des maladies du cœur continuaient à être prédominants. Les engorgements scrofuleux étaient très sensibles. Gengivites et amygdalites. Abcès, furoncles. Diminution des fièvres intermittentes; continuation des fièvres typhoïdes. Rougeole sporadique.

MAI.

Le temps se mit définitivement au beau. Les nuits un peu fraîches; ce qui établit un minimum de 10 ou 13° A. M., et un maximum de 18 ou 24° P. M. Les vents dominants venant du S.-S.-E., et chauds tourbillonnants et soulevant le sable avec violence. Fin des pluies.

Diminution sensible des fièvres typhoïdes, remplacées par des gastrites simples, et par des diarrhées et dysenteries plus ou moins intenses. Elles étaient généralement déterminées par l'usage des abricots, des amandes et autres fruits qui n'avaient pas acquis un caractère de maturité. Presque toutes ces phlegmasies de la muqueuse digestive cédaient promptement à la médication dite antiphlogistique.

JUIN.

Chaleur de 18° à 24 et même 28°. Vents presque nuls; brises éphémères sur mer, souvent calme plat.

Santé générale parfaite, sauf les inflammations du tube intestinal, par suite de l'abus des fruits verts, que les habitants ont l'habitude d'aller manger dans les jardins près de la ville. Affections vermineuses chez les enfants.

JUILLET.

Chaleur étouffante; vents du S.-S.-E. très chaud. Ciel gris. Température élevée de 26 à 28° à l'ombre.

Le calorique, déterminant une dilatabilité et élasticité considérable de l'air, occasionnait un abattement général : aussi la respiration était elle difficile ou laborieuse, et chacun éprouvait une grande lassitude. Dysenteries graves, fièvres gastriques aiguës, gastrorrhagies ou hématémèses idiopathiques. Cas violents de choléra sporadique, combattus avec succès par l'opium à haute dose. Ophthalmies plus ou moins intenses et rebelles au collyre de nitrate d'argent; elles cédaient toujours à la méthode antiphlogistique. Cérébrites; abcès, furoncles; éruptions cutanées.

AOUT.

Les premiers jours de ce mois présentèrent la même chaleur étouffante que le précédent. Plus tard, quoique le thermomètre n'ait baissé que de quelques degrés, la respiration devenait plus libre, et chacun ressentait un bien-être sensible par la révolution salutaire opérée dans la constitution de l'air atmosphérique. Les vents frais de l'O. et du N.-O. avaient procuré cette amélioration.

Les maladies qui, dans le commencement du mois, continuaient à régner comme en juillet, prirent de suite une marche plus bénigne, surtout dès l'instant que cette légère fraîcheur s'était un peu rétablie.

SEPTEMBRE.

Dans le cours de ce mois, la température fut très chaude et sèche depuis dix heures du matin jusqu'à cinq heures de l'après-midi, mais un peu fraîche pendant la nuit, variant alors de 12 à 15o + 0. Les vents des autres points du compas n'ont donné que de légères brises; souvent calme complet. Pluies.

Les premières fraîcheurs de la nuit devenant plus sensibles vers la première décade du mois, déterminèrent aussi des dysenteries et des flux diarrhétiques. Éruptions cutanées plus générales. Quelques cas de variole et de rougeole. Ophthalmies moins intenses. Fièvres cérébrales. A la fin du mois, les fièvres intermittentes quotidiennes simples reparurent de suite, mais elles cédèrent promptement au sulfate de quinine administré pendant l'apyrexie.

OCTOBRE.

Température chaude et sèche, et presque aussi élevée que celle du mois précédent, surtout pendant le jour, mais descendant la nuit à 10o + 0. Meme rotation des vents, seulement plus frais. Le matin brouillards venant du côté des bouches du Nil. A la fin du mois, l'horizon s'obscurcit par des gros nuages très épais. Tonnerre dans le lointain, et beaucoup d'éclairs dans la nuit, sans dégagement de fluide électrique. Temps orageux; commencement des pluies fortes, mais peu continues.

Les maladies ont présenté les mêmes caractères généraux. Ophthalmies purulentes et quelques conjonctivites partielles. Erysipèles.

NOVEMBRE.

Température beaucoup plus fraîche, le thermomètre marquant quelquefois 17 ou 18o à midi, descendant à 10o pendant la nuit, et restant de 10 à 12o une partie de la matinée. Les vents soufflant alternativement de l'O. et du S.-O., rarement du N.-O. Il y a eu de violentes rafales, dégagement de fluide électrique ou météores ignés. Pluies abondantes. Mer très houleuse. Froid sensible et subit vers les derniers jours du mois, le thermomètre descendant à 10o à midi et à 7 + 0 pendant la nuit.

Continuation des fièvres intermittentes. Les maladies chroniques de la poitrine faisant ressentir plus vivement les incommodités qui les accompagnaient; telles que la toux, l'expectoration, etc. Les catarrhes pulmonaires, les phthisies, les angines, ont été fréquents. Epizootie parmi l'espèce bovine, dont les prodromes présentaient la même analogie avec la dernière, qui a été observée en Egypte. Il est donc à croire que les causes cosmiques ou météoriques de cette maladie épizootique en Palestine ont été semblables à celles qui existèrent sur les bords du Nil en 1842.

DÉCEMBRE.

Le froid a continué à se faire sentir, notamment la nuit, comme à la fin de novembre; ensuite le vent tournant au N., la température se refroidit davantage, au point que le thermomètre descendit subitement à 4o + 0o, et parfois à 3o avant le

Le froid, rendant l'air plus dense et plus pesant qu'à l'ordinaire, communiqua une intensité particulière aux maladies de poitrine; il se déclara même des pleurésies fort graves, des hémoptysies, et parfois des douleurs rhumatismales et arthri-

jour. Il tomba de la grêle et fit des orages; il plut fréquemment. Quelques montagnes, les plus élevées du côté de Nazareth, en vue de Jaffa, se couvrirent de neige. On assure que celles qui forment une partie de la chaîne de l'Hiémen, non loin du lac Asphaltite (Mer-Morte), en face de Jérusalem, l'étaient également, ce qui est assez rare dans ces contrées. Tout fait donc présumer ici un hiver plus rigoureux que d'habitude.

tiques très aiguës. Même état des fièvres intermittentes. Légère rémission de l'épizootie.

NOTA. Depuis mon arrivée en ce pays, j'ai observé que la température et les maladies des trois années précédentes ne différaient en rien de celle-ci, sauf qu'en 1843 la rougeole y fut épidémique. Quant à l'année qui vient de s'écouler, elle n'a présenté de remarquable qu'un froid vif très précoce et l'épizootie bovine.

—

N° XVII.

Extrait d'un mémoire adressé, en 1841, au conseil de santé du Caire, par M. Granet, *médecin principal, attaché au ministère de la guerre.*

Quoique la peste de cette année n'ait pas été très meurtrière pour l'Égypte et pour le Caire en particulier, l'observateur y aura cependant trouvé de nouvelles preuves contre l'opinion de la contagionabilité; et, pour ma part, je déclare que les 17 cas que j'ai vus et traités m'ont confirmé dans ma croyance à la non-contagion, que j'avais adoptée depuis 1837, époque à laquelle je fus à même d'observer cette maladie dans la province d'Adana. Je ne crois pas hors de propos d'en donner l'aperçu suivant :

Lorsque la peste se déclara en 1837 à Adana (Haute-Syrie), je me trouvais chargé en chef du service de santé des troupes cantonnées dans cette province. Avant cette époque mon opinion sur la contagion ou non-contagion de la peste n'était point encore formée, n'en ayant vu que quelques cas isolés.

Dans le mois de février de la même année, le gouverneur général ayant été informé que quelques cas de peste s'étaient déclarés dans plusieurs villes frontières au-delà du mont Taurus, donna l'ordre d'établir un cordon sanitaire sur la frontière de la Turquie. Je me rendis aussitôt sur les lieux qui m'avaient été désignés, et je fis prendre les précautions d'usage en pareille circonstance. Mais tous ces soins furent inutiles; la maladie se déclara presque instantanément dans toute la province. Alors le gouverneur général ordonna que les divers corps formant la garnison de Tarsous allassent immédiatement camper sur les points les plus salubres, et se renfermassent dans un cordon.

Malgré toutes ces précautions la peste se déclara parmi les troupes. Ceux qui en furent atteints ont été conduits dans un hôpital que j'avais fait disposer *ad hoc.* Il en entrait une quinzaine par jour, et le chiffre quotidien des pestiférés en permanance était de 40 à 60.

Je déclare qu'aucune précaution préservatrice n'a été prise par les chirurgiens, les pharmaciens, ni par moi, qui me croyais obligé de donner l'exemple du dévouement. Cela va sans dire qu'il en fut de même pour les administrateurs et les infirmiers nationaux, chez lesquels la croyance au fatalisme détruit toute idée de contagion. Eh bien, malgré les rapports continuels de tous ces employés avec les pestiférés, pas un seul d'eux n'a contracté la peste.

Outre mon service à l'hôpital des pestiférés et à l'hôpital général, j'ai visité en ville beaucoup de pestiférés ; souvent il m'est arrivé de m'asseoir sur leur lit. C'est d'après des faits aussi nombreux et aussi concluants que j'ai reconnu que la peste n'est pas contagieuse ; car dans les faits que je cite on ne peut faire valoir la raison de prédisposition individuelle, de circonstances contraires à la contagion, ni d'un contact trop léger, puisque plus de 100 individus, parmi lesquels se trouvaient des Francs, des Turcs et des Arabes de différents âges, ont passé plus de trois mois en rapport avec des pestiférés.

N° XVII (bis).

Rapport de M. le docteur Ibrahim *sur la peste qui a régné au Caire en* 1841, *adressé au conseil général de santé.*

L'année dernière 1256 (1841), par le conseil général de santé, je fus chargé de faire l'inspection des pestiférés dans la ville du

Caire, et ses deux faubourgs Boulac et le Vieux-Caire ; j'ai donc eu l'occasion de voir un grand nombre de cas de peste, et sur votre demande, messieurs, je m'empresse de vous soumettre en résumé les observations que j'ai été dans le cas de faire sur ce fléau destructeur.

L'invasion de la peste fut précédée d'une épidémie de typhus qui a fait périr la moitié au moins des individus qui en furent atteints.

La peste commença à se manifester au mois de moharram 1257 (1841) ; insensiblement elle prit pied et fit des ravages. J'eus alors occasion de faire de nombreuses observations qui toutes aboutirent à corrober en moi l'opinion que j'avais déjà acquise de la non-contagionabilité de la peste. Ma conviction sur ce point devrait être de quelque poids, car elle est basée sur des faits sans nombre dont je me borne à citer les suivants.

Je fus appelé dans la maison de Maho-Bey pour y visiter deux de ses mamelouks malades du *nancha* (typhus), disait-on. Mais je m'aperçus bientôt que le typhus prétendu était la peste bien caractérisée ; car l'un (Aman) avait un bubon à l'aine droite et un gros charbon dans le dos ; l'autre (Chékir) avait deux bubons à l'aine droite et cinq charbons à la cuisse et à la jambe droite. Avec des caractères aussi prononcés, et dans un temps d'épidémie de peste, on ne peut pas se tromper sur le diagnostic de la maladie, et je les déclarai pestiférés. Le bey, sans prendre de précautions aucunes, me pria de les visiter deux fois par jour. En même temps il ordonna aux autres mamelouks de leur donner tous les soins possibles, et de bien exécuter mes ordres. On les soigna bien ; je les voyais journellement ; je pansais leurs bubons, qui étaient venus en suppuration, et au bout de trente-deux jours j'eus le bonheur de les voir tous les deux parfaitement guéris.

Ainsi, dans cette maison, plus de vingt personnes, mamelouks, domestiques arabes et esclaves noirs, ont été en contact immédiat avec ces deux pestiférés sans qu'aucun d'eux eût été atteint de la maladie régnante ni d'aucune autre indisposition.

Une dame de considération, la femme de Hassan-Pacha, fut atteinte de peste vers la fin de rabi-eurel 1257 ; on me fit appeler pour lui pratiquer une saignée; en la visitant, je m'aperçus qu'elle avait un bubon à l'aisselle droite, accompagné de tous les symptômes d'une violente peste. Après cinq jours de traitement, le bubon suppure, je l'ouvre, et la malade se trouve soulagée ; mais après avoir passé trente-cinq jours dans les souffrances, elle est morte à la suite d'une gangrène sénile. Rien ne prouve la non-contagionabilité de la peste comme le fait que nous racontons, car cette dame avait une douzaine d'esclaves blanches à son service, autant de noires, deux kéhios, deux eunuques et quatre pages. Les kéhios, les eunuques et les pages ont été pendant tout ce temps en communication avec les autres gens du palais, une centaine d'individus environ, et personne ne fut attaqué de la peste.

Dans le mois de rabi-aker 1257, une jeune dame juive fut atteinte de peste; je fus appelé, et je m'assurai qu'elle avait un bubon à l'aine gauche et deux charbons au dos. Cette dame a eu beaucoup de souffrances; mais après plusieurs jours de traitement, elle fut guérie. Plus de vingt personnes ont été en contact permanent avec cette dame pendant tout le temps de sa maladie, et aucune d'elles n'a souffert la moindre indisposition.

Dans ma propre maison, un domestique abyssinien, nommé Machboug, âgé de quinze ans, fut atteint de peste. Le soir, en dînant avec ses camarades, il leur disait qu'il se sentait au cou quelque chose qui l'empêchait d'avaler. Le lendemain on m'avertit qu'il ne pouvait pas se lever du lit, qu'il était malade; je le visitai, et je vis qu'il avait un bubon sous la mâchoire inférieure, avec les autres symptômes de la peste. Ma femme, qui est Anglaise, n'a pas voulu qu'il restât dans la maison. Je le fis transporter à l'hôpital, où il est mort vingt-quatre heures après. Dans ma maison, où il y a un personnel de quinze personnes, aucun de nous ne fut attaqué.

Nous pourrions rapporter un grand nombre d'autres observations qui appuieraient notre opinion sur la non-contagionabilité de la peste; mais les faits ultérieurs que nous citerions ne pourraient être plus concluants que les précités en faveur de notre manière d'envisager la peste.

La méthode de traitement de la peste qui m'a paru la plus

efficace, c'est d'abord la saignée générale réitérée, puis l'emploi des antiphlogistiques en général; ensuite j'ai obtenu un succès manifeste par l'acétate d'ammoniaque, donné à forte dose.

—

Rapport de M. le docteur Koch, *médecin de la Faculté de Munich, sur la peste qu'il a observée au Fayoum en* 1841, *adressé au conseil général de santé au Caire.*

Je répons à la lettre que vous m'avez fait l'honneur de m'écrire pour me demander les observations que j'ai recueillies cette année sur la peste.

Envoyé au Fayoum, auprès de S. Exc. Mohamed Ménékly-Pacha, j'y arrivai le 29 mars. A cette époque, aucun cas de peste ne s'était encore manifesté dans cette province.

Le 20 avril, un courrier arabe qui avait apporté des lettres dans cette province, et venant du Caire, tomba malade. Le lendemain je fus appelé auprès de lui, et je reconnus qu'il avait tous les symptômes de la peste ; il mourut dans la soirée du 22.

La maison de cet homme était située au milieu de la ville. Ses voisins sont venus le voir, beaucoup d'entre eux lui donnèrent des soins; sa famille ne le quittait pas: cependant la peste ne se communiqua à personne.

Le 26 du même mois je fus appelé auprès d'un écrivain cophte qui était arrivé malade de Minich (Haute-Égypte); son habitation était également au centre de la ville. Je lui trouvai un bubon au pli de l'aine et tous les autres symptômes caractéristiques de la peste; quelques jours après il était parfaitement guéri: son bubon s'était résolu par absorption. Cet écrivain a été constamment entouré de ses voisins et de ses amis, et aucun d'eux ne fut atteint de la peste.

Presque tous les villages situés sur les bords du Nil, sur la route de Fayoum, ont été attaqués de la maladie. Les communications étaient entièrement libres. Tous les jours il arrivait de ces villages, dans le Fayoum, un grand nombre de personnes et des marchandises. Malgré ce continuel contact, la peste ne s'est déclarée nulle part dans la province, car les deux individus précités sont arrivés malades du dehors.

Ces faits prouvent évidemment que la peste n'est point contagieuse; je n'en avais nul besoin pour fixer mon opinion, car vous savez que j'avais déjà eu occasion d'étudier cette maladie pendant l'épidémie de 1835; mais ils ont vivement frappé M. et madame Vanhamme, voyageurs belges, qui en ont été témoins. Ces personnes éclairées quitteront l'Orient avec des idées bien différentes de celles qu'elles y ont apportées sur la contagionabilité de la peste.

N° XVIII.

Rapport de M. le docteur Masserano, *sur la peste qui a régné dans la Basse-Égypte en* 1841, *adressé au conseil général de santé au Caire, suivi d'observations générales sur la peste.*

Dans les premiers mois de l'an 1841, la peste s'étant déclarée dans divers endroits de la Basse-Égypte, le vice-roi ordonna à Gaëtani-Bey, son médecin particulier, d'envoyer sur les lieux une commission sous la direction du docteur Grassi, proto-médecin de l'intendance sanitaire d'Alexandrie.

Le 10 février, je reçus ordre du conseil général de santé du Caire de me rendre dans la ville de Chébir, province de Menonfièh, où se trouvait alors le chef de la commission. Immédiatement après mon arrivée, qui eut lieu le 16 du même mois, je fus envoyé, avec le docteur Comnenos, parcourir la province de Garbich, pour vérifier l'état de santé des habitants.

Nous nous rendîmes à Mahallet-el-Kébir, chef-lieu de la province, où se trouvait le gouverneur, Ibrahim-Pacha, neveu. A notre arrivée, nous trouvâmes réunis chez lui, pour affaire du gouvernement, 300 chefs de villages.

Ayant pris connaissance de la mission dont nous étions chargés, Ibrahim-Pacha, neveu, crut que ces cheiks pourraient nous donner de bonnes informations sur l'état sanitaire de leurs villages respectifs, et il les interrogea; mais ceux-ci, pour épargner à leurs pays l'application des mesures sanitaires, qui ne sont rien moins qu'agréables aux habitants, et peut-être aussi par quelques motifs religieux, répondirent que le chiffre de la mortalité n'avait pas augmenté dans leurs villages, et que, par conséquent, aucune épidémie n'y régnait.

N'ajoutant pas une foi entière à ces dépositions, nous allâmes visiter quelques pays, et nous pûmes formellement nous convaincre de leur fausseté. Nous nous empressâmes de faire à la commission notre rapport de tout ce qui s'était passé, et de l'état dans lequel nous avions trouvé le pays. Alors je reçus l'ordre de me rendre dans la ville de Geffaria, que nous avions signalée comme le lieu où la peste faisait le plus de ravages, et de forcer les habitants de se soumettre aux mesures sanitaires ordonnées par le médecin en chef; on mit pour cela à ma disposition deux compagnies de troupes régulières, deux chefs de gardiens de santé européens, une femme experte et 14 soldats gardiens.

Avant l'épidémie la population de Geffaria s'élevait à environ 1,500 âmes.

Lorsque je me présentai pour l'exécution des mesures prescrites, déjà plus de 650 personnes avaient péri victimes du fléau, et le chiffre de la mortalité se maintenait entre 12 et 22.

Je parvins en treize jours à terminer entièrement le *spurgo* de la ville, malgré les difficultés que je rencontrai et les risques que me fit courir l'apparition des chefs et des habitants.

Je me transportai ensuite dans les villages voisins de Giafferie, Tah, Seïn, Jouronbilah, Abougouhour, etc. J'y mis en usage les mêmes pratiques sanitaires, quoique dans quelques uns d'entre eux, tels que Tah et Seïn, la peste ne se fût pas manifestée.

Le 15 février, M. Grassi, docteur et chef de la commission, devant se rendre à Alexandrie, où il était appelé, me chargea en chef de la commission; elle se composait de trois médecins européens, MM. Comnenos, Delco et Ricci; de deux pharmaciens, MM. Siboua et Courbarien; de huit chefs gardiens européens, de deux femmes expertes de santé, de 52 soldats gardiens, commandés par le lieutenant Célébi-Aga, et d'un bataillon entier de soldats, sous les ordres du chef de bataillon Ali-Effendi. A ma demande, le conseil général de santé ajouta à ce personnel le chirurgien-major Nachir-Effendi, deux pharmaciens, MM. Dubray et Bayalowick, et douze chirurgiens arabes.

Les officiers de santé se rendirent à leur destination, lorsque la peste faisait le plus de ravages dans les provinces de Menonfièh et de Garbich; avec leur aide, je pus facilement faire exécuter à la fois plusieurs *spurghi* dans différents endroits.

Le 18 mars, j'envoyai dans la province de Menonfièh M. Delco, accompagné des chirurgiens, des gardiens de santé et des soldats nécessaires pour purifier le pays de Tallek et les villages circonvoisins, où la mortalité était considérable.

Une autre commission fut dirigée sur Degiamoun, Kaffer-Jeyat, Kaffer-Marsouk; elle se composait de deux chirurgiens arabes, d'un chef gardien européen, des gardiens et des soldats nécessaires, sous les ordres d'Abd-el-Salem-Effendi.

Je chargeai le docteur Ricci de prendre des mesures sanitaires dans la ville de Chibin, chef-lieu de la commune de Menonfièh; et, à cet effet, je mis sous ses ordres le nombre de personnes qu'il lui fallait.

Le service sanitaire de la province de Garbich fut divisé en trois parties; j'envoyai, avec le personnel nécessaire, le docteur Comnenos à Tantah et les villages voisins; le chirurgien Makir-Effendi à Kaffer-Maggiar, dans le département de Mahallet-el-Kébir, et le docteur Kalusky dans les lieux dits Chifliks, à Segéén, le centre de la province, où le fléau faisait plus de ravages.

Le reste des officiers de santé et quelques compagnies de djecdics, commandées par le chef de bataillon Ali-Effendi, demeuraient à Tantah. L'exécution des mesures sanitaires exigeait sur ce point le concours de plusieurs personnes, vu la grandeur de la ville et la circonstance de la foire annuelle, qui à cette époque y amenait des commerçants de toute l'Égypte. Il était à craindre que l'épidémie n'exerçât ses ravages dans cette foule, et ne fût ensuite semée sur son passage et disséminée dans toute l'Égypte. Heureusement rien de semblable n'arriva : deux seuls cas de peste se montrèrent à Tantah; c'était sur des individus arrivés de Segéén, qui, comme je l'ai dit, souffrait le plus du fléau.

Malgré les ordres formels qu'avait donnés le gouverneur-général du Garbich, et les pouvoirs dont nous avait chargés le vice-roi pour forcer les habitants de se soumettre aux dispositions que nous avions à prendre, il nous fut impossible d'exécuter le *spurgo* dans les pays de Segéén, Saft, Schapchir, Kayathi, Belchim, où la maladie avait enlevé presque la moitié des habitants.

La commission, à Segéén, fut contrainte de se retirer devant la population soulevée, malgré la protection de la force armée. Le docteur Kalursky dut la vie au courage d'un sergent, qui, avec quelques soldats, parvint à l'arracher des mains d'une foule furieuse qui voulait le mettre en pièces. Artau, chef gardien, et plusieurs soldats, furent blessés; la troupe, à qui j'avais défendu de se servir de ses armes, dut se retirer devant cette multitude de fanatiques qui voulait se jeter sur elle. Les lettres du gouverneur, adressées à Moustapha-Effendi, agent de S. A. Ibrahim-Pacha, n'amenèrent aucun bon résultat, et Osman-Effendi, chef du pays, dit ouvertement qu'il ne reconnaissait aucun ordre des gouverneurs des provinces; que le seul Ibrahim-Pacha avait droit de commander dans le pays, et qu'en conséquence il engageait la commission à se retirer sans retard.

Le même Osman-Effendi déclara que, depuis le 1er morarram jusqu'au 27 du même mois 1257, plus de 500 personnes étaient mortes de peste; qu'alors même on comptait dans le pays 120 pestiférés, et que l'intensité du mal était telle, qu'en peu d'heures tous ceux qui en étaient atteints mouraient. Un fait remarquable et qui prouve la barbarie de ces habitants, c'est que plusieurs pestiférés, que la maladie n'empêchait pas de sortir et de se tenir debout parmi la foule, parurent leurs chemises en mains, et s'avançant vers nos soldats, ils cherchaient à les leur jeter en criant : « Fasse le ciel que la peste que j'ai se communique à toi, et que ces hardes te la donnent, puisque toi, infidèle, tu t'opposes à ce qui est écrit, et que tu oses combattre un mal que Dieu nous envoie ! »

J'avisai l'intendance sanitaire de tout ce qui se passait, et lui fis connaître l'impossibilité où je me trouvais d'exécuter le *spurgo* dans les chifliks sans l'autorisation de S. A. Ibrahim-Pacha.

Il me fut répondu qu'une lettre allait être envoyée au vice-roi, qui était alors au Caire; mais aucune réponse ne fut faite.

Le bruit se répandit que nous avions éprouvé de la résistance à Segéén. Dès lors, les paysans ne voulurent plus entendre parler de mesures sanitaires, qui, disaient-ils, n'étaient imaginées que pour les molester.

Encouragés par l'exemple des chifliks, les habitants de Decoug maltraitèrent le chirurgien Neschir-Effendi et les autres officiers de santé; ils leur refusèrent même de la nourriture, ainsi qu'aux soldats, malgré les ordres exprès du gouverneur-général de la province; en un mot, ils forcèrent la commission de renoncer au *spurgo* de leur pays. Pour faire purifier Chibin, Bekr, près de Tantah, je fus obligé de me rendre moi-même sur les lieux, accompagné d'une force militaire considérable, et de menacer les habitants de faire main-basse sur eux, s'ils cherchaient à s'opposer aux mesures que je voulais prendre.

Tel est le récit de ce qui s'est passé dans la province de Garbich.

Le 1er avril 1841, S. E. Courchid-Pacha, gouverneur-général de Dahalie, m'annonça que la peste s'était montrée sur divers points de sa province, et m'invita à prendre des précautions pour en arrêter les progrès. Je me rendis aussitôt sur les lieux pour visiter les villages infectés. J'envoyai à Mit-Kamar, où je vis que la peste moissonnait le plus de victimes, pour y faire le *spurgo*, le docteur Delco, qui venait de terminer celui de Telek et des pays voisins; je mis sous ses ordres quatre chirurgiens arabes, deux chefs gardiens, une femme experte, douze soldats gardiens deux compagnies de soldats géhédies.

D'après les instructions que je lui avais données, il purifia Mit-Ramar, et ensuite tous les lieux infectés de ce département. Je ne laisserai pas passer cette occasion de louer l'activité et le zèle qu'il a déployés dans l'accomplissement de sa mission, qu'il termina à la pleine satisfaction du gouverneur-général de la province.

Ayant reçu avis que la peste faisait des progrès dans la province de Menouf, je chargeai le docteur Comnenos de s'y rendre, accompagné du personnel de santé, des soldats nécessaires, d'en parcourir et d'en purifier les villages ; il mérite des éloges pour la manière dont il s'acquitta de sa commission, qui, plus d'une fois, le mit en danger de perdre la vie. A Djezira-el-Hagiar, un coup de fusil, qui heureusement ne prit pas feu, lui fut tiré à bout portant pendant qu'il cherchait à apaiser les soldats, qui s'étaient déjà servis de leurs armes pour délivrer quelques uns des leurs du milieu d'une foule exaspérée qui les entourait. Dans cette mêlée, quelques gardiens et leurs chefs furent gravement maltraités, et 5 soldats reçurent des blessures mortelles.

Le 23 avril 1841, j'envoyai dans la ville de Chibin (Menonfièh), le docteur Kalourky, en remplacement du docteur Ricci, auquel je donnai ordre de se rendre dans la ville de Tantah, pour y faire le service du chirurgien-major Nachir-Effendi, qui était dangereusement malade, et soupçonné d'être atteint de peste.

Le chiffre de la mortalité augmentait journellement dans la Dahalic. Le 10 mai, sur l'invitation de Courchid-Pacha, je me rendis à Mansourah, chef-lieu de la province, accompagné de tout le personnel de santé dont j'avais besoin.

Il me fut impossible, faute de gens, d'envoyer une commission à Fareskour, où la peste faisait aussi quelques ravages. Déjà je n'avais pu mettre qu'un seul chirurgien arabe sous les ordres du docteur Philiberti, médecin de la santé de Damiette, qui m'avait écrit en me demandant quelques officiers de santé pour traiter les nombreux pestiférés qui se trouvaient entassés dans les hôpitaux de l'Erbé et de Damiette. Dans le 9e régiment de ligne, en garnison dans cette dernière ville, plus d'un tiers des officiers et soldats étaient tombés victimes du fléau, ainsi que l'annonce le rapport du docteur Rossi, médecin-major de ce régiment. Ce docteur se plaignait fortement que, par l'absence des officiers supérieurs, l'insubordination était devenue telle, qu'il ne pouvait plus soumettre les soldats à aucune mesure sanitaire.

Causes secondaires de la peste.

Ayant eu occasion d'observer que la plupart des pays situés le long du fleuve et ceux qui comme ceux-ci furent le plus maltraités par l'inondation, non seulement eurent la maladie avec plus d'intensité, mais encore pendant plus longtemps; comme cela conste des rapports de tous les médecins de la commission, je suis induit à croire que des causes locales n'ont pas peu contribué au développement du fléau.

D'ailleurs les conditions locales et atmosphériques aidées par les prédispositions individuelles forment la cause principale de toute épidémie en général; les exhalaisons que répandaient les eaux stagnantes versées par l'inondation, la puanteur que donnaient les immondices, les charognes en putréfaction, les cadavres humains mal ensevelis, la mauvaise construction des maisons et des villages arabes si malpropres, toutes ces causes secondées par certaines conditions atmosphériques et favorisées par la prédisposition habituelle de pauvres habitants mal vêtus, mal nourris, vivant dans la plus dégoûtante misère, ne contribuèrent pas peu au développement et à la marche de la maladie. J'ai pu me convaincre en outre que les changements météorologiques ont eu une grande influence sur la peste; la mortalité augmentait pendant les jours de pluie et de mauvais temps, et elle diminuait lorsque la température était devenue plus régulière. Je mettrai donc en ligne de compte, parmi les causes qui ont aidé la peste dans sa marche, les phénomènes météorologiques.

Exempt de toute partialité et m'appuyant uniquement sur des faits, je puis, sans aller à la recherche de la cause inconnue productrice de la peste, affirmer que des causes locales et des influences météorologiques ont beaucoup contribué au développement de cette maladie, ayant eu occasion de voir que dans plusieurs pays libres de toutes ces causes, la peste n'avait pas pénétré, quoiqu'ils eussent eu des rapports continuels avec d'autres pays voisins et infectés. Je citerai à cette occasion les habitants de Mohamet-Kébir, qui n'ont rien souffert de la peste, quoiqu'ils aient eu des relations journalières avec Ségéén, Saft, Ete, situées à peu de distance des pays, où la maladie faisait des ravages.

A la suite des recherches rigoureuses faites par la commission et secondées par le gouverneur-général de la province pour nous assurer si la peste n'existait pas à Mahallet-el-Kébir, et si les habitants ne cachaient pas comme dans d'autres pays les cadavres des victimes qu'elle avait faites pour les soustraire à nos regards, nous avons pu nous convaincre qu'en effet cette ville en était exempte. Le registre de la mortalité, tenu avec exactitude, et dont copie me fut remise par ordre du gouverneur, prouve la vérité de ce que j'avance.

Le village de Tech, situé à peu de minutes de Giafferie, ne présente non plus aucun cas de peste, quoiqu'une partie de ses habitants vînt journellement travailler dans les fabriques du gouvernement à Giafferie, et qu'ainsi ce village fût en relation quotidienne avec la ville. Malgré ses fréquentes communications avec Giafferie, le village de Sécu, qui n'en est éloigné que d'une demi-lieue, fut également épargné.

Dans la province de Menonfièh, où la peste fit le plus de ravages, la ville de Chibin resta intacte, et si quelques cas s'y montrèrent, ce fut sur des personnes provenant du dehors.

Enfin, pendant que la maladie sévissait à Chebrouck, Salamick, Aguek, Cain-el-Nour, etc., dans le département de Mit-Kamar et dans plusieurs villages du département de Farescour qui sont auprès de Mansourah (Dahalia), cette ville, quoiqu'en rapports continuels avec les pays infectés, fut toujours exempte du fléau. Il en est de même de Mahallet-Damanek qui ne présenta aucun cas de peste, malgré son voisinage de Damiette et d'autres pays qui en souffraient. Tous les pestiférés qui furent dans ces lieux y arrivèrent déjà atteints du mal.

En suite de ces observations, et eu égard aux autres maladies épidémiques qui règnent dans ces provinces, telles que la petite-vérole, la dysenterie, les fièvres intermittentes pernicieuses, qui, ainsi que la peste, se montrent et disparaissent à de certaines époques, suivant que l'atmosphère et la température favorisent ou combattent leur développement, je suis porté à croire que la peste de cette année fut endémique et que des causes locales et des influences météorologiques favorisées par des dispositions individuelles ont aidé son développement.

Je ne vois pas d'ailleurs pourquoi certains médecins s'efforcent de combattre l'endémicité de la peste dans la Basse-Égypte pendant qu'ils la reconnaissent telle à Constantinople et dans d'autres pays du Levant. Penseraient-ils que les causes qui la produisent ailleurs ne peuvent pas se rencontrer aussi intenses dans le Delta ? Au reste, si l'on veut ajouter foi aux paroles des cheiks les plus respectables, ils assurent que toutes les années des attaques se manifestent dans la Basse-Égypte, sans que pour cela elles deviennent épidémiques. Ils lui ont donné alors le nom de *kaffif*, bénin, non qu'elle présente des symptômes moins graves, mais parce qu'elle sévit sur moins d'individus. Partant de cette donnée, il y a des médecins qui divisent la peste d'Égypte en deux espèces : l'une bénigne et l'autre maligne. Quelques uns d'entre eux ont appelé bénigne celle de cette année parce que plusieurs villes de la Basse-Égypte furent épargnées, sans réfléchir que dans différents villages elle moissonna toute la population et qu'elle fit de grands ravages dans les régiments.

Je dois observer que les villages qui furent affligés par la petite-vérole furent épargnés par la peste. Cette première maladie enleva beaucoup d'enfants. L'on a même reconnu quelques cas de choléra.

De la contagion.

Les faits que je viens de citer prouvent l'endémicité de la peste dans la Basse-Égypte. Ils font connaître que, par le manque des causes locales et des causes atmosphériques nécessaires à son développement, la peste avait épargné plusieurs villages malgré la fréquence des relations qu'ils avaient avec les pays infectés. Ceci prouve évidemment qu'elle n'a pas un caractère contagieux ; s'il en était autrement, les pays de Tek, Séén, Mahallet-el-Kébir, Chibin, Mansourah et tout le département de Mehallet-Damanek dans la Dahalia en auraient été atteints aussi bien que les pays voisins avec lesquels ils étaient en rapport, tels que Damiette, Farescour, etc.

Lorsque la maladie était dans toute son intensité, eut lieu la foire de Fantah, qui réunit dans cette ville un concours de monde d'Alexandrie, du Caire et de toute l'Égypte ; si elle était contagieuse, que de victimes n'aurait-elle pas faites! et cependant au milieu de cette foule entassée qui resta réunie pendant huit jours, deux seules personnes en moururent, un jeune homme et une femme venus de Ségéén, pays le plus infecté. Leur mort a lieu peu d'heures après leur entrée à Tantah, comme il est constaté dans le rapport de la commission, n° 24.

La peste sévissait au 9me régiment de ligne, en garnison à Damiette. J'écrivis au gouverneur-général de la province pour l'engager à ordonner au lieutenant-colonel qui commandait ce régiment, d'aller camper dans un lieu où la maladie n'existait pas, afin de soustraire le reste de ses soldats au fléau. Le régiment se rendit à Sanania, et aucune autre attaque de peste n'eut lieu, quoique la purification des effets eût été pratiquée d'une manière très imparfaite à cause de l'insubordination, et que les pestiférés n'eussent pas cessé d'avoir encore des rapports avec ceux des soldats qui étaient en bonne santé.

Je ne rapporterai pas d'autres faits, ceux que je viens de citer étant plus que suffisants pour prouver la non-contagionabilité par le contact, soit médiat, soit immédiat. Moi-même, tout le temps de l'épidémie, je touchai continuellement les pestiférés, ne faisant aucune difficulté de les soigner, de les panser, etc., etc.; il y en eut qui moururent dans mon habitation, d'autres sous ma tente même. Tous mes domestiques furent en rapport avec eux ; cependant, ni mes gens ni moi ne fûmes atteints de la maladie. Mais il est certain que la peste se communique par la voie d'infection, surtout lorsqu'elle prend un caractère épidémique.

N° XIX.

Rapport sur la peste de 1841, adressé au Conseil de santé du Caire, par M. le docteur Delong, *le 24 août* 1841.

Après tout ce qui a été dit par des observateurs distingués, et notamment par le docteur Clot-Bey, dans son estimable ouvrage sur la peste, il me semble impossible d'ajouter quelque chose qui ait une certaine valeur. Il reste évidemment des lacunes essentielles à remplir, mais cette tâche dépasse malheureusement l'état actuel de la science. Cependant, sur votre invitation, je vais essayer de rendre sommairement l'opinion que je me suis faite de cette maladie depuis que j'exerce la médecine au Caire, et particulièrement lors de la dernière épidémie qui a régné en cette ville au printemps de 1841.

La peste est une maladie particulière, d'une nature *suî generis*, dont le caractère spécial ne souffre aucune assimilation; il me semble qu'on ne saurait admettre l'analogie que certains médecins ont cru lui trouver avec le typhus, les fièvres typhoïde, ataxique, la gastro-entérite; à mon avis, elle n'a de commun avec ces maladies que quelques symptômes généraux. Tout en conservant son type primitif, la peste affecte des formes très variées; elle se complique souvent d'autres maladies. Sa marche est aiguë, irrégulière, très insidieuse, quelquefois très rapide; sa durée est indéterminée, son pronostic difficile et incertain.

La peste est endémique en Égypte. C'est pour moi une vérité qu'une observation constante et attentive a solidement établie; elle n'y est point importée, elle y naît de toute pièce. Toute discussion à ce sujet serait oiseuse.

Depuis six ans que j'exerce la médecine au Caire, tous les printemps j'ai observé et soigné des cas de peste qui se manifestaient sporadiquement sur divers points de la ville ou des environs, sans avoir d'antécédents, et sans laisser de suites sur les lieux de leur apparition comme dans toute autre maladie. Ils étaient plus fréquents dans les quartiers populeux, sales, pauvres, mal aérés, et pourtant, lors de la dernière épidémie, le quartier juif, qui est incontestablement un des plus mal partagés sous le rapport hygiénique, a eu comparativement moins de pestiférés que d'autres plus avantagés et mieux exposés.

La peste, selon moi, naît et se développe avec le concours de causes locales connues, sous l'empire d'un agent délétère spécifique et non appréciable par nos sens. Ce principe, quel qu'il soit, me semble tenir son action des localités, car il existe et agit en dehors des prédispositions individuelles, des raisons hygiéniques, et des conditions météorologiques qui peuvent bien favoriser ses effets, prendre une part plus ou moins active à la production, au développement, à l'intensité de la maladie ; mais à elles seules, elles sont insuffisantes pour accomplir l'acte de sa génération. Ce quelque chose de spécifique auquel l'air ambiant servirait de véhicule porté dans l'économie animale, surtout par la voie respiratoire, serait un agent d'intoxication pour les liquides d'abord, et par suite occasionnerait ces lésions graves, profondes, dont l'ensemble constitue la peste. Cet agent varie de durée et de violence suivant les années, les saisons, les vicissitudes atmosphériques, les degrés d'insalubrité, etc.; mais il est permanent. C'est pour cela qu'on voit cette maladie se manifester annuellement sous des formes diverses et avec plus ou moins de vigueur. Elle apparaît plus ou moins habituellement sous la forme sporadique, et dans ce cas, elle est ordinairement bénigne, à moins que des conditions accessoires ne viennent lui donner un caractère plus alarmant ; ou bien, se déchaînant sous la forme épidémique sur une vaste et large surface, elle parcourt ses phases avec une effroyable violence et une étonnante rapidité, et sous ce dernier aspect, elle se montre chaque fois avec des différences notables d'intensité. Ainsi, la peste de 1841 a été moins meurtrière que celle de 1835; en outre, chaque épidémie porte l'empreinte des maladies de l'époque; il m'a semblé aussi que chaque contrée lui donne une teinte particulière. Au Caire, l'épidémie pestilentielle affecte toujours une même saison ; elle se déclare constamment entre l'équinoxe du printemps et le solstice d'été, il n'y a que quelques cas sporadiques qui s'étendent au-delà de ces limites. Je n'ai jamais vu une épizootie quelconque précéder, accompagner ou suivre une période pestilentielle.

Une bonne physique des lieux, une topographie médicale exacte de l'Égypte et de toutes les zones où la peste promène ses ravages, fourniraient indubitablement de précieux documents pour éclairer son étiologie encore si obscure (1).

L'action de l'agent pestilentiel s'exerce de préférence sur les personnes prédisposées. Les causes prédisposantes et déterminantes ont été signalées dans l'ouvrage précité du docteur Clot-Bey; je m'abstiens de les énumérer.

(1) Voyez *Annales d'hygiène publique et de médecine légale*. Paris, 1844 t. XXXI, pag. 35, 317.

Les personnes qui vivent dans un milieu pestilentiel épidémique éprouvent presque toutes les premières atteintes du mal d'une manière plus ou moins prononcée ; parmi elles je comprends indistinctement celles qui sont renfermées dans les quarantaines et celles qui sont en libre pratique. Toutes souffrent d'un certain malaise, sentent des douleurs glandulaires vagues, errantes, quelquefois fixes et très vives. Ce sont les prodromes, les signes avant-coureurs de la maladie. On pourrait dire que toute une population a la peste avec cette première nuance, et se trouve placée dans un état imminent d'une invasion plus marquée, que la moindre cause suffit souvent pour déterminer.

Quant aux symptômes si bien connus et décrits par plusieurs médecins savants, je n'ai rien a ajouter à ce qu'ils ont dit ; j'observerai toutefois que dès le commencement et pendant le cours de cette année, les fièvres intermittentes ayant été les affections les plus fréquentes, il est arrivé très souvent, lors de la dernière épidémie, que la peste débutait sous la forme d'une véritable fièvre intermittente. La période algide était forte et longue, la pyrexie violente, puis succédaient d'abondantes sueurs qui abattaient considérablement le malade. Ensuite, au temps de l'accès suivant se déroulaient avec exacerbation les symptômes non équivoques de la peste, au milieu desquels apparaissaient constamment des vésicules nacrées, indice du charbon. Ces cas se sont presque toujours terminés d'une manière funeste, et se rencontraient le plus fréquemment dans les premiers temps de la maladie. D'autres fois, les symptômes présentaient moins de gravité ; le malade était calme, conservant presque intègres ses facultés intellectuelles ; la fièvre était peu intense, la céphalalgie presque nulle, tout paraissait pronostiquer une terminaison heureuse, et ce nonobstant, la mort survenait comme une froide dérision de cette traîtresse espérance. Il y a souvent des symptômes évidents de gastrite, d'entérite, de bronchite, de pneumonie, de péritonite, etc.; mais dans tous les cas ils sont intercurrents, rendent la maladie plus complexe sans nullement constituer son essence. Une femme enceinte contracte la peste, avorte et meurt avec la complication d'une péritonite intense. De semblables faits se rencontrent fréquemment dans la pratique.

Comme on ne peut émettre que des hypothèses sur la cause et la nature de la peste, il est partant impossible de préciser un traitement méthodique et bien déterminé. Après de nombreux essais infructueux, ce qui m'a paru le plus rationnel, c'est de faire la médecine symptomatique. La violence de la fièvre, l'exagération des autres symptômes, surtout l'imminence d'une congestion vers quelque viscère important, me portaient tout naturellement à pratiquer au préalable une bonne saignée; elle se réitérait quelquefois. Communément un amendement immédiat et notable paraissait en être le résultat, mais ce mieux ne se maintenait pas longtemps, et je dois avouer qu'en général, je n'ai pas retiré de cette opération des succès bien signalés. Si les symptômes cérébraux étaient prédominants, je prescrivais un nombre suffisant de sangsues derrière les oreilles, de linges trempés dans de l'eau froide autour de la tête, des bains de pieds sinapisés, des vésicatoires aux jambes; pour boisson des limonades végétales; si l'appareil digestif présentait des lésions graves, les sangsues étaient appliquées à la région épigastrique. Cependant ce que j'avais surtout en vue, c'était de provoquer une transpiration abondante; ainsi, chaque fois que l'état général du malade, surtout celui des voies digestives, le permettait, j'avais recours aux sudorifiques, et j'ai lieu de croire qu'ils sont ce qu'il y a de plus convenable; ils ont souvent produit une amélioration sensible, et peut-être quelquefois contribué à la guérison. Quand le mal se présentait sous la forme de fièvre intermittente, j'administrais le sulfate de quinine : presque toujours l'accès suivant était enrayé, quelquefois même la marche de la maladie se modifiait; je n'oserais cependant attribuer aucun succès à l'emploi de ce remède. Dans les constitutions grêles et détériorées, la maladie signale ses phases par des symptômes habituellement moins alarmants, et le pronostic est en général moins fâcheux. Dans ces cas j'appliquais deux, quatre vésicatoires sur diverses parties du corps, je prescrivais des potions fortement éthérées ou camphrées, et je terminais le traitement en variant l'administration des stimulants diffusibles. Quand j'avais le bonheur d'être appelé dès le début, je m'empressais de recommander un changement de domicile, et, s'il était possible, je faisais transporter mes malades dans des lieux élevés, secs et bien aérés. Presque toujours la maladie prenait alors une physionomie plus rassurante, et les phénomènes morbides résistaient moins aux efforts combinés de la nature et d'une saine thérapeutique. Je n'ai employé sur les bubons et les charbons que des topiques émollients, car je ne pense pas qu'il soit nécessaire d'en hâter le développement ou d'en arrêter le cours; ils existent dans des conditions entièrement dépendantes de l'état général du mal, dont ils suivent les degrés, et sont les signes les plus caractéristiques.

La contagion de la peste est encore de nos jours une question de controverse irritante où le flambeau de la raison n'a pas toujours servi de guide. Sa solution complète ne pourra s'obtenir qu'à l'aide d'une observation judicieuse et impartiale des faits d'abord, puis de leur interprétation rationnelle et logique par des hommes compétents. Quoique placé sur un théâtre où des cas de peste se manifestent chaque année, je restai longtemps indécis avant de formuler une opinion arrêtée à ce sujet. Dans cet état j'abordai franchement la question, j'examinai souvent, et de près, avec calme et sans prévention, et j'acquis ainsi la plus intime conviction que la peste n'est pas contagieuse. Ce qui a seulement et successivement fourni les éléments de cette conviction profonde, c'est la quantité de faits desquels j'étais annuellement témoin, tous constatant l'innocuité du contact médiat ou immédiat d'un pestiféré. Dans un cas de peste sporadique, les parents, les amis, les domestiques, les visiteurs touchent, soignent le malade, s'asseyent sur son lit et l'approchent en tous sens. Jamais, à ma connaissance, la maladie ne s'est communiquée par cette voie à qui que ce soit. Un nouveau cas surgit dans le même quartier ou sur un autre point de la ville qui n'avait eu nul rapport avec le premier, et se comporte de même. Mais citons des observations encore toutes récentes et bien présentes à notre mémoire sur la dernière épidémie; elles sont de notoriété publique et faites pour ébranler l'incrédulité la plus sceptique.

Le nommé Thomas Scander, âgé de quatorze ans, fils de parents grecs à l'Esbéquiè, est atteint de peste le 12 avril. Sa mère inconsolable ne le quitte pas un seul instant; son père l'embrasse souvent; tous les gens de la maison l'approchent, le touchent.

Le jeune malade meurt au bout de six jours, et toute la maison reste saine.

Une jeune fille de cinq ans, dans la maison Saad-Pinto, au quartier des Juifs, est prise de peste. Elle est constamment soignée par sa mère, entourée de ses jeunes frères, sœurs et cousines, touchée par tous les gens de la maison. La petite pestiférée meurt, et toute la nombreuse famille reste intacte.

Deux jeunes Turcs, âgés à peu près de vingt à vingt-quatre ans, appartenant au cadi, grand-juge impérial du Caire, sont pris de peste presque en même temps; ils sont couchés dans la même chambre; la maladie est violente; tout le nombreux personnel attaché au Mékiémet (palais de justice) viennent les voir; tous leur prennent les mains, les consolent. On les soigne, on les touche, aucune précaution n'est prise. Les deux pestiférés meurent à peu de temps d'intervalle l'un de l'autre; aucun nouveau cas n'apparaît nulle part dans toute cette vaste enceinte.

La femme d'un de mes domestiques mourut de peste après trois jours de maladie. Comme il est d'usage chez les Arabes, aucune précaution n'avait été prise, on l'avait soignée tout comme pour une autre affection. Ni sa mère, ni sa sœur, ni ses enfants ne contractèrent le mal. Le veuf se remaria au bout de quinze jours.

Dans le quartier arménien, le nommé Chékour, tisserand, fut atteint de peste; au bout de huit jours, la convalescence s'établit. La maladie ne se manifesta sur personne des nombreux artisans qui n'avaient cessé d'avoir des communications avec lui.

La fille de Halil-Siglet, âgée de douze ans, dans une maison attenant à la mienne, où on était en quarantaine, tombe malade de la peste. A l'imitation de ce qu'on me voyait faire, tout le monde se mit en contact presque incessant avec la jeune pestiférée. Elle guérit au bout de quinze jours; aucun autre cas ne se révèle sur personne des nombreux habitants de cette maison.

Antoine Mouchtar, âgé de vingt-quatre ans, reclus en quarantaine, est nonobstant atteint de la peste. Une grande partie de sa nombreuse famille évacue la maison, il ne reste près de lui que sa mère, son frère, sa petite sœur et des servantes. Il est soigné avec zèle et affection, on est constamment autour de lui, sur son lit. Il meurt après dix jours de maladie. Aucun cas de peste ne se déclare sur personne, ni sur ceux qui avaient quitté la maison, ni sur ceux qui sont restés près de lui.

La jeune femme d'un nommé Sgnerous, écrivain, chef de bureau près le gouverneur de la ville, effrayée des ravages de la peste, se maintenait en quarantaine; isolée avec un petit nombre de gens de service, et ne communiquait ni avec son mari, qui vaquait à ses fonctions, ni avec le reste du personnel de la maison. Elle contracte la peste. A ma première visite, je cherche à dissiper la terreur qui s'était emparée de tous; à mon exemple, tout le monde s'approche; on la soigne, on la touche, son mari lui prodigue les soins les plus tendres. Elle meurt au bout de cinq jours. La maladie ne fut transmise à personne, pas plus à tous ceux qui l'avaient approchée qu'à un enfant qu'elle allaitait et qui est resté près de sa mère jusqu'à sa mort.

Madame Roubio, guidée par une sollicitude maternelle, prévoyante, voulut, pour mieux s'assurer de la stricte observation de la quarantaine chez elle, y veiller elle-même. Elle congédia tous ses domestiques dès le commencement de l'épidémie. Elle fit bonne garde, exécuta minutieusement toutes les mille formalités d'une semblable séquestration. Malgré toutes ces précautions, elle fut elle-même atteinte de peste. Alors, j'eus libre accès auprès d'elle; elle guérit. La maladie avait été assez grave; elle se limita à cette dame seule, ne passa ni à son mari, qui la soignait affectueusement, ni à ses enfants, dont elle allaitait le plus jeune, et qui n'a cessé de coucher avec elle.

Je pourrais relater une quantité de faits de ce genre qui, dans mon esprit, ne laissent pas le moindre doute sur la non-contagionabilité de la peste; mais passons à une autre série de faits, qui ne sont pas moins incontestables que ceux que je viens de citer. Il arrive parfois qu'une maison est envahie par la peste, et presque tous ses habitants la contractent; qu'elle exerce ses ravages de préférence sur tel ou tel quartier, sans que des raisons hygiéniques puissent être invoquées pour expliquer suffisamment ce choix fatal. La même chose a lieu dans le choléra, la dysenterie, l'ophthalmie, etc., etc., maladies universellement reconnues non contagieuses, et sous ce rapport la peste peut être rangée dans la même catégorie. Faut-il admettre pour la peste, ainsi que pour ces maladies, de certains courants, de certaines influences locales, ou bien une sphère miasmatique qui s'établirait autour des malades, constituant ainsi des risques de plus en temps d'épidémie surtout, pour les personnes qui resteraient longtemps soumises à leur action? Je ne sais à quelles causes attribuer ces phénomènes; mais ce que je sais de positif, c'est qu'on entre et que l'on sort impunément de ces lieux d'infection. D'un autre côté, je n'ai jamais vu que ces foyers aient irradié la peste autour d'eux, ou que de là elle se soit propagée au loin; il faut nécessairement qu'un milieu épidémique lui soit constitué pour qu'elle puisse exercer et promener ses ravages dans une vaste circonférence.

En 1834, au mois de juin, pendant la fameuse insurrection qui ensanglanta la Judée, les révoltés pillaient et saccageaient la ville de Jérusalem. Les nombreux chrétiens du rit catholique s'étaient réfugiés dans le couvent de Saint-Sauveur de cette ville. Au bout de dix à douze jours de réclusion, je remarquai des cas de peste parmi cette population en détresse, entassée pêle-mêle dans les dortoirs, sur et sous les escaliers, dans les cours et autres remises de cette vaste enceinte. Après vingt-cinq jours d'attente, Ibrahim-Pacha arriva enfin, et la ville fut délivrée. Les R. R. pères, consternés, s'empressèrent de faire évacuer leur demeure à tout ce peuple, et se renfermèrent en quarantaine stricte, et telle que la peur sait l'inspirer. Qu'arriva-t-il? De tous ceux qui avaient quitté le couvent, 3 seulement moururent quatre ou cinq jours après; mais sur 53 religieux qui croyaient se préserver de la peste par l'isolement, il en mourut 22. Dans la ville, il y eut encore onze autres cas parmi les Grecs, les Arméniens et les mahométans. Je n'en observai qu'un seul sur un soldat à l'hôpital, qui mourut, et tout se borna là. Maintenant quel rôle a pu jouer l'infection dans le fait que je viens de citer? Je m'abstiens de l'interpréter; il est souvent sage de résister au désir, si naturel d'ailleurs, de vouloir tout expliquer. Cependant il me parait clair qu'on devrait, en pareilles circonstances, disséminer les pestiférés dans divers lieux, au lieu de les entasser avec les compromis, comme on les désigne, dans un enclos restreint où l'on n'a pas toujours tenu compte des lois de l'hygiène.

Il serait temps que des usages aussi contraires fussent changés, qu'une législation mieux informée prît des mesures sanitaires plus en harmonie avec l'époque et les connaissances actuelles. Il serait surtout à désirer qu'une morale éclairée jetât l'anathème sur le funeste préjugé de la contagion, qui, au temps de l'épidémie, détruit les rapports sociaux d'une manière brutale, et souvent rompt lâchement les liens de famille et de parenté. Après cela, n'est-il pas déplorable de voir les intérêts, les passions, entrer en lice pour militer en faveur d'une opinion, cauchemar des timides, qui tire son origine et son aliment de la crainte, de l'ignorance, ou d'observations superficielles et faites avec des idées préconçues?

N° XX.

Rapport sur la peste, *de* M. le docteur Perron, *directeur de l'École de médecine du Caire*, *adressé au conseil général de santé du Caire en août* 1841.

Vous m'avez demandé quelques notes et réflexions sur les cas de peste qui se sont présentés à moi cette année; je me fais un plaisir de répondre à votre désir.

Je ne parlerai pas des symptômes de la peste, je ne ferais que répéter ce qu'a déjà tracé M. le général Clot-Bey dans son ouvrage sur la peste. Je ne vous entretiendrai, pour ce que j'ai vu, que de ce qui constitue la question vivante relativement à cette maladie, c'est-à-dire de ce qui regarde la contagion et le traitement.

Vous savez que nous reçûmes l'ordre à l'école que je dirige de mettre les élèves en quarantaine; alors je demandai de quelle manière nous devions exécuter cet ordre, vu les relations nécessaires et journalières que l'instruction pratique des élèves et nos devoirs nous obligent, professeurs et élèves, d'avoir sans cesse avec les malades que nous recevons tous les jours à Kasr-el-Aïn.

Conséquemment aux indications qui me furent transmises, rien ne fut changé ni dans nos travaux, ni dans nos relations de service à l'hôpital ; et tout ce que nous pûmes faire de quarantaine pour obéir, autant que l'état des choses nous le permettait, aux ordres qui nous avaient été envoyés, fut simplement de garder les élèves enfermés dans l'école, sans leur permettre la sortie habituelle du vendredi.

Du reste, ce furent eux qui, avec les aides, sous-aides et répétiteurs de l'école, étaient à tour de rôle (pour les élèves de première classe seulement) chargés de recevoir *tous les malades* arrivant à l'hôpital, de les examiner pour les distribuer dans les salles, selon la nature de la maladie. Par eux, plusieurs pestiférés furent admis à l'établissement, et cela jusqu'à ce que le lazaret, disposé plus tard pour ces malades, fût ouvert et mis en fonction, et jusqu'à ce qu'un certain nombre d'aides et de sous-aides, venus de leurs régiments et placés en dépôt à l'hôpital, suffit au remplacement de nos élèves pour la réception des malades. Mais encore alors nos élèves n'en continuèrent pas moins tous les jours les visites avec les médecins, et virent et touchèrent quelques pestiférés dont la maladie se déclara après leur entrée dans nos salles de malades.

D'autre part, l'hôpital ne fut pas et ne pouvait pas être un seul moment mis en quarantaine ; les employés subalternes et une foule d'autres personnes, sans compter les malades, y entraient et en sortaient sans cesse ; les domestiques du lazaret, où furent traités ensuite isolément d'autres malades, les pestiférés venant des régiments et de la ville venaient tous les jours prendre à l'hôpital, à la pharmacie et à la cuisine, les objets de service, les médicaments et la nourriture ; et pour cela, il leur fallait forcément, d'après la disposition des localités, traverser l'école et toucher les élèves. Par conséquent, les contacts dits *impurs* furent continuels entre le personnel de l'hôpital, les malades arrivant du dehors et notre personnel, professeurs et élèves. Tout nous empêchait de faire quarantaine, et, en vérité, nul de nous ne pensait qu'elle pût nous être utile en rien. Nous disions même : « C'est une mauvaise leçon à donner à des médecins, que de les » mettre en quarantaine. Que deviendront les malades si les mé- » decins les évitent? Que feront les soldats si on apprend aux of-

» ficiers à fuir au moment du combat? Que feront-ils, les sol- » dats, si, même en admettant que le péril soit incertain, ils » reçoivent de leurs chefs des leçons de peur? » Et si tout le monde venait malheureusement à supposer l'utilité de la quarantaine, que deviendrait-on dans toute la ville, dans toute l'Égypte?

D'après notre conduite durant la peste, nous eussions dû, si la contagion était vraie, être vivement attaqués. Il n'en fut pas ainsi. Il n'y eut que six de nos élèves qui furent frappés de la maladie; un d'eux était alors dans une salle de vénériens; trois sont morts. C'était alors l'époque où le lazaret était établi. Nos six élèves, selon les ordres donnés, y furent envoyés. Je n'osai pas, par obéissance, les traiter dans nos salles de malades. Ceci se passait dans la première moitié du temps de la quarantaine. Je dois faire remarquer que, parmi nos élèves attaqués, quatre n'avaient pas de service à l'hôpital et n'y entraient pas.

La peste une fois apparue parmi nos élèves, qui sans cesse sont mêlés entre eux dans leurs travaux et leurs exercices, qui chaque jour sont au milieu des malades, c'est-à-dire dans des conditions peu favorables de salubrité, il me semble que s'il était vrai que la propagation pestilentielle se fait par contact médiat ou immédiat, par contagion, la maladie aurait sévi au milieu de nous au moins dans la même proportion de violence que celle qu'elle montra dans la ville à certains moments... Apparemment, diront les contagionnaires, que tous, tant que nous étions, nous ne fûmes pas alors bien *disposés*. Voilà une excellente raison; elle est si excellente que je ne me donnerai pas la peine d'y répondre. Cependant nous avons eu, durant cette époque, plus de vingt élèves violemment attaqués de typhus, le frère jumeau de la peste; tous guérirent par les moyens antiphlogistiques énergiques.

Mais voici bien une autre affaire qui peut-être paraîtra de quelque valeur, même aux contagionistes, que nous appelons justement à poils et à plumes.

Lorsque notre professeur de clinique interne, M. Emangard, quitta l'École de médecine, je me chargeai de ses fonctions. Déjà, lui, avait eu quatre cas de peste où la maladie s'était développée dans ses salles, et qu'il avait gardés, traités et guéris (1).

(1) Voyez Emangard, *Mémoire sur la peste observée en Égypte en 1836 et 1837*, Paris, 1837, in-8.

Quand il fut parti, je voyais avec peine que nous allions passer cette épidémie sans que nos élèves eussent pu bien observer la peste. Cela me paraissait un contre-sens, une faute monstrueuse sous le rapport de l'enseignement, dans une école de médecine, et surtout en Égypte. J'épiai les pestiférés qui allaient se présenter parmi les malades arrivants, et en trois ou quatre jours j'en fis entrer dix dans une salle de clinique. J'eus donc matière à parler de la peste aux élèves, et pendant au moins quinze jours nous ne nous entretînmes que de cette maladie. Il fallait profiter de l'occasion.

Le premier malade qui s'offrit à nous fut un soldat, qu'on amena un quart d'heure environ avant la visite du soir. Il avait l'hébétude et tout l'aspect des pestiférés gravement atteints. Toutefois il voulut et put monter lui-même dans la salle de clinique, donnant le bras à un domestique. Nous allâmes à la visite, et notre homme était mort. Environ une heure après, nous fîmes l'autopsie : c'est la première que les élèves aient faite et vue; elle les intéressa vivement, et j'eus occasion de parler alors de la nature pathologique de la maladie. MM. Schafay et Soubky, professeurs à notre école, étaient présents, et remarquèrent avec intérêt tous les caractères nécropsiques de la peste, car ils étaient complets : pétéchies à la peau et sur toute la muqueuse de l'estomac; quelques unes sur les intestins, sur la séreuse du cœur, sur les bassinets des reins; tous les intestins d'un rouge peu intense, depuis l'estomac jusqu'auprès du rectum, qui tranchait au-dessous de la masse intestinale par sa couleur pâle et normale; les veines de l'épiploon gorgées de sang, ainsi que la veine porte et la veine cave; toute la fosse iliaque droite, depuis le haut du psoas, ayant son tissu cellulaire et ses muscles noirs et infiltrés de sang; la rate volumineuse; les glandes mésentériques très gonflées, dures et rouges; bubon volumineux à l'aisselle droite, etc. J'indique rapidement ces quelques caractères cadavériques, parce que je vais en tirer tout-à-l'heure des conséquences.

Un soldat fort et vigoureux nous fut amené d'une autre salle de malades dans notre clinique. Il avait la peste caractérisée par ses symptômes généraux très évidents, et par un énorme bubon au-dessous de l'aine droite. Il était atteint depuis trois jours. Je le fis saigner abondamment (au moins 20 onces de sang) ; c'était le matin. Le soir, il me sembla apercevoir quelque relâchement dans les symptômes. Je renouvelai la saignée, car le pouls avait conservé sa force. Le lendemain, le pouls était au même état que la veille ; le délire continuait, la langue était sèche et rouge. Je prescrivis une troisième saignée, puis, pour le milieu du jour, dix à douze ventouses scarifiées sur l'épigastre : nous n'avions pas de sangsues. L'hébétude était diminuée le soir; la langue semblait tendre à s'humecter et à s'élargir. Je fis saigner encore, et, pour la nuit, j'ordonnai de faire en trois fois, à deux heures de distance chaque fois, une application d'une quinzaine de ventouses scarifiées; et sans cesse les élèves de garde renouvelaient, jour et nuit, les fomentations sur l'abdomen, donnaient à boire au malade, soit de l'eau, soit un peu de limonade végétale très légère, et lui répétaient les lavements émollients. Le lendemain, à la visite du soir, un charbon s'était formé à l'état de bulle livide à la partie moyenne et externe de la jambe droite ; je le fis cautériser de suite par le feu. Déjà, dans une étendue de plus de 2 pouces autour de la bulle, la peau était rouge-grisâtre, gonflée, et allait visiblement à la mortification. Le lendemain matin, la rougeur et le gonflement avaient cessé ; la jambe n'était plus douloureuse; le malade se sentait mieux ; le pouls était assez fort et plein. Je pratiquai encore une saignée, et, bien entendu, la diète fut toujours complète.

Pendant seize jours que nous conservâmes le malade, nous insistâmes sur tous les moyens antiphlogistiques ; nous fîmes treize saignées du bras et une du pied, et un nombre considérable de ventouses scarifiées furent appliquées sur le ventre. La sensibilité abdominale profonde diminua, le délire cessa, le malade demanda même à manger : c'était alors le dixième jour. De ce jour, la langue avait perdu sa rongeur et s'était humectée sur les bords, mais elle restait sèche et assez dure au milieu ; les environs de l'escarre charbonneuse, qui se détachait un peu, laissaient voir une chair blafarde dont je ne pus ensuite ranimer la rougeur. Le bubon était gros, profond et dépassait l'arcade crurale du côté de l'abdomen.

Je crus pouvoir déduire physiologiquement de cette extension du bubon, de la persistance de la sécheresse de la langue, malgré la disparition de sa rougeur, que les glandes mésentériques n'avaient pas été ramenées à leur état naturel, et que le traitement antiphlogistique vigoureux que nous avions employé et sous l'influence duquel le pouls ne diminuait ni de force ni de plénitude, n'avait pu décider la résolution de ce système glandulaire, et je pronostiquai dès lors la mort du malade. En effet, dès le douzième jour, les accidents cérébraux commencèrent à se renouveler; ensuite ils persistèrent, malgré tous les moyens que nous employâmes; le quinzième jour le pouls baissa, et le seizième le malade mourut.

L'autopsie, comme je l'avais prévu, ne nous offrit rien de semblable à ce que nous rencontrâmes dans la première. Nulle rougeur dans aucune partie des intestins; aucune pétéchie ni à l'intérieur ni à l'extérieur; aucun épanchement sanguin autour des grosses veines abdominales; la rate avait son volume ordinaire; en un mot, tout était à l'état parfaitement sain et normal, excepté les glandes mésentériques et celles du bubon. Un grand nombre de celles du mésentère étaient gonflées et la plupart d'entre elles jusqu'à avoir à peu près le volume d'une noix. Presque toutes celles qui étaient à ce degré de développement et même beaucoup au-dessous étaient autant de masses molles, se crevant sous une pression modérée des doigts et donnant un putrilage fluent, de couleur claire de lie de vin. A l'aine droite, les glandes les plus profondes, au-dessus et au-dessous de l'arcade crurale, s'écrasaient sous les doigts en un semblable putrilage.

D'après cet état de choses, il me semble loisible de dire que l'inflammation générale a été détruite par le traitement que nous avons appliqué, et que les glandes mésentériques, lorsque le malade nous arriva, étaient par trop avancées dans l'inflammation et dans ses effets pour pouvoir être guéries par quelque moyen thérapeutique que ce fût; que quelque puissance de résolution qu'ait provoqué l'emploi d'abondantes évacuations sanguines, elle n'a pas suffi à *rappeler* les glandes à leur normalité; qu'enfin la sécheresse de la langue, qui a persisté même sans aucune rougeur, est un signe, au moins dans le genre de thérapeutique que nous avons suivi, qui annonce ce qu'il y a à espérer ou à craindre relativement à la résolution des glandes mésentériques, c'est-à-dire relativement à la guérison du malade. Car, quelle que soit l'opinion qu'on admette sur le principe de développement de la peste, c'est-à-dire soit que l'inflammation commence par les glandes mésentériques, soit qu'elle commence par les intestins eux-mêmes, il me parait certain aujourd'hui que c'est ce système d'organes réunis qui réclame le plus instamment les secours rapides et actifs de la médecine. Nous avons vu, dans l'autopsie qui précède celle-ci, cet ensemble d'organes à un état pathologique inflammatoire simultané.

Mais, à l'aspect, le degré de phlegmasie ne paraissait pas suffisant pour accuser la mort. Il y a donc quelque chose de particuller dans la manière dont les organes sont affectés, quelque chose en dehors des lois ordinaires, et ce ne peut être, je pense, que ce qu'on appelle *influence épidémique*, c'est-à-dire ce qui fait de toute maladie, même légère, sous le nom de laquelle il paraît, une cause redoutable de mort. Toutefois, quelle que soit cette influence terrible, comme elle se montre dans la maladie qui nous occupe par des caractères inflammatoires, c'est selon le sens de la maladie elle-même, selon le sens phlegmasique qu'il est rationnel de traiter le malade. D'autre part, n'est-il pas encore physiologique de provoquer par d'abondantes évacuations sanguines la résorption et la remise en circulation de ces masses de sang épanchées autour des gros vaisseaux veineux abdominaux et tenues en arrêt dans ces mêmes vaisseaux? N'est-cc pas à cet embarras dans la circulation qu'on pourrait attribuer aussi les taches pétéchiales?

D'après ces réflexions, me rappelant d'ailleurs les résultats de nos autopsies à Abouzabel durant l'épidémie de 1835, et considérant aussi qu'*aucun* des médicaments que nous employâmes alors ne nous parut un seul moment agir sur les malades d'une manière avantageuse, et même en aucune manière, je crus devoir traiter les pestiférés par les évacuations sanguines abondantes et rapprochées, et mettre ainsi à l'épreuve les documents indiqués par M. Emangard. Ce moyen, par les résultats prompts et heureux qu'il m'a fournis cette année, me parait, jusqu'à nouvelle épreuve, préférable aux autres, et si, par malheur, moi ou quelqu'un des miens nous étions frappés de la peste, je ne voudrais pas que nous fussions traités autrement.

Des 7 pestiférés que *j'ai eus en traitement* à l'hôpital de Karr-el-Ain, 6 sont guéris ; car je ne compte pas le premier cas dont j'ai parlé et qui se termina par la mort avant que nous l'eussions vu; je ne compte pas non plus deux autres individus qui nous furent amenés au dernier degré de la maladie, dans un état de délire extrême, et que nous fûmes obligés de tenir liés sur deux lits rapprochés pendant la nuit qu'ils passèrent à l'hôpital. Vous le savez, toutes les maladies graves, aiguës et promptement mortelles, doivent, pour le succès, être traitées aussi près que possible de leur début, quand le malade a encore de la résistance vitale. Or, des deux individus dont je parle ici, et que je ne considère que comme deux sujets d'autopsie, l'un était sans pouls, sans parole, sans connaissance, sans chaleur aux extrémités; il s'agitait sans relâche sur son lit, etc. ; on ne put rien lui faire boire; les vésicatoires, les sinapismes appliqués simultanément restèrent sans effet. L'autre ne différait de celui-ci qu'en ce qu'il avait le pouls encore légèrement sensible et les extrémités chaudes.

D'autre part, je dois faire observer aussi que des 6 malades qui guérirent, 2 étaient de jeunes sujets d'environ une douzaine d'années, qu'ils étaient assez légèrement attaqués, et que probablement ils auraient guéri sans traitement. Je les traitai dans l'intention de prévenir en eux un développement plus grave de la peste. Mais les 4 autres furent des plus violemment attaqués : 2 eurent un charbon, l'un à la face externe de la jambe droite, l'autre au-dessous de l'ombilic. Pour ce dernier, jeune homme de vingt et quelques années et élève de l'école de cavalerie de Ghizeh, je lui ouvris quatre abcès bubonneux ; de plus, son charbon fut énorme. Je le circonscrivis tout d'abord par une ligne de feu; mais le lendemain quelques nouvelles bulles violacées débordèrent cette ligne ; j'en traçai une autre, et le charbon fut arrêté dans son envahissement... Il se détacha peu à peu une escarre considérable autour de laquelle les chairs parurent dès le principe tendre à la gangrène; mais, au bout de quelques jours, elles prirent un aspect louable. La plaie eut une large surface ;

elle ne fut cicatrisée, ainsi que celle qui résulta d'un bubon très profond à l'aine droite, que trois mois après l'entrée du malade à l'hôpital.

Tous ces pestiférés furent saignés au moins cinq ou six fois presque coup sur coup, et eurent un grand nombre de ventouses scarifiées appliquées sur le ventre et à la nuque. Après les deux, trois ou quatre premières saignées ou concurremment avec elles, j'aurais préféré des évacuations sanguines locales par les sangsues à celles faites par les ventouses, mais nous manquions de sangsues à l'hôpital. Je crois qu'après les premières saignées générales, l'application pour ainsi dire non interrompue de sangsues sur le ventre et à la nuque serait le moyen thérapeutique le plus efficace à employer. Je voudrais les renouveler aussitôt que l'écoulement du sang d'une application aurait cessé, de manière à avoir un bavement de sang continuel jusqu'à la disparition des symptômes graves.

Vous voyez qu'il y a loin de ce traitement à celui adopté par quelques uns du petit nombre de médecins qu'il y a au Caire. Ils ont répété que ceux qui ont été traités par la saignée sont morts : mais, de leur aveu, le plus grand nombre de ceux qu'ils ont traités autrement sont morts aussi. Je pense que la manière dont ils saignaient était trop méticuleuse. Je regarde comme nulle ou à peu près, et même comme dangereuse, une seule saignée, et surtout quand elle va seulement à 8 ou 10 onces de sang. Je n'ai jamais fait aux pestiférés une saignée qui n'ait été de 16, 18 ou 20 onces.

Il faut aussi ne se pas laisser trop imposer par l'état du pouls, par ses battements en apparence peu résistants. Je crois que, dans la peste, cette résistance ne doit pas être prise en considération aussi rigoureusement que dans les autres maladies aiguës ; car, après une, deux saignées, le pouls baisse à peine, et, dans ce cas, je la répète promptement. Je profite rapidement du temps pendant lequel le malade présente quelque force circulatoire ; je n'attends pas qu'un ou deux jours de maladie abattent le malade plus fortement que la saignée elle-même. Du reste, comme la faiblesse arrive parfois assez vite, c'est pour cela que je préférerais à tout moyen l'application permanente de sangsues de la manière que j'ai tout-à-l'heure indiquée.

Qu'on ait nié, comme on l'a fait au Caire, les résultats du traitement que j'ai mis en usage ; qu'on soit même allé jusqu'à l'autorité la plus élevée de la ville, les accuser de mensonge, assurer nettement que tous nos malades étaient morts, peu m'importe ; je ne fais nul cas de ces petites actions. Toutefois j'étais bien aise de vous donner quelque peu de détails à cet égard. Et vous savez d'ailleurs aussi bien que personne que nous ne traitons pas nos malades à huis clos, que nous sommes constamment accompagnés par vingt, trente, quarante élèves aux visites, que les portes de l'hôpital sont ouvertes à tout médecin qui vent *par ses yeux* y voir des malades et vérifier des faits. De plus, la plupart de MM. les professeurs de l'école et MM. Chedufau et Verdot ont vu plusieurs de ces malades, et quand je cédai la clinique interne à M. Duvigneau, il y avait encore quatre pestiférés en convalescence. Deux y sont encore aujourd'hui (16 djemad-el-aker) attendant la fin de la cicatrisation, l'un d'un bubon et d'une éruption ecthymatique qui lui survint à la jambe droite, l'autre d'un charbon et d'un bubon.

Vous voyez que notre médication fut bien simple ; mais les résultats me semblent bien supérieurs à ceux qu'on a attribués, cette année, surtout à l'émétique et au sulfate de quinine. J'ai eu un moment sous les yeux la liste des pestiférés traités par l'émétique à la quarantaine dépendante de notre hôpital ; je n'y ai rien trouvé des merveilleuses guérisons qu'on y avait prônées.

Je n'ai pas vu de liste de traitement par le sulfate de quinine ; mais, *à priori*, pour moi, je n'aperçois guère de médicament moins convenable que celui-là pour la maladie qui nous occupe... Dans ce monde chacun a sa lunette pour voir les faits ; on a pensé voir de l'intermittence ou à peu près dans la marche de la peste. Je ne sais pas s'il y en a plus que dans un typhus, une pneumonite, etc., mais moi je n'y en vois pas davantage. Ensuite tout le monde sait que le sulfate de quinine a une singulière action sur le cerveau, qu'il mène promptement à une hébétude assez remarquable, à la confusion des idées, à la torpeur des facultés intellectuelles même des personnes les plus saines qui en font usage pendant quelque temps, et je ne pense pas que le traitement par *similia similibus* soit bien logique dans la maladie grave dont nous nous entretenons ici.

Il ne me reste plus pour terminer cette lettre, qui s'est étendue beaucoup plus que je ne le voulais d'abord, qu'à vous dire quelques mots des autres pestiférés que j'ai eus sous la main.

Je remplaçai pendant une quinzaine de jours à notre seconde division de clinique M. Mohamed-el-Schafây, qui était malade. C'était à peu près vers le milieu du temps de l'épidémie. Il se présenta 3 pestiférés parmi des soldats entrés à l'hôpital depuis peu de jours, comme légèrement indisposés. Je les traitai par les évacuations sanguines abondantes, et ils guérirent tous les trois. Quelques jours auparavant 4 individus aussi gravement attaqués avaient été traités de la même manière par M. Emangard, dans la première division de clinique, et avaient été guéris.

Tout cela nous fait donc déjà 14 cas de peste guéris, sur 15 traités.

Quatre autres encore se développèrent sur les domestiques de ma maison, mais deux seulement furent très graves. Ils furent traités par les saignées, et guérirent.

Malgré l'apparition de la peste dans ma demeure, nous ne prîmes aucune des précautions dites sanitaires. Ne croyant pas aux articles de lois des quarantaines, nous laissâmes les malades chez nous. Ma femme même tint le bras d'une servante pendant qu'on la saignait, etc. Comme nulle émotion ni peur ne nous influençait, nous restâmes à nos habitudes ordinaires, bien persuadés que dans une épidémie rien au monde n'a puissance de garantir personne, et également persuadés aussi que la question de contagion de la peste est aujourd'hui une question oiseuse pour des gens raisonnables et raisonnants, et que sous ce rapport nous n'avions absolument rien à redouter. Je n'ai pas besoin de jurer que c'est en nous foi et conviction, car nul ne s'expose soi et sa famille, c'est-à-dire ce qu'il a de plus cher, même à l'apparence d'un danger. Ce serait une folie plus grande encore que la folie des amateurs de quarantaines, plus dérisoire que les mille et une frayeurs qu'inspirent un brin de plume, un poil, un légume, un lil, etc., plus aveugle que les mille et une pratiques que consacre le code quarantenaire, et auprès desquelles les cent mille et un préjugés ordinaires que les si clairvoyants et si philosophes européens reprochent aux Arabes, ne sont absolument rien en fait d'invention, de futilité et d'incroyable. Et à ce propos qui voudra jamais croire que cette année, au Caire, les prêtres-moines du presbytère italien aient poussé les scrupules de la peur jusqu'à prendre avec de petites pincettes l'hostie qu'ils donnaient aux fidèles communiants ? Ce fait est le plus joli qu'on puisse insérer dans les recettes des quaranteniers.

Je crains tout, cher Abner, et n'ai pas d'autre crainte.

C'est bien là le monde ! Partout les questions et les chapitres que traitent la frayeur et l'inexpérience sont les plus remplis de puérilités et de......

Néanmoins je dirai ceci : que celui qui a peur se cache, car il est déjà gravement malade ; que celui qui croit à la vertu préservatrice d'un bâton, prenne un bâton pour prophylactique et tienne à distance qui veut l'aborder ; que celui qui croit à la puissance vectrice des chats, des rats, et autres esprits malfaisants, ne dorme ni jour ni nuit, et qu'il garde contre ces rôdeurs suspects le fusil perpétuellement en joue ; que ceux qui sont de la secte dont le contagionisme illogique ne redoute rien du contact d'un pestiféré mort, parce que sa peste est morte avec lui, continuent à ne pas trembler s'ils reçoivent le contact d'un cadavre ; mais que tous les contagionistes continuent dans leur incompréhensible idée à éviter de toucher le moindre objet qui aura seulement frôlé un pestiféré vivant ou un mécréant bien portant qui a la folie de toucher des malades ; car ces contacts sont pleins de matière contagieuse, et la peur, c'est déjà la peste ; la paix et la tranquillité d'âme, voilà le meilleur bouclier.

On pourrait représenter toute la force logique de tous les raisonnements des quaranteniers dans ce remarquable syllogisme que j'ai entendu faire cette année : les moineaux, êtres très abondants ici, ne sont pas *susceptibles* de transporter la peste, car sans cela on ne pourrait pas faire quarantaine, vu qu'ils se fourrent partout. Or, nous faisons quarantaine, donc les moineaux ne sont pas *susceptibles*.

Mais laissons cela, et revenons au sérieux.

Constatons maintenant que la peste n'est plus un épouvantail pour les gens de bon sens; que presque personne de nous, médecins, n'hésite un moment à s'asseoir auprès d'un pestiféré, sur son lit, à rester assidu à ses côtés pour le secourir; que presque nul n'hésite à interroger le scalpel à la main les restes cadavériques de celui qui a succombé. Nous avons, il faut le dire, dépassé en cela tous nos devanciers d'ici et d'Europe. A l'école de médecine j'ai fait pratiquer les trois autopsies qui se sont présentées à nous par les élèves eux-mêmes. Le premier cadavre que nous ouvrîmes était encore tout chaud. L'autopsie fut longue... Personne de nous ne fut malade. Où donc encore était la propriété contagieuse de la peste pendant et après la vie des pestiférés? Avec des contacts longs, répétés chaque jour au moins deux fois, pourquoi personne de nous n'a-t-il été atteint? Cependant les circonstances étaient plus favorables que jamais; et l'épidémie n'étant pas très forte, il eût été assez facile de distinguer ce qui aurait appartenu à la contagion de ce qui eût dû être mis sur le compte de l'épidémie.

Mais que dis-je? Si la peste se propageait par contagion, et non par le fait mystérieux qu'on appelle épidémie, il ne devrait pas y avoir de développement moyen de la maladie dans une année plutôt que dans une autre. Car enfin la contagion une fois admise comme essentielle à la nature même de la peste, et la peste étant chez un ou plusieurs individus fortement développée, la force de contagion devrait être en raison directe de la violence de cette maladie; j'ajouterai même qu'il ne devrait jamais y avoir de peste sporadique. C'est donc à quelque chose de plus variable que la contagion dans sa manière d'être et dans son action, à des causes générales établies à tel ou tel degré de puissance qu'il est rationnel d'attribuer la propagation de la peste et les différences d'intensité et de nombre sous lesquelles elle paraît dans les différentes années. Et puis, qu'est-ce que le contagion d'une maladie qui cesse officiellement à telle saison, à telle époque de saison, à telle température de l'air, qui varie dans son intensité d'action avec les variétés atmosphériques d'humidité, de froid, de transitions brusques des températures du jour et de la nuit? Si on veut appeler cela contagion, on n'a plus rien à faire avec ce qu'on appelle contagion par contact des hommes et des choses.

Mais j'entre dans des explications qu'il n'est pas besoin de vous indiquer, et je veux clore ici. J'ajouterai seulement que la maladie vraiment dominante et même qui nous encombra à notre hôpital pendant presque toute la durée de la peste, fut le typhus, et il se montra à nous sous les caractères les plus violents. Cependant un très grand nombre de malades guérirent par les moyens antiphlogistiques énergiques. Nous eûmes aussi une quantité considérable de phlébites, surtout (ce qui est une circonstance remarquable) pendant le moment de l'intensité de la peste. Les précautions les plus attentives pour pratiquer les saignées n'empêchaient pas le développement de l'inflammation dans les veines du membre saigné, et les suppurations étaient considérables, difficiles à maîtriser et à guérir.

N° XXI.

Rapport sur la peste de 1841, *par M. le docteur* Penay, *médecin-major au* 3e *régiment de cavalerie en garnison à Neguillé (Basse-Égypte), adressé au conseil général de santé au Caire.*

Vers la fin du mois de mars 1841, la peste s'est déclarée dans le 3e régiment de cavalerie, campé auprès du village de Néguillé. Depuis deux mois environ, la maladie régnait à Alexandrie et dans d'autres lieux de la Basse-Égypte, sans que les communications fréquentes qui existaient entre les localités pestiférées et Néguillé eussent compromis ce village.

Les premiers cas de peste qui ont paru parmi les soldats du régiment se sont présentés à l'hôpital établi dans l'intérieur de Néguillé. Deux blessés, les premiers atteints, succombèrent en quelques heures. Aussitôt le colonel, d'après mes conseils, a éloigné le camp des habitants. L'hôpital a été établi sous des tentes, et le régiment soumis à la quarantaine, conformément aux ordres que j'avais reçus du conseil général de santé.

L'isolement a paru d'abord produire d'heureux effets. Pendant huit jours aucun cas de peste ne s'est présenté; mais ensuite, l'influence épidémique, qui semblait circonscrite dans l'enceinte du village, s'est répandue jusqu'au camp, et, malgré la quarantaine, la maladie a reparu parmi nous. Dès lors, l'affection a suivi la marche qu'affectent généralement les épidémies, et pendant un mois et demi que le régiment est resté campé aux environs de Néguillé, j'ai pu observer la maladie sur 35 individus.

Au commencement de mai, nous reçûmes l'ordre de partir pour Zagazig, village situé dans le Delta, près la branche droite du Nil. Nos pestiférés, au nombre de 12, dont plusieurs étaient dangereusement atteints, furent placés dans des barques ; mais vu la pénurie des moyens de transport, nous ne pûmes les isoler, et ils durent, pendant tout le voyage, rester en contact avec les ouvriers du régiment et les femmes des soldats, qui encombraient les bateaux.

A cette époque, bien que la maladie eût déjà perdu de son intensité, plusieurs pestiférés, comme je l'ai dit, étaient encore gravement malades, et l'état de trois ou quatre d'entre eux me faisait craindre qu'ils ne succombassent pendant la traversée. Heureusement il n'en fut pas ainsi. Dès qu'ils commencèrent à s'éloigner du foyer épidémique, les pestiférés éprouvèrent une amélioration sensible; et quand ils arrivèrent à Zagazig, après un trajet de dix jours, presque tous étaient convalescents; un seul avait succombé pendant le voyage. Quant aux personnes placées dans les barques, au milieu des malades, et qui se trouvaient en contact continuel avec eux, qui les aidaient à panser leurs bubons ou leurs charbons, et qui sans doute ne prenaient pas toujours la peine de se laver les mains après ces opérations, aucune d'entre elles n'a contracté la peste. Les pestiférés, arrivés à Zagazig, achevèrent de se rétablir ; ils y rencontrèrent les circonstances favorables qui les avaient entourés depuis leur départ de Néguillé, c'est-à-dire qu'ils trouvèrent un pays où la constitution épidémique ne s'était point développée. A Zagazig, pas plus qu'ailleurs, nos malades n'ont communiqué la peste à personne.

Pendant ce temps, la majeure partie du régiment qui était parti par terre de Néguillé pour se rendre au Caire, s'était trouvée dans d'autres circonstances que les gens des barques, et les conséquences avaient été différentes. Le régiment avait traversé une étendue de pays de vingt-cinq lieues environ, où régnait la constitution pestilentielle; et quoique les soldats ne se fussent point arrêtés dans les villages infectés, plusieurs avaient été atteints pendant le voyage; d'autres contractèrent la maladie en arrivant au Caire; mais les cas qui se déclarèrent à cette époque offrirent peu de gravité.

A la fin de mai nous quittâmes le Caire pour nous rendre à Bénésuef: alors s'éteignit entièrement la maladie; elle avait duré environ deux mois.

Durant ce laps de temps, 40 individus ont été attaqués. La moitié envion a succombé, et les décès ont eu lieu principalement pendant la première période de la maladie (1).

J'ai constaté que différents états de l'atmosphère exercent une action sensible sur le développement et la marche de la peste. Ainsi, j'ai observé que pendant le *khamsin* l'affection augmente d'intensité, suivant les journées où règne le vent du sud; j'ai vu des soldats qui s'étaient endormis au soleil se réveiller avec les symptômes de la maladie. Les Arabes ont fait probablement une semblable remarque, car ils disent que pendant la durée du *khamsin* il est malsain de dormir de jour. Une autre observation que j'ai faite, c'est que l'état de l'atmosphère a également une influence, et j'ai remarqué que lorsque l'horizon était nébuleux et chargé d'électricité, nous avions une quantité de malades plus considérable qu'à l'ordinaire.

Si on rapproche ces observations des faits qui sont relatés dans l'historique de la maladie, je crois qu'on sera obligé d'en conclure que la peste est épidémique, c'est-à-dire qu'elle prend naissance et se développe sous l'influence de diverses conditions météorologiques, ce que j'avais admis *à priori*.

Enfin, d'autres considérations tirées de l'analogie me sem-

(1) Pendant cette première période j'ai observé que la violence des symptômes était telle, que souvent on ne rencontrait chez le malade aucune trace de bubon ou de charbon. Ces signes ne se développent que lorsque la réaction est maintenue dans certaines limites. Ils ne paraissent point si celle-ci est trop violente, ou bien si elle n'a pas lieu.

blent confirmer pleinement cette proposition que M. le général Clot-Bey a proclamée un des premiers : je veux parler de la ressemblance qu'on observe entre la peste et plusieurs espèces de typhus. Tous les médecins qui ont vu l'affection pestilentielle ont constaté une identité frappante de caractères entre la maladie qui nous occupe et les diverses fièvres typhoïdes ; et la preuve de cette vérité, c'est qu'ils ont nommé la peste, typhus d'Orient. Mais de tous ces symptômes, il n'en est aucun qui offre plus d'analogie avec la peste que l'affection qu'on a nommée tour à tour fièvre typhoïde, fièvre ataxo-adynamique, etc. Entre les deux maladies, la ressemblance des symptômes, de la marche et des lésions observées sur le cadavre, est souvent telle, que si on changeait les cadavres de localités, on prendrait en Europe le pestiféré pour un individu atteint de dothinentérite, et réciproquement en Égypte, le typhoïde pour un homme atteint de la peste. Or, de l'avis de tous les médecins, les fièvres typhoïdes sont rangées dans la classe des maladies épidémiques (1). Pourquoi donc la peste ne rentrerait-elle pas dans la même catégorie ?

S'il est facile de prouver l'épidémicité de la peste, l'est-il autant de démontrer sa contagionabilité ? Malgré les assertions des contagionistes, je suis loin d'en être convaincu, et je dirai qu'au contraire tous les faits que j'ai observés m'ont donné la certitude que la maladie ne se développe point par le contact. J'ai cité, dans le cours de cette lettre, l'observation de 12 pestiférés avec lesquels furent entassés sur des barques pendant dix jours une centaine d'individus, sans qu'aucun d'eux eût contracté la maladie. Ce fait déjà me semble concluant, parce qu'aucune occasion n'était plus favorable à la contagion et à la propagation de la peste, si elle eût pu se développer par le contact. Mais il est d'autres faits qui se sont passés dans le régiment qui ne sont pas moins probants que celui que je viens de rappeler.

Durant le cours de l'épidémie, j'ai constaté que sur 40

(1) Voyez *Bulletin de l'Académie royale de médecine*, t. X, pag. 736, 842. — Louis, *Recherches sur la fièvre typhoïde*. Paris, 1841, t. II, pag. 377. — Gaultier de Claubry, *De l'identité du typhus et de la fièvre typhoïde*. Paris, 1844, pag. 324.

individus pestiférés, 2 seulement provenaient de la même tente. Tous les autres ont été atteints dans des tentes différentes. Pendant toute la durée de la maladie, aucun des malades de l'hôpital (à l'exception des deux premiers atteints à Néguillé) n'a contracté la peste, bien que chaque jour on déposât au milieu des rangs des fiévreux ou des blessés les pestiférés nouvellement attaqués qu'on apportait à l'hôpital pendant mon absence. Souvent ces pestiférés restèrent plusieurs heures au milieu des autres malades, jamais il n'en est résulté d'inconvénients. Enfin, aucune des personnes qui se sont trouvées dans le contact habituel des pestiférés, telles que les infirmiers ou domestiques de l'hôpital, le pharmacien, ni moi-même, n'avons éprouvé la plus légère atteinte de maladie. Où donc est la contagion de la peste ?

Sydenham disait, par expérience, que dans toutes les épidémies on devait s'abstenir des saignées, et que cette médication, qui était très efficace dans certaines affections, devenait nuisible quand celles-ci devenaient épidémiques. D'autres praticiens, qui considèrent la peste et les typhus comme des maladies asthéniques, conseillaient l'usage des toniques et des excitants. Broussais et son école disent que les affections pestilentielles ne sont que des gastro-entérites, et qu'il faut les attaquer par les antiphlogistiques.

Entre des autorités si respectables, j'ai dû rester dans le doute et n'aborder aucune méthode de traitement à l'exclusion d'une autre : aussi ai-je fait avec mes malades une médecine purement symptomatique.

J'ai saigné les individus vigoureux et sanguins et ceux chez lesquels la réaction était intense. J'ai donné des toniques aux malades chez lesquels les fonctions affaiblies me semblaient réclamer l'emploi de cette médication. J'ai administré quelquefois l'émétique au début de l'affection, quand les organes digestifs ne paraissaient point irrités. Mais aucune thérapeutique ne m'a semblé préférable à l'autre, c'est-à-dire que j'ai obtenu à peu près les mêmes résultats par toutes les méthodes. Au début de la maladie, j'ai perdu presque tous les pestiférés, malgré mes soins et mes efforts. Plus tard, quelques uns ont guéri sans que je puisse préciser quelle médication a produit sur eux les effets les plus heureux. Au déclin de la maladie, presque tous se sont sauvés, et la plupart sans autres remèdes que des topiques appliqués sur leurs charbons ou leurs bubons.

Ici se termine l'exposition des faits généraux et des réflexions que j'ai pu faire pendant deux mois que la peste a régné dans mon régiment. Les déductions que j'ai tirées de l'observation de ces faits, et qui sont exposés dans le cours de cette lettre, peuvent se résumer dans les propositions suivantes.

1° La peste est une affection épidémique qui se développe, comme toutes les épidémies, sous l'influence d'une constitution atmosphérique particulière.

2° Le virus pestilentiel, agent indispensable du développement de la peste, selon les contagionistes, est un être imaginaire qui n'a jamais existé que dans quelques esprits prévenus.

3° Il est difficile de préciser quel est le meilleur mode de traitement à employer dans la peste. Le spécifique de la maladie est encore à trouver.

—

N° XXII.

Rapport sur la peste qui a régné en Égypte en 1841, de M. le docteur Élia Rossi, *adressé au conseil général de santé au Caire.*

La contagionabilité de la peste est presque regardée comme un axiome en médecine; mais je crois que, de tous ceux qui ont écrit sur cette maladie, peu l'ont étudiée, et aucun ne l'a observée avec la tranquillité d'esprit et l'impartialité que demande la recherche de la vérité. La croyance en la contagion de la peste fut produite par la terreur que cette maladie sème partout; elle fut alimentée par l'ignorance et le manque de courage des médecins, qui, n'osant interroger la nature et s'attachant aux partis qu'ils regardaient comme prudents, ont forcé le sens des faits et expliqué suivant leurs préventions les circonstances les plus insignifiantes.

Maintenant, je n'affirmerai pas que l'opinion contraire soit vraie parce qu'elle est la mienne; mais je dirai que les anti-contagionistes ont montré plus d'amour de la science, plus de force de caractère et moins de précipitation dans leurs jugements.

Je vais en peu de mots donner l'histoire de la peste qui décima le 9e régiment de ligne cantonné à Damiette pendant l'année 1257 de l'hégire.

J'apporterai quelques réflexions que m'a suggérées l'étude de la maladie (1841).

La plus grande exactitude régnera dans les faits que je vais citer. Quant à mes réflexions, je les rapporterai avec toute leur naïveté, quelle que soit l'interprétation que l'on puisse en faire, parce que ce que l'on croit vrai aujourd'hui peut être trouvé faux demain, tant les idées et les opinions changent à mesure que les siècles s'écoulent.

Pendant les premiers jours où je fus à même d'étudier la peste, je me laissai dominer par la croyance en sa contagion, qui est propre à tranquilliser les esprits ; mais ensuite ce que je vis me força à changer d'idée ; il me fallut soutenir une lutte pénible pour étouffer en moi les germes que l'éducation y avait jetés, et cette lutte prouve la force des faits qui me portèrent à embrasser une opinion contre laquelle j'étais si grandement prévenu. Quelle que fût mon opinion particulière, j'ai toujours obéi, dans le service de mon régiment et dans celui de l'hôpital, aux règlements qui m'imposaient les lois sanitaires, et j'ai agi ainsi par un sentiment de timidité naturelle qui me portait à me méfier de mes lumières en présence d'une responsabilité aussi grande que celle qui pesait sur moi, l'existence de plusieurs milliers d'hommes étant mise en question.

Ce mémoire est divisé en trois points : le premier comprenant l'historique de la peste comme épidémique, ou le développement et la marche de la maladie ; le second est l'histoire de la peste comme maladie, ses symptômes et son traitement ; le troisième renferme une série d'observations et de raisonnements sur la contagion ou non-contagion de la peste.

§ I.

L'histoire d'un épidémie est incomplète si on ne débute pas par les maladies qui l'ont précédée, parce que, par ce moyen, on parvient à découvrir les causes qui ont amené son développement.

Il pourrait se faire que la peste qui régna d'une manière épidémique fût le résultat de la marche progressive d'autres maladies qui la précédèrent, et qu'elle eût été accrue par une accumulation graduée de la puissance morbide.

Dans ce cas, il faudrait exclure l'idée d'une origine par transmission, tandis que dans le cas contraire son action serait due à une diathèse atmosphérique quelconque.

Pendant l'hiver de l'année 1257 (1841), on remarqua que la petite-vérole faisait des ravages à Damiette. Par une singulière constitution de l'atmosphère, cette maladie atteignait avec plus de force les personnes qui avaient recours à l'inoculation de la vaccine, ce qui engagea le docteur Filiberti à empêcher toute vaccination.

Cependant le 27ᵉ et le 28ᵉ régiment, celui campé à Sananiè, en face de Damiette, sur l'autre rive du Nil; celui qui était en garnison à la forteresse de l'Erbé, à une heure de Damiette, près l'embouchure du fleuve, jouissaient d'une santé parfaite; malgré cela, les vieillards du pays annonçaient que vers la fin de l'hiver la peste se montrerait, à cause de la forte inondation du Nil de la saison précédente.

M. Filiberti et moi avions déjà remarqué des bubons pestilentiels chez un individu qui revenait de Rosette; il était depuis quatre jours en communication avec les habitants du pays lorsque les médecins furent appelés. Il mourut: alors tous ceux qui habitaient dans la maison furent mis en quarantaine; mais, favorisés par les gardiens, en qui la croyance au fatalisme étouffe toute idée de contagion, ils se sauvèrent et se répandirent dans la ville; la peste ne se propagea pas pour cela.

Évacuation de la Syrie par les troupes égyptiennes, et maladies apportées par l'armée, faisant suite au rapport du docteur E. Rossi.

Peu avant cette époque, les affaires politiques obligèrent l'armée égyptienne à évacuer la Syrie.

Cette retraite désastreuse, pendant laquelle le soldat souffrit de la faim, de la soif, de la fatigue des marches, l'entassement des individus dans les bâtiments de transport, amenèrent bientôt dans l'armée le développement d'un typhus malin, des dysenteries graves et des plaies gangréneuses. Parmi les régiments revenus en Égypte par Damiette, on vit un nombre considérable de malades; plus de 600 furent reçus dans l'hôpital de l'école d'infanterie à Sananié. A cette époque, les régiments 27e et 28e furent réformés, et on en fit un nouveau, qui fut le 9e, dont le 1er bataillon resta en garnison à l'Esbé, et les autres trois se rendirent à Sananié. Moi-même je partis alors pour le Caire, laissant un médecin arabe à la tête du service de santé du régiment.

Il est à noter que parmi les soldats arabes malades qui vinrent de Syrie, on n'en vit aucun présentant des symptômes qui fissent craindre la peste. Ainsi on ne peut pas dire que les soldats du 9e régiment qui les servaient aient reçu d'eux cette maladie : cependant les morts furent nombreux; leurs cadavres étaient abandonnés le long des chemins; les vivants semblaient des squelettes ambulants et répandaient une odeur rebutante, et l'atmosphère était imprégnée d'exhalaisons malsaines. La grande inondation du Nil et les causes que je viens de désigner font voir clairement qu'il y a eu un concours de circonstances très propres au développement de la peste dans un pays tel que la Basse-Égypte, où cette maladie est endémique, et où, suivant Desgenettes, elle a été cent fois observée dans cent lieux qui n'avaient entre eux aucune communication.

Quelque temps après, les malades venus de la Syrie évacuèrent l'hôpital du 9e régiment, dirigé alors par Hassan-Effendi et Dahuri, médecins arabes, en y laissant toutefois 15 ou 17 des leurs incapables de supporter le voyage.

La peste commence à se déclarer dans le camp.

Cependant le nombre des malades et des morts augmentait journellement dans le 9ᵉ régiment. Les rapports des médecins parlaient de l'existence du typhus ; mais le médecin chargé de la santé publique ne tarda pas à se convaincre que la maladie qui augmentait le chiffre ordinaire de la mortalité, c'était la peste. Il fit alors transporter l'hôpital hors de la ville, et l'environna, ainsi que le camp, d'un cordon sanitaire pour garantir les habitants de Damiette des dangers que pourraient produire leurs rapports avec les compromis. Après ces dispositions, les notes journalières envoyées par les médecins arabes annonçaient que le nombre des attaqués et des morts allait en augmentant et arrivait jusqu'à un 100ᵉ par jour.

La quarantaine, tant au dehors qu'en dedans, était aussi rigoureuse que possible ; mais dans l'intervalle toute précaution d'isolement était négligée.

Ce fut alors que le médecin de la santé fit venir du village d'Esbé le 1ᵉʳ bataillon, pour environner le camp et le pourvoir des vivres dont il avait besoin ; très peu de cas se manifestèrent dans ce 1ᵉʳ bataillon, qui ne cessa pas d'être en libre pratique. Sur ces entrefaites je revins à Damiette, et peu de jours après mon arrivée, j'annonçai à l'officier de santé que quelques cas de peste s'étaient glissés parmi eux. Mais, dans le régiment, la mortalité alla toujours croissant depuis le 1ᵉʳ safer, au dire des médecins arabes, jusqu'au 1ᵉʳ rabi acoel, époque à laquelle j'arrivais à Damiette, envoyé par le conseil général de santé, comme médecin-major de ce régiment.

État dans lequel j'ai trouvé le 9ᵉ régiment.

A peine arrivé, je me rendis dans l'hôpital, et là je trouvai 75 pestiféres : les uns, enveloppés dans leurs manteaux, rendaient le dernier soupir ; d'autres, en délire, cherchaient à se précipiter des balcons ; l'appartement qu'ils habitaient était sale et les lits manquaient du linge nécessaire. Je m'empressai de parer à tout ce désordre et à pourvoir les malades de tout ce dont ils avaient besoin.

J'allai ensuite au camp, où j'assistai à une autre scène de désolation ; j'y vis entassés sous la même tente des malades atteints de peste pêle-mêle avec des malades atteints d'autres maladies. Les casernes étaient pleines de soldats ayant des bubons et des charbons; en un mot, on peut dire que presque tous les hommes de ce camp étaient malades, et que ce n'était qu'un vaste hôpital.

Mesures prises.

Je sentis combien il était urgent d'isoler des personnes saines de celles qui étaient souffrantes ; cette précaution était nécescaire, même en admettant la non-contagionabilité de la peste.

Dans les visites journalières que je faisais à la caserne, j'expédiais les malades à l'hôpital, tellement que le 17 rami-ewel, entre pestiférés et autres malades, il entra environ 137 individus :

Le 18.	26
19.	15
20.	47
21.	42
22.	27
23.	121

Ainsi, dans six jours, 413 soldats, presque tous pestiférés, passèrent des casernes à l'hôpital. Comme on peut le voir, cette mesure, quelque prudente qu'elle fût, ne put pas arrêter ni même diminuer l'activité, l'intensité et le développement de la peste. Je songeai donc à lui opposer un moyen plus simple et plus efficace.

Le 23, je passai en revue tout le régiment; après avoir envoyé à l'hôpital tous les soldats qui me parurent présenter quelques légers symptômes de peste, je fis soumettre à un *spoglio* général ceux qui étaient en santé. Je les fis baigner dans le Nil, puis vêtir d'habillements propres et de tarbouches parfumés. Avec les seuls habits qu'ils venaient d'endosser et leur fusil, je les fis aller dans un lieu aride et désert, sur les bords du Nil, près du rivage de la mer. Là ils campèrent sous des tentes propres. L'hôpital alors contenait 680 malades, presque tous atteints de peste. Mais le camp en était exempt.

Diminution de l'épidémie.

L'effet de cette mesure fut prompt; bientôt après la maladie cessa presque entièrement de produire de nouveaux cas.

Le 24,	il n'y en eut que	3	nouveaux.
25.	. . . .	1	—
26.	. . . .	3	—
27.	. . . .	5	—
28.	. . . .	7	—
29.	. . . .	3	—
30.	. . . .	2	—
1 rabi-aker.	. . . .	0	—
2 —	. . . . .	0	—
3 —	. . . . .	3	—
4 —	. . . . .	4	—
5 —	. . . . .	3	—

Ainsi, dans douze jours, il n'y eut plus que 31 cas, et depuis le 5 rabi-aker la maladie cessa entièrement.

La peste passe au 1er bataillon.

Deux observations intéressantes se présentèrent après ce changement.

Première observation. Presque tous les cas de peste qui se montrent depuis le 24, jour du *spoglio*, ont lieu dans le 1er bataillon, qui s'était mis volontairement en quarantaine, et prenait toutes les précautions pour s'isoler des autres bataillons.

La peste laisse le régiment pour passer au 1er bataillon, qui précédemment n'avait compté aucun cas de peste.

Pendant que l'épidémie sévissait, la prépondérance de la constitution pestilentielle était manifeste; les maladies communes étaient plus rares.

Après le changement du camp, le typhus et les maladies ordinaires se montrèrent aussi fréquemment que la peste.

Induction à tirer de ces faits.

Le premier fait paraît démontrer le caractère épidémique de la peste, vu qu'elle s'est transportée, je dirai en corps et en âme d'un lieu dans un autre, et qu'elle ne fit des ravages dans un endroit qu'après avoir abandonné le premier plan qu'elle occupait. Cette particularité se manifeste dans l'histoire entière de l'épidémie.

La maladie ayant cessé dans le camp, passa à l'École d'infanterie, malgré la quarantaine rigoureuse qui y était observée; de là, elle attaqua les canonniers qui étaient cantonnés à l'Esbé. Elle alla ensuite à Damiette, mais cette ville en souffrit peu. Le jour du nokta, si désiré par les Arabes, arriva, et la peste disparut.

Le second fait prouve qu'il y eut des causes qui par l'accroissement de leur intensité ont graduellement augmenté l'épidémie.

La diminution et la cessation de la peste sont attribuées au *spurgo* et au campement des troupes. Lequel des deux fut le plus efficace? Analysons les faits et portons un jugement.

Le spurgo et le spoglio.

1° Plus de 100 soldats , sans compter les convalescents que nous y avons envoyés ensuite, restèrent dans le vieux camp à la garde des effets abandonnés par les *spurgo*, et cependant aucun d'eux ne fut atteint par la peste.

2° A mon insu beaucoup d'effets furent transportés dans le nouveau camp, tels que valises, gibernes, livres, etc., et cependant la peste n'y parut presque pas. J'ai donc lieu de croire que le *spurgo* n'a produit que peu ou point d'effet.

Le changement de camp donna un résultat merveilleux.

L'éloignement d'un lieu où l'atmosphère était chargé de miasmes, où l'air était emprisonné dans d'étroites casernes, où les rizières rendaient insalubre un élément si nécessaire à la parfaite hématose, le campement dans un lieu ouvert et sec, où soufflait le vent de la mer, dut nécessairement détruire la maladie.

A l'hôpital, la mortalité avait sensiblement diminué; car, sur 719 pestiférés, nous n'en avons perdu que 124, c'est-à-dire 1/6 environ; le reste, plus ou moins promptement, fut parfaitement guéri.

Ainsi finit cette épidémie bien grave, sinon par sa force et son intensité, au moins par le nombre d'individus qui en fut atteint.

Je ne crois pas me tromper en avançant qu'à l'exception de bien peu de soldats, tout le régiment en fut attaqué.

Le chiffre total des morts, depuis le commencement jusqu'à la fin de l'épidémie, ne dépasse pas 700. A cette occasion, je ferai l'observation que beaucoup de cas de peste n'ont été, dans le commencement, que de simples typhus, qui, influencés par la constitution atmosphérique, ont pris le caractère aigu et grave de la maladie régnante.

Je citerai à l'appui de mon opinion le nombre des morts, eu égard à celui des attaques, et une certaine marche de la maladie qui fit douter quelquefois de sa nature. Cette disposition de maladie commença à prendre les caractères de la peste, ce qui prouve son épidémicité.

Les maladies communes qui prennent l'apparence de l'épidémie régnante prouvent l'origine épidémique, comme cela a eu lieu dans le choléra. Ces motifs m'ont convaincu que la peste de cette année est épidémique.

§ 2. *Causes.*

Faisons maintenant quelques observations sur les symptômes et sur la thérapeutique de la peste. Je ne parlerai pas de son étiologie et de ses causes; malgré tout ce qui a été observé jusqu'à présent, on n'est pas encore parvenu à les connaître. Toutes les circonstances capables d'engendrer la peste semblent être réunies en Égypte : le climat, le fleuve, les habitations, la nourriture, les vêtements, la misère et la négligence des habitants. Je crois que la naissance de la maladie doit être attribuée au concours de toutes ces circonstances plutôt qu'à l'une d'elles exclusivement. Il est difficile de deviner pourquoi, dans l'ancien temps, elle se montrait si rarement dans ce pays, tandis qu'aujourd'hui elle paraît si souvent en dépit des quarantaines établies sous le règne de Méhémet-Ali.

Anatomie pathologique.

La superstition dans laquelle est encore plongé le peuple égyptien ne permet pas de faire des autopsies, et je crois que, fussent-elles permises, peu d'Européens oseraient opérer sur des cadavres de pestiférés, et exposer leur vie pour faire avancer la science et pour le bien de l'humanité. Je doute même que si les autopsies étaient faites, les résultats seraient d'un peu d'importance pour l'histoire de la peste, comme il en a été pour la fièvre jaune, le choléra.

La variété des lésions anatomiques et la rapidité de la marche de la maladie ont empêché les médecins de l'étudier.

Quant aux symptômes, je dirai que peu de personnes ont eu le courage de les suivre dans toutes ses phases et leurs variétés. Les auteurs qui en ont parlé se sont limités à se copier servilement sans se donner la peine de comparer les écrits avec les faits qui se sont présentés à leur observation.

La peste présente cinq variétés, que l'on pourrait appeler cinq gradations.

Pendant le règne d'une épidémie de peste, chacun éprouve des douleurs vagues dans le système glandulaire ; je crois que ces douleurs ne sont qu'un sentiment prononcé de ce que chacun éprouve sous l'empire d'une épidémie. Je pense que d'autres médecins auront fait la même observation, surtout ceux qui auront étudié la peste à une autre époque. Ce phénomène singulier me fait attribuer l'origine de la peste à l'atmosphère plutôt qu'à la contagion.

L'électricité me paraît avoir sur elle beaucoup d'influence ; je l'ai éprouvé sur moi-même pendant toute l'épidémie. Je ressentais des douleurs vagues, quelquefois très vives, aux glandes, et je me souviens qu'elles étaient un jour si fortes à l'aine droite, que je ne pouvais marcher sans boiter. Cependant il n'y avait aucune inflammation, et en peu d'heures toute souffrance cessa.

Prédispositions.

Dans cette épidémie, j'ai observé que les sujets les plus robustes étaient plus facilement atteints que les personnes lymphatiques. Ce fait est généralement reconnu par les Arabes ; ils ont un proverbe que je puis traduire ainsi : « C'est comme la peste, qui enlève les plus robustes. » Beaucoup d'enfants, de soldats moururent, et le nombre des morts fut encore plus considérable parmi les femmes que parmi les hommes.

La propreté et un bon régime de vie n'ont été d'aucune utilité pendant le cours de cette épidémie; car, toute proportion gardée, il mourut plus d'officiers que de soldats.

L'abus des liqueurs fortes n'a produit aucun mauvais effet sur ceux qui s'y livraient.

Maintenant que j'ai satisfait à mon devoir d'historien, qu'un peu de critique me soit permise. Je ferai quelques observations, et je tiendrai compte de quelques faits capables d'éclaircir la question de contagionabilité et de non-contagionabilité de la peste.

Faits cités par les contagionistes.

Les contagionistes appuient leur opinion par deux faits contraires.

Ils disent : 1° que ceux qui se mettent en contact avec des personnes ou des objets contaminés prennent la peste; 2° que ceux qui se mettent en quarantaine rigoureuse, lorsque la maladie sévit, en sont préservés. Ces deux points sont considérés comme incontestables par ceux qui ne se donnent pas la peine d'examiner sur quel fondement ils reposent.

Je réfute le premier en disant : 1° Il n'est pas vrai que ceux qui se trouvent en contact avec des personnes ou des choses infectées contractent la maladie. Tout ce qu'on peut me citer pour prouver un pareil fait ne doit être regardé que comme une exception. L'invasion de la peste est le résultat d'une cause puissante, la prédisposition. Nous remarquerons à ce sujet que le nombre des personnes non atteintes après avoir été en contact avec des pestiférés excède de beaucoup celui des personnes atteintes. Des médecins experts qui ont tenu des notes exactes de leurs observations l'affirment; s'il en était autrement, l'Égypte aujourd'hui n'aurait plus d'habitants, vu qu'ils ne prennent aucune précaution. Ainsi donc, contracter la maladie par transmission, c'est l'exception; ne pas la contracter par contact, c'est la règle.

L'erreur des contagionistes consiste donc à prendre pour règle ce qui n'est qu'exception, et *vice versa.*

Une hypothèse sert pour eux, sinon d'appui, au moins de déferise à une autre hypothèse ; on dira que de deux individus en contact avec des objets contaminés, l'un est attaqué et l'autre non. Mais il faut établir auparavant que celui qui fut atteint l'a été par le contact uniquement et non par un autre motif.

Ainsi, dans une épidémie de peste où l'on voit de tous côtés les malades et les morts, comment prouver qu'ils ont été atteints à cause du contact, et non par raison de l'influence épidémique?

Le second fait cité par les contagionistes n'est pas plus concluant que l'autre quand on observe :

1° Que ceux qui ne s'isolent pas échappent à la maladie aussi bien que ceux qui observent la quarantaine. En effet, en Égypte, sur 100,000 individus, un seul s'isole. Si celui-ci se sauve parmi tant d'autres en libre pratique, quel fruit peut retirer la science de cet exemple, et si les 100,000 sortent exempts de maladie pendant toute l'épidémie, quel avantage a retiré celui qui s'est isolé?

2° Que ceux qui se mettent en quarantaine contractent également la maladie. On dit que le nombre des attaqués est moindre chez eux, certainement; mais cela tient uniquement à ce qu'ils sont moins nombreux que ceux qui ne prennent aucune précaution. La quarantaine offre la seule ressource hygiénique de mettre à l'abri d'un chiffon, d'une guenille.

Si même la quarantaine préservait de la peste, pour combattre l'opinion des anti-contagionistes il faudrait prouver que l'isolement ne présente aucune autre ressource hygiénique, comme nous venons de le dire, que celle de mettre à l'abri d'un chiffon, d'une guenille.

A ce propos je rapporterai un passage de Le Gallois qui, cherchant la contagionabilité de la fièvre jaune, cite Chompré, qui parle de couvents isolés où la maladie avait pénétré. Il en fut de même ici cette année : la peste pénétra dans l'École d'infanterie qui fut mise en quarantaine. Le Gallois au sujet des couvents fait cette observation : « Remarquons que ce fait rectifié dépose » contre la contagion beaucoup plus fortement qu'il ne ferait » pour l'opinion contraire, tel qu'il avait été annoncé d'abord ; » car il s'en faut beaucoup que l'exemption d'une épidémie dans » le cas d'isolement soit une preuve décisive en faveur de la

» contagion. Il faudrait pour qu'elle le devint qu'on pût consta-
» ter que hors la communication des hommes et des objets in-
» fectés, parmi les personnes isolées à temps du reste de la ville,
» il y en eût une seule qui eût été atteinte de la maladie, et on
» aurait une preuve suffisante que la propagation ne s'en faisait
» pas par contagion, en s'assurant que l'isolement de cette maison
» a été parfait. »

En Égypte, quelquefois la peste est sporadique et frappe dans différentes localités quelques personnes isolées, comme le font la dysenterie, la fièvre bilieuse, etc. On n'a jamais pu une seule fois prouver qu'elle ait été importée de l'étranger. Souvent elle passe à l'état épidémique par des causes appréciables; la plus remarquable est la plus ou moins forte inondation du Nil.

M. le docteur Massarano, chargé en chef de la commission envoyée pour la peste dans la Basse-Égypte, me disait avoir observé que les pays situés sur les bords du Nil ou près des grands canaux, et qui, par conséquent, ont le plus souffert de l'inondation et ensuite de la misère et de l'insalubrité, avaient été aussi les plus maltraités de la peste, qui, dans quelques villages, avait enlevé toute la population, et dans d'autres n'avait laissé qu'une vingtaine ou une trentaine d'habitants.

Ce fait prouve plutôt l'endémicité de la peste que son développement ou sa transmission par contact.

La peste dure communément en Égypte jusqu'à la fin de juin, époque à laquelle elle est détruite par le vent du nord qui souffle continuellement alors, et par la chute des rosées. Ce moment heureux et désiré par les Arabes s'appelle nokta (goutte), mot qui fait allusion aux premières pluies qui tombent alors dans le Soudan, et produisent l'inondation. On voit alors les eaux du fleuve prendre une teinte bleue qui peu à peu devient jaunâtre. Leur accroissement détruit également toutes les autres maladies épidémiques et graves.

A cette époque la peste cesse sans le secours d'aucune mesure sanitaire, et les pays où ont été pratiqués *spoglio* et *spurghi*, où l'on a pris des mesures d'isolement ne sont pas dans de meilleures conditions que les autres, ce qui prouve que les quarantaines en

Égypte sont tout-à-fait inutiles, et que la maladie a un caractère épidémique et non pas contagieux.

Pendant sa durée, j'ai observé plusieurs faits à l'appui de ce que j'avance, les voici :

1° A mon arrivée à Damiette, je trouvai dans le lazaret de cette ville plus de 130 individus souffrants, les uns d'une maladie, les autres d'une autre, et tous confondus avec des pestiférés; ils restèrent ensemble pendant un mois et demi ou deux mois sans contracter la peste.

2° A la vérité, beaucoup d'infirmiers moururent; mais la raison en est facile à concevoir : c'est qu'ils respiraient l'air infect et imprégné de miasmes corrompus d'un hôpital sale et encombré de malades.

3° Un médecin arabe et deux pharmaciens furent attaqués de peste; mais ces trois individus étaient moins compromis que les autres chirurgiens, qui ont tous joui d'une bonne santé. Le premier dont je viens de parler était attaché au 1er bataillon, et, par légèreté de caractère, ne faisait jamais son service, ni à l'hôpital ni au camp.

Quant aux pharmaciens, l'un présidait à la distribution des médicaments, et n'avait par conséquent nul besoin de s'approcher des malades; l'autre, à la vérité, était exposé à leur contact, mais il prenait le plus de précautions qu'il pouvait.

4° Je soignais moi-même les malades, j'étais réduit à faire ce service, parce que de mes chirurgiens, l'un souffrait beaucoup d'une maladie vénérienne, l'autre avait le typhus, le troisième était de garde à l'hôpital. J'ouvrais les bubons, j'enlevais la peau gangréneuse des charbons; je me suis revêtu du bonnet et du manteau du pharmacien pestiféré; j'ai mis ses souliers; j'ai porté la ceinture de peau du colonel et la capote d'un capitaine morts de peste.

5° J'ai pris du pus d'un bubon sur mes doigts, je l'ai appliqué sur la superficie d'une plaie qu'avait un individu, et cependant aucun symptôme de peste ne s'ensuivit. On m'a objecté que ceci ne prouvait rien, parce que la matière contenue dans les bubons venus en suppuration perd tout son venin par l'élaboration à laquelle elle est soumise dans les capillaires enflammés, et qu'il est déjà reconnu que le pus des bubons ne peut pas transmettre la peste. Mais le pus de la petite-vérole ne présente-t-il pas quelque similitude avec celui de la peste? Si celui-ci inoculé produit la petite-vérole, pourquoi l'autre ne produirait-il pas la peste ?

6° J'ai pris du sang d'un pestiféré, et je l'ai mis dans la plaie d'un simple ulcère sans aucun effet.

—

Lettre sur la peste, du docteur Rossi, *adressée à* Clot-Bey, *de Zogazig* (*Basse-Égypte*), *du* 15 *chaban* 1258 (1842).

Un fait qui mérite d'être rapporté m'engage à vous adresser ces lignes.

Connaissant le prix que vous mettez à tout ce qui concerne la question peste, et sachant que dans l'ouvrage que vous avez publié sur cette maladie vous avez émis un axiome qui fut nié par un soi-disant médecin, je m'empresse de vous tracer en deux mots ce qui vient de se passer sous mes yeux et qui contribuera à corroborer votre opinion.

Il y a environ vingt jours que dans le 7e régiment de ligne règne une épidémie bubonique bénigne. Les bubons se manifestaient de préférence aux aines; pourtant chez 4 individus ils se présentèrent aux aisselles. Ces bubons apparaissaient sans qu'il y eût *antécédemment* ou *concurremment* à leurs progrès *aucun symptôme général*. Leur marche était chronique et passive, et ne changeait nullement par l'application des résolvants ni des émollients. Très peu d'entre eux sont arrivés à la suppuration, tandis que la plupart sont restés stationnaires ou sont passés à l'induration. Le pus qui en sortait était épais, copieux; il offrait les véritables qualités d'une légitime suppuration, et l'ouverture pratiquée au bubon passait à une ulcération plus ou moins étendue, plus ou moins spongieuse et obstinée.

Pourtant la maladie n'offre ici aucun caractère de contagion. Les domestiques, infirmiers, chirurgiens, moi-même; les malades, au nombre de 300 environ, personne ne contracte le mal. Cette épidémie semble vouloir cesser, car les malades qui arrivent encore à l'hôpital sont moins nombreux qu'auparavant.

La singularité de cette maladie m'a déterminé à vous en envoyer la brève description qui précède.

N° XXIII.

Rapport sur la peste, *du docteur* Moustapha-el-Subki, *professeur à l'École de médecine de Karr-el-Aïn, chargé de visiter les pestiférés dans la ville du Caire pendant l'épidémie de* 1841, *adressé au conseil général de santé.*

Ayant été atteint de la peste pendant mon jeune âge, et séduit par le haut intérêt qui se rattache à l'étude de cette maladie, qui n'était guère connue que depuis les travaux des médecins qui se dévouèrent pendant l'épidémie de 1835, je fus porté à la choisir pour sujet de la thèse que je soutins à Paris en 1837. Mais, je l'avoue, n'ayant alors fait encore moi-même aucune observation, et mon travail n'étant basé que sur les matériaux recueillis par les auteurs, mon opuscule contient les erreurs dans lesquelles ils sont tombés, parce qu'ils n'avaient jamais vu cette maladie, ou avaient été influencés par les préjugés de leur temps. C'est donc avec empressement que j'ai saisi le moyen qui m'a été offert de voir un grand nombre de pestiférés.

Au commencement de l'épidémie, je fus nommé membre de la commission envoyée à Tantah pour reconnaître la nature de la maladie qui désolait cette ville de la Haute-Égypte : c'était la peste.

Plus tard, je fus chargé de constater les cas de peste qui avaient lieu au Caire. Tout en vaquant à mes fonctions, je faisais, pour mon instruction, des visites à l'hôpital des pestiférés de Karr-el-Aïn.

Je crois inutile d'entrer dans des détails au sujet de la description de la maladie ; ce que j'en dirais ne serait que la description de ce qui a été observé en 1835, et qui se trouve consigné dans le traité sur la peste, du docteur Clot-Bey. Par le même motif, je ne parlerai pas des autopsies cadavériques que j'ai vu faire par MM. Perron et Fischer. Mes fonctions de visiteur ne m'ont pas permis de suivre le traitement des malades, chez lesquels je ne devais que constater la présence de la peste, et le petit nombre auquel j'ai donné des soins n'est pas suffisant pour que je puisse donner d'utiles renseignements sur la thérapeutique. Du reste, je n'ai suivi à cet égard d'autre règle que celle qui m'a été indiquée par les symptômes, et je me bornerai à parler de la question bien importante de la contagion et non-contagion de la peste, parce que c'est celle que j'ai été le mieux à même d'étudier.

Je fus nommé, conjointement avec MM. Chamas et Mourad-Effendi, ce dernier aide-de-camp de S. A. Abbas-Pacha, pour observer l'épidémie qui ravageait la ville de Tantah, et prendre les mesures nécessaires. Arrivés à notre destination, nous demandâmes aux chefs du pays des informations sur le nombre des malades et des morts; mais ils se refusèrent de répondre à nos questions, et même ne nous permirent pas de voir les malades. Trois jours s'écoulèrent sans que nous eussions obtenu le moindre éclaircissement; enfin, nous allions quitter le pays lorsque nous rencontrâmes le médecin de l'école de la ville, à qui nous communiquâmes les ordres dont nous étions chargés; il nous conduisit à son école. De 60 élèves dont elle se composait, 16 étaient déjà morts de peste. La commission dut partir de Tantah sans avoir pu indiquer aucune mesure sanitaire.

Les seules notes intéressantes que m'ait fournies ce voyage sont les preuves de non-contagion que voici :

1° La barque qui nous a été donnée de Giafferia à Tantah venait de servir à transporter des pestiférés; par conséquent, les cordages, les violes, etc., de cette barque étaient contumaces.

2° La maison de Tantah dans laquelle nous étions logés avait eu deux cas de peste; malgré ce contact, ni nous ni nos domestiques n'eurent aucun symptôme de peste.

Rappelé au Caire, je fus désigné pour constater le nombre des morts de peste au Caire, à Bonlac et au Vieux-Caire, dont je devais fournir un bulletin journalier, et aussi pour donner des soins aux malades pauvres. Ces fonctions me procurèrent l'occasion que je cherchais depuis longtemps de me livrer à l'étude de la peste, et me mirent à même de fournir sur sa nature une opinion basée sur mon expérience personnelle. Dans les rares moments de loisir qu'elles me laissaient, je me rendais à l'hôpital central de Karr-el-Aïn, où ces malades étaient réunis; j'assistai aussi souvent que je pouvais aux leçons de clinique de M. Perron, directeur de l'École de médecine.

Je n'entre dans ces détails que pour faire voir que je puis, après avoir fait de cette maladie une étude spéciale et pratique, me permettre d'avoir sur la grande question si débattue de sa contagionabilité des idées fermes et précises.

La peste ne peut se communiquer par contact médiat ou immédiat : telle est la croyance que je me suis formée par les nombreux faits dont j'ai été témoin pendant les cinq mois qui viennent de s'écouler. Il m'est impossible de les citer tous; j'en choisirai quelques uns qui suffiront pour éclairer ceux qui cherchent la vérité après avoir secoué toute prévention.

La peste éclata en même temps sur tous les points de la ville; dans plusieurs quartiers j'ai remarqué une seule maison attaquée, quoique toutes les maisons voisines fussent en pleine communication avec elle. J'ai aussi vu dans une maison un pestiféré avoir les rapports les plus intimes avec des personnes saines, et ne pas leur communiquer la maladie; une mère allaitant son enfant, et ma femme, qui est morte de peste, m'offrit un triste exemple de ce genre. J'ai vu également l'enfant avoir la peste et ne pas la communiquer à sa mère.

Voici un fait que je raconterai dans ses détails : Balligat-Effendi, ingénieur en chef des travaux publics, loge dans une maison contiguë à la mienne. Pendant une partie de l'épidémie, tous ses gens faisaient la quarantaine la plus sévère. Balligat-Effendi, à la vérité, sortait de chez lui pour satisfaire à ses devoirs; mais il prenait toutes les précautions possibles; jamais il ne prenait le moindre morceau de papier sans qu'il fût parfumé. Malgré toutes ces mesures, la peste pénétra chez lui, et une esclave noire et la cuisinière en furent atteintes. Voyant que toutes les peines qu'il s'était données pour préserver sa maison avaient été inutiles, et que la mienne, où chacun était en libre pratique, était jusque là exempte de la maladie, mon voisin renonça à se renfermer plus longtemps, et nos deux familles reprirent les relations amicales qu'elles avaient auparavant. Ces rapports duraient depuis quinze jours, lorsque ma fille tomba malade ; elle avait deux bubons et un charbon. Pendant les vingt jours qu'elle resta au lit, ma famille et celle de mon ami, en tout plus de 24 personnes, lui prodiguèrent leurs soins; deux femmes veillaient auprès d'elle, et se remplaçaient alternativement. Mon ami lui-même, qui auparavant craignait si fort la peste, venait régulièrement deux fois par jour voir la malade. Je n'ai pas besoin de dire que de toutes les personnes qui la touchèrent, aucune ne contracta la maladie.

A l'hôpital des pestiférés, j'ai vu les élèves faire les saignées, ouvrir les bubons, les panser, donner, en un mot, aux malades tous les soins commandés par les médecins, sans qu'ancun d'eux ait contracté la peste, quoiqu'ils ne prissent aucune précaution pour s'en garantir. Ne suis-je pas moi-même un exemple frappant de la non-contagionabilité de la peste ? J'ai touché impunément presque tous les individus malades et morts de peste pendant les trois derniers mois de la maladie.

Après la citation de tous ces faits, je pense qu'il est inutile d'entrer dans des lieux communs théoriques pour démontrer que la croyance à la contagion est erronée.

N° XXIV.

Rapport sur la peste de M. le docteur Seisson, *de la Faculté de Montpellier, médecin principal, chargé en chef du service de l'hôpital civil du Caire* (13 *septembre* 1841).

Pour me conformer aux instructions contenues dans votre lettre, relative à l'épidémie de peste qui a régné pendant cette année, je vais répondre aussi succinctement que possible aux questions qui y sont posées, en vous faisant observer d'abord que l'hôpital civil n'a pu fournir un grand nombre de cas de peste, parce que j'ai dû les envoyer au lazaret de Karr-el-Aïn, et que ce n'est qu'alors que j'ai pu prévoir que l'épidémie ne prendrait pas un grand développement que j'en ai retenu quelques uns, la plupart convalescents, et ne présentant que des bubons et charbons en suppuration, isolés de phénomènes généraux. La peste a été précédée et accompagnée d'une épidémie de variole le plus souvent confluente et compliquée de symptômes typhoïdes. J'ai aussi observé à la même époque quelques cas d'érysipèle de la face qui ont présenté le phénomène remarquable de s'être développés chez les malades les plus voisins du premier qui en a été atteint. Voici un fait : un Européen dont le père, la sœur et la mère sont morts de la peste, m'est envoyé par un confrère à l'hôpital, comme atteint de peste. Il reste deux jours avec la fièvre, une forte céphalalgie et douleur vive aux aisselles ; au troisième jour, il est pris du choléra à l'état algide, c'est-à-dire qu'il éprouve une forte douleur et chaleur à l'épigastre, soif inextinguible, vomissement, selles pathognomoniques, refroidissement de la peau, insensibilité des battements artériels, facultés intellectuelles parfaitement libres jusqu'au moment de la mort, qui eut lieu le soir même. J'ai également remarqué des maladies que mes confrères ont considérées comme des cas de typhus, et que je crois être des cas de peste, sauf les bubons et les charbons. J'ai vu en ville et à l'hôpital une quarantaine de cas de peste qui se sont développés depuis avril jusqu'au 18 juin. Une seule maison en a présenté 12, dont 3 portiers barberins, qui se sont succédé à la même porte dans l'espace de neuf jours, sans qu'on ait pu trouver un quatrième assez insouciant pour les remplacer. Aucun moyen thérapeutique ne m'a paru plus avantageux qu'un autre. J'ai employé, selon l'indication, les saignées, les purgatifs, les toniques excitants ou diffusibles, les préparations chlorurées en potion, etc.

Quant à la contagionabilité de la peste, je n'ai rien à ajouter à ce que j'en ai dit dans ma réponse à la commission consulaire de 1839, si ce n'est que cette nouvelle occasion d'observer le développement et la marche de cette épidémie m'a raffermi dans ma conviction de la non-contagion de la peste ; mais j'avouerai que certaines circonstances du développement de la peste, telles que ces prédilections de localité que l'influence épidémique semble adopter pour y accumuler ses victimes, ces préférences qu'elle fait peser sur plusieurs membres de la même famille, entretiendront encore longtemps les idées de contagion parmi les gens du monde et même chez les médecins qui, n'étant pas à même d'observer les mêmes particularités, les retrouvent dans toutes les maladies qui règnent épidémiquement.

—

N° XXV.

ACADÉMIE ROYALE DE MÉDECINE.

COMMISSION DE LA PESTE.

Séances du 28 *décembre* 1844 *et* 4 *janvier* 1845.

M. Lachèze fait la communication suivante :

Parti de Marseille le 28 décembre 1834, j'arrivai le 8 février 1835 dans le port d'Alexandrie, où le bâtiment qui m'avait apporté dut subir une quarantaine de neuf jours, attendu que le choléra régnait à Marseille au moment de notre départ. Pendant cette quarantaine, observée avec rigueur, le capitaine Bibette, qui avait eu la peste eu 1825, ressentit dans la cicatrice d'un ancien bubon des douleurs assez intenses. Ce phénomène morbide, qui, d'après les circonstances dans lesquelles se trouvait notre navire, ne pouvait être attribué qu'à la constitution médicale régnante, frappa extrêmement mon attention.

Débarqué le 17 février à Alexandrie, je ne fus pas peu étonné des précautions vraiment singulières inspirées par l'idée que sans contact il n'y a pas de danger.

J'appris bientôt que l'invasion de la peste à Alexandrie était rapportée à un navire grec qui, parti de Jérusalem, avait touché à Chypre le 10 juin 1834, et était arrivé à Alexandrie le 15 du même mois. C'est à tort que l'on a prétendu que rien ne prouvait l'existence de la peste à Jérusalem et à Chypre lors du passage du bâtiment grec; j'ai pu, postérieurement, vérifier dans ces deux localités que la peste y avait régné dans le moment indiqué, c'est-à-dire dans le commencement de juin 1834.

Je n'entrerai pas dans le détail des faits établissant, pour tout esprit non prévenu, la filiation des premiers cas de peste observés dans le couvent grec à Alexandrie. Ces faits ont été rapportés avec exactitude par plusieurs auteurs, notamment par Bulard (1).

Il ne faudrait pas conclure de ce que je viens de dire que, dans ma pensée, des cas spontanés ne pouvaient pas éclater là où se faisait sentir l'influence épidémique et sans aucun contact suspect.

Le capitaine Bibette, qui craignait beaucoup la peste, avait maintenu fermement sur son navire les précautions quarantenaires. Lors du débarquement de ses marchandises, il n'avait rien fait déposer sur la grève avant d'avoir éloigné la population indigène, de manière à n'exposer personne de son équipage à un contact suspect. Le capitaine Bibette est cependant mort de la peste, ainsi que plusieurs matelots qui l'avaient soigné.

La flotte du vice-roi, mise en sévère quarantaine dans le port, depuis le 17 décembre 1834 jusqu'au 28 février 1835, où elle prit le large, eut néanmoins des cas spontanés de peste que je rapporte à l'influence épidémique.

C'est à la même cause que j'attribue les cas assez nombreux observés, soit à l'arsenal, mis en bonne quarantaine, soit dans des maisons particulières bien isolées.

J'ai passé trop peu de temps à Alexandrie, au moment où la maladie sévissait, pour me livrer à de plus grands développements sur ce qui concerne cette ville. J'ajouterai seulement qu'en 1834 et 1835, la peste a fait périr à Alexandrie 14,000 personnes sur une population de 40,000 âmes environ.

Arrivé à Alexandrie, le 17 février 1835, je l'ai quittée le 1er mars pour me rendre au Caire, où, suivant l'opinion du pays, la peste ne devait pas tarder à sévir. C'était, disait-on, la saison de la peste du Caire. Parvenu dans la capitale de l'Égypte, le 5 mars, je pris, le 10 du même mois, le service de l'hôpital de l'Esbekiè.

La peste avait régné à Alexandrie pendant plusieurs mois, sans que les communications incessantes et parfaitement libres qui continuèrent entre cette ville et le Caire eussent développé la maladie dans cette dernière localité.

(1) *De la peste orientale.* Paris, 1839, in-8.

Clot-Bey et M. le docteur Boyer avaient seulement remarqué, dans les jours qui précédèrent le 2 février, que l'aspect des malades renfermés dans le grand hôpital du Caire avait pris plus de gravité et que la mortalité était notablement augmentée. Peut-être quelques cas de peste s'étaient-ils montrés dans la population indigène sans avoir été signalés; c'est ce que tendrait à prouver la relation du docteur Boyer, qui déclare que trois cas de peste avaient été contractés par des pèlerins, paysans d'une île voisine du Caire, qui étaient venus prendre un bain à Boulac.

Toutefois, ce n'est que le 2 février 1835 qu'on constata positivement l'existence de la peste chez un Maltais, M. Giglio, venant d'Alexandrie. De nombreux cas de peste éclatèrent dans l'espace de quelques jours, soit parmi les membres de la famille Giglio, soit parmi leurs domestiques et leurs voisins.

Bientôt, quelques accidents de peste furent signalés à Boulac, lieu d'arrivage d'Alexandrie et distant du Caire d'un quart de lieue environ. Jusque là Boulac avait été exempt du fléau, et j'ai acquis la conviction que les pestiférés qui étaient arrivés d'Alexandrie avant cette époque ne communiquaient la maladie à personne. Les premiers pestiférés observés à Boulac étaient deux militaires arrivés d'Alexandrie et tombés malades en route. Ils furent transportés au grand hôpital du Caire, où les suivirent d'autres pestiférés venant de différents points.

C'est à ce moment que je vis la plupart des maladies existantes dans l'hôpital revêtir plus ou moins les caractères de la peste.

Peu de temps après, la mortalité, qui s'accroissait rapidement, devint terrible.

Déjà le pacha, voulant diminuer les ravages du fléau, avait ordonné la mise en quarantaine des principaux établissements du Caire.

Huit établissements ont été isolés d'une manière convenable.

Bnlard a donné dans son ouvrage l'histoire de la quarantaine des écoles polytechniques du Caire et de Boulac.

Le palais de Schoubra, dans lequel Méhémet-Ali était en quarantaine avec les 300 personnes qui composaient sa suite, était entouré d'une double barrière sanitaire et d'un cordon de troupes. Trois cas de peste seulement ont eu lieu parmi les personnes isolées. Chaque fois qu'un nouveau malade était pris des prodromes de la peste, il était éloigné, et on n'a pas remarqué que les individus qui l'avaient approché ou même touché eussent été atteintes de la maladie dans une proportion plus grande que les autres.

Le capitaine Varin, qui commandait l'École de cavalerie, m'a remis le fidèle récit de ce qu'il a vu. Je crois devoir en donner lecture à la commission :

« Le 9 mars 1835, dit le capitaine Varin, nous nous sommes
» renfermés au nombre de 515 individus dans l'enceinte que j'a-
» vais déterminée pour notre quarantaine; quelques jours aupa-
» ravant j'avais fait annoncer au ministre de la guerre, par le
» lieutenant-général Soliman-Pacha, que je ne pouvais répondre
» de l'exécution rigoureuse des ordres qu'autant que je serais
» revêtu d'un pouvoir absolu. Je dois ici rendre hommage à la
» vérité : LL. EE. Courchid-Pacha et Soliman-Pacha me donnè-
» rent en cette circonstance la preuve de la confiance la plus illi-
» mitée.

» Je partis de ce principe et donnai les ordres les plus sévères.
» Il le fallait; car la position était d'autant plus difficile que la
» maladie commençait à prendre une intensité alarmante, et que
» les peuples de l'Orient sont, en général, peu disposés à se ren-
» fermer pour éviter d'aussi terribles fléaux.

» Je rassemblai les élèves; je les entretins des dangers qui nous
» environnaient et des précautions que chacun aurait à prendre,
» puisqu'il s'agissait du salut de tous. Je ne leur dissimulai pas
» qu'ils auraient un service pénible à remplir, et qu'il serait
» malheureusement de longue durée. Ces braves jeunes gens, je
» me plais à le dire, ne m'adressèrent qu'une seule observation.
» Elle consistait à ne point les obliger de suivre les cours de l'é-
» cole le jour où ils descendraient la garde. Je me trouvai fort
» heureux de n'avoir que cette petite faveur à leur accorder, et
» je n'ai pas eu lieu de m'en repentir; car ils ont tous servi avec
» un zèle et une exactitude qu'on ne pourrait rencontrer que
» parmi des troupes d'ancienne formation.

» Une infraction aux ordres donnés avait eu lieu. Un brigadier
» était parvenu, à l'insu des sentinelles, à faire introduire quel-

» ques aliments que sa malheureuse mère lui avait envoyés. Il fut » cependant découvert, et on s'empressa de m'en faire le rap- » port. Je le fis casser et le condamnai à un mois de cachot. Cela » me donnait l'occasion de le séparer de ses camarades et le temps » de reconnaître si quelque germe de peste se déclarerait. Ce » jeune homme en a été quitte pour la perte de son grade.

» Pendant la quarantaine, un domestique de M. Mangin, qui » était enfermé avec nous, l'a quitté pour se rendre à Boulac au- » près de son frère, qui était atteint d'un bubon; huit jours après, » l'un et l'autre avaient cessé de vivre.

» Vers le 15 mai, un domestique de l'école eut des vomisse- » ments. Sur l'avis de M. Cassata, médecin de l'école, j'allais le » faire mettre en observation, lorsqu'il me demanda de le laisser » se retirer dans sa famille, ce que je lui accordai. Quelques au- » tres domestiques l'avaient approché pour lui donner des soins, » et je crus prudent de les éloigner de nous. Deux jours après » leur sortie de l'école, ils vinrent tous en barque m'annoncer » qu'ils se portaient bien.

» Non seulement j'ai conservé les 515 personnes qui étaient » renfermées avec moi, mais je dois dire que, pendant les quatre » mois qu'a duré la quarantaine, je n'ai eu dans l'établissement » aucune maladie grave. Les élèves n'ont abandonné aucun de » leurs travaux scientifiques, et les exercices avaient lieu comme » à l'ordinaire.

» La nourriture des élèves a toujours été la même, et, les » jours de repos, j'engageais mes jeunes gens à se livrer à des » exercices gymnastiques. Mon but était de détourner leur at- » tention des horribles rapports qui nous parvenaient à chaque » instant sur ce qui se passait extérieurement. On sait que le » bourg de Gizeh, au milieu duquel est l'établissement, a perdu » proportionnellement plus de monde que partout ailleurs. Il » n'y a pas eu une seule maison avoisinant l'école qui n'ait compté » plusieurs personnes mortes de la peste.

» J'ajouterai maintenant, continue le capitaine Varin, quel- » ques renseignements qui me paraissent plus extraordinaires » que ceux qui précèdent.

» Vers le 15 avril, 200 ouvriers furent amenés de différents

» villages de l'arrondissement de Gizeh pour creuser, sur le bord
» du Nil, les fondations d'un quai devant faire suite à celui de
» l'école. Ils étaient placés au nord de nos bâtiments ; ils com-
» muniquaient tous les jours et à toute heure avec leurs parents
» ou les marchands, qui leur vendaient des denrées. Le soir, ils
» se retiraient dans une maison située dans Gizeh, et pas un n'a
» été atteint de la peste. Est-ce parce qu'ils étaient continuelle-
» ment dans l'eau qu'ils en ont été préservés ?

» J'adresse cette question à qui de droit, dit en finissant
» M. Varin, parce qu'il est généralement reconnu que les sakas
» (porteurs d'eau), qui, en effet, sont presque toujours dans le Nil,
» ne sont pas atteints de la peste. Je ne porte ici aucun jugement ;
» je n'ai à cet égard aucune opinion formée, et je répète seule-
» ment ce que j'ai entendu affirmer pendant quatre mois. »

La lettre dans laquelle M. Varin a consigné ces renseignements est du 25 avril 1836 ; c'est une réponse à une lettre que je lui avais adressée d'Alexandrie au moment de mon départ pour Jérusalem.

Maintenant, messieurs, si nous cherchons à résumer les résultats obtenus par les quarantaines ci-dessus indiquées et par les autres que je crois inutile de citer, nous verrons que les établissements mis en bonne quarantaine n'ont perdu qu'un 300e de leurs habitants.

Chez tous ceux, au contraire, qui sont en libre pratique, et qui sont exposés tout à la fois et à l'influence épidémique, et au contact médiat ou immédiat des pestiférés et des objets contaminés, les chances sont infiniment moins favorables. Dans ces conditions, la peste peut enlever un tiers de la population : c'est ce qu'on a vu à Alexandrie et au Caire pendant la peste de 1835.

La première précaution à prendre quand une épidémie de peste se manifeste dans un pays est donc d'isoler les individus sains, en ayant soin qu'un médecin instruit éloigne de la quarantaine les personnes atteintes des prodromes ou des premiers symptômes de la maladie.

De cette manière, on réduira le chiffre de la mortalité à une proportion minime, relativement à celle incomparablement plus forte qu'aurait fournie la contagion, si elle n'avait pas été évitée.

L'existence d'une influence épidémique n'est pas seulement prouvée par les cas de peste survenant sans aucun contact suspect, elle l'est encore par les douleurs, qui se font *généralement* sentir dans tout le système lymphatique, et spécialement dans les cicatrices des anciens bubons, par la conversion en peste de toutes ou de presque toutes les autres maladies, par la marche régulière de l'épidémie, qui a son début, son état et sa fin qu'on peut indiquer d'avance, par l'absence de la peste dans des localités voisines des lieux infectés, malgré des rapports quotidiens et entièrement libres, par l'absence complète ou presque complète de cas de peste avant et après le règne de l'épidémie.

Un grand fait qui vient confirmer cette dernière remarque, c'est que quand le 25 juin, terme ordinaire de l'influence épidémique, en Égypte, est arrivé, on abandonne impunément toutes les précautions de quarantaine; on entre sans danger dans les maisons fermées par suite de la mort de leurs habitants. Les hardes qu'on devrait regarder comme les plus infectées sont vendues publiquement dans les bazars, sans qu'il en résulte le moindre accident. En vain dirait-on que tous les individus susceptibles de contracter la peste ont été atteints. Des étrangers, en grand nombre, viennent et circulent dans la ville pour leurs affaires sans avoir lieu de s'en repentir. Des nègres du Sennaar sont amenés dans l'Okel ou marché d'esclaves noirs pour remplacer ceux ordinairement morts en grand nombre pendant l'épidémie, comme on a pu le voir en 1835, où, sur 600 esclaves noirs, 14 seulement survécurent. On les revêt presque exclusivement d'habits provenant de pestiférés, et cependant on ne voit plus la peste reparaître.

Si l'existence de l'épidémicité de la peste est incontestable, il ne l'est pas moins pour moi qu'elle est une condition nécessaire de la propagation de la maladie par contagion. Mon expérience et mes investigations, tant dans l'Égypte et la Syrie que dans la Perse, m'ont appris que ce que j'ai avancé relativement au Caire et à Boulac, c'est-à-dire que les pestiférés qui y sont arrivés d'Alexandrie n'ont pas pu donner la peste tant que ces localités n'ont pas été soumises à l'influence épidémique, doit être généralisé. C'est là le point fondemental, essentiel, de la doctrine à laquelle j'ai été conduit. On pourra, je le sais, voir quelques cas qui sembleront n'être dus qu'à la contagion seule; mais alors la peste cessera très promptement d'être transmissible, et les attaques seront si peu nombreuses qu'elles ne mériteront pas d'éveiller la sollicitude des administrateurs.

C'est en réunissant ces deux grandes causes de la peste, l'épidémicité et la contagion, qu'on parvient à se rendre un compte satisfaisant de tous les faits. Les auteurs, anciens et modernes, en n'envisageant qu'un de ces deux éléments, n'ont pu arriver qu'à des résultats incomplets et même contradictoires. Ma manière de concevoir l'étude de la peste m'a fourni une donnée dont la commission sentira toute l'importance : elle m'a permis d'établir pour l'épidémie de peste observée en Égypte en 1835, le chiffre des cas dus à l'épidémicité seule, et celui bien plus considérable de ceux dus à l'épidémicité et à la contagion.

Je terminerai cette partie de ma communication par trois conclusions qui en seront le résumé :

1° On peut toujours constater l'existence des caractères généraux qui constituent une épidémie partout où règne la peste.

2° La contagion n'est possible, de manière à mériter l'attention de l'administration d'un pays, que là où se montre l'influence épidémique.

3° Quand l'influence épidémique existe dans une localité, la contagion devient très active et détermine la presque totalité de la mortalité.

— M. Lachèze, interrogé par M. Prus sur ce qu'il pense de l'infection, répond :

En admettant, ce qui pour moi n'est pas certain, qu'on pût distinguer l'infection de la contagion médiate, il n'y aurait là qu'une question de distance.

Ainsi, les pharmaciens du grand hôpital du Caire, qui prenaient toutes les précautions possibles pour éviter tout contact suspect lorsqu'ils se rendaient dans les salles dont ils faisaient le service, ont été atteints de la maladie dans une proportion très remarquable, bien supérieure à celle produite par l'épidémicité seule. Il y aura là infection, si l'on veut; pour moi, je n'y vois qu'un contact médiat; car les maisons voisines, qu'elles fussent ou non sous le vent de l'hôpital, ne furent pas plus affectées que les autres. Cet hôpital n'a été signalé par personne comme un lieu d'infection, et aucun des médecins chargés du service n'a eu cette opinion.

— M. Pariset: Je suis loin de nier l'influence épidémique. Je sais que quand la peste est à six et même à dix lieues d'un pays, les habitants de celui-ci éprouvent des sensations douloureuses dans tout le système lymphatique, et spécialement dans les anciennes cicatrices des bubons; il est d'ailleurs bien évident que toute maladie contagieuse commence par un cas spontané.

—M. Dubois (d'Amiens) : Il doit être arrivé souvent que des autenrs, se fondant sur des renseignements qu'ils croyaient exacts, mais qui n'étaient pas assez complets, ont trouvé comme cause des premières atteintes d'une maladie dans une localité un contact plus ou moins probable, tandis que la véritable cause était une influence épidémique. Je citerai à cet égard un exemple remarquable : M. Moreau de Jonnès avait publiquement annoncé à l'Académie des sciences que c'était la caravane de Kirghis qui avait apporté le choléra à Astrakan. M. A. de Humboldt, présent à la séance, se hâta de déclarer qu'il se trouvait précisément à Astrakan au moment où le choléra y a éclaté, et que déjà trois mois s'étaient écoulés depuis l'arrivée de la caravane. M. de Humboldt a ajouté que l'épidémie s'est manifestée en même temps sur plusieurs points de la ville, comme si l'air atmosphérique avait subi dans cette localité une modification particulière.

—M. Mêlier désirerait savoir de M. Lachèze comment se limite, se circonscrit le foyer épidémique.

—M. Lachèze dit que cette limite est plus facile à déterminer qu'on ne le croirait d'abord. Ainsi, pendant que la peste régnait au Caire, on ne la vit pas, pendant assez longtemps, se déclarer à Abouzabel, distant de quatre lieues, malgré des communications journalières et entièrement libres. Plus tard, l'influence épidémique envahit Abouzabel, et la peste se communiqua alors très facilement aux habitants de cette dernière ville.

— M. Dubois demande à M. Lachèze si, dans son opinion, les

précautions hygiéniques prises dans les établissements mis en quarantaine ont contribué pour une part plus ou moins forte à produire la presque immunité dont ils ont joui.

—M. Lachèze répond qu'il pense qu'une bonne hygiène tend certainement à diminuer la mortalité. Toutefois, c'est à tort que M. Aubert-Roche rapporte à l'hygiène seule la préservation presque complète des individus bien isolés.

—MM. Dubois et Bégin font remarquer qu'une maladie qui n'atteint qu'un 300e des habitants d'une ville mérite à peine le nom de maladie épidémique.

—M. Lachèze dit qu'il se félicite de ce que le chiffre de la mortalité due à l'épidémicité seule soit aussi faible ; cela est d'autant plus heureux que nous n'avons aucun moyen de prévenir la constitution médicale qui amène la peste, tandis que la grande expérience faite au Caire en 1835 doit nous apprendre les moyens à mettre en usage pour éviter les affreux ravages de la contagion. Il persiste, d'ailleurs, à regarder l'épidémicité de la peste comme parfaitement établie par les faits et les considérations qu'il a exposés plus haut.

—

N° XXVI.

Séance du 22 janvier 1845.

La parole est accordée à M. le docteur Aubert-Roche, ancien médecin en chef en Égypte, chargé successivement du service de l'hôpital des enfants au Caire et de l'hôpital de Ras-el-Tin à Alexandrie pendant l'épidémie de 1835.

Une des causes, dit M. Aubert-Roche, qui a toujours répandu la confusion sur la question de la contagion ou de la non-contagion de la peste, c'est que les auteurs n'attachent pas la même idée au mot contagion. Pour moi, une maladie qui se transmet par contagion est celle qu'on peut contracter en touchant le malade ou les objets qui ont été mis en contact direct ou indirect avec lui. L'air ne joue aucun rôle dans la contagion proprement dite. Quand l'air sert de véhicule à un principe morbide, il peut y avoir infection, mais il n'y a plus contagion. C'est dans ce sens restreint que le mot contagion a été employé dans les lois et les règlements qui régissent nos établissements sanitaires. Sans le contact des pestiférés et des choses infectées, il n'y a pas de danger de contracter la peste : telle est l'unique base de nos lois et de nos règlements quarantenaires. Toutes les pratiques de nos lazarets sont fondées sur le même principe.

— M. Pariset : Je demande la permission de faire une simple remarque sur ce qui a été dit.

La maladie se transmet d'un corps malade à un corps sain : que cette transmission s'opère à l'aide d'un contact ou à une courte distance, peu importe ; fondamentalement, c'est la même chose.

— M. Aubert-Roche : Je ne partage pas cette manière de voir, qui, je le répète, est en opposition formelle avec le sens donné au mot contagion par les auteurs de nos lois et règlements quarantenaires. J'ajoute qu'il y a une différence importante, essentielle, entre la transmission d'une maladie par le contact des hommes ou des choses infectés et la transmission de cette même maladie par l'air. La peste se transmet-elle par le contact? Pendant les trois ans et demi que j'ai passés à Alexandrie, j'ai vu un très grand nombre de personnes toucher des pestiférés sans contracter la peste.

Si des personnes ayant touché des pestiférés ont eu ensuite la peste, la maladie a dû être rapportée à l'influence épidémique, et non au contact des pestiférés.

Les médecins italiens qui habitaient Alexandrie, et qui tous sont contagionistes, ont souvent cherché à me montrer des cas favorables à leur doctrine ; ils m'ont, à plusieurs reprises, fait voir des pestiférés dont la maladie, suivant eux, devait être rapportée à un contact antérieur. Je constatais alors chez les malades qui m'étaient présentés les caractères de la peste ; cela fait, je priais mes confrères italiens de transmettre la peste à un nouveau malade à l'aide du contact direct du pestiféré que nous avions sous les yeux. Malgré des essais répétés, ils n'ont jamais réussi.

Si je n'ai pas vu la peste se communiquer par des contacts,

même très multipliés, j'ai vu des individus la contracter dans des foyers de peste.

J'ai vu une maison, dans laquelle des pestiférés avaient été traités ou étaient morts sans communiquer la peste aux personnes qui les soignaient, rester vide. On y a placé un garde qui, sans avoir touché ni approché aucun pestiféré, mais par cela seul qu'il habitait dans un foyer de peste, a contracté la maladie.

La même chose est arrivée sur des bâtiments qui ne portaient ni hommes ni marchandises suspects. Ils ont cependant donné la peste à des ouvriers qui travaillaient dans leur intérieur où à des gardes de santé qui y séjournaient.

L'infection n'est pas la cause principale des ravages de la peste. Cette cause principale, c'est l'épidémie qui détermine non seulement les premiers cas, mais encore la grande majorité de ceux qui éclatent pendant une épidémie.

Les médecins qui étaient en Égypte en 1835 ont pu s'assurer que cette cause agissait même sur les personnes isolées et observant la quarantaine la plus sévère.

Sur 6,000 individus renfermés dans l'arsenal d'Alexandrie et mis en quarantaine, 11 environ furent pris de la peste et amenés dans l'hôpital de Ras-el-Tin, dont je faisais le service. M. le docteur Estienne, chargé du service de l'hôpital de la marine, a reçu plus de 150 pestiférés venant également de l'arsenal.

D'autres établissements publics mis en quarantaine ont eu des cas de peste par la seule influence épidémique.

La même chose est arrivée dans des quarantaines particulières observées avec un soin scrupuleux.

Un Européen résidant à Alexandrie, M. Tourneau, avait si parfaitement suivi toutes les précautions quarantenaires, que, certain de ne s'être exposé à aucun contact suspect, il soutenait à M. le docteur Estienne qu'il n'avait pas la peste alors qu'il était déjà en proie aux symptômes les plus caractéristiques. M. Tourneau a succombé.

Le rôle de l'influence épidémique est tel, que certaines localités qui ne peuvent pas réunir les conditions nécessaires pour produire cette influence n'ont jamais la peste, malgré de libres communications avec les villes infectées. C'est ainsi qu'en Égypte la peste ne remonte pas au-delà de la première cataracte; c'est ainsi que, lorsque je suis passé à Kosseir, je me suis assuré que cette ville, qui a des relations incessantes avec Kenèh, ville souvent infectée, n'a jamais la peste. Celle-ci s'est montrée à Suez en 1835; mais il faut remarquer que Suez est dans des conditions climatériques qui se rapprochent beaucoup de celles d'Alexandrie.

M. le docteur Botzaris, médecin de Méhémet-Ali, a dit avoir vu la peste sur un navire à la voile, dans la mer Rouge; mais, en faisant une étude approfondie des circonstances dans lesquelles s'est montrée la maladie, il est bien probable qu'il s'agissait d'un typhus.

Lors de l'expédition de Méhémet-Ali contre les Mohabites, il a régné dans l'armée égyptienne, à Yambo et Djedda, une maladie que Burkardt a cru être la peste; cet auteur, qui n'est pas médecin, a confondu le typhus avec la peste.

— M. Mêlier : Je prie M. Aubert-Roche de vouloir bien nous dire comment il se rend compte de ce fait signalé par lui, savoir, que dans l'arsenal la peste aurait atteint un individu sur 36, tandis qu'à Alexandrie, au-dehors de l'arsenal, la peste a fait périr un habitant sur 3. Attribue-t-il cette différence à la différence des conditions hygiéniques, qui auraient été meilleures à l'arsenal?

— M. Aubert-Roche : Je réponds affirmativement à la question posée par M. Mêlier : dans les temps ordinaires, les ouvriers de l'arsenal vont prendre leurs repas et coucher dans les maisons, ou plutôt dans les huttes composant le village de Ras-el-Tin. Ils vivent de pain de maïs, de mauvais haricots et d'olives.

Dans l'arsenal mis en quarantaine, ces mêmes ouvriers, surveillés par leurs chefs et par un médecin, mangeaient du pain de blé et d'orge, des fèves, etc.; en un mot, ils étaient mieux nourris, ils étaient aussi tenus beaucoup plus proprement que de coutume; enfin ils menaient une vie très régulière, exempte de tout excès, et cela hors du foyer d'infection. Ne trouve-t-on pas dans ces diverses circonstances la cause du plus petit nombre de cas de peste observés dans l'arsenal proportionnellement au nombre des habitants?

— M. Mêlier: En 1835, les établissements mis en quarantaine au Caire ont été préservés en proportion du degré d'isolement qu'on a pu obtenir. Les modifications hygiéniques introduites dans ces établissements ne paraissent pas avoir été telles qu'elles puissent rendre raison de cette immunité.

— M. Aubert-Roche : Quand un établissement est mis en quarantaine, l'hygiène y subit toujours des changements importants. Le médecin, sur lequel pèse une grande responsabilité, surveille et fait surveiller avec soin le service de propreté, la nature et la qualité des vivres ; en un mot, tout ce qui peut contribuer à entretenir la santé. C'est ce que j'ai vu pratiquer au Caire, à l'hôpital des Enfants, lorsqu'y éclata le premier cas de peste : le général Segura a tout soumis à une police sévère.

— M. Mêlier : L'école de cavalerie de Gisèh, contenant 155 jeunes gens, fut mise en quarantaine. Deux cordons de troupes furent placés autour d'elle pour empêcher les communications. Le cordon le plus extérieur, qui avait des rapports avec le village, compta un assez grand nombre de pestiférés ; le second en eut moins. L'école elle-même, quoique placée au milieu d'un village infecté et dans le foyer épidémique, n'eut pas la peste, si on en excepte deux domestiques qui avaient violé la quarantaine et qui furent mis à la porte de l'établissement dès les premiers symptômes de la maladie. Il serait difficile ici d'expliquer l'immunité dont jouit l'école par de grandes modifications hygiéniques, attendu que rien ne fut changé dans le régime alimentaire, dans les exercices, dans les cours suivis par les élèves, si ce n'est qu'ils étaient dispensés de ceux-ci le jour où ils descendaient la garde.

— M. Aubert-Roche : M. le capitaine Varin, homme très digne de foi, mais qui n'est pas médecin, a pu regarder comme de peu d'importance une propreté plus grande, des aliments mieux choisis, des exercices plus modérés, etc., et cependant toutes ces circonstances n'ont pas dû rester sans effet. J'ajouterai que l'école est située au nord de Gisèh, et que le vent, en Égypte, soufflant presque toujours du nord, les élèves ont été tenus ainsi à l'abri de l'infection qui a fait tant de victimes dans le village.

En résumé, dit M. Aubert-Roche, l'isolement diminue ou

semble diminuer la mortalité, parce qu'il est mis en pratique par des personnes vivant dans l'aisance et qui savent se soigner.

—

Procès-verbal de la séance du 29 *janvier* 1845.

La parole est donnée à M. Aubert-Roche pour continuer sa communication.

Je crois devoir revenir, dit M. Aubert, sur les résultats obtenus à Alexandrie par les quarantaines faites pendant l'épidémie de 1835. Pour bien comprendre la cause ou les causes qui ont limité le nombre des cas de peste observés à l'arsenal, il faut mettre en regard ce qui s'est passé dans les casernes. Sur 3,000 soldats mis en quarantaine et isolés de la population suspecte par des barrières, les atteintes de peste ont été nombreuses, puisqu'on a compté 470 morts. Il faut ajouter que, tandis que les habitants de l'arsenal étaient maintenus dans de bonnes conditions hygiéniques, les soldats renfermés dans les casernes étaient loin de jouir des mêmes avantages. Des chambres étroites, mal aérées; une négligence complète des soins de propreté; une nourriture peu saine, achetée par eux-mêmes avec une solde qu'ils partageaient avec leurs femmes et leurs enfants; enfin, le manque d'exercice : telles sont les causes qui ont augmenté la mortalité dans les casernes.

J'ai pu constater à l'hôpital de Ras-el-Tin un autre fait qui doit vous être communiqué. Au moment où j'ai divisé cet hôpital en deux sections, l'une pour les pestiférés, l'autre pour les malades existant déjà dans l'établissement, ceux-ci, atteints de maladies chroniques, n'étaient qu'au nombre de 8; 22 autres personnes, administrateurs ou infirmiers, furent mises en quarantaine avec les 8 malades ci-dessus indiqués. Sur ces 30 individus bien isolés, 14 sont morts de la peste. Dans la section des pestiférés se trouvaient avec moi 2 aides et 14 infirmiers. Sur ces 17 personnes, il n'y eut que 2 atteintes de peste et pas de mort. Doit-on attribuer cette quasi-immunité à ce que l'on trouvait dans la section des pestiférés plus de liberté, une meilleure nourriture et une moins grande peur de la peste?

Voici un troisième fait du même genre. M. Tortizza, consul grec, a reçu en présent de Méhémet-Ali une propriété dans laquelle les paysans sont bien nourris et bien traités. Malgré les communications les plus fréquentes et les plus libres avec Alexandrie, la peste n'a atteint que 12 individus sur 400, tandis que dans les villages voisins, tels que le Karioum et le Birkel, on a vu périr près de la moitié des malheureux habitants. Ce renseignement m'a été fourni par M. Olivier, ami de M. Roche, représentant et fermier de M. Tortizza

Si l'on me demandait quelle était, dans les cas cités, la part qui doit être rapportée à la contagion, je répondrais que, dans mon opinion, cette part est nulle, et j'ajouterais, en thèse générale, qu'en temps d'épidémie on ne peut pas affirmer que le malade qu'on a sous les yeux doit son affection à la contagion et non à l'influence épidémique. Les Arabes ne croient pas à la contagion et ne font jamais quarantaine. M. Dantan, ancien secrétaire-interprète du roi à Constantinople, a vérifié qu'aucun auteur arabe n'admet la contagion.

—M. Dubois (d'Amiens): On conçoit qu'un homme adoptant la doctrine de la fatalité ne fasse pas quarantaine, tout en croyant à la contagion.

—M. Aubert : Lorsqu'un Arabe sait qu'une femme est atteinte de la syphilis, il ne s'expose pas au danger, tout fataliste qu'il est.

Quand la peste est endémique, continue M. Aubert, elle frappe les différentes classes d'habitants d'Alexandrie dans la même proportion qu'elle le faisait pendant l'épidémie, avec cette différence, bien entendu, que le chiffre général des malades est beaucoup moins considérable. Les Européens sont atteints, en temps d'endémie, dans le même nombre proportionnel qu'en temps d'épidémie : cependant ils ne font pas quarantaine dans le premier cas, tandis qu'ils la font dans le second. Si la peste contractée par les Européens devait être rapportée à la contagion et non aux causes locales, l'isolement devrait les préserver complétement en temps d'épidémie, et c'est ce qui n'a pas lieu.

Le conseil de santé d'Alexandrie a parfaitement constaté les cas endémiques qui se sont montrés depuis le mois de juillet 1835 jusqu'au mois d'octobre 1838, où j'ai cessé de suivre ses travaux.

Il y a eu des moments pendant l'endémie où on a compté jusqu'à six attaques de peste dans un jour.

Après avoir entretenu la commission de ce qui m'a paru plus digne de son intérêt, soit pendant l'épidémie de 1835, soit pendant l'endémie qui l'a suivie, après avoir dit que, malgré toute ma bonne volonté, je n'ai pas pu rencontrer un seul cas de contagion, je dois vous signaler des faits de non-contagion qui ont singulièrement frappé mon attention.

Le 24 mai 1836, le brick de guerre *le Sylphe* stationnait dans le port lorsque, le soir, M. le consul de France me pria d'aller à bord avec le docteur du brick pour visiter un homme malade. Cet homme avait la peste avec charbon. Transporté au lazaret, il eut huit charbons et deux bubons. Les personnes qui l'avaient soigné et touché à bord ne furent aucunement atteintes de la maladie.

Cinquante cas de peste se sont montrés sur la flotte égyptienne pendant l'endémie, et il a suffi de prendre quelques précautions hygiéniques pour éviter que la maladie ne se propageât. Le temps écoulé entre chaque atteinte, sur un même bâtiment, a été assez éloigné pour qu'on ne pût accuser la contagion. Il est remarquable, au contraire, que toutes les personnes qui ont été en libre communication avec les pestiférés n'ont pas contracté la maladie. Les médecins contagionistes, ne pouvant révoquer en doute ce fait important, ont été amenés à émettre cette singulière opinion : qu'il y avait une peste contagieuse et une peste non contagieuse.

J'ai rapporté dans mon ouvrage sur le typhus d'Orient l'histoire d'un assez grand nombre de malades européens qui, atteints de peste mortelle, ont continué à recevoir les soins de personnes de leurs familles ou de leurs amis, qui ne prenaient aucune précaution particulière, sans qu'il en fût résulté aucun accident. Je citerai notamment M. Werline, négociant allemand, mademoiselle Savignon et madame Portalis, qui, visités et touchés par beaucoup d'Européens sans que la maladie se soit communiquée, ont offert des exemples qui ont ébranlé la conviction d'un certain nombre de contagionistes.

Le conseil de santé d'Alexandrie, ayant continué ses fonctions avec le même zèle depuis 1838, a dû nécessairement constater un bon nombre de faits analogues.

J'ai parlé dans la dernière séance de Kosseir et d'Yambo, où la peste ne règne jamais, malgré les communications incessantes des pays infectés. Je veux aujourd'hui appeler l'attention de la commission sur un fait analogue, mais beaucoup plus probant dans le sens de la non-contagion de la peste. Tous les ans, arrivent à Djedda, de tous les points habités par des musulmans, 60 à 80,000 pèlerins qui se rendent à la Mecque, distante de quinze lieues environ de Djedda. Tous ces pèlerins, dont aucun ne croit à la contagion de la peste, achètent et échangent sur toute leur route, et à Djedda même, toutes sortes de marchandises, dont une partie notable vient d'Égypte, même en temps d'épidémie de peste dans cette région, et jamais les pèlerins n'ont communiqué la peste à l'Arabie.

— M. Dubois, d'Amiens : Remarque-t-on des conditions topographiques, hygiéniques, thermométriques différentes dans les villes qui ont plus ou moins fréquemment la peste et dans celles qui en sont exemptes ?

— M. Aubert : Une première considération digne d'attention, c'est qu'à mesure qu'on s'éloigne de la Méditerranée, la peste est moins fréquente, mais elle est aussi dangereuse ; on peut ajouter qu'en temps d'épidémie, les cas graves sont aussi nombreux au début et à la fin que dans le milieu de sa durée.

—M. Ferrus : C'est là un fait en opposition avec ce qu'on peut regarder comme une loi pathologique, savoir, qu'une maladie épidémique est ordinairement très dangereuse au début, un peu moins à redouter dans le milieu, et fort peu à craindre vers la fin de l'épidémie.

— M. Aubert : La condition qui paraît avoir le plus d'influence sur la cessation des épidémies de peste, c'est le degré de la température. Ainsi, quand à Alexandrie le thermomètre se maintient pendant un certain temps à 24° Réaumur, la peste cesse ; c'est ce qu'on a constaté dans l'épidémie de 1835, comme on peut le voir dans les tables dressées avec un soin minutieux par M. F. de

Lesseps, et que j'ai publiées à la fin de mon ouvrage (1).

— M. Bégin : A-t-on remarqué le degré d'abaissement de la température au-dessous duquel la peste cesse ?

— M. Aubert : Je ne connais aucune observation précise à cet égard.

— M. Dubois, d'Amiens : La chaleur intense, mais sèche, est, en général, bien supportée par l'économie. Il n'en est plus de même quand la chaleur s'accompagne d'une humidité plus ou moins grande. La chaleur humide ne serait-elle pas favorable au développement de la peste ?

— M. Aubert : A Yambo, à Moka, à Djedda la chaleur est accompagnée d'une grande humidité. On y voit régner fréquemment les fièvres intermittentes pernicieuses et la dysenterie ; mais la peste y est inconnue.

— M. Bégin : A-t-on fait quelques remarques sur les rapports qui peuvent exister entre le développement et la cessation de la peste, et l'inondation ou le retrait du Nil ?

— M. Aubert : On aurait pu croire que la peste se montrait plus particulièrement lors du retrait des eaux. Il n'en est rien. La crue est ordinairement à son summum en septembre ; l'inondation finit habituellement en décembre.

— M. Bégin : Peut-être M. Aubert ne reconnaît-il pas à cette cause du développement de la peste toute l'influence qu'elle peut exercer. Il dit, en effet, que l'inondation cesse en décembre. Un soleil brûlant vient alors sécher la terre, et un mois après environ, c'est-à-dire en février, la peste épidémique fait un plus grand nombre de victimes ; la peste endémique atteint aussi alors un plus grand nombre de personnes.

— M. Aubert : Je ne puis partager sur ce point l'idée que M. Bégin parait disposé à accueillir. En effet, cette prétendue cause n'existerait que pour l'Égypte ; car rien de semblable n'a lieu à Constantinople et à Smyrne, où la peste règne aussi épidémiquement et endémiquement.

A Smyrne, la peste épidémique cesse vers la fin d'août.

A Constantinople, elle finit vers le moment où elle commence souvent à Alexandrie, c'est-à-dire au moment des premiers froids, en novembre ou décembre.

(1) *De la peste, ou typhus d'Orient.* Paris, 1840, in-8.

A Alexandrie, la peste endémique diminue ou cesse vers la fin de juin pour reprendre en novembre.

M. Aubert a vu à Smyrne M. Floquet, médecin, qui lui faisait la description de maladies soignées par lui, et qui n'étaient autres que la peste, et qu'il ne caractérisait pas ainsi, attendu que, selon lui, la peste suppose la contagion, et que celle-ci n'avait pu avoir lieu.

A Constantinople, le docteur Lago, usant envers les familles d'adroits ménagements, est parvenu à faire voir à M. Aubert 8 cas de peste sporadique du 9 juin au 1er août 1838.

—M. Bégin : Un médecin qui a habité longtemps Constantinople dit que, malgré de nombreuses communications, la peste ne se communique pas à Bujukdhéré, village peu éloigné de Constantinople.

— M. Aubert rappelle en cette occasion qu'en 1837, lorsque Smyrne était en proie à une épidémie de peste, 14,000 personnes se retirèrent à Boudja, village peu éloigné, propre, jouissant d'une certaine aisance, habité par des Grecs et des Européens. De ces 14,000 émigrés, un certain nombre allait journellement à la ville; 10 ont eu la peste dans l'intérieur du village. Le reste, malgré l'absence de précautions, n'a pas été atteint. Les gardiens de ces 10 malades n'ont pas eu la peste.

—

Séance du 5 *février* 1845.

M. Aubert-Roche continue sa communication.

Le 18 février, le docteur Fourcade fut atteint de la peste. La maladie commença par une céphalagie intense; la face devint rouge et comme boursouflée. Clot-Bey vit le malade et crut qu'il éprouvait les premiers symptômes de la peste. M. Bébadji, médecin arménien qui avait vu la peste en Grèce, n'hésita pas sur la nature de la maladie. Absent du Caire au moment où le docteur Fourcade, âgé de trente-trois ans, avait commencé à souffrir, j'arrivai quand déjà il ne restait plus aucune incertitude sur le genre et la gravité de l'affection. Un ami, craignant que je ne contractasse la peste, me défendit l'entrée de la chambre de mon confrère. J'éprouvai, en cet instant, un certain saisissement; mais, bientôt, réfléchissant que j'avais l'intention bien arrêtée de me rendre à Alexandrie pour soigner les pestiférés comme nous soignons tous les autres malades, j'entrai dans la chambre du malheureux Fourcade : il ne me reconnnut pas. Tiré momentanément de sa torpeur par les secousses que je lui imprimai, il me dit qu'il avait un grand mal de tête. La langue, un peu rouge sur les bords, était pâle, mais humide dans le milieu; ventre souple; pouls accéléré; respiration fréquente, mais ne paraissant pas en rapport avec la fréquence du pouls.

Après une consultation à laquelle prirent part les docteurs Clot-Bey, Gaëtani et Bnlard, une saignée de bras fut pratiquée, mais sans succès. Un bubon s'étant montré à l'aine, on le couvrit de sangsues : cependant la maladie marchait évidemment vers une terminaison fatale. Le pouls, à 130, acquit une fréquence de plus en plus grande jusqu'à ce qu'il fût impossible de compter les pulsations. Fourcade est mort le 20 février, à neuf heures du matin, sans que le bubon ait passé à la suppuration. C'était le premier cas de peste que j'observais, et, pendant les trente-six heures que je passai auprès du malade, je suivis pas à pas chacun des symptômes principaux. Ma conclusion fut que la peste était moins douloureuse que le choléra. Une fois en proie aux prodromes du mal, les pestiférés ne pensent ni à leur famille ni au danger qu'ils courent.

Après la consultation dont j'ai parlé et qui avait lieu dans la chambre occupée par Fourcade, Bnlard m'annonça qu'on venait d'apporter dans l'hôpital de l'Esbekié une négresse atteinte de la peste et qui lui paraissait devoir succomber en peu d'heures. Désireux de connaître par mes yeux les lésions organiques que la peste laisse à sa suite, mû aussi par l'espérance d'utiliser pour Fourcade le résultat de mes recherches, je convins avec Bulard qu'il me préviendrait aussitôt que la négresse serait morte, et que nous violerions la consigne en procédant à l'autopsie. Les choses eurent lieu comme elles avaient été convenues.

Voici l'observation détaillée, suivie de la nécroscopie :

Le 19 schawal (17 février 1835) entra à l'hôpital de l'Esbekié la nommée Bokhite, négresse, âgée de vingt ans, malade depuis quatre jours. Des juifs auxquels elle appartenait l'ont chassée de chez eux aussitôt qu'ils ont reconnu qu'elle était atteinte de cette céphalalgie particulière, prodrome si fréquent de la peste.

La céphalalgie, très intense le premier jour, disparut le lendemain sans aucun traitement; les trois autres jours avant son entrée à l'hôpital se sont passés dans une sorte d'affaissement général. Perte d'appétit; chaleur à la peau; bubon au-dessous du pli de l'aine.

A son entrée à l'hôpital, la malade présentait l'état suivant: grande prostration; langue rouge sur les bords, blanche et humide sur toute sa surface; douleur dans la région gastrique et lombaire; diarrhée commençante; suppression des urines; soif vive; pas de nausées, pas de vomissements; intelligence libre et nette.

Les veines du bras ayant été piquées sans succès, on pratique une saignée de pied de trois palettes. *Prescription.* Lavement composé de 1 livre de décoction de graine de lin et de 2 scrupules de laudanum; large cataplasme de mie de pain sur le ventre et le bubon; potion composée de 6 grains de nitrate de potasse, de 1 gros de gomme et de décoction commune; enfin, pour tisane, une infusion de camomille à prendre par verre de demi-heure en demi-heure.

18 février à huit heures du matin : la diarrhée a disparu; la tête a été baignée de sueur; la peau, dit le barbier arabe, est moins sèche et moins chaude; il y a moins de prostration; la malade a uriné; les douleurs abdominales ont cessé, mais les douleurs lombaires persistent. Un second bubon paraît dans le pli de l'aine, à la partie interne de la cuisse.

Traitement. Continuation de la tisane; cataplasmes sur le ventre de deux heures en deux heures.

Même jour (18 février) à trois heures : la malade est dans le même état que ce matin.

Même jour à dix heures du soir : exaltation générale; langue rouge, sèche, fuligineuse. La malade, agitée, est en proie au délire; elle parle de ses occupations de ménage.

Traitement. De nouvelles tentatives sont faites pour obtenir du sang des veines du bras; le sang tombe goutte à goutte; on en obtient à peine une palette; lavement émollient, limonade.

Même jour, peu avant minuit: la malade a un peu de calme.

19 février, à six heures du matin : plus de délire, prostration complète, avec impossibilité d'articuler le moindre son. La malade indique par signe qu'elle éprouve des douleurs à l'épigastre ; l'expectoration est presque impossible.

La malade boit de la limonade à trois ou quatre reprises. Elle reçoit un lavement laxatif qu'elle rend une demi-heure après avec des matières brunes, jaunâtres, liquides. Les urines ont traversé le lit. Prescription de 50 sangsues à l'épigastre. La malade expire avant leur application.

Mort à dix heures du matin.

Autopsie à quatre heures du soir, le même jour 19 février.

Aspect du cadavre. Embonpoint modéré; un seul bubon est apparent à 2 pouces au-dessous du pli de l'aine droite; l'autre bubon est affaissé. Le premier est mis à découvert à l'aide d'une incision et de la dissection. Il est composé de deux glandes, dont l'une, de forme d'amande, ayant un pouce et demi de longueur sur une largeur d'un demi-pouce, offre dans son intérieur une couleur blanchâtre et quelques traces d'injection; la seconde, de forme ronde, est de la grosseur d'un œuf de pigeon, d'un tissu rosé, blafard, avec une injection rougeâtre en arborisation. Le bubon qu'on reconnaissait pendant la vie, et qui depuis s'est affaissé, est composé de plusieurs glandes rougeâtres à l'extérieur et à l'intérieur; l'une d'elles est réduite en une matière putrilagineuse, couleur lie de vin. Les glandes formant le bubon communiquent avec d'autres glandes engorgées qui remontent derrière l'arcade crurale. Il est facile de reconnaître que l'altération pathologique réside dans le tissu même de la glande et non dans le tissu cellulaire ambiant, qui est sain.

Poitrine. Les deux cavités pleurales n'offrent aucune lésion; nulle adhérence, nulle injection, nul épanchement. Les poumons sont crépitants et ne présentent rien de morbide.

Pas d'épanchement ni d'altération dans le péricarde; cœur normal, vide de sang.

Abdomen. Estomac rempli de liquide, probablement de tisane que la malade a bue en grande abondance. Quelques lombrics existent dans ce viscère, dont toutes les membranes paraissent à l'état sain.

Dans l'intestin grêle on trouve également quelques lombrics, mais on ne constate pas d'altération. Le gros intestin, également sain, ne contient pas de lombrics.

Il faut ajouter toutefois que si la muqueuse du tube intestinal paraît dans l'état naturel, on découvre cependant à sa surface de très petits points rougeâtres très disséminés. Est-ce une lésion pathologique?

Reins sans altérations.

Vessie à l'état naturel.

Foie un peu plus volumineux que dans l'état normal.

Rate. Elle offre une légère augmentation de volume. Sa couleur est celle du chocolat; son parenchyme est ramolli.

Tête. Les membranes cérébrales présentent une injection veineuse peu prononcée.

Le cerveau est à l'état sain. Pas de sérosité dans les ventricules.

Le cervelet est dans ses conditions normales.

Rachis. La moelle épinière fut mise à découvert dans une étendue de 4 pouces environ, de la quatrième à la septième vertèbre dorsale inclusivement. Les membranes rachidiennes étaient injectées ainsi que la moelle épinière elle-même. Cette injection était artérielle et non veineuse. La moelle n'était pas ramollie; les renflements des nerfs partant de la moelle étaient augmentés de volume et rougeâtres.

Système nerveux ganglionnaire. Le grand sympathique, examiné depuis la septième vertèbre environ jusqu'à sa partie inférieure, offrait des ganglions engorgés, ramollis, rougeâtres. Sous l'aorte et le long de la colonne vertébrale, à droite et à gauche, on voyait des ecchymoses formées par un sang noir.

Le plexus semi-lunaire et les plexus voisins étaient engorgés, ramollis et rougeâtres.

La malade, ajoute M. Aubert, a été traitée par Bulard exclusivement. L'autopsie a été faite par lui et par moi. C'est la première qui ait été pratiquée en Égypte en 1835 sans avoir recours à aucune précaution pour éviter la maladie.

J'ai dit que c'était le 20 février que Fourcade était mort. C'est le premier pestiféré qui, en 1835, ait été soigné par un médecin sans aucune précaution préservatrice. Je lui ai donné tous les secours et toutes les consolations qu'un confrère était en droit d'attendre de moi.

Le 28 février, j'arrivai à Alexandrie; je visitai de suite avec le docteur Rigaud les pestiférés placés dans l'hôpital européen. Je fus fort étonné de voir mon confrère tremper ses doigts dans l'huile avant de toucher le pouls des pestiférés. M. Rigaud m'apprit que tel était l'usage consacré, et que M. le docteur Lachèze, avec lequel je m'étais croisé sur le Nil, s'y était soumis jusqu'au moment de son départ d'Alexandrie. M. Rigaud n'avait encore fait aucune autopsie, attendu, me dit-il, que l'autorité consulaire européenne s'y opposait. M. Ferdinand de Lesseps, gérant du consulat général de France, était seul d'un avis opposé.

N° XXVII.

Séance du 12 *février* 1845.

La parole est accordée à M. le docteur Lagasquie, membre de la commission médicale d'Égypte en 1828, 29 et 30.

Je rappellerai d'abord, dit M. Lagasquie, quel était le double but du voyage de la commission médicale, présidée par M. Pariset; nous devions: 1° étudier les causes de la peste; 2° expérimenter l'action des chlorures sur le miasme ou virus pestilentiel.

Avant de partir pour l'Égypte, j'avais connaissance de quelques idées dont M. Pariset espérait trouver la confirmation dans le cours de notre voyage. Pour moi, je n'avais aucune opinion préconçue. J'étais donc dans les dispositions les plus favorables pour tout voir avec la plus grande indépendance.

J'ai réuni dans une brochure publiée à Paris en 1834 mes

observations sur les causes de la peste (1), qui, plus que toutes les autres questions relatives à cette maladie, ont appelé mon attention.

Le premier problème que je me suis posé est celui-ci : A quelle époque doit-on faire remonter l'apparition de la peste ?

En compulsant avec soin tous les anciens auteurs, je suis arrivé à regarder comme la première peste connue celle qui a éclaté à Peluze en 542, et qui a été décrite par Procope.

Telle est l'opinion que j'ai émise en 1834 ; mais depuis, M. Littré nous a appris que des manuscrits découverts en 1831, dans la bibliothèque du Vatican, faisaient mention de plusieurs pestes antérieures au VIe siècle (2).

Une chose digne d'attention, c'est que c'est environ 50 ans avant 542 qu'ont cessé en Égypte les embaumements. Peut-on conclure de ce fait, avec M. Pariset, que l'introduction du catholicisme en Égypte, en faisant cesser les pratiques de l'embaumement, a été la cause indirecte de la production de la peste ? Je reviendrai tout-à-l'heure sur les preuves qui tendent à établir cette doctrine. En ce moment, je me bornerai à faire remarquer que si l'existence de plusieurs pestes, avant celle décrite par Procope, semblait fournir un argument irrésistible contre l'opinion de M. Pariset, on pourrait répondre qu'avant le VIe siècle l'Égypte avait été, à plusieurs reprises, soumise à des maîtres divers, qui tous n'avaient sans doute pas porté un grand soin à continuer les pratiques de l'embaumement.

La peste est endémique en Égypte. On l'y observe tous les ans et dans toutes les saisons; il survient, en outre, de temps en temps une grande épidémie.

Chaque année, la peste se montre et cesse à des époques à peu près fixes. Elle commence ordinairement en février pour finir au solstice d'été, c'est-à-dire vers la fin de juin.

Dans les pays, au contraire, où la peste est importée, on la voit dans toutes les saisons.

(1) *Recherches sur l'origine de la peste et les moyens d'en prévenir le développement.* Paris, 1834, in-8.

(2) *Œuvres d'Hippocrate*, par E. Littré. Paris, 1841, t. III, p. 4.

Quand on veut étudier les causes de la peste, rien n'est plus instructif que la comparaison de l'état de l'Égypte dans les temps anciens et dans les temps modernes.

Dans les temps anciens, où la peste n'existait pas, ou du moins était très rare, l'inondation du Nil et ses suites étaient ce qu'elles sont aujourd'hui. On peut donc croire que ce n'est pas là la principale cause de la peste.

Mais il n'en est pas des usages et des précautions hygiéniques comme de l'inondation du Nil.

L'histoire nous apprend que, dans l'antiquité, la plus grande propreté régnait dans les maisons et parmi les habitants; les canaux étaient curés avec le plus grand soin; enfin, ce qui est plus important encore, les embaumements étaient pratiqués avec un scrupule religieux.

De nos jours, il n'en est malheureusement pas ainsi. Nul peuple au monde n'est plus sale que les paysans de l'Égypte moderne. On souffre en les voyant entassés dans de misérables huttes trop petites pour contenir l'air nécessaire à la respiration. Les canaux sont moins bien soignés qu'autrefois. Celui d'Alexandrie contient, dans certaines saisons, une quantité si considérable d'immondices, que ses exhalaisons noircissent l'argent.

Ces conditions, quelque fâcheuses qu'elles soient, ne doivent être regardées que comme aidant au développement de la peste, laquelle, selon moi, est due à une cause spécifique, la viciation de l'air par les miasmes qu'engendre l'état actuel des sépultures en Égypte.

Il faut avoir parcouru ce pays pour se faire une idée des exhalaisons infectes qui s'échappent incessamment des cimetières de l'Égypte. Les cadavres sont déposés à un pied et demi seulement au-dessous du niveau du sol.

Dans un quartier du Caire habité par les Cophtes, et qui est situé au centre de la ville, on trouve un usage dont les graves inconvénients ne peuvent manquer d'être appréciés par des médecins: au rez-de-chaussée de maisons autour desquelles ne circule ni l'air ni la lumière, existe le caveau funéraire de la famille. Chaque fois qu'un membre vient à mourir, on soulève la dalle qui recouvre le caveau, et on place le cadavre nouveau sur les anciens cadavres. Qu'on juge des qualités pernicieuses de l'air sortant de 300 maisons cophtes bâties au milieu d'une ville de 300,000 âmes.

A moins de regarder la putréfaction animale comme chose indifférente, ne doit-on pas prendre en sérieuse considération les effets d'un pareil mode de sépulture ?

Mais qui voudrait ne pas reconnaître les dangers de la putréfaction animale et répéter les paradoxes de Parent-Duchâtelet ?

Qui ne sait que cette cause a produit des typhus ? Qui ne sait que des viandes gâtées ont donné le charbon ? Qui ne sait, enfin, que Vicq-d'Azyr (*Essai sur les lieux et les dangers des sépultures*) a donné l'histoire de maladies pestilentielles qu'on a dû rapporter à des exhalaisons putrides produites par des cimetières ?

En résumé, je pense que la putréfaction animale est la cause spécifique du développement de la peste en Égypte. La malpropreté, la misère, le débordement annuel du Nil, etc., ne sont que des causes adjuvantes.

Je désire maintenant entretenir la commission des cas de peste que nous avons observés à Tripoli de Syrie ; mais, auparavant, je crois devoir dire quelques mots de l'itinéraire suivi par nous avant d'arriver à Tripoli.

Débarqués à Alexandrie le 8 octobre 1828, nous sommes restés vingt jours dans cette ville sans avoir connaissance d'aucun cas de peste. La même chose a eu lieu au Caire, où nous avons résidé depuis le 3 novembre jusqu'au 30 du même mois ; nous partîmes alors pour la Haute-Égypte, où on n'observe que bien rarement des cas de peste. A Thèbes, je fus chargé d'aller avec M. F. D'Arcet visiter les oasis de Libye, où nous vîmes des sources minérales qui furent analysées par M. D'Arcet.

Nous rejoignîmes M. Pariset au Fayoum, et bientôt après nous revînmes tous au Caire.

On nous apprit que la peste était à Tripoli de Syrie ; nous fîmes de suite nos préparatifs pour nous rendre dans cette ville, où nous ne pûmes arriver qu'à la fin de mai 1829.

Tripoli a eu la peste en 1827, 28 et 29. Nous n'avons pas pu découvrir comment la peste avait commencé en 1827. Quant à celle qui s'est montrée en 1828 et 29, on sait qu'on voit souvent la peste reparaître dans des lieux ravagés par elle un an auparavant.

Tripoli, située sur la pente d'une des montagnes du Liban, n'est pas une ville aussi malsaine que celles de la Basse-Égypte. Quoique les sépultures y aient lieu comme en Égypte, je ne pense cependant pas que la peste soit endémique à Tripoli.

— M. Bégin fait remarquer que la peste a existé à Tripoli en 1817. Il demande si, dans l'opinion de M. Lagasquie, la maladie aurait pu se conserver pendant dix ans pour éclater, enfin, en 1827.

— M. Lagasquie pense que la peste peut se maintenir d'une année à l'autre sans que, pendant plusieurs mois, elle se manifeste par aucune atteinte, mais il ne croit pas qu'elle puisse se conserver pendant dix ans.

— M. Dubois (d'Amiens) prie M. Lagasquie de vouloir bien donner à la commission quelques détails sur les cas particuliers de peste observés par lui à Tripoli.

— M. Lagasquie répond qu'il craindrait de commettre des erreurs en rapportant de mémoire les observations recueillies à Tripoli pendant les six semaines qu'il y a passées avec M. Pariset et ses collègues; ces observations sont consignées dans le journal commun écrit jour par jour à Tripoli par chacun des membres de l'expédition.

— M. Pariset annonce qu'il remettra incessamment ce journal à la commission.

—

N° XXVII (BIS).

Séance du 26 *février* 1845.

La parole est donnée à M. de Ségur-Dupeyron, secrétaire du conseil supérieur de santé, inspecteur des établissements sanitaires de France.

Dans les diverses missions dont j'ai été chargé, dit M. de Ségur, j'ai parcouru une grande partie de l'Orient et toute la côte de Barbarie. Un des principaux objets de mes recherches a été de déterminer le pays qui parait être le berceau de la peste. Je me suis demandé ensuite si la peste naissait spontanément dans d'autres lieux.

En dépouillant la correspondance de nos consuls dans le Levant, j'ai été frappé du contenu d'une lettre écrite, au commencement du XVIIIe siècle, par M. de Maillet, consul de France à Alexandrie.

M. de Maillet, qui avait résidé en Égypte depuis assez longtemps, avait remarqué que la disette suivait ordinairement la trop grande ou la trop petite élévation du Nil. L'année où il écrivait la dépêche indiquée ci-dessus, le Nil n'était pas parvenu à une hauteur suffisante. Aussi disait-il : Plaise au ciel que nous ne voyions pas des fièvres malignes éclater à la suite de la disette!

Dans une seconde dépêche, il annonçait que des fièvres d'un caractère dangereux sévissaient en Égypte.

Enfin, dans une troisième dépêche, il déclarait que c'était la peste qui décimait la population.

La même remarque a été faite plus tard par M. de Jonville, vice-consul à Alexandrie; il dit aussi que le Nil ayant été mauvais (c'est l'expression consacrée dans le pays), la récolte du safranum et d'autres denrées a manqué; il manifeste la crainte de voir la peste suivre la disette. Cette crainte est bientôt justifiée.

On trouve dans le *Macrisie*, livre arabe traduit par M. de Sacy des tables indiquant la hauteur du Nil pendant une longue série d'années. J'ai voulu savoir si, en rapprochant les mauvaises crues du Nil et les apparitions de peste, soit en Égypte, soit en Europe, on trouverait la confirmation des observations faites à Alexandrie par MM. de Maillé et de Jonville.

J'ai constaté qu'un grand nombre de fois, les mauvaises crues du Nil avaient été suivies de peste, soit à Venise, soit à Gênes, à une époque antérieure à l'établissement des lazarets.

Je dois ajouter, à cette occasion, que quand des guerres ou d'autres causes ont interrompu le commerce de Venise et de Gênes avec le Levant, on n'a plus vu la peste en Italie.

Il paraîtrait donc que les mauvaises crues du Nil et la paix ont été, pendant une certaine époque, du Xe au XVe siècle, les circonstances les plus favorables au développement de la peste en Égypte et au transport de la maladie en Europe.

Les mêmes faits se sont reproduits dans les temps modernes. De 1721 à 1830, la peste s'est manifestée 33 fois sur des bâtiments arrivant ou séjournant dans les lazarets de Venise, de Trieste, de Livourne, de Gênes et de Marseille, qui compte dans la période indiquée 17 importations.

Sur les 33 importations de peste, 18 sont venues d'Égypte ou de Syrie.

Les disettes se sont fait sentir à Tripoli de Syrie et dans le reste de cette province. Lorsque, dans ce pays, la récolte a manqué, il n'est pas facile de la remplacer, attendu que tous les transports y sont lents et difficiles. Ces disettes ne donnent pas la peste à la Syrie. Il y a plus : jamais la peste n'a commencé en Syrie que par les ports, et dans presque toutes les invasions, on a pu s'assurer qu'elle n'avait fait son apparition qu'après l'arrivée de navires venant de lieux déjà infectés.

J'ai consigné la plupart de ces faits dans un mémoire lu par moi à l'Institut, mémoire que je communique à la commission.

Je passe maintenant à Constantinople, où l'on a cru que la peste était endémique, comme elle l'est toujours en Égypte. Il est possible que le foyer de peste qui a existé dans ce grand centre de population y ait été longtemps entretenu par les communications incessantes qui ont lieu entre Constantinople et l'Égypte. La peste n'était pas endémique à Constantinople, quand cette ville était la capitale de l'empire grec. Elle s'y manifestait bien, mais de temps à autre seulement. C'est après que les Turcs l'ont eu conquise que ce fléau s'y est montré pour ainsi dire en permanence. On peut croire que la cause la plus puissante du transport de la maladie d'Égypte à Constantinople a été le retour des nombreux pèlerins revenant de la Mecque.

J'ai lieu de penser que, depuis 1837, époque où a été établie l'intendance sanitaire de Constantinople, la peste n'est plus endémique dans cette capitale. Si cette maladie y subsiste à l'état sporadique, elle a perdu ses principaux caractères et son danger.

Si nous étudions maintenant la côte de Barbarie, que j'ai dû visiter depuis Tripoli jusqu'à Tanger, nous reconnaîtrons que Tripoli, Tunis, Alger, Oran et Tanger n'ont jamais eu que des pestes importées. Ce sont presque toujours les bâtiments transportant les hadjis ou pèlerins de la Mecque qui ont introduit la maladie; mais il est bon de remarquer cependant que les hadjis revenant d'Égypte n'ont transporté cette maladie sur les côtes de Barbarie qu'autant que la peste régnait épidémiquement en Égypte au moment de leur départ de ce pays.

Pourrait-on s'étonner des progrès de la peste faits parmi les hadjis, lorsqu'on saura que j'ai vu moi-même le navire *l'Alceste*, de 150 tonneaux, apporter à Tanger 210 pèlerins dans un état de saleté repoussante?

La peste devient chaque jour plus rare sur la côte de Barbarie. Tripoli, la ville la plus rapprochée de l'Égypte, n'a que d'assez rares communications par mer avec ce pays. Les pèlerinages par terre ont cessé. On doute qu'à l'époque où ils étaient fréquents, ils aient pu apporter la peste d'Égypte à Tripoli, attendu que les Arabes ne conservent jamais longtemps la peste dans le désert. Lorsqu'ils s'aperçoivent qu'un des leurs a été atteint par la maladie, on le laisse dans sa tente pendant que toutes les autres tentes sont transportées dans un endroit éloigné. Lorsque cette mesure a été répétée pendant trois ou quatre jours, il n'y a plus de peste dans le douair.

En résumé, la peste est endémique en Égypte; elle ne l'est ni en Syrie, ni à Constantinople, ni sur les côtes de Barbarie. Il n'existe donc aucune raison sanitaire pour mettre en suspicion les provenances de Barbarie, tant qu'on y prendra des mesures suffisantes contre les provenances de l'Égypte, où la peste est en permanence, et contre les provenances des autres lieux du Levant, où elle pourrait régner accidentellement. On peut en dire autant pour celles de Constantinople.

La peste n'est pas une maladie particulière à la race turque, qui ne l'a pas apportée de la Tartarie. Ce sont les milieux dans lequels vivent les Turcs et les Arabes d'Égypte qui les exposent à la peste.

J'aborde la question de la contagion.

Personne ne conteste que la peste n'ait été et ne puisse être rapportée en Europe par le commerce. Cela nous suffit. Qu'il y ait infection ou contagion, nous devons tenir éloignés les navires suspects.

Nous agissons contre la fièvre jaune comme contre la peste, et c'est avec raison. Un navire arrive des Antilles dans le port du Passage (Espagne); on ouvre les écoutilles, et la fièvre jaune se montre dans les maisons les plus voisines du port.

Quand un navire est devenu un foyer d'infection, nous le purifions par tous les moyens qu'a fait connaître une longue expérience et que la chimie admet; car, outre la ventilation, nous employons le chlore.

Pour prévenir les effets de la contagion, nous empêchons tout contact de personnes ou de choses infectées ou suspectes.

Que faut-il faire quand la peste apparaît dans une ville?

Cette question, tout gouverneur, toute autorité municipale doit se la poser lorsque la peste se manifeste.

Et d'abord, le parti à prendre résultera de l'opinion que cette autorité se sera faite sur le mode de transmission de la maladie.

Incline-t-elle pour l'infection, elle se bornera à faire nettoyer les rues, et autant que possible les maisons. Cela fait, elle n'aura plus qu'à laisser le mal s'éteindre de lui-même.

Incline-t-elle, au contraire, pour la contagion, elle fera d'abord ce qu'on fait contre l'infection; mais elle ne se bornera pas à cela: cette autorité isolera les habitants des maisons infectées des habitants des maisons restées saines. Et, dans le cas où cette autorité se serait trompée en admettant l'idée de la contagion, dans le cas où la maladie ne se transmettrait que par infection, elle agirait encore efficacement; car la chambre d'un malade, car une maison infectée, sont des foyers d'infection bien plus actifs sans doute que l'air des maisons non atteintes.

Si les administrateurs ont considéré la maladie comme contagieuse, les mesures convenables préviennent son extension; tandis que, s'ils l'ont crue infectieuse, toutes les précautions prises restent vaines.

Je dois citer ici l'exemple d'un administrateur qui a été assez heureux pour arrêter, à quatre reprises différentes, l'extension de la peste. Je veux parler du général Maitland, commandant supérieur de Malte, et plus tard des îles Ioniennes.

Le général Maitland, dans sa lettre aux lords du conseil, lettre dont je donnerai la traduction à la commission, raconte comment la peste a été importée, une fois à Malte, une fois à Gozzo, une fois à Corfou et une fois à Céphalonie, et comment il a pu, à l'aide d'un isolement sévèrement prescrit et exécuté, arrêter ces quatre pestes. Dans une des pestes combattues par lui (à Malte), la maladie avait cessé, sauf un cas grave qui s'était déclaré le matin même du jour où, ayant pris toutes ses mesures partout au point de vue de la contagion, il voulait publier la proclamation, annonçant que tout danger avait cessé et que les communications étaient rétablies. Le général Maitland fit isoler rigoureusement le nouveau malade, la proclamation parut, et aucun nouveau cas ne vint lui donner un démenti.

Si le gouverneur de Malte avait eu affaire à une maladie infectieuse, lui-même le fait observer, comment la peste se serait-elle arrêtée en quelque sorte à sa voix, comment l'air se serait-il purifié à heure fixe? Aussi le général Maitland trouve-t-il dans ce fait une preuve que la peste est une maladie contagieuse et non infectieuse.

L'opinion de lord Maitland est d'un grand poids. Un gouverneur de Malte, un préfet de Marseille, en un mot un administrateur, parviendront plus facilement que des médecins à découvrir la vérité relativement au mode de communication qu'affecte une maladie quelconque. De quoi s'agit-il alors? de suivre la filiation des atteintes de la maladie. Pour cela, il faut savoir d'où vient le premier malade, avec qui il a communiqué. Or, c'est là bien plutôt une enquête de police qu'une enquête médicale; c'est une question de passeport, si je puis m'exprimer ainsi, pour laquelle un commissaire de police est bien plus compétent qu'un médecin. Eh bien, ce fait de la peste s'éloignant à jour et à heure fixe, et, sur l'ordre, si je puis parler ainsi, du général Maitland, ne s'est pas seulement produit à Malte, il s'est produit également à Gozzo, à Corfou et à Céphalonie. Une fois, cela pourrait, à la rigueur, être considéré comme une coïncidence; mais le fait quatre fois renouvelé peut paraître une démonstration.

Nous avons souvent reçu au ministère du commerce des documents relatifs à la contagion de la peste. En 1838, le ministre avait prescrit en Orient des enquêtes analogues à celle que fait en ce moment la commission nommée par l'Académie. Des dépêches formant une assez longue série sont alors parvenues au ministère, et ont été depuis communiquées à l'Institut, où elles sont encore. Voici la copie d'une de ces lettres, écrite par M. Deval, consul de France à Beyrouth, qui constate la filiation d'une peste apportée dans cette ville. C'est un exemple remarquable de contagion. Je ne lirai pas les détails à la commission, attendu qu'une nouvelle copie de la dépêche de M. Deval lui sera remise par moi.

Je terminerai ce que je voulais dire sur la contagion de la peste en déclarant que, dans mon opinion, cette contagion n'est pas douteuse.

Quelle est la durée de l'incubation de la peste? J'ai étudié cette question au point de vue administratif. J'ai donc dû rechercher le plus long laps de temps pendant lequel la peste pouvait rester à l'état d'incubation. J'ai consulté tout le monde, excepté les non-contagionistes. J'ai trouvé que la plus longue incubation de la peste était de onze jours.

La science rendrait un grand service à l'administration si elle pouvait déterminer rigoureusement la durée de l'incubation. Mais pour faire relativement à cette question et à celle de la contagion des recherches vraiment utiles et arriver à des résultats probants, c'est hors des pays où la peste est endémique, c'est hors de l'Égypte ou de tout autre pays infesté qu'il faut expérimenter.

Notre système quarantenaire mérite-t-il tous les reproches qu'on lui adresse? Je vais répondre à cette question en disant ce qui est, et les considérations qui guident l'administration.

La quarantaine à Marseille, pour les passagers de ceux de nos paquebots provenant du Levant en patente brute, est de quatorze jours, en y comprenant celui de l'arrivée et celui de la sortie. C'est donc, en réalité, douze jours de séquestration. Or, j'ai dit qu'il résultait de mes recherches que la période d'incubation de la peste pouvait être de onze jours.

Ces chiffres ne datent que de 1844 ; mais l'administration est en progrès successifs depuis près de dix ans ; déjà en 1835, voulant venir en aide à nos paquebots-postes de la Méditerranée, sans effrayer les populations du midi de la France, le ministère du commerce avait prescrit plusieurs essais.

Ainsi, il avait été décidé que le temps de la quarantaine serait diminué de cinq jours pour les personnes qui se soumettraient au *spoglio*.

Un seul négociant de Marseille, pendant quatre à cinq ans, M. Patré, a profité de la concession faite. L'administration a dû conclure que la mesure prise répugnait au public français.

Mais, dit-on, il faut compter le temps du voyage comme temps de quarantaine. Je ne puis partager cet avis. Si vous dites qu'un bâtiment d'Alexandrie sera admis en libre pratique à Marseille le quinzième jour après son départ, il est facile de voir ce qui arrivera. Je suppose ici un navire à vapeur du commerce, car les règlements sanitaires atteignent tous les bâtiments venant du Levant. Ce navire pourrait faire le trajet direct d'Alexandrie à Marseille en huit jours de route. Si le capitaine sait que son navire doit ensuite faire sept jours de quarantaine à Marseille, il ralentira sa marche, économisera ainsi beaucoup de combustible, arrivera le quinzième jour, je suppose ; est-ce là ce qu'on demande ? Non, sans doute, car cela serait subversif de tout progrès dans la rapidité de la marche des navires.

On sait qu'après les hommes, ce sont les hardes enfermées dans des malles qui sont le plus susceptibles de transmettre la peste. Croit-on qu'en mer, et par tous les temps, il soit facile à des passagers, souvent souffrants du mal de mer, d'aérer assez les effets de toutes sortes contenus dans leurs malles pour prévenir tout danger ? Il n'en est certainement pas ainsi.

Beaucoup de personnes, les dames surtout, ne consentiraient pas volontiers à exposer au vent et à la pluie des cachemires, des étoffes précieuses.

Compter le temps du voyage comme temps de quarantaine me paraît une idée subversive de la raison.

Certaines gens sont trop disposés à oublier les cas de peste qui ont éclaté dans les lazarets, et dans des circonstances qui auraient pu être regardées comme tout-à-fait rassurantes.

En 1793, le lazaret de Venise reçut une tartane idriote ayant patente nette et venant de Syrie et de Napoli de Romanie. Ce navire avait pris en Syrie cinq matelots de renfort : quatre d'entre eux débarquèrent en Morée ; ils y portèrent l'infection. Il n'y avait donc plus, à bord de la tartane, qu'un seul des cinq marins syriens ; il se nommait Apostoli. L'équipage resta sain, non seulement pendant son séjour à Napoli de Romanie, mais aussi pendant le trajet de Napoli à Venise, et pendant tout le temps du débarquement des marchandises, qui consistaient en fromage, genre non susceptible. Dès que le débarquement des marchandises fut terminé, les marins pensèrent à changer de vêtements, et ce ne fut qu'après qu'ils eurent ouvert leurs sacs que la maladie se déclara. Le premier atteint fut le Syrien Apostoli. Il y eut 21 malades et 16 morts, parmi lesquels on compta 3 gardes de santé; 8 d'entre ces derniers furent atteints.

Autre fait non moins remarquable. Le 20 juin 1818, la peste se déclare au lazaret de Venise, à bord du *Capitaine Marowich*. Ce navire n'avait plus que deux jours de séquestration à subir. Un passager, nommé Micheli Cotti, ayant à payer son compte de dépense, fouilla dans sa malle, que le garde avait oublié de faire ouvrir; il y prit une bourse, et contracta la maladie. Il mourut le 22. Son garde fut atteint le second, et paya sa négligence de sa vie.

Enfin, je dois les faits suivants à M. le docteur Ardouin, médecin du gouvernement des Cyclades, qui les a relevés pour moi sur le registre du lazaret de Syra (Grèce), d'après les ordres du gouvernement grec.

Dans le courant de juillet 1832, quelques passagers venant de Constantinople et de Scio furent débarqués au lazaret de Syra. Le sixième jour après leur entrée, ils ouvrirent leurs bagages et furent immédiatement infectés de peste; 8 furent atteints et 6 moururent.

En cette même année 1832, l'autorité grecque ayant décidé que tous les vêtements des passagers débarqués au lazaret de Syra seraient lavés à l'eau de mer, un prêtre, nommé Simiriote, âgé d'environ quarante ans, homme très vigoureux, préféra faire sur lui l'essai de ses habits sacerdotaux, qui se trouvaient renfermés dans une caisse; il fut aussitôt atteint de peste, et mourut le lendemain. Un garde de santé, nommé Étienne, éprouva le même sort pour s'être servi d'objets suspects.

En 1834, le capitaine Apostoli, venant de Constantinople, arriva au lazaret de Syra. Trois jours après son arrivée il ouvrit sa malle, et fut atteint de peste.

En 1837, un bateau ottoman, commandé par un nommé Marantoni, arriva au lazaret de Syra. Le troisième jour de la quarantaine, un passager ouvrit une de ses caisses pour y prendre quelques vêtements, et fut atteint de la peste.

Je m'arrête ici; on trouvera la suite de ces faits dans un Rapport de moi, publié en 1839. Il y en a neuf, je crois, d'analogues.

Ces faits sont en opposition avec une des conclusions que M. le docteur Aubert a tirées de ses recherches, savoir, que la peste n'avait jamais éclaté sur les bâtiments en quarantaine, lorsqu'ils n'avaient pas eu de pestiférés à bord pendant la traversée. Je dois ajouter, toutefois, que ces 9 cas sont les seuls, à ma connaissance, qui fassent exception à la règle qu'il a posée.

Mais d'où vient qu'à Marseille et à Livourne, la peste n'éclate au lazaret qu'autant qu'elle s'est manifestée pendant la traversée, tandis qu'à Syra elle éclate si souvent au lazaret? Cela provient, sans aucun doute, des plus grandes durées de traversée dans un cas que dans l'autre. Il faut, en effet, trente jours pour venir du Levant à Marseille, et il en faut six, sept, huit, pour aller de Constantinople ou d'Alexandrie à Syra. Si la peste peut être renfermée, comme il est permis de le croire, dans les hardes des hommes, les hommes auront donc eu besoin de toucher plus de fois à leurs hardes pour changer de linge pendant un retour à Marseille que pendant un retour à Syra.

Mais qu'on ne perde pas de vue que presque toutes ces observations relatives aux 120 dernières années se rapportent à des bâtiments à voiles, et qu'aujourd'hui les navires à vapeur ont mis Marseille aussi près du Levant que Syra l'était autrefois.

M. le docteur Aubert, se servant de faits nombreux recueillis par moi, et d'un petit nombre d'autres qui lui sont propres, a cru pouvoir établir que, dans une période de 124 ans, de 1717 à 1841, aucun bâtiment venant en Europe n'a eu la peste à bord, quand dans les premiers huit jours après son départ d'un port infecté ou suspect, aucun cas de peste n'avait éclaté parmi l'équipage ou parmi les passagers. M. le docteur Aubert a vu dans les faits qu'il m'a empruntés ce que je n'y ai pas vu moi-même. S'il est vrai que les bâtiments dont j'ai fait mention, et qui ont eu la peste à bord ou l'ont introduite dans les lazarets, avaient eu antérieurement des cas de peste à bord, je n'ai pas dit, parce que je ne le sais pas, parce qu'aucun renseignement ne me l'apprend, ni ne l'apprend à M. le docteur Aubert, que les cas, à bord, ont toujours éclaté dans les huit premiers jours après le départ du port infecté. J'ignore tout-à-fait comment M. le docteur Aubert-Roche peut justifier ce qu'il avance sur ce point.

Si je m'élève contre certaines assertions produites sans preuves suffisantes, c'est uniquement dans l'intérêt de la vérité. Je combattrai également des explications données dans un tout autre sens et que je regarde comme fausses.

En 1837, un de nos bateaux à vapeur du Levant, *le Léonidas*, quitta Constantinople au moment où la peste y sévissait avec quelque intensité. Un cas de peste se déclara après son arrivée à Marseille. On dit alors que l'incubation avait été de plus de 11 jours. C'est une erreur, l'incubation a été de 11 jours si la maladie a été prise à Constantinople; elle n'a été que de 9 jours si la peste a été contractée à Smyrne; car le navire parti de Constantinople avait touché à Smyrne, et la peste existait en même temps dans ces deux villes.

Au mois d'août dernier je me trouvais à Livourne; on parlait beaucoup d'un cas de peste signalé à Malte le 17e jour après que le bâtiment infecté avait été mis en quarantaine, et le 46e jour après son départ d'Alexandrie. Ce fait, disait-on, prouvait que la période d'incubation pouvait se prolonger bien au-delà du terme que j'ai fixé. Je crus pouvoir annoncer à M. Cappechi, magistrat de Livourne, que la Santé de Malte avait probablement négligé d'aérer en temps utile quelque objet infecté, et que cet objet avait donné la peste dans le lazaret. Le fait expliqué de cette manière faisait rentrer la période d'incubation dans ses limites ordinaires. De nouveaux renseignements pris à Malte même et peu de jours après la mort de l'homme atteint m'ont appris que, dans le cas signalé, la personne atteinte avait fait voir aux gardes de santé après son transport au lazaret des objets contenus dans un premier compartiment secret de sa malle; ces objets consistaient en 4,000 francs, en colonnades, en des bagues, en épingles, des chaines en or et des montres. Après sa mort, on chercha de nouveau dans la caisse, et on y trouva un second double fond contenant des bons du gouvernement égyptien. Qui pourra dire que ce ne sont pas ces papiers, et les enveloppes des bijoux et des colonnades qui ont donné la peste dans le lazaret?

Les Anglais ont un grand intérêt commercial à ce que les quarantaines soient observées à Malte avec rigueur. Sans la sécurité qu'on en conçoit, les ports d'Italie seraient fermés aux provenances de Malte.

Si l'isolement des individus malades ou suspects est nécessaire, la purification des hardes qui pourraient être infectées de peste ne l'est pas moins.

Le moyen principal consiste dans l'exposition à l'air. On a recours aussi à des fumigations de chlore, calculées de manière à ne nuire à rien, et que, depuis un certain temps, on ne fait plus payer.

On a proposé de soumettre à une température assez élevée, pour détruire le virus ou le miasme de la peste, les hardes et les marchandises. Mais l'emploi d'une chaleur aussi intense exigerait des appareils très coûteux à fonder et à entretenir, puisqu'ils devraient échauffer de très vastes locaux. Il y aurait, en outre, danger d'incendie. De plus, une chaleur élevée durcit et feutre la laine. Pour la soie, la chaleur pourrait être employée; mais les négociants de Marseille, consultés à cet égard, ont manifesté un désir contraire.

En résumé et tout calculé, l'emploi de la chaleur, coûteux pour le gouvernement, ne serait compensé par aucune économie de temps ou d'argent pour le commerce.

L'eau altère les marchandises et la plupart des hardes. Ses inconvénients sont trop palpables pour que personne insiste sur son emploi.

C'est ici le moment de se demander ce qu'on doit penser du

danger que peuvent faire courir les marchandises venant des pays le plus souvent atteints de peste.

Je dois le dire, depuis plus d'un siècle, depuis 1720, les marchandises débarquées à Marseille n'ont donné la peste à aucun des portefaix chargés de les déballer et de les manier.

En 1829, M. le docteur Robert, médecin du lazaret de Marseille, a vu survenir, chez des portefaix attachés à la cargaison de trois navires arrivant d'Alexandrie, des pustules d'un caractère suspect, avec quelques symptômes généraux plus ou moins graves; mais, évidemment, ces portefaix n'ont pas présenté les symptômes caractéristiques de la peste. (*Premier Rapport à M. le ministre du commerce*, 1834, p. 45.)

Pourquoi des étoffes de laine ou de coton donnent-elles la peste, tandis que la laine ou le coton en balles ne la donne pas? Je l'ignore.

Peut-être pourrait-on dire qu'une grande partie des cotons débarqués à Marseille vient de la Haute-Égypte, où la peste est fort rare.

On pourrait aussi faire remarquer que, quand la peste exerce de grands ravages en Égypte, le commerce est suspendu, du moins en partie.

Combien de temps des hardes renfermées dans une malle peuvent-elles conserver la possibilité de transmettre la peste? Ce temps paraît pouvoir être assez long; mais je craindrais de le fixer.

Ce qui résulte clairement de faits incontestables, c'est que les hommes d'abord, et plus encore les hardes infectées et non aérées, transmettent la peste.

Dois-je répondre, avant de finir cette communication, à tout ce qui a été dit au désavantage de notre système quarantenaire, comparé à celui de l'Autriche et de l'Angleterre?

L'Autriche a supprimé ses quarantaines sur le Danube, où elle se trouve presque exclusivement en communication avec Constantinople, ville dans laquelle, comme nous l'avons dit, la peste ne parait plus se montrer depuis 1837.

Mais elle les a conservées à Venise et à Trieste, qui sont en relation journalière avec l'Égypte, Smyrne et Constantinople. Je mets sous les yeux de la commission un tableau qui fait connaître comparativement les quarantaines de Trieste et de Marseille. On voit que si nous sommes un peu plus rigides sur quelques points, nous le sommes beaucoup moins sur beaucoup d'autres.

Quant à l'Angleterre, il est vrai qu'elle a supprimé la quarantaine de Southampton; mais on a beaucoup exagéré les inconvénients qui résultent pour nous de cette suppression.

Il suffit de connaître le nombre des passagers allant au Levant, ou en venant sur nos paquebots et ceux de l'Angleterre, pour comprendre que nos mesures quarantenaires ne nous privent pas de milliers de passagers, comme l'a dit le *Journal des Débats.*

Dans les six premiers mois de 1844, le nombre des passagers que nos paquebots ont conduits dans le Levant a été de 488; le nombre des passagers qu'ils en ont ramenés a été de 449; différence, 39 passagers en plus allant au Levant.

Dans le même temps, les paquebots anglais ont porté dans le Levant 389 passagers, et en ont ramené 496; différence, 107 passagers en plus allant en Europe.

Dans la même année 1844, les passagers arrivés à Suez, venant de l'Inde, se sont élevés au chiffre de 1121. Les passagers venant d'Europe et allant à Alexandrie ont été au nombre de 828.

Sur les 1121 passagers venant de l'Inde, il en est parti environ 950 par le paquebot de Southampton. De ces 950, 30 au plus étaient Français.

Ce serait une erreur d'attribuer aux exigences des lazarets la préférence donnée par les Anglais à la ligne de Southampton. Tandis que nos paquebots, qui ont pour principale destination le service postal, partent d'Alexandrie à jour fixe, les paquebots anglais y attendent les voyageurs arrivant de Suez. Ajoutez que les Anglais, par patriotisme et aussi par le besoin de se trouver à même d'obéir à leurs habitudes, préféreront toujours les navires de leur nation.

Ci-joints : 1° une note sur le mouvement des passagers allant d'Europe à Alexandrie, et d'Alexandrie en Europe; 2° le tableau comparatif des quarantaines de Trieste et de Marseille.

MALTE.

Six premiers mois de 1844. — Nombre de passagers arrivant ou partant, relevé par les journaux du pays.

LIGNE FRANÇAISE.

Passagers allant en Europe.	Passagers allant au Levant.
449	488

Différence 39 passagers en plus allant au Levant.

LIGNE ANGLAISE.

Passagers allant en Europe.	Passagers allant au Levant.
496	389

Différence 107 passagers allant en plus en Europe.

ÉGYPTE.

Mouvement des passagers à travers l'Égypte.

Passagers arrivés à Suez, venant de l'Inde	1,121
— — Alexandrie, venant d'Europe	828
Différence en plus venant de l'Inde	293
— pour six mois	147

Nota. Sur 1121 passagers venant de l'Inde, il en est parti environ 950 par le paquebot de Southampton (pour les onze premiers mois il y en a 910; on réduit donc ici à 40 le nombre qui a dû partir en décembre). Il ne resterait donc, d'après cela, que 172 passagers qui auraient pris la double ligne de France ou d'Autriche. Quelle concurrence a donc pu nous faire la ligne autrichienne quant aux passagers venant de l'Inde? —Il ne se trouve pas par année trente Français prenant la ligne anglaise.

COMPARAISON ENTRE LES QUARANTAINES A MARSEILLE ET A TRIESTE.

Patente brute.

	Trieste.	Marseille.
Navires marchands	24 jours.	21 jours.
Marchandises susceptibles	30	21
Passagers débarqués au lazaret	20	17
Passagers. S'ils font le *spoglio* au commencement de la quarantaine	18	14
Passagers. S'ils font le *spoglio* à la fin de la quarantaine	19	»
Bâtiments de guerre	20	17
Paquebots-poste	20	19
Passagers de ces paquebots	»	14
Navires chargés de hadjis		25
Passagers de ces navires	»	25

Patente suspecte.

Navires marchands	15	15
Marchandises susceptibles	22	15
Passagers débarqués au lazaret	14	14
Passagers. S'ils font le *spoglio* au commencement de la quarantaine	12	12
Passagers. S'ils font le *spoglio* à la fin de la quarantaine	13	»
Bâtiments de guerre	12	14
Paquebots-poste	15	15
Passagers de ces paquebots	»	12
Navires chargés de hadjis		20
Passagers de ces navires	»	20

Patente nette.

Navires marchands	10	12
Marchandises susceptibles	15	12
Passagers débarqués au lazaret	9	9
Passagers. S'ils font le *spoglio* au commencement de la quarantaine	6	
Passagers. S'ils font le *spoglio* à la fin de la quarantaine	8	»
Bâtiments de guerre	8	9
Paquebots-poste	8	12
Passagers de ces paquebots	»	9

N° XXVIII.

Séance du 12 mars 1845.

La parole est donnée à M. le docteur Morpurgo, qui a résidé pendant huit ans dans la Turquie, l'Égypte et la Syrie.

Si je ne me trompe, dit M. Morpurgo, le but que se propose la commission est de résoudre, autant que l'état de la science le lui permettra, les différentes questions dont la solution est indispensable pour fournir de bonnes bases à une loi sur les quarantaines.

Pour l'aider, autant qu'il est en moi, à remplir la difficile et importante mission qui lui est confiée, je vais dire les faits qui ont le plus frappé mon attention pendant mon séjour en Orient.

Chargé par le gouvernement du pacha d'Égypte d'organiser l'hôpital central du Caire, connu sous le nom d'hôpital de l'Esbekié, j'ai cherché à réunir dans cet établissement les conditions les plus favorables à un grand nombre de malades. J'y ai fait le service en qualité de médecin et de chirurgien en chef pendant huit mois, de décembre 1829 à août 1830. J'ai vu des fièvres typhoïdes, beaucoup de dysenteries, une foule d'autres maladies, mais pas un cas de peste.

A Alexandrie, j'eus aussi occasion de voir un assez grand nombre de malades, soit en ville, soit dans les hôpitaux, et cependant je ne rencontrai pas un seul cas de peste. Le docteur Grassi, qui avait vu et traité des pestiférés, fit la même remarque que moi.

Je suis donc autorisé à conclure que, pendant le laps de temps que je viens d'indiquer, la peste ne se montra en Égypte ni sous la forme endémique ni sous la forme sporadique. Ceci, je le sais, est en contradiction avec ce qu'ont avancé certains auteurs.

En avril 1831, après avoir fait un voyage dans la Haute-Égypte, je quittai Alexandrie pour me rendre à Constantinople.

Lors des premiers temps après mon arrivée, tous les médecins disaient qu'il n'y avait pas de peste dans la ville. Bientôt parut le choléra, qui ne fit pas de très grands ravages. Ce ne fut qu'un peu plus tard qu'on annonça l'entrée dans le port d'un bâtiment qui arrivait de Chypre avec un matelot mort à bord. A partir de ce moment, on signala des cas de peste dans Constantinople.

Appelé dans le quartier grec auprès d'une femme appartenant à une famille riche, je lui trouvai les symptômes d'une inflammation cérébrale. Je pratiquai une saignée. Le lendemain, la tête étant encore le siège d'une congestion très active, je conseillai une application de sangsues derrière les oreilles. Pendant que les sangsues remplissaient leur office, je me rendis auprès d'une petite fille qu'on croyait tourmentée par des vers, maladie très commune dans le pays. Au moment où je la soulevais pour mieux l'examiner, je découvris un bubon à l'aine et des charbons aux cuisses. De retour auprès de la mère, je constatai chez celle-ci un bubon à l'aine. En sortant de cette maison, j'annonçai au père que sa femme et sa fille avaient la peste, que très probablement la mère guérirait et que la fille succomberait; c'est ce qui eut lieu en effet.

Plus tard je vis encore à Constantinople, dans un khan, 2 cas de peste mortels. Il y avait, à cette époque, 7 ou 8 accidents connus de peste par jour.

Je suis resté dix mois à Constantinople; en quittant cette ville, je me suis rendu à Smyrne, où j'arrivai en avril 1832. On n'y avait pas vu la peste depuis deux ans, mais le choléra y avait fait beaucoup de victimes.

Il y avait à peine deux mois que j'étais à Smyrne, lorsque je fus chargé par les Européens habitant cette échelle de fonder une maison de secours destinée à recevoir tous les malades de quelque nation, de quelque religion qu'ils fussent. Cette circonstance me mit en rapport avec toutes les classes de la population, mais particulièrement avec la classe pauvre. Cependant, jusqu'au mois de mai 1833, je ne vis aucun cas de peste, nouvelle preuve tendant à établir que la peste ne se montre pas en Orient sous la forme sporadique.

Dans les cinq ans que j'ai passés à Smyrne ou dans les environs, j'ai observé quatre épidémies de peste.

Avant d'entrer dans aucun détail et pour me faire mieux comprendre de la commission, j'ai besoin de donner en quelques mots une idée de la topographie de Smyrne. Cette ville est divisée en plusieurs quartiers, dont chacun est habité par une nation. La nationalité se distingue par la religion : ainsi il y a le quartier musulman, le quartier juif, etc.

Le quartier musulman, situé sur les collines qui se prolongent jusqu'au mont Cipil, est le plus propre, le plus aéré, le plus salubre. Immédiatement au-dessous de lui est le quartier juif. Plus bas est le quartier arménien, qui s'étend jusque dans la plaine. Le quartier grec est situé près de la mer : c'est le plus humide et le plus malsain. Le quartier européen occupe les quais. Enfin, on trouve en dehors de la ville le quartier des jardins, placé sur la route des caravanes de l'Asie.

C'est là que coule la seule rivière qu'on rencontre à Smyrne : c'est l'ancien Melèze.

En mai 1833, la sécurité régnait à Smyrne. Tout-à-coup on parle de deux cas de peste survenus dans le quartier des jardins. On se demande comment la peste a été importée. Bientôt de nouveaux accidents de peste ont lieu, toujours dans le quartier des jardins.

Cependant un bâtiment ayant la peste à bord était arrivé au Château-de-Mer. Les passagers et les matelots étaient descendus à terre ; ils avaient couché sous des tentes pendant qu'on purifiait le bâtiment.

On apprit que la première jeune fille atteinte de la peste était une marchande de salade, qui allait chaque jour chercher de la chicorée sauvage près de l'endroit où étaient dressées les tentes des passagers ou matelots pestiférés ou compromis. Cette jeune fille déclara qu'elle avait communiqué avec les matelots du bâtiment en quarantaine. Elle mourut, ainsi que sa compagne. Toutefois, cette année-là, la peste n'attaqua qu'un petit nombre de personnes.

On peut considérer ce qui s'est passé alors à Smyrne comme établissant bien, dans ce cas, la filiation des accidents de contagion.

D'abord l'arrivée d'un bâtiment pestiféré est chose certaine ; ce bâtiment a dû être isolé sur l'invitation des consuls. Quant aux rapports de la jeune fille avec des matelots du bâtiment infecté, ils sont attestés par le confesseur grec et confirmés par toute la communauté grecque. J'ai la conviction la plus entière qu'avant que les jeunes filles eussent la peste, aucun cas ne s'était montré dans le quartier des jardins. S'il avait existé quelque maladie suspecte, j'en aurais été informé, attendu que j'allais chaque jour dans ce quartier donner des soins à des individus atteints de fièvres intermittentes. Les deux premiers cas de peste ont été constatés, comme de coutume, par des experts. D'autres malades, atteints de la même affection, qu'ils avaient contractée par des communications avec les deux jeunes filles, ont été envoyés à l'hôpital grec, et on n'a pas élevé le moindre doute sur la nature de leur maladie.

Dans les quelques accidents de peste que j'ai eu occasion de voir à Constantinople, je n'avais pas pu remonter à l'origine de la maladie, ni suivre la filiation des cas de contagion.

La même impossibilité a eu lieu pour moi à Smyrne au printemps de 1834, où quelques cas de peste eurent lieu dans le quartier grec. Un seul Européen fut alors atteint. M. Justiniani, reçu récemment docteur à la Faculté de Paris, arrivait alors à Smyrne. Il ne voulait voir dans la peste qu'une gastro-entérite. Au centre du quartier franc, les Franciscains, dans le couvent desquels il était logé, lui donnèrent une chambre dans laquelle il vivait isolé de la communauté. Tombé malade de la peste, il fut transporté à l'hôpital européen, où il mourut en trois jours. Sa chambre fut nettoyée et blanchie à la chaux, et le couvent n'eut aucun accident de peste.

En 1835 et 1836, la peste se montra encore çà et là. On redoutait dès cette époque l'invasion prochaine d'une grande épidémie.

Au mois de mars 1837, la peste fit un certain nombre de victimes : c'était, disait-on, le commencement d'une épidémie terrible. Toutes les personnes voulant éviter le fléau se mirent en quarantaine.

M. Keyser, consul de Prusse, qui habite un magnifique hôtel entouré de jardins et situé sur le bord de la mer, avait pris toutes les précautions d'isolement pratiquées en temps de peste. Néanmoins, une femme de chambre tombe malade; un médecin est appelé ; il reconnaît la peste, qui est aussi constatée par les experts ordinaires. La malade offre les symptômes ordinaires de de la peste, et notamment les bubons. Elle meurt.

Interrogée dans ses derniers moments sur la manière dont elle avait pu contracter la peste, elle déclara qu'elle recevait par une fenêtre de la maison le linge de son amant, qu'elle lavait, et qu'elle lui rendait par la même voie. On sut que l'amant n'avait pas eu la peste: seulement, il vivait dans les quartiers pestiférés.

La maîtresse de cette femme de chambre et les autres filles de la maison avaient assisté la malade pendant tout le cours de la peste : personne ne fut atteint de la maladie.

Bientôt l'épidémie s'étendit et enleva chaque jour plusieurs centaines de malades.

C'est dans le quartier musulman, c'est-à-dire dans le quartier le plus propre et le plus aéré, que la peste a fait le plus de ravages. Vint ensuite le quartier juif; puis le quartier grec, le plus sale, le moins aéré, le plus misérable. Dans l'endroit le plus insalubre de la ville, là où aboutissent tous les égouts, existait une caserne contenant 12 à 1300 hommes. Un médecin conseilla au colonel d'isoler sa troupe, ce que fit ce dernier pendant trois à quatre mois. La peste sévit avec fureur dans les maisons avoisinant la caserne ; celle-ci, au contraire, fut complétement épargnée.

Ce serait à tort qu'on chercherait à rattacher l'immunité dont jouirent ces troupes à des changements dans leur hygiène. La nourriture fut ce qu'elle était auparavant ; elle se composa de riz, de fèves, de haricots, de pois chiches et d'une très petite quantité de viande. La boisson était de l'eau, et rarement un peu de café. Quant à leurs habitudes, elles étaient plutôt empirées qu'améliorées. Les soldats musulmans, qui, dans l'état ordinaire des choses, ne se livrent ni à des excès de boisson ni à des excès de femmes, trouvaient, étant renfermés, plus d'occasions de s'abandonner à un vice qui n'est pas rare dans l'Orient.

Les couvents, qui, tous, se sont mis en quarantaine, n'ont pas eu de peste.

Il en a été de même pour le collége, quoiqu'il soit situé dans un endroit très malsain ; l'hygiène n'y avait pas été changée.

Les malades grecs et catholiques non pestiférés étaient reçus journellement dans une partie de l'hôpital consacré au traitement de la peste, et que dirigeait Bulard. Quoique les non-pestiférés et les pestiférés ne fussent séparés que par quelques portes et quelques barrières, aucun des malades atteints d'affections autres que la peste ne contracta celle-ci. Ce fait milite puissamment en faveur de la contagion et contre l'infection et l'influence épidémique.

En hiver, Smyrne n'a pas la peste; au printemps même, les conditions locales ne sont pas toujours favorables à son développement. J'ai vu arriver à Smyrne, à la fin de l'hiver, un pestiféré venant de Constantinople et qui alla habiter le quartier juif. Il mourut de la peste sans la communiquer à personne.

C'est ici le lieu de rappeler une tradition généralement répandue à Smyrne: c'est que la peste qui vient de Constantinople n'est pas à craindre, tandis que celle qui vient d'Égypte est éminemment susceptible de s'y propager.

Du reste, le médecin ne découvre aucune différence entre la peste de Constantinople et celle d'Égypte et de Syrie. La peste est partout identique.

Séance du 19 *mars* 1845.

La parole est accordée à M. le docteur Morpurgo pour continuer sa communication.

Messieurs, dit M. Morpurgo, j'ai eu l'honneur de vous entretenir dans la dernière séance de ce qui s'est passé à Smyrne lors de la peste de 1837. Je désire ajouter quelques mots sur ce qui a été observé à la même époque dans les villages les plus rapprochés de Smyrne. Ces villages ont eu, en général, peu d'accidents de peste. Ceux-ci, toutefois, n'ont pas été rares à Bournaba, situé à une lieue de la ville, et qui n'avait pris aucune précaution contre l'importation du fléau. Les cas de peste ont été, au contraire, en très petit nombre à Boudja, village habité par des Européens et des Grecs, et où j'avais moi-même ma maison de campagne. Quatre tentes avaient été établies en avant des villages du côté de Smyrne. Les individus arrivant de la ville devaient y séjourner pendant deux jours avant d'avoir la libre communication. Les accidents de peste observés ont tous atteint des personnes qui s'étaient exposées à contracter la maladie en allant dans les bazars de Smyrne.

Je quittai Smyrne dans le courant de juillet 1837. A cette époque, la peste était presque éteinte; on ne voyait plus que quelques cas isolés, incapables, comme cela arrive toujours vers la fin de l'épidémie, de communiquer la maladie.

J'étais à Paris, en 1838, lorsque j'appris que la peste sévissait à Constantinople.

C'est vers la fin de cette même année 1838 que le sultan Mahmoud, frappé des désastres que produit la peste quand on ne prend aucune précaution, et apprenant les heureux résultats de l'isolement, résolut d'établir dans ses États un système quarantenaire contre la peste. Le comité sanitaire fut composé de délégués des ambassades européennes et de quelques autorités turques.

Ce comité n'avait encore pu prendre que des mesures évidemment incomplètes lorsque j'arrivai en 1839 à Constantinople. Reschid-Pacha, voulant arriver à des résultats vraiment utiles, confia la direction des mesures sanitaires à Achmet-Fethi-Pacha, homme éclairé, qui donna tous ses soins à la mission dont il était chargé.

Le comité sanitaire fut reconstitué; il se composa des délégués des ambassades et légations étrangères, de trois médecins sortis des facultés de Paris et de Vienne, d'un directeur, M. Robert, qui déjà avait vu la peste à Poros, enfin d'un secrétaire turc et de moi; quelques employés furent attachés au comité pour l'aider dans ses importantes fonctions.

Le comité obtint des pleins pouvoirs pour organiser des lazarets, non seulement dans les ports de l'empire, mais aussi dans les villes où arrivent les caravanes de l'Asie. Dans chaque lazaret se trouvaient un directeur musulman et un médecin européen. Les gouverneurs de provinces avaient ordre de soutenir les médecins; ceux-ci adressaient tous les huit jours un rapport au comité. On peut dire que l'empire turc fut enveloppé d'un réseau.

On ne pouvait être admis à la libre pratique en arrivant par mer ou par terre qu'en présentant un certificat de santé.

Silivri, ville située dans l'intérieur de l'Asie, était un foyer habituel de peste. Un médecin y fut envoyé, porteur d'une lettre vizirielle qui lui donnait pleins pouvoirs. Il fit isoler les malades et purifier les hardes et les maisons. En vingt-cinq jours la peste disparut. Il séjourna encore quelque temps à Silivri sans qu'aucun accident se renouvelât, et ne revint à Constantinople qu'après avoir installé sur les lieux un médecin chargé, si l'occasion s'en présentait, de continuer son œuvre.

Un bureau de santé avait aussi été établi à Erzeroum; mais il ne put fonctionner que très imparfaitement au milieu des résistances qu'il rencontra et que le conseil supérieur de santé ne put briser : aussi quelques accidents de peste éclatèrent-ils à Trébisonde par suite de l'arrivée de provenances d'Erzéroum. Toutes les provenances de Trébisonde ayant été mises en quarantaine à Constantinople, la peste ne s'y propagea pas.

Tous les bâtiments venant d'Égypte ou de Syrie faisaient quarantaine sur le rivage d'Asie, vis-à-vis Thérapia ; deux pestiférés moururent au lazaret sans que la peste se répandit au dehors.

Depuis 1840 la peste ne s'est plus montrée sur aucun point de la Turquie; avant l'institution des lazarets, il était arrivé qu'une ville, que Constantinople même, restât trois ou quatre ans sans avoir la peste ; mais celle-ci régnait toujours sur un point ou sur plusieurs points de l'empire.

Le système sanitaire introduit en Turquie l'avait été auparavant dans la Moldavie, la Valachie et la Bosnie ; là aussi il avait fait disparaître la peste.

Les mêmes moyens ont amené le même résultat en Grèce.

L'expérience faite dans les principautés et en Grèce date déjà de dix-huit ans.

M. Morpurgo termine sa communication par quelques considérations générales.

Trois questions, dit-il, peuvent être posées :

1° Est-il vrai que la peste soit, en Orient, le résultat d'une mauvaise hygiène, et que l'Europe doive aux meilleures conditions hygiéniques au milieu desquelles vivent ses habitants la disparition de la peste?

2° Est-on fondé à admettre que la peste continue à régner en Turquie malgré les précautions sanitaires mises en usage?

3° La peste, maladie maintenant endémique en Orient, et qui ne l'est plus en Europe, doit-elle continuer à être combattue par des rigueurs et des précautions que certaines personnes regardent comme aussi absurdes qu'inutiles?

Sur le premier point, je répondrai qu'avant d'admettre que la peste soit en Orient le résultat de la violation des lois de l'hygiène, avant de décider que l'Europe doit à une meilleure hygiène la cessation de la peste, il faudrait prouver que de grandes modifications apportées dans l'hygiène des peuples de l'Europe ont précédé la disparition de la peste. Cette preuve est loin d'être faite; il suffit de jeter les yeux sur certains quartiers de Paris, de Londres, de Livourne, de Dublin, etc., pour voir qu'il y a en Europe des hommes qui ne sont pas mieux nourris que les fellahs, et qui certainement respirent un air moins pur que celui de l'Égypte.

Quant à la question de savoir si la peste existe encore en Turquie sous forme sporadique malgré l'observation des précautions sanitaires, je répondrai que je suis autorisé à la résoudre négativement. Ce sont des médecins européens qui dirigent les hôpitaux militaires, et tous déclarent que la peste ne se montre plus dans les établissements où ils font le service. Si les hommes qui sont visités par des médecins n'ont pas la peste, pourquoi supposer que les femmes qui sont séquestrées dans les harems ont cette maladie? On pense qu'il est facile de dissimuler des cas de peste : c'est une erreur. On peut avec quelque peine cacher un cas, deux cas; mais on ne saurait en soustraire un grand nombre à la connaissance du public.

J'arrive, enfin, à ma troisième question, celle des mesures quarantenaires, pour préserver l'Europe de la peste, qui pourrait encore lui être apporté de l'Orient. Je regarde les quarantaines comme nécessaires pour préserver la France de la peste d'Orient, tant que celle-ci n'aura pas été éteinte en Égypte et en Syrie, comme elle l'a été en Turquie par des mesures sanitaires bien conçues et bien exécutées. La peste n'est pas endémique en Égypte; quand on aura fait pour ce pays ce que le sultan Mahmoud a fait pour la Turquie, la peste disparaîtra de l'Égypte.

De ce que j'admets le principe des quarantaines, il n'en faut pas conclure que j'approuve le système sanitaire actuellement pratiqué dans nos ports. Les rigueurs auxquelles on a recours dépassent tellement le but que je ne crains pas de les déclarer absurdes.

Je suis d'avis qu'on peut immédiatement supprimer les quarantaines pour toutes les provenances du Levant arrivant avec patente nette. Cette patente, qui est délivrée un mois après la cessation de la peste dans le lieu du départ, et sous la garantie des ambassadeurs ou des consuls français, doit éloigner toute idée de danger.

Quand un bâtiment arriverait d'Orient avec patente brute, je conseillerais le *spoglio* et deux ou trois jours de surveillance. Ces deux ou trois jours, ajoutés à ceux de la durée du voyage, me paraissent suffisants pour donner toute sécurité.

Le temps d'épreuve doit être calculé sur ce que l'on sait de la durée de l'incubation.

Je crois, d'après tous les faits dont j'ai été témoin, que la durée de l'incubation ne dépasse jamais douze jours. Encore, pour ce terme extrême, ne puis-je citer que deux exemples recueillis par les médecins du lazaret de Smyrne en 1837.

A Constantinople, on fait faire une quarantaine de vingt jours aux provenances d'Égypte ou de Syrie. On pourrait, sans inconvénient, réduire la durée de cette quarantaine.

—M. Dubois (d'Amiens) : Je voudrais demander à notre confrère quelques explications.

Je désirerais savoir de M. Morpurgo si, aujourd'hui qu'un comité sanitaire est établi à Alexandrie pour préserver l'Égypte de la peste qui pourrait y être importée, il pense que la peste ne soit plus à craindre en Égypte. Ne doit-on pas redouter que les quarantaines ne soient pas plus puissantes pour prévenir les épidémies de peste qu'elles ne le sont pour prévenir les épidémies de petite-vérole?

— M. Morpurgo : On n'a jamais essayé de prévenir ou d'arrêter la petite-vérole à l'aide des quarantaines; nous ne savons donc pas ce que ces quarantaines pourraient produire. En matières aussi graves, il n'est pas permis de conclure *à priori*.

Quant à la probabilité de la réapparition de la peste en Égypte, je ferai remarquer que, jusqu'ici, on n'a pris que des mesures très incomplètes pour isoler les pestiférés et détruire les germes de la peste. L'Égypte est donc encore dans les conditions où était la Turquie avant qu'on eût étendu sur elle un véritable réseau nécessaire pour envelopper et détruire tous les germes de peste. Pour obtenir des résultats complets, il faudrait, d'une part, un gouvernement qui apportât dans les mesures prises un esprit de suite et de persévérance qui n'existe pas en Égypte, quand il s'agit de protéger la vie des hommes, et, d'une autre part, une population qui se soumît aux prescriptions faites. Le gouvernement égyptien se soucie fort peu de la vie des hommes : témoin la continuation du système de recrutement, qui, au vu et au su de tout le monde, coûte annuellement 12 ou 15,000 hommes à l'Égypte. Les Arabes, de leur côté, tiennent beaucoup moins à la vie que les Turcs.

— M. Adelon : M. Morpurgo attribue à des mesures sanitaires complètes la cessation de la peste en Turquie, cessation que toutes les précautions d'hygiène n'auraient pu amener. Les mesures sanitaires sont donc d'une haute utilité; d'où cette conséquence que la peste est une maladie spécifique.

Faut-il croire qu'il y a un germe, une graine de peste comme il y a un germe, une graine de syphilis et de petite-vérole?

— M. Morpurgo : Pour répondre convenablement à cette question, il faudrait pratiquer des inoculations sur l'homme et hors de tout foyer épidémique. Les inoculations faites jusqu'à ce jour ne sont pas probantes, parce qu'elles ont été tentées sur des sujets soumis à l'influence épidémique, et aussi parce qu'elles ont donné des résultats contradictoires. Quant aux expériences sur les animaux, elles sont plus propres à nous tromper qu'à nous éclairer quand il s'agit d'une maladie comme la peste.

— M. Dupuy : La peste peut-elle naître spontanément?

— M. Morpurgo : Je ne le pense pas. On ne connaît pas plus les conditions dans esquelles la peste pourrait naître spontanément qu'on ne connaît celles capables d'amener la syphilis spontanée.

— M. Bégin : Les personnes qui admettent que la peste est encore endémique en Égypte expliquent le fait, les uns par le défaut de mesures sanitaires suffisantes, d'autres par la négligence des lois de l'hygiène. Mais ne pourrait-on pas croire que les alternatives d'inondations et de dessèchements, suite de la crue et du retrait du Nil, fussent pour quelque chose dans la réapparition si fréquente de la peste en Égypte?

— M. Morpurgo : Je ne partage pas cette opinion, quoiqu'elle ait été produite et soutenue par des hommes d'un grand mérite. Quand je suis arrivé en Égypte, l'inondation avait été très considérable. Cependant, parmi les 250 ou 300 malades que je soignai à l'hôpital de l'Esbequié, je n'ai pas vu un cas de peste.

— M. Dubois (d'Amiens) : M. Morpurgo conseille d'appliquer à l'Égypte des mesures sanitaires beaucoup plus complètes qu'on ne l'a fait jusqu'à ce jour; il croit nécessaire la conservation de nos lazarets, et cela au moment où, imitant les Anglais et les Autrichiens, les Russes viennent d'abolir les quarantaines établies sur le Pruth.

— M. Morpurgo : La Russie a raison d'abolir ses quarantaines sur le Pruth, puisque la peste n'existe plus ni à Constantinople ni dans les principautés.

— M. Mêlier : Je voudrais essayer de préciser les principaux points de l'importante communication faite par M. Morpurgo, sauf à voir rectifier les erreurs qui pourraient m'échapper.

La peste n'appartient à aucun pays.

La peste est le produit d'un germe. Ce germe est un être distinct de tout autre, comparable à l'élément de la syphilis et de la petite-vérole.

La peste née de ce germe se propage indéfiniment en se reproduisant toujours la même.

L'isolement des malades et la destruction du germe de la peste ont fait disparaître ce fléau de l'Europe, des principautés, de la Grèce et de la Turquie.

— M. Morpurgo : M. Mêlier vient de résumer fidèlement tout

ce que j'ai dit. Je n'ajouterai qu'un mot pour faire comprendre toute ma pensée sur la peste.

Je compare la peste à la combustion ; celle-ci ne peut avoir lieu sans la réunion de trois choses qui sont : la chaleur, l'oxygène et la matière combustible. Trois conditions sont également indispensables pour la manifestation de la peste. Ces trois conditions sont : une atmosphère convenable, le germe de la peste, et des corps disposés à le recevoir et à favoriser son développement.

—

N° XXIX.

Séance du 16 *avril* 1845.

La parole est donnée à M. de Nion, consul général de France et chargé d'affaires près l'empereur de Maroc.

J'ai passé, dit M. de Nion, cinq ans à Tanger, et pendant tout ce temps j'ai été membre du comité consulaire de santé, lequel a organisé aussi bien qu'il l'a pu le régime sanitaire.

Je ne pense pas que la peste se développe spontanément dans l'empire de Maroc. On l'y a observée quatre fois depuis 150 ans. Trois fois elle venait de l'Algérie ; une autre fois elle avait été importée avec des pèlerins venant d'Alexandrie. Les précautions sanitaires prises maintenant en Algérie ont donc détruit, selon toute probabilité, les trois quarts des chances menaçant l'empire de Maroc.

La dernière peste est celle que des pèlerins de la Mecque ont introduite en 1818. On voulut mettre en quarantaine le navire et les passagers ; mais tel est le fanatisme des musulmans du Maroc, qu'il fut impossible d'empêcher les communications avec les pèlerins, regardés comme des saints. Il est d'habitude que les pèlerins conservent depuis leur départ jusqu'à leur retour, c'est-à-dire pendant huit mois ou même un an, le même haïk, espèce de grande couverture de laine. A leur arrivée, ce haïk est coupé par morceaux, et distribué, comme relique, à tous les parents et amis. On conçoit tout le danger d'une pareille pratique, en cas de peste : aussi, en 1818, celle-ci se répandit-elle partout où allèrent les pèlerins.

C'est à la suite des ravages considérables que fit la peste de 1818 que le comité consulaire de santé de Tanger crut devoir prendre des mesures plus efficaces que celles qu'on s'était contenté de prendre dans les temps antérieurs. Des pouvoirs furent demandés à l'empereur. Il accorda de pleins pouvoirs aux consuls résidant à Tanger, tout en déclarant dans le préambule de sa réponse que tout ce qui doit arriver aux hommes est écrit, et que rien ne peut les soustraire à la volonté de Dieu.

Ne nous fiant pas encore à notre puissance, nous avons demandé que les bâtiments venant du Levant en destination de l'empire du Maroc fissent quarantaine à Malte ou à Mahon.

Des délégués du comité consulaire de santé de Tanger ont été établis dans chacun des principaux ports du Maroc.

Tant que les pèlerins de la Mecque sont arrivés au Maroc sur des bâtiments portant pavillon européen, nous avons pu faire respecter notre autorité. Mais, assez souvent maintenant, les bâtiments qui veulent transporter des pèlerins empruntent le pavillon égyptien, et échappent plus facilement à la surveillance et aux ordres des consuls européens.

Je crois devoir, à cette occasion, raconter à la commission un fait dont j'ai été témoin à Tanger. Un bâtiment chargé de pèlerins, et qui avait eu des morts à bord pendant la traversée, ne fut admis qu'à la condition que tous ses passagers feraient quarantaine dans un fort qui fut désigné. Ils s'y rendirent en effet; mais pendant la nuit et grâce à la connivence des autorités locales, ils sortirent du fort et se répandirent dans le pays, qui, heureusement, n'eut pas la peste.

Pour se faire une idée de toutes les causes d'insalubrité réunies généralement sur les navires chargés du transport des pèlerins, il faut savoir que les hommes et les femmes y sont en si grand nombre, eu égard à la contenance du bâtiment, qu'ils sont entasssés les uns contre les autres. C'est une place de faveur et qui se paie assez cher que celle qu'on peut obtenir dans les chaloupes mises sur le pont. Il n'y a d'ailleurs à bord ni médecin ni médicaments.

Notre règlement est calqué sur celui de Gibraltar.

Quand un bâtiment demande son entrée dans le port de Tanger, on fait venir le médecin attaché au comité sanitaire. Il fait part aux consuls du résultat de son examen, et les consuls prennent une décision. Un marin quelconque devient garde de santé. Le capitaine du port est chargé de l'exécution des décisions prises par le comité de santé.

En résumé, je ne pense pas que la peste naisse spontanément au Maroc. La condition géologique et les constitutions météorologiques du pays, les grands fleuves qui le traversent, le désert, qui, selon l'expression de M. Ségur-Dupeyron, est le meilleur des lazarets, me paraissent pouvoir donner sécurité à cet égard.

Quant à la peste qui pourrait être importée, surtout par des navires ramenant les pèlerins de la Mecque, l'Europe peut se regarder comme assez bien garantie, quand le bâtiment porte pavillon européen, attendu qu'il est alors sous notre juridiction. Il n'en est plus de même quand il s'agit d'un bâtiment portant, à tort ou à raison, un pavillon musulman : il échappe à notre juridiction.

La garantie, dans tous les cas, est beaucoup moindre quand un bâtiment aborde dans un des ports du Maroc autres que Tanger, attendu qu'il n'y a généralement pas de médecin européen, attendu que le délégué ne peut avoir auprès des autorités musulmanes l'ascendant qu'ont à Tanger les dix consuls généraux formant le comité sanitaire.

— M. Ferrus : Je prierai M. de Nion de vouloir bien dire à la commission ce que deviennent les pèlerins de la Mecque une fois débarqués à Tanger.

— M. de Nion : On les fait descendre sur la plage 8 par 8. Le médecin les examine, et le comité prend une décision conforme à l'avis du médecin. Il est bien entendu que l'examen que l'on peut faire des femmes est extrêmement incomplet.

— M. Ferrus : Comment le comité sanitaire de Tanger a-t-il la preuve qu'il y a eu ou qu'il n'y a pas eu de morts pendant la traversée ?

— M. de Nion : Le comité est obligé de s'en rapporter aux déclarations du capitaine.

— M. Ferrus : Dans l'état actuel des choses, pensez-vous que la France puisse se regarder comme étant en sécurité relativement aux provenances du Maroc ?

— M. de Nion : J'ai dit à la commission que nous exigions des capitaines sous pavillon européen un certificat délivré par la Santé de Malte ou de Mahon ; j'ai dit notre impuissance pour les bâtiments sous pavillon musulman. J'ai indiqué ce que laissait à désirer, sous le rapport sanitaire, la manière dont les choses se passent dans les ports du Maroc autres que Tanger.

Il doit résulter de ces renseignements que s'il n'est pas très probable que la peste soit transportée du Maroc en France, cela cependant est loin d'être impossible.

Aussi je regarde comme une garantie nécessaire la quarantaine de sept jours que subissent à Marseille les provenances du Maroc.

— M. Dubois : Ne peut-on pas éluder cette quarantaine en relâchant à Gibraltar, d'où des bateaux à vapeur peuvent vous amener à Marseille en quatre jours ?

— M. de Nion : Je dois répondre affirmativement. Gibraltar reçoit en libre pratique les provenances de Tanger, sauf la laine, qui subit une quarantaine de quatre à sept jours. Les marchandises venant des ports du Maroc autres que Tanger font une quarantaine de quatre jours à Gibraltar.

— M. Adelon : Les quatre épidémies de peste qui ont été observées au Maroc ont-elles fait de grands ravages ?

— M. de Nion : La tradition établit qu'il en est résulté des désastres affreux.

— M. Adelon : Arrive-t-il bien souvent dans le Maroc des navires chargés de pèlerins ?

—M. de Nion : Avant notre conquête de l'Algérie, 12 ou 14,000 personnes allaient à la Mecque par l'Algérie ; maintenant le pèlerinage par terre a entièrement cessé. Les pèlerins se réunissent chaque année, au mois de septembre, dans deux ou trois ports du Maroc ; ils se font transporter à Alexandrie, d'où ils reviennent vers le mois de juillet ou de septembre de l'année suivante.

— M. Adelon : N'est-il pas à croire que, chaque année, quelques individus au moins échappent à la surveillance du comité ?

— M. de Nion : Je ne le pense pas ; mais je ne voudrais pas répondre que des circonstances politiques venant à diminuer ou à détruire, pour un temps plus ou moins long, l'autorité du comité consulaire de santé, la peste ne pût être importée au Maroc et exportée en Europe. Je finis donc en disant que, dans mon opinion, il faut conserver la quarantaine de sept jours à Marseille, ne fût-ce que pour donner au consul général de France à Tanger le temps d'informer les autorités françaises du danger que pourrait porter avec lui un bâtiment parti du Maroc.

—

N° XXX.

Séance du 29 *novembre* 1845.

M. le docteur Cholet, qui a étudié sur les lieux l'épidémie de peste qui a sévi à Constantinople en 1834, fait la communication suivante :

Partis de Messine, M. T. Doulcet et moi, sur un bâtiment italien qui naviguait sous pavillon russe, nous allâmes droit à Bujnc-Dhéré, village situé à quatre lieues de Constantinople. On nous apprit qu'une peste terrible ravageait Constantinople, et que, quoique l'épidémie eût diminué, la mortalité s'élevait encore à 300 personnes par jour. Depuis quatre mois, la capitale était décimée par le fléau, et cependant Bujuc-Dhéré, qui était resté en libre communication avec la ville, n'avait encore présenté aucun cas de peste. Mais deux jours après notre arrivée, quelques cas se déclarèrent. Bujuc-Dhéré ne nous présentant pas alors plus de sécurité que Constantinople, nous nous rendîmes à Galata. Malheureusement nous dûmes habiter la partie basse de ce quartier, celle où la peste sévissait avec le plus d'intensité.

Bientôt nous parcourûmes les bazars, les rues, les marchés aux hardes. Nous vîmes des juifs examiner des hardes qui la veille peut-être avaient été portées par des pestiférés, et, toutes informations prises, il nous fut prouvé que la peste ne les attaquait pas plus que d'autres. Ce fait s'accordait mal avec les idées que l'on se faisait alors en France de la contagion de la peste. Je commençai à douter de la vérité de l'opinion généralement reçue.

Je recherchai alors si les personnes qui soignaient les malades étaient plus exposées à la maladie que celles qui s'en tenaient éloignées. Les renseignements obtenus me laissèrent dans l'incertitude à cet égard.

L'épidémie de 1834, la plus terrible que l'on ait vue à Constantinople depuis 1812, a commencé vers la fin de mai à San-Dimitri, village grec qui est séparé de Pêra par un ruisseau infect pendant tout l'été. C'est également dans ce village que parurent les premiers cas de peste observés en 1831.

La maladie atteignit successivement les Grecs, les juifs, les Arméniens, les Francs, et enfin les Turcs, c'est-à-dire qu'elle a attaqué d'abord les plus misérables, et en dernier lieu ceux qui mènent la vie la plus douce et la moins inquiète.

M. Blaque, rédacteur en chef du *Moniteur ottoman*, nous assura qu'on avait remarqué que les oiseaux, qui sont ordinairement en grand nombre dans le quartier turc, l'avaient abandonné tant que l'épidémie a duré.

Ce qui me paraît plus certain, c'est qu'une épizootie coexistait avec l'épidémie pestilentielle.

Le bâtiment qui nous ramena en Europe venait d'Odessa. Le capitaine, voulant augmenter son approvisionnement, acheta à Constantinople des poules qu'il mit avec d'autres apportées d'Odessa. Les premières moururent toutes pendant la traversée; après la mort, leur peau devint noire. Les poules d'Odessa continuèrent à se bien porter.

Quand la peste a frappé le quartier franc, les habitants eurent recours à l'isolement.

La famille dont un membre était frappé se rendait dans des baraques construites dans un lieu sec et bien aéré.

Sur 80 familles qui tinrent cette conduite, on ne compta pas plus d'une vingtaine de cas, qui tous, chose à remarquer, éclatèrent dans les premiers jours après le départ du quartier infecté.

Je voulus profiter de mon séjour à Constantinople pour visiter un hôpital de pestiférés. Je quittai donc un matin Galata pour me rendre à l'hôpital pestiféré grec, qui se trouve à deux lieues derrière le château des Sept-Tours.

A mon arrivée à la porte d'entrée de l'hôpital, j'y trouvai le papas, homme à barbe blanche et très vénérable, tout à la fois médecin de l'âme et du corps; car aucun médecin n'était alors attaché à cet hôpital, on se contentait d'y envoyer chaque jour, de la capitale, des paniers remplis de médecines noires que l'on administrait aux malades sans aucun discernement.

La première chambre dans laquelle je fus introduit n'avait pas plus de 6 pieds d'élévation ; toutefois, elle était assez spacieuse. J'y trouvai 10 malades présentant les plus graves symptômes de la peste, y compris des bubons, des charbons et des pétéchies. Ces pestiférés étaient couchés par terre sur des grabats.

Je visitai aussi une soixantaine de pestiférés qui étaient dans sept ou huit chambres.

Lors de notre retour en France, par l'Italie, nous débarquâmes à Livourne, où on nous imposa une quarantaine de trente-cinq jours. Elle eût été de soixante-dix si on avait connu ma visite à l'hôpital des pestiférés. Les hardes, les habits et le linge sale contenus dans nos malles ne furent ni aérés ni ventilés en aucune manière.

La peste naît épidémiquement et sporadiquement. Elle ne se transmet ni par le contact immédiat ni par celui des hardes et vêtements.

Les miasmes pestilentiels, dont l'air est le véhicule, transmettent la peste à des personnes prédisposées.

Un seul individu pestiféré laisse dégager des miasmes qui suffisent pour former un foyer d'infection très dangereux.

La durée de l'incubation est au plus de huit à dix jours.

Pendant mon séjour dans la capitale de la Turquie, j'ai été présenté à Hadji-Moustapha, médecin turc, qui m'a dit avoir visité dans sa longue carrière (il avait quatre-vingt-trois ans) plus de 40,000 pestiférés.

Interrogé par moi sur la contagion de la peste, il me répondit : Dieu seul le sait.

Il prescrivait les saignées.

Il avait recours aux sudorifiques pour aider au développement des bubons et des charbons, sur lesquels il faisait appliquer des cataplasmes maturatifs préparés avec une espèce de raisin récolté en Asie.

Il faisait observer une diète rigoureuse pendant la maladie; il ne donnait de bouillon que vingt jours après le commencement de la convalescence, et de la viande qu'au bout de quarante jours.

— M. Mêlier : M. Cholet pourrait-il nous dire si la peste de 1834, à Constantinople, passait pour y avoir été importée?

— M. Cholet : Comme toujours, on a dit qu'elle avait été importée de Syrie, mais sans appuyer cette assertion sur aucune preuve positive. Des recherches dignes de confiance ont appris qu'elle était née au village de San-Dimitri.

N° XXXI.

Procès-verbal de la séance du 5 *février* 1846.

La parole est donnée à M. le docteur Gaëtani, premier médecin du vice-roi d'Égypte.

M. Gaëtani s'exprime en ces termes :

Depuis 1835, la peste se montre tous les ans dans un grand nombre de villages de la Basse-Égypte.

De 1825 à 1835, au contraire, je n'ai observé aucune peste en Égypte.

C'est au mois de septembre que le pacha quitte Alexandrie pour se rendre au Caire; j'ai vu la peste dans les villages aux mois de septembre, d'octobre et de novembre.

Après avoir passé l'hiver au Caire, le pacha revient à Alexandrie, à travers les villages du Delta. Chaque année, j'ai observé alors des cas plus ou moins nombreux de peste sporadique.

On sait que la peste épidémique ne règne jamais en Égypte que de janvier à juin.

Je n'ai jamais vu dans la Haute-Égypte ni peste sporadique ni peste épidémique. En 1835, quelques pestiférés vinrent du Caire à Syouth, capitale de l'Égypte supérieure, située à 4 journées de la première ville. Ces pestiférés moururent sans transmettre la maladie à aucune des personnes qui leur donnèrent des soins.

Il en est de même pour le Fayoum; il en est de même de Cosseir.

M. Gaëtani entre ici dans d'assez longs détails sur la manière dont la peste se répandit au Caire en 1835.

Je pense, ajoute-t-il que le nommé Giglio, qui le premier a eu la peste au Caire, n'a pas été la cause de l'épidémie qui a si cruellement ravagé cette capitale. Souvent d'autres pestiférés sont morts dans telle ou telle ville, sans qu'il s'en soit suivi d'épidémie.

Lorsque les cas de peste furent devenus nombreux au Caire, nous fîmes sortir de l'hôpital les malades ordinaires, toujours en petit nombre, en cas pareil.

Pendant l'épidémie, j'ai envoyé à M. Hamont, alors médecin vétérinaire à Abouzabel, du pus, de la sérosité et du sang de pestiféré, afin qu'il pratiquât des inoculations sur les animaux. Ces inoculations n'ont produit que des accidents légers et de peu de durée.

En 1835, plus de 50 des grandes familles du Caire se mirent en quarantaine, soit par l'ordre du vice-roi, soit par conviction.

On n'a constaté de cas de peste que dans trois ou quatre de ces maisons.

Dans le palais de Scherib-Pacha existaient deux pavillons, l'un pour les hommes, l'autre pour les femmes. Parmi les hommes qui continuèrent à se rendre en ville, il y eut plusieurs pestiférés; on ne vit aucun cas parmi les femmes.

Quand il se présente un cas de peste dans une maison mise en quarantaine, on finit toujours par trouver un contact suspect, sauf à faire des suppositions inadmissibles. Ainsi, la peste ayant éclaté chez une femme habitant le palais d'une des filles du pacha, on accusa un petit morceau de drap rouge garnissant un écrin d'avoir introduit la peste dans la quarantaine.

J'ai vu dans des quartiers bas, humides, mal aérés, la peste envahir des maisons mises dans un isolement sévère.

Au moment où l'épidémie commença au Caire, cette ville avait une garnison de 22,000 hommes, sans compter 2,000 invalides. Ces derniers seuls restèrent pour garder la ville. Les troupes actives allèrent habiter sous des tentes dans un camp retranché. Quoique ce camp ne fût pas à plus d'un quart de lieue de la ville, la peste n'y parut pas, tandis qu'elle enleva la moitié des invalides restés dans le foyer épidémique.

En 1846, les élèves du collège d'artillerie de Toura furent atteints de la peste. Je visitai plusieurs malades qui avaient été placés sous des tentes, et dont l'affection ne pouvait me laisser aucun doute sur sa nature. — Je demandai au ministre de la guerre de faire transporter tous les élèves dans une île voisine, mais bien aérée. — Le jour même de leur arrivée dans l'île, la peste cessa pour ne plus reparaître. L'île n'était cependant qu'à deux cents pas du collège.

Il n'y a pas trois ans, je me trouvais à Mansoura. Le médecin sanitaire vint me prévenir que l'hôpital contenait un grand nombre de militaires pestiférés, ce dont je m'assurai personnellement. Le régiment auquel appartenaient les soldats malades était campé dans un terrain tellement marécageux, qu'on était obligé de marcher sur des planches pour ne pas s'enfoncer dans la boue. Je ne doutai pas que la localité seule produisît la peste. J'ordonnai que le régiment allât camper sur un terrain sec. A partir de ce moment, deux soldats seulement furent atteints et portés à l'hôpital. Le reste du régiment jouit de la meilleure santé.

J'ai dit et écrit que le miasme pestilentiel agit comme par une espèce de contact. Ce miasme peut être absorbé par la peau, par la respiration, par la déglutition.

Les miasmes pestilentiels, se dégageant dans un endroit bien ventilé, ne seraient pas à craindre. Renfermés, au contraire, dans un endroit où l'air n'est pas fréquemment renouvelé, ils deviennent très redoutables.

Les hardes donnent-elles la peste? A Rosette, existait un magasin dans lequel on avait renfermé des effets appartenant à des pestiférés. Deux ans après, on ouvrit ce magasin, et trois personnes furent atteintes de la peste, quoique la ville fût alors dans les conditions les plus salubres. Les trois pestiférés, laissés en libre communication avec les autres habitants, ne transmirent pas la maladie. Celle-ci avait-elle été produite par les hardes ou par les causes locales endémiques?

Je pense que les choses sans les hommes peuvent transporter la peste au loin, mais à la condition qu'elles trouveront des circonstances favorables à la propagation du mal.

Je ne craindrais pas de me frotter contre des hommes et des choses pestiférés, pourvu que ce fût en plein air.

Les marchandises ne donnent pas ou donnent bien rarement la peste.

Des matelas, des vêtements ayant servi à des pestiférés pourraient porter la peste à Marseille, si Marseille était dans des conditions spéciales; par exemple, s'il y régnait une épidémie de fièvres typhoïdes.

La peste sporadique n'est pas susceptible de se transmettre.

Incubation. Je n'ai jamais vu la peste éclater après huit jours d'isolement.

Dans le commencement et même dans le cours d'une épidémie, on conserve des doutes sur la nature de la maladie, quand un individu meurt sans bubons, charbons ni pétéchies. Dans ces cas douteux, mettez à découvert, dans telle partie du corps que vous voudrez, un ou plusieurs ganglions lymphatiques. Toujours, si la mort est due à la peste, vous trouverez les ganglions rouges et injectés. Ce moyen de diagnostic m'appartient.

Dans les lazarets d'Europe, on prend trop de précautions, soit pour les hommes, soit pour les choses pestiférés.

En cas d'épidémie pestilentielle au point de départ, huit jours de quarantaine à l'arrivée en France seraient suffisants.

En cas de patente nette, on devrait se contenter d'une quarantaine d'observation de deux jours.

Quand il n'existe au point de départ que des pestes sporadiques, la patente devrait être nette. Toutefois, ce point est encore embarrassant.

M. Gaëtani ne doute pas qu'une hygiène éclairée et vigilante ne puisse prévenir le développement de la peste en Égypte. Il a tout lieu d'espérer que, si rien ne vient déranger Méhémet-Ali dans ses plans d'assainissement et d'amélioration, l'Égypte cessera, sous quelques années, d'être un pays producteur de peste.

Nota. Nous ne croyons pas devoir publier ici les procès-verbaux des communications verbales faites à la commission par MM. Ferdinand de Lesseps, Boudin et de Meloize, par les raisons suivantes :

M. Ferdinand de Lesseps s'est contenté de lire à la commission la correspondance officielle adressée par lui, en 1834 et 1835, à M. le ministre des affaires étrangères, pendant l'épidémie qui a si cruellement ravagé l'Égypte. Les principales réflexions dont il a accompagné ou fait suivre sa lecture ont été utilisées dans le rapport.

M. Boudin nous a exposé des faits et des considérations d'un haut intérêt; mais la plus grande partie de ces faits a été imprimée dans son remarquable mémoire sur la géographie médicale

Enfin, M. de Meloize a fait à la commission une communication peu étendue, et qui peut se résumer ainsi :

Il regarde la peste comme endémique en Égypte.

Il ne croit pas à la transmissibilité de la peste sporadique.

Pour lui, la peste épidémique ne se transmet pas par le contact des malades, ni par les hardes et vêtements.

Il croit, au contraire, fermement, avec les médecins européens qu'il a rencontrés en Orient, que la peste est transmissible par les miasmes qui s'échappent du corps des pestiférés, surtout quand ceux-ci sont renfermés dans un espace étroit.

N° XXXII.

Lettre adressée au rapporteur de la commission par M. le docteur Chevilon jeune, *qui, en* 1837, *a donné des soins aux pestiférés du paquebot-poste* le Léonidas, *admis au lazaret de Marseille.*

« Monsieur, lors de votre passage à Marseille, la Société académique de médecine de Marseille ayant eu l'honneur de vous posséder dans l'une de ses séances, je fus assez heureux, monsieur, de pouvoir vous donner quelques détails sur les cas de peste du *Léonidas*, qui parurent fixer votre attention, et sur lesquels vous avez désiré obtenir des renseignements positifs : je me fais aujourd'hui un plaisir de vous les transmettre avec le cachet de vérité que l'on devrait toujours trouver dans les communications de ce genre.

» Remplissant un service au lazaret de Marseille depuis 1834, je fus convoqué par le capitaine de cet établissement, le 11 juillet 1837, pour être mis en quarantaine auprès de trois malades qui venaient d'être débarqués, et qui provenaient du paquebot *le Léonidas*. On me dit que le nommé Dombios, premier chauffeur de ce paquebot, était mort le 9 juillet, lendemain de son arrivée à Pomègue ; que l'autopsie en avait été faite par le chirurgien du bord ; que parmi les trois malades que j'avais à soigner, il y avait le nommé Jurion qui présentait des symptômes graves, notamment un bubon inguinal. Je me rendis à l'enclos qui me fut désigné et où se trouvaient ces trois malades.

» Le premier examen me permit de constater : 1° une affection générale très grave qui paraissait avoir beaucoup d'analogie avec les fièvres de mauvais caractères ; 2° un *bubon* inguinal, dur et très volumineux ; 3° des pétéchies nombreuses sur toute la surface du corps ; 4° enfin un charbon situé au-dessus de la malléole externe.

» Les deux autres malades étaient atteints d'une maladie légère qui n'avait aucun rapport avec celle de Jurion. Le lendemain, à la visite du matin, je rendis compte aux médecins en chef de ce que j'avais observé.

» L'état de Jurion devint de jour en jour plus grave, et le malade succomba le 17 à dix heures du matin.

» La santé de l'équipage du *Léonidas* demeura parfaite du 11 au 21, jour où le nommé Touzez, cuisinier de l'équipage, présenta les premiers symptômes de maladie, et fut immédiatement conduit au lazaret.

» Ayant appris l'arrivée de ce nouveau malade, je demandai à lui donner mes soins, et j'eus encore à noter : 1° un bubon inguinal aussi dur, mais moins volumineux que chez Jurion ; 2° un délire furieux qui portait le malade à menacer tous ceux qui l'approchaient; 3° enfin, quelques pétéchies, mais pas de charbon. Touzez mourut le 24 juillet, à onze heures du soir, c'est-à-dire trois jours après son arrivée au lazaret.

» J'avais demandé à faire l'autopsie de Jurion. L'intendance me répondit: On se sert de ce moyen de diagnostic pour les cas douteux, mais la nature de la maladie de Jurion est trop bien dessinée pour vous exposer à de nouveaux dangers.

» Vous voyez, monsieur, par ce court historique, qui renferme cependant tout ce qui s'est passé, combien sont erronées les assertions de ceux qui ont prétendu que le jeune médecin qui avait été mis en quarantaine auprès des pestiférés du *Léonidas* y avait été contraint.

» Je me plais à le dire, mes rapports avec l'intendance et les médecins en chef ont toujours été bienveillants, et je leur en conserve un bon souvenir.

» Voilà, monsieur, les renseignements que vous désiriez posséder, et que je suis heureux de pouvoir vous fournir, s'ils doivent contribuer à détruire les impressions fâcheuses qui pourraient rester encore dans l'esprit de ceux qui avaient été si mal instruits. »

Voir le Tableau général.

N° XXXIII.

Notes pour servir à l'intelligence du tableau chronologique de la peste par le docteur E. Rossi.

Ce tableau est le résumé en chiffres d'une chronologie de la peste que je publierai incessamment, et de laquelle j'ai déjà donné un fragment sous le titre de « *Brano di una cronologia istorica* » *critica della peste.* »

Le tableau, ainsi que la chronologie, ne signale que les grandes épidémies de peste; car une foule de cas sparodiques et même des épidémies légères ont été passés sous silence par les historiens.

J'ai pensé que ce travail pourra offrir de l'intérêt sous le rapport des déductions qu'on peut en tirer, et que l'on me saura quelque gré d'avoir consacré mes veilles à des recherches aussi ardues.

Tout l'espace de temps qui s'est écoulé depuis que les hommes ont commencé à inscrire leurs fastes dans l'histoire jusqu'à nos jours, s'y trouve divisé par époques qui signalent les grandes phases du progrès social. Ainsi, la 1re période comprend le temps écoulé de Moïse jusqu'à Romulus; la 2e, celui de Romulus jusqu'à J.-C.; la 3e va de J.-C. à Constantin; la 4e, de Constantin à Alboin ou à l'époque de l'invasion des barbares; la 5e, d'Alboin à Pierre l'Ermite ou au temps de la féodalité; la 6e est le temps des croisades; la 7e, celui des républiques; la 8e, celui des monarchies; la 9e, celui des constitutions.

Indépendamment de l'avantage d'offrir au premier coup d'œil le nombre des pestes qui ont eu lieu dans les divers âges et les divers pays, ce tableau, dans son ensemble, ne donne pas un chiffre favorable à l'opinion des contagionistes.

Commerce.

Jusqu'au VIIe siècle, les rapports avec le Levant furent peu fréquents, comparés à ceux qui se développèrent plus tard, surtout pendant les XIIe et XIIIe siècles, époque où les croisades et le commerce les multiplièrent à l'infini; eh bien, de l'an 1000 à l'an

Suisse									»					
Allemagne									»					
Dalmatie									»					
Portugal									»					
Espagne									»					
Italie									5					
Turquie d'Europe									1	»				
Grèce									»	»				
Russie									»	»				
Pologne									»	»				
Danemark									»	»				
Suède									»	»				
Europe centrale									»	»				
Id. du nord									»	»				
Id. du milieu et du N.									»	»				
Europe									»	»				
Total pour l'Europe									6	»		[illegible]	[illegible]	[illegible]
Egypte	1	»	»	»	»	»	»	»	»	»	1	»	»	»
Barbarie	»	»	»	»	»	»	»	»	»	1	»	»	»	»
Afrique	»	»	»	»	»	»	»	»	»	»	»	»	»	1
Total pour l'Afrique	1	»	1	»	»	»	»	»	»	1		»	»	1
Turquie d'Asie	»	2	»	»	1	»	»	»	»	1		1	»	»
Syrie	»	»	2	»	»	»	»	»	»	»		1	1	»
Arabie	1	»	»	»	»	»	»	»	»	»		»	1	»
Perse	»	»	»	»	»	»	»	»	»	»		»	»	»
Chine	»	»	»	»	»	»	»	»	»	»		»	»	1
Asie	»	»	»	»	»	»	»	»	»	»		»	»	»
Total pour l'Asie	1	2	2	»	1	»	»	»	»	1		2	2	1
Le monde	»	»	»	»	»	»	»	»	»	»		1	»	»
Total des pestes siècle par siècle	3	2	3	4	2	8	11	4	6	2		7	14	15
Total époque par époque	»	»	8	»	»	»	»	»	»	»			»	»

(1) La peste cesse spontanément 55 ans avant l'institution des lazarets.

(2) Par cause du petit nombre de pestes qui y ont eu lieu, ce pays ne peut pas fournir un calcul d'induction.

(3) La peste avait cessé spontanément 131 ans avant l'institution des lazarets.

(4) Les lazarets ici sont favorisés e[illegible]
lieu avant l'existence de ces institutio[illegible]
un des points qui n'auraient pas été ga[illegible]

Angleterre	[illegible]
France	[illegible]
Belgique	[illegible]
Hollande	[illegible]
Suisse	[illegible]
Allemagne	[illegible]
[illegible]	[illegible]
Portugal	[illegible]
Espagne	[illegible]
Italie	[illegible]
Turquie d'Europe	[illegible]
Grèce	[illegible]
Russie	[illegible]
Pologne	[illegible]
Danemark	[illegible]
Suède	[illegible]
Europe centrale	[illegible]
Id. du nord	[illegible]
Id. du milieu et du S.	[illegible]
Europe	[illegible]
Total pour l'Europe	[illegible]
[illegible]	[illegible]
[illegible]	[illegible]
Mexique	[illegible]
Total pour l'Amérique	[illegible]
Turquie d'Asie	[illegible]
Syrie	[illegible]
Arabie	[illegible]
Perse	[illegible]
Chine	[illegible]
Inde	[illegible]
Total pour l'Asie	[illegible]
Le monde	[illegible]
Total des [illegible]	[illegible]

1300, les épidémies de peste n'ont pas été plus nombreuses que pendant les siècles précédents.

Au XIVe siècle, le chiffre des pestes augmente; le commerce, à la vérité, prenait alors plus d'extension; mais la découverte du Cap et de l'Amérique en avait dirigé l'action vers des régions inconnues et riches; l'élan que lui donna l'invention de la boussole le porta aux Indes orientales et occidentales, et le Levant fut presque oublié : or, la peste n'existant pas dans les lieux où ce nouveau et grand commerce était exercé, par la raison même qu'au XVe siècle il prend plus de développement, la peste devait devenir moins fréquente. Du reste, si les transactions commerciales sont la cause de la transmission de la peste, les lazarets sont là pour en empêcher l'introduction; ceux-ci datent en Europe du XVe siècle, et alors la raison commune de ces deux éléments *peste* et *lazarets* ne peut expliquer le chiffe plus fort de ces épidémies aux trois dernières époques.

Le calcul appliqué à l'examen de la question essentielle, qui est de savoir si les lazarets ont empêché ou non l'introduction de la peste dans les lieux où ils furent établis, offre un résultat inattendu dont je fus moi-même frappé. Cette question se trouve résolue négativement, puisque dans les pays et les villes maritimes où les lazarets furent institués, la peste se montra plus fréquemment après qu'avant leur fondation.

Ainsi, en France, dans une période de 1526 ans avant l'institution des lazarets, il y a eu 29 pestes, ce qui donne une moyenne d'une peste chaque 52 2/3 ans; après leur établissement dans une période de 313 ans, il y a eu 36 pestes; — moyenne : une peste chaque 8 2/3 an

La Dalmatie, avant les lazarets, a eu 17 pestes, dans une période de 966 ans; — moyenne: une peste chaque 56 4/5 ans. Après l'an 1466, époque de l'institution des lazarets, dans une période de 349 ans, ce pays a eu 24 épidémies de peste; — moyenne: une peste chaque 14 1/2 ans.

L'Espagne, dans une période de 1094 ans avant les lazarets, a eu 11 pestes; — moyenne : une peste chaque siècle environ. Après leur institution, elle en a eu 12 en 310 ans; — moyenne: une peste chaque 25 5/6 ans.

L'Italie a eu 79 pestes en 2153 ans avant les lazarets; — moyenne : une peste chaque 27 1/2 ans. Depuis l'existence des lazarets, dans une période de 410 ans, elle a eu 43 pestes; — moyenne : une peste chaque 9 1/2 ans.

Voilà pour les pays d'Europe dont l'époque précise de l'établissement des lazarets m'est connue.

Quant à la Belgique, à la Suisse, à la Pologne, au Danemark, à la Suède et à la Grèce, des renseignements bien positifs me manquent sur la date de leur fondation ; en Portugal, il est probable que les lazarets y furent établis à la même époque qu'en Espagne, et alors des 6 pestes qui ont affligé ce pays depuis le XVe jusqu'au XVIIIe siècle, deux pestes y ont sévi en un siècle avant les lazarets, et 4 en deux siècles après leur formation. Pour la Russie, qui présente 12 pestes depuis le XVe siècle jusqu'à nos jours, tout me porte à croire que les lazarets y étaient en plein exercice dès le XVIIe siècle, car des règlements quarantenaires y ont été sévèrement mis en vigueur pendant l'épidémie qui ravagea Moscou vers le milieu du même siècle. Ce pays nous donnerait les chiffres suivants : 2 pestes en cinq siècles avant les lazarets; — moyenne : une peste chaque 250 ans; et 10 pestes en 2 1/2 siècles ; — moyenne : une peste chaque 25 ans.

Il est vrai qu'après l'institution des lazarets en Angleterre et en Hollande la peste ne s'y est plus manifestée; mais il est avéré que cette maladie avait cessé spontanément dans ces deux pays bien avant leur établissement ; on ne peut donc leur attribuer la cessation du fléau. L'Angleterre fournit un chiffre de 22 pestes; la dernière date de 1665, c'est-à-dire 55 ans avant les lazarets. La Hollande offre 8 pestes en trois siècles ; la dernière épidémie y eut lieu 131 ans avant les lazarets qui y furent établis vers la fin du XVIIIe siècle.

La Turquie d'Europe offre le même résultat que la France, l'Italie, etc.; en effet, 57 pestes l'ont ravagée dans une période de 2585 ans ; — moyenne : une peste chaque 69 7/8 ans; après les lazarets elle a eu 2 pestes en dix ans ; — moyenne : une peste chaque cinq années.

Pendant le XIVe siècle une grande épidémie de peste ravagea le nord de l'Europe, et au XVe siècle, l'Europe centrale fut affligée par le fléau; ces deux parties de l'Europe en furent en même temps envahies au XVIIIe siècle, et 6 grandes pestes ont pesé sur l'Europe entière depuis le XIe jusqu'au XVIe siècle, savoir : deux au XIe, une au XIIe, une au XIVe, une au XVe et une autre au XVIe siècle. Ne connaissant pas dans quelles localités ces épidémies se sont développées en principe, et les contagionistes pouvant avancer qu'elles furent introduites en Europe par des endroits que des mesures quarantenaires ne garantissaient pas, nous ne tirons aucune conséquence de ces chiffres.

L'Égypte présente 33 grandes épidémies de peste dans une période de 2875 ans, c'est-à-dire depuis treize siècles avant J.-C. ; jusqu'en 1825, époque de l'institution des lazarets; — moyenne : une grande peste chaque 87 1/8 ans; après leur formation, 4 pestes l'ont affligée en dix-huit ans, parmi lesquelles la grande épidémie de 1834-35;— moyenne: une peste, chaque 4 1/2 ans. Il est remarquable que l'Égypte, qui passe pour le principal foyer d'où la peste s'est toujours propagée, n'offre qu'un chiffre médiocre d'épidémies, et que c'est au XVIIIe siècle, alors que l'Europe était depuis longtemps sauve-gardée par des lazarets, que ce fléau y exerça le plus fréquemment ses ravages.

Six pestes ont ravagé la Barbarie et 2 épidémies générales ont dépeuplé l'Afrique; mais je n'en puis tirer aucune déduction relative aux lazarets, parce que je n'ai pas les données historiques nécessaires à leur égard.

La Syrie présente 14 pestes dans une période de 2690 ans avant les lazarets; — moyenne : une peste chaque 192 1/2 ans. Après leur institution, 2 pestes y eurent lieu en cinq ans; — moyenne : une peste chaque 2 1/2 ans.

La Turquie d'Asie offre 10 pestes, l'Arabie 3, la Perse 1, la Chine 2, et 1 peste générale a ravagé l'Asie. Je n'ai pu me procurer des données historiques pour tirer de ces épidémies des déductions relatives aux lazarets.

Le monde a été ravagé par 4 pestes générales; ne pouvant préciser les points où ces épidémies ont commencé à se développer, je n'en tire aucune déduction.

Les contagionistes peuvent objecter en faveur des lazarets que si, malgré leur existence, la peste s'est introduite en Europe, elle a pu y avoir été portée par voie de terre, ce qui n'infirmerait pas l'utilité de ces établissements; mais la ville de Venise, pour laquelle j'ai établi un tableau à part, exclut, par sa position topographique, l'idée d'aucune autre communication que par voie de mer. Ce tableau donne le résultat suivant :

En 938, 1006, 1347 et en 1403, Venise a été affligée par la peste; c'est dans cette dernière année que les lazarets y furent établis. Ce sont 4 pestes en 465 ans; — moyenne : une peste chaque 116 1/4 ans.

La maladie y sévit de nouveau en 1411, 13, 38, 47, 56, 64, 68, 85, 90; en 1500, 23, 27, 56 et 1630, ce qui fait 16 pestes dans une période de 227 ans, écoulés après l'institution des lazarets; — moyenne : une peste chaque 14 1/5 ans.

On voit donc que les deux corollaires mal basés de M. Ségur-Dupeyron, l'un sur l'influence maligne du commerce comme propagateur de la peste, l'autre sur l'action bénigne des lazarets comme préservateurs, tombent d'eux-mêmes.

On pourrait opposer à la valeur des chiffres donnés que les épidémies inscrites au tableau n'étaient pas toutes de véritables pestes; cette objection me paraît sans fondement; mais, sans vouloir m'arrêter à la combattre ici, je l'accepte à mon profit. En effet, si, parmi les pestes notées, quelques unes peuvent paraître douteuses, on devra les chercher parmi celles qui ont régné dans les temps barbares; depuis le XVe siècle, l'histoire de cette maladie est revêtue d'un caractère d'authenticité qu'elle n'avait pas les siècles précédents; c'est donc sur le nombre des épidémies qui ont régné avant l'institution des lazarets que la soustraction aurait lieu, et alors le chiffre des pestes qui sévirent après les lazarets augmenterait dans la même proportion que le chiffre opposé diminuerait.

Je n'avais du reste aucun besoin de ce nouvel argument pour prouver l'inutilité des lazarets; c'est parce qu'il s'est offert de lui-même que je l'ai avancé; car, quoi que les contagionistes puissent dire en faveur de ces établissements, cette grande vérité qu'ils n'ont point garanti l'Europe de la peste n'en reste pas moins évidemment démontrée.

TABLEAU

DE LA

MORTALITÉ D'ALEXANDRIE (Égypte),

Depuis le 1er janvier 1835 jusqu'au 1er janvier 1845, avec indication distincte des décès dus à la peste, et de ceux occasionnés par les maladies ordinaires.

ANNÉES	1835.			1836.			1837.			1838.			1839.		
MOIS. — Jours.	Attaqués.	Morts.	Mortalité ordin.	Attaqués.	Morts.	Mortalité ordin.	Attaqués.	Morts.	Mortalité ordin.	Attaqués.	Morts.	Mortalité ordin.	Attaqués.	Morts.	Mortalité ordin.
JANVIER. 1		4	10			3	1		3			13			21
2	1	1	6			14	2		6			13			25
3	2	3	8			6		1	9			8			27
4	1	1	9			4			8			7			18
5	4	4	7			8		1	3			7			18
6	1	3	5	1		17			8			10			11
7	3	6	5			9			5			9			28
8	2	4	9	1		6		1	8			9			15
9	7	9	6	2		14		2	12			16			21
10	2	4	8			18	1		9			6			16
11	3	4	10			11			4			5			16
12	8	4	12	1	1	9			4			7			11
13		2	13	1		4			5			10			14
14	3	5	11	1		6			9			16			16
15		2	10			10	1		9			12			14
16	3	5	8			10			8			8			13
17		5	11			8			5			13			18
18	6	5	9			3	1	1	7			14			18
19	4	6	10			6			5			11			12
20	4	7	9			8			9			11			13
21	3	3	4	1		6			5			12			15
22		7	11			10		1	4			10			22
23	2	12	8	1		9		1	5			15			17
24	6	7	7	1		11			10			14			14
25	4	9	9	1		9			10			16			15
26	3	7	8	3		8	1		10			15			21
27	2	9	10		1	13			13			8			10
28	1	5	12	3		8			11			4			11
29	2	2	10			9			4			6			20
30	1	8	11			10			7			7			8
31	3	9	18			6	1	1	13			10			15
	81	161	284	18	2	273	8	9	228			319			507

ANNÉES	1840.			1841.			1842.			1843.			1844.			1845.		
MOIS. — Jours.	Attaqués.	Morts.	Mortalité ordin.	Attaqués.	Morts.	Mortalité ordin.	Attaqués	Morts.	Mortalité ordin.	Attaqués.	Morts.	Mortalité ordin.	Attaqués.	Morts.	Mortalité ordin.	Attaqués.	Morts.	Mortalité ordin.
JANVIER. 1			15			13			23			17			17			13
2			25			16			15			17			19			15
3			14	1	2	8			18			11			16			13
4			20			18			28			9			11			15
5			11		1	12			11			11			13			14
6						9			14			10			15			14
7				1	1	13			13			16			12			26
8						8	2		16			19			10			10
9						24			11			12			10			18
10						19			17			16			11			13
11						10			14			13			18			11
12				1		17			12			16			15			17
13						13			8			11			25			12
14		1				11			18			10			11			16
15						10			13			12			16			10
16				3	1	19			19			15			15			22
17				1	1	15			14			9			13			9
18		1		1		12			14			17			17			11
19					1	7			14			12			15			16
20						17			15			14			15			12
21						13			21			18			6			11
22					1	11	1		18			9			11			7
23		1			1	18			8			17			19			11
24			16	2	1	7		1	6			8			16			21
25		2	15	1	1	7			13			19			7			8
26	1	1	18	1	1	8			10			4			12			14
27		1	19		1	16	1	1	12			10			15			10
28		2	16	1		15			11			7			19			11
29		1	6	3		8			17			12			16			14
30	1	1	14	2	1	13			11			10			13			9
31			10	1		15			9			1			11			16
	2	11	119	19	13	402	4	2	346			394			435			419

ANNÉES.		1835.			1836.			1837.			1838.		
MOIS.	Jours.	Attaqués.	Morts.	Mortalité ordin.	Attaqués.	Morts.	Mortalité ordin.	Attaqués.	Morts.	Mortalité ordin.	Attaqués.	Morts.	Mortalité ordin.
FÉVRIER.	1	3	9	11	1		4			8			13
	2	6	18	12			4			6			5
	3	5	11	22			7			8			7
	4	15	9	12	2		8			7			7
	5	4	10	18		1	4			6			8
	6	4	6	24	1	2	5			3			1
	7	18	11	12			7			6			6
	8	7	7	22	1		10			6			6
	9	7	18	16	2	1	7			11			6
	10	14	15	22	2	1	9			7			9
	11	6	36	25	3	1	12			6			11
	12		21	30	3	1	6			13			9
	13	15	24	29			5			14			7
	14	2	20	26	3		4			0			6
	15	3	41	26	2		5			1			15
	16	18	25	27	1		6			8			6
	17	1	26	24			5			4			9
	18	9	18	18			8			11			7
	19	9	24	18		1	4			9			6
	20	8	29	24	1		8			13			11
	21	11	35	29	1		3			10			7
	22	3	23	19			6			4			10
	23	8	36	3	1		6			6			6
	24	6	39	2			6	1		8			7
	25	6	66	5	2		8			4			10
	26	1	50	7		1	8			10			6
	27	3	55	3		1	1	1		4			11
	28	5	66	4			3	1		10			6
	29						3						
		300	748	490	26	9	172	3		213			218

ANNÉES.	1839.			1840.			1841.		
Jours.	Attaqués.	Morts.	Mortalité ordin.	Attaqués.	Morts.	Mortalité ordin.	Attaqués.	Morts.	Mortalité ordin.
1			8	1	1	10			7
2			12		1	5			14
3			12		1	11		1	13
4			15		1	11			10
5			17			11		1	10
6			19			10	1		13
7			15			12	1	1	7
8			15		1	14	1		12
9			14			11		1	12
10			10			16	1		10
11			15			8	1	3	7
12			11			18	2		13
13			9			11	2	1	12
14			15			14	2		7
15			11			10	2		15
16			7	1		9	1		11
17			20			9	2	2	13
18			8			10	2	2	16
19			14			9	3		11
20			17			18		1	19
21			9		1	21	1	2	9
22			11	1	1	13	1	1	9
23			10			9		1	17
24			11		4	13	1	2	10
25			14	4	3	12	6	3	11
26			8	3	1	13	1	2	14
27			11	2		10	4	1	12
28			6	1	3	10	6	1	20
29				4	2	9		.	
			344	17	20	342	40	26	343

ANNÉES.	1842.			1843.			1844.			1845.		
Jours.	Attaqués.	Morts.	Mortalité ordin.	Attaqués.	Morts.	Mortalité ordin.	Attaqués.	Morts.	Mortalité ordin.	Attaqués.	Morts.	Mortalité ordin.
1			4			9			15			14
2			6			11			12			13
3			13			11			9			7
4	1	1	7			15			13			7
5		1	8			12			13			19
6			9			13			16			10
7	1	1	11		1	12			10			10
8			9			6			13			13
9			11			16	1		10			15
10		2	4			9			17			8
11			19			7			14			12
12			4			11			14			10
13			16			9			6			7
14			11			9			10			8
15			11			9	1		12			15
16			7			16	1		16			11
17			8			8	1		9			5
18			6			10		2	6			14
19			10			3	1	1	19			12
20			11			13	1		13			5
21			4			2	1		12			16
22			7			9			12			9
23	1		7			11			14			3
24			11			15			11			8
25	8		14			4			4			8
26			7			7			9			9
27			11			11			14			11
28			10			12			16			10
29									10			
	14	5	253		1	280	7	3	349			289

MOIS : MARS.

ANNÉES.	1835.			1836.			1837.			1838.			1839.			1840.		
Jours.	Attaqués.	Morts.	Mortalité ordin.	Attaqués.	Morts.	Mortalité ordin.	Attaqués.	Morts.	Mortalité ordin.	Attaqués.	Morts.	Mortalité ordin.	Attaqués.	Morts.	Mortalité ordin.	Attaqués.	Morts.	Mortalité ordin.
1	4	68			2	5			13			7			13	3	2	8
2	2	66				3			9			5			13	5	4	12
3	8	97		2	1	4			3			7			14	1	4	18
4	10	146				4			8			7			13	3	2	4
5	4	141				9	2		12			16			9	4	3	3
6	6	136				8			6			6			20	3	1	12
7	12	140			1	3			8			6			9	1	1	6
8	11	144		5		10			9			8			9	2	2	9
9	10	156			1	4			5			7			14	1	4	8
10	4	146				3			5			2			23	1	2	6
11	5	184				10			6			11			16	5	2	7
12	8	62				5	2	2	8			4			11	1	5	10
13	16	174				5			7			6			12		6	5
14	7	150		1		6	2	1	9			11			8	2	7	3
15	10	155		1		3		1	7			7			9	3	6	4
16	2	165			1	4	1	1	9			13			8	2	3	2
17	7	159		1		7			10			8			8	2	5	6
18	10	152				6			10			12			17		3	5
19	6	144				6			5			3			6	1	1	7
20	3	149			1	6			10			7			12		3	6
21	8	115			2	4			14			8			9	1	2	14
22	1	148				8	1		11			11			10	1	6	6
23	6	138		1		4	1		5			6			5	3	1	4
24	3	135				4			7			6			12	4	3	5
25	4	123				4			3			4			16	3	1	6
26	2	129				9	1	1	7			10			9	1	4	6
27	6	130				3			7			6			10	2	6	7
28	6	133				4		1	8			9			11	3	5	7
29	8	116				3			11			6			13	3	9	8
30	5	141				6			6			6			15	1	7	5
31	10	109				3	1		8			7			12		7	5
	208	4251	—	11	9	63	13	8	246	—	—	232	—	—	86	62	47	214

ANNÉES.	1841.			1842.			1843.			1844.			1845.		
Jours.	Attaqués.	Morts.	Mortalité ordin.	Attaqués.	Morts.	Mortalité ordin.	Attaqués.	Morts.	Mortalité ordin.	Attaqués.	Morts.	Mortalité ordin.	Attaqués.	Morts.	Mortalité ordin.
1	6	4	15			4			10			10			11
2	1	3	11			9			7			15			13
3	7	1	12	1	1	4			15			10			7
4	4	3	19	2		16			8			13			7
5	4		11	1	1	4			7			13			8
6	2	3	14			11			10			17			13
7	2	2	13			11			6	2		9			12
8	1	4	15			13			10			19			5
9	1	2	8			4			7			7			8
10	1	3	10		1	9			11			14			11
11	2		20			6			8			8			10
12	9	6	11			3			8			7			11
13	2	7	10			11			5			10			8
14	4	8	21			12			10			21			10
15	1	1	17	1	2	5			12			17			8
16	7	4	17	1	1	5			13			16			12
17	2	1	16			9			3			12			6
18	3	4	26	1		7		1	8		2	14			20
19	1	5	14			6			9	1		11			5
20	9	4	11	1	1	11			12			15			7
21	5	7	18		1	7		1	14	1		11			17
22	8	3	13			14			3	1	1	8			6
23	5	3	10	1		10			11			15			13
24	4	4	8			6			1	1		11			10
25	5	1	10			6			12			16			7
26	4	7	11	1		8			14			8			6
27	2	3	13			8			8			10			8
28	3	3	8	1		8			11		1	7			7
29	8	7	11			8			16			16			9
30	7	3	18	4		7			9			4			11
31	13	5	13	2	1	6			15			10			12
	33	11	424	16	10	248	—	2	293	6	4	374	—	—	298

ANNÉES.		1835.			1836.			1837.			1838.			1839.			1840.			1841.			1842.			1843.			1844.			1845.		
MOIS.	Jours.	Attaqués.	Morts.	Mortalité ordin.	Attaqués.	Morts.	Mortalité ordin.	Attaqués.	Morts.	Mortalité ordin.	Attaqués.	Morts.	Mortalité ordin.	Attaqués.	Morts.	Mortalité ordin.	Attaqués.	Morts.	Mortalité ordin.	Attaqués.	Morts.	Mortalité ordin.	Attaqués.	Morts.	Mortalité ordin.	Attaqués.	Morts.	Mortalité ordin.	Attaqués.	Morts.	Mortalité ordin.	Attaqués.	Morts.	Mortalité ordin.
AVRIL.	1	8	125				3			10			10			12	3	4	13	10	3	19			15			12			15			4
	2	7	120				6			4			7			16	1	4	1	10	1	10			12			8			8			9
	3	4	96				9			3			7			6	2	3	4	6	9	20	1		11		1	13	1		15			12
	4	0	100			1	5	1		5			6			8	3	1	4	5	[illegible]	11			11			8			[illegible]			7
	5	8	103				11	2	1	12	3	1	8			10	6	2	5	11	8	14			6			11	2	1	11			7
	6		95				6			9	2		7			6	1	8	6	9	9	17			4			11			14			18
	7	5	83				4			10			6			6	8	8	7	4	7	11			6			14	1		10			14
	8	2	60				6	3		10		1	10			8	6	8	4	2	5	15		1	5			14	1		[illegible]			14
	9	4	83			3	7	1	1	5	2	1	7			11	5	7	6	3	8	10			9			10			10			21
	10		60				3	2		6		1	11			7	7	4	5	2	8	10	2		5			8	1	1	[illegible]			9
	11		68				5			4	2		7			9	10	3	7	1	3	7			5			11			[illegible]			6
	12		71				8	2	1	12		1	8			15	16	9	8	2	7	16			9			10			13			10
	13	17	51				1			7	1	1	12			12	13	4	4	4	4	7	4	1	10			16			9			11
	14		63				5	1		5			6			14	9	3	11	3	9	13	1	1	6			8		1	10			8
	15		77				3			10			7			15	1	3	1	3	7	14			12			11		1	7			11
	16	10	63				5		3	4			13			9	9	7	5	2	9	17		1	6			21		2	19			6
	17	1	48				5	1		9			6			4	4	10	4	4	5	18		1	8			9	2	1	8			12
	18	44	60				5	1		13		1	9			15	5	7	7	10	10	6	2		9			13			4			11
	19		41				4	1		10	1	1	8			9	5	3	8	10	4	9	2	1	7			7			18			16
	20		89				12	1		8	2		3			11	1	10	8	9	10	[illegible]	1	4	11			8			7			11
	21		53			1	8			10		1	8			12	8	3	6	4	8	20	2	1	3			9		1	9			10
	22		35				6	1		18			10			14	3	5	5	5	9	14			10			9			13			10
	23		39		1		4	1		13	1		18			19	11	16	4	6	12	15	2	1	10			14		1	12			44
	24		29				5		1	14			10			7	9	6	5	7	9	11	2	1	6			13			9			12
	25		38		1		[illegible]	1		10			5			15	9	9	15	10	10	9	2	1	8			16			7			3
	26		24		1		7			15		1	7			16	8	9	10	9	8	15		1	6			14			13			7
	27		34				5			13		1	11			7	13	4	5	4	13	11	1		6			12	1	1	8			6
	28		26				10	1		14		1	7			14	8	12	7	9	9	14	1		7			11	2	1	11			9
	29		18				9	2	1	10	1		6			4	11	13	8	6	9	14	2	1	5			20	1		7			6
	30		15				5	1		16	1	2	9			18	9	6	5	5	9	10	1	1	10		1	11			10			11
		90	1916		3	5	189	23	8	289	20	16	236			329	209	191	182	175	230	381	26	20	143		2	352	12	11	327			305

ANNÉES.		1835.			1836.			1837.			1838.			1839.			1840.			1841.			1842.			1843.			1844.			1845.		
Jours.	MOIS.	Attaqués.	Morts.	Mortalité ordin.	Attaqués.	Morts.	Mortalité ordin.	Attaqués.	Morts.	Mortalité ordin.	Attaqués.	Morts.	Mortalité ordin.	Attaqués.	Morts.	Mortalité ordin.	Attaqués.	Morts.	Mortalité ordin.	Attaqués.	Morts.	Mortalité ordin.	Attaqués.	Morts.	Mortalité ordin.	Attaqués.	Morts.	Mortalité ordin.	Attaqués.	Morts.	Mortalité ordin.	Attaqués.	Morts.	Mortalité ordin.
1			22	1	1		4	2		11	2		9			8	10	15	6	4	7	18	1	1	16	2	1	14	3		13			
2			12				9			13			6			8	11	15	6	10	13	18	2	1	10			13	1	1	8			
3			13	6			15	2	1	13			12			15	10	10	4	13	10	14	1		8			9		1	11			
4			5	4	1		5			9			5			15	4	8	4	15	11	7	2		6			2	1		17			
5			16	1	2		5		1	9			15			8	9	6	2	6	4	15	5	1	11			11	1		10			
6			24	2			12			17	2	1	10			13	10	7	4	18	5	22	2		7			19	2		11			
8			26	2			4		1	12	2		11		1	12	5	15	7	9	6	12	1	2	6			15			10			
8			22		2		3			21	3	1	13			21	5	18	6	14	11	17	1	1	7			8	2		8			
9			8	2	1	2	6	1		17	3		10			19	5	10	5	9	12	9			7			12	1	1	11			
0			19	4			3	1	1	19		2	12			15	8	11	6	17	15	15	1	2	6	1		10	3	1	8			
1			12	1	5	2	9	1		15	1		11			12	9	15	8	4	8	15	2	1	4		1	16		1	4			
2			10	1	2	1	7			15	3	1	10			10	9	11	8	9	6	9	1	2	11	1	1	2			6			
3			13	5		1	7			20	2		12	1	2	18	6	7	7	7	4	13		2	13			10	1	2	8			
			12	7	1		7	2		8	3	1	7			21	5	14	5	6	6	10	1		12		1	16	1	1	12			
			10	1	3	1	4			17	3		11	1	1	7	6	11	9	4	7	15			8		1	10		1	11			
			9	4			4	1		9	1	2	11			14	7	19	8	5	6	19		1	4			8	2	2	6			
			6	4		1	5			14	3	2	10	1		16	5	12	8	10	5	15		3	8		1	8	3		16			
			6	2	1	1	10	1		9	4		9	2	1	11	6	9	5	21	10	12	1		6	1		9	1		10			
			5	3	4	1	5			13	2	2	10			11	7	7	7	7	6	13	1	1	16	1		13	1		9			
			3	7		1	9	3		9		1	13		2	9	8	12	18	11	3	16	3		5	1		7	1		4			
			6	3		1	9			16		3	8		1	8	5	13	10	4	5	15	1		6		1	7	1	1	4			
			6	2	3	1	7	1		7	2	2	8			7	10	8	6	7	13	8	2	1	10		2	6	3	2	12			
			7	3		1	9	2		8	1		7	2		10	7	6	2	4	16	8			13	1		8		1	3			
			4	3	1	1	8	1		7	2	4	6	1		11	8	16	8	10	4	25	2	1	9	2	1	14	1		5			
			5	4		1	10			11	2		8		2	9	4	6	9	4	8	18		5	11	1	1	3	1	1	10			
			3	3			7			14	1		10	2		11	8	13	8	13	6	23	1	3	7	1	1	9		1	7			
			4	2			7	1	1	16			9	2	2	9	1	8	6	7	5	17	6	1	15		4	8	1		6			
			1	4	1		6	1		19	1	2	13	1	1	12	3	7	3	8	11	9	2	1	9	1		12	1		9			
			1	2		1	7	1		17			10			22	3	7	14	8	8	12	2	2	5	3	1	8			9			
					3		9	1		21		2	9	1	1	8	4	5	13	5	3	10		2	10			12			8			
					1		6	2	1	14	2		18			10	7	10	8	9	4	12	4	3	7			5			13			
					32	17	218	28	6	320	45	26	313	14	13	379	205	191	218	278	238	441	45	37	253	16	17	304	32	17	279			

MOIS.	Jours.	1835. Attaqués.	1835. Morts.	1835. Mortalité ordin.	1836. Attaqués.	1836. Morts.	1836. Mortalité ordin.	1837. Attaqués.	1837. Morts.	1837. Mortalité ordin.	1838. Attaqués.	1838. Morts.	1838. Mortalité ordin.	1839. Attaqués.	1839. Morts.	1839. Mortalité ordin.
JUIN.	1		2	4			10	1		13	5		10	1	1	17
	2		1	3		1	11	1		15	2	1	7	2		12
	3		3	7			7			18			10			14
	4		1	8			11			12	2		9		1	15
	5	2	2	5	3	1	7			15		1	12			17
	6			3		1	6			23	3		20	1	1	9
	7	1	4	5			4			18			9		1	15
	8	1	2	4	1		3			11	1		16			16
	9	1	5	5		1	4			16	6		21			20
	10	1	5	3	1	1	8			6	5	1	15	2	1	22
	11		3	2	2		5			9	2	1	10			12
	12		1	3			11	1		10		1	13			18
	13		2	4			12		1	18	2		12	1		15
	14		3	5			5			15	1	2	14	2		15
	15			5			13			10	1		7			17
	16		3	6			8			15	2	1	13	2		9
	17			7			7	2		16	3	3	18	1		11
	18	1	1	6			7	2		15	4	1	14			16
	19		1	3	1		10			14		1	11			14
	20			2			11			18	2	2	21			22
	21			2			3			15	1		11			18
	22		2	4			10			18	2		15	1		14
	23			7			14	1		15	1		14			15
	24			5			8	1		15	1	2	12	1		21
	25			7			7			20		3	6			21
	26			9	2		6			18	1		12	1		21
	27					1	7			13	2		9			17
	28					1	13			13	1		14			23
	20					1	10			18	2	1	18			20
	30						6	1		10		1	7			15
		7	41	125	11	8	243	10	1	442	52	22	380	15	5	491

Jours.	1840. Attaqués.	1840. Morts.	1840. Mortalité ordin.	1841. Attaqués.	1841. Morts.	1841. Mortalité ordin.	1842. Attaqués.	1842. Morts.	1842. Mortalité ordin.	1843. Attaqués.	1843. Morts.	1843. Mortalité ordin.	1844. Attaqués.	1844. Morts.	1844. Mortalité ordin.	1845. Attaqués.	1845. Morts.	1845. Mortalité ordin.
1	3	7	7	3	8	12	4	1	16			14			9			
2	6	5	9	8	3	15	1	3	11		1	6	3		7			
3	1	4	6	1	13	13		1	12			10	1		15			
4	7	9	9	3	5	14			11	2	1	7			11			
5	5	7	8	4	3	12	1	1	11	1	2	8			15			
6		4	8	2	6	13			9	2	1	10			15			
7	2	4	11	6	6	13	3	1	12	1	1	10			9			
8	4	3	8	1	7	9		1	8	3		9	1		12			
9	4	5	12	8	4	13	3	1	10			6			8			
10	4	3	13	7	3	7	3		10	3		8			15			
11	3	1	10	1	4	10			8			13			8			
12			4	3	8	11	1	1	12			12	1		14			
13		7	7		3	9	1	4	10		1	17			9			
14	1	6	10	1	5	14	2	3	13			6			16			
15	1	2	6	11	4	11	2	2	8			14			9			
16	6	7	8	4	8	7		1	9			5		1	22			
17	5	3	11	8	5	9	1	1	12		1	5	1		21			
18	3	4	10	2	3	8			13			13	1		11			
19		2	8	3	1	13		1	12		1	8	1	1	5			
20	2	3	8	2	1	11	2	1	13			9	1		14			
21	3	1	12	3	1	9	1	3	7			16			17			
22	4	2	10	4	2	4			8			15			12			
23	3	3	10	1		11	1		15			8	3	1	7			
24	2	2	10			7			13			10	1		16			
25	1	1	7			9			13			7		1	14			
26		4	6	1	4	9	1		13			9		2	11			
27	1	2	10	2	3	17	1	1	17	1		3	5	1	13			
28			12	1	3	9	1		15			7	6		10			
20	1	3	8	1	5	6	1	2	14			12	2	1	17			
30	2	2	8	1	2	18	4		13			7	1		21			
	74	106	266	92	120	323	32	30	251	13	9	284	28	8	383	—	—	—

MOIS.	Jours.	1835. Attaqués.	1835. Morts.	1835. Mortalité ordin.	1836. Attaqués.	1836. Morts.	1836. Mortalité ordin.	1837. Attaqués.	1837. Morts.	1837. Mortalité ordin.	1838. Attaqués.	1838. Morts.	1838. Mortalité ordin.	1839. Attaqués.	1839. Morts.	1839. Mortalité ordin.	1840. Attaqués.	1840. Morts.	1840. Mortalité ordin.	1841. Attaqués.	1841. Morts.	1841. Mortalité ordin.	1842. Attaqués.	1842. Morts.	1842. Mortalité ordin.	1843. Attaqués.	1843. Morts.	1843. Mortalité ordin.	1844. Attaqués.	1844. Morts.	1844. Mortalité ordin.	1845. Attaqués.	1845. Morts.	1845. Mortalité ordin.
JUILLET.	1						9			15	1	1	10			15	1	3	7	1	2	9		2	10		1	11	1		11			
	2						9			12	2		9			14	2	5	12		1	10	1		12			9	2		14			
	3						13	1		14	1		10			15	1	1	14	2		8			15		1	16	1	2	15			
	4				2		14	1		17			10			5			12		2	9			12		1	7	3		17			
	5				1		8			13	3		12		1	16	1	1	12	1	2	11			11			12	8		16			
	6				1		9			13			17			10	2		7	2	1	12			19		3	10	3		15			
	7				1		11			15			17			21		2	6	3	1	6			14			9			12			
	8						13			11	4		13			23		1	16	2	2	11			12			5	1		17			
	9				2		8			12			12			19	1	1	14	1		10			14			14			14			
	10						8			12	2	2	13			15	1	1	15	4	2	9			14		1	14			26			
	11				1		10			18		1	14			13		3	11	1	1	7			16			14	1		26			
	12						10			13	4		20			18	4		8	2		13			9			5	1		23			
	13						8			8			14			16	2	2	12			2			11			10	2	1	30			
	14						12			10	1	1	13			15		3	7	1	1	6	1		7			12	1		21			
	15						6			17	1	1	16			11	1	2	9	3	2	11			11			11		1	21			
	16						8			15	1		9			21	1		10	2	2	6			12			15			20			
	17				1		9	1		7	1		22			13	1	1	10	1	2	10	1		17			12	1		17			
	18						1			11	1		19			21	1	3	[illegible]			9		1	10			8			15			
	19					1	9			5		1	16			19	1		13	2		16		1	23			14			15			
	20						12			12	2		21			24	3	1	8		2	9			13			8			21			
	21						9			11	2					16	1	2	8	4	1	12		1	16			10	1	1	9			
	22				1		3		1	9	1	1	17			15	1	1	8			11			20			18			16			
	23				1		9			10			15			11	1	1	14	2		9		1	13			7			12			
	24				1		9			10			16			20	1		12	1		8			12			10			18			
	25						10			12	1	1	9			23			4		1	8			16			15			19			
	26						8			11			14			9	2		12	1		13			11			15			13			
	27						8			8			13			17	1	1	7		1	11			18			11			18			
	28					1	9	1		15	1		13			17		1	11		1	11	1		11			13			28			
	29						12			12			14			17		1	11	1	1	15			14			7			9			
	30					1	11			14	1		16			[illegible]			8	1	1	15			19			13			14			
	31						5			16			5			12			8			12			17			7			14			
		—	—	—	12	3	280	5	1	378	39	9	419	—	1	500	3[illegible]	37	312	38	29	312	4	6	429	—	6	347	26	5	525	—	—	—

ANNÉES.		1835.			1836.			1837.			1838.			1839.			1840.			1841.			1842.			1843.			1844.			1845.		
MOIS.	Jours.	Attaqués.	Morts.	Mortalité ordin.	Attaqués.	Morts.	Mortalité ordin.	Attaqués.	Morts.	Mortalité ordin.	Attaqués.	Morts.	Mortalité ordin.	Attaqués.	Morts.	Mortalité ordin.	Attaqués.	Morts.	Mortalité ordin.	Attaqués.	Morts.	Mortalité ordin.	Attaqués.	Morts.	Mortalité ordin.	Attaqués.	Morts.	Mortalité ordin.	Attaqués.	Morts.	Mortalité ordin.	Attaqués.	Morts.	Mortalité ordin.
AOUT.	1				1	1				17			18			14	2		6	1	1	12		1	17			9			19			
	2						5			17			9			19			7	1		14			12			15			14			
	3						11	2		9			10			7			12	2		20			15		1	14			13			
	4						7			13			14			14			13			12			21			20			16			
	5						8			14			15			25			9			10		1	17			18			21			
	6				1		5			8			18			7			16			16	1		19			9			21			
	7						5			16			15			15			8			17			16			10			15			
	8				2	1	8			15			17			13			7	2		12			10			19			19			
	9						11			13			11			19	1		16			11			15			10			17			
	10						12			10		1	11			12			11	1		15			25			13			14			
	11						10			17			14			13		1	7	2	1	16			20			5			13			
	12						12			10			13			19	2		11			16			14			12			15			
	13					1	13			10			13			13			8			16			21			14			15			
	14				1	2	6			13			14			19			7			10			17			17			14			
	15					1	9			9			18			6			6	2		21			16			13			20			
	16						8			9			18			14			17			11			12			10			14			
	17						5			8			20			11			5		1	21			19			13			16			
	18						8			16			18			14			13			10			14			5			17			
	19				1	2	8			9		1	19			16			5			18			14			11		1	9			
	20						11		1	11			13			20			9			21			21			13	2		16			
	21						10			9			12			13			15			20			21			16			15			
	22						7			10						15			11			6			24			10			11			
	23				1	1	4			7			15			17			16	1		19			16			12			18			
	24						6			10			18			17			13			20			10			14			19			
	25						14			9			18			6			11			13			9			17			22			
	26						6			6			11			23			9			14			12			10			19			
	27						11			12			17			24			14			18			18			14			9			
	28						6			8			21			17			19			13			16			17			18			
	29						13			13						15			18			15			24			14			12			
	30				1		6			5			21			20			8			13			14			18			13			
	31						6			2			15			15			17			17			14			10			13			
					8	9	251	2	1	335		2	450			472	5	1	47[illegible]	12	3	467	1	2	515		1	403	2	1	487			

ANNÉES.		1835.			1836.			1837.			1838.			1839.			1840.			1841.			1842.			1843			1844.			1845.		
MOIS.	Jours.	Attaqués.	Morts.	Mortalité ordin.	Attaqués.	Morts.	Mortalité ordin.	Attaqués.	Morts.	Mortalité ordin.	Attaqués.	Morts.	Mortalité ordin.	Attaqués.	Morts.	Mortalité ordin.	Attaqués.	Morts.	Mortalité ordin.	Attaqués.	Morts.	Mortalité ordin.	Attaqués.	Morts.	Mortalité ordin.	Attaqués.	Morts.	Mortalité ordin.	Attaqués.	Morts.	Mortalité ordin.	Attaqués.	Morts.	Mortalité ordin.
SEPTEMBRE.	1						3			10	1		9			13			14			19			12			8			20			
	2						4			15			15			18			19			19			15			14			10			
	3						7			15	1		16			16			9	1		17			20			10			11			
	4						7			15			18			7			10			21			16			17		1	16			
	5				1	1	13	1		15			11			9			8			12			11			13			19			
	6						5		1	19			19			22	1		13			17			16			6			13			
	7						4			15			14			15			14			18			18			17			10			
	8						6			6			18			12			12			17			12			7			20			
	9						10			15			14			16			12			15			20			13			15			
	10						9			15			22			23			15			16			18			11			16			
	11						10			7			21			24			17			23			16			10			14			
	12				1		8			18			17			16			11			17			17			12			14			
	13				1		9			13			18			17			12			17			13			15			15			
	14						7			7			18			12			9			19			11			16			17			
	15						8			10			19			22			11			21			18			9			8			
	16						10			11			14			20			20			20			15			18			14			
	17						12			13			25			15			17			18			14			16			12			
	18						13			18			23			20			9			8			15			13			14			
	19						7			11			16			15			9			17			16			11			11			
	20						9			14			21			24			11			22			12			10			10			
	21						9			11			15			16			6			29			14			6			8			
	22						13	1		12			10			17			8			20			14			12			15			
	23						11			17			21			26			13			23			18			15			11			
	24						11			8			21			18			19			12			13			15			11			
	25						12			10			21			14			12			14			26			13			10			
	26						14			12			20			21			13			15			18			14			7			
	27						7			14			23			18			16			26			13			10			21			
	28						4			15			20			17			15			26			14			10			17			
	29						9			9			19			17			14			17			13			16			16			
	30						9			18			22			17			12			19			23			16			8			
					3	1	260	2	1	387	2		540			517	1		380	1		554			471			373		1	403			

MOIS.	Jours.	1835. Attaqués.	1835. Morts.	1835. Mortalité ordin.	1836. Attaqués.	1836. Morts.	1836. Mortalité ordin.	1837. Attaqués.	1837. Morts.	1837. Mortalité ordin.	1838. Attaqués.	1838. Morts.	1838. Mortalité ordin.	1839. Attaqués.	1839. Morts.	1839. Mortalité ordin.	1840. Attaqués.	1840. Morts.	1840. Mortalité ordin.
OCTOBRE.	1						9			12			10			17			16
	2						10			2			23			18			12
	3						8			18			25			18			11
	4				1		11			4			24			16			8
	5				1		4			11			17			20			17
	6						11			15			13			14			18
	7						13			16			29			16			6
	8						9			24			26			17			14
	9						12			18			14			21			14
	10						11			12			10			13			12
	11						14			19			24			24			5
	12						11			19			28			19			12
	13						10			17			26			12			14
	14						4			22			30			25			12
	15						7			18			30			10			18
	16						13			21			21			17			11
	17						7			17			24			18			24
	18						12			18			26			28			14
	19						6			12			20			24			7
	20				1	1	9			21			32			16			12
	21						11			23			28			28			10
	22				1		15			23			13			17			18
	23				1		9			31			31			22			23
	24				2		8			22			30			19			13
	25						8			31			37			26			9
	26						6			22			24			22			21
	27						6			29			20			22			19
	28						14			23			30			28			18
	29				1	1	9			19			33			18			24
	30						4			25			16			32			18
	31					1	12			23			26			30			13
		—	—	—	8	3	293	—	—	587	—	—	740	—	—	637	—	—	443

MOIS.	Jours.	1841. Attaqués.	1841. Morts.	1841. Mortalité ordin.	1842. Attaqués.	1842. Morts.	1842. Mortalité ordin.	1843. Attaqués.	1843. Morts.	1843. Mortalité ordin.	1844. Attaqués.	1844. Morts.	1844. Mortalité ordin.	1845. Attaqués.	1845. Morts.	1845. Mortalité ordin.
OCTOBRE.	1			18			17			12			11			
	2			11			15			10			17			
	3			16			21			14			14			
	4			16			14			11			11			
	5			19			9			18			21			
	6			31			16			17			14			
	7			11			20			11			14			
	8			25			22			21			8			
	9			16			17			7			19			
	10			26			18			18	1		14			
	11			32			24			11			10			
	12			25			22			7			12			
	13			25			23			5			23			
	14			30			14			23			17			
	15			22			13			16			27			
	16			25			13			13			10			
	17			28			27			17			19			
	18			27			24			13			12			
	19		1	39			19			12			10			
	20			30			15			11			20			
	21			41			35			12			13			
	22			32			15			16			12			
	23	1		39			16			16			19			
	24			25			16			15			19			
	25			23			20			22			14			
	26			22			23			16			11			
	27			22			12			21			22			
	28			17			24			24			10			
	29			31			25			21			13			
	30			30			19			11			11			
	31	1		27			22			21			9			
		2	1	772	—	—	990	—	—	454	1	—	450	—	—	—

MOIS.	Jours.	1835. Attaqués.	1835. Morts.	1835. Mortalité ordin.	1836. Attaqués.	1836. Morts.	1836. Mortalité ordin.	1837. Attaqués.	1837. Morts.	1837. Mortalité ordin.	1838. Attaqués.	1838. Morts.	1838. Mortalité ordin.
NOVEMBRE.	1			3			5			23			25
	2			8			12			23			19
	3			13	2		9			23			21
	4			7		2	13			2[illegible]			22
	5	1		8			5			17			23
	6			11	2		16			14			21
	7			12			20			18			19
	8	1		12			13			19			27
	9			7			9			10			16
	10			7			14			14	1		14
	11			14			8			8			22
	12	1		8			8			20			30
	13			14	1		10			18			17
	14	2		5	1	1	8			20			15
	15			6	1		12			10			24
	16		1	9			12			9			14
	17			14			11			18			3[illegible]
	18			8			12			13			24
	19			12			7			14			36
	20			13			9			12			36
	21			4			10			17			39
	22			10			12			14			26
	23			9			12			10			17
	24	1		13	1		15			13			36
	25		1	12			4			9			23
	26			9			15			10			29
	27			13			9			12			24
	28			7		1	12			12			28
	29			12			7			7			19
	30	1		14			10			12			13
		7	2	294	8	4	319			437	1		711

MOIS.	Jours.	1839. Attaqués.	1839. Morts.	1839. Mortalité ordin.	1840. Attaqués.	1840. Morts.	1840. Mortalité ordin.	1841. Attaqués.	1841. Morts.	1841. Mortalité ordin.	1842. Attaqués.	1842. Morts.	1842. Mortalité ordin.
NOVEMBRE.	1			15			27			25			26
	2			23			15			30			18
	3			25			8			23			23
	4			31			14			28			20
	5			21			16			31			25
	6			20			15			16			19
	7			25			14			26			16
	8			30			19			11			26
	9			20			17			28			17
	10			21			17			20			23
	11			24			16			32			21
	12			20			16			17			18
	13			23			8			21			14
	14			28			18			36			23
	15			27			13			25			23
	16			23			13			31			22
	17			20			13			41			16
	18			21			19			19			18
	19			14			23			32			27
	20			25			8			35			12
	21			18			11			28			24
	22			15			19		1	28			12
	23			32			24			16			21
	24			3[illegible]			10			24			27
	25			24			11			29			20
	26			17			18			27			13
	27			29			14			27			19
	28			17			14			15			21
	29			23			15			23		1	13
	30			23			27			18			36
				683			472		1	772		1	613

MOIS.	Jours.	1843. Attaqués.	1843. Morts.	1843. Mortalité ordin.	1844. Attaqués.	1844. Morts.	1844. Mortalité ordin.	1845. Attaqués.	1845. Morts.	1845. Mortalité ordin.
NOVEMBRE.	1			15			25			
	2			14			21			
	3			11			18			
	4			15			19			
	5			16			19			
	6			18			22			
	7			18			16			
	8			14			13			
	9			20			9			
	10			13			17			
	11			18			16			
	12			13			21			
	13			12			16			
	14			17			19			
	15			17			18			
	16			11			10			
	17			17			14			
	18			7			22			
	19			11			18			
	20			15			17			
	21			15			12			
	22			13			7			
	23			16			13			
	24			15			18			
	25			11			20			
	26			10			16			
	27			15			9			
	28			13			16			
	29			12			10			
	30			16			9			
				428			468			

ANNÉES.		1835.			1836.			1837.			1838.			1839.		
MOIS.	Jours.	Attaqués.	Morts.	Mortalité ordin.	Attaqués.	Morts.	Mortalité ordin.	Attaqués.	Morts.	Mortalité ordin.	Attaqués.	Morts.	Mortalité ordin.	Attaqués.	Morts.	Mortalité ordin.
DÉCEMBRE.	1	1		6			6			12			48			25
	2			6			9			16			2			25
	3	1		9			7			14			13			18
	4	2		10			13			12			22			18
	5			11			13			8			17			24
	6		1	5			18			9			19			21
	7	1		9			7			5			29			6
	8	1		9			10			12			17			20
	9			6			1			13			23			40
	10	1	1	6			11			13			31			13
	11			12			7			10			17			24
	12			8		1	6			11			13			24
	13			7			6			12			20			23
	14			10	1		7			7			15			11
	15	1		4	2		7			10			13			19
	16	2		13			8			5			27			17
	17	1		10			13			8			23			22
	18	1		5			9			7			10			12
	19			6			5			14			22			17
	20			8	3		8			13			26			20
	21	1		7			7			11			30			21
	22			13			4			15			20			16
	23			4		1	4			11			21			22
	24	1		9			13			16			20			20
	25			14		1	7			11			23			16
	26	1		5			4			13			20			23
	27			11	1		9			13			30			14
	28		1	9			11			9			20			19
	29			19			6			11			14			15
	30	1		6			9			14			17			20
	31	1		14			6			13			12			16
		16	3	261	7	3	251	—	—	349	—	—	669	—	—	60.

ANNÉES.	1840.			1841.			1842.			1843.			1844.			1845.		
Jours.	Attaqués.	Morts.	Mortalité ordin.	Attaqués.	Morts.	Mortalité ordin.	Attaqués.	Morts.	Mortalité ordin.	Attaqués.	Morts.	Mortalité ordin.	Attaqués.	Morts.	Mortalité ordin.	Attaqués.	Morts.	Mortalité ordin.
1			19			41			17			11			19			
2			13			13			12			10			21			
3			20	1		25			1			17			16			
4			19			10			27			20			14			
5			15			31			12			11			22			
6			17			28			20			6			19			
7			20			23			11			21			18			
8			21			25			18			16			19			
9			15			25			13			21			19			
10			19			17			17			9			14			
11			15			13			13			20			16			
12			21			19			28			21			16			
13			15			28			16			18			19			
14			11			23			16			18			12			
15			15			33			12			17			11			
16						16			11			10			13			
17		1	18			26			9			16			29			
18			17			27			23			17			14			
19	1		23			23			8			11			13			
20			19			19			14			18			9			
21			17			15			14			8			21			
22		1	13			15			9			19			11			
23			17			13			25			20			10			
24			20			18			20			8			13			
25			20			19			13			21			13			
26		1	11			14			34			8			14			
27			12			20			20			15			10			
28	2	2	10			15			14			17			19			
29			9			22			19			13			7			
30	2		12			22			16			7			10			
31			16			17			12			8			16			
	5	5	489	1	—	657	—	—	906	—	—	448	—	—	451	—	—	—

EXTRAIT DES REGISTRES DE LA DIRECTION DU LAZARET D'ALEXANDRIE, AOUT 1844.

État des compromis de peste qui subirent le spoglio dans le lazaret d'Alexandrie, depuis le 1er de l'an 1840 jusqu'à la fin de 1843.

INDIVIDUS COMPROMIS.

MOIS.	ANNÉES							
	1840.		1841.		1842.		1843.	
	Individus.	Familles.	Individus.	Familles.	Individus.	Familles.	Individus.	Familles.
Janvier. . .	94	5	40	9	8	6	1	1
Février. . .	144	17	75	21	44	19	57	2
Mars. . . .	263	30	225	34	824	13	12	3
Avril. . . .	422	35	286	30	541	37	8	2
Mai.	550	40	293	34	227	37	141	19
Juin. . . .	6	1	153	25	296	33	83	16
Juillet. . .	»	»	37	13	562	14	36	4
Août. . . .	»	»	14	8	11	5	7	1
Septembre.	»	»	14	7	3	2	»	»
Octobre. . .	»	»	4	3	»	»	»	»
Novembre..	»	»	26	4	1	1	»	»
Décembre..	25	6	7	3	»	»	»	»
	1,504	132	1,174	191	2,217	167	345	48

RÉCAPITULATION.

ANNÉES.	INDIVIDUS.	FAMILLES.
1840.	1,504	132
1841.	1,174	191
1842.	2,217	167
1843.	345	48
Total. . . .	5,240	538

EXTRAIT DES REGISTRES DE LA DIRECTION DU LAZARET D'ALEXANDRIE, AOUT 1844.

ÉTAT des compromis de peste qui subirent le spoglio dans le lazaret d'Alexandrie, depuis le 1er *de l'an* 1840 *jusqu'à la fin de* 1843.

TABLEAU DES CAS DE PESTE QUI EURENT LIEU APRÈS LE SPOGLIO.

ANNÉES.	MOIS.	CAS de PESTE.	NOMBRE de jours après LE SPOGLIO.	OBSERVATIONS.
1840. .	Février. .	1	6	Depuis l'année 1840 jusqu'à la fin de 1841, la période d'isolement, après le spoglio, était de onze jours; mais comme il fut vérifié que chez tous les individus qui furent reconnus atteints de peste les 8e, 9e et 10e jours après le spoglio, la maladie s'était déjà déclarée avant le 7e jour, la période de contumace fut réduite, dès l'année 1842, à sept jours pour les compromis qui subiraient dorénavant cette mesure quarantenaire.
	Mars. . .	2	3 3	
	»	1	3	
	»	1	2	
	»	1	4	
	»	1	4	
	Mai. . . .	2	3 10	
	»	3	3 3 1	
	»	1	4	
	»	1	2	
	»	1	4	
	»	1	1	
	»	1	3	
	»	2	2 3	
1841. .	Mars. . .	1	9	
	»	1	4	
	Avril. . .	1	8	
	»	1	5	
	»	1	9	
	»	2	2 2	
	»	2	2 3	
	»	1	2	
	»	2	4 6	
	»	1	1	
	Mai. . . .	1	3	
	»	1	2	
	Juin . . .	2	5 3	
	»	1	2	
1842. .	Février. .	1	7	
	Mai. . . .	1	2	
	Juin. . .	1	5	
	»	2	3 1	
1813. .	Juin. . .	1	7	
»	»	43	»	

NOTES DU RAPPORTEUR.

A.

Est-il certain que de 1717 à 1845 aucun bâtiment venant en Europe n'a eu la peste ni en mer ni dans les lazarets, quand, dans les premiers huit jours après le départ d'un port infecté, aucun cas de peste n'avait éclaté dans l'équipage ou parmi les passagers ?

Cette question a été résolue affirmativement par M. Aubert-Roche, qui, en 1843, a soumis à l'Académie et son opinion à cet égard, et les conséquences applicables aux quarantaines qui en découlent naturellement.

Le travail de M. Aubert-Roche fut renvoyé à l'examen d'une commission composée de MM. H. Royer-Collard et Londe. Ce dernier, dans son rapport en date du 14 novembre 1843 (1), a engagé l'Académie à répondre à M. le ministre du commerce, qui avait demandé son avis sur ce point important, que si les faits avancés par l'auteur du mémoire étaient vrais, l'Académie approuvait les conclusions qui en avaient été déduites. M. Londe ajoutait que l'Académie n'ayant pas les moyens de vérification nécessaires, il lui paraissait convenable de renvoyer les pièces au ministre pour qu'il pût les faire vérifier.

Ces conclusions ont été adoptées.

La réponse de l'Académie a reçu une grande publicité, et jusqu'au moment où a été nommée la commission de la peste et des quarantaines, il n'a été adressé, ni par M. le ministre du commerce, ni par les intendances sanitaires, aucun document qui infirmât ce que M. Aubert-Roche regarde comme une vérité démontrée.

Nous avons compris toute l'importance de cette question. S'il est établi par une expérience continue remontant déjà à 125 ans, que quand, dans les premiers huit jours après le départ d'un port infecté, aucun cas de peste n'a éclaté sur le navire, la peste

(1) Voyez *Bulletin de l'Académie de médecine*, t. IX, pag. 200 et suiv.

n'est plus à craindre ni pour le navire ni pour le port dans lequel il se rend, c'est là une donnée bien précieuse et qui doit être prise en grande considération par les administrateurs chargés de la direction des mesures sanitaires. Il importe donc de faire de nouveaux efforts pour dissiper, s'il y a lieu, tous les doutes.

Sur la proposition de M. le directeur des affaires commerciales, M. le ministre des affaires étrangères a adressé aux consuls de France dans les ports de la Méditerranée où existent des lazarets une circulaire qui avait pour objet de demander qu'on fît parvenir à l'administration tous les faits qui pourraient confirmer ou infirmer le résultat annoncé par l'ancien médecin de l'hôpital des pestiférés à Alexandrie.

M. le ministre des affaires étrangères a bien voulu communiquer à l'Académie les réponses qui lui sont parvenues. Nous allons en faire connaître la substance :

Le 4 mai 1845, M. Brenier, consul de France à Livourne, transmettait au ministre le texte et la traduction d'un travail rédigé par M. le professeur Capecchi, médecin en chef de l'intendance sanitaire de cette ville.

Il résulte de l'exposé de M. Capecchi que, pendant la période écoulée de 1717 à 1841, 14 navires sont arrivés au lazaret de Livourne ayant la peste à bord. Toujours la maladie s'était manifestée pendant la traversée. M. Capecchi ne cite aucun fait constatant que la peste aurait éclatée sur le navire plus de huit jours après le départ du port infecté.

La réponse faite par M. Édouard Alletz, consul général de France à Gênes, est en date du 8 février 1845. Elle porte qu'il a reçu et qu'il adresse au ministre les renseignements qui lui ont été fournis par M. le comte Giustiani, président du magistrat de santé de Gênes.

De 1823 à 1840, la peste se serait manifestée sur quatre bâtiments génois arrivés au lazaret du Varignano. Ces bâtiments sont :

1° Le brigantin *Notre-Dame-de-Grâce*, parti d'Alexandrie le 26 mars 1823, arrivé au Varignano le 27 avril de la même année.

Quatre cas de peste paraissent avoir eu lieu sur ce bâtiment ;

un, qui s'est manifesté le jour même du départ, a entraîné la mort deux jours après. Le second malade a été atteint le 9 avril, et est mort le 11. Un troisième, attaqué le 13, mourut le 20. Enfin, un quatrième tomba malade le 19, et succomba le 23.

2° Le brigantin *Notre-Dame-de-Lorette*, parti le 1er avril 1823 de Candie, *avec patente nette*, arrivé au Varignano le 1er mai suivant.

Le 18 mai, c'est-à-dire dix-huit jours après son départ, un matelot aurait été atteint de la peste, dont il serait mort le 23. Le 29, un autre individu fut frappé et mourut le 2 juin. Un troisième tomba malade le 31 mai, et succomba le 3 juin. Un quatrième, atteint le 5, périt le 7. Le 6, il y eut trois nouvelles attaques, toutes trois mortelles. Le 8, un mousse fut attaqué, mais il guérit. Enfin, le 16 juin, un garde de santé, adjoint à la surveillance des infirmeries, contracta la maladie, qui l'enleva dans la nuit du 17 au 18.

3° Le brigantin *l'Argentine*, parti de Salonique le 20 février 1837, arrivé au Varignano le 22 mars suivant.

Le 10 mars, c'est-à-dire après dix-huit jours de traversée, le timonier aurait été atteint de la peste, dont il serait mort le 13.

Le 30, deux matelots furent attaqués. Le premier mourut dans la nuit du même jour. Le second fut déclaré guéri le 30 avril suivant.

4° Le brigantin *le Précurseur*, parti d'Alexandrie le 7 mai 1840, arrivé à Varignano le 31 dudit mois.

Le 11 mai, le second fut atteint de la peste, et mourut le 16.

Le 3 juin, fut pris aussi de la même maladie un matelot, qui succomba le 7.

Deux autres personnes furent atteintes, l'une le 7, l'autre le 8; toutes deux guérirent.

M. le comte Giustiani a cru trouver dans ces quatre faits des preuves contre la remarque de M. Aubert-Roche, attendu, d'une part, que sur les navires *Notre-Dame-de-Lorette* et *l'Argentine*, aucune maladie n'aurait éclaté à bord avant le dix-huitième jour qui a suivi le départ; et, d'une autre part, attendu que le temps qui s'est écoulé entre plusieurs des attaques survenues sur les quatre navires, indique une période d'incubation qui plusieurs fois aurait excédé huit jours.

Relativement au premier point, le seul que nous cherchions à élucider dans cette note, nous ferons remarquer que le navire *Notre-Dame-de-Lorette* est parti de Candie avec patente nette. A-t-il emporté la maladie de Candie, où elle ne régnait pas? L'a-t-il contractée en route par suite de quelque communication suspecte; et, dans ce cas, à quelle époque l'a-t-il contractée? Ou bien, enfin, la peste serait-elle née spontanément à bord pendant la traversée? Toutes ces suppositions ont leur degré de probabllité. Il est donc bien difficile d'émettre une opinion parfaitement motivée, relativement à ce fait, qui ne nous paraît nullement démontrer une incubation de dix-huit jours.

Quant à ce qui s'est passé sur le navire *l'Argentine*, nous ignorons quelle a été la patente délivrée au départ de Salonique.

Mais il est une circonstance bien plus importante, qui concerne les deux faits ci-dessus, et sur laquelle nous manquons de renseignements suffisants : nous ignorons si la maladie qui a sévi sur ces deux bâtiments était vraiment la peste. Les symptômes ne sont pas indiqués; on ne signale ni bubons, ni charbons, ni pétéchies.

Cette omission est bien grave pour nous, qui savons qu'un membre correspondant de cette Académie, qui habite maintenant Paris, mais qui habitait alors Gênes, a acquis, par la narration que lui ont faite les chirurgiens qui ont soigné les malades, la conviction profonde qu'il s'est agi pour l'équipage de *Notre-Dame-de-Lorette* et pour *l'Argentine* du *typhus navalis*, et non pas de la peste.

Quelle conclusion scientifique peut-on raisonnablement tirer de semblables faits?

M. de Sontag, consul de France à Malte, a reçu du conseil de santé de cette ville un extrait des registres quarantenaires, contenant ce qui est relatif aux navires arrivés à Malte avec la peste ou une maladie suspecte à bord depuis 1813 exclusivement.

Douze navires ont été admis depuis cette époque dans la condition indiquée.

Sur ces douze bâtiments, onze ont eu la peste à bord pendant la traversée dans les premiers jours après leur départ d'un port infecté.

Le dernier seul, parti d'Alexandrie trente-sept jours avant son arrivée à Malte avec 70 personnes à bord, eut 4 décès après son entrée dans le port. Un seul cas, dit le document que nous avons sous les yeux, a présenté des signes extérieurs qui ne sont d'ailleurs pas même indiqués.

Ainsi donc il n'est pas parfaitement certain qu'il se soit agi d'un cas de peste. Ajoutons que si la maladie était véritablement la peste, nous aurions à choisir entre une incubation de trente-sept jours au moins ou la probabilité, bien grande à nos yeux, d'après tout ce que nous avons lu, que le capitaine du navire aura eu en mer des cas de peste dont il n'aura pas parlé à son arrivée à Malte.

On ne peut certainement rien conclure de positif d'une semblable observation.

Enfin M. de Ségur-Dupeyron a appelé l'attention de la commission sur quatre faits qui se seraient accomplis depuis 1720, et qui seraient contraires à l'opinion émise par M. Aubert-Roche.

Disons de suite que, relativement au premier de ces faits, celui qui se serait passé sur *l'Heureuse-Sabine*, arrivée à Marseille le 29 juin 1825, M. de Ségur a reconnu que le premier cas de peste avait eu lieu le septième jour après le départ d'Alexandrie, et non le dix-septième jour, comme il l'avait écrit d'abord à l'Académie par erreur.

Le second aurait eu lieu sur le brick *les Cinq-Sœurs*, capitaine Banon, parti d'Alexandrie le 16 mai 1825, époque où la peste épidémique régnait dans ce port. Le 31 mai, il y aurait eu, pour la première fois depuis le départ, un malade à bord, le nommé Noël Chabrie, lequel serait mort avec tous les symptômes de la peste le 4 juin suivant.

Il est vrai que le navire *les Cinq-Sœurs* avait perdu un homme atteint de la peste pendant son séjour à Alexandrie. Mais, dit

M. de Ségur, cette mort était arrivée le 12 mars à l'hôpital où le malade avait été conduit. Le navire avait été ensuite purifié, et seize jours avaient été consacrés à cette purification avant que le chargement fût commencé.

La connaissance que nous avons de la difficulté que l'on a éprouvée pour désinfecter un navire devenu foyer d'infection pestilentielle nous fait conserver des doutes sur la question de savoir si ce qu'on appelle la purification avait détruit les miasmes pestilentiels qui avaient existé à bord. D'un autre côté, le capitaine n'a-t-il pas dissimulé quelque cas de peste qui se serait manifesté dans les huit jours après le départ d'Alexandrie? Ou bien encore la peste, devenue mortelle le 4 juin, et qu'on a constatée pour la première fois le 29 mai précédent, n'aurait-elle pas existé avec de légers symptômes quelques jours auparavant? Ces incertitudes nous empêchent d'admettre comme prouvé ce fait, que la peste n'aurait éclaté sur le navire *les Cinq-Sœurs* que quinze à seize jours après qu'il a quitté un point infecté.

Le troisième cas se trouve consigné dans les pièces justificatives placées par le docteur Tully à la suite de son *Histoire des pestes de Malte*, *Gozo*, *Corfou et Céphalonie* (Londres, 1822).

« Ce document prouve, dit M. de Ségur, qu'nn navire ionien, expédié au consulat anglais à Tunis *le* 2 *juin* 1819, était arrivé à Zante *le* 18 *du même mois* avec les mêmes 8 hommes d'équipage mentionnés sur ses papiers de bord. Ainsi, continue M. de Ségur, ce navire n'avait pas eu de décès pendant sa traversée, qui a pu être de seize jours, mais qui a été de onze au moins, s'il a usé de toute la latitude que laissent les règlements sanitaires généralement adoptés, à savoir, de partir dans les cinq fois vingt-quatre heures qui suivent la délivrance de la patente. »

M. de Ségur, considérant que le navire *le Saint-Spiridion*, dont il vient d'être parlé, n'ayant eu de malade à bord que le cinquième jour de sa quarantaine, pense que le *maximum* des jours écoulés depuis le départ avant l'apparition des premiers symptômes de peste serait de vingt et un jours, et le *minimum* de seize jours.

Du 23 juin au 27 du même mois, il y aurait eu sur *le Saint-*

Spiridion 8 personnes atteintes de la peste, y compris un garde de santé. Tous auraient succombé.

Nous ne contestons ni les faits ni les dates, mais nous devons faire remarquer :

1° Que M. Aubert-Roche n'a parlé que de bâtiments venus en Europe, la Grèce exceptée, après être partis d'un port infecté ;

2° Que l'absence de tout décès pendant la durée de la traversée ne prouve nullement que l'équipage du *Saint-Spiridion* n'ait eu un ou plusieurs cas de peste non mortels dans les huit jours après le départ de Tunis.

Ce troisième fait n'est donc pas encore probant.

Voici le quatrième : « L'intendance sanitaire de Marseille, dit M. de Ségur, pour éviter toute erreur de copiste, a obtenu l'autorisation de communiquer en original à l'Académie royale de médecine les papiers que renferment ses archives et qui sont relatifs à des cas de peste qui se sont montrés dans son lazaret. Si je suis bien informé, ajoute-t-il, l'Académie y trouvera un fait curieux, celui d'un navire (*l'Assomption*, capitaine Millich), qui, parti d'Alexandrie le 19 mars 1784 avec 152 passagers marocains et ayant perdu un homme de son équipage le 1er avril, en ayant perdu un second le 8 et un troisième le 9, arriva à Marseille le 30, sans qu'il y eût eu de nouveaux malades à bord. Il s'était ainsi écoulé vingt et un jours depuis le dernier décès. »

Nous n'avons que peu de réflexions à faire sur ce quatrième fait. La première, c'est que le malade mort le 1er avril pouvait fort bien avoir été atteint de son affection dans les huit jours après le départ d'Alexandrie, ce que paraît reconnaître M. de Ségur.

Mais ce qui dans cette observation lui semble surtout digne d'être noté, c'est l'intervalle de vingt et un jours entre le décès survenu le 9 avril, et l'arrivée à Marseille le 30 du même mois, sans qu'aucun nouveau cas de maladie se soit manifesté pendant ce laps de temps.

Nous devons répéter ici ce que nous avons dit à la fin du chapitre relatif à l'incubation ; c'est que quand un navire est devenu foyer d'infection pestilentielle, le temps qui s'écoule entre chaque nouvelle atteinte de peste n'indique nullement le temps pendant lequel la maladie peut rester à l'état d'incubation une fois qu'elle a été contractée.

Que conclurons-nous de tous ces faits adressés à l'Académie, de Malte, de Gênes, de Livourne, et des bureaux de notre administration sanitaire? Nous dirons que la règle établie par M. Aubert-Roche paraît conforme à tous les faits observés depuis 1720. Nous ne pouvons tenir compte scientifiquement des cas cités comme faisant exception, attendu qu'ils sont susceptibles d'une autre interprétation.

B.

Un problème relatif à la naissance spontanée de la peste doit être indiqué ici.

La peste peut-elle naître spontanément dans un navire parti d'un port non infecté, et n'ayant à bord, au moment du départ, rien de suspect, ni parmi les personnes embarquées, ni parmi les hardes, ni parmi les marchandises?

Cette question est neuve; elle est formulée pour la première fois, et, cependant, il semble qu'elle aurait dû l'être depuis longtemps. Elle a pour but de faire rechercher si un navire ne peut pas réunir un assez grand nombre des causes qui ont produit la peste en Égypte et ailleurs pour la faire éclater dans son sein.

Tous les médecins qui ont habité Alexandrie savent qu'on a vu assez souvent, même quand il ne régnait aucune épidémie pestilentielle, la peste éclater à bord d'un navire stationnant en rade et n'ayant aucune communication suspecte. Dans quel rayon la répétition du même fait est-elle possible?

Quoique l'attention n'ait pas encore été appelée sur cette question, dont il est facile de saisir toute la portée, nous avons cependant rencontré quelques faits qui peuvent commencer à jeter quelque jour sur elle.

M. le docteur Botzaris, médecin de Méhémet-Ali, a dit avoir vu la peste naître à bord, sur un navire à la voile dans la mer

Rouge, et dans des conditions où la peste ne pouvait être attribuée à aucune communication suspecte, ni de la part des hommes à bord, ni de la part du navire et de son contenu en hardes et en marchandises.

Voici le second fait tel que le rapporte un auteur digne d'une grande confiance, M. le docteur Brayer :

« Un navire franc part d'un port de la Méditerranée où les » lois sanitaires sont en vigueur. Son bulletin de santé est » parfaitement en règle. Il n'a, pendant la traversée, communiqué avec aucun bâtiment suspect : cependant, à quelque » distance des Dardanelles, un homme de l'équipage tombe malade. Le navire, favorisé par le *scirocco*, franchit rapidement » le détroit, et arrive à Constantinople, où il y avait très peu de » peste. La maladie est prise d'abord pour une fièvre bilieuse, » ensuite pour une fièvre putride adynamique. Les symptômes » sont si graves que le médecin consulté pense à la peste. Mais » le navire vient d'Europe ! Enfin, un bubon est constaté, et le » malade, transporté de suite à l'hôpital des pestiférés de sa na» tion, meurt au bout de vingt-quatre heures (1). »

Un troisième fait est dû à M. le docteur Laidlaw, membre du Collége de médecine et de chirurgie de Londres, médecin de l'hôpital général des Européens à Alexandrie. Il est consigné dans la réponse adressée par lui, en 1839, au consul général d'Angleterre à Alexandrie (2).

« J'ai trouvé, dit M. Laidlaw, dans le port d'Alexandrie, à bord » d'un navire anglais, un matelot qui arrivait d'Angleterre atteint » de la peste. La maladie n'existait pas en ville : il était abso» lument impossible qu'il l'eût prise par contact. »

Enfin, M. de Ségur-Dupeyron, inspecteur des établissements sanitaires, dit, dans le rapport qu'il a adressé à M. le ministre du commerce en 1834 : « La plupart des pestes apportées à Con» stantinople d'Alexandrie ou de Damiette l'ont été par des » navires ayant patente nette ; d'où il suit, ajoute-t-il, que dans » le plus grand nombre de cas d'importation, l'autorité consu-

(1) Brayer, *ouvrage cité*, t. II, p. 81.

(2) Voyez ci-dessus *Pièces et Documents*, n° XV.

» laire en Égypte a manqué de renseignements suffisants, sans » quoi il faudrait faire la concession que la peste peut venir » d'un lieu où elle ne règne pas (1). »

Ne peut-on pas répondre qu'il vaudrait mieux reconnaître, si les faits le démontrent, que la peste, dans certaines circonstances, naît spontanément à bord du navire à la voile, que de supposer gratuitement que les consuls résidant en Égypte ont été mal renseignés sur l'état de la santé publique, dont leur devoir est de s'informer sans cesse ?

Nous ne pousserons pas plus loin ces remarques. En appelant les investigations de la science sur une question neuve et digne d'intérêt, nous n'avons eu d'autre but que de ne pas laisser dans l'ombre une lacune que nous avions aperçue.

(1) Rapport au ministre. Paris, 1834, p. 37.

DISCUSSION DU RAPPORT

SUR LA

PESTE ET LES QUARANTAINES.

DISCUSSION DU RAPPORT

SUR LA

PESTE ET LES QUARANTAINES.

OPINION DE M. DUBOIS (D'AMIENS).

Séance du 19 mai 1846.

Messieurs, c'est sans doute encourir une défaveur que de venir reproduire ici des objections assez nombreuses contre un rapport aussi étendu et aussi important que celui de la commission dont j'ai l'honneur de faire partie; mais, M. le rapporteur vous l'a déclaré lui-même à la fin de son travail, il y a eu une minorité dans le sein de la commission, et cette minorité n'a pas signé ce rapport sans réserve; elle a stipulé qu'il lui serait permis de reproduire devant l'Académie les observations qu'elle avait en vain cherché à faire prévaloir dans la commission. C'était à la fois un devoir et un droit pour nous : un droit, puisque en entrant dans la commission nous n'avions pas entendu abdiquer notre liberté de penser et de reproduire ultérieurement nos opinions; un devoir, puisqu'il s'agissait d'une question qui nous intéressait à la fois comme savants et comme citoyens.

Le plan que je me suis tracé, pour ma part, est bien simple. Je vais d'abord reproduire devant l'Académie les objections que j'avais faites à mes collègues de la commission; j'exposerai ensuite avec sincérité les observations qu'une lecture plus attentive du rapport m'a ultérieurement suggérées.

Ces remarques ne porteront que sur l'ensemble de ce grand travail; ce sera, à proprement parler, une discussion générale. Plus tard, et à mesure du vote des conclusions, j'aurai l'honneur de soumettre à l'Académie quelques observations sur les faits particuliers.

Je me plais d'abord à reconnaître que le rapport lu par M. Prus est un travail consciencieux et considérable; mais, par le fait même de son étendue et de sa complexité, il embrasse des questions qui pouvaient être passées sous silence, et souvent il s'écarte du but que nous devions nous proposer.

Nous avions, il est vrai, à nous occuper d'une grande et vaste question; mais cette question était unique, bien limitée, bien circonscrite. Le rapporteur l'a formulée lui-même avec netteté; la voici : « La peste est-elle transmis- » sible en dehors des foyers épidémiques? Doit-on craindre » que quelques cas importés en France y puissent devenir la » cause d'une épidémie pestilentielle? » (Pag. 11.)

C'était là, je le répète, toute la question; l'Académie, le gouvernement, les chambres, le pays enfin, ne nous demandaient pas autre chose; toutes nos recherches devaient être dirigées sur ce point. J'en avais fait la proposition formelle lors de notre première réunion; on n'a pas jugé à propos de l'adopter, et le rapporteur a été autorisé à faire ainsi, non plus un *rapport*, à proprement parler, mais une *monographie* sur la peste: monographie estimable assurément, qui a exigé bien du travail, bien des veilles de la part du rapporteur, qui témoigne de son zèle et de son talent, mais qui, avec ses trente conclusions scientifiques et un nombre égal au moins de conclusions pratiques, entraînera peut-être une discussion interminable.

Des trois grandes parties qui composent ce travail, *deux* auraient pu être écartées sans nuire en rien à la solution du problème qui nous était proposé. M. Adelon était du même avis; car il avait coutume de dire, dans nos discussions, que pour lui le rapport ne commençait véritablement qu'à la quinzième conclusion.

Un aperçu rapide sur l'ensemble du rapport fera juger de la valeur de cette objection.

D'accord avec son rapporteur, la majorité de la commission a posé en principe que toutes les conditions productrices de la peste peuvent être ramenées à trois chefs :

1° Conditions relatives à l'insalubrité des lieux et à la misère des habitants;

2° Conditions relatives au génie épidémique ou à la constitution pestilentielle ;

3° Conditions relatives aux pestiférés eux-mêmes, ou à l'action des individus malades sur les individus sains.

Voilà, si je l'ai bien saisie, la pensée fondamentale de la commission : c'est ainsi qu'elle a voulu systématiser l'étiologie de la peste.

Mais on verra que de ces trois éléments producteurs de la peste, deux sont restés à peu près sans application dans le rapport : ce sont les deux premiers.

On n'en a tiré aucune induction pratique : ce qui prouve sans réplique qu'on aurait pu se dispenser de les traiter.

Toutefois, je me hâte de le dire, il est dans les premières parties du rapport des questions qui ont été judicieusement exposées, et qui trouveront désormais leur place dans toute histoire générale de la peste. D'autres m'ont paru susceptibles d'objections assez graves; je reproduirai celles-ci en peu de mots, et en suivant l'ordre établi dans le rapport.

§ I. — Je ne reviendrai pas sur l'histoire des *pestes spontanées;* J'aurais, d'ailleurs, peu de chose à dire sur cette excursion historique et politique. Les faits, je viens de le dire, y ont été non seulement bien exposés, mais encore bien interprétés.

Je n'ai élevé et je n'élève encore aucune objection contre cette première conclusion générale, à savoir :

Que dans tous les pays où on a observé la peste *spontanée*, son développement a pu être *rationnellement* attribué à des conditions déterminées agissant sur une grande partie de la population ; conditions au nombre desquelles, ou plutôt en *tête* desquelles il faut placer une grande misère physique et morale, une alimentation malsaine et insuffisante, des habitations insalubres, etc., etc.

Et ici les exemples étaient faciles à trouver : la Basse-

Égypte offre toutes ces conditions; il n'y a qu'une seule voix de la part de tous les voyageurs qui l'ont parcourue, ou plutôt il n'y a qu'un cri d'indignation et de pitié. Le rapporteur n'a donc pas été au-delà de la vérité dans le tableau émouvant qu'il en a tracé.

Mais comment se fait-il qu'après avoir décrit les habitations ou plutôt les tanières du malheureux fellah, construites avec de la boue et consolidées avec des ossements d'animaux;

Après nous avoir dépeint les haillons qui lui couvrent imparfaitement la ceinture et les épaules;

Après nous avoir dit qu'il n'y a que l'Égyptien d'*exception* qui mange du pain de maïs ou de blé, qui se nourrit de bonne viande, tandis que le reste de la population ne peut toucher au blé qu'elle cultive, qu'il lui est défendu d'en user;

Après nous avoir dit qu'à défaut de pain, le fellah est obligé de se nourrir de semences de coton, de noyaux de dattes pilés et réduits en galettes;

Après nous avoir dit enfin que quand le maître lui donne de la viande, cette viande provient d'animaux malades;

Comment se fait-il, dis-je, que la commission, par l'organe de son rapporteur, se soit empressée de se défendre de la pensée qu'on aurait pu lui supposer, de faire retomber l'odieux de tant de calamités sur le gouvernement égyptien?

« Loin de nous la pensée, dit le rapporteur, d'insinuer » que, si le gouvernement égyptien n'a pas encore obtenu » dans les États qu'il régit les résultats nécessaires à la sé» curité de l'Europe, il faille accuser de cet insuccès l'homme » de génie qui gouverne l'Égypte. » (Pag. 39.)

Je sais avec quelle circonspection un corps comme l'Académie doit s'exprimer à l'égard d'un souverain en relations d'amitié avec la France; mais mieux aurait valu ne rien dire.

Pour ma part, je ne veux pas chercher à me défendre de cette insinuation; elle était dans ma pensée; il me semblait que, quand un pays est en proie à d'aussi horribles misères, c'est à son gouvernement qu'il faut s'en prendre.

La commission assure que cette accusation serait injuste, qu'elle *est heureuse de dire* qu'elle a la preuve du contraire ; et cette preuve c'est que « Méhémet-Ali a appris de M. Pa-» riset, de Gaëtani-Bey, de Clot-Bey, comment un souverain » de l'Égypte peut modifier, corriger le sol et l'air du pays » qui lui est soumis..... assurer à tous des aliments sains, des » habitations salubres, etc. » (Pag. 39.)

Étrange preuve, en vérité, qui, dans la bouche d'autres personnes, serait une amère dérision!

Que dirai-je maintenant de certaines correspondances dont on a fait grand bruit depuis quelque temps, et desquelles il résulterait que le gouvernement égyptien va enfin se mettre à l'œuvre? Le vice-roi, dit-on, arrivé au terme de sa longue carrière, et après avoir si longtemps écrasé son peuple par ses monopoles, songerait enfin à améliorer sa position.

J'ai lu le curieux entretien qu'il aurait eu à ce sujet avec Gaëtani-Bey, son premier médecin.

Suivant Méhémet-Ali, l'Europe a une *étrange opinion* sur l'Égypte (ce sont les mots qu'on lui prête) ; elle persiste, contre toutes raisons, à tenir l'Égypte en *suspicion,* à la regarder comme un foyer permanent de peste à cause de son insalubrité ; de là une barrière élevée entre l'Europe et l'Égypte, au grand préjudice du commerce de Son Altesse.

Pour éclairer l'Europe, le vice-roi aurait d'abord eu l'idée d'enjoindre à son école d'Abou-Zabel de faire à ce sujet une déclaration collective, une sorte de manifeste.

Mais Gaëtani-Bey aurait fait entendre au vice-roi, avec tous les ménagements possibles, que la situation du peuple en Égypte *laissait encore quelque chose à désirer!* Sous le point de vue hygiénique, une démarche de ce genre pourrait ne pas être couronnée de succès (*Courrier de Marseille*).

On ajoute que le vice-roi, amené ainsi à reconnaître qu'on peut, en effet, conserver *quelques doutes* sur l'assainissement complet de l'Égypte, aurait arrêté que *trois villages modèles* seraient construits dans la Basse-Égypte, et que le général Clot-Bey serait chargé de la partie hygiénique des opérations.

Voilà le fait dont on a fait tant de bruit depuis quelque temps ; il était à l'adresse de l'Europe.

Certes, personne plus que moi ne désire que ce soit là le commencement d'une ère nouvelle pour l'Égypte ; mais, je l'avoue, je n'ai pas grande confiance dans le génie civilisateur des Turcs ; c'est une race qui a toujours tenu trop peu de compte de la vie des hommes, et j'ai bien peur que ce ne soit là le commencement de nouvelles misères pour les pauvres fellahs. Je sais par expérience comment les choses se pratiquent dans les pays soumis au despotisme oriental. On réunira quelques milliers de fellahs : déjà on en fait le dénombrement ; on les accablera de travaux, ils périront par centaines, et puis on fera dire dans toute l'Europe qu'il y a en Égypte des villages modèles supérieurs à tout ce qui existe dans les pays civilisés.

Mais en voici assez sur ce point.

Je me résumerai en disant que cette première partie du rapport, bien qu'un peu étrangère à la solution du problème de l'importation de la peste en France, ne peut plus être retranchée du rapport : ce serait le mutiler ; je dirai plus : c'est la partie la moins contestable du rapport ; j'ai donc adopté pleinement cette pensée de la commission : « que la civilisation avait chassé en d'autres temps la peste des lieux qu'elle désole aujourd'hui, et que c'est la barbarie qui l'y a ramenée. » Mais je suis d'avis qu'on laisse peser sur qui de droit tout l'odieux de cette barbarie.

§ II. — Je passe maintenant à la seconde partie du rapport. Cette seconde partie traite, nous le savons, de l'influence du génie épidémique ou de la constitution pestilentielle.

Mais qu'est-ce que ce fameux génie épidémique qui, à lui seul et en dehors de toute influence des localités et de l'action des malades, suffirait pour produire la peste ? La commission répond qu'on peut le reconnaître à *cinq* caractères bien distincts, et qu'elle a tout simplement appliqué à la peste l'ancienne doctrine des épidémies ; c'est, en effet, dans tous les vieux traités de pathologie que la commission a trouvé cette théorie générale. Reste à savoir si elle est vraie en elle-même. C'est là précisément ce que j'ai contesté dans le sein de la commission ; il m'a paru que l'on s'éloignait tout-à-fait de la pratique pour se jeter dans une vaine théorie.

Le premier paragraphe seul de cette dissertation m'avait paru exact ; le voici : *Une maladie est épidémique lorsque, dans un temps donné, elle attaque un grand nombre d'individus.* Voilà, je le répète, ce qui est incontestable. Mais la commission prétend que ce n'est pas seulement par le *nombre* des malades ou par l'*intensité* du mal que se caractérise une épidémie : elle soutient que, dans tous les cas, il y a cinq caractères spéciaux. On va voir à quel point ces caractères sont insignifiants.

D'abord, et c'est là le premier caractère, les épidémies de peste ont généralement trois périodes : une période de début, une période de déclin et une période de terminaison.

J'oserais presque dire que ce premier caractère est une naïveté ; en effet, une fois ceci reconnu que la peste, comme beaucoup d'autres maladies, peut, *de temps à autre*, attaquer un fort grand nombre d'individus, je voudrais bien qu'on me montrât une épidémie, ou même une simple recrudescence, sans période de début, de déclin et de terminaison ! et je demande comment on peut trouver en cela un prétendu caractère spécial du génie épidémique.

Deuxième caractère. — Pendant le règne d'une épidémie, dit la commission, les autres maladies sont moins nombreuses et reçoivent l'empreinte de l'affection dominante.

Ceci est une erreur. Avant l'invasion du choléra en France, on croyait à cette doctrine ; on allait jusqu'à dire qu'en temps d'épidémie le chiffre de la mortalité n'est pas de beaucoup augmenté, qu'on meurt de l'épidémie au lieu de mourir des autres maladies. Mais, une fois le choléra à Paris, on a vu que les autres maladies n'étaient pas moins nombreuses, et qu'elles suivaient leur cours sans être modifiées en rien par l'épidémie.

Quant à la mortalité, elle a été comme de coutume, en

1832, d'environ 22,000, et en y joignant les 18,000 du choléra, on a eu pour l'année un contingent de 40,000 décès!

Troisième caractère. — Quand sévit une maladie épidémique, dit la commission, il est assez rare que les personnes qui conservent leur santé ne ressentent pas plus ou moins l'influence générale.

Je dirai d'abord que ceci a été positivement nié quant à la peste. Au rapport de Desgenettes, plusieurs épidémies de peste ont eu lieu sans qu'on ait eu à observer cette influence générale. Qui ne sait ensuite que, dans ces grandes calamités, peu d'individus ont assez de fermeté pour demeurer impassibles; que la plupart vivent dans des terreurs continuelles, passent leurs jours à analyser leurs sensations, à scruter leurs organes?

Quatrième caractère. — Les maladies épidémiques reviennent et cessent souvent dans la même saison et ont en général la même durée.

Il y a ici une véritable méprise : ce sont les maladies *endémiques* qui ont ce caractère, et non les maladies *épidémiques.*

Essentiellement soumises aux influences des localités, les endémies ont, en effet, cette espèce de périodicité; on peut communément en prévoir le retour et en assigner la durée.

Pour les épidémies, rien de semblable. On prétend, dans le rapport, que les épidémies de peste se montrent en Égypte une fois environ dans l'espace de huit à dix ans, mais on convient que l'intervalle qui les sépare est très variable.

Cinquième et dernier caractère. — Une maladie épidémique est souvent précédée par d'autres affections plus ou moins graves, plus ou moins généralisées, qui lui servent en quelque sorte d'*avant-coureurs.*

Ce sont des avant-coureurs bien infidèles : d'abord ils peuvent manquer, et ensuite quels sont-ils? des affections plus ou moins graves et plus ou moins généralisées. Mais quelle est la population qui n'est pas toujours travaillée par des affections plus ou moins graves et plus ou moins généralisées? Faudrait-il en conclure qu'elle est par cela même sous la menace perpétuelle d'épidémies.

Ce caractère n'a donc pas plus de fondement que les autres: c'est une théorie qu'on ne saurait admettre. J'ai dit que, du reste, la commission n'en avait fait aucune application; qu'elle l'a laissée dans le rapport à l'état de théorie: cependant, comme elle a mentionné dans la dernière partie du rapport un sixième caractère particulier aux épidémies de peste, à savoir, que dans ces conditions la peste serait *communicable*, tandis qu'elle ne le serait pas à l'état sporadique; en ce sens, il y aurait lieu à faire une application de la théorie que nous venons d'examiner.

Si on se reporte aux conclusions pratiques, on verra, en effet, que la commission propose de placer auprès des consuls dans le Levant, des médecins dits *sanitaires*, chargés de déclarer, dans des certificats annexés aux patentes, si la peste est ou n'est pas épidémique, et partant si la patente doit être brute ou nette.

Je ne veux pas examiner pour le moment si ce sixième caractère est vrai; ce que je veux faire remarquer, c'est que, même dans ces circonstances, la théorie en question ne serait d'aucune utilité; le médecin sanitaire ne pourrait en faire aucune application.

En effet, vous voulez que pour s'assurer de l'épidémicité du mal, il se mette à rechercher si les cinq caractères existent. Il faudra donc qu'il se mette d'abord à rechercher s'il y a eu des avant-coureurs, c'est-à-dire des maladies plus ou moins graves et plus ou moins généralisées : mais comment n'en trouverait-il pas? puis si les autres maladies portent l'empreinte du génie épidémique, etc. Je puis assurer d'avance que si jamais des médecins sanitaires se trouvent attachés aux consulats, ils s'en rapporteront tout simplement à la notoriété publique; ils se borneront à s'enquérir si la peste attaque ou n'attaque pas dans un temps donné un *grand* nombre d'individus; et si cette dernière circonstance a lieu, ils certifieront qu'il y a épidémie. Cette théorie aura donc le sort de toute théorie fausse en principe : elle ne sera d'aucune utilité dans la pratique.

J'arrive maintenant à la troisième et dernière partie : c'est assurément la plus importante ; je dirai même que le rapport tout entier est dans cette troisième partie, puisqu'elle est consacrée à la solution du problème qui préoccupe aujourd'hui tous les esprits.

§ III. *Influence exercée par les pestiférés eux-mêmes.* — Ce que je reprocherai d'abord ici à la commission, c'est de n'avoir pas eu la franchise de son opinion. Il s'agissait pour elle de se prononcer sur le fond de la question ; question, du reste, que son rapporteur avait parfaitement posée quand il a demandé *si la peste est transmissible en dehors des foyers épidémiques ;* et pour qu'on ne s'y méprît pas, il ajoutait : « C'est là, messieurs, la plus capitale des questions que » l'Académie doit résoudre. La solution est-elle affirmative, » c'est le maintien du système sanitaire ; est-elle négative, » c'est la condamnation des lazarets et des quarantaines. » (Pag. 133.)

Je n'ai pas altéré un seul mot ; voilà textuellement la question posée par la commission.

Comment a-t-elle répondu à cette question ? chacun le sait : par l'affirmative, et par l'affirmative la plus nette, la plus absolue, la plus explicite, et qui n'admet pas le plus petit doute, qui donne le fait comme *incontestablement* reconnu.

Donc, et la conséquence est rigoureuse, c'est la commission elle-même qui l'a tirée, elle veut le maintien du système sanitaire : elle ne condamne nullement les lazarets et les quarantaines. Mais maintenant, ce qu'il y a de plus singulier, c'est que la commission a la prétention de ne pas être *contagioniste !* Elle voulait positivement le déclarer dans le rapport, en vertu d'une certaine définition de la contagion ; définition en usage, non pas dans la science, mais dans l'école d'Abou-Zabel.

Etablissons d'abord les faits. La commission a formulé ainsi sa réponse : c'est la seizième conclusion :

« Il est incontestable que la peste est transmissible en de- » hors des foyers épidémiques, soit à bord des navires en » mer, soit dans les lazarets d'Europe. » (Pag. 201.)

On le voit, il n'y a pas de place ici pour le plus petit doute. Dans les autres conclusions, on admet certaines restrictions; on dit que le fait n'est pas entièrement prouvé ; qu'il n'a pas été positivement constaté , etc. , etc. Ici le fait est donné comme incontestable; et cependant, je le répète, la commission voulait déclarer qu'elle n'était pas contagioniste, et elle l'avait déjà fait à l'aide d'un subterfuge.

On sait comment la contagion a été entendue dans la science depuis trois siècles, c'est-à-dire depuis Fracastor. On sait qu'il y a plusieurs *modes* de contagion ; que tantôt il faut une *inoculation ;* il faut que les téguments soient entamés (*dilaceratur cutis*); que tantôt il suffit d'un simple *contact* (*solo contactu afficiuntur*) ; que d'autres fois la maladie se communique à distance (*contagionem transferunt ad distans*) ; que tantôt enfin il suffit de faire usage de hardes et de vêtements (*quæ apta sunt conservare seminaria prima contagionis*). (Fracastorii , *De cantag.* , lib. I, 220 et 221 , Ludg. 1550.)

Voilà comment la contagion a toujours été comprise dans les écoles d'Europe, et tout a été organisé dans les lazarets pour prévenir ces différents modes de contagion. C'est pour cela qu'on ne se borne pas à empêcher le contact avec les malades, mais qu'à l'aide de grilles de fer on les éloigne à 12 ou 15 mètres; qu'on brûle ou qu'on purifie leurs effets, etc., etc.

Mais la commission, dans les premières épreuves du rapport, avait jugé à propos de restreindre la signification du mot contagion à un seul mode de transmission, celui qui se ferait par le contact et à l'air libre ou dans un lieu bien ventilé. Et, partant de là, elle voulait hautement se déclarer *non-contagioniste.* Mais M. Bégin, avec son bon sens ordinaire, a fait remarquer à la commission que ceci paraîtrait une énormité, de dire qu'on n'est pas contagioniste quand on assure qu'il suffit de s'approcher d'un malade pour contracter sa maladie, quand on assure que cette maladie peut être *importée* dans un de nos ports, loin de tout foyer épidémique, et communiquée par un seul individu malade à toute une population saine.

Or, pour sortir de cette difficulté, qu'a proposé M. Bégin? De ne pas dire un mot de la contagion, de ne plus en parler du tout dans le rapport; ce qui serait un fait jusque là inouï, que dans un rapport sur la peste on n'ait pas même prononcé le mot de contagion.

Mais maintenant voici ce qui est arrivé, et ceci servirait à démontrer au besoin la puissance d'un mot, non pas mis en sa place, mais ôté de sa place.

C'est que beaucoup de gens, d'ailleurs bien intentionnés, s'y sont laissé prendre; ils ont cru véritablement que la commission, ne parlant pas de la contagion, était nécessairement contre la contagion, et que, partant, elle allait demander au gouvernement la suppression des lazarets et des quarantaines. Je ne sais si l'on n'a pas même fait courir le bruit que l'administration sanitaire, effrayée de cette hardiesse de la commission, avait semé la division dans son sein. Si cela est, il faut convenir que déception n'a jamais été plus complète; c'était au contraire la commission qui était effrayée du radicalisme du gouvernement: aussi propose-t-elle de maintenir en suspicion les personnes et les choses qui viennent de Tunis et du Maroc, bien que le ministre ait aboli la quarantaine pour les provenances de ces deux contrées.

Mais en voici assez sur ce point; je vais rechercher maintenant pourquoi la commission, dans son rapport, s'est montrée plus contagioniste que le gouvernement ne paraît disposé à l'être, et plus contagioniste que les médecins égyptiens.

Ceux-ci, en effet, soutiennent que si la peste est contagieuse, c'est seulement dans les foyers épidémiques; ils professent que la peste ne peut être *importée*, c'est-à-dire qu'une fois hors des foyers épidémiques, cette affection ne peut se transmettre d'un individu malade à un individu sain; ils assurent que tous les pestiférés transportés dans des lieux non soumis à la constitution pestilentielle meurent ou guérissent sans transmettre leur maladie à personne. Mais la commission n'a pas admis cette opinion; elle dit que le foyer épidémique n'est pas tellement inhérent aux lieux, qu'il ne puisse en être déplacé et transporté au loin; elle dit que s'il y a des foyers immobiles, il y a des foyers *mobiles :* c'est l'expression de son rapporteur. « Il suffit, dit-il, qu'un pestiféré séjourne ou ait séjourné quelque temps dans un navire, pour » qu'on voie bientôt la terrible maladie se reproduire dans » une longue série d'individus. » (Pag. 163.)

De sorte que, d'après cette doctrine, un individu peut emporter en quelque sorte à la semelle de ses souliers toute une constitution pestilentielle ! Ce n'est pas tout, ajoute le rapporteur : « le pestiféré, déposé dans un lazaret européen, y » devient la cause qui développera chez d'autres individus » l'affection dont il est atteint. » Il y a plus encore, le pestiféré n'est pas toujours nécessaire; la chambre d'un navire ou d'un lazaret, une fois imprégnée des miasmes qui se sont échappés de son corps, renferme le poison pestilentiel et suffit pour communiquer la maladie; telles sont, je le répète, les doctrines de la commission, qui se défend néanmoins de croire à la contagion de la peste. (*Loc. cit.*)

Suivant elle, ces doctrines sont incontestables : « Elles » sont la traduction logique, dit le rapporteur, d'observa» tions authentiques et qu'on ne saurait nier. (Pag. 163.)

Je prie l'Académie de bien remarquer ces mots; car l'examen auquel je vais maintenant me livrer aura précisément pour but de rechercher si ces observations sont en effet authentiques, et s'il n'est pas permis de les nier.

Au dire de la commission, ces observations seraient au nombre de dix et les cas au nombre de trente-trois; nous disons, nous, qu'elles sont au nombre de *quatre*, et voici pourquoi : que s'agit-il de prouver? la contagion de la peste en dehors des foyers épidémiques, ou, comme le dit la commission, la transmissibilité de la maladie loin des lieux où elle a pu être contractée. Or, comme il est prouvé que la peste ne se déclare pas immédiatement, qu'il faut un temps d'*incubation* plus ou moins long, il est évident qu'il faut mettre de côté tous les cas dans lesquels la maladie a pu être primitivement contractée au foyer même de l'épidémie, et cela quel qu'ait été le temps de l'incubation; donc, toutes les fois qu'il s'agira de cas de peste attaquant exclusivement l'équipage d'un navire venant de lieux où règne la maladie, ces cas ne pourront être acceptés comme propres à prouver la transmissibilité en dehors de tout foyer épidémique.

Nous ne pourrons accepter comme probants que les cas dans lesquels la peste se serait déclarée chez des individus étrangers aux équipages : alors seulement, et si ces faits sont authentiques, la transmissibilité poura être prouvée, puisque ces malades n'en auront pas été puiser le germe aux foyers épidémiques. Telles sont les raisons qui nous obligent à élaguer six observations des dix que nous présente la commission.

Le rapporteur, je le sais, n'a pas cru devoir faire cette distinction : toutes les fois que la maladie mettait plus de huit jours à se déclarer, ce n'était plus pour lui de l'incubation, c'était de la transmissibilité; toutefois, il a fini par reconnaître qu'il y avait lieu au moins à une double interprétation.

Mais voyons chacun de ces faits en particulier.

Le premier relaté dans le rapport est celui du capitaine Coutel, commandant la pingue *l'Étoile du Nord*, parti d'Alger le 9 juin 1741, et arrivé à Marseille le 19 du même mois. Ce cas est donné comme un exemple authentique de transmissibilité de la peste dans le lazaret même de Marseille, la maladie ayant attaqué un chirurgien et un garde de santé renfermés dans l'enclos des contaminés.

Je ne dirai pas que ce premier exemple est mal choisi; la commission, n'en ayant que quatre, devait tout accepter. Mais on va voir quel singulier dilemme s'est posé le rapporteur : « Le défaut de détails, dit-il, nous met dans la nécessité, ou

» de regarder ces faits comme peu dignes de confiance, ou » de les accepter sans discussion. » (Pag. 136.)

Maintenant quel parti va prendre le rapporteur? Rejettera-t-il ces faits? les acceptera-t-il les yeux fermés? Il les acceptera : « Nous prenons ce dernier parti, dit-il, qui nous » paraît le *mieux fondé en raison!* » (*Loc. cit.*) Comment, le parti qui consiste à accepter des faits privés de détails suffisants, de détails propres à en assurer l'authenticité, est un parti mieux fondé en raison que celui qui consiste à les rejeter comme peu dignes de confiance! Voilà assurément ce que personne ne comprendra. Je ne veux pas insister, mais il est évident que cette première observation est de nulle valeur; je passe à la seconde.

Celle-ci est la troisième de la série; elle est relative au capitaine Millich, commandant le brick *l'Assomption*, parti d'Alexandrie le 18 mars 1784, et arrivé à Marseille le 30 avril de la même année.

Le 23 mai, on constate la maladie d'un garde surnuméraire qui avait été employé auprès des passagers du capitaine Millich. Ce garde meurt le 26 mai. Le médecin et le chirurgien du lazaret déclarent qu'il a succombé à une *fièvre maligne*. (Pag. 140.)

Le 30 mai, un autre garde, également employé auprès des passagers, meurt après quelques jours de maladie; le médecin et le chirurgien du lazaret déclarent que « dans les » symptômes par eux observés pendant la vie, et dans les » dérangements qu'ils ont appréciés après la mort, ils ne » reconnaissent *aucun* signe de la maladie contagieuse. » (Pag. 141.)

Nous avons vu tout-à-l'heure la commission admettre un fait sans discussion, un fait privé de détails suffisants; ici elle trouve le médecin et le chirurgien du lazaret trop scrupuleux; elle demande si on n'est pas en droit de leur adresser un reproche, celui d'avoir dissimulé la vérité, ou celui de n'avoir pas vu la peste là où elle était. (P. 141.) De sorte que la commission est ici plus contagioniste que les médecins de Marseille en 1784.

Mais poursuivons :

Le 10 juin, un autre garde surnuméraire tombe malade ; il meurt au bout de quelques jours; l'autopsie n'est pas faite. Le médecin et le chirurgien du lazaret trouvent que cette maladie n'a pas été caractérisée d'une manière bien claire pour eux; toutefois ils ajoutent qu'ils ont les plus forts *soupçons* de la maladie contagieuse.

Que dit votre commission? Ce malade s'appelait Aymès. « Nous pensons, dit le rapporteur, que Sylvestre-Aymès « a succombé à une peste contractée dans l'enclos. » (Pag. 142.)

Ainsi la commission, qui a la prétention de ne pas être contagioniste à l'endroit de la peste, trouve trop timorés ou trop scrupuleux les témoins oculaires; et après plus d'un demi-siècle, n'ayant par-devers elle que des faits incomplets, incertains, elle voit la maladie contagieuse là où ceux-ci ne l'ont pas vue, là où ils ne l'ont que soupçonnée.

Poursuivons :

Le 13 juin, un chirurgien quarantenaire qui avait soigné les malades dont nous venons de parler tombe malade lui-même. Il se plaint d'une grande diminution de forces, de manque d'appétit. Il est d'une grande pâleur ; il porte à l'aine droite une glande assez engorgée. Le 14, il est mieux, mais son bubon l'inquiète (ici je copie textuellement : on va voir comment se comporte ce singulier bubon). Le 15 juin, M. Blanc croit avoir moins de fièvre. Le 16, il vient à la grille : on reconnaît que son bubon est plus saillant, plus rouge, plus douloureux. Le 17, il pratique lui-même deux incisions. Le 18, il vient de nouveau à la grille ; son bubon est moins douloureux ; il fournit du pus. M. Blanc se trouve beaucoup mieux; il a bon appétit. (Pag. 143.)

Suivent une série de certificats jusqu'à la cicatrisation du bubon et l'entière guérison du malade.

Ce fait est admis, comme les autres, par la commission, c'est-à-dire sans discussion. On ne se demande pas si le chirurgien Blanc, qui s'inquiète d'un bubon situé à l'aine droite, qui n'éprouve qu'un peu de malaise général, peu ou point de fièvre, qui a bon appétit, etc., ne serait pas tout simplement atteint d'un bubon vénérien. Ce fait est admis comme un cas de contagion incontestable.

Mais ce n'était pas tout : presque en même temps que le chirurgien Blanc, un autre garde de santé, le nommé Isnard, était tombé malade; il portait à l'aine droite une glande engorgée de la grosseur d'un œuf de poule. Il succombe après six jours de maladie; l'autopsie n'a pas été faite. (Pag. 143.)

Ici la commission conçoit qu'on pouvait, après tout, conserver quelques doutes sur l'existence de la peste chez les malades dont nous venons de nous occuper; mais elle ajoute que si ces doutes existaient, ils seraient complétement levés par une déposition que le capitaine Millich a faite ultérieurement. Nous avons lu cette déclaration; elle n'a nullement trait aux malades dont nous venons de parler; le capitaine se borne à raconter que plusieurs jours de suite il y eut des troubles extraordinaires parmi ses passagers barbaresques, que de temps à autre on jetait des cadavres à la mer, et qu'il perdit ensuite plusieurs hommes de son équipage.

Telle est en substance la seconde observation citée par la commission; je passe à la troisième.

Le capitaine Bernardy, commandant le vaisseau français *la Providence*, parti de Bone le 14 mai 1786, arrive à Marseille le 23 du même mois. Il entre en quarantaine et perd plusieurs hommes de son équipage. M. Paul, chirurgien quarantenaire, qui les avait soignés, s'avance à la grille et déclare qu'il se sent lui-même malade; il s'est aperçu, dit-il, qu'il porte à l'aine gauche une glande engorgée; le bubon grossit les jours suivants; M. Paul, après beaucoup d'hésitation, en fait lui-même l'ouverture; une suppuration abondante et de bonne nature s'établit; M. Paul est complétement guéri le 7 septembre suivant (Pag. 150.)

M. Paul est le seul malade étranger à l'équipage du capitaine Bernardy; ce prétendu cas de peste aurait donc été communiqué dans le lazaret; mais le rapporteur déclare lui-même que le malade n'a reçu les soins directs d'*aucun* de ses confrères, qu'il n'a été vu, et encore quand il venait à la grille, qu'à une distance de 12 mètres environ, et sans doute à l'aide d'une lunette d'approche : que penser alors de l'authenticité de ce fait? Le rapporteur déplore la barbarie de ces procédés, il s'en indigne, et avec raison; mais à côté de la question d'humanité, il y a la question de science, et c'est à ce double titre qu'il fallait s'élever contre cette manière de procéder; il en résulte, en effet, que les malades, dans ces circonstances, n'ont été ni traités, ni *observés;* donc il n'aurait pas fallu donner ces faits comme incontestables.

J'arrive à la quatrième et dernière observation. Elle est beaucoup plus récente: c'est la huitième de la série.

Le capitaine Anderson, commandant le navire *la Continuation*, parti de Sousse le 15 avril 1819, relâche à Tunis, et arrive à Marseille le 1er mai de la même année.

Le 13 mai, Michel Fabre, garde de santé employé sur le navire, tombe malade; il est bientôt trop faible pour venir à la grille; mais il reçoit les soins d'un chirurgien quarantenaire. Le rapport qui rend compte de la maladie ne signale guère, sauf les bubons, dont la découverte a été faite lors de l'inspection du cadavre, que des symptômes typhoïdes : hémorrhagies nasales répétées, céphalalgie, diarrhée, faiblesse extrême, délire, etc. La commission se félicite d'avoir enfin trouvé un fait un peu plus détaillé que les autres; mais elle regrette que nos confrères de Marseille n'aient pas cru devoir se rendre chaque jour dans la chambre du malade pour observer *par eux-mêmes* les symptômes et saisir en temps opportun les indications à remplir. (Pag. 156.)

Telles sont les observations invoquées dans le rapport de la commission : c'est à ces documents que se réduisent les faits de contagion de la peste en dehors des foyers épidémiques; on peut en apprécier maintenant la valeur; la commission les a trouvés de la plus haute importance. « Nous ne » craignons pas, dit-elle en terminant, que vous nous repro» chiez de nous être trop appesantis sur ces faits, qui n'ont » jamais été publiés avec les détails nécessaires pour les faire » apprécier. » (Pag. 162.)

La commission doit se rassurer; ce n'est pas là le reproche qu'on sera tenté de lui adresser; elle ne s'est pas trop appesantie; on lui reprochera plutôt d'avoir été trop sobre de réflexions, d'avoir manqué de sévérité, d'avoir cru donner des détails là où elle n'en donnait pas, d'avoir donné enfin à ces faits une valeur qu'ils n'ont pas.

Suivant la commission, ces faits résolvent affirmativement la question de transmissibilité de la peste dans les lazarets d'Europe : « Comment en douter, dit le rapporteur, quand » on a étudié ces faits sans prévention? » (Pag. 162.)

Je répondrai à cela que c'est précisément parce que j'ai étudié, pour ma part, ces faits sans prévention aucune, que j'ai fini par être ramené au doute le plus complet sur ce point. Une étude peu attentive m'avait d'abord conduit à partager l'opinion de la commission; je ne m'en suis pas caché, je n'ai jamais fait mystère à mes collègues des variations par lesquelles a passé mon esprit; j'ai donc été d'abord fortement ébranlé; mais plus j'ai étudié les faits de Marseille, plus j'en ai senti l'insuffisance, et j'ai été ramené, je le répète au doute le plus complet sur cette grande question de la contagion de la peste dans les lazarets d'Europe.

Il faudrait donc en appeler à de nouveaux faits; mais ces faits, où les trouver? à qui les demander? Je parle de faits, non pas négatifs, mais positifs; et, pour le dire ici en passant, n'est-ce pas chose bien remarquable qu'une commission comme la nôtre, formée de onze membres, qui tous ont demandé par excès de zèle à en faire partie, après plus d'une année de recherches, après avoir fait comparaître en quelque sorte devant elle les défenseurs de toutes les opinions, après avoir pris connaissance de tous les ouvrages publiés sur la matière, après s'être fait ouvrir les cartons des ministères et des intendances sanitaires, après avoir remonté au-delà d'un siècle dans ces vieilles archives, n'est-ce pas chose bien remarquable, dis-je, qu'elle n'ait trouvé en fin de compte que *quatre* observations en faveur de l'opinion qui veut que la peste soit contagieuse en dehors des foyers épidémiques, c'est-à-dire dans les lazarets d'Europe!! Quatre observations seulement, dont l'une manque absolument de détails, et qu'on propose d'adopter de confiance, sans discussion, et dont les autres portent sur des sujets ayant eu des symptômes équivoques, ou qui ont été vus à distance, à travers des lunettes d'approche, ou plutôt à travers le prisme de la terreur.

Il faut, en effet, s'être transporté sur les lieux pour savoir avec quelles préventions et sous l'empire de quelles idées on accueille à Marseille tout ce qui, de loin ou de près, se rattache aux maladies réputées contagieuses.

Dès le début de nos travaux, j'avais pensé que, puisque nous ne pouvions observer la peste par nous-mêmes, nous devions au moins aller chercher un complément d'instructions dans cette cité tournée vers l'Orient, et qui, grâce à la vapeur, n'en est plus distante que de quelques jours.

Notre honorable secrétaire et M. Mêlier avaient eu sans doute la même idée; car, à peu de jours de distance, nous nous trouvâmes tous les trois à Marseille. L'art médical a, comme l'art militaire, ses champs de bataille; et pour bien connaître les grandes scènes qui s'y sont passées, il faut visiter le terrain, il faut aller voir sur les lieux comment le fléau s'y est comporté et quels souvenirs il a laissés dans les populations.

Parti de Paris le 18 août dernier, le 24 j'étais à Marseille; je n'avais aucune espèce de mission; j'étais un simple voyageur, curieux de voir, et voilà tout. Je voulais à la fois interroger les lieux et les hommes; mais jamais je n'ai aussi bien reconnu à quel point il est difficile de trouver la vérité. A l'exception de quelques hommes véritablement instruits, et que j'ai rencontrés surtout parmi les médecins, je n'ai trouvé que des esprits prévenus, je dirais presque exaspérés. Marseille m'a paru une ville couverte de la rouille de tous les préjugés en ce qui concerne les maladies réputées contagieuses, et il faut prendre garde d'y dire trop haut ce qu'on pense à ce sujet. A Marseille, le peuple, d'ailleurs si impressionnable, est élevé dans la crainte de Dieu, de la peste et de la fièvre jaune. En vain le gouvernement central avait modifié le régime sanitaire, l'intendance n'exécutait pas les ordonnances; elle les considérait comme non avenues. Quelques médecins en gémissaient, mais ils n'osaient rien dire: Si nous émettions notre opinion à ce sujet, disaient-ils, et que plus tard une maladie quelconque vint à régner épidémiquement dans la ville, le peuple s'en prendrait tout d'abord à nous et nous mettrait en pièces.

La croyance à la contagion est donc générale dans l'ancienne ville des Phocéens; c'est presque une passion, et elle y est encore attisée par l'esprit de parti. *La Gazette du Midi* s'attache à entretenir ces terreurs par le récit des histoires les plus lamentables.

On conçoit que dans un tel état des esprits, il y avait peu de renseignements à obtenir; la science n'a rien à faire là où s'agitent les passions populaires et les intrigues de la politique. Je dus en conséquence me reporter vers l'étude des conditions locales; les souvenirs de la peste de 1720 sont encore vivants dans cette ville. A l'aspect de son port et des quartiers du vieux Marseille, on conçoit avec quelle fureur a dû sévir le fléau. La nouvelle ville elle-même, quoique spacieuse, propre et bien aérée, n'en reste pas moins groupée autour d'un port dont l'infection est proverbiale. Sept à huit cents bâtiments de commerce, sans compter les bateaux à vapeur, étaient rangés le long des quais, plongés dans une eau noire et fétide.

J'avais pris une barque pour aller visiter, en compagnie d'un jeune médecin du pays très distingué (1), les îles de Pomègue, de Ratonneau et du Château-d'If. On sait quelle est la pureté et l'excessive transparence des eaux de la Méditerranée; mais une fois entré dans le port, il faut littéralement se boucher le nez à chaque coup de rame, tant sont infectes les exhalaisons qui s'en échappent; et c'est dans ce cloaque immonde que vivent les équipages d'un millier de bâtiments.

A l'aspect de ce port et des rues qui l'avoisinent, je me

(1) M. le docteur Jeanselme.
Qu'il me soit permis de remercier ici publiquement M. le docteur Cauvière de l'accueil bienveillant et cordial qu'il a bien voulu me faire.

représentais les épouvantables épisodes de la peste qui, à pareil jour, le 25 d'août, il y avait 125 ans, y déployait toutes ses fureurs. Ce port était une sentine dans laquelle on jetait à la fois et des cadavres de pestiférés et les chiens qui les dévoraient; ce devait être alors une ville de la Basse-Égypte; et comme en Orient, vers la fin de l'épidémie, pour toutes mesures hygiéniques, on se bornait à blanchir à la chaux les chambres qu'avaient occupées les pestiférés. Quant au port, on ne songea pas même à le désinfecter, et depuis lors les choses sont restées à peu près dans le même état. On ne comprend pas cette incurie dans une ville aussi riche et aussi active. Marseille débourse en ce moment 20 millions pour se faire apporter les eaux de la Durance; des travaux gigantesques ont été entrepris; le seul aqueduc de Roquefavour coûte 3 millions; et on n'a encore rien fait pour assainir le port! Marseille veut à tout prix boire de l'eau pure, et ne s'inquiète nullement de respirer un air insalubre.

Quelques unes de ces remarques ont été faites dans le rapport de la commission; mais on n'en a pas tiré de conclusions pratiques à l'égard de Marseille, tant on était préoccupé des idées de contagion et d'importation.

J'y reviendrai tout-à-l'heure; pour le moment j'insiste sur ce fait que l'opinion contagioniste, à Marseille, ne repose sur aucun fait authentique: on vous cite des anecdotes, et voilà tout. On parle de milliers de faits, et quand on demande des preuves scientifiques, on ne donne que des témoignages suspects. Ceci explique pourquoi la commission, qui voulait mettre un peu de sévérité dans ses recherches, n'a pu tenir compte que des documents fournis par l'intendance. Ces faits nous sont connus, je n'y reviendrai pas; je vais maintenant, et pour terminer, examiner rapidement en quoi consistent les conclusions pratiques du rapport soumis à l'Académie. Je le ferai en peu de mots.

Nous avons vu que la partie scientifique ou médicale du rapport, avec ses trente conclusions, est divisée en trois sections :

La première comprenant tout ce qui peut résulter de l'insalubrité des lieux et de la misère des habitants;

La seconde comprenant tout ce qui peut résulter de la constitution pestilentielle ou du génie épidémique.

La troisième tout ce qui peut résulter de l'influence exercée par les pestiférés eux-mêmes.

Mais la commission n'a pas voulu seulement poser des principes, établir des faits purement scientifiques; elle a joint à son rapport un supplément pratique, une série de déductions. Elle a voulu elle-même, comme elle l'a dit, interpréter les faits. D'autres auraient pu aller trop loin ou rester en-deçà; elle s'est chargée elle-même de ce soin.

Mais, je l'ai dit en commençant, la commission a laissé sans interprétation les deux premières parties de son rapport: après avoir exposé longuement tout ce qui a trait à l'insalubrité des lieux, principalement dans les contrées brûlantes qui avoisinent la Méditerranée, elle n'en a fait aucune application, pas même en ce qui concerne le seul port français en relation avec ces mêmes contrées; elle n'a pas jugé à propos de demander avant tout l'assainissement du bassin de Marseille.

Après avoir fait l'histoire des constitutions pestilentielles, elle n'en a également rien inféré pour la pratique.

La commission n'a tiré de déductions pratiques que de la troisième partie du rapport, et cette interprétation a été un nouveau règlement à l'usage des lazarets!

J'ai souvent entendu prononcer le nom de M. Chervin dans nos discussions de la commission. M. Bégin avait fini par dire que la peste ressemblait furieusement à la fièvre jaune; et quand on lui citait les faits de Marseille, il répondait : Allez à Cadix, on vous en citera bien d'autres et de la même force pour la fièvre jaune.

Notre honorable rapporteur, qui croyait, dans son étiologie de la peste, avoir substitué la doctrine de l'infection à celle de la contagion, a souvent invoqué le nom de M. Chervin; c'était, en effet, une grande autorité; mais si ce regrettable collègue était encore parmi nous, je voudrais bien savoir ce qu'il penserait en voyant ses doctrines aboutir, entre les mains de la commission, à la promulgation d'un nouveau code à l'usage des lazarets.

C'est là en effet, et à cela seulement qu'aboutit, en fin de compte, le travail de la commission.

Ce n'était point là cependant ce que devait se proposer la commission ; le gouvernement ne nous avait pas demandé un nouveau règlement pour les lazarets ; c'est là ce que la minorité de la commission s'est efforcé de prouver ; nous devions nous borner, disions-nous, à demander des *réformes*, et rien de plus; nous n'avons pas mission de faire des règlements administratifs.

La majorité de la commission nous a fait une concession ; elle nous a accordé de placer en tête de ses propositions réglementaires qu'elle les émettait sous forme de *vœux;* mais rien n'a été changé dans la forme de ces propositions. C'est toujours la forme impérative d'un règlement, soit qu'il s'agisse de mesures à prendre au départ des navires, soit qu'il faille les prendre pendant la traversée ou à l'arrivée en France.

Ces propositions sont divisées en cinq sections et trente-sept paragraphes, ce qui, avec les trente conclusions scientifiques du rapport, fait plus de soixante paragraphes à discuter et à mettre aux voix, indépendamment du corps du rapport.

Nous avons dit, dans la commission, quelles seraient les difficultés d'exécution en séance académique si la commission persistait à présenter son règlement ; nous n'y reviendrons pas ici.

Nous nous bornerons à résumer nos objections sur l'ensemble du travail soumis à l'Académie, et c'est par là que nous terminerons.

Nous avons dit que ce travail nous avait paru trop étendu, et que dans beaucoup de parties il s'éloignait du but que devait se proposer la commission.

Nous ne proposerons pas à l'Académie de le mutiler : il y a d'excellentes choses dans toutes ses parties, même dans celles qui n'étaient pas rigoureusement nécessaires.

Seulement, en ce qui concerne la première partie, nous demanderons qu'on en tire du moins une application relative au port de Marseille, et qu'on passe sous silence tout ce qui a trait au gouvernement égyptien : la peinture de ce malheureux pays est exacte : laissons à qui de droit la responsabilité des maux qui accablent ses infortunés habitants.

Pour ma part, je ne propose d'accuser personne, mais je ne veux pas m'associer à ce verdict de disculpation.

Disons comment la civilisation pourrait de nouveau chasser la peste de l'Égypte, mais prenons garde de faire l'éloge de ceux qui jusqu'à ce jour n'ont été peut-être que des oppresseurs.

Quant à la seconde partie du rapport, je n'en demanderai pas non plus le retranchement ; on peut la conserver comme un résumé des opinions des auteurs sur les épidémies en général ; je demanderai seulement que les cinq caractères des épidémies soient mentionnés sous la forme du doute, si la commission tient à les conserver.

Mais la troisième partie du rapport me parait devoir être profondément modifiée.

Les observations qui en forment la base ne paraissent pas suffisantes pour que l'Académie se prononce d'une manière aussi absolue sur la question de la contagion de la peste en dehors des foyers épidémiques, et conséquemment sur le maintien des lazarets et des quarantaines, du moins d'une manière définitive.

L'Académie ne me paraît pas autorisée, d'après les faits, à admettre comme *incontestable*, ce sont les termes mêmes du rapport, à admettre comme incontestable, dis-je, la contagion de la peste dans ces conditions ; toutefois elle ne me paraît pas non plus autorisée à rejeter, à nier cette contagion d'une manière absolue.

La question scientifique dans l'état actuel des choses n'est donc pas résolue ; il faut la remettre à l'étude, et conséquemment il ne faut pas se prononcer.

L'Académie des sciences, interrogée par le gouvernement, n'a pas cru devoir répondre, du moins jusqu'à ce jour ; gardons-nous de mettre trop de précipitation dans notre réponse, nous qui répondons de nous-mêmes sans avoir été interrogés.

Quant à la question administrative, c'est-à-dire au régime

des lazarets et des quarantaines, je ne proposerai pas à l'Académie d'en demander la suppression immédiate et complète; je me rallierai à toute proposition qui aura pour but d'y introduire les réformes demandées de toutes parts.

Attendons que la question de la peste soit aussi bien éclaircie que celle de la fièvre jaune; qu'il se rencontre un homme de la trempe de M. Chervin (1); un homme qui puisse un jour donner à la science des documents aussi décisifs : c'était le vœu qu'il formait lui-même à ses derniers moments : qu'il surgisse de ma cendre! semblait-il dire : *exoriare aliquis nostris ex ossibus...*

Alors et seulement alors nous pourrons demander l'abolition complète de ce système; jusque là, je le répète, demandons des réformes, mais ne posons pas, ne consacrons pas des entraves.

OPINION DE M. ROCHOUX.

Séances des 19 et 26 mai 1846.

Messieurs, au point de vue de la discussion actuelle, une appréciation complète du savant, du consciencieux, et peut-être un peu long rapport de votre commission, doit embrasser les faits et les doctrines dont il est le produit, et leur application à notre système sanitaire. Les faits nombreux qu'on y trouve si richement accumulés sont la reproduction ou les analogues de ceux dont les écrits des anti-contagionistes avaient, depuis assez longtemps, mis la vérité au-dessus de toute contestation, et dont l'évidence m'était démontrée il y a déjà longues années. Je ne puis, par conséquent, refuser mon approbation pleine et entière à ces faits pris dans leur ensemble : aussi, m'en tiendrai-je presque entièrement à discuter les doctrines de la commission, et les applications qu'elle croit devoir en faire. De là les deux paragraphes d'un travail qui aura reçu sa meilleure récompense, s'il parvient à attirer un instant votre attention.

§ Ier. DOCTRINES. Quiconque entreprend de renverser une

(1) Voyez Éloge de Chervin (*Mémoires de l'Académie royale de médecine*). Paris, 1846, t. XII, pag. XXXVII.

doctrine, comme c'est mon intention, doit être en mesure de la remplacer immédiatement par une autre; il lui faut, sur-le-champ, abattre et reconstruire. Faire cette remarque est assez montrer messieurs, que si je ne remplis pas bien ma tâche, ce n'est pas faute d'en connaître la plus difficile obligation. Je me mets donc à l'œuvre sans autre préambule.

Notre police sanitaire repose, comme on sait, sur un système de contagion dont les bases, singulièrement remaniées depuis, ont été posées par Fracastor, ce médecin poëte qui croyait certaines ophthalmies susceptibles de se communiquer par le simple regard des malades (1). Il faut bien dès lors vous présenter un exposé rapide de ce système.

Suivant les fracastoriens, un virus spécial est l'unique cause des maladies pestilentielles. Il sort par une sorte d'exhalation du corps des malades; ne se répand qu'à une très petite distance dans l'air, qui, au-delà, garde toute sa pureté; s'attache à certains corps appelés *contumaces*, lesquels sont susceptibles de le conserver intact trente ans ou plus, et par conséquent de permettre son transport à des distances illimitées. Ainsi, des brins de paille, quelques morceaux de corde, une toile d'araignée, des mouches, comme l'assure encore M. Pariset (2), doivent suffire pour contagier des villes entières (3). D'antres corps, au contraire, ce sont les non-contumaces, n'ont aucune affinité pour le contagium. Mais une absurdité révoltante de ce système, c'est de ne compter pour rien dans la propagation du mal, la disette des vivres, l'encombrement, les égouts sales, les cloaques, l'accumulation des matières putrescibles, les altérations de l'air, etc., et d'établir que pour conserver sa santé au milieu de pareilles circonstances, il suffit d'éviter avec soin tout contact médiat ou immédiat. A la vérité, quelques contagionistes ont songé à l'air. Alors, ils l'ont supposé renfermer un venin, ou plutôt

(1) *De contagione*, lib. primus, pag. 107.—Fracastor avait été devancé par Aristote dans cette absurdité et dans beaucoup d'autres (a).

(2) *Mémoire sur les causes de la peste.* Paris, 1837, in-18.

(3) *Porestus*, lib. VI, obs. 22 *in Schol.*

(a) *Opera omnia*, tom. IV. *Probl.*, sect. 7, pag. 91.

un monstre dévorant à qui il fallait nécessairement une proie. Ils ont, en conséquence, proposé pour assouvir sa rage, d'amonceler dans les villes contagiées des ordures de toutes espèces, des cadavres d'animaux, etc., à l'imitation de ceux qui autrefois pansaient les cancers avec un morceau de veau frais. Et qu'on ne dise pas que des mesures aussi insensées, ne seraient de nos jours adoptées par personne, lorsque le célèbre Fourcroy, non content de les approuver, comme a fait depuis Fodéré (1), a prétendu encore en expliquer les avantages par des affinités chimiques (2); appuyant de l'autorité de son nom une pratique dont Ambroise Paré a fait connaître les dangers et l'absurdité (3), sans avoir encore ramené tout le monde à sa manière de voir (4).

Une fois admises comme vraies, ces opinions ne pouvaient manquer de devenir la source intarissable des conséquences les plus déraisonnables; car, comme l'enseigne Aristote: *posito uno absurdo multa sequuntur* (5). Les contagionistes devaient donc être naturellement conduits à proposer et à faire mettre en pratique des mesures prétendues préservatives dont l'extravagance le dispute à l'atrocité. Ainsi, non contents d'être parvenus à établir des cordons, des lazarets, des quarantaines et des purges, on a pu brûler des villages atteints de peste (6), aux applaudissements de la foule, qui

(1) *Médecine légale*, tom. VI, pag. 35.

(2) Traduction de Ramazzini, pag. 561.

(3) OEuvres complètes. Paris, 1841, t. III. *Des venins*, liv. XXIII.

(4) M. Seisson a vu la peste cesser à Kauka au moment où les émanations de son cimetière surchargé de cadavres étaient dans toute leur force (a). Clot-Bey s'autorise de ce fait et de beaucoup d'autres pour soutenir que la peste n'est ni un typhus ni le produit de l'infection, et s'il n'attribue pas à certains miasmes plus ou moins putrides une action favorable par rapport à la peste, il ne les regarde en aucune manière comme susceptibles de l'aggraver (b).

(5) *Opera omnia*, tom. I.

(6) Cremata est solum villa in agro vicino unà cum familia tota cujus erat, quæque se in eam receperat (c). Quelques lignes avant, Gassendi

(a) *De la peste*, pag. 208.

(b) *Op. citato*, pag. 221 et 222.

(c) *Opera omnia*, tom. V, *Noticia ecclesiæ Diniensis*, pag. 674.

croyait trouver son salut dans ces barbares exécutions, et livrer au dernier supplice des malheureux, accusés d'avoir empesté une ville en frottant des rampes d'escaliers avec des emplâtres chargés de pus de bubons pestilentiels (1). On trouvait tout naturel de recommander au prêtre de se servir d'une baguette d'environ 1 mètre de longueur pour administrer le saint viatique aux pestiférés, sans s'exposer à gagner leur mal (2). Le fils devait dénoncer à l'autorité son père atteint de la peste (3). En même temps, il était défendu sous peine de mort de porter secours à des naufragés partis des lieux mis à l'index de l'intendance sanitaire, avant d'y avoir été autorisé par elle (4). Le général en chef de l'armée d'Égypte débarquant à Fréjus, sans permis, aurait dû être immédiatement fusillé, au dire de ce bénin Fodéré (5), qui certainement eût vu sans émoi un bâtiment repoussé à coups de canon, comme suspect d'avoir le choléra, courir les chances de périr corps et bien en vue du port où la tempête le forçait de chercher un refuge, ainsi que cela s'est vu en 1831 (6). Comparé à ces abominations, l'abandon inhumain des malades devient presque de la charité.

De pareilles précautions auraient dû, ce me semble, mettre un terme aux appréhensions des contagionistes les plus trembleurs : point du tout. M. Robert, qui appelle *livre d'or*

rapporte que la décision prise de brûler Digne avait été abandonnée au moment d'être mise à exécution, parce que l'autorité ayant su alors que la peste était dans trois ou quatre villes voisines, recula devant la nécessité de tout brûler, si l'on n'épargnait pas Digne. On le voit, l'allusion employée par Fracastor avait été saisie :

Proderit et lætos stipularum incindere campos,
Et nemora intacta et sanctos exuere lucos (a).

(1) *Arrêts notables du parlement de Toulouse*, liv. III, tit. VII.

(2) Ranchin, *Traité de la peste*, pag. 124 à 126.

(3) Gastaldi, *De avertenda et profliganda peste*, p. 278.

(4) Fodéré, *Dict. des sc. méd.*, art. LAZARET, pag. 373.

(5) *Op. citato*, pag. 372.

(6) *Courrier français*, 3 décembre 1831, et *Constitutionnel* du 24 novembre 1831.

(a) *Opera omnia*, *de contagione*, etc., lib. II, cap. VII, pag. 239.

le recueil des règlements de l'intendance de Marseille (1), imagine pour mettre les médecins et les infirmiers à l'abri de la peste, le plus grotesque des accoutrements (2). Enchérissant sur Fodéré (3), M. Albi signale, le cœur plein d'amertume, les infractions commises à chaque instant dans les lazarets, et tellement graves à ses yeux, que si l'on ne se hâte d'y remédier, des établissements destinés à nous préserver de la peste finiront infailliblement par la répandre en Europe (4). Il nous apprend, en outre, combien on doit craindre ces rats, qui passent sans plus de façon d'un bâtiment contagié sur un bâtiment salubre (5).

A Marseille, l'idée fixe de l'intendance est de chercher incessamment les moyens de porter au plus haut degré de perfection possible les mesures préservatives. Effrayée par avance des améliorations que le gouvernement s'apprête à introduire dans notre système sanitaire, elle s'est mise en révolte ouverte contre tout projet de réforme, bien assuré d'avoir en cela l'appui de son public; car vous ne pouvez pas l'ignorer, tout enfant de Marseille est élevé dans la crainte de la peste (6) et le respect de l'intendance. On lui rappelle, comme s'ils étaient d'hier, les désastres de 1721, dont l'anniversaire a été célébré au bout de cent ans, par une publication de pièces concernant la peste de cette époque (7). Ainsi s'entretient dans sa vigueur native, et sans faiblir un instant, cette hideuse superstition, signalée par Lucain, racontant la joie stupide à laquelle se livrent les Marseillais assiégés, dans

(1) *Guide sanitaire des gouvernements*, etc.

(2) *Op. citato.* V. les planches.

(3) *Dict. des sc. méd.*, art. LAZARET.

(4) *Lettre au ministre.*

(5) *Op. citato.*

(6) « L'ordonnance du 20 mai 1845, en modifiant les règlements quarantenaires, a vivement ému notre population, *encore impressionnée* » par les traditions de 1721 (a). » Voilà comment parle la Société royale de médecine de Marseille. *Habemus confitentem.*

(7) *Pièces historiques sur la peste de 1720, 1721 et 1722, trouvées dans les archives*, etc.

(a) *Procès-verbal de la séance*, pag. 36.

l'espoir que le sacrilége commis par César ne peut manquer de recevoir un prompt châtiment.

> Muris sed clausa juventus
> Exsultat; .....quis enim impunè putaret
> Læsos esse deos (1).

Assurément, messieurs, il n'est pas nécessaire de réfuter avec détails des chimères que dans cette enceinte personne ne songe à défendre; mais il était indispensable dans la discussion actuelle de vous les rappeler sommairement, puisqu'elles ont encore la vérité légale pour elles. Ce sera en outre un terme de comparaison très propre à faire voir quelle serait la valeur d'un système sanitaire basé sur l'étude approfondie des deux ordres de causes morbifères, la contagion et l'infection, dont nous allons essayer d'apprécier l'influence.

1° *Contagion*. Les fracastoriens modernes entendent par contagion, uniquement la transmission d'une maladie au moyen du contact immédiat ou médiat. Nous croyons devoir rendre à ce mot sa primitive et véritable signification. Pour nous, *il y a contagion quand une maladie se transmet, n'importe comment, de malade à sain* (2).

Thucydide pensait apparemment ainsi, lorsque, au sujet de peste d'Athènes, fort analogue, pour le dire en passant, au typhus observé en Morée par M. Lardon (3), il disait: « Le mal » avait cela d'affreux, qu'il se transmettait des malades à ceux » qui les soignaient (4); » plaçant comme de nos jours la seule preuve convaincante de la contagion dans le danger attaché

(1) *Pharsal.* lib. III, vers. 446 et 447.

(2) *Dict. de méd.*, 1re et 2e édit., art. CONTAGION. — Dupuytren, MM. Bouillaud, Collineau, le *Compendium de médecine*, etc., reconnaissaient la nécessité de prendre le mot contagion dans un sens beaucoup plus large que celui de la définition, devenue si hors de raison classique (a).

(3) *Arch. gén. de méd.*, mars 1830, rapport de MM. Bouillaud et Double, pag. 413.

(4).... Καὶ ὅτι ἕτερος ἀφ ἑτέρου θεραπεια; αναπιμπλαμενοι(b).—En traduisant le récit de la peste d'Athènes emprunté à Thucydide par Épicure,

(a) *Rapport fait à l'Acad. des sc.*—*Dict. de méd. prat.*, art. CONTAGION. — *Analyse du discours*, pag. 10, art. CONTAGION, pag. 463.

(b) *De bello peloponesiaco*. Oxoniæ 1696, pag. 113.

à l'approche des malades. Dans ses Problèmes, Aristote pose par rapport à la peste la question de transmission sans rien de plus (1), et Moïse, très assurément, avait en vue ce fait capital dans ses préceptes sanitaires concernant la lèpre (2). De même, quand une maladie attire l'attention du public par sa gravité ou le grand nombre des malades, les gens du monde s'en tiennent presque toujours à demander : *Cela se prend-il?* sans s'inquiéter beaucoup du mode de transmission. Enfin, ceux qui parmi nous admettent la contagion de la rougeole, de la scarlatine et même de la coqueluche ne songent guère à la rapporter au contact cutané. En faire, à l'exemple de la plupart des médecins de notre époque, la seule voie d'introduction du principe contagieux conduirait à réduire toutes les maladies contagieuses à peu près à une seule, la gale, qui, à vrai dire, n'est pas une maladie. L'opinion d'où découle pareille conséquence est réellement insoutenable, et ne mérite pas d'être sérieusement réfutée. Il importe bien plus d'étudier avec soin toutes les voies par où peut s'effectuer la transmission des maladies.

Suivant Lancisi, ces voies sont au nombre de trois : l'absorption pulmonaire, à ses yeux la plus importante de beaucoup; l'absorption par la muqueuse de l'appareil digestif, et enfin par la peau (3). Tout en admettant au fond cette

Lucrèce emploie pour exprimer la transmission du mal, le mot *contagium*, dans le sens qu'il aurait dû conserver, et qu'il faudra bien lui rendre tôt ou tard.

Quippe etenim nullo cessabant tempore apisci,
Ex aliis alios avidi contagia morbi (a).

En attendant, j'en prendrai occasion de dire que les médecins en très grand nombre, qui, pour appuyer une définition des plus fausses et des plus arbitraires, croient, à l'exemple de Sennert, pouvoir faire venir *contagio* de *contingere* (b), toucher, commettent une lourde bévue.

(1) Cur morbus pestilens, solus ex omnibus vitiis, præcipue afficit eos, qui ad laborantes morbo propè accesserint (c)?

(2) *Lévitique*, chap. XIII.

(3) *Dissert. de nativ. deque adv. romani cœli qualitatibus*, pag. 16.

(a) *De rerum naturâ*, lib. VI, vers. 1234 et 1235.
(b) *Opera omnia*, tom. II, *de contagio*.
(c) *Problemata*, sect 1re, probl. 7, pag. 36.

manière de voir, Quesnay, entraîné par ses idées en faveur de son temps, après avoir accordé la plus grande part à l'absorption par les organes digestifs, plaçait immédiatement ensuite l'absorption cutanée (1). Cependant, tant que l'épiderme est intact, elle se réduit presque à rien. Au lieu de cela, l'absorption pulmonaire est d'une très grande et d'une incessante activité, bien facile à concevoir quand on songe que la surface de toutes les vésicules pulmonaires est environ trente-trois fois celle de la peau (2). Une déplorable ignorance en physiologie a donc pu seule faire attribuer à la peau le rôle des poumons (3), et ce serait en quelque sorte patroner une aussi grosse erreur que de réduire uniquement à celles qui se transmettent par le contact cutané le nombre des maladies contagieuses, qui doivent comprendre en bonne logique toutes les affections réellement transmissibles.

Toute maladie contagieuse doit cette funeste propriété à l'existence d'un germe ou virus qui se produit chez les malades pendant une portion plus ou moins considérable de la durée des affections virulentes. Il diffère des poisons propre-

(1) *Mémoires de l'Acad. roy. de chirurgie*, tom. I, pag. 30 et 34. — Ce n'est pas précisément le contact cutané, mais le contact indiqué en général et d'une manière fort peu claire, que Quesnay regarde comme ayant une très grande part à l'introduction des agents morbifères, se refusant à reconnaître le rôle de la respiration, relativement à des faits où, malgré ses dénégations, il est de la plus grande évidence.

(2) Hales admet que la surface des vésicules pulmonaires est environ dix fois celle de la peau (a). Des mesures et des calculs plus exacts que les siens m'ont appris que la surface pulmonaire a au moins trente fois celle de la peau (b).

(3) Hallé, dont l'autorité a été si grande, n'en a pas moins eu le très grand tort d'exagérer démesurément les fonctions absorbantes de la peau, comme on peut en juger par le passage suivant : « Il semblerait prouvé » que l'absorption cutanée est le véritable moyen de contagion qui donne » lieu au développement de ces levains destructeurs, qui sont si souvent » le fléau des Européens dans la saison des pluies (c). »

(a) *Statique des végétaux*, pag. 204 à 207.
(b) *Arch. gén. de méd.*, janvier 1844, pag. 110 et suiv. *Lancette française*, 28 mars 1846, pag. 147.
(c) *Encyclop. méth.*, art. Afrique, pag. 229.

ment dits en ce que ceux-ci agissent toujours en proportion de leur dose. Au lieu de cela, le virus possédant, comme l'avait très bien vu Fracastor, une véritable propriété de germination analogue à celle de la graine d'un végétal (1), une parcelle extrêmement petite du délétère suffit aussi bien qu'une plus grande quantité pour faire naître le mal, dont il est successivement la cause et le produit; et cela arrive également sous chacun des trois états, savoir : solide, liquide et gazeux, que le virus est plus ou moins apte à prendre.

Quoique réunies par un caractère commun, les maladies contagieuses se divisent, eu égard à l'activité de leurs germes, en deux ordres. Les unes ont un germe persistant, doué d'une très grande puissance reproductive; ce sont: la variole, le vaccin, la syphilis, la rage, la morve, la pustule maligne, etc.; les autres ont un germe beaucoup plus faible, facile à détruire ; ce sont : les typhus proprement dits, au nombre desquels on doit principalement comprendre la peste d'Orient, le typhus des camps, le typhus nosocomial et le *typhus amaril* (2), si mal à propos confondu avec la fièvre jaune.

La contagion pure et simple, c'est-à-dire l'absorption du virus, suffit à elle seule, dans toutes les maladies du premier ordre, pour les développer et les répandre. Beaucoup moins actif, le germe des typhus a besoin d'être aidé dans son action par le concours d'un certain nombre de conditions extérieures, en l'absence desquelles le mal perd bien vite son activité et s'éteint promptement. Cela arrive même dans les circonstances les plus propres, s'il fallait en croire les contagionistes, à le propager. Ainsi, lors d'une peste à Rome en 1520, le peuple, fatigué de la voir continuer ses ravages, malgré l'emploi des mesures de séquestration les plus rigoureuses, se réunit en masse pour célébrer une sorte de sacrifice expiatoire à la manière des païens. Chose remarquable,

(1) *De contagione*, pag. 112.

(2) J.-A. Rochoux, *Recherches sur les différentes maladies qu'on appelle fièvre jaune.*

ajoute Paul Jove, la maladie commença dès lors à diminuer, et ne tarda pas à cesser (1). Quant aux autres typhus, le fait de leur prompte extinction, malgré la fréquence des communications lorsque leurs autres causes ont cessé d'exister, est maintenant admis par tout le monde.

On ne tardera sans doute pas à en arriver là pour la peste; en attendant, rappelons que, comme l'avaient reconnu, suivant Calvert (2), les médecins les plus éclairés des temps anciens, le délétère auquel elle doit son développement se trouve presque toujours répandu dans l'air à l'état gazeux, ce qui rend le contact des pestiférés à peu près sans danger, alors que la respiration des miasmes sortant de leurs corps exerce la plus fâcheuse influence (3), ainsi que Napoléon en fait la remarque au sujet de la peste de Jaffa (4). Cela étant, on ne peut scientifiquement pas s'appuyer sur une définition évidemment défectueuse de la contagion pour déclarer non contagieuse une maladie que l'on reconnaît être transmissible (5). Les anti-contagionistes purs n'ont jamais eu recours à ces ambages; par exemple, Lassis et Ch. Maclean, en niant

(1) *Histor.* lib. XXI, fol. 11.

(2) *An account of the origin and progrès of the plague.*

(3) Un contagioniste éclairé, Heumius, après avoir admis la transmission de la peste par le contact cutané, ajoute : ..... Crebrius tamen animâ ductâ, quam cutis spiraculis admittitur. Nam pesta occupati aerem spirant contagiosum (a).

(4) *Mémorial de Sainte-Hélène*, tom. II, pag. 353.

(5) Personne plus que Anatine ne mérite de s'entendre adresser ce reproche. Il rejette la contagion de la peste parce qu'il a eu la main baignée de pus en ouvrant un bubon, qu'il a couché dans des draps de pestiférés sans en souffrir, et a eu connaissance d'un grand nombre de faits analogues (b). Cependant il avait dit, deux pages avant : « Je conviendrai alors que si l'on s'expose à respirer l'air infect de la chambre » d'un malade et qu'on se tienne trop longtemps dans l'atmosphère qui » l'environne, on courra grand risque de contracter la maladie qui domine. » Didier, le chef des anti-contaginistes, tient radicalement le même langage (c).

(a) *De peste*, cap. III, pag. 4.

(b) *Observations sur la maladie appelée peste*, pag. 11.

(c) *Pièces et documents*, pag. 345.

la contagion de la peste, voulaient en même temps qu'elle fût intransmissible (1).

2° *Infection.* Le mélange avec l'air d'émanations ou miasmes toxiques inaccessibles aux réactifs constitue le seul genre d'infection dont nous ayons à nous occuper. Aussi variables dans leur composition que peuvent l'être les circonstances sous lesquelles s'effectue la décomposition putride des matières organiques dont elles proviennent (2), ces émanations produisent, par leur introduction dans l'économie, des affections très variées, par rapport à leur type, à leur persistance, à leur gravité, et toujours subordonnées, d'une part, à la qualité, de l'autre à la quantité ou à la dose du principe infectant. Ainsi ce n'est pas par l'état aériforme que, comme on le pense généralement, l'infection diffère de la contagion, puisque le virus de la variole, celui de la morve, etc., sont susceptibles de le revêtir; mais parce que, dans un cas, l'air contient un principe toxique, et dans l'autre un principe virulent : il n'est pas alors seulement infecté, il est contagié. Au lieu de s'appuyer sur une différence accidentelle d'état, la distinction se trouve avoir pour base la nature même de l'agent délétère, qui demeure invariable, malgré ses changements de formes; comme l'oxide d'hydro-

(1) Ch. Maclean, qui, à l'exemple de cet excellent Lassis (a), attribuait une influence des plus exagérées aux affections morales dans la production de la peste, m'a dit avoir été atteint de cette maladie huit jours après être entré dans l'hôpital des pestiférés à Constantinople. « Vous avez donc pris la peste par contagion? lui dis-je alors.—Non, me répondit-il aussitôt; je suis tombé malade par le chagrin d'être sans nouvelle de madame Maclean. » Ce mauvais raisonnement est encore préférable au procédé de ceux qui tronquent un passage où Heurnius parle des anciens comme ayant ignoré ce qui produit la contagion de la peste (b), pour en conclure que l'existence de cette cause morbifère est une invention des modernes sans aucune réalité.

(2) Lancisi, *De nox. palud. effluviis*, pag. 16.—Salva, *Segundo ano del Real*, etc., pag. 86.—*The Philadelphia journal*, mai 1822, pag. 156.

(a) *Causes des maladies épidémiques* passim.
(b) *De peste*, cap. III, pag. 5.

gène est toujours le même composé, à l'état de glacé, d'eau et de vapeur.

Rejeter cette manière de voir conduirait inévitablément à confondre la contagion avec l'infection, comme ont fait jusqu'à présent presque tous les médecins (1), à l'exemple de James, qui, dans son grand Dictionnaire, écrit, au mot *Contagion*, voyez *Infection;* et au mot *Infection*, voyez *Contagion* (2). C'est aussi là, pour le dire en passant, qu'aboutirait le moyen de conciliation imaginé par la commission (*Rapport*, p. 768) pour mettre un terme aux dissentiments des contagionistes et des anti-contagionistes. Toutefois, hâtons-nous de le reconnaître, quoique également distinctes en fait et en théorie, la contagion et l'infection peuvent se trouver réunies, et, par leur action combinée, aggraver singulièrement les dangers d'une maladie. Ainsi, pendant le typhus de 1814, M. Jadioux a observé une mortalité vraiment effrayante dans les salles de la Salpêtrière situées dans le voisinage de l'égout de cet hospice. Mais la combinaison plus ou moins habituelle de ces deux causes morbifères ne doit pas les faire confondre l'une avec l'autre, car elles ne peuvent se trouver réunies ou combinées qu'à la condition d'être séparables.

L'influence que les altérations de l'air exercent dans la production de certaines maladies n'avait pas échappé aux anciens, comme on peut le voir par le passage suivant du livre *de Flatibus*, où on lit : « Une fièvre d'un caractère semblable » affecte alors la généralité des individus, parce que tous

(1) Dans son rapport, M. Duméril reproche avec raison à Devèze de confondre la contagion avec l'infection (a). Ce n'est pas le seul auteur qui mérite ce reproche, il s'en faut de beaucoup.

(2) *Dict. de méd.*, trad. par Diderot.—Fracastor marche en tête de ceux qui n'établissent aucune différence entre la contagion et l'infection, comme on peut le voir par la définition suivante : Quod contagio sit quædam ab uno in aliud, transiens infectio (b). La plupart des médecins italiens sont rangés à cette manière de voir.

(a) Devèze, *Traité de la fièvre jaune*, rapport annexé, pag. 255 et 310.
(b) *De contagionibus et contag. morbis*, lib. I, pag. 101.

» respirent le même air, et que la même cause, agissant sur » des organismes semblables, doit produire une maladie iden» tique (1). » Celse, dans ce qu'il dit des maladies pestilentielles, se conforme en tout aux idées de l'auteur grec (2) qui servirent encore de guide aux médecins jusqu'au moment où elles durent céder la place aux rêveries étiologiques du moyen-âge, auxquelles succéda le système de Fracastor. Malgré toute sa vogue, il n'empêcha pas quelques médecins distingués, Pemel entre autres (3) d'étudier et de démontrer d'une manière rigoureuse l'action puissante de l'air vicié. Lancis trouva ensuite la cause de fréquentes épidémies qui affligeaient de son temps les environs de Rome, dans les altérations d'une atmosphère chargée de miasmes délétères (4). A lui et à Fernel appartient principalement la gloire de nous avoir ramenés aux saines idées des anciens, dont Arbuthnot a fait une si heureuse application à l'étiologie de la peste (5). Depuis lors la théorie de l'infection a été confirmée, étendue plutôt que modifiée par des travaux au nombre desquels se trouvent honorablement placés ceux de Devèze et de M. Nacquart (6).

(1) *Hippocratis opera*, edente Foësio, pag. 297.—Épicure, qui sans doute était antérieur à l'auteur *de Flatibus*, dit expressément que les miasmes pestilentiels dont l'air peut se trouver chargé pénètrent par la respiration dans le corps humain.

Aut etiam suspensa manet vis aere in ipso,
Et cum spirantes mistas huic ducimus auras,
Illa quoque in corpus sorberi necesse est (a).

(2) *De re medicâ*, edente Pariset, tom. I, pag. 47.

(3) *De abditis rerum causis*, lib. 3, pag. 495 et seq.—En outre de l'infection atmosphérique, Fernel admet encore au nombre des causes indispensables pour produire les maladies pestilentielles, une sorte de virus qu'il appelle *venenatum inquinamentum* (b), et, comme Aristote (c), une action céleste ou sidérale.

(4) *De nativis deque adventitiis roman. cœl. qualitatibus*, pag. 16.

(5) *Essai des effets de l'air*, pag. 239 et suiv.

(6) *Traité de la fièvre jaune.* — *Dict. des sc. méd.*, art. CONTAGION et INFECTION.

(a) V. Lucrèce, *de Rerum naturâ*, lib. VI, vers. 1126 et seq.
(b) *Op. citato*, pag. 497.— (c) *Meteoro*, cap. 2.

En s'attachant à ce système, M. le rapporteur considère avec raison l'air comme faisant simplement l'office de véhicule eu égard au transport des particules toxiques dont l'absorption est la véritable cause du mal. Par lui-même, en effet, l'air est toujours vraiment passif, sans en excepter aucun des cas où la commission lui accorde de l'activité (*Rapport*, p. 120), par exemple les maladies développées sous l'influence de certaines conditions météorologiques; car c'est évidemment en tant que froid ou chaud, sec ou humide, calme ou agité, etc., que l'air agit alors en nous, en raison de ses qualités inhérentes, comme composé d'oxigène et d'azote. Quant à l'épithète de paludéen que la commission parait disposée à appliquer à l'air infecte producteur de la peste (*Rapport*, p. 34), l'adoption d'un mot détourné de la signification primitive me semble parfaitement inutile. A quoi bon, puisque paludéen veut dire marécageux, faire air paludéen, synonyme d'air vicié, à l'exemple de beaucoup de médecins fort peu dignes, en cela, d'être pris pour modèles?

Au reste, si dans leur mélange avec l'air les particules infectantes suivaient la loi des corps parfaitement élastiques, leur quantité, et par conséquent leur action sur le corps humain, diminuraient en raison directe du cube de leur distance au foyer d'infection, suivant la remarque de M. de Champenne (1). Mais comme ces particules pèsent et sont loin d'avoir une élasticité parfaite, elles doivent suivre, dans leur dispersion et leur mélange au milieu de l'atmosphère, une raison intermédiaire entre le cube et le carré; d'où il suit néanmoins qu'au bout d'une distance assez peu considérable, elles seraient en trop petite quantité pour agir d'une manière toxique, si déjà elles n'avaient pas été décomposées par le fait de leur extrême dilution. On en a la preuve dans la salubrité dont, suivant la remarque de M. de Prony (2), jouissaient les maisons bâties par les anciens Romains sur les bords de la mer, à 200 mètres, au plus, des marais Pontins. Nous

(1) *Essai sur la contagion*, diss. inaug., pag. 21.

(2) *Descript. hydrographique des marais Pontins.*

sommes, par conséquent, peu disposé à adopter une opinion à laquelle M. le rapporteur ne se montre pas éloigné d'accorder sa haute approbation, savoir : que l'infection pourrait bien sauter par-dessus la Méditerranée (*Rapport*, p. 76). La physique ne permet pas de le croire, cette impertinente physique qui fourre son nez partout, et force les médecins comme les autres à reconnaître ses lois.

Ces réflexions, malgré leur petit nombre et leur brièveté, eu égard à l'importance du sujet, doivent vous convaincre, messieurs, que les idées de véritable étiologie, en conséquence desquelles on explique aujourd'hui, par l'infection et la contagion, le développement des affections typhiques, remontent à une époque fort ancienne, et n'en valent pas moins à cause de cela. Il nous reste maintenant, pour achever l'appréciation du rapport envisagé dans ses doctrines, à vous parler, entre autres choses, du caractère épidémique de la peste, sur lequel la commission a cru devoir longuement disserter (*Rapport*, p. 73 à 79).

Galien, il y a longtemps, a dit avec grande raison : « Le » nom d'épidémique, comme celui de pestilentiel, ne s'ap» plique à aucune maladie déterminée (1). » En effet, la même affection, une fièvre intermittente par exemple, peut, suivant les circonstances, très bien mériter d'être appelée sporadique, endémique ou épidémique. Le choléra est aussi bien la même maladie quand il fait deux ou trois victimes dans un hameau que lorsqu'il en frappe à Paris dix-huit cents ou deux mille dans un seul jour. Disons-le, puisque telle est la vérité, la seule manière scientifique et rationnelle de dénommer et de classer les maladies, consiste à les envisager sous le rapport de leurs causes, des lésions d'organes, et enfin des symptômes qu'il nous est possible d'observer.

(1) Neque enim certi est morbi nomen *vulgare vel pestilens!* celerum quicunque morbus multos uno in loco simul invaserit, vulgaris hic vocatur : qui simul si hoc habet ut multos perimat, pestis fit (a).

(a) *Galeni opera omnia*, tom. III, com. in lib. III, *de morb.*, etc., pag. 546.

Toute autre considération est secondaire, celle du nombre surtout, bien qu'elle puisse suffire à elle seule pour faire donner à une maladie le titre d'épidémique.

D'après cela, je ne m'arrêterai pas à rechercher si le caractère épidémique de la peste est bien prouvé par son retour à des époques indéterminées ou par sa domination sur les autres maladies, qu'on voit plus ou moins complétement disparaître quand elle règne (*Rapport*, p. 52); si l'apparition de fièvres intermittentes, pernicieuses, ou de fièvres continues graves, doit faire croire l'arrivée du fléau imminente (*Rapport*, p. 60); s'il en est de même des douleurs se réveillant dans les anciennes cicatrices des bubons (*Rapport*, p. 56), etc. Je dirai seulement quelques mots sur la distinction de la peste en sporadique et en épidémique, fondée par la commission sur la non-contagion de la première, et la contagion de la seconde (*Rapport*, p. 73 et 188). Mais, auparavant, je dois faire remarquer que la période décennale à laquelle M. Hamont veut assujettir le retour de la peste (1) épidémique est déjà dépassée de près d'un an et demi (2). Est-ce que cette loi, dont la commission s'est peut-être un peu trop pressée de cautionner l'exactitude (*Rapport*, p. 36 et 200), serait destinée à faire le pendant de la prédiction de M. Pariset, annonçant en 1822 que la fièvre jaune s'était emparée, pour n'en plus sortir, d'une partie de la malheureuse Espagne (3), où cependant elle n'a pas reparu depuis?

(1) *Bull. de l'Acad. de méd.*, tom. X, pag. 374.

(2) Clot-Bey, *De la peste*, etc.

(3) « Le public sentira lui-même ce que l'on doit craindre d'un fléau » qui s'est rendu maître d'une partie de la malheureuse Espagne, qui n'en » sortira plus, qui depuis vingt ans a envahi deux cents lieues de côtes » vers le Nord, qui menace d'embraser les pays voisins, et a déjà jeté des » étincelles en France et en Italie (a). »

A l'époque où M. Pariset faisait cette sinistre prédiction, je disais que si l'on curait le port de Barcelone comme l'ayuntamento l'avait décidé, la capitale de la Catalogne parviendrait à jouir sans interruption de toute la salubrité que lui assurent sa situation géographique, la douceur de sa température et la nature de son sol (b).

(a) *Rapport présenté à S. E. le ministre*, etc., avertissement.

(b) *Manifeste touchant l'origine*, etc., *de l'épidémie*, pag. 35.

Chacun peut résoudre cette question à son gré ; je la laisse donc, et j'en viens aux deux espèces de peste.

« La ressemblance, dit Montaigne, ne fait pas tant un » comme la différence fait autre (1). » Par exemple, deux polygones réguliers, de diamètres égaux, ayant l'un mille, et l'autre neuf cent quatre-vingt-dix-neuf côtés, ne sauraient être distingués l'un de l'autre au premier coup d'œil. Mais si l'on compte exactement leurs côtés, la question sera bien vite résolue. Or, sous le rapport de la pathologie, la contagion ou l'absence de contagion ne saurait être comparée à une de ces différences légères, et néanmoins suffisantes pour détruire une identité faussement établie. La contagion est un caractère important, et peut-être le plus important des maladies qui le présentent. On aurait, par conséquent, grand tort de le considérer, à l'exemple de quelques médecins, comme un phénomène accidentel et de peu de valeur en pathologie. C'est pourquoi, s'il était bien prouvé qu'à l'opposé de la peste épidémique, la peste sporadique fût dépourvue de toute contagion, il faudrait rejeter bien loin une dénomination propre à rapprocher deux maladies qui, dans cette hypothèse, seraient encore aux antipodes l'une de l'autre (2), quand même il serait prouvé que la sporadique n'apparaît qu'aux lieux où s'observe l'épidémique (*Rapport*, p. 74). J'en appelle à M. Gaultier de Claubry, qui bien assurément renoncerait à faire du typhus et de la dothinenterie une maladie identique, s'il lui était prouvé, comme à beaucoup d'autres, que l'une d'elles est contagieuse, et l'autre non.

Cette remarque me servira à clore l'examen des doctrines d'un rapport riche en faits judicieusement discutés et, à l'ex-

(1) *Essais*, tom. IV, pag. 23.

(2) Sydenham, qui aussi, lui, admet une peste sporadique, ne commet pas l'inconséquence de lui refuser le caractère contagieux ; loin de là, il l'en déclare expressément pourvue (a). A ses yeux, comme pour tout le monde, elle se distingue de la peste épidémique seulement par le petit nombre des sujets qu'elle atteint, et cela à peu près également à toutes les époques de l'année.

(a) *Opera omnia*, t. I, de feb. pestil., p. 64.

ception d'un très petit nombre, n'ayant rien à craindre de la controverse. Cela étant, je n'hésite pas à présenter comme conséquence irrécusable de leur saine interprétation la proposition suivante, savoir : *que, née de l'infection et sans aucun germe préexistant* (1), *la peste se montre contagieuse à la manière des autres typhus, devient comme eux susceptible d'exercer les plus grands ravages par l'encombrement et diverses autres circonstances à elle étrangères, et comme eux perd promptement sa propriété contagieuse, puis s'éteint bien vite, par la dispersion des malades, l'aération et l'emploi d'une hygiène éclairée* (2).

Cette donnée, dont personne à peu près n'oserait contester l'exactitude, offre un moyen d'apprécier la valeur de nos règlements sanitaires. Elle m'est en même temps une occasion de dire que depuis 1814, où les idées de M. Drogart sur la contagion du typhus (3) sont devenues miennes, la lecture des auteurs originaux, jointe à l'observation clinique, m'ont permis de confirmer, d'étendre et de développer ces mêmes idées sans jamais avoir rien eu à en retrancher ; plus heureux en cela que M. Kéraudren, qui, après s'être porté défenseur de la contagion de la fièvre jaune et du choléra (4), est venu récemment, dans l'intérêt de la science, soutenir à cette tri-

(1) Fernel lui-même, Sydenham, Pugnet (a), et à vrai dire la presque unanimité des médecins, admettaient la persistance du germe dans les affections pestilentielles désignées aujourd'hui sous le nom de typhus. M. Nacquart venait d'en faire une sorte de loi pathologique (b), lorsque M. Drogart s'attacha à démontrer la vérité de l'opinion opposée, la *génération spontanée* du virus typhique (c), qui bientôt, sans doute, ne sera contestée par personne.

(2) *Dict. de méd.*, etc., 2e édit., art. CONTAGION et MESURES SANITAIRES.

(3) *Diss. inaugurale.*

(4) *De la fièvre jaune observée dans les Antilles et sur les bâtiments du roi.—Du choléra-morbus de l'Inde ou mordechi.*

(a) *Dict. des sc. méd.*, art. CONTAGION.

(b) *De abditis rerum causis*, lib. II, pag. 497.—*Opera omnia*, tom. I. *Febr. pestil.* etc., pag. 65.—*Mémoires sur*, etc., *Examen de deux questions*, pag. 102.

(c) *Dissertation sur le typhus*, 1814, no 46, pag. 12.

bune l'opinion opposée (1). Maintenant, il ne me ferait plus comme autrefois une sorte de crime (2) d'avoir dit devant vous que les mesures adoptées par le gouvernement, contre l'introduction du choléra, étaient prises à l'aveuglette et sans discernement (3). Notre savant et respectable collègue a fait, depuis lors, trop de chemin dans la bonne route pour pouvoir jamais reculer à ce point. Nous devons, au lieu de cela, nous attendre à le voir bientôt grossir le nombre déjà imposant des médecins qui demandent l'abandon complet du système fracastorien; question que nous allons chercher à résoudre de notre mieux.

§ II. APPLICATION ou *bases de la police sanitaire.* Il faut, dirai-je encore une fois, supprimer les cordons sanitaires, les lazarets, les quarantaines, et voire même les purges (4). Qui oserait soutenir le contraire, en présence des faits que le rapport a mis sous vos yeux? aussi la commission a-t-elle déjà accordé la moitié de ma demande. En effet, elle n'hésite pas à condamner les cordons (*Rapport*, p. 132) que l'illustre rénovateur de la philosophie d'Épicure, le pieux et vertueux Gassendi, assure avoir été si funestes dans la peste de Digne sa patrie (5). En gardant le silence sur les quarantaines faites à bord, la commission semble avoir proscrit cette pernicieuse pratique. Elle se moque avec raison (*Rapport*, p. 175) du plus grand titre de gloire de l'intendance, sa classification des marchandises en *contumaces*, *non contumaces* et *suspectes.* Enfin, elle exige que l'existence d'un virus susceptible de s'attacher aux marchandises soit démontrée pour adopter la pratique des purges (*Rapport*, p. 179), et dès à présent en démontre l'inutilité (*Rapport*, p. 170) par ce fait attérant pour

(1) *Bull. de l'Acad. de méd.*, tom. XI, pag. 34 et suiv. — *Mémoires de l'Académie royale de médecine.* Paris, 1846, t. XII, pag. 553 et suiv.

(2) *Arch. gén. de méd.*, etc., tom. XXVIII, pag. 421.—*Journ. hebd. de méd.*, tom. VI, 1832, pag. 306.

(3) *Quelques réflexions sur le typhus*, etc., *Journ. hebd. de méd.*, 1832, tom. VII.

(4) *Bull. de l'Acad. de méd.*, tom. X, note, etc., pag. 91, et *De l'inutilité des mesures*, pag. 372 et suiv.

(5) *Opera omnia*, tom. V. Noticia celesiæ Diriensis, pag. 673.

les fracastoriens, savoir, que, depuis 1721, il n'y a pas eu un seul cas de peste sur les portefaix chargés de déballer les marchandises (1); d'où il suit que la France ne doit pas plus aux purges de Marseille d'avoir été préservée de la peste, qu'aux astronomes de l'Observatoire de n'avoir pas encore été écrasée par la chute de la lune.

Malgré cela, cependant, la commission attribue à l'adoption des mesures sanitaires en usage parmi nous l'avantage qu'a, depuis huit ans, la Turquie d'être à l'abri de la peste, excepté la seule ville de Varna (*Rapport*, p. 42). Mieux renseignée elle aurait su qu'en Turquie, notre système sanitaire n'a jamais existé que de nom; je le tiens de Buland lui-même, chargé par le sultan de l'organiser dans ses États. Jamais, m'a-t-il dit, je n'ai pu faire comprendre à mes subordonnés la nécessité d'observer les pratiques de nos lazarets; jamais je n'ai pu les y dresser. Et on le croira facilement, si on se rappelle qu'à sa rentrée en France, M. Pariset lui-même a oublié de désinfecter ses cahiers de visite (2), donnant ainsi, sans le vouloir, raison à des barbares. Mais la commission est parfaitement fondée à conseiller l'évacuation prompte des lieux atteints par la peste, et à exiger rigoureusement la mise en pratique de tous les moyens hygiéniques propres à assurer le succès de cette importante mesure (*Rapport*, p. 132). Peut-être néanmoins M. le rapporteur s'est-il étendu avec un peu de complaisance (*Rapport*, p. 128 à 132) sur un sujet approfondi il y a longtemps, comme le prouve un vieux distique latin dont voici le sens : Il faut, pour se préserver de la peste, partir tôt, aller loin et revenir tard :

> Hæc tria tabificiam tollunt adverbia pestem :
> Mox, longe, tarde; cede, recede, redi.

(1) Londe, *Bull. de l'Acad. de méd.*, tom. IX. *Discussion sur les quarantaines*, pag. 256. — Aucun des divers cas de peste observés soit à Pomègue, soit au lazaret de Marseille, dont parle M. Jauffret, n'a eu lieu sur les hommes employés au débarquement ou au déballement des marchandises (a).

(2) *Hist. méd. de la fièvre jaune*, etc., pag. 93.

(a) *Pièces historiques sur la peste de* 1720, etc., tom. II, pag. 398 et 399.

Que si ce précepte ne peut absolument se passer de commentaire, il n'en demande sans doute pas un bien long.

Comment, après s'être prononcée de la sorte, et connaissant très bien (*Rapport*, p. 77) les objections de Clot-Bey (1) contre l'efficacité de l'isolement proclamée par M. Lachèze (2), la commission peut-elle proposer le maintien des quarantaines et des lazarets? uniquement en se fondant sur ce motif, ou plutôt sur ce prétexte, que dans le doute on doit se conduire comme si, la contagion de la peste étant démontrée, on devait craindre d'en voir naître les plus affreuses calamités (*Rapport*, p. 185). Or, cette contagion prise dans le sens très irrationnellement restreint des fracastoriens actuels, est évidente, puisqu'il existe vraiment des cas d'inoculation. Ainsi un médecin anglais s'inocule la peste et en meurt (3); un médecin russe inocule, avec un déplorable succès, le même mal à des prisonniers (4). Sur quatorze inoculations faites par Sola, sept développent des bubons (5). Quant à la transmission par la respiration, à laquelle on ne saurait, sans une sorte de subterfuge fort peu scientifique, refuser le titre de contagion, il me suffit, pour montrer combien elle est à redouter, de rappeler la mort des dix-neuf élèves, sur vingt, de ceux qui étaient chargés de soigner les pestiférés (6), et d'opposer ce fait à ce que nous a offert le choléra, pendant toute la durée duquel l'approche des cholériques n'a

(1) *De la peste*, etc., pag.

(2) *Bull. de l'Acad.*, tom. Ier. *Note sur la peste*, pag. 349.

(3) *Bib. medic.*, janvier 1821, pag. 116.

(4) Audouard, *Journ. gén. de méd.*, tom. 71, pag. 340 et suiv.

(5) *Gazette médicale*, 7 mai 1838, pag. 294.

(6) Grassi, *Mémoire inédit* adressé à l'Académie de médecine. — Savaresi, qui a observé la peste en Égypte et ensuite la fièvre jaune à la Martinique, croyait à la contagion de la première maladie et à la non-contagion de la seconde. Il en donnait pour preuve ce fait décisif qu'à Damiette les 9/10 des personnes habituellement en rapport avec les pestiférés tombaient malades, tandis qu'à Saint-Pierre 1/6 au plus des infirmiers, et seulement encore parmi les non acclimatés, ont été atteints de la fièvre jaune (a).

(a) *De la fièvre jaune et particulièrement*, etc., pag. 153.

pas eu plus d'inconvénient que n'en pourrait avoir le pansement d'une fracture de jambe.

Ce fait irrécusable nous met à même d'apprécier à sa juste valeur l'opinion de ceux qui, avant de se prononcer sur la contagion de la peste, exigent des expériences faites en dehors des foyers d'infection. Assurément de pareilles observations auraient un très grand prix; s'ensuit-il que sans cela elles n'en aient aucun? Je ne le pense pas, et en voici la raison :

Durant le choléra, avons-nous dit, les personnes chargées du soin des malades, et par conséquent obligées de séjourner plus ou moins longtemps dans le foyer de l'infection, s'il y en avait eu, n'ont pas plus souffert que le reste de la population éloigné de tout rapport avec les malades. Dans les typhus si nombreux des guerres de la révolution et de l'empire, on a toujours, au contraire, observé une mortalité des plus considérables parmi ceux qui, à divers titres, étaient attachés au service des hôpitaux militaires, tandis que, parmi les citoyens n'ayant aucun rapport avec ces établissements, il n'y avait pas de malades. A l'armée des Pyrénées, par exemple, presque tous les officiers de santé du fort de Figuères périrent, comme peut l'attester M. Andral père, assez aimé de la fortune pour avoir été du petit nombre de ceux qu'alors la mort épargna. Si l'on peut, en pareil cas, faire une part plus ou moins grande à l'influence des foyers d'infection, il n'en restera pas moins encore après cela une très considérable pour la contagion produite par l'approche des malades, bien qu'il ne soit guère possible de la déterminer au juste.

La peste, qui se comporte toujours comme le typhus et jamais comme le choléra, est donc bien certainement contagieuse. Mais parce qu'une maladie se communique, ce n'est pas une raison de recourir, contre sa propagation, à des moyens jugés extrêmes, comme les quarantaines et les lazarets. Il faut d'abord chercher à connaître jusqu'où va cette propriété de se communiquer; en tout il y a des mesures, des proportions à observer. Ainsi, les compagnies d'assurances, qui ne raisonnent pas mal (la prospérité de leurs affaires en est la preuve), élèvent le taux des primes en raison de la grandeur du danger. Elles assurent, en conséquence, un entrepôt de briques à meilleur marché qu'un atelier de liquoriste. Au lieu d'adopter une conduite aussi rationnelle, la commission propose de prime-abord et sans la moindre hésitation, d'opposer à la peste les moyens de prophylaxie qu'elle juge les plus efficaces. Eh bien, même à cet égard, son infaillibilité n'est peut-être pas incontestable.

En effet; si, comme le reconnaissent tous ceux qui ont étudié avec soin le sujet, le meilleur moyen d'arrêter la peste et les autres typhus est, avant tout, la dispersion des malades, il s'ensuit nécessairement que leur concentration dans les lazarets et les nombreuses pratiques irrationnelles adoptées dans ces établissements (1) sont des moyens à peu près infaillibles d'aggraver le mal dont on cherche à arrêter les progrès (2). Au reste, ce n'est pas la première fois que les hommes ont tourné le dos au but qu'ils cherchaient à atteindre. Ainsi autrefois on sonnait partout les cloches, et on les sonne sans doute encore en beaucoup d'endroits, pour éloigner le tonnerre, tandis que rien n'est plus propre à l'attirer. A Marseille, on croit avantageux de murer les maisons où sont morts des pestiférés, tandis que c'est le moyen le plus certain de conserver le mal dont on cherche à se garantir. Quoique contagioniste, Mead se serait assurément bien gardé d'approuver cet inepte précepte, lui qui, après avoir proposé les quarantaines et les cordons comme préservatifs de la peste, reconnaît que quand le mal a pris une grande extension malgré leur emploi, le seul parti à suivre est de lever les cordons et de disperser les malades à la campagne (3). Or,

(1) Fodéré, *Dict. sc. méd.*, art. LAZARET.—*Dict. de méd.*, 2e édit., art. MESURES SANITAIRES.

(2) M. Rossi a prouvé de la façon la plus convaincante que la perte s'est montrée beaucoup plus souvent en Europe depuis qu'avant l'établissement des lazarets (a). Si malgré cela on peut, sans doute avec raison, se refuser à attribuer ce fâcheux résultat à l'influence de nos mesures sanitaires, on ne saurait au moins le donner comme une preuve de leur efficacité.

(3) *Tractatus de peste*, pag. 17.

(a) *Rapport à l'Acad.* · *Pièces et documents pour servir à l'appui*, etc., pag. 634 et suiv.

s'il est vrai que qui peut le plus peut aussi le moins, doit-on douter que le remède capable de dompter une maladie au fort de son développement ne soit le plus propre à l'empêcher de naître?

La certitude de parvenir à éteindre promptement la peste, en donnant aux pestiférés les soins dont l'expérience a démontré l'efficacité, serait à elle seule un motif suffisant pour faire rejeter résolument notre système sanitaire. A plus forte raison devra-t-on en venir là, s'il est démontré, comme la commission le pense elle-même (*Rapport*, page 199), sur vérification des faits avancés par M. Aubert-Roche, que l'incubation de la peste n'a pas plus de huit jours de durée (1). N'est-il pas dès lors évident qu'il n'y a aucun risque à admettre sur-le-champ à libre pratique tout navire qui, parti depuis neuf ou dix jours d'un lieu où règne la peste, n'a pas eu de malade pendant la traversée? Telle est la conduite des Anglais, non seulement depuis dix ans, comme on le suppose généralement, mais depuis au moins 1824, c'est-à-dire depuis vingt-deux ans, ainsi que dans le temps je vous en ai fourni la preuve (2).

Lorsque aujourd'hui le fait est notoire pour tout le monde, lorsque l'on voit de hauts fonctionnaires du gouvernement, des intendants, des consuls, des ambassadeurs, etc., prendre la voie de l'Angleterre, et, par ce moyen, se mettre en mesure d'assister aux soirées du château, à une époque où ils auraient encore douze ou quinze jours de quarantaine à subir, s'ils fussent débarqués à Marseille, l'autorité pourrait-elle, sans entrer en révolte avec le sens commun le plus vulgaire, persister à tenir la petite porte hermétiquement fermée, tandis que la grande reste largement ouverte, et porter du même coup une atteinte ruineuse à nos intérêts commerciaux, déjà compromis par tant d'autres causes? Les mesures sanitaires actuelles auraient tous les avantages qu'on leur attribue à Marseille, qu'en un tel état de choses nous devrions y renoncer, à moins d'être assez forts pour con-

(1) *De la réforme des quarantaines*, etc., pag. 85.

(2) *Journ. de physiol.* etc., tom. II, pag. 296, et *Journ. hebd. de méd.*, juillet 1833, pag. 89.

traindre les autres peuples de l'Europe à les observer avec nous, comme par le passé.

Si une expérience d'au moins vingt-deux ans, faite sur la plus vaste échelle, et continuée sans interruption durant l'épidémie désastreuse de 1834 à 1835, qui n'a ralenti en rien l'activité des relations commerciales de l'Angleterre avec l'Égypte, ne suffisait pas pour dissiper la crainte de voir la peste s'introduire en France, nous trouverions un supplément de sécurité dans l'étude et la connaissance des causes auxquelles elle doit originairement sa naissance. Sous ce rapport, MM. Lachèze et Hamont nous fournissent, relativement à la malheureuse Égypte, des documents d'une grande valeur (1). Les redoutables foyers d'infection qu'elle renferme (*Rapport*, page 23) ne se trouvent plus chez nous. Il n'est pas de grandes villes où on laissât, comme à Marseille en 1721, s'accumuler dans les rues et sur les places publiques plusieurs milliers de cadavres humains, des monceaux de hardes, de matelas, d'ordures, de fumiers de toute espèce, des tas d'animaux morts, etc. (2); n'accordant aucune influence fâcheuse à d'aussi énergiques causes d'insalubrité, et attribuant, avec une foi des plus robustes, tous les ravages du mal au *contagium*.

De nos jours, fort heureusement, l'hygiène est mieux comprise, et aucun homme sensé n'hésite à croire que Marseille a dû à son incroyable incurie, à ses déplorables préjugés, à son aveugle superstition, la plus grande part, sinon la totalité des maux qui l'ont accablée il y a cent vingt-cinq ans. On achève de s'en convaincre quand on réfléchit un instant au grand nombre de villes, de localités, de contrées plus ou moins vastes, devenues salubres ou insalubres (*Rapport*, page 36), suivant qu'on y observait bien ou mal les préceptes de l'hygiène (3). Exemple, l'ancienne Égypte,

(1) *Note sur la peste*, etc., *Bulletin de l'Académie*, tom. Ier, pag. 349.— *Annal. d'hygiène*, Paris, 1829, t. II, p. 487.—*Bulletin de l'Acad. de méd.*, t. X, p. 40 et 162.

(2) Pichatty, *Journal abrégé*, etc. *Pièces historiques sur la peste*, etc., 1720, tom. Ier, 33 et suiv.

(3 On attribue avec raison à la civilisation, si l'on donne ce nom à la

quoique sa salubrité ait été sans doute exagérée par la commission (*Rapport*, page 22), un peu trop empressée peut-être d'adopter à cet égard les idées de M. Pariset (1). En effet, l'histoire parle, au temps de Sésostris, d'une peste meurtrière (2) sans doute accompagnée de bubons, comme on peut raisonnablement l'inférer d'un fragment de Rufus d'Éphèse, d'où il résulte que la peste à bubons a été observée dès avant Jésus-Christ (3), et, par conséquent, remonte à une antiquité illimitée, suivant la judicieuse remarque de M. Littré (4). D'un autre côté, Épicure attribue avec grande raison au climat insalubre de l'Égypte la lèpre, si improprement appelée de nos jours éléphantiasis des Grecs, qui, de son temps, n'en étaient jamais atteints (5). Enfin, Pugnet nous

connaissance et au bon emploi des moyens hygiéniques, la disparition presque complète des épidémies produites par l'infection autrefois si fréquente en Europe. Cette remarque très vraie me fournit l'occasion de dire que jusqu'à présent la civilisation a été impuissante pour nous délivrer des maladies essentiellement contagieuses, exemple, la syphilis, qui n'est pas moins à craindre aujourd'hui que dans les premiers jours de son apparition, et la variole, dont il serait impossible de nous garantir, sans la découverte de la vaccine. Il en est de même pour les maladies qui, comme le choléra-morbus et la grippe, tiennent à des conditions météorologiques ; nous ne pouvons pas plus nous en préserver que d'empêcher les jours d'être courts en décembre.

(1) M. Pariset attribue à la coutume des embaumements l'avantage qu'a eu, suivant lui, l'ancienne Égypte d'être à l'abri de la peste (a). Pour un esprit inventif, il y a du guignon à accorder une pareille influence à un mode d'ensevelissement qui, réservé pour les grands et les riches, a dû être appliqué tout au plus à un mort sur cent, comme le prouvent sans réplique les calculs de M. Labat (b).

(2) *Chronologie égyptienne*, tom. Ier, pag. 260, et tom. II, pag. 251.

(3) *Classicorum auctorum*, etc., curante A. Mayo, tom. IV, pag. 11.

(4) *Dict. de méd.*, etc., 2e édit., art. PESTE, pag. 43.

(5) Est elephas morbus qui propter flumina Nili
Gignitur Egypto in mediâ, neque præterea usquam (c).

(a) *Mémoire sur les causes de la peste*, Paris, 1837, in-18°.

(b) *Annales de la méd. physiol.*, tom. XXV, pag. 727.

(c) Lucrèce, *de Rerum naturâ*, lib. VI. vers. 1112 et 1113.

permet d'assurer qu'avant, pendant et depuis les Pharaons, la peste n'a pas abandonné l'Égypte (1).

Mon intention n'est pas de conclure de ces faits que l'assainissement de cette contrée est impossible : loin de là, je la crois très réalisable; mais, jusqu'à présent, il n'y a vraiment rien eu de fait en vue de l'obtenir (2). Le pacha, dont on vante, sans doute avec raison, le génie puissant, parait forcé de consacrer toutes ses ressources à l'entretien d'une force militaire ruineuse pour le pays soumis à sa domination. Le sort des masses l'inquiète très médiocrement. Peut-être même ignore-t-il leurs horribles souffrances (3). Cependant la population diminue (*Rapport*, page 36, note); plus de 60,000 fellas périssent à creuser un canal; et si quelqu'un de ces infortunés a lu notre La Fontaine, il a dû plus d'une fois se rappeler avec amertume cette pensée si vraie :

Notre ennemi, c'est notre maître (4).

En pareille occurrence, nous sommes fortement intéressés à user de toute notre influence pour hâter l'assainissement de l'Égypte; car si la peste en était une fois chassée, les plus entichés fracastoriens consentiraient volontiers, sans doute, à l'abandon de précautions devenues désormais inutiles, comme elles sont déjà condamnées irrévocablement par tous

(1) *Mémoires sur les fièvres*, etc. *Examen de deux questions*, p. 83 et suiv.

(2) Voici comme à ce sujet parlait Pugnet il y a près de cinquante ans : « Il » n'est que trop certain, à la honte de toutes les puissances qui se sont » successivement disputé et enlevé les rênes du gouvernement égyptien, » qu'uniquement dirigées par des vues de cupidité, elles ont constamment » négligé et les maux sous le poids desquels le peuple gémissait et » les moyens d'en diminuer la somme (a). »

(3) « L'Arabe est si malheureux que dans ses prières il prie Dieu de lui » envoyer la peste pour l'arracher à sa peine (b). » Le proverbe que rapporte Bacon est donc encore aussi fondé que jamais : « Ubi equus Ottomani pedem posuit, vix populus crescet (c). »

(4) *Fables*.

(a) *Mémoires sur les fièvres de mauvais caractères*, etc., pag. 93.
(b) Hamont, *Annales d'hygiène publique*, etc., tom. IV, pag. 125.
(c) *OEuvres philosophiques*, liv. III, pag. 501.

ceux qui savent à quel point elles méritent les reproches que leur ont adressés Pouqueville, Lassis et ce généreux Chervin (1), mort trop tôt pour assister au triomphe d'idées à la propagation desquelles il a si puissamment contribué.

Dans l'intention de ne rien négliger pour amener un résultat des plus importants à tant d'égards, et comme tel impatiemment attendu, je voterais, s'il le fallait, contre le rapport, à cause des points de doctrine, suivant moi, très contestables qu'il renferme. Je vote seulement contre les conclusions; d'abord parce qu'elles sont trop loin du but où je tends, et ensuite, bien plus encore, parce qu'elles sont en opposition avec les conséquences légitimes des faits sur lesquels elles auraient dû s'appuyer. Je suis donc très disposé à me rattacher à tout amendement moins éloigné de ce qui, à mon sens, aurait dû être proposé par la commission.

OPINION DE M. CASTEL.

Séance du 19 mai 1846.

> Quid Romæ faciam? mentiri nescio; librum,
> Si malus est, nequeo laudare.....

Messieurs, ce début, au moins fort austère, contraste avec l'empressement qui a accueilli l'œuvre que nous sommes appelés à discuter et à juger. Elle a été entourée de prévenances flatteuses, même dans son berceau; elle avait à peine fait son entrée dans le monde médical, lorsque la presse périodique, accoutumée à prendre l'initiative en toutes choses et à disposer des trompettes de la renommée, lui a décerné des palmes. La commission avait de grandes difficultés à surmonter; elle a dû lutter tantôt contre le despotisme des préjugés,

(1) *De febre adeno nervosa seu de peste*, etc., 10 messidor an XI, p. 40 et 41. — *Causes des maladies épidémiques*. — *Absurdité des quarantaines*, *Lancette française*, 6 août 1842, pag. 438, et Mémoire inédit, intitulé: *Des quarantaines, des préjudices et des maux qu'elles occasionnent; examen critique des bases de la législation sanitaire et exposé d'un plan de réforme d'après l'état actuel de la science.*

tantôt contre des opinions préconçues, exagérées et en opposition directe avec une juste appréciation des lois de l'organisme. Elle a dû prémunir la société et contre des craintes excessives, et contre une excessive sécurité. Tel a été le but des investigations auxquelles elle s'est livrée, et des inductions qu'elle a tirées de documents réunis après de laborieuses recherches, analysés avec sincérité, classés avec méthode, et dont le commentaire a amené un certain nombre de corollaires destinés à prêter un appui à la législation sur les mesures sanitaires.

Adopter ou créer une théorie lucide sur la contagion serait la voie, sinon la plus facile, au moins la plus sûre pour arriver à une bonne solution de la question des quarantaines. La commission a mieux aimé grouper des faits, rassembler des témoignages, citer les opinions émises par les voyageurs, par les écrivains qui ont observé la peste, notamment par les contemporains, de telle sorte qu'on trouve dans le rapport un grand nombre de relations ou plutôt d'indications chronologiques de peste, et qu'on n'y trouve presque rien qui serve à rendre raison de ses phénomènes. J'y ai noté l'absence de considérations générales sur les maladies pestilentielles, sur les causes et sur les symptômes qui leur sont communs. Je suis loin de prétendre qu'il soit dépourvu d'intérêt; il me semble mériter la reconnaissance de la compagnie, quoiqu'il ne me semble point digne de toute son approbation. Ses honorables auteurs ont préféré le *modus faciendi* des historiographes au *modus faciendi* des médecins. A la vérité, un simulacre d'étiologie fait une courte apparition dans le vestibule : « La peste est une maladie de tout l'organisme, dans » laquelle les systèmes nerveux, sanguin et lymphatique » sont surtout affectés. » Quelle est la maladie à laquelle un de ces systèmes reste étranger? La part qui revient à chacun d'eux n'est-elle pas une suite de leurs rapports, d'une dépendance réciproque? Vous voyez déjà combien cet aperçu sur le siége de la peste serait stérile, si la physiologie n'intervenait point. Repousser ses lumières, ce serait méconnaître les premières lois de l'organisation (1). Non seule-

(1) *Morbis quoque quasdam leges natura posuit.*

ment elle dévoile l'origine des phénomènes, elle les fait pressentir ; et par exemple, ne suffit-elle point pour faire prévoir que des hommes vivant au milieu de substances végétales ou animales en putréfaction subiront l'influence des émanations qu'elles répandent ; que ces émanations, après avoir pénétré dans le corps, changeront la composition des liqueurs animales; que par une suite de cette dégénération la puissance des principaux agents d'excitation sera modifiée ? De déduction en déduction, on reconnaîtra qu'il y aura identité ou analogie entre les produits dans tous les lieux où il existera un foyer de corruption, si toutefois les conditions capables de favoriser une infection se trouvent réunies.

Que ces émanations soient appelées miasmes, qu'elles reçoivent un autre nom, il importe peu. Toujours est-il que, dès qu'elles ont acquis droit de cité dans le corps d'un animal, elles y engendrent un élément septique, lequel est plus dangereux quand il demeure concentré dans les viscères, et dont l'explosion au dehors détermine l'apparition de bubons, de charbons, de pétéchies. Si l'indigence, une mauvaise alimentation, l'abattement moral concourent au développement du *septum*, c'est parce que ce sont autant de débilitants. Quelle est son essence ou en quoi consiste-t-il? Les symptômes de la peste, les lésions que l'autopsie découvre dans les cadavres des pestiférés répondent à cette question. Il n'est pas moins rationnel d'admettre un élément septique comme principe immédiat dans les maladies pestilentielles, que d'admettre des antiseptiques dans la matière médicale. Vous serez plus disposés à apprécier les avantages de cette explication, si vous la comparez à celle qui a été donnée par les auteurs qui ont attribué la peste à l'inflammation des parties les plus subtiles du sang.

Est-il quelquefois le produit d'une seule cause? Il n'est pas plus difficile de concevoir qu'il en peut être ainsi, que de concevoir comment un seul venin infecte tout un corps. La commission qui a fait l'énumération des causes externes auxquelles la peste peut être attribuée, sans rechercher leur mode d'action, a supposé que le concours de plusieurs causes était nécessaire à sa production. Il y a tant d'affinité entre cette maladie et d'autres maladies fébriles, que cette supposition me paraît gratuite. Après l'énumération de laquelle je viens de parler, la commission a formulé les deux propositions qui suivent : « Chacune de ces causes, prise isolément, » ne produit pas la peste. Réunies, elles ne l'engendrent pas » nécessairement. » De ces deux propositions, la première n'est pas fondée, et la seconde est plus qu'une superfluité.

Les préjugés accrédités sur la peste viennent principalement de ce qu'on l'a considérée comme une entité morbide sans rapport avec aucune autre, et que ses causes, ses phénomènes, sa terminaison, et surtout son caractère éminemment contagieux, devaient faire classer à part. On lui a assigné une origine distincte, et cependant ses causes sont, ou pareilles, ou semblables à celles qui donnent naissance à d'autres maladies; une nature propre, et cependant, par ses symptômes, par les périodes qu'elle parcourt, par son jugement, par les lésions cadavériques, elle se rapproche de beaucoup d'affections fébriles, notamment du typhus, dont, à mon avis, elle n'est séparée que par un surcroît d'intensité. Au degré près, Sydenham, Lieutaud et d'autres l'ont assimilée à une fièvre maligne. La peste est-elle la seule dans laquelle on observe la tuméfaction des glandes, des pustules, des pétéchies, et pouvons-nous nous empêcher de reconnaître que, même dans notre France, les fièvres exanthématiques sont les plus contagieuses?

On avait supposé dans la peste une manière d'être absolue, une séméiotique constante, et cependant elle offre des nuances, des modifications, comme il conste par les renseignements communiqués par les médecins de l'armée russe en Moldavie et en Valachie. Enfin, encore aujourd'hui, on s'efforce tantôt de découvrir son berceau, tantôt de lui assigner une patrie, et cependant la peste est cosmopolite (1). Envisagée sous cet aspect, elle devra inspirer moins de terreur;

(1) Pline a mentionné, comme fait exceptionnel, que ce fléau n'avait jamais visité les Locriens ni les Crotoniates.

car les plages où elle s'est montrée sont tellement multipliées, leurs différences sont tellement tranchées, quant au climat, au sol, à l'alimentation, aux travaux, aux usages domestiques, qu'en les mettant en regard on trouverait la preuve irréfragable d'un principe contagieux, permanent, indomptable, et aussi de justes motifs de craindre de ne pouvoir lui opposer d'infranchissables barrières, si l'on était autorisé à admettre que toutes les fois que la peste a sévi dans une contrée, elle y avait été portée d'un commun et lointain foyer, c'est-à-dire d'un pays où elle est endémique.

Voyez tout ce qu'on éprouve de désappointements lorsqu'on ne s'est pas élevé à un certain nombre d'idées générales. On ne sait où trouver un appui, un point de départ. On est réduit à chercher une interprétation, un cadre spécial pour chaque fait. C'est ainsi qu'en dotant la peste de quelques attributs exclusifs, on a été forcé de créer des distinctions dont les unes se rapportent à la spontanéité (ce qui est l'équivalent de non transmission) de la peste, les autres aux modes de sa propagation; celles-ci aux dimensions de son foyer, celles-là au nombre des malades. De là est né cet immense préjugé que la peste sporadique n'est pas contagieuse, comme s'il existait une ligne de démarcation entre le ferment, le poison, quel qu'il soit, qui produit la maladie, et celui qui la rend contagieuse. La transmissibilité est le produit de la nature de la maladie; elle est indépendante du nombre des malades qui en sont atteints simultanément. Reconnaissons pourtant que la peste sporadique est beaucoup moins sujette aux chances de transmission. Pourquoi? Parce que, le genre d'une maladie étant le même, son règne épidémique lui donne un surcroît de violence. Mais il ne suit point de là qu'elle ne soit point communicable, par cela seul qu'elle est sporadique. La variole n'est-elle contagieuse que dans ses épidémies? On a supposé une généalogie entre certaines fièvres et la peste, au lieu de les considérer toutes comme une chaîne dans laquelle la fièvre gastrique serait le premier anneau, et la peste le dernier. Leur classification serait calquée moins sur des phénomènes propres à chaque genre ou sur un type unique, un caractère distinct, que sur le plus ou moins de gravité des mêmes symptômes, des mêmes conditions fébriles. Ces données une fois admises, on n'aurait pas à rechercher si la peste appartient aux maladies paludéennes, si elle appartient aux maladies des camps et des prisons, etc.; la connexité entre l'ensemble des signes pathognomoniques aurait révélé la connexité entre les causes occasionnelles, et la cause prochaine se ferait voir avec la même évidence. C'est surtout dans la peste que la fièvre doit être considérée, non comme la maladie, mais comme une réaction que la maladie a rendue nécessaire : aussi la peste est d'autant plus promptement mortelle que la fièvre manque. Lorsque j'analyse ses causes les plus ordinaires, j'éprouve beaucoup d'étonnement de ce que leur investigation n'a conduit à aucune déduction physiologique. N'est-il pas étrange qu'on ne soit pas parvenu, dès les premiers rapprochements, à une juste appréciation du rôle dévolu à chacun des deux principaux moteurs de la vie ? Il était au pouvoir des médecins qui, les premiers, observèrent la peste, de constater que l'excitation de nos organes est un produit complexe, qu'elle dépend de deux agents qui ne peuvent rien l'un sans l'autre. Leur influence se dessine dans la peste, comme dans l'asphyxie. Il n'est pas plus difficile de comprendre l'influence d'un miasme que de comprendre comment le gaz acide carbonique ou un autre gaz délétère met obstacle aux contractions du cœur. Le système sanguin a reçu les premières atteintes. Est-il besoin d'expliquer pourquoi la circulation s'embarrasse d'abord dans les ganglions lymphatiques ?

La commission a constamment subordonné le génie contagieux au génie épidémique, les dangers de l'un aux dangers de l'autre. Si elle a admis que la peste pouvait être transmise par contagion, elle n'a point admis qu'elle pût se propager autrement que par épidémie. Elle a confondu ainsi la communication d'une maladie avec ses envahissements, oubliant que les communications sont successives, et que les envahissements peuvent être simultanés. Elle considère la transmission de la peste comme le point de départ d'une épidémie dont le règne s'établit, au lieu de la considérer comme le point de départ d'un ferment contagieux dont l'explosion commence. Dans son opinion, la peste peut attaquer un individu sain, à la suite de ses rapports avec un malade; mais elle ne peut en attaquer un grand nombre sous l'empire des mêmes influences, et ses ravages ultérieurs devront être attribués, non à ce qu'elle est restée contagieuse, mais qu'elle est devenue épidémique, comme si le venin contagieux ne suffisait point pour la propager, pour agrandir la sphère de son action. Au point de vue de la commission, ce ne sont point les progrès de la contagion importée à Tanger par des pèlerins, en juin 1818, qui ont moissonné les deux tiers de la population de cette ville : « Les quatre premiers décès de peste avaient fait naître une épidémie..... » Donc, soit que la peste ait été importée, soit qu'elle provienne de causes locales, elle sera classée parmi les épidémies, et sa propagation sera attribuée au génie épidémique, toutes les fois qu'elle aura sévi longtemps ou avec fureur. Sur quel fondement, entre des milliers de victimes, place-t-on les quatre premières seulement dans le domaine de la contagion, et toutes les autres dans celui de l'épidémie?

Où sont les moyens de discerner si une peste qui a été communiquée par contagion se répand à la manière d'une épidémie? Il suit de là que les pays où la peste est endémique sont ceux où elle peut être plus longtemps sporadique, et aussi ceux où elle s'étend, se déploie le plus souvent sans contagion; qu'il suffit qu'elle ait été importée pour qu'on soit autorisé à contester à ses progrès une origine épidémique. Disons en passant qu'elle présente d'autant moins ce caractère qu'elle s'éloigne davantage de la fièvre; car, ainsi que l'a dit Bellini, la peste diffère de la fièvre, et la dénomination de pestilentielles donnée à quelques unes exprime un mode, des variétés, tandis que la dénomination de peste est générique. Il n'est pas douteux que les mêmes causes qui donnent naissance à une épidémie ne favorisent la contagion, et que l'état de l'atmosphère appelé par Sydenham *epidemica aeris constitutio* n'ajoute aux chances de transmission.

Toutefois, celle-ci est toujours le résultat d'un élément septique issu d'un corps malade, et elle doit être attribuée, non à ce que la maladie est épidémique, mais à ce qu'elle est contagieuse. D'où vient donc que sa transmissibilité a un terme? D'où vient qu'elle s'arrête? Cela vient (ce rapprochement combat une hypothèse de Sydenham) de ce que les mêmes vicissitudes de saison, le règne des mêmes vents, les mêmes changements de température, qui ont le pouvoir de subjuguer des influences épidémiques, ont aussi le pouvoir de mettre un frein aux invasions d'un ferment contagieux.

Une des questions posées par la commission est celle-ci : « La peste peut-elle se propager de manière à créer une épi» démie? » A quelle fin cette investigation? La peste ne sera-t-elle réputée contagieuse qu'autant qu'elle aura produit une épidémie? ou sera-t-elle toujours réputée épidémique, si elle fait de lointaines et rapides excursions? Il n'y a point de connexité entre l'épidémie et la contagion : celle-ci est soumise à la nature, à l'essence de la maladie. Les émanations d'un corps malade ont seules le pouvoir de la produire. Les exhalaisons d'un cloaque, les effluves d'un marais, les intempéries de l'atmosphère suffisent pour produire une épidémie. Les effluves d'un marais se répandent, les émanations d'un corps malade se transmettent. La fièvre des marais se propage; celle des prisons, des camps, des hôpitaux, se communique. La contagion suppose toujours l'infection, mais toute infection n'est pas suivie de contagion : telles sont les véritables limites entre l'une et l'autre.

J'ai fait justice, il y a vingt ans, de l'exagération, de l'abus de cette distinction que l'on donnait pour appui aux arguments contre la contagion.

«La peste est-elle transmissible en dehors des foyers épidé» miques?» C'est demander si la peste est à la fois épidémique et contagieuse ; et, ici, on rencontre une circonlocution qui n'est pas seulement superflue, mais pleine d'obscurité. Si la commission n'eût pas été sous le joug d'une idée prédominante, elle aurait vu que, après avoir admis que la peste de contagieuse devient épidémique, elle ne pouvait s'empêcher d'admettre que le mode de sa propagation a été changé; que désormais elle se fera, non par des émanations transmises successivement d'un corps à un autre corps, mais par une atmosphère que les émanations auront créée. Veuillez vous souvenir, messieurs, de ce qui a été dit au sujet de la peste de Tanger, et vous comprendrez comment la commission s'est engagée dans des liens inextricables. Elle dit : « Partout où la peste a exercé » de grands ravages, il a été possible de reconnaître les ca» ractères d'une constitution pestilentielle régnante. » Poussé à l'extrême, ce rapprochement légitimerait l'hypothèse que la peste importée d'Orient ne peut faire beaucoup de victimes en Europe qu'autant qu'elle y rencontre la peste; que les chances de sa transmission sont relatives, non à la constitution morbide des pays où elle a été embarquée, mais à la constitution morbide des pays où elle débarque. Entre la peste et une constitution pestilentielle, quel sera l'efficient, quel sera le produit? En quoi diffèrent-elles? Laquelle des deux est le principal agent? laquelle est l'agent subalterne? Dans le dessein de justifier la supposition de cette coïncidence, la commission a invoqué un passage des œuvres de Sydenham : il n'est pas vrai que cet auteur, pour rendre raison des progrès de la peste, ait établi une dépendance entre la transmissibilité et une constitution pestilentielle préexistante dans le pays où la peste a été importée. Après avoir noté l'influence des divers états de l'atmosphère sur la production des maladies, il ajoute : « Nous sommes redevables à » la bonté de la divine Providence de ce qu'elle a voulu que les » constitutions pestilentielles de l'air, je veux dire celles qui » engendrent la peste, le plus cruel des fléaux, survinssent » plus rarement que celles qui engendrent des maladies » moins funestes. De là vient (*undè fit*) que, dans la Grande-» Bretagne, la peste ne sévit avec toute sa férocité que tous » les trente ou quarante ans. » La commission a outre-passé le texte par cette addition : « Quelque fréquentes que fus» sent les importations. » D'un autre côté, elle a considéré comme une déduction ce qui n'est qu'une supputation chronologique. Un calcul, ou vague ou seulement approximatif, ne s'accorderait point avec la précision, la rigidité d'une déduction. On est plus sévère dans l'emploi des chiffres, quand on signale les époques auxquelles un pays a été ravagé par une maladie contagieuse. Sydenham n'a point indiqué une influence épidémique préexistante comme le principe, l'élément nécessaire d'une effrayante propagation de la peste importée. Il avertit que cette diathèse de l'air serait insuffisante, si le germe de la peste (*seminium*) n'était porté d'un corps dans un autre, soit immédiatement, soit médiatement. D'ailleurs, cette influence accessoire s'efface à mesure que les transmissions se succèdent, ainsi que l'ont avancé Boerhaave et Sydenham lui-même (1). En dernière analyse, si l'état de l'atmosphère doit être regardé comme la cause occasionnelle de la peste, lorsqu'elle est née dans une localité, il doit être regardé comme la cause prédisposante de l'invasion d'une peste importée. Les appréciations venues de l'Orient, au lieu de le compter parmi les causes secondaires, l'ont compté parmi les causes principales ; elles tendent à grossir la responsabilité du génie épidémique, à atténuer la responsabilité du génie contagieux. D'un côté, la commission admet que la peste peut créer une épidémie ; de l'autre, elle admet qu'elle peut se transmettre par infection hors des foyers épidémiques, comme si elle avait pu créer une épidémie sans se propager, et comme s'il existait un moyen de transmission autre que l'infection (2). Enfin, quand on décompose cette question, la peste est-elle transmissible hors des foyers épidémiques? on trouve une circonlocution pour admettre la contagion, ou un déguisement pour la nier.

J'ai vainement cherché un contraste entre ces deux conclusions : « La transmission de la peste par les miasmes pes-
» tilentiels est un fait prouvé. — Rien ne prouve qu'elle soit
» transmissible par le contact immédiat des pestiférés. » Les miasmes ne pourraient donc s'échapper de la surface du

(1) Natum semel contagium vim exercere potest, mutatâ etiam aeris conditione. (Van Swiéten, *Comment.*, tom. V, pag. 180.)

(2) La contagion a été définie, une infection qui passe d'un corps dans un autre.

corps d'un pestiféré? Ils ne pénétreraient donc jamais directement dans d'autres corps? On ne conteste pas que les miasmes puissent adhérer aux parois d'un vaisseau, y rester en dépôt, après le départ des pestiférés, et l'on conteste qu'ils puissent adhérer à la surface d'un corps malade, qu'on aille à leur rencontre en touchant ce corps. L'hypothèse d'après laquelle la peste transmise par le contact ne devrait pas être attribuée à des miasmes, est un non-sens. Les miasmes qui sortent des poumons ne sont pas les seuls auxquels l'air sert de véhicule. Une émanation corrompue peut-elle avoir lieu sans l'entremise de l'air, sans être associée à un certain volume d'air? Nous trouvons dans le rapport les noms de plusieurs médecins qui ont succombé à la peste, après avoir donné des soins aux malades qui en étaient atteints. Dira-t-on qu'ils s'étaient abstenus de tout contact avec les malades? Sennert, qui mourut de la peste, s'était-il assujetti à ne point explorer le pouls? La commission demande si quelqu'un pourrait connaître une affinité entre le principe pestilentiel et tel ou tel corps. Il ne s'agit point ici d'affinité, il s'agit d'adhésion, de ce que les Latins appellent *ansa*, *stratum*, *subjectum*. Les corps résistants s'imprégneront-ils de miasmes aussi facilement que les étoffes? Lorsque la commission a mis en doute que les miasmes puissent se déposer sur les vêtements des pestiférés, y adhérer, elle avait certainement oublié ce que les historiens racontent des assises d'Oxford, de l'infection qui y fut portée dans la salle d'audience par des criminels extraits d'une prison, et non d'un hôpital, de la rapidité avec laquelle elle se répandit, et des désastres qui en furent la suite.

Fixer les limites de l'incubation d'un miasme est opposé aux premières notions physiologiques. Sa durée est relative aux divers degrés d'activité de l'absorption, et celle-ci varie, selon l'âge, le tempérament du sujet, selon la saison de l'année, les autres influences atmosphériques, selon l'état des forces, c'est-à-dire le plus ou moins de tonicité de la fibre. Les vieillards, les personnes affaiblies par une hémorrhagie ou une autre cause, absorbent moins dans le bain que les personnes fortes et jeunes. D'ailleurs, comment prendre date de l'entrée d'un miasme dans un corps? La rapporterez-vous au commencement, au milieu, à la fin du séjour qu'un individu aura fait auprès d'un pestiféré ou dans un milieu infecté? L'incubation d'un miasme est quelquefois très longue, et son explosion fort lente; elle peut être retardée ou avancée par des circonstances éventuelles. Lorsque, il y a deux ans, j'émis l'opinion que je reproduis aujourd'hui, elle fut défendue par notre honorable collègue M. Royer-Collard (1), dont l'absence est si affligeante pour l'Académie.

La peste régnant dans une contrée, les habitants qui ont voyagé ont été moins sujets à la contracter. Dans les populations aux prises avec la peste, la mortalité a été beaucoup plus grande parmi les habitants qui s'étaient renfermés que parmi ceux qui avaient osé sortir : au lieu d'en conclure que l'air libre est un puissant antidote, un modificateur des miasmes, les médecins qui ont recueilli ces faits en ont conclu que la peste n'était pas contagieuse. Les miasmes qui ont voyagé n'ont conservé qu'une partie des éléments dont ils se composent dans leur foyer primitif; et cependant les contrées dans lesquelles la peste est endémique sont celles où l'on craint le moins sa transmission. L'habitude émousse toutes les impressions. Le retour fréquent d'un danger diminue les craintes dont il est l'objet. En Europe, les moyens de diversion à opposer à la contagion sont moins difficiles à trouver que les moyens à opposer à une épidémie. D'où vient donc qu'une maladie contagieuse inspire plus d'effroi qu'une maladie épidémique? Cela vient de ce que, plus une maladie est épidémique, plus le vulgaire est disposé à la confondre avec une contagion.

Il faudrait, messieurs, se vouer à une tâche longue et hérissée de difficultés, si l'on entreprenait de signaler tout ce qu'il y a dans le rapport de questions qui n'ont point de fond, de distinctions qui n'offrent aucun contraste, de problèmes qui n'ont point d'inconnu. Voici quelques exemples: « A-t-on

(1) *Bulletin de l'Académie royale de médecine*, t. IX, pag. 209.

» vu dans les foyers épidémiques la peste se transmettre par » l'air chargé de miasmes pestilentiels? » Un miasme est-il autre chose que des molécules d'un air contaminé? L'air n'est-il pas le principal agent des épidémies? Doit-on supposer que son influence se bornera à l'épidémie, qu'elle n'aura aucune part à la contagion? « La peste se propage-t-» elle par la migration de certaines influences atmosphéri-» ques, et indépendamment de l'action que peuvent exercer » les pestiférés? » Qui pourra me dire ce qu'est la migration d'une influence? Si elle consiste en une influence qui agrandit son domaine, je demanderai comment elle s'est épurée avant de s'étendre? « Dans les pays où l'on a observé la » peste spontanée, a-t-on pu attribuer rationnellement le dé-» veloppement de celle-ci à des conditions hygiéniques dé-» terminées? » Quelle est la maladie dont l'origine puisse être isolée des conditions hygiéniques?

Plus d'une fois les jugements de la commission ont emprunté les formes du doute, et ses doutes ont emprunté les formes d'un jugement. Exemple : M. Robert attribue à la presse hydraulique la destruction des miasmes pestilentiels transportés dans les ballots de coton. Il demande que ce moyen de désinfection soit constaté par des expériences : la commission nie que les ballots de coton puissent recevoir et conserver des miasmes; elle n'en appuie pas moins la demande de M. Robert. Ainsi, les expériences auraient pour but, dans la demande de M. Robert, de constater un fait qu'il a observé, et dans la demande de la commission, de constater un fait qu'elle assure ne pas exister. Elle sollicite aussi des expériences pour qu'on sache si les hardes des pestiférés peuvent transmettre la peste. En a-t-elle prévu tous les dangers?

Les formes didactiques données au rapport sont exagérées : de là un appareil imposant de divisions et de subdivisions, de questions inutiles, d'inductions vides; de là le luxe des conclusions, de corollaires partiels qui n'ont amené aucune proposition générale posée avec décision, avec fermeté. Il semble que les inspirations sous l'empire desquelles il avait été commencé se soient affaiblies avant qu'il fût parvenu à sa fin. Les détails peuvent être utiles dans l'exposé des faits. On doit en être avare dans les déductions, surtout quand celles-ci mènent à des préceptes. Etait-il nécessaire, à l'époque où nous vivons, de définir la civilisation ? De nous avertir « que là où les causes productrices de la peste sont » le plus nombreuses et le plus intenses, la maladie est plus » grave et se propage avec plus de facilité, et que tout in- » dividu restant dans un foyer épidémique de peste est ex- » posé à la contracter ? Que la peste épidémique attaque un » grand nombre d'individus à la fois ? » S'il en était autrement, serait-elle épidémique ?

Examinés un à un, les motifs qui ont engagé la commission à conseiller ou à tolérer des mesures sanitaires sont illusoires. S'ils ne renferment pas implicitement tout un désaveu de l'importation de la peste, ils sont au moins en contradiction avec ses déclarations précédentes. « Les sciences » physiques, dit-elle, ne sont pas parvenues à démontrer » quelles sont les conditions du sol et de l'atmosphère des- » quelles résulte en Europe une constitution pestilen- » tielle (1). » Une constitution morbide est en deçà de la contagion. Elle est née dans la région où elle s'établit. Les influences qui produiraient une constitution pestilentielle en Europe ne seraient point différentes de celles qui la produisent ailleurs. Elles proviendraient de l'air, des eaux et des lieux, comme toute constitution morbide. Elles ont été observées et décrites ; le reproche adressé aux sciences physiques n'est donc pas mérité. A cette accusation d'impuissance la commission a joint une demande indiscrète. En effet, les sciences physiques peuvent-elles désigner un état météorologique dans lequel ou sans lequel une peste importée ne peut se communiquer (2) ? Cet état est-il constant ? est-il susceptible d'être déterminé, d'être placé dans le même cadre que le climat ? N'est-il pas éventuel, fortuit, passager ? Il sera dans une saison, dans une année, différent de ce qu'il

(1) Voyez le rapport, pag. 204.
(2) Voyez le rapport.

aura été dans une autre? Que servirait à la sécurité publique de le faire connaître? Un état météorologique peut seulement être constaté : il ne saurait être prévu.

En résumé, la commission, en séparant la peste sporadique de la peste épidémique, sous le rapport de la contagion, a prouvé qu'elle manquait de notions claires sur le principe de la contagion et sur les conditions auxquelles elle est soumise. Le règne épidémique d'une maladie doit s'entendre du nombre de personnes qu'elle attaque, non de sa transmission. Les causes qui enfantent une épidémie exercent une influence plus générale, plus absolue. Les causes qui enfantent la contagion exercent une influence plus circonscrite et relative. Le caractère contagieux et le caractère épidémique sont au-delà des phénomènes qui constituent un genre de maladie, et sur lesquels a été établi le nom qu'elle a reçu. Ce ne sont que des épiphénomènes. La peste est le produit d'un élément septique qui a pénétré dans un corps ou qui s'y est développé spontanément (1), et qui altère, décompose les liqueurs animales, neutralise leur action stimulante. La contagion n'est autre chose que le passage de ce ferment d'un corps malade dans un corps qui ne l'était point. La peste s'est fort civilisée; elle a pris sa part du progrès. Établies sur ce qui est possible, les mesures sanitaires seraient d'une grande rigueur ; établies sur ce qui est probable, elles doivent être renfermées dans d'étroites limites. J'estime que le travail de la commission, avant d'être offert au gouvernement, doit être retouché avec soin; peut-être serait-il utile de le reconstruire sur de nouvelles bases : les principes y manquent de suite et de portée, les inductions y manquent de justesse et de précision; les conclusions ne s'accordent pas toujours avec leurs antécédents.

(1) *Contagium ergo nascitur en humano corpore, dùm morbus adest, etiam sine contagionatus.* (Van-Swiëten. Comment.)

OPINION DE M. HAMONT,

Séance du 2 juin 1846.

C'est avec un profond sentiment d'admiration que j'assiste aux débats dont l'Académie est aujourd'hui le théâtre.

Quelle que soit l'issue de ces débats, l'Académie aura déposé dans le monde les germes d'une révolution dont on peut apprécier déjà les conséquences.

Il semblait que la peste, qui avait ravagé la terre, devait avoir le privilége de moissonner l'espèce humaine sans que jamais on pût espérer de la détruire.

Et voilà qu'aujourd'hui, ce fléau, le plus grand qu'ait produit le génie du mal, se trouve conduit à la barre d'un tribunal qui juge son passé, examine son présent et veut connaître ce qui lui a donné naissance.

Quand on songe aux désastres occasionnés par la peste, à la terreur que partout son nom inspire, on s'étonne que les peuples n'aient point tenté plus tôt des investigations sérieuses, approfondies, sur un mal qu'il est peut-être possible d'extirper.

Comment! il a fallu tant de calamités, il a fallu que ce fléau dévorât tant de victimes, pour que le monde en vînt à une enquête que vous êtes heureusement chargés de conduire.

En 1720, la peste frappe sans pitié les populations du midi de la France, et la France ne peut que prier pour la disparition de la peste.

En 1835, elle se lève de nouveau, hideuse, et dans l'espace de quelques mois elle mène au tombeau plus de deux cent mille individus.

Mais tandis que cette affreuse épidémie, qui n'épargne ni l'âge ni le sexe, qui tue l'enfant à la mamelle comme la femme et l'enfant qu'elle porte dans son sein, des médecins étrangers, mus par un sentiment d'humanité, la suivent dans ses excursions, épient sa marche, et face à face ils osent l'interroger!

Quelques uns tombent sous ses coups; la mort n'effraie point les autres, car d'avance ils ont fait le sacrifice de la vie.

Enfin, lorsque, fatiguée de meurtres, elle n'a pu les traîner à sa suite, elle se laisse arracher un secret qu'elle avait si longtemps gardé.

L'année 1835 fut fatale à la peste. Le voile qui la couvrait fut complétement déchiré, et les médecins étrangers annoncèrent à la civilisation ce que d'autres déjà avaient écrit : qu'elle seule pouvait anéantir la peste.

A la France furent adressées toutes les pièces nécessaires à l'instruction de ce procès (1), parce que la France, il faut bien le dire, a reçu mission d'éclairer le monde.

De quelque part qu'elle vienne, une idée ne peut être féconde qu'à la condition de recevoir en France le baptême de vie. En voici une preuve toute récente. A peine la commission a-t-elle achevé son travail, que l'Angleterre se hâte de le demander. D'où il faut conclure que cette nation n'a pas encore dit son dernier mot sur la question des quarantaines.

Tel est l'hommage que de toutes parts et spontanément on se plaît à rendre à notre pays.

C'est donc en France, ici, dans cette enceinte, que doit être prononcé un jugement qui intéresse à un si haut degré la santé publique.

En présence de ces faits, il importe à l'Académie, dépositaire d'un si précieux mandat, de se dégager de toute influence extérieure, de rechercher avec une complète indépendance ce qui peut, ce qui doit éclairer sa conscience, sans s'inquiéter de ce qui se passe autour d'elle. En d'autres termes. l'Académie, dans cette occasion, doit prendre pour devise ces mots : Intérêt de tous.

Amené à examiner le travail de la commission, j'éprouve le besoin de déclarer, avant de passer outre, que ce travail me paraît être un recueil à peu près complet, où se trouvent

(1) Voyez Pièces et Documents à l'appui du Rapport sur la Peste, pag. 233 et suiv.

rapportés, analysés et résumés les travaux nombreux publiés ou inédits sur la matière.

Pour opérer ce triage, il a fallu à la commission et à son digne rapporteur surtout une persévérance à toute épreuve, un dévouement sans bornes, un dévouement de médecin enfin qui feront de cette œuvre une des plus belles pages de l'histoire de l'Académie.

La première question que devait naturellement se poser la commission est celle-ci : D'où vient la peste, quelles en sont les causes?

Sur ce premier point, il n'y a plus qu'une seule voix : la peste est endémique dans la Basse-Égypte; c'est de là qu'elle se lève menaçante et terrible avec les caractères meurtriers qu'on lui connaît.

Si d'autres contrées la voient éclore également, elle y est moins maligne, moins dangereuse; et, chose heureusement constatée, elle ne surgit plus du sein des pays européens, la civilisation l'en a chassée. Toutefois il m'a paru que la commission, s'appuyant sur l'opinion de quelques médecins voyageurs, a eu peut-être la velléité d'admettre parfois une constitution pestilentielle.

Il est nécessaire de bien éclaircir cette proposition, car si l'on admet une constitution pestilentielle, on s'éloigne de la vérité, on fait fausse route. La constitution pestilentielle vient d'en bas, non d'en haut; elle se compose des émanations provenant des localités et de celles des malades. Joignez à cela chaleur et humidité, et vous aurez cette constitution dont on a fait longtemps un manteau pour cacher la vérité.

Non, il n'est pas dans l'atmosphère de modifications, de changements qui puissent amener la peste. S'il en était autrement, comment la peste demeurerait-elle au Caire pendant deux, trois mois, tandis que dans le désert, à une demi-lieue de là, des familles vivant sous des tentes en seraient à l'abri?

Comment supposer une constitution atmosphérique pestilentielle planant si longtemps sur une ville entière, et respectant les populations voisines? Cela ne peut pas être.

Voilà donc l'étiologie de la peste élucidée, bien établie. Donc, partout où l'on rencontrera ce qu'on rencontre en Égypte, la peste fera éruption. Mais ce fléau consent-il à demeurer sur place? franchit-il l'espace, et va-t-il porter la désolation dans des contrées éloignées?

Oui, dit la commission, la peste se transmet, va d'Orient en Occident avec les navires, avec les hommes, et hommes et navires peuvent devenir des foyers d'infection qu'il faut craindre.

La peste quitte donc son pays natal et se répand hors des premiers foyers.

Comment se fait ce transport? Comment la peste attaque-t-elle des populations exotiques?

Ici, difficultés, embarras; la commission ne trouve pas dans le passé d'explications satisfaisantes.

Forcée de reconnaître la transmissibilité, elle l'explique par la théorie de l'infection.

Mais, lui fait-on observer, voici un homme employé dans un lazaret; il n'est point monté à bord du navire infecté, soigne les pestiférés, sans pourtant demeurer constamment avec eux, et cet homme contracte la peste. Qu'est-ce donc, si elle n'est pas contagieuse, que cette affection qui passe dans un corps sain pour faire explosion par des symptômes identiques avec ceux du premier malade? Et qu'importe un peu plus, un peu moins de distance quand le résultat est le même?

N'y a-t-il pas ici contagion? Alors on élève des doutes, et l'on s'y arrête.

Je n'ai aucune idée préconçue; j'apporte le fruit de mon expérience personnelle ou des recherches que j'ai faites.

La commission a mentionné longuement les expériences qui ont été pratiquées à l'hôpital de l'Esbékieh au Caire. M. Gaétani Bey, qui fut présent à toutes ces expériences, les raconte ainsi: « Sur cinq condamnés à mort, deux ont endossé les chemises et les caleçons des malades. Tous deux ont eu la peste; un est guéri, l'autre en est mort. Sur le troisième, on inocula du sang tiré d'un pestiféré. Il eut la peste et guérit. Le quatrième subit la même épreuve et guérit. Enfin, sur le cinquième, on inocula un peu de sérosité provenant d'une phlyctène, et cette fois seulement la peste ne se montra pas.

Ainsi, sur ces cinq condamnés, quatre ont eu la peste.

En 1824, régnait au Caire une épidémie de peste ; un Européen, M. Céruti, pharmacien en chef au service du vice-roi, annonça que, pour se préserver de la peste, il fallait se l'inoculer comme on s'inoculait autrefois la petite-vérole pour en atténuer la gravité.

M. Céruti habitait la citadelle du Caire, c'est-à-dire le lieu le plus élevé et le plus isolé de la ville. Six Européens crurent M. Céruti et se firent inoculer. Cinq d'entre eux eurent la peste et en moururent.

Dussap ose proposer à des enfants égyptiens de se laisser introduire sous la peau du bras un peu de pus qu'il avait extrait de bubons de pestiférés ; des enfants acceptent, Dussap les inocule : les uns succombent de la peste, les autres heureusement n'ont aucun mal.

J'ai voulu savoir si la peste pouvait passer de l'homme aux animaux. Pendant l'épidémie de 1835, j'inoculai sous la peau du cou d'un cheval du sang d'un bubon.

Le cheval présenta les symptômes suivants : station chancelante, vertiges, pesanteur de tête, yeux fixes, pupille dilatée, injection de la sclérotique ; le cheval tombe plusieurs fois de suite ; agitation très grande, respiration laborieuse. Deux jours après, ces symptômes disparaissent.

Un autre cheval reçoit sous la peau du cou une certaine quantité de sang d'un pestiféré. Peu de temps après : tête basse, yeux larmoyants, pétéchies sur la conjonctive droite, marche chancelante, respiration accélérée ; pouls petit, serré. Ces symptômes se dissipent.

Pour les hommes dont il vient d'être question, on dira peut-être qu'ils auraient eu la peste sans l'inoculation, puisqu'ils vivaient au milieu de l'épidémie.

C'est possible ; mais il est très possible aussi que l'inoculation seule ait amené la mort en amenant la peste.

Je reconnais que des pestiférés mis en plein air, disséminés sous des tentes, dans le désert, ont offert beaucoup moins de danger aux médecins qui les soignaient.

C'est un fait dont j'ai été témoin à Abouzabel; d'où il résulte que l'encombrement aggrave le mal. Mais doit-on inférer de là que la maladie n'est pas susceptible de se transmettre par contact immédiat? Parce qu'elle ne se communique que dans certaines conditions, est-il rationnel de lui dénier tout caractère contagieux?

Dans le désert, il existe ordinairement une ventilation plus ou moins grande; alors il y a entre le malade et le médecin une masse d'air qui se renouvelle sans cesse et qui emporte avec elle les émanations du malade. Est-ce à dire pour cela que jamais on ne contractera la peste dans ces conditions?

On cite Abouzabel, c'est-à-dire trois ou quatre médecins; mais ce fait isolé suffit-il pour qu'on en fasse une loi? Je ne le pense pas.

Quiconque a suivi des épidémies de peste a pu se convaincre que cette maladie offre des caractères extrêmement variables.

Une fois, elle enlève tous les habitants d'une maison, une autre fois elle tue celui-ci et épargne celui-là; ici elle laisse déserte une habitation, là elle ne fait périr que le tiers des habitants.

Ceux-ci prétendront-ils qu'elle n'est point contagieuse? Et voici qu'un autre fait se produit tout-à-coup et ramène à une croyance opposée, comme si la peste prenait plaisir à dépister ceux qui veulent l'étudier.

Chérif-Pacha, ministre des finances, habite un grand palais construit au milieu du Caire. En 1835, il met la moitié de son palais en quarantaine rigoureuse, et laisse l'autre moitié en libre pratique. Dans la première division, point de peste; dans l'autre, au contraire, la maladie pénètre et y fait de nombreuses victimes.

Bien que j'admette que des gens en quarantaine ont eu la

peste, il n'en faut pas moins conclure que la séquestration, en général, offre des garanties. En Égypte, tous les médecins la conseillent, et le gouvernement en a sanctionné le principe.

En 1835, les établissements du gouvernement, présentant un effectif de 23,605 personnes, furent hors des atteintes de la peste, quand, autour d'eux, la maladie sévissait avec fureur.

Passons à une autre question.

Puisque la peste peut envahir l'Europe, que faut-il faire pour s'en préserver ?

Conserver nos lazarets, voilà la réponse de la commission.

Les lazarets, contre lesquels on s'est élevé avec une sorte d'acharnement, ont résisté à l'épreuve ; leur utilité ressort plus évidente que jamais du travail de la commission.

C'est qu'en effet il n'est point de rempart plus puissant contre la peste.

La Grèce est à peine indépendante, qu'elle crée des lazarets ; la peste y pénètre, mais y meurt faute de pouvoir en franchir les murailles.

Cela s'est également vu à Marseille, à Livourne, à Gênes, à Venise, etc., etc.

Depuis l'établissement de son lazaret, Syra n'a jamais eu la peste, et pourtant elle est souvent entrée dans son lazaret. Faudrait-il donc supposer qu'elle n'est endémique que dans cet établissement ?

Smyrne avait quelquefois la peste ; on y élève un lazaret, et la peste cesse de s'y montrer.

M. Ségur-Dupeyron interroge à ce sujet les médecins de cette ville, qui lui font cette réponse :

« Nous soussignés, médecins exerçant à Smyrne, déclarons sur l'honneur et devant Dieu que depuis l'année 1838, époque de la création d'un office sanitaire à Smyrne, nous n'avons visité aucun malade de la peste ni entendu dire que personne autre en eût visité.

» Nous déclarons, en outre, que le bruit de peste ne s'est

» fait entendre, depuis 1838, que trois fois, et cela chez » les individus provenant d'Alexandrie et de la Syrie par des » bateaux à vapeur arrivés ici et mis en quarantaine. »

Suivent vingt-sept signatures.

Il n'est personne, à coup sûr, qui ne préférât la suppression des lazarets à leur conservation; mais je ne vois pas que ces établissements doivent crouler sous les coups des adversaires que j'ai entendus ou dont j'ai lu les ouvrages.

J'abandonne un instant toute idée de contagion, et, ne reconnaissant que l'infection, voyons où cette théorie nous mène.

Un navire venu à Marseille a la peste à son bord. Qu'en fera-t-on ? J'entends dire : Disséminez les malades, les gens de l'équipage, les effets, les marchandises, car la dissémination est le moyen par excellence. Très bien ; mais où faut-il que je dissémine? dans la ville? Mais les malades renfermés dans leurs chambres, quelque disséminés qu'ils soient, vont faire naître des foyers d'infection qui seront funestes aux personnes qui les soigneront.

Faut-il donc disséminer dans les champs, sous des tentes? Mais d'abord, si en Égypte les intempéries des saisons ne sont pas à redouter, elles sont, au contraire, fort redoutables en France. Nous n'irons certainement pas exposer des malades à la pluie, au vent, au froid ; nous leur donnerons, au contraire, des lieux choisis, convenables ; nous les entourerons de tous les soins minutieux que réclame leur état.

Une autre question. Permettrez-vous aux parents, aux amis de voir, de soigner les malades atteints de peste, en leur donnant la faculté d'aller, de venir à volonté?

Je m'arrête, effrayé du danger que j'aperçois.

Obligés de maintenir nos lazarets, quelle doit être la durée de la quarantaine?

La commission admet que la période d'incubation ne peut dépasser huit jours.

Je n'ai jamais compris que l'organisme dût se prêter à un principe aussi absolu. Comment! il serait vrai que l'incubation de la peste ne pourrait être que de huit jours au plus chez des enfants, des femmes, des hommes adultes et des vieillards, c'est-à-dire que ni l'âge, ni le tempérament, ni le sexe, ni l'état de santé, ne peuvent influer sur le temps de cette incubation! Je ne puis y croire. On cite des faits puisés, dit-on, dans une longue période, je le veux bien; mais peut-on certifier que là où l'arbitraire, l'ignorance, les préjugés ont dirigé les opérations de l'administration, on doive avoir une foi aveugle en ses archives. Je soumets ces réflexions au jugement de l'Académie. Voyons pourtant s'il n'existe pas d'autres faits qui constatent une période d'incubation plus longue.

« Extrait des pièces justificatives jointes à l'ouvrage intitulé : *Histoire de la peste qui a régné dans les îles de Malte, de Gozzo, de Corfou*, etc., par J.-D. Tully (Londres, 1821).

» *Tableau* montrant les divers cas de peste avec la mortalité et autres particularités qui sont survenues à bord du navire *ionien* (brick) *Saint-Spiridion*, lequel navire est arrivé à Zante, *le* 18 *juin* 1829, venant de Tunis avec un équipage de huit personnes, capitaine et subrécargue compris, ainsi qu'il résulte des papiers du bord portant la signature de *Richard Oglander*, consul de S. M. B. à Tunis, lesdits papiers portant la date du 2 juin 1829 (supposons qu'il ne soit même parti que le 6).

Noms des personnes.	Dates de l'attaque.	Dates des décès.
Pietro di Papa Giovanni	23 juin	26 juin.
Giovanni Petros	24 »	28 »
Domenico Zafaropolo	24 »	1er juillet.
Platé Arvenatalachi	24 »	30 juin.
Cap. Michaël Zafaropolo	25 »	28 »
Plati Svrono	26 »	28 »
Anastazio Miziale	26 »	28 »
Giovanni Miziale	non attaqué	
Giovanni Patrichio (garde-santé)	27 juin	1er juillet.

» *Observations.* Immédiatement après l'arrivée du navire de Tunis à Zante, conformément aux règles de quarantaine, un gardien appartenant au bureau de santé (Giovanni Patrichio), fut placé sur le navire. Aussitôt son arrivée à bord, ce gardien commença à remplir son office, c'est-à-dire à mettre à l'évent les objets contenus dans les coffres, paquets, etc., appartenant à l'équipage. *Tous les symptômes*, dans chaque cas, ont été des symptômes non équivoques de peste, *accompagnés de bubons* et de charbon. *Signé* Jos.-Thomas, président du bureau de santé. »

Ainsi voilà un homme, Pietro di Papa Giovanni, chez qui l'incubation a été de dix-sept jours ; et un autre, le garde de santé, Giovanni Patrichio, chez qui elle a été de neuf jours, puisqu'il est monté à bord le 18, et qu'il est tombé malade le 27 juin.

Dans son dernier rapport adressé à M. le ministre du commerce, M. de Ségur-Dupeyron mentionne plusieurs autres faits semblables. Je cite celui-ci, qui m'a paru le plus remarquable.

Il s'est passé au lazaret de Kouléli :

« Méhémet Hussein, âgé de trente-cinq ans, natif de Césarée, » habitant Constantinople depuis son enfance, fut chargé, » comme porte-faix, de transporter du quai au lazaret de » Kouléli quelques marchandises et les bagages des passa- » gers arrivés le 8 juin par le navire du capitaine Yazidgi- » Oglan. Ce porte-faix ne mit jamais le pied à bord du navire » infecté, et ne fut employé qu'au transport des bagages et » pendant leur débarquement. Les objets furent totalement » débarqués le 11 juin, et ce porte-faix tomba malade de la » peste le 22, ce qui donne une incubation de onze jours. »

Ce fait démontre, en outre, que la peste peut se communiquer par des hardes.

Pour donner plus de poids à son opinion, la commission cite le lazaret d'Alexandrie où les médecins les plus contagionistes, dit-elle, ne font subir aux provenances de Constantinople qu'une quarantaine de huit jours. Je ne conteste pas le fait ; mais la commission a dit ailleurs que la peste qui vient de Constantinople est bien moins à craindre que celle d'Égypte. Je trouve donc très logique qu'on agisse ainsi pour les provenances de Constantinople.

Est-il bien démontré que la peste ne revêt le caractère épidémique que tous les dix ans ou à peu près?

Les médecins d'Égypte le pensaient; je l'ai pensé aussi, la commission adopte cette opinion.

Je suis obligé d'avouer que des recherches ultérieures me l'ont fait abandonner.

Depuis 1700 jusqu'à 1838, c'est-à-dire pendant une période de 138 ans, la peste a paru 17 fois tous les ans, neuf fois tous les 2 ans, deux fois tous les 3 ans, une fois tous les 4 ans, six fois tous les 5 ans, deux fois tous les 6 ans, deux fois tous les 7 ans, deux fois tous les 8 ans, une fois après 9 ans, deux fois tous les 10 ans.

J'ai fait ces dépouillements sur des documents officiels puisés au ministère des affaires étrangères.

Un autre dépouillement fait au couvent des prêtres catholiques, au Caire, a fourni à M. Gaëtani-Bey une somme de renseignements à peu près semblable.

Quelles sont les époques des invasions de peste?

Un résumé exact que j'ai fait d'un tableau publié en 1839, et mentionnant une période de 138 ans, me donne ce résultat: la peste s'est déclarée en février, mars, avril et mai.

La commission a oublié de dire qu'en 1834 cette maladie a éclaté à Alexandrie dans le mois de juillet, et qu'elle existait à Nabaro et à Damiette pendant les mois de juillet et août.

La peste épidémique est seule transmissible, dit la commission.

Si réellement elle n'était épidémique que tous les dix ans, les lazarets n'offriraient qu'une utilité rare, de loin en loin; et si elle ne se montre que dans certains mois de l'année, les départs pendant les autres mois peuvent avoir lieu sans crainte pour l'Europe. Or, tout cela malheureusement n'est pas.

Passons aux conclusions pratiques. (Pag. 225 du Rapport.)

§ 2. « La patente de santé sera *brute* quand régnera dans le pays une épidémie pestilentielle, ou même quand celle-ci sera imminente. Reste à déterminer maintenant quand elle sera imminente; à quels signes reconnaîtra-t-on cette imminence? Il est impossible de le reconnaître d'une manière positive, et toujours: aussi existera-t-il constamment de l'arbitraire.

§ 3. « La patente de santé pourra être encore brute lorsque » les pestes sporadiques seront susceptibles, par leur nombre » et leur intensité, de faire naître des craintes relativement à » la propagation de la maladie. »

Cette proposition conduit à cette demande : Où s'arrête la sporadicité, où commence l'épidémicité ?

Combien de cas sporadiques faudra-t-il pour qu'on ait à craindre la propagation du mal?

Ces propositions renferment quelque chose de vague; elles peuvent donner lieu à des méprises qu'il est bon de prévenir. Un médecin non-contagioniste laissera augmenter considérablement le nombre des cas sporadiques, et ne fera pas moins délivrer des *patentes nettes.*

Un autre médecin, avec des idées opposées, verra toujours une imminence de peste, et fera délivrer, au contraire, des *patentes brutes.*

§ 4. « Dans tous les autres cas, la patente sera *nette.* »

Quels sont ces autres cas?

La peste ne quitte pas l'Égypte, et il est très rare qu'on ne rencontre pas toujours dans une ville ou un canton plusieurs pestiférés. Or, qui peut assurer que de la veille au lendemain, par exemple, les cas de peste n'augmenteront pas au point de faire craindre la propagation de la maladie? Personne.

Art. 6. « Tout bâtiment de la marine royale, tout pa- » quebot-poste venant du Levant, aura à bord un médecin. » Il est à désirer que ce médecin ressorte de l'administration » de la santé de France. »

C'est une proposition générale tendant à amener la création d'un corps de médecins spéciaux qui demeureront dans les échelles du Levant, et seront placés à bord des navires de l'État.

Ils auront pour mission de reconnaître l'état sanitaire du pays, celui des passagers et des équipages.

Je ne vois pas la possibilité de faire agréer cette proposition. Voyons, en effet, ce qui se passerait, le cas échéant.

Un médecin sanitaire est placé à Alexandrie; il entend dire que des cas de peste ont éclaté dans un ou plusieurs quartiers de la ville. Quel est son premier devoir? d'aller vérifier sur les lieux si ce qu'on lui a dit est vrai.

Il trouve des malades logés dans des tanières humides comme toutes celles des fellahs; il les visite avec attention, les touche, les voit plusieurs fois dans le jour, retourne les visiter le lendemain, et rend compte au consul.

La commission a-t-elle sérieusement songé à ce qui doit résulter de cette institution? Est-ce que ces médecins ne pourront pas devenir, eux aussi, des foyers d'infection ambulants, si redoutables, au dire de la commission? Maintenant, comment des médecins qui ont vu, touché des pestiférés dans leurs chambres, pourront-ils visiter des passagers sans les exposer à la peste?

Et puis, pensez-vous que des femmes en voyage se laisseront visiter par ces médecins?

Cette proposition ne me paraît pas acceptable.

§ 4. « Pour les navires ayant un médecin sanitaire à bord, » et venant d'Égypte, de Syrie et de Turquie avec *patente* » *nette*, la quarantaine sera de dix jours pleins à compter du » départ, quand la peste ni aucune maladie suspecte ne se » sera manifestée à bord pendant la traversée. »

§ 16. « Pour les navires de commerce n'ayant pas de mé- » decin à bord, il sera prescrit, avec *patente nette*, une qua- » rantaine d'observation de *dix* jours pleins à partir de l'ar- » rivée. »

Pourquoi cette différence? D'abord, est-ce que la période d'incubation n'est plus de huit jours? Et puis, il y a ici déni de justice. Deux bâtiments, l'un de l'État, l'autre marchand, partent ensemble, le même jour, avec *patente nette*, du port d'Alexandrie. Ni l'un ni l'autre n'ont de malades; tous deux sont arrivés sans avoir touché nulle part. De quel droit impose-t-on au navire marchand dix jours de quarantaine d'observation, quand il en a passé déjà quinze ou vingt en mer?

§ 15. « La quarantaine sera de quinze jours pleins à partir » du départ, pour les navires de l'État, paquebots, arrivant » avec *patente brute*, s'il ne s'y est manifesté ni peste ni ma- » ladie suspecte avant le départ ou pendant la traversée. »

Nous ne comprenons pas. *Puisqu'il n'y a eu* à bord ni *peste* ni *maladie suspecte*, et que l'incubation ne peut être que de huit jours au plus, pourquoi quinze jours de quarantaine?

§ 17. « Quand les navires du commerce arriveront au port » avec *patente brute*, sans avoir eu en mer ni *peste* ni *maladie* » *suspecte*, ils subiront une quarantaine de *rigueur* de quinze » jours à partir de l'arrivée. »

Ce qui veut dire, à n'en pas douter, que la commission abandonne sa *première opinion* sur le temps de l'incubation.

Résumé. — 1° Il n'existe pas de constitution pestilentielle autre que celle formée par les émanations des localités où naît la peste et les émanations des malades.

2° La peste est transmissible d'Orient en Occident.

3° Que cette transmission se fasse ou par des foyers d'infection ou autrement, l'Europe doit s'entourer de lazarets.

4° Il n'est pas démontré que la peste ne soit pas contagieuse.

5° La période d'incubation de la peste peut durer plus de huit jours.

6° La peste épidémique ne règne pas seulement tous les dix ans.

7° La peste se montre en février, mars, avril, mai, juillet, et peut se continuer les mois suivants.

8° La peste existe constamment en Égypte.

9° Le nombre des cas sporadiques peut être assez considérable pour que toujours on doive craindre la propagation du mal.

10° L'institution des médecins sanitaires ne peut atteindre le but désiré par la commission.

11° Les conclusions de la commission sur la durée des

quarantaines à imposer aux bâtiments marchands, aux paquebots-postes, ou navires de l'État, ne sont ni fondées ni la conséquence d'un principe posé par elle.

Conclusions. — Nous demandons :

1° Que toujours les provenances d'Égypte soient soumises au régime de la patente brute ;

2° Qu'une quarantaine de quinze jours, voyage compris, soit imposée à tout bâtiment marchand ou autre venant directement d'Égypte ;

Et 3° enfin, que la durée de la quarantaine soit fixée par l'administration sanitaire toutes les fois qu'une maladie suspecte ou la peste se sera déclarée à bord.

Voilà donc, messieurs, où nous conduit le maintien forcé des lazarets. Quelles difficultés, quels embarras, quelles entraves! Une grande administration sanitaire, des médecins au point de départ des navires, des médecins à bord, des médecins dans les lazarets, quelles complications dans tout ce qui touche aux quarantaines!

Il faut se garder des hommes, il faut se garder des marchandises, enfermer les uns, purifier les autres.

En définitive, où tout cela nous mène-t-il? que donnons-nous de neuf? quelles sont nos réformes? qu'avons-nous fait pour l'humanité?

Rien, ou peu de chose.

Sans doute, s'il arrivait aujourd'hui que la peste envahit l'Europe, il n'est pas un médecin qui ne courût au-devant du danger, qui ne s'enorgueillît de secourir ses semblables.

Mais pourquoi des lazarets et toute cette kyrielle d'entraves?

Est-ce que le commerce, est-ce que les relations entre les peuples, est-ce que la civilisation le veulent ainsi?

Non. Ces retards, ces obstacles, ce mal enfin, proviennent de quelques hommes et de ce que les nations civilisées n'ont pas encore voulu qu'il en fût autrement.

La question des lazarets est certainement une question importante, mais ce ne peut être qu'une question en attendant.

Dans son travail, la commission a laissé un vide que l'Académie doit remplir. Les causes de la peste étant connues, il est de son devoir d'en demander la suppression. Elle doit dire à la France, à l'Europe, comment la civilisation peut intervenir, comment elle assainira le Delta.

Eh! messieurs, cette œuvre est facile. Un peu d'hygiène, un peu de pain, et vous aurez chassé du globe un mal dont la continuation marquerait au sceau de la honte la civilisation si vantée de notre époque.

Quand, dans une localité quelconque, un médecin est appelé pour combattre une endémie ou une épidémie, son premier soin est d'en rechercher les causes et de les signaler, pour les détruire, aux autorités compétentes.

Ici, qu'est-ce que l'Académie?

L'Académie est le médecin de toute l'humanité.

Elle sollicitera donc de l'Europe le desséchement de cette source infecte d'où jaillit la peste. Voilà son rôle; elle ne peut abdiquer.

Aujourd'hui, l'Égypte n'a plus qu'un semblant d'armée; sa flotte, création inutile, gouffre d'hommes et d'argent, pourrit dans le port d'Alexandrie.

En pleine paix, l'Égypte pourrait donc s'occuper activement d'asseoir une hygiène publique telle qu'on peut raisonnablement la désirer.

A ce point de vue, pourquoi la France, et même l'Europe, n'interviendraient-elles pas, s'il le fallait?

Quand il s'agissait de guerre, quand, pour une province disputée au Grand-Seigneur par un vassal, le feu manqua de prendre aux quatre coins de l'Europe, quatre grandes puissances intervinrent, et la paix fut signée.

Eh bien! cette peste qu'enfante le Delta, n'est-ce pas une menace de guerre incessante faite par une partie très infime du monde, au monde entier?

N'est-ce pas la mort planant toujours sur la tête de populations indigènes et exotiques?

Là, il s'agissait d'un intérêt matériel; ici, messieurs, il s'agit de la vie des peuples.

Si l'intervention de l'Europe fut nécessaire dans le premier cas, elle doit l'être bien autrement dans le second.

L'existence, la fortune de milliers de familles ne peuvent plus être subordonnées aux éventualités d'une maladie que fait naître un ordre de choses incompatible avec la civilisation. Pour atteindre ce but, l'Europe n'a pas besoin de déploiement de forces matérielles. Un mot lui suffira, et, en le prononçant, elle aura dit aux barbares que désormais l'empire ne peut exister que là où est la lumière.

Une sorte de solidarité règne entre les nations; aucune d'elles ne peut faire la guerre sans avoir reçu en quelque sorte l'assentiment de l'Europe. Au nom de l'humanité, nous demandons que cette solidarité s'étende davantage, qu'il ne puisse être permis à un peuple de compromettre volontairement, sciemment, la santé, l'existence des autres peuples. C'est un principe d'hygiène internationale que nous désirons voir consacré. Est-ce trop demander?

En terminant, j'ose appeler sur ces graves questions toute l'attention de l'Académie. Qu'elle veuille bien compléter un mandat qu'on ne peut lui nier; d'un pays couvert de plaies elle aura fait un lieu de délices, et les peuples, en la bénissant, inscriront son nom parmi les noms des plus grands bienfaiteurs de l'humanité.

OPINION DE M. GAULTIER DE CLAUBRY,

Séance du 2 juin 1846.

J'ai écouté avec la plus scrupuleuse attention la lecture du rapport que notre honorable et savant collègue M. Prus nous a fait au nom de la commission de la peste. Depuis que ce travail a été livré à l'impression, j'en ai fait la matière de mes plus sérieuses réflexions. Eh bien, messieurs, après avoir, de grand cœur, donné à M. Prus tous les éloges qu'il mérite si bien pour son long et consciencieux rapport, je viens déclarer ici, en toute franchise, qu'il m'est impossible d'admettre avec la commission ce principe fondamental émis par elle, qu'il y ait une distinction de quelque importance à établir entre la peste sporadique et la peste épidémique, pour employer les expressions inexactes dont elle s'est servie (1), par la raison que cette distinction me semble n'être aucunement fondée au point de vue purement nosologique, et parce qu'elle jetterait dans un singulier embarras nos agents consulaires et nos commissions sanitaires établies dans le Levant, quant aux indications à donner officiellement sur l'état sanitaire de l'Égypte au moment du départ de nos bâtiments de toute sorte.

J'ajoute que je ne puis admettre l'utilité de certaines mesures sanitaires proposées ou consenties par la commission; — que je n'approuve aucunement l'hésitation qu'elle semble avoir apportée dans la réfutation d'erreurs préjudiciables aux intérêts généraux du commerce; — que j'aurais voulu plus d'énergie de sa part dans la critique de ce qui se pratique encore aujourd'hui à Marseille. Je vais développer rapidement ces diverses propositions, me hâtant de dire à l'avance qu'un fait d'observation, dont la commission admet l'exactitude, me semble fournir la base légitime d'un règlement qui satisferait à toutes les exigeances, et permettrait de réduire à quelques lignes seulement la législation sanitaire relative à la peste.

La commission me semble avoir établi de la manière la

(1) Il est à regreter qu'à l'instar de l'Académie française, dans le sein de laquelle existe une commission permanente du Dictionnaire, chargée de recueillir tous les mots de la langue, d'en déterminer exactement le sens, les sociétés savantes n'aient pas, depuis longtemps, institué une commission qui aurait eu pour mission spéciale de bien préciser la signification qu'on doit nécessairement attacher aux termes mêmes dont on fait usage dans le langage scientifique et surtout médical, pour prévenir les erreurs, éviter les équivoques, répandre la clarté dans les discussions. C'est ce qui faisait dire avec tant de raison par Voltaire : « Définissons d'abord les mots, ensuite nous nous entendrons vite. » Que d'équivoques, de malentendus dans l'emploi des mots contagion, maladie contagieuse, épidémie, maladie endémique, épidémique, etc.! Si nous pressions tant soit peu sévèrement le rapport si remarquable d'ailleurs de M. Prus, il ne serait pas difficile de démontrer combien il est difficile pour les meilleurs esprits eux-mêmes d'éviter des doubles sens, des erreurs même dans l'emploi de certains mots mal définis.

plus convaincante que la peste naît spontanément sous l'influence de conditions déterminées, les unes en quelque sorte inhérentes au sol ou propres à la population qui l'occupe, les autres liées à la météorologie de la contrée, les unes et les autres agissant sur une grande partie de la population. Partout où, sur des terrains d'alluvion, ou bien sur des terrains marécageux, près de la Méditerranée ou près de certains fleuves, une population depuis longtemps dégradée par une profonde misère physique et morale, n'usant que d'une nourriture insuffisante et malsaine, n'ayant que des habitations basses, mal aérées, encombrées, sera soumise à l'action incessante de matières animales et végétales en putréfaction, sous l'influence d'une chaleur humide et prolongée, surtout s'il s'y joint, soit à certaines époques de l'année, soit à des périodes de temps non exactement déterminées, le règne de certains vents malfaisants, la peste peut se développer spontanément (1).

(1) Si, dans certaines parties de notre continent européen, il existait quelques analogies dans les conditions du sol, des eaux, des habitations, des usages, de la population, en même temps que dans sa température plus ou moins élevée et le règne de certains vents, les gouvernements devraient redoubler d'efforts, non pour agir sur les conditions météorologiques, qui échapperont toujours à l'action puissante de l'homme, mais sur le sol même pour l'assainir, les habitations pour les rendre salubres, les populations pour leur assurer une nourriture saine et suffisante, les usages locaux afin de les améliorer, etc., dans le but de prévenir, autant qu'il est donné à la prudence humaine d'y parvenir, le possible développement d'une peste spontanée dans nos contrées. A cet égard, j'ai été singulièrement frappé des rapprochements que la commission a faits entre les lieux de l'Orient où la peste endémique règne souvent épidémiquement, et les deux points si importants de notre littoral du Midi, Venise et Marseille. Si nous ne pouvons rien faire directement en faveur de la reine déchue de l'Adriatique, qu'au moins le gouvernement français s'occupe sérieusement de changer l'état du port de Marseille. Cela vaudra assurément mieux que d'abdiquer, comme il l'a fait en 1835, le pouvoir qui lui est confié, et de remettre la confection et l'exécution des règlements sanitaires à l'administration timorée de cette ville, destinée à exercer tant d'influence commerciale dans le bassin de la Méditerranée. Je conçois sans peine la possibilité du développement spontané de la peste à Venise, à Marseille, si, avec

Ces conditions générales existant incessamment dans la Basse-Égypte, la peste est nécessairement endémique dans cette contrée. Elle y apparaît le plus souvent à l'état sporadique ; à certaines époques, environ tous les dix ans, elle s'y montre sous la forme d'épidémie ; mais cela constitue-t-il une différence essentielle dans la maladie elle-même dans les deux cas ? Ce qui se passe sous nos yeux, dans le voisinage des marais, dans certaines contrées marécageuses de notre France elle-même, et partout où il y a des eaux stagnantes, me semble prouver le contraire.

Là, comme la peste en Egypte, les fièvres intermittentes sont endémiques. Chaque année, au printemps, l'influence des miasmes paludéens commence à se faire sentir ; des cas sporadiques de fièvres intermittentes se manifestent. Puis, quand l'été est venu, surtout s'il est très chaud, s'il dure longtemps, l'influence s'étend sur un plus grand nombre de personnes ; presque toute la population est atteinte ; une épidémie de fièvres intermittentes a lieu. La maladie a-t-elle changé pour cela ? Non, assurément. J'ajoute que l'intensité plus ou moins grande de l'influence exercée sur l'organisme ne peut elle-même faire admettre quelque différence de nature entre les divers cas de fièvres intermittentes. Au printemps, l'influence des miasmes paludéens est encore peu intense ; les maladies intermittentes qui en résultent sont légères, de facile guérison ; elles cessent souvent d'elles-mêmes. A une époque plus avancée de la saison, sous l'influence d'une chaleur prolongée et très élevée, les miasmes paludéens infectionnent plus profondément l'organisme ; les fièvres intermittentes sont plus violentes ; des cas plus ou moins nombreux de fièvres pernicieuses se manifestent même. Direz-vous qu'il y a une grande différence entre la nature des fièvres légères et peu nombreuses du printemps, et celle des fièvres graves, dangereuses même, et beaucoup plus nom-

tant de causes d'insalubrité du sol, venait quelque jour coïncider un de ces étés brûlants, une de ces influences d'une chaleur dévorante dont les effets sont si funestes.

breuses de la fin de l'été et du commencement de l'automne? En vérité, je m'étonne que la commission n'ait pas songé au fait d'observation journalière que je viens de vous rappeler, et qu'elle n'ait pas compris qu'il doit en être de la peste comme des fièvres intermittentes endémiques dans les contrées marécageuses, qui tantôt s'y montrent sporadiquement, et tantôt y règnent d'une manière épidémique.

L'intensité plus ou moins grande de la modification produite dans l'organisme par les causes productrices de la peste ne légitime donc aucunement la distinction que la commission a établie entre la peste sporadique, conséquence habituelle de l'endémicité de cette maladie en Égypte, par exemple, et la peste épidémique, qui n'y règne qu'à certaines époques.

L'existence plus ou moins constante de certains symptômes extérieurs ne prouve pas non plus cette différence. La commission a défini d'une manière générale la peste, « une maladie de tout l'organisme, dans laquelle les symptômes généraux de l'innervation et de la circulation sont surtout affectés, et qui se caractérise le plus ordinairement à l'extérieur par des bubons, des charbons et des pétéchies (p. 655). » Mais, je le demande, ce que la commission elle-même nous dit de la peste sporadique et de la peste épidémique sous le rapport de l'existence de ces épiphénomènes est-il propre à nous faire admettre quelque différence entre les deux pestes? La commission reconnaît elle-même qu'il y a souvent des bubons dans la peste sporadique; elle convient que ces derniers manquent quelquefois dans la peste épidémique, soit que certains cas de cette dernière soient peu intenses par suite du peu d'aptitude des sujets qui en sont atteints à ressentir l'influence des causes productrices de la peste, ou que l'infection de l'organisme soit si profonde que des troubles mortels aient lieu avant la production des épiphénomènes qui caractérisent la peste en général dans le plus grand nombre des cas. Mais, dès qu'il est avoué que la peste sporadique présente des bubons, et que la peste épidémique n'en offre pas toujours; dès lors on ne peut trouver dans cette circonstance doublement contradictoire, que fréquemment la peste sporadique est sans bubons, et que généralement la peste épidémique en est accompagnée, un caractère différenciel entre les deux pestes.

J'admettrai cependant une différence que la commission me semble n'avoir établie nulle part dans son travail; mais cette différence ne serait, si je puis dire ainsi, qu'accidentelle et dépendante de conditions secondaires.

Quand la peste existe à l'état sporadique, les foyers restreints d'infection miasmatique qui se produisent autour de chaque malade n'exercent qu'une influence infectieuse peu considérable, très limitée dans son action. La transmissibilité de la maladie aux assistants est peu probable; elle peut même être révoquée en doute. Mais quand l'influence des causes génératrices de la peste spontanée a été portée au plus haut degré; quand toute la population semble ressentir cette influence, jusque là qu'on peut dire avec un médecin dont la commission a emprunté l'expression significative, que « toute cette population a la peste »; dans ce cas, le nombre plus grand des malades au sein de chaque famille multiplie à l'extrême les foyers pestilentiels, mais non pas épidémiques, comme la commission les appelle improprement en toute occasion, qui se forment autour des malades par le dégagement et l'accumulation des miasmes sortis des corps des pestiférés. On conçoit qu'un organisme déjà profondément modifié par les causes générales recevra une nouvelle influence, bien défavorable sans aucun doute, de ces miasmes délétères, et que la maladie résultant d'une double modification revêtira le caractère le plus grave de la peste; que les symptômes généraux auront une grande intensité; que les accidents locaux, caractéristiques de la peste, bubons, charbons, seront très communs, se manifesteront dans presque tous les cas. Je le répète, cette condition de l'influence miasmatique exercée par les malades eux-mêmes ajoute un élément nouveau de maladie dans le cours d'une épidémie de peste; mais ce n'est pas dans ce sens que la commission a entendu établir une différence entre la peste sporadique et la peste qu'elle appelle épidémique, différence générale que je persiste à ne pas reconnaître pour fondée.

Qu'à cette occasion il me soit permis d'appeler l'attention de l'Académie sur cette assertion de quelques observateurs anciens et de plusieurs médecins exerçant dans le Levant, et dont la commission semble admettre explicitement l'exactitude, à savoir, que les sujets qui ont éprouvé, dans une précédente épidémie, les accidents de la peste, bubons, charbons, ressentent dans les cicatrices qu'ils en ont conservées des douleurs qui peuvent leur servir à prédire avec certitude la prochaine apparition d'une nouvelle épidémie. Je ne nie pas le fait général des douleurs dans les cicatrices, bien que plusieurs des exemples complaisamment rassemblés dans le rapport me paraissent radicalement incroyables; mais je reste dans le doute sur la valeur en quelque sorte prophétique qu'on assigne à ce fait, au sujet de la peste à intervenir, et voici pourquoi.

Ceux de nos collègues qui ont fait comme moi partie de la garde impériale ont pu connaître le capitaine Charroy, des chasseurs à cheval, qui, officier dans la garde du général en chef pendant l'expédition d'Égypte, avait éprouvé la peste, avec accompagnement de nombreux bubons, de charbons. J'ai vécu longtemps avec cet officier, plus de dix ans après l'époque de la peste qu'il avait éprouvée. Eh bien, il a dit vingt fois devant moi qu'il ressentait des douleurs, des élancements dans les régions diverses occupées par les cicatrices, quand il survenait des changements brusques dans la température de l'air, quand le temps se mettait à l'orage, et même sous l'influence, d'ailleurs assez fréquemment renouvelée, de quelques légères erreurs de régime. Personne, je le pense, ne sera disposé à admettre que ces phénomènes passagers que le capitaine Charroy éprouvait à Valladolid ou à Vittoria en 1810, dépendissent de quelque influence à grande distance exercée par quelque constitution pestilentielle alors développée dans le Levant, et qu'elles annonçassent l'invasion d'une épidémie de peste dans cette région éloignée. Si cet officier avait alors habité l'Égypte, de quelle valeur réelle aurait été dans l'imminence d'une épidémie de peste la sensation douloureuse qu'il éprouvait dans les cicatrices de ses anciens bubons?

Mais la peste est transmissible hors des foyers épidémiques, ou plus exactement hors des contrées où elle est endémique et où elle existe quelquefois à l'état d'épidémie. La commission déclare formellement le fait incontestable. Messieurs, je prétends que la distinction qu'elle a voulu établir d'une peste sporadique et d'une peste épidémique jettera dans le plus grand embarras l'agence sanitaire et administrative qui sera chargée de constater l'état actuel des pays d'où partiront les bâtiments. La commission a présenté d'ingénieuses considérations sur les époques différentes où se manifestent les deux pestes, dont elle admet l'existence distincte. Mais les deux périodes se succédant sans interruption, et la fin de la période de la sporadicité touchant de près au commencement de celle de l'épidémie, ne risquera-t-on pas de se tromper, et de croire être encore dans la première, quand on sera déjà en plein dans la seconde? Le nombre des malades et surtout des morts est peu considérable, nous dit-on, dans la peste sporadique; mais ne va-t-il pas en s'augmentant à mesure que la période de cette peste se prolonge? D'un autre côté, la peste épidémique ne frappe pas, ne tue pas, dès les premiers jours, des milliers de sujets. Combien de cas d'une maladie sporadique faudra-t-il compter dans une contrée où cette maladie est endémique, pour qu'on s'attende à l'apparition d'une épidémie? Combien faudra-t-il compter de cas plus ou moins graves pour déclarer que la peste épidémique existe?

Sera-ce l'absence ou la présence des bubons qui servira de base à la décision de l'agence sanitaire? Mais s'il paraît certain, comme la commission l'établit d'après les renseignements qui lui sont parvenus de l'Égypte, que la peste sporadique n'offre pas toujours des bubons, des charbons et surtout des pétéchies; cependant il est incontestable qu'elle en présente quelquefois. D'un autre côté, la commission reconnaît que la peste épidémique ne se montre pas toujours avec ces accidents extérieurs. Que fera donc votre agence sanitaire? Voilà bien qu'elle apprendra qu'il y a çà et là, au Caire par exemple, des malades porteurs de bubons; mais l'époque de l'année, le petit nombre des cas de maladie, la mortalité surtout presque nulle, doivent faire grandement présumer qu'il n'existe encore qu'une peste sporadique, qui n'inspire pas d'inquiétude, parce qu'elle ne paraît pas susceptible de transmission. D'un autre côté, on est arrivé à l'époque où a coutume de régner la peste épidémique; le nombre des malades est assez grand, celui des morts commence à l'être aussi; mais voilà que quelques sujet qui ne présentent pas de bubons; et, de même que vous ne prétendrez sans doute pas dire que toutes les pestes sporadiques seraient suivies de guérison, vous n'entendrez pas non plus établir qu'au début de l'épidémie, toutes les pestes épidémiques seront nécessairement mortelles. D'ailleurs votre agence sanitaire aura connaissance de la définition que vous avez donnée de la peste en général : « une maladie générale..., le plus ordinairement accompagnée de bubons ; » que fera-t-elle? Quelle déclaration donnera-t-elle? Quelle patente délivrera-t-elle sur l'état sanitaire de la contrée, au moment du départ des bâtiments, si elle se voit entourée de quelques cas de peste sporadique avec bubons? La définition de la commission est générale, elle s'applique à la peste dans l'ensemble des cas, et non à telle ou telle espèce de peste. L'agence sanitaire devra donc déclarer que la peste existe en Égypte!

Heureusement, messieurs, que notre commission, tout en persistant dans ses vues systématiques sur la différence des deux pestes, en fait elle-même bonne justice dans la pratique, et que nous la voyons formuler nettement un règlement sanitaire ainsi conçu : « Le bâtiment, quel qu'il soit, quelle que soit sa patente, qui aura eu pendant la traversée, ou qui aura, lors de son arrivée dans un port français, un malade atteint de la peste ou d'une maladie suspecte, sera soumis à une quarantaine de rigueur... (p. 218). »

Vous l'entendez, messieurs, le bâtiment *quel qu'il soit!*

aussi bien le navire de la marine royale, ou le paquebot-poste de l'administration, qui sera pourvu d'un médecin à bord, selon le vœu de la commission, que le simple bâtiment du commerce, qui n'en aura peut-être pas; *quelle que soit sa patente :* aussi bien celui qui aura patente *nette* que celui qui aura patente *brute!* Il suffira qu'il ait ou qu'il ait eu à bord *un malade atteint de la peste*, sans distinction de sporadique ou d'épidémique; que dis-je! atteint même d'*une maladie suspecte*, par exemple d'un bubon inguinal, qui pourrait bien être vénérien, pour qu'une *quarantaine de rigueur*, laissée à l'arbitraire de l'autorité sanitaire du port, à celle de Marseille surtout, fanatisée par la peur, soit imposée au bâtiment et à tous les passagers! Que devient donc dans l'application la grande distinction sur laquelle la commission s'est étendue avec tant de soin, j'ai presque dit avec tant de complaisance, entre la peste sporadique et la peste épidémique? Ici, il n'est plus question de l'époque de l'année, de l'existence de la constitution épidémique, etc.; il y a *un cas de peste;* il y a *une maladie suspecte;* c'en est assez pour que toute la rigueur des mesures sanitaires soit obligatoire. Du reste, la commission nous fournira ultérieurement un autre moyen de sortir de l'embarras où elle nous a mis à son insu, en adoptant systématiquement la distinction que je lui reproche d'avoir établie entre la peste sporadique et celle qui règne épidémiquement et qu'elle appelle la peste épidémique.

Mais la peste est transmissible en dehors des foyers épidémiques, ou plus exactement des lieux où elle règne épidémiquement; et la commission proclame avec raison que la transmission s'effectue alors par les miasmes qu'exhalent les corps des malades, et par les foyers d'infection qui peuvent en résulter, et qui persistent quelquefois au-delà du temps du séjour d'un pestiféré dans une localité déterminée. C'est dire en d'autres termes que, dans un certain rayon, les miasmes pestilentiels provenant des malades viennent frapper les sujets sains qui s'exposent à leur action.

Je ne chercherai pas à mettre d'accord la Société médicale

de Marseille, qui établit en principe que le contact immédiat est un des modes de transmission le moins efficaces, et votre commission, qui pense que ce mode de transmission est sans réalité; et la raison de ma réserve est puisée dans cette considération sans réplique, selon moi, qu'on ne peut imaginer un contact immédiat avec quelque partie du corps d'un pestiféré, sans que le corps entier du visiteur soit plus ou moins complétement plongé, sans qu'il respire dans le rayon, quelque court qu'on le suppose, du foyer d'infection miasmatique que tout le monde s'accorde à déclarer existant autour du pestiféré. Tout le danger de la transmissibilité de la peste est donc dans le séjour plus ou moins prolongé qu'on fait auprès d'un malade atteint de cette affection. Aussi, ce médecin, qui mourait victime de son zèle pour soigner les pestiférés, avait-il raison de dire à un ami courageux et dévoué: Venez souvent me visiter, mais ne restez pas longtemps auprès de moi. (P. 119.)

Je mets très volontiers de côté la transmission de la peste par voie d'inoculation du sang, du pus d'un bubon, de la sérosité contenue dans la phlyctène d'un charbon; non que toutes ces provenances morbides des pestiférés soient incontestablement exemptes de toute propriété toxique dans l'acception simple du mot; mais parce que ce ne sera jamais par l'inoculation de semblables agents de transmission que la peste, importée dans une ville du littoral, se propagera au sein des populations.

La peste peut être importée en Europe. La commission le reconnaît hautement, et, en conséquence, elle propose des mesures, selon moi, plus ou moins dignes d'approbation sur lesquelles je demanderai peut-être à parler quand la discussion s'ouvrira sur les conclusions pratiques du rapport. Aujourd'hui je me borne à appeler votre attention, messieurs, sur un fait d'observation, qui, s'il est bien constaté, donnera lieu à l'adoption immédiate d'une mesure bien supérieure à toutes les règles administratives qui peuvent être mal exécutées, être même éludées au profit d'intérêts en souffrance. Ici la base de la mesure sera une simple supputation des jours qui se seront écoulés depuis une époque déterminée. La commission déclare formellement (pag. 842) que, « loin des pays où la peste est endémique, et en dehors des foyers épidémiques et des foyers d'infection pestilentielle, la peste n'a jamais éclaté chez les personnes compromises, après un isolement de huit jours. » Messieurs, imposez-en dix par excès de prudence, à compter du *moment* du départ d'un port, d'une contrée où la peste est endémique, où même elle règne en ce moment d'une manière épidémique; comme aussi à compter de l'arrivée d'un bâtiment qui aura eu à bord un cas de peste suivi de la mort du sujet, ou qui, en ce moment, aura un malade atteint, soit de la peste, ou même, si vous le voulez, de quelque affection suspecte; mais après cette séquestration de dix jours, laissez chaque passager jouir pleinement de la libre pratique; vous avez satisfait largement à tout ce que la prudence a droit d'exiger dans l'intérêt des populations.

C'est l'expérience mille fois répétée qui a convaincu les médecins exerçant en Orient que l'incubation de la peste ne dure jamais au-delà de huit jours; qu'elle a même une durée beaucoup moindre. Aucun de nos honorables collègues rassemblés dans cette enceinte n'a peut-être d'expérience propre à cet égard; en mon particulier je n'en possède aucune. Mais ne serait-il pas possible que dans notre Europe, des preuves d'analogie vinssent confirmer les données de la science, telles que l'Orient nous les a fournies? Vous le savez, messieurs, le typhus des armées présente de grandes analogies nosologiques avec la peste. Comme cette dernière, le typhus est susceptible de se développer spontanément sous l'influence de certaines causes, et spécialement de l'encombrement, et, une fois développé, il se transmet hors des foyers où il a pris naissance, par des miasmes qui s'exhalent des corps mêmes des sujets affectés, et qui constituent autour de ces derniers un foyer d'infection. C'est cette remarquable analogie existant entre le typhus et la peste qui m'a suggéré la pensée de rechercher dans quelles limites d'incubation se manifeste la première de ces affections, soit qu'on l'ait contractée dans les lieux où elle règne actuellement d'une manière épidémique, comme dans les hôpitaux encombrés, les prisons, soit dans les localités jusqu'alors restées saines, où le transport des malades l'a fait éclater, en y portant des foyers mobiles d'infection. Peu d'observateurs ont songé à noter cette circonstance dans les relations qu'ils nous ont laissées des faits particuliers dont ils avaient été les témoins. Voici les résultats des premières recherches que j'ai faites à cet égard.

Mon illustre maître et ami Larrey, devant quitter l'armée d'Espagne au printemps de 1809 pour aller rejoindre la grande armée en Antriche, fit, avant son départ, une visite générale et prolongée dans les hôpitaux encombrés de Valladolid, où régnait un typhus meurtrier, et où il n'était pas entré depuis plus de quinze jours. Six jours après, il commença à éprouver les premiers symptômes de la maladie, à laquelle il faillit succomber à Burgos, où il avait voulu se rendre, malgré l'indisposition qu'il commençait à éprouver.

Depuis plus de quatre-vingts jours je n'avais pas mis le pied dans un hôpital; je venais de passer tout ce temps dans les champs, pendant la seconde campagne de Saxe en 1813, quand, arrivé à Mayence le 2 novembre, je fis, dès le 4 au matin, une visite prolongée dans les hôpitaux de cette ville, où le typhus exerçait les plus grands ravages. Le 7, c'est-à-dire le cinquième jour écoulé depuis cette visite, j'éprouvais déjà les prodromes d'un typhus violent qui mit bientôt mes jours en danger.

En 1811, à Salamanque, le chef d'état-major de la division de la garde impériale dont je dirigeais l'ambulance fit, au mois de juin, une longue visite d'office dans les hôpitaux encombrés de cette grande ville. Le cinquième jour il éprouva les premiers symptômes du typhus, auquel il succomba le dix-septième jour.

M. Morelot, médecin à Beaune, rapporte dans un mémoire qu'il a publié sur le typhus que les prisonniers espagnols avaient apporté dans cette ville (*Journal de médecine de Corvisart*, t. XXXIII, p. 369), qu'un homme qui, dans le cours d'une même journée, avait fréquemment touché, pris dans ses bras, et porté dans les charrettes de réquisition les malheureux prisonniers la plupart atteints d'un violent typhus, fut pris lui-même, peu de jours après, de cette maladie, qui revêtit un caractère grave. Sans doute cette expression « peu de jours après » manque de précision. Cependant il semble incontestable qu'on ne peut guère l'entendre que de six à sept jours au plus; ce qui ramènerait le fait rapporté par M. Morelot à une limite d'incubation égale à celle des trois faits précédents.

Le même médecin parle ensuite (*ouvr. cité*, p. 371) d'un autre homme qui, ayant passé quelques heures sur une charrette qu'encombraient de nombreux malades atteints du typhus, éprouva, dès la fin du quatrième jour, les prodromes de cette maladie, qui prit bientôt le développement le plus considérable, et constitua un des plus graves typhus.

M. Thouvenel, médecin à Pont-à-Mousson, rapporte, dans la relation qu'il a donnée du typhus apporté par les malades de l'armée française dans cette ville (*Traité anal. des fièvres*, p. 183) l'observation d'un homme, lequel, étant allé visiter dans une maison quelques membres de sa famille qui mouraient du typhus, présenta, dès le sixième jour, tous les symptômes du commencement de cette affection, qui, chez lui, fut très grave.

Voilà donc qu'il est établi sur des faits, peu nombreux sans doute, mais recueillis avec exactitude, sans qu'on ait songé alors aux conséquences que nous en déduisons aujourd'hui, voilà, dis-je, qu'il est bien établi par des faits que la limite d'incubation du typhus est de cinq à sept jours; et, quoiqu'il faille se garder de déduire trop rigoureusement, dans la question de la peste, des conséquences précises de l'analogie qui existe sous tant de rapports entre cette dernière maladie et le typhus, néanmoins il ne semblera pas hors de raison d'établir que l'incubation de la peste, comme on le pense généralement en Orient, doit avoir pour limite la plus reculée le huitième jour. D'où il résulte incontestablement qu'en demandant dix jours pleins, à compter du *moment* du dernier rapport suspect, on satisfera complètement à toutes les mesures de prudence, et on assurera nos contrées méridionales contre le danger de l'importation de la peste. C'est dans ce sens que je me propose de présenter un amendement radical, quand la discussion s'ouvrira sur les conclusions pratiques du rapport de la commission.

Je ne terminerai pas cette lecture sans exprimer le regret, qu'au lieu de se borner à inscrire dans une partie presque inaperçue de son travail cette timide remarque : « Nous comprimerons les sentiments qu'excite en nous la lecture de pareils articles... Que l'on compare les soins que les pestiférés reçoivent en Égypte et ceux qui leur sont donnés à Marseille, et qu'on nous dise de quel côté est la barbarie (pag. 861), » la commission ne se soit pas fait hautement l'interprète par anticipation du sentiment général d'indignation qui ne pouvait manquer d'éclater, et qui, en effet, a éclaté de toutes parts avec force dans cette enceinte, quand nous avons entendu la lecture des dispositions réglementaires, absurdes autant que barbares, que, par l'entraînement du plus coupable des égoïsmes, celui de la peur, la commission sanitaire de Marseille n'a pas eu honte de formuler en 1835 ! Je n'hésite pas à ajouter que j'aurais voulu rencontrer dans le rapport l'expression non moins formelle d'un blâme sévère dirigé contre les médecins et chirurgiens du lazaret de Marseille de toutes les époques et jusqu'à nos jours ; quoique, nous dit-on dans le rapport, les désirs de votre commission soient également ceux des médecins et chirurgiens actuels du lazaret ; parce que je ne comprendrai jamais que, sans renoncer à l'honneur de notre belle profession, on puisse accepter la fonction d'observer des malades avec une lunette d'approche, de les considérer à douze mètres de distance, de leur jeter un bistouri pour qu'ils s'opèrent eux-mêmes ; fût-il vrai que d'ailleurs on protestât hautement, en s'y soumettant, contre des règlements aussi évidemment absurbes, inhumains, homicides ! Messieurs, si, depuis cent vingt ans, tous les médecins et chirurgiens de Marseille avaient unanimement refusé leur concours apparent, mais si nul de fait, à l'administration sanitaire, soyez bien convaincus que cette dernière y aurait regardé de plus près, avant de réglementer, comme elle l'a fait jusqu'en 1835, la pratique médicale à l'égard des pestiférés. Un soldat plein d'honneur, à qui son chef commande une lâcheté, brise son épée, plutôt que de s'en servir en rougissant!

Encore un mot et je finis. J'exprimerais le vœu que M. le rapporteur modifiât une expression qui ne me semble pas être exacte, dont il a fait usage à la page 4. Certes, je m'associe de grand cœur à notre honorable collègue, quand il paie un si juste tribut d'éloges à M. de Lesseps; tous les amis de l'humanité s'y joindront comme moi; tous les cœurs français batteront dans le sentiment d'un noble orgueil en entendant prononcer le nom de notre illustre compatriote. Mais, M. le rapporteur dit: « L'exemple de M. de Lesseps a fait voir que, dans les grandes catastrophes, il se rencontre *parfois* des hommes dont le caractère se trouve naturellement supérieur aux événements. » Messieurs, pour l'exactitude des faits, et par un sentiment de stricte justice, je pense qu'au lieu de dire parfois, il faudrait dire « le plus ordinairement. » En effet, qu'une grande catastrophe arrive, qu'un grand fléau vienne accabler inopinément toute une contrée, il semble que, par une admirable disposition providentielle, il y ait toujours là en réserve quelque homme supérieur aux événements, qui saura en prendre la direction, en comprendre les nécessités, y pourvoir, et souvent y succomber victime du plus noble dévouement! Messieurs, ceux de nos collègues présents dans cette enceinte qui ont vu en particulier les affreux désastres causés par le typhus dans la période mémorable des grandes guerres de la République et de l'Empire, vous diraient comme moi combien de fois ils ont été témoins des plus beaux actes de dévouement de la part des principaux administrateurs, des hauts fonctionnaires civils de l'époque indiquée. La France, à cet égard, a toujours marché et marchera toujours à la tête de la civilisation!

Je me résume. La distinction établie par la commission entre la peste sporadique et la peste épidémique ne me paraît pas fondée. La durée bien connue de l'incubation de la peste fournit une base assurée pour la législation sanitaire.

OPINION DE M. BOUSQUET,

Séance du 2 juin 1846.

Si, pour parler d'une maladie, il était absolument nécessaire de l'avoir vue, il y a ici bien peu de personnes qui auraient le droit de prendre part à cette discussion, et moi, tout le premier, je devrais m'abstenir. Mais il est, dans toutes les sciences, des vérités reconnues, des principes avoués, dont l'esprit se sert pour apprécier les vérités nouvelles qu'on lui propose.

La commission, hors un seul membre, n'a pas vu la peste : c'est sur ses lectures et sur les communications qui lui ont été faites qu'elle a composé le long et beau rapport que vous avez entendu avec un silence qui témoignait assez de l'intérêt qu'il vous inspirait; car le silence est certainement la plus grande faveur qu'on puisse obtenir dans les grandes assemblées.

Je ne me propose pas de suivre pas à pas le texte du rapport; je me contente d'en examiner l'ensemble et d'en signaler l'esprit. D'autres vous en parleront sous d'autres points de vue : c'est l'avantage des grandes réunions de renfermer les esprits les plus divers.

En général, on étudie les maladies pour les guérir. Tel n'est pas le dessein de la commission. Il est une médecine encore plus précieuse : c'est celle qui se propose d'étouffer les maladies à leur origine et de les empêcher de naître. D'où vient la peste? comment se propage-t-elle? Deux grandes questions qui composent à peu près tout le travail de la commission.

Premièrement, d'où vient la peste? quelle est sa patrie? et, dans sa patrie, quelles sont les causes qui l'engendrent? Je comprends, messieurs, tout l'intérêt de cette question, j'en comprends surtout les conséquences. La commission hasarde là-dessus ses conjectures : je dis ses conjectures, car rien ne me parait moins prouvé que l'origine qu'elle lui assigne. Non, je ne crois pas que les terres d'alluvion, ni les terres marécageuses, ni les habitations basses et mal aérées, ni l'air humide et chaud, séparés ou réunis, contiennent, engendrent la peste. Des terres d'alluvion, il y en a à l'embouchure de tous les fleuves ; les terres marécageuses abondent presque par tout pays ; et, d'autre part, les causes dont vous faites sortir la peste, les retrouvez-vous partout où la peste a été vue, non seulement en Orient, mais en Europe, à Naples, à Rome, à Venise, à Vienne, à Barcelone, à Londres, à Moscou, à Stockholm, à Marseille, etc. ?

Ce n'est pas tout. Dites-moi, je vous prie, comment, les causes étant permanentes, l'effet ne l'est pas. A la vérité, la peste est toujours en Égypte ; mais y est-elle toujours à l'état épidémique ? enlève-t-elle tous les ans le tiers de la population du Caire, comme elle fit en 1835 ?

Il est digne de remarque que, dans notre ignorance, nous donnons les mêmes causes presque à toutes les maladies. Consultez les Nosologies : les habitations basses et humides, la malpropreté, la misère, le chagrin, font toutes les maladies ; de sorte que si tout le monde était bien nourri, bien logé, bien vêtu, il semble que l'âge d'or régnerait éternellement sur la terre.

Les maladies, dites-vous, fuient devant la civilisation ! Lesquelles, je vous prie ? A coup sûr ce n'est ni la fièvre typhoïde, ni le typhus, ni la fièvre intermittente, ni la fièvre jaune, ni le choléra, ni la phthisie, ni la petite-vérole, ni la rougeole, etc.

La peste fuit devant la civilisation ! Vous oubliez que nous l'avons vue dans presque toutes les capitales de l'Europe, et qu'elle est inconnue aux sauvages de l'Amérique et aux autres.

Si la commission connaissait réellement les causes de la peste, on pourrait lui reprocher d'avoir été si brève sur les moyens de l'éteindre ; mais elle ne les connaît que par conjecture. Elle voit une maladie, il lui faut des causes, et elle en suppose. Croyez-vous que si on lui mettait dans la main toutes ces causes, et d'autres encore, elle s'engagerait à produire la peste ? Sans doute il est bon d'assainir les habitations, de donner des aliments à ceux qui en manquent, de les entretenir dans des habitudes de propreté, etc. Si cette réforme ne prévient pas la peste, elle préviendra d'autre maladies ; c'est bien assez pour la conseiller.

En attendant qu'on trouve les moyens d'éteindre la peste à sa source, il est prudent de chercher à l'arrêter quand elle est née. Pour l'arrêter, il faut savoir comment elle se propage.

A quelques égards, la commission ne nous donne pas son travail comme elle l'a lu; elle en a fait deux éditions : dans la première, elle disait nettement ce qu'elle entend par *contagion* et par *infection*, et, en conséquence de ses définitions, elle déclarait que la peste n'est pas contagieuse ; dans la seconde édition, elle évite de prononcer le mot *contagion*, mais elle persiste à dire que la peste se transmet, qu'elle se gagne, qu'elle se communique des malades aux personnes bien portantes.

Et pourquoi tant de réserve dans le langage lorsqu'on en met si peu dans la pensée? Comme elle doute que la peste se transmette par contact, la commission ne veut pas dire qu'elle est contagieuse. Elle se laisse troubler par une affaire d'étymologie, et au lieu de faire une définition de chose, elle fait une définition de mot. Parce que contagion vient de *tangere*, toucher, elle réserve l'épithète de contagieuse pour les seules maladies susceptibles de se communiquer par attouchement. Nous montrerons tout-à-l'heure que, même à le prendre ainsi, la peste est contagieuse. A présent, nous disons que ces subtilités de langage sont indignes de la gravité de la matière ; nous disons que, dans les doctrines de la commission, on donne une idée incomplète du phénomène, et on confond des choses très distinctes.

Je m'explique. Si un pestiféré me communique sa maladie, il est évident qu'il m'envoie quelque chose qui la contient en puissance. Ce quelque chose, c'est un germe dans toute l'acception du mot. Si je touche le malade, ce germe me frappe directement ; si je ne le touche pas, l'air le reçoit et me l'apporte ; mais l'air est passif et ne sert que de véhicule.

Ainsi la contagion n'emporte pas seulement l'idée de transmission, elle emporte aussi celle d'un germe, d'une semence, d'un œuf élaboré par un corps malade. Et, en effet, toute maladie contagieuse crée, avant de s'éteindre, un germe en état de la reproduire.

Telle est, j'ose le dire, l'idée qu'il faut se faire de la contagion.

L'embarras où s'est trouvée la commission vient d'une confusion d'idées. Elle confond la transmission de la peste avec le mode de transmission, l'effet avec le moyen.

Elle n'a pas assez remarqué que de même qu'elle s'ouvre plusieurs voies, la contagion s'insinue par divers procédés. Le cow-pox se transmet par l'air de vache à vache, mais l'homme ne peut le recevoir que par inoculation ; la gale, la pustule maligne, se gagnent par des attouchements prolongés ; la rage s'inocule par la morsure de l'animal enragé ; la syphilis s'absorbe à la surface des membranes muqueuses ; la rougeole, la scarlatine, le typhus, se répandent dans l'air ; la petite-vérole, le modèle des maladies contagieuses, réunit tous les modes de contagion : elle se communique par inoculation, par le toucher, par les vêtements et par l'air.

Vous le voyez, le mode de contagion varie dans toutes les maladies qui viennent de passer sous vos yeux, mais elles sont toutes contagieuses aux mêmes titres; toutes, en effet, viennent d'un germe, et créent, avant de s'éteindre, un germe semblable à celui d'où elles sortent.

Réserver la qualification de contagieuses pour les seules maladies qui se gagnent par le toucher, c'est dire tout à la fois que la petite-vérole est contagieuse et qu'elle n'est pas contagieuse : contagieuse quand elle se transmet par attouchement; non contagieuse quand elle se transmet par l'air.

Si le poison pestilentiel se répand dans l'atmosphère, si je le respire avec l'air, il n'en est que plus subtil et plus dangereux : c'est toute la différence que j'y vois.

La commission appelle cela de l'*infection*, elle en a le droit, car chacun est maître dans ses appellations ; mais, en prenant cette liberté, elle m'en donne une autre, celle de lui dire qu'alors même qu'elle parle sa langue, elle n'en met pas plus de précision dans ses idées. En effet, ce mot *infection*, elle l'entend au moins de deux manières. Tantôt l'infection fixe, bornée, circonscrite, engendre la peste, et alors l'infection, c'est l'ensemble des causes que vous savez; tantôt l'infection variable, mobile, naît des malades eux-mêmes et propage la peste, et alors l'infection, c'est l'air chargé de miasmes pestilentiels.

Ainsi il y a deux infections: une pour faire la peste et l'autre pour la propager.

Il y en a même trois; car maintenant la commission veut que la peste se propage activement à la manière des épidémies. Et pourquoi tous ces détours? c'est pour laisser moins à faire à la contagion. Sans doute, lorsque la peste passe de l'état sporadique à l'état épidémique, il faut trouver des causes à cet accroissement; mais ces causes sont-elles du même ordre que celles qui engendrent la maladie, ou de celles qui la répandent? En d'autres termes, y a-t-il création incessante ou seulement propagation? Dans les maladies non contagieuses, la question ne serait même pas faisable. Il est évident que, lorsqu'il règne une épidémie de pneumonies, par exemple, les malades ne se communiquent pas leur maladie; mais lorsqu'il règne une épidémie de petite-vérole, je ne suis pas sûr, il s'en faut de beaucoup, que le premier malade n'ait pas infecté tous les autres.

En vain la commission voudrait-elle assujettir la peste aux lois des épidémies: elle suit invariablement celles des contagions. Les maladies épidémiques, suspendues en quelque sorte dans l'atmosphère, frappent çà et là sur plusieurs points à la fois. A proprement parler, il n'y a pas un premier malade, il y en a plusieurs, et ces malades reçoivent leur maladie des mêmes causes d'insalubrité. Ce n'est pas de cette manière que procèdent les contagions. On signale presque toujours un premier malade d'où sont sortis tous les autres. Ainsi, dans cette épidémie de 1835 où la commission puise presque toutes ses leçons, c'est un jeune Maltais qui porte la peste d'Alexandrie au Caire. Son nom était Giglio. Giglio communique sa maladie à ses deux frères, à un jeune homme de sa nation et à ses domestiques au nombre de trois. Parmi ces domestiques était une esclave noire.

laquelle transmet sa maladie à une autre esclave de même couleur qui habitait une maison contiguë ; celle-ci la transmet à son maitre appelé Marco, et ainsi de suite. Pendant la peste de Marseille, en 1720, une femme va, contre l'arrêt du Parlement, chercher un nourrisson dans la ville infectée. Trois jours après, nourrice et nourrisson n'étaient plus. Le cadavre est porté à l'église et enterré. Le lendemain, cinq personnes qui avaient assisté à la cérémonie sont prises de la peste, et on remarque que c'étaient celles qui avaient approché le corps de plus près. Enfin, la contagion se répand et enlève plus de la moitié du village, 426 sur 950 habitants.

A Moscou, à Venise, partout où l'on a pu se mettre sur les traces de la contagion, on la suit, pour ainsi dire, pas à pas. C'est comme un incendie qui se communique de proche en proche, et qui dévore tout ce qui est à la portée des flammes. Dans les grandes villes, dans les grands centres de population, remonter à la source du mal est quelquefois difficile; mais il n'y a nul embarras dans les petites localités. Or, rien, à mon sens, n'est plus propre à démontrer la contagion que la manière dont la peste s'établit et se propage.

Voulez-vous encore un autre caractère qui sépare les contagions des épidémies? Je le prends dans la peste elle-même. Quelque menaçante qu'elle soit, on lui échappe presque sûrement en s'isolant; remarquez que je ne dis pas en fuyant. Voulez-vous éviter une épidémie, la fuite est votre seule ressource ; si vous restez dans son périmètre, vous courez toujours le même danger. Au contraire, on peut braver la contagion en restant au milieu d'elle. Comment? je viens de le dire, en s'isolant, c'est-à-dire en rompant tout commerce avec le reste des habitants. Ainsi, à Moscou la maison impériale des Orphelins, composée de plus de 1,000 personnes, ferma ses portes, et elle n'eut pas un seul malade. A Marseille, les couvents qui se mirent en séquestre furent tous préservés; et c'est là l'objection du professeur Deidler contre Chicoyneau. Si la peste, disait-il, n'est pas contagieuse, comment s'arrête-t-elle devant les maisons qui lui ferment la porte? Mais Chicoyneau ne répondit jamais.

Que la peste franchisse quelquefois les barrières qu'on lui oppose, cela se peut, car la contagion a des ailes, et se tient toujours prête à profiter de la moindre infraction. Mais, même dans ces cas, comparez ses désordres avec ceux qu'elle produit quand on la laisse faire. Dans l'épidémie du Caire et d'Alexandrie, M. le docteur Lachèze voulut savoir quelle était l'influence de l'épidémie et quelle était celle de la contagion. Certes, le problème était délicat. M. Lachèze trouva que des personnes isolées, la peste en fit périr une sur 400, et des personnes en libre pratique, une sur 3. Voyez quelle différence ! à la vérité, cette différence vous parait si grande que vous lui cherchez une explication qui la réduise : vous prenez ailleurs les termes d'un autre parallèle, vous vous renfermez dans l'arsenal d'Alexandrie, qui ne réunit pas moins de 6,000 ouvriers; plus il y en a, plus l'isolément est difficile, mais il n'importe. Vous arrivez, en effet, à une proportion beaucoup moindre; mais elle est encore considérable, puisqu'elle est comme un est à vingt. Ces chiffres montrent donc toute la puissance de l'homme pour ralentir la propagation de la peste ! Il n'en faut pas davantage pour montrer qu'elle est contagieuse; car l'homme ne peut rien contre l'influence épidémique.

La peste tient donc bien plus des maladies contagieuses que des maladies épidémiques; mais ce n'est pas assez de dire qu'elle se transmet, il faut dire encore comment elle se transmet. Il est évident que la prophylaxie doit varier suivant le mode de transmission.

Et d'abord, la peste se transmet-elle par inoculation ? La commission n'ose se prononcer. Le doute est souvent un signe de sagesse; mais je dirai avec Fénélon qu'on se trompe autant à douter quand il faut croire, qu'à croire quand il faut douter.

De mes lectures sur la peste et sur d'autres matières, il m'est resté dans l'esprit que la peste a été quelquefois inoculée avec succès. Samoïlowitz avait même proposé d'établir l'inoculation en système dans l'empire de Russie. Mais ces faits, je n'ai pu les retrouver; au fond j'y ai peu de regrets; ils sont anciens, et la commission n'en veut que de nouveaux; et parmi les nouveaux, elle n'en trouve pas qui la satisfassent. En 1810, Dussap inocula la peste à quatorze personnes qui toutes la reçurent. On ne tient aucun compte de ces expériences : elles manquent d'authenticité! Qu'entend-on par là? Veut-on dire que Dussap en a imposé? Dussap est mort de la peste en 1835 : on peut impunément outrager sa mémoire; mais s'il entrait tout-à-coup dans cette enceinte, oserait-on lui tenir en face le même langage? Oserait-on lui dire que ce qu'il dit qu'il a fait, il ne l'a pas fait; que ce qu'il dit qu'il a vu, il ne l'a pas vu?

La commission récuse le témoignage de Dussap; récusera-t-elle aussi celui de Gaëtani-Bey? Les expériences faites en 1801 ont été renouvelées en 1835 sur les mêmes lieux; elles ont eu pour témoins MM. Clot, Bnlard, Fourcaud, Gaëtani, Hamont et d'autres (pag. 84). Pour éprouver si la peste est inoculable, on s'essaya d'abord sur les animaux; les matières de l'inoculation étaient choisies par les médecins et essayées par M. Hamont. Quelques chevaux furent indisposés, ils eurent même des ecchymoses, des pétéchies dans les yeux, mais ils n'eurent pas la peste avec tous ses caractères. Des animaux on passa aux hommes. Il y avait cinq criminels condamnés à mort; les médecins les demandèrent à l'autorité pour en faire les sujets de leurs expériences. Trois d'entre eux furent inoculés avec du sang au pli du bras et par trois piqûres : deux eurent la peste, le troisième résista. Je ne parle pas ici des deux autres, bien qu'ils aient eu la peste, mais ils la reçurent d'une autre expérience.

Ces faits d'inoculation ne sont pas les seuls : MM. Rochoux et Hamont vous en ont cité d'autres.

Dira-t-on cependant qu'ils sont rares? Je n'ai pas de peine à le croire. D'une part, l'expérience est trop périlleuse pour avoir été souvent tentée, et de l'autre, l'art d'inoculer les maladies n'est pas un jeu de hasard; il a ses principes et ses règles dont les expérimentateurs ne semblaient même pas se douter.

Ils ont inoculé le sang et le pus des bubons; mais quand même cette inoculation n'eût rien donné, en faudrait-il conclure que la peste n'est pas inoculable? Non certainement. Cela prouverait tout au plus que le virus pestilentiel n'est ni dans le sang, ni dans le pus, ou bien encore qu'il n'y était pas au moment de l'inoculation; mais il ne s'ensuivrait pas qu'il n'est pas ailleurs, ou qu'on ne l'aurait pas trouvé si on avait mieux choisi son moment.

Qui ne sait que tous les virus ne se fabriquent pas dans le même atelier? Tantôt la nature les dépose dans les sécrétions, comme le virus de la rage et de la morve; tantôt elle les renferme dans des réservoirs particuliers, comme elle fait pour la petite-vérole et la vaccine; tantôt enfin les germes zootiques s'exhalent de toute la surface du corps et se répandent dans l'air; exemples : la rougeole, la scariatine et le typhus.

En second lieu, si on croit que pour reproduire une maladie contagieuse, il suffit d'en prendre le virus et de l'enfoncer dans les chairs, on se trompe. Il y a quelque chose de plus essentiel, c'est de prendre le virus à point; car la vie des virus est courte et la faculté de se transmettre varie, pour ainsi dire, à tous les instants jusqu'à ce qu'enfin elle s'éteigne.

Ces notions sont vulgaires; mais elles ont été oubliées des expérimentateurs. Ne nous étonnons donc pas si leurs essais d'inoculation pestilentielle ont si mal réussi. Toutes les œuvres du hasard sont nécessairement très rares.

Mais eussent-elles été plus fréquentes, elles n'auraient pas plus de valeur aux yeux de la commission. Elle s'est fait un système avec lequel elle a réponse à tout.

L'inoculation échoue-t-elle? C'est que la peste n'est pas inoculable. L'inoculation donne-t-elle la peste? L'expérience ne prouve rien, car elle a été faite dans le foyer d'infection. Et où voulez-vous qu'on expérimente si ce n'est sur le théâtre de l'épidémie?

A cette objection si souvent répétée, je me contenterai de répondre que lorsqu'on inoculait la petite-vérole, on ne s'avisa jamais de dire que les inoculés recevaient la maladie de l'influence épidémique et non de l'opération.

Si j'insiste sur l'inoculation de la peste, c'est parce que de tous les procédés de contagion, c'est le plus évident. Dans les autres, on n'a qu'un terme du problème; les yeux voient l'effet, l'esprit suppose la cause. Ici tout est également sensible. Comment douter qu'elle soit contagieuse, la maladie dont on peut prendre le germe au bout d'une lancette? L'inoculation établit donc la plus forte présomption en faveur des autres modes de contagion.

Si la commission était bien convaincue que la peste est inoculable, peut-être ne se demanderait-elle pas si elle se transmet par le toucher.

J'avoue d'ailleurs que, quoiqu'elle ne soit séparée de l'inoculation que par l'épaisseur de l'épiderme, la transmission par attouchement n'est pas facile à démontrer. Pour vous faire une idée de cette difficulté, proposez-vous le même problème à l'égard de la petite-vérole. Nous croyons tous que toucher un varioleux c'est s'exposer à prendre sa maladie; mais si on nous demandait les fondements de cette opinion, nous serions peut-être embarrassés pour répondre.

Quand j'approche un varioleux, sans le toucher, il n'y a pas de difficulté; si je prends sa maladie, c'est l'air qui me la donne; mais quand je le touche, comment saurais-je si je reçois la contagion de l'air ou du toucher?

Et cependant la commission n'hésite pas à déclarer que le toucher est sans danger. Elle tire toutes ses preuves de l'épidémie de 1835, en Égypte, comme s'il n'y en avait pas d'autres. Elle dit que les médecins de l'hôpital du Caire touchaient, maniaient les pestiférés, et qu'ils bravèrent tous la contagion, hors pourtant le docteur Rigaud, qui en mourut.

Elle oublie que la peste ne se montra pas si douce pour les élèves; elle oublie que sur vingt élèves que l'école d'Abouzabel fournit à l'hôpital, il en mourut dix-neuf.

Elle oublie un fait, un grand fait qui balance tous les autres, c'est que ceux qui, en temps de peste, se séparent de la foule, ceux qui s'isolent, ceux enfin qui se cloîtrent, se préservent presque tous, et cela sans déserter les lieux infectés et sans cesser de respirer le même air.

Elle oublie enfin qu'à Moscou, en 1771, on observa que ceux-là prenaient la peste qui touchaient les pestiférés : tels les chirurgiens et sous-chirurgiens qui les pansaient, les prêtres qui leur administraient les sacrements, les domestiques qui les servaient, tandis que les médecins qui les approchaient sans les toucher, les chefs militaires qui les visitaient, les riches qui se tenaient à l'écart, résistaient à la contagion. Entendez Mertens : *Omnes illi qui abstinent a communicatione qualicumque cum ægris tam immediata quam per varias substantias quæ seminium recondunt a peste immunes remanent, et si in eadem regione, vel urbe vivant qua ista depopulatur.* (Pag. 113.)

J'ai toute confiance dans les talents et dans la sincérité de MM. Bulard, Clot et les autres; mais pourquoi la refuserai-je à Mertens et à Samoïlowitz? J'accepte donc les faits des deux parts : ils sont différents, mais il ne sont pas contradictoires. De ce que la peste se gagne par l'air, il ne s'ensuit pas qu'elle ne se gagne pas par le toucher. J'admets donc les deux modes de contagion.

La peste est-elle transmissible par les vêtements?

Cette question me rappelle cette réponse d'un publiciste célèbre : *Je ne le sais pas; mais je l'affirme.*

Il serait en effet bien extraordinaire que les germes pestilentiels qui s'élèvent des corps malades pussent se répandre dans l'air, et qu'ils ne pussent pas s'attacher à des corps aussi poreux que le sont, par exemple, le linge et les étoffes de coton et de laine..!

Mais en pareille matière, on ne peut se contenter de simples présomptions Il faut des faits directs et positifs.

M. le docteur Grassi, médecin du lazaret d'Alexandrie depuis sa fondation en 1831, donne comme un exemple de transmission de la peste par les habits le fait suivant. En 1837, deux religieux du couvent de Saint-Jean-d'Acre périrent de la peste. Deux ans après, le nouveau président fit ouvrir une caisse oubliée dans un coin ; elle contenait des vêtements de moines ; le religieux qui l'ouvrit eut la peste et la transmit aux autres, au nombre de huit : ils succombèrent tous.

Je ne sais si, avant sa conversion, M. Clot eût accepté ce fait ; mais aujourd'hui il lui paraît suspect, et cela suffit pour que la commission n'en tienne compte.

Récusera-t-elle aussi le témoignage de M. Gaëtani, le collaborateur et l'émule de M. Clot?

Dans cette trop fameuse peste de 1835, il a été fait une expérience solennelle que chacun raconte un peu à sa manière. Des cinq criminels dont nous avons parlé, trois, avons-nous dit, furent inoculés, et deux périrent de la peste; les deux autres revêtirent la chemise et les caleçons de quelques pestiférés en sueur ; ils firent plus, ils se couchèrent dans le lit qu'ils venaient de quitter : ils eurent la peste tous les deux, un en mourut.

Ici on ne peut nier les faits; celui qui les raconte en a été témoin oculaire, et il est là pour se défendre ; mais on en décline les conséquences. Qui sait, dit-on, si les sujets de ces expériences reçurent la peste des linges qu'ils s'appliquèrent sur le corps ou du milieu dans lequel ils vivaient?

Vous le voyez, c'est toujours le même système : de deux choses l'une, ou les faits sont faux ou c'est l'interprétation qu'on en donne.

Nous avons dit comment la peste fit son entrée d'Alexandrie au Caire, par la famille Giglio.

Au service de cette famille était une esclave noire, à qui son maître avait fait présent de quelques mouchoirs : elle les partagea avec une de ses voisines, esclave et noire comme elle. Fatal présent ! s'écrie Gaëtani. En effet, les deux esclaves succombèrent. Mais avant de mourir, la seconde communiqua la maladie à son maître, lequel périt aussi, et la maison fut mise en quarantaine. Les survivants, craignant que les meubles et les autres effets ne fussent brûlés par ordre de l'autorité, imaginent, pour les sauver des flammes, de les faire passer par dessus une terrasse dans la maison contiguë, où ils portèrent la contagion.

Je n'insiste pas, messieurs, sur ce mode de transmission. Il est sujet aux mêmes objections que tous les autres. Tout fait recueilli, toute expérience entreprise sur le théâtre de la maladie, parait suspecte à la commission; car l'air est toujours là. Et soit que vous touchiez un pestiféré, soit que vous touchiez les choses à son usage, si vous avez la peste, on vous dira toujours que c'est l'air qui vous l'a donnée.

Car, dans l'opinion de la commission, l'air est le grand réservoir et le seul véhicule des germes pestilentiels. S'il n'y avait pas d'air, passez moi la supposition, la peste ne serait pas transmissible; avec l'air c'est la plus subtile et la plus dangereuse des contagions. Les preuves abondent dans le rapport. Un seul malade suffit pour infecter toute une maison, au point que les personnes qui l'habitent et celles qui y mettent les pieds prennent presque infailliblement la peste. Alors même que le malade n'y est plus, la maladie y est encore. Dans son premier langage, la commission appelait cela de l'infection : singulière infection qu'elle fait voyager sur les ailes du vent d'Alexandrie à Marseille!

Jusqu'ici nous sommes resté dans le foyer d'infection, il est temps d'en sortir. Nous n'avons pas, pour nous y plaire, les mêmes raisons que la commission. Sur ce terrain, elle a pris, ai-je dit, une position inexpugnable, une position du haut de laquelle elle croit pouvoir repousser toutes les objections sans même daigner les examiner.

La peste se transmet-elle hors du foyer d'infection? La commission n'en doute pas. Comment se transmet-elle? Comme au sein du foyer, au moyen de l'air.

Si elle peut se transmettre par le toucher, c'est l'objet d'un chapitre de sept lignes.

Celui qui traite de la transmission par les hardes et vêtements n'a que deux pages : c'est pourtant un des plus importants.

La commission conclut qu'il n'est pas au pouvoir des vêtements de se charger des miasmes pestilentiels et de les communiquer. La conclusion est un peu hardie. Je ne le serai pas moins peut-être dans un autre sens. Pour moi, j'avoue que quand même les faits directs me manqueraient, ce que je sais de la contagion en général me porterait à croire à la transmission de la peste par le contact immédiat ; et je comprends sous ce titre non seulement les hardes, mais encore les marchandises.

Un professeur de l'école d'Alfort, M. Delafond, a fait voir que les animaux pouvaient porter les miasmes du typhus dans leur fourrure et transmettre la contagion sans la prendre. Il est à ma connaissance que des blanchisseuses ont gagné la petite-vérole en blanchissant le linge qui avait servi à des varioleux, et cela dans des lieux où cette maladie était inconnue, par exemple au Canada.

J'ai lu quelque part, dans Paulet, si je ne me trompe, qu'après l'inoculation du duc de Chartres, dans le siècle dernier, un linge qui avait servi au pansement des plaies fut enfermé dans un tiroir où il resta pendant quatre ou cinq mois. Au bout de ce temps, la fille de son valet de chambre, enfant de sept à huit ans, ouvre ce tiroir, manie ce linge et reçoit la petite-vérole; il n'y en avait pas d'autre exemple dans la ville.

Un fait encore plus extraordinaire est celui que raconte Hildenbrandt. Il en est le sujet et l'historien. Tandis qu'il donnait des soins à une scarlatine, il portait un habit noir qu'il enferma ensuite dans une malle; il y resta pendant dix-huit mois. Sur ces entrefaites, Hildenbrandt est envoyé en Podolie; à son arrivée, il reprend l'habit délaissé, qui lui donne la scarlatine. Hildenbrandt ajoute qu'il la répandit dans toute une ville où elle était presque inconnue.

On dira sans doute que la peste n'est ni la petite-vérole ni la scarlatine, je le savais; mais je sais aussi qu'en matière de contagion, il est permis de s'alder de l'analogie.

L'analogie prépare à l'observation directe. Ainsi, je ne m'étonne plus d'entendre dire à M. de Ségur qu'un portefaix de Constantinople gagna la peste pour avoir porté les bagages des passagers du quai au lazaret. Inutile d'ajouter qu'il ne mit pas les pieds dans le navire.

Le même rapporte plusieurs autres exemples de ce même

mode de transmission. Je conviens d'ailleurs avec la commission que la peste suivit de si près le débarquement, qu'à la rigueur il se pourrait que les malades en eussent pris le germe sur les lieux infectés. D'autre part, il serait bien étrange que la peste eût éclaté précisément au moment où on venait d'ouvrir les caisses et de toucher aux effets qu'elles contenaient; mais on ne saurait reprocher à la commission d'être trop sévère.

Seulement il ne faudrait pas que, sous couleur de sévérité, elle rejetât tout ce qui n'est pas à sa convenance. Un Grec arrive à Zante avec un ballot de bérets. Il a besoin d'argent, il en emprunte et donne en nantissement une caisse de sa marchandise. Six mois après, le débiteur ne reparaissant pas, on ouvre la caisse. Toute la famille du prêteur et le prêteur lui-même sont frappés de la peste; les prêtres du pays sont appelés, ils prennent la maladie ; enfin, l'autorité prévenue fait transporter les malades au lazaret, et la peste s'arrête.

Ce fait, je le prends dans le rapport de la Société académique de Marseille : il ne me répugne pas de puiser à cette source. Pourquoi irais-je chercher loin de moi ce que j'ai sous la main? Mes preuves auraient-elles plus d'autorité parce qu'elles viendraient de loin ? On dit que le souvenir de la peste de 1720 est encore vivant dans les murs de Marseille, je n'ai pas de peine à le croire. Il en est de même partout où la peste a pénétré; oui, partout où elle a porté ses ravages, en Orient comme en Europe, on la considère comme le plus redoutable des fléaux ; on n'a de courage contre elle qu'en Occident, et là où elle n'est connue que de nom.

Comment Marseille ne serait-elle pas sur le qui-vive? Depuis 1720, elle l'a reçue quatorze fois dans ses lazarets, et, malgré toutes les précautions qu'on y prend, elle a sévi plusieurs fois parmi les employés. La commission ne le nie pas; elle ne discute que sur les moyens de transmission. Le dernier exemple d'importation est de 1819. Le capitaine Anderson venant d'Alexandrie perd trois hommes pendant la traversée : à son arrivée à Marseille, un malade restait à son bord ; on le transporte au lazaret, on reconnaît la peste ; le garde de santé la gagne et meurt.

Quand il n'y aurait d'autres preuves de la contagion de la peste hors de sa patrie que la qualité des malades, on n'en pourrait pas douter. Ce sont toujours des employés des lazarets, des infirmiers, des chirurgiens quarantenaires.

Mais comment se fait cette transmission? La commission répond toujours par l'air, rien que par l'air. Ainsi, elle réduit le plus qu'elle peut les modes de contagion, et celui qu'elle adopte, car il lui en faut un, elle le renferme dans les bornes les plus étroites.

Par exemple, elle dit que la peste n'est réellement contagieuse que quand elle règne épidémiquement ; elle ne l'est pas quand elle se tient à l'état sporadique. Voilà certes une singulière distinction.

Eh quoi ! un attribut aussi essentiel que la transmissibilité dépendrait du nombre des malades et non de la nature de la maladie !

Mais, avant d'aller plus loin, j'ai quelques questions à faire à la commission. Je lui demande en premier lieu où finit la sporadicité, où commence l'épidémicité. Combien lui faut-il de malades pour faire une épidémie ?

Elle dit quelque part dans son rapport que, dans l'espace de trois ans, Alexandrie ou le Caire n'eut que 747 malades, ce qui fait 215 par an, et ce nombre ne lui paraît pas suffisant pour une épidémie.

Je la prie encore de me dire si toute maladie ne commence pas par être sporadique avant d'être épidémique, et si les premiers malades ne sont pas en général les plus maltraités.

Enfin, toutes ces distinctions fussent-elles aussi faciles qu'elles sont difficiles à établir, je dirai qu'il est au moins étrange de prêter à une maladie aussi parfaitement identique que la peste des propriétés toutes différentes suivant qu'elle attaque plus ou moins de monde.

Est-ce que la petite-vérole n'est pas toujours contagieuse ?

Ah ! si l'on disait que la contagion est plus active, plus

puissante quand il y a beaucoup de malades que quand il y en a peu, je comprendrais ce langage; car plus une maladie est abondante, plus, sans doute, les circonstances lui sont favorables, et si c'est une maladie contagieuse de sa nature, il y a nécessairement plus de germes répandus.

Si l'opinion de la commission était sans conséquence, elle ne nous arrêterait pas; mais elle touche à la pratique, elle y touche de très près. C'est sur ce faible fondement que la science s'appuie pour conseiller à l'administration d'admettre à libre pratique tout navire venant d'un port où la peste n'est que sporadique. Il eût été bien plus sage à elle de mettre en observation tout ce qui vient d'un pays où la peste est originaire, comme l'Égypte, soit qu'au jour du départ il y eût de ces cas de peste connus, soit qu'il n'y en eût pas, car il pouvait y en avoir sans qu'on le sût.

Secondement, la commission, toujours flottant entre les dangers de la contagion et les intérêts du commerce, essaie de tourner la difficulté et de se tirer d'embarras en limitant la durée de l'incubation. Comme toutes les maladies contagieuses, comme toutes les semences végétales, la peste couve un certain temps avant d'éclore. C'est certainement une question délicate autant qu'importante que celle de savoir ce qu'il faut de temps au ferment pestilentiel pour se montrer au dehors.

Pour mesurer la durée d'un événement quelconque, il faut en connaître le commencement. Comment s'assurer du moment précis où se fait l'infection pestilentielle? Tout est mystérieux dans cette opération. Le malade lui-même n'en est pas averti. A défaut de signes plus sensibles, il faut noter le jour, l'heure où les sujets s'exposent à la contagion, et les suivre attentivement. S'ils ne sont pas pris de la peste, l'observation est perdue, c'est à recommencer; s'ils en sont pris, on date l'empoisonnement du moment du danger.

Encore vous remarquerez qu'ils sont perdus pour la science ceux qui vivent dans l'atmosphère pestilentielle; car comment dire, dans ce cas, le moment ou la contagion les a gagnés? Il faut s'attacher exclusivement à ceux qui traversent, pour ainsi dire, la contagion sans s'y arrêter.

La commission donne à la peste huit jours au plus d'incubation. En sorte que, d'après elle, tout sujet qui serait entré dans un foyer pestilentiel, s'il n'a pas la peste huit jours après en être sorti, n'a plus rien à craindre.

J'avone, messieurs, qu'il me répugne de prescrire ainsi des bornes à la nature; et cependant j'y serais peut-être plus autorisé que bien d'autres; car moi aussi j'ai voulu savoir combien dure l'incubation de la petite-vérole, et, chose singulière, je suis arrivé presque au même résultat. De 13 faits étudiés dans ce dessein, il y en a

8	où la variole s'est montrée	le	9e jour.
3	— —	le	8e
1	— —	le	7e
1	— —	le	10e

D'où l'on voit que c'est du 8e au 9e jour après l'absorption que paraîtrait la petite-vérole.

Mais nous ne voudrions pas affirmer cependant que le virus varioleux ne couve jamais au-delà de ce terme, et moins encore le virus pestilentiel. On cite des faits, en petit nombre, il est vrai, où ce temps a été dépassé.

S'il est une maladie bien réglée dans sa marche, c'est la vaccine. Trois jours après l'insertion du vaccin, on est à peu près sûr de voir les premiers signes de l'éruption : et cependant je les ai attendus quelquefois jusqu'à quinze jours. Et remarquez qu'en en portant artificiellement le germe dans les chairs, je lui épargne bien du chemin, et facilite singulièrement la suite de ses opérations. Les semences végétales elles-mêmes ne lèvent pas toutes à la même heure; il en doit être de même des maladies qui naissent d'un germe, et à bien plus forte raison; car rien n'est variable comme les organisations. Quelque régulières qu'elles soient, ces maladies, il faut craindre de les renfermer dans des limites trop étroites. Chaque science a son génie; celui de la physiologie est de connaître les variations de la nature vivante et d'y conformer ses lois.

Enfin la commission, dans son extrême désir de couper les ailes à la contagion, lui refuse la faculté de se répandre assez dans notre Europe pour créer une épidémie, à moins, ajoute-t-elle, qu'elle ne soit secondée par une *constitution pestilentielle*. Nul doute que la peste ne trouve plus de facilités de reproduction dans sa patrie originelle. Néanmoins il ne faudrait pas s'y fier. Rappelez-vous, messieurs, la petite-vérole: elle n'est pas d'origine européenne, c'est une étrangère parmi nous; mais il faut convenir qu'elle a bien gagné ses lettres de naturalisation.

Encore, si on pouvait dire nettement en quoi consiste cette *constitution pestilentielle*, sans laquelle la peste ne peut vivre et se perpétuer parmi nous. Quels sont ses signes, ses caractères? Est-il un médecin assez clairvoyant pour l'annoncer seulement huit jours à l'avance? Non; on dit qu'il y a constitution pestilentielle lorsque la peste règne épidémiquement, en sorte que l'épidémie s'explique par la constitution, et la constitution par l'épidémie.

Dans cette théorie, la contagion, c'est l'étincelle qui enflamme la poudre; mais si, en 1720, Marseille n'eût pas reçu cette étincelle du capitaine Chataud, la peste serait-elle née dans ses murs sous la seule influence des causes locales? La commission n'est pas éloignée de le croire.

Il n'est pas de système plus désolant. Dans l'hypothèse de la contagion, si on ne peut prévenir la peste, on a du moins l'espoir de s'en rendre maître; mais si elle peut se produire d'elle-même, sans ferment, comment y échapper? Ainsi la commission place Marseille entre deux feux, ou plutôt entre deux pestes. L'une lui vient d'Orient; l'autre, plus menaçante, couve dans ses murs. Je ne doute pas que Marseille ne soit sensible à tant de sollicitude; mais Marseille ne craint que la peste d'Orient.

Après ces remarques sur l'ensemble du rapport, me sera-t-il permis de dire en quelques paroles l'impression que m'a faite sa lecture? Je l'ai lu d'abord avec plaisir. En le relisant avec plus de plaisir encore, il m'a semblé que quand M. le rapporteur a pris la plume, il n'avait pas une pleine connaissance de son sujet; il l'a acquise en écrivant : s'il l'avait eue avant d'écrire, il se serait fait un ordre, un plan; il n'aurait pas mis sur la même ligne ses vues les plus essentielles et ce qui n'est qu'accessoire. Faute de plan, on a prodigué les divisions : les divisions sont, en effet, les apparences de l'ordre, mais elles ne sont pas l'ordre lui-même. Un ouvrage trop divisé paraît plus clair aux yeux, mais le dessein de l'auteur se perd dans le nombre même des chapitres.

Si l'œuvre que je cherche à caractériser est un peu confuse, si elle manque de cette unité qui fait le principal mérite de toutes les compositions bien construites, elle est du moins riche de détails et consciencieusement exécutée. Il est vrai que la commission avait la meilleure position pour être juste; elle n'avait pas à lutter contre les préjugés d'une première éducation; en acceptant l'honorable mission de l'Académie, elle n'avait sur l'objet de ses futures études que les opinions de son temps. Or, nous vivons à une époque où les idées de contagion ont peu de faveur. Qui ne donne l'impulsion à son siècle la reçoit. La commission elle-même, malgré tout son talent, n'a pu échapper à cette influence. Dès les premières pages, on croirait qu'elle ne veut ni de la contagion, ni des lazarets, ni des quarantaines. Et, en effet, tout d'abord on s'y est mépris; les partisans de la non-contagion, heureux d'un si puissant appui, se sont emparés précipitamment du travail de la commission, et l'ont donné comme la meilleure preuve de l'excellence de leur doctrine.

A quelques égards, ils y étaient autorisés, sinon par la lettre, du moins par l'esprit du rapport. Les faits contre la contagion y tiennent la plus grande place; ils sont accueillis avec empressement et de toutes mains. Au contraire, les faits pour la contagion ne paraissent jamais assez clairs, assez authentiques. On en repousse le plus grand nombre; quelques uns cependant échappent à la proscription générale; mais on sent qu'en les acceptant, la commission fait violence à ses instincts; toutefois la raison l'emporte sur tous les préjugés. Il est digne de remarque qu'à mesure qu'elle avance, elle se rapproche des *contagionistes*, dont elle semblait si éloignée en commençant.

Cette incertitude dans la marche donne au rapport des apparences de contradiction entre les premières et dernières parties, entre le texte et les conclusions.

Il n'y a pas trop lieu de le regretter, ce me semble; l'effet général n'en sera ni moins sûr ni moins utile. Il est certain que la peur et l'ignorance avaient singulièrement exagéré le danger. En fait de contagion pestilentielle, on cite des exemples si merveilleux, qu'on croirait entendre des contes de fées. La commission a dissipé tous ces fantômes. Cette classification de matières *susceptibles* et *non susceptibles*, si précieusement conservée dans les lazarets, il lui a suffi de la mettre en lumière pour en faire voir tout le ridicule. Il ne faut pas qu'en éclairant les gouvernements la science jette l'alarme dans les populations. Le cœur humain n'est que trop prompt à s'effrayer. La peur a fait peut-être plus de victimes que la contagion. A mon sens, Chicoyneau avait tort de refuser à la peste la faculté de se communiquer; mais on dit qu'à sa voix l'espérance et la santé se ranimèrent. Après tout, les médecins sont faits pour protéger, pour conserver les hommes; ils ne sont pas faits pour publier leurs maux, et encore moins pour les exagérer.

—

OPINION DE M. PRUS,

Séance du 9 juin 1846.

La discussion générale devait naturellement porter sur le rapport et sur les conclusions qui le terminent. Le rapport, quoiqu'il ait été agréé dans toutes ses parties par la majorité de la commission, est et demeure l'œuvre du rapporteur, qui seul en est responsable. La commission ne répond que des conclusions et des doctrines sur lesquelles elles reposent.

Ceci établi, pour rendre toutes les positions nettes et franches, j'ajouterai que quatre points semblaient surtout devoir appeler l'attention dans la discussion générale :

1° La commission a-t-elle bien compris la mission qu'elle avait reçue de l'Académie, ou, en d'autres termes, a-t-elle posé les questions qu'elle devait s'attacher à résoudre ?

2° A-t-elle pris toutes les précautions en son pouvoir pour réunir les faits qui doivent décider les diverses questions posées ?

3° Les conclusions scientifiques auxquelles elle est arrivée sont-elles légitimement déduites des faits qui étaient en sa possession ?

4° L'application qu'elle propose de faire des conclusions scientifiques est-elle en harmonie avec celles-ci ?

Sur le premier point, je dirai dès aujourd'hui, et je maintiendrai, lors de la discussion des conclusions médicales, qu'il n'en est pas une qui n'ait une application spéciale et importante à une question de quarantaine. Le nombre de ces conclusions ne doit pas effrayer l'Académie; très peu d'entre elles sont ce qu'on peut appeler des conclusions-principes; toutes les autres ne sont que des conclusions-corollaires.

Sur le deuxième point, c'est-à-dire sur les faits contenus dans le rapport, je n'ai jusqu'ici entendu articuler aucun reproche ; très peu de faits nouveaux ont été produits ; je les discuterai en répondant à chacun des orateurs.

Sur le troisième point, je puis affirmer à l'Académie que

je n'ai cherché à tirer des faits aucune conclusion forcée. Il est bien évident cependant que c'est sur la valeur des faits cités et sur les conséquences auxquelles ils mènent que peuvent se manifester les dissidences d'opinion.

Enfin, quant aux conclusions pratiques, elles paraîtront logiquement déduites des conclusions scientifiques, si l'on tient suffisamment compte et de la réserve si nécessaire en semblable matière, et des inconvénients graves qui résulteraient pour le présent, et plus encore pour l'avenir, de la moindre témérité.

Je bornerai à ce peu de mots ces explications préliminaires. Je vais de suite essayer de répondre aux nombreuses objections de notre savant et spirituel collègue M. Dubois (d'Amiens).

La commission, dit M. Dubois, ne devait s'occuper que d'une seule question : La peste est-elle transmissible en dehors des foyers épidémiques? J'avais, ajoute notre confrère, fait, lors de notre première réunion, la proposition formelle de diriger toutes nos recherches vers ce point.

La mémoire de M. Dubois l'a fort mal servi relativement à la proposition faite par lui et appuyée par M. Pariset dans la première réunion de la commission. En voici la preuve.

Ici M. Prus lit le procès-verbal de la première séance de la commission, tenue le 12 octobre 1844, lequel est ainsi conçu :

« Sont présents :

» MM. Ferrus, Pariset, Mêlier, Bégin, Dubois (d'Amiens), Poiseuille, Dupuy et Prus.

» On procède à l'élection d'un président et d'un secrétaire rapporteur.

» M. Ferrus est nommé président.

» M. Prus est nommé secrétaire rapporteur.

» M. *Prus*, désirant que le rapport dont la rédaction lui est confiée soit l'expression fidèle des idées et des convictions de la commission, prie MM. les membres présents de vouloir bien indiquer les points principaux qui, dans leur opinion, doivent être traités dans le travail de la commission.

» M. *Dubois* (d'Amiens) pense qu'il faut commencer par présenter l'*historique* de la peste ; on étudiera ensuite ses *causes*, ses *symptômes*, sa *marche*, ses *terminaisons ;* on insistera sur les divers modes de propagation qui ont été observés.

» M. *Pariset :* M. Dubois vient de faire la proposition fondamentale. L'histoire de la peste fera naturellement saillir toutes les questions à examiner.

» M. *Dupuy :* Je désirerais que la commission s'occupât surtout de tarir les sources de la peste , ce que je crois possible. Quant à l'historique, il devra être divisé en trois époques : la première, époque théologique ou sacrée, dans laquelle tout est rapporté à un pouvoir surhumain ; la seconde, ou époque métaphysique, dans laquelle les explications théoriques précèdent les faits ; la troisième, enfin, ou époque expérimentale, dans laquelle on ne tient compte que des conséquences légitimement déduites d'observations exactes.

» M. *Pariset :* Je crois pouvoir faire remarquer qu'en suivant la marche tracée par M. Dupuy, on ferait l'histoire des opinions et non celle de la maladie.

» M. *Ferrus* ne croit pas que l'Académie attende de la commission l'histoire de la peste, travail immense, qui ne mènerait pas à la solution des questions qui occupent en ce moment tous les esprits. Il pense donc que les efforts de la commission seront plus utilement employés à étudier les causes de la peste et ses divers modes de propagation.

» M. *Mêlier* partage entièrement l'avis de M. Ferrus. Il croit que la commission devrait se borner à poser *trois* ou *quatre* questions susceptibles d'*applications pratiques.*

» M. Mêlier propose de décider que M. le secrétaire soumettra à la commission un programme du rapport à faire.

» Cette proposition est mise aux voix et adoptée ; la séance est levée.

» Paris, le 12 octobre 1844.

» *Le secrétaire de la commission*, PRUS.

» *Le président*, G. FERRUS. »

Vous voyez clairement, messieurs, que M. Dubois a fait à la commission une proposition bien différente de celle qu'il vous a signalée, et que si nous avions suivi la marche indiquée par lui et par M. Pariset, nous serions à peine au deuxième ou au troisième volume de l'histoire de la peste. L'étude des causes, des symptômes, de la marche et des terminaisons de la peste ne serait pas commencée. Le gouvernement et les chambres devraient encore attendre longtemps les bases médicales de la réforme sanitaire dont l'urgence frappe tous les esprits.

Quant à l'opinion émise récemment par M. Dubois, que la commission ne devait s'occuper que d'une question, celle de la transmissibilité de la peste hors des foyers épidémiques, je ne puis la partager. Je persiste à penser que la commission devait porter son attention sur toutes les questions dont la solution est nécessaire pour un bon remaniement des ordonnances et règlements sanitaires. Je maintiens que toutes les questions posées dans le rapport sont dans ce cas.

M. Dubois prétend que, des trois premières parties du rapport, deux auraient pu être écartées sans nuire en rien à la solution du problème que nous devions nous proposer.

Voici ma réponse :

Vouloir apprécier le rôle que peuvent jouer les divers modes de transmissibilité de la peste sans avoir auparavant étudié tout ce qui a trait à la peste spontanée et à la peste épidémique, serait, je ne crains pas de le dire, une tentative dangereuse, impossible même.

Pour qui ne connaît pas l'influence des causes locales dans les pays où la peste est endémique, pour qui ne connaît pas l'influence des causes épidémiques, lesquelles manifestent leur action non-seulement dans des pays insalubres, mais aussi dans des pays qui offrent des conditions différentes ou même opposées, il y a certitude qu'il attribuera le développement de la maladie à des contacts, à des miasmes, voire même à des germes restés ignorés pendant dix ans et plus, agents qui souvent n'auront pris aucune part dans sa production.

C'est parce qu'on a agi ainsi qu'on rencontre dans les auteurs tant d'observations sans valeur, plus propres à tromper qu'à instruire ceux qui les lisent sans une critique suffisante. Faut-il ajouter que si trois grandes causes, les conditions locales, les constitutions pestilentielles, et les miasmes échappés du corps des pestiférés, produisent la peste, celui qui n'aurait étudié qu'un de ces trois ordres de causes serait dans l'impossibilité d'arriver à des résultats utiles ?

En vérité, je ne conçois pas que M. Dubois puisse reprocher à la commission de ne pas avoir adopté un plan aussi incomplet et aussi fautif.

Mais, dit M. Dubois, ce qui prouve sans réplique qu'on aurait pu se dispenser de traiter les deux premières parties, c'est qu'on n'en a tiré aucune conclusion pratique.

Est-ce sérieusement que M. Dubois avance une pareille assertion ?

Comment ! ce n'est tirer aucune conséquence pratique de la première partie du rapport que d'indiquer les pays où la peste naît encore spontanément, et d'où elle peut chaque jour être importée en France ?

Comment ! ce n'est tirer aucune conclusion pratique de la première partie du rapport que de signaler les causes productrices de la peste spontanée, et d'insister sur les moyens à l'aide desquels l'ancienne civilisation a préservé jadis l'Égypte de la peste, moyens qui peuvent encore aujourd'hui prévenir son développement, soit en Égypte, soit dans les autres contrées où la peste s'est montrée récemment d'une manière endémique ?

L'étude de la peste spontanée mène, tout autorise à le croire, à la destruction du fléau. N'est-ce donc pas là, je le demande à M. Dubois, la mesure la plus radicale que l'on puisse conseiller relativement aux lazarets et aux quarantaines ?

M. Dubois a-t-il eu de meilleures raisons pour vous dire que nous n'avons déduit aucun conseil pratique de nos études sur la peste endémique ?

Je répondrai par la citation d'un passage du rapport :

« Nous nous appesantissons, messieurs, sur les preuves qui mettent hors de doute l'épidémicité de la peste. C'est là, en effet, le fait fondamental de son histoire, celui qui mérite le plus l'attention du médecin, celui qui seul peut lui faire comprendre un grand nombre de points qui, sans lui, restent dans une complète obscurité.

» La certitude que la peste est une maladie surtout épidémique aura encore pour le médecin une bien autre portée. Elle lui fournira les moyens de prévenir quelquefois, de diminuer toujours les ravages du fléau. »

Le rapport signale ensuite les éminents services rendus en Égypte, à Constantinople, à Malte, à Rome, etc., etc., par les administrateurs et les médecins qui ont fait sortir ou transporter hors des foyers épidémiques les personnes saines et même celles qui étaient atteintes de la peste.

Il montre, par contre, pourquoi l'isolement le plus complet, quand il est observé au milieu d'un foyer épidémique, ne préserve jamais sûrement de la peste.

Comment! ce ne sont pas là de grandes, d'utiles conclusions tirées de l'épidémicité de la peste, conclusions qui occupent une place importante dans les déductions pratiques qui terminent le rapport?

Je m'arrête; j'en ai dit assez sur l'utilité, la nécessité des deux premières parties du rapport.

Examinons maintenant d'une manière très sommaire si les conclusions sont bien celles qui découlent des faits, et si ces faits eux-mêmes sont dignes de foi.

M. Dubois n'élève à cet égard aucune objection contre la partie qui traite de la peste spontanée et de ses causes; faits et conclusions, tout lui paraît pouvoir être admis.

Mais il n'en est pas de même pour la seconde partie, celle relative à la peste épidémique.

M. Dubois conteste d'abord l'action d'une constitution pestilentielle produisant la maladie indépendamment des causes locales qui engendrent la peste spontanée, indépendamment de l'influence des pestiférés.

Il conteste, en second lieu, les caractères à l'aide desquels j'ai établi l'épidémicité de la peste.

Sur le premier point, il me suffira de dire à M. Dubois qu'on a vu souvent et qu'on voit encore de nos jours une constitution pestilentielle sévir dans des localités incapables de produire la peste, et sans qu'on puisse accuser les pestiférés d'autres localités d'y avoir importé la maladie. En 1835, la peste épidémique qui a si cruellement ravagé la Basse-Égypte a envahi le Fayoum, point de la Haute-Égypte, parfaitement sain, que M. Pariset a déclaré incapable de produire la peste, et où d'ordinaire les pestiférés venus d'ailleurs meurent ou guérissent sans transmettre la maladie. MM. les professeurs d'Abouzabel ont constaté, cette même année 1835, que pendant les deux mois que la constitution pestilentielle qui régnait au Caire n'a pas envahi Abouzabel, les pestiférés qui venaient du Caire dans ce bourg ne communiquaient la peste à personne. Quand une fois la constitution pestilentielle régna sur la localité, on vit, par sa seule action, des pestes éclater çà et là.

La seconde partie de l'objection exigera une courte explication et quelques développements qui seront restreints autant qu'ils pourront l'être sans cesser d'être clairs.

Les caractères assignés dans le rapport aux maladies épidémiques en général et à la peste épidémique en particulier ont été empruntés, dit M. Dubois, aux vieux traités de pathologie. Ces vieux traités de pathologie, messieurs, sont ceux d'Hippocrate, de Sydenham, de Stoll, d'Huxham, de Pringle, de Schnurrer, etc.

Pourquoi M. Dubois, qui, nous le verrons bientôt, n'est pas toujours ennemi de la vieille médecine, affecte-t-il en cette occasion un superbe dédain pour les hommes que nous venons de nommer ? Il faut bien vous le dire, messieurs, c'est parce que le *Traité de pathologie générale* publié par notre savant collègue a établi relativement aux épidémies une doctrine en complète opposition avec celle des grands observateurs qui avant lui avaient étudié cette matière si importante et si difficile.

J'entends ici M. Dubois me dire : Si j'ai émis une nouvelle doctrine dans mon ouvrage, si je cherche à la faire prévaloir au sein de l'Académie, c'est paree que je la regarde comme seule vraie. Examinons.

Le premier caractère indiqué par la commission n'est pas contesté par M. Dubois ; il reconnaît qu'une maladie est épidémique lorsque, dans un temps donné, elle attaque un grand nombre de personnes.

Le second caractère signalé dans le rapport est celui-ci : les maladies épidémiques ont dans leurs progrès une marche spéciale. On leur reconnaît généralement trois périodes : *période de début*, *période d'état*, *période de déclin*. Ces trois périodes ne présentent souvent ni les mêmes symptômes, ni les mêmes lésions, ni la même gravité.

M. Dubois est tenté de ne voir dans ce caractère qu'une *naïveté*. Le mot, messieurs, vous paraîtra un peu fort si vous vous rappelez les hommes auxquels il s'adresse ; mais passons.

Cette *naïveté* est d'une haute utilité pour le médecin ; elle lui apprend à ne pas nier l'existence de la peste au début d'une épidémie pestilentielle, quoique les malades ne présentent encore ni bubons, ni charbons, ni pétéchies, l'expérience ayant prouvé que souvent alors la maladie est mortelle avant l'apparition de ces signes extérieurs. Elle lui enseigne que si, très généralement, la maladie est moins grave et n'est transmissible d'aucune manière dans la période de déclin, il faudrait bien se garder de croire qu'il en est de même dans la période d'état ; la maladie est déjà moins prompte et moins grave que dans la période de début ; mais elle paraît beaucoup plus transmissible que dans la période de déclin et même que dans celle de début, remarque qui n'avait pas échappé à Larrey et à d'autres observateurs.

Ne sont-ce donc pas encore là des considérations essentiellement applicables à l'étude des questions de quarantaine ?

Troisième caractère admis par le rapport. — Pendant le règne d'une épidémie, les autres maladies sont moins nombreuses et reçoivent l'empreinte de l'affection dominante.

Ceci est une erreur, dit M. Dubois; et pour prouver cette assertion plus que téméraire, contredite par tout ce que l'on sait sur les épidémies pestilentielles, il cite l'épidémie cholérique observée à Paris en 1832, et pendant la durée de laquelle les maladies intercurrentes n'auraient pas été modifiées. Que M. Dubois consulte à cet égard les médecins et les chirurgiens des hôpitaux de Paris qui sont dans cette enceinte, et je puis lui déclarer d'avance qu'aucun d'eux ne sera de son avis relativement au choléra, et encore moins, s'il est possible, relativement à la peste.

Quatrième caractère invoqué par le rapport. — Quand sévit une maladie épidémique, il est assez rare que les personnes qui conservent leur santé ne ressentent pas plus ou moins l'influence générale.

« Ceci, dit M. Dubois, a été positivement nié quant à la » peste. Au rapport de Desgenettes, plusieurs épidémies de » peste ont eu lieu sans qu'on ait observé cette influence gé» nérale. »

Étonné que Desgenettes se trouvât, sur cette question importante, en opposition avec la presque totalité des auteurs anciens ou contemporains qui se sont trouvés au milieu de constitutions pestilentielles, j'ai cherché le passage auquel M. Dubois a fait allusion. J'ai trouvé, à la page 89 de la 3e édition de l'*Histoire médicale de l'armée d'Orient*, les lignes suivantes à propos de la peste que Desgenettes avait observée à Acre :

« Les maladies ont quelquefois, mais pas toujours, par» ticipé du caractère de l'épidémie. »

Desgenettes dit donc non pas ce que lui a prêté M. Dubois, mais ce qu'établit le rapport, savoir : que les maladies intercurrentes portent quelquefois l'empreinte de la maladie régnante. Le rapport déclare que sur ce point on s'est livré à des exagérations.

Cinquième caractère. — Les maladies épidémiques reviennent et cessent souvent dans la même saison et ont en général la même durée.

« Il y a ici une véritable méprise, dit M. Dubois : ce sont

» les maladies endémiques qui ont ce caractère et non les » maladies épidémiques. »

J'en demande bien pardon à mon honorable collègue, mais je suis obligé de lui dire que c'est bien aux épidémies que j'ai voulu et que j'ai dû assigner ce caractère. Qu'il veuille bien lire avec soin les relations insérées dans les pièces à l'appui du rapport, sur les pestes observées en Perse et en Algérie, et il verra que là, comme en Égypte, la peste épidémique affecte des retours plus ou moins régulièrement périodiques. Il verra qu'en Perse, les épidémies pestilentielles sévissent presque exclusivement en été; qu'en Algérie, elles sont toujours plus rares et plus modérées dans la saison des grandes chaleurs et des froids plus intenses. Déjà il sait qu'en Égypte les pestes épidémiques graves commencent en novembre et décembre, tandis que les épidémies pestilentielles moins redoutables, ne débutent qu'en janvier et février; les unes et les autres finissent vers la fin de juin, sauf de très rares exceptions.

Le caractère signalé appartient si bien à l'épidémie et non à l'endémie, que, contrairement à ce que nous venons de voir pour la première, la seconde produit des cas sporadiques dans tous les mois de l'année, comme on peut s'en assurer par la lecture des tables dressées à Alexandrie par M. le docteur Grassi, et reproduites à la fin des pièces et documents à l'appui du rapport, page 638 et suivantes.

Dernier caractère. — Une maladie épidémique est souvent précédée par d'autres affections plus ou moins graves, plus ou moins généralisées, qui lui servent en quelque sorte d'avant-coureurs.

C'est là, messieurs, un fait qui a frappé les observateurs au Caire, à Alexandrie, à Damiette, à Jaffa, à Constantinople, sur les bords du Danube, en Algérie, etc., etc. Cette remarque, qui a tous les caractères de la certitude, a une haute portée dans l'étude des causes de la peste. Si elle avait toujours été bien appréciée des médecins, ils n'auraient pas aussi souvent méconnu l'imminence ou même le commencement des pestes épidémiques, lorsque la mortalité étant venue tout-à-coup à augmenter, ils ont été consultés sur la question de savoir si la peste était ou non à craindre. Cependant, pour M. Dubois qui veut détruire tout ce qui prouve l'épidémicité de la peste, le caractère signalé n'a aucun fondement : c'est une théorie qu'on ne peut admettre.

Que répondre à une négation aussi absolue d'un fait aussi certain ?

Vous comprendrez maintenant, messieurs, pourquoi toutes les fois que, dans le sein de la commission, M. Dubois a cherché à faire prévaloir ses idées sur les épidémies en général et sur les épidémies pestilentielles en particulier, il n'a pas obtenu un grand succès. Aussi, lorsqu'on a passé au vote sur cette question, est-il toujours resté seul de son avis. J'espère bien qu'il en sera de même lors du vote de l'Académie.

Abordons avec M. Dubois la troisième partie du rapport, celle qui traite de l'influence exercée par les pestiférés eux-mêmes.

La commission, dit notre collègue, n'a pas eu la franchise de son opinion ; et pour prouver cette accusation qui m'étonne encore, tant je la crois peu méritée, il indique la question que le rapporteur avait, dit-il, parfaitement posée, et la réponse, ajoute-t-il, très nette et très précise qui y a été donnée. En vérité, il est difficile de trouver là la justification du reproche qui nous est fait.

Mais, reprend M. Dubois, la commission, qui vient de reconnaître formellement la transmissibilité de la peste hors des foyers épidémiques, a la prétention de ne pas être contagioniste, prétention qu'elle a voulu soutenir à l'aide d'un subterfuge.

L'Académie appréciera facilement le sentiment que doivent exciter de semblables expressions, quand elle aura reconnu que ce blâme ne repose sur aucune espèce de fondement, on pourrait même dire sur aucune espèce de prétexte.

La commission, bien convaincu qu'il est dans les sciences des mots dont on a fait un grand et malheureux abus ; que le mot contagion est dans ce cas : que souvent, pris dans un sens différent, il se prête merveilleusement à ces disputes oiseuses et stériles qui peuvent plaire à certains esprits scolastiques, mais qui embarrassent et arrêtent la science; la commission, dis-je, a pensé qu'elle devait consacrer ses efforts à étudier les divers modes de transmissibilité de la peste, en ne tenant compte que de choses réelles et prouvées, et en ne se servant que d'expressions ayant pour tout le monde un sens net et précis.

On conçoit de suite qu'en adoptant cette marche, la commission n'avait pas à dire si elle était ou si elle n'était pas contagioniste. M. Dubois, qui s'était fait plus fracastorien que Fracastor ne le serait à cette époque, s'est seul occupé de cette question, que la commission a constamment repoussée, comme ne devant, dans le sens où la comprenait M. Dubois, mener à aucun résultat utile.

Nous vous laissons, messieurs, le soin de juger le reproche adressé par M. Dubois à la commission, d'avoir eu la prétention de ne pas être contagioniste, prétention qu'elle a voulu soutenir à l'aide d'un subterfuge.

M. Dubois a cité dans cette question le nom du très honorable M. Bégin; mais M. Bégin, M. Dubois le sait, partage toutes les convictions du rapport, et s'il eût entendu l'accusation de notre collègue dans les termes où elle a été exprimée, j'aurais craint qu'avec son esprit droit et ferme, avec sa parole si franche et si loyale, le digne inspecteur général du service de santé des armées ne se fût montré moins modéré que je ne veux l'être. Sur ce point, M. Dubois pourra bientôt avoir pleine satisfaction, car je pense que M. Bégin sera bientôt au milieu de nous.

J'ai hâte, messieurs, d'arriver à la dernière objection de M. Dubois, qui serait certainement la plus grave s'il ne suffisait du plus léger examen pour voir qu'elle ne repose sur aucune base sérieuse.

Le rapport établit qu'il est incontestable que la peste se transmet hors des foyers épidémiques. Cette conclusion importante est, comme je l'ai dit, la traduction logique d'observations authentiques et qu'on ne saurait nier. Ces observations, en ne comptant que celles qui ont une valeur réelle, sont au nombre de trente-deux. Les pestiférés ont tous été traités au lazaret de Marseille par les médecins et chirurgiens de l'établissement, lesquels, chaque jour et souvent deux fois par jour, ont délivré des certificats que j'ai lus avec attention. et qui constatent les symptômes observés, la marche, la terminaison de la maladie, et quelquefois les résultats de l'ouverture des cadavres.

Sur ces 32 cas de peste observés au lazaret de Marseille depuis 1720, 31 au moins ont été contractés en dehors des foyers épidémiques, savoir : 20 à bord et 11 au lazaret de Marseille. Le cas qui, dans les 32, pourrait être regardé comme douteux, quoique je pense que la maladie a été contractée en dehors de tout foyer épidémique, est celui du nommé Jurion, mécanicien du paquebot-poste *le Léonidas*, qui, parti de Smyrne, où régnait la peste épidémique, le 30 juin 1837, est tombé malade à bord, dans le port de Marseille, le 9 juillet, après avoir couché dans la chambre du nommé Dombios, mort le 10 juillet d'une maladie plus que suspecte, dont il était atteint depuis plusieurs jours. Il est tout-à-fait probable que Dombios a contracté la peste sous l'influence de la constitution pestilentielle qui régnait à Smyrne, d'où il a emporté à l'état d'incubation la maladie qui s'est déclarée quelques jours plus tard. Dombios aura ensuite transmis la peste à Jurion.

L'examen attentif des 32 faits ci-dessus ne me laisse, je le répète hautement, aucune espèce de doute sur la transmissibilité de la peste hors des foyers épidémiques. Je suis bien convaincu qu'il ne restera à cet égard aucune incertitude dans l'esprit d'aucun des membres de l'Académie, s'ils veulent bien prendre connaissance de toutes les pièces originales qui sont en ce moment déposées à la bibliothèque. Il serait bien à désirer que quelques uns de nos collègues, connus par la sévérité et l'exactitude qu'ils apportent dans de semblables études, consentissent à se charger de ce travail. Que MM. Louis, Rayer, Bricheteau, par exemple, et tous ceux qui voudront se joindre à eux, examinent d'une manière approfondie les documents de Marseille, et leur opinion exprimée dans cette enceinte dissipera tous les doutes.

Recherchons, messieurs, comment M. Dubois, qui d'abord avait tiré des faits cités la même conclusion que nous, va procéder pour chercher à faire naître l'incertitude sur un point qui malheureusement n'est que trop clair.

D'abord, il regarde comme pouvant avoir été contractée dans un foyer épidémique toute peste déclarée chez un passager ou chez un matelot embarqué au port où sévissait la peste, quelle que soit l'époque où la maladie aura débuté. Ainsi, supposant, contrairement à tous les faits probants dans la question, que la période d'incubation peut se prolonger quinze, vingt, trente jours et plus, il lui suffit qu'un individu ait été, à un moment donné, sous l'influence d'un foyer épidémique pour que sa maladie doive être rapportée à cette influence, même si elle a éclaté un mois et plus après que le malade s'est éloigné de tout foyer épidémique. C'est à l'aide de cette doctrine, qui paraîtra bien extraordinaire, et dont les conséquences, appliquées aux questions de quarantaine, seraient vraiment désastreuses et nous feraient reculer de deux siècles au moins, que M. Dubois voudrait élaguer un certain nombre de faits observés au lazaret de Marseille comme n'étant pas propres à prouver la transmissibilité de la peste hors des foyers épidémiques.

On ne peut admettre une semblable manière de raisonner. Dans les sciences, les faits particuliers mènent aux conclusions générales, et celles-ci, à leur tour, servent à juger les faits particuliers. Puisque des observations très nombreuses et sévèrement interprétées prouvent que la peste n'a jamais éclaté soit à terre, soit en mer, chez les individus compromis après un éloignement de huit jours, soit du foyer épidémique, soit de malades pestiférés et des foyers d'infection pestilentielle que ceux-ci peuvent produire, on est expérimentalement et scientifiquement autorisé à regarder comme dus à toute autre cause que celle résultant de la présence au milieu d'un foyer épidémique les cas de peste qui, sur un navire, éclatent plus de huit jours après le départ d'un port infecté.

Je ne puis penser qu'on ne doive pas compter au nombre des faits prouvant la transmissibilité de la peste en dehors des foyers épidémiques tous ceux qui, sur un navire ayant ou ayant eu des pestiférés à bord, ont éclaté dix jours, quinze jours, un mois après le départ du pays où régnait la peste épidémique.

Je repousse donc la fin de non-recevoir présentée par M. Dubois.

Un autre procédé, que je ne puis encore approuver, est le suivant: M. Dubois confond volontairement le nombre des navires qui ont importé la peste à Marseille avec celui des cas de peste observés dans cette ville. De cette manière, et à l'aide de l'élimination indiquée plus haut, il parvient à réduire à quatre le nombre des faits qui établissent la transmission de la peste sur des individus étrangers aux équipages et aux passagers venant du Levant. Ceci est évidemment inexact: trois chirurgiens quarantenaires habitant Marseille, sept gardes de santé appartenant à la même ville, ont contracté la peste soit sur les navires en quarantaine, soit au lazaret. D'après les idées de M. Dubois lui-même, ces dix personnes, étrangères aux équipages et aux passagers venant du Levant, auraient donc contracté la peste en dehors des foyers épidémiques. Toutes ces dix personnes ont eu des bubons: plusieurs ont présenté des bubons et des pétéchies. Quatre des individus attaqués sont morts.

M. Dubois prétendrait-il qu'aucune des personnes indiquées n'a eu la peste? Je ne puis croire que son désir de se poser comme l'adversaire du rapport le pousse jusque là.

C'est le moment de faire connaître la manière dont M. Dubois a présenté, je ne veux pas dire tronqué ou même travesti, les faits qu'il a cru devoir rapporter.

M. Dubois, qui a besoin, pour la thèse qu'il soutient, de ne pas trouver que le navire du capitaine Coutel, qui a quitté Alger le 9 juin 1741, c'est-à-dire dans un moment où la peste épidémique sévissait dans cette ville, n'a pas eu à Marseille des pestiférés ayant communiqué la maladie au chirurgien et à un garde de santé qui leur ont donné des soins au lazaret et ont été enfermés dans l'enclos Saint-Roch, a passé sous silence ce passage du certificat de M. Michelaud, médecin, et de M. Fondomme, chirurgien, en date du 22 juin 1841 :

« Les cinq malades provenant de *l'Étoile du Nord*, com-
» mandée par le capitaine Coutel, et réunis dans l'enclos Saint-
» Roch, sont tous travaillés de la peste la mieux caractérisée
» par des bubons aux aines et des charbons. »

Il a également oublié cet autre passage du certificat du 3 juillet :

« Le chirurgien et le garde, renfermés dans l'enclos des
» malades contaminés, sont l'un et l'autre en proie à la peste
» la moins douteuse, avec bubons aux aines. »

Ce n'est que le 22 août que les bubons des sept pestiférés ont été guéris, c'est-à-dire chez les cinq premiers après un traitement de soixante et un jours au moins, puisque les bubons existaient dès le 22 juin, et chez les deux derniers après un traitement de cinquante jours.

Il est très vrai, messieurs, comme l'a rappelé M. Dubois, que, malgré des affirmations aussi positives, malgré l'existence de symptômes aussi caractéristiques de la peste, j'ai émis le regret de ne pas trouver de plus grands détails dans les certificats de MM. Michelaud et Fondomme ; mais j'ai ajouté, et sur ce point je maintiens pleinement ce que j'ai dit, qu'on est fondé à regarder les cas indiqués comme des cas de peste.

Le deuxième navire pestiféré dont M. Dubois a entretenu l'Académie est celui du capitaine Millich, parti d'Alexandrie avec patente brute, le 8 mars 1784, et arrivé à Pomègue le 30 avril de la même année, avec 152 passagers barbaresques venant de la Mecque et retournant au Maroc.

Ce navire, qui a perdu trois hommes de son équipage, dans sa traversée d'Alexandrie à Marseille, a donné la peste à quatre gardes de santé qui ont été placés à son bord pendant sa quarantaine à Pomègue. Ces gardes ont communiqué la peste, au lazaret, à M. Blanc, chirurgien quarantenaire, qui, tombé malade le 13 juin, n'a été guéri de la plaie résultant de l'ouverture de son bubon que le 10 juillet, et au garde de santé Isnard, qui, atteint également d'une peste bien caractérisée le 13 juin, est mort le 19 du même mois, portant à l'aine droite un bubon de la grosseur d'un œuf de poule.

Le 24 mai 1784, le navire du capitaine Millich partit de Pomègue pour Tanger. Le jour même du départ, les passagers barbaresques jetèrent à la mer un des leurs; la même chose arriva le lendemain.

Le 11 juin, étant en vue de Tétuan, le capitaine fit encore jeter à la mer le cadavre d'un passager barbaresque.

Le 20 juin, le nommé Matthieu Millich, cousin du capitaine, malade depuis trois jours, mourut avec deux bubons.

Le 21, Paul Millich tomba malade et succomba le même jour.

Le 22, le nommé Gaspard Bozich, malade depuis deux jours, mourut.

Le 23 et le 24, mort de deux nouveaux matelots.

Le 30, le nommé Antoine Turc mourut avec deux bubons.

Enfin, le 12 juillet, le nommé Millinovier, écrivain, est mort avec deux tumeurs au col.

Je ne conçois pas, et vous ne concevrez pas plus que moi, messieurs, que M. Dubois ait pu avoir la pensée d'établir que ce navire n'offrait pas la preuve beaucoup trop positive, beaucoup trop multipliée de la transmissibilité de la peste hors des foyers épidémiques.

En vérité, la chose me paraît d'une telle évidence que je n'ai pas le courage d'insister. Je reprocherai seulement à M. Dubois, qui sait qu'il n'y a de discussions utiles que celles qui sont sincères, d'avoir cité le certificat concernant le nommé Olive, garde, employé à bord du capitaine Millich, et tombé malade le 17 mai 1784, en faisant remarquer que la conclusion des médecins et chirurgiens du lazaret, consignée dans ledit certificat, est que le malade est mort d'une fièvre maligne, sans avoir mentionné les symptômes observés pendant la vie et les lésions trouvées après la mort, lesquels m'ont porté à émettre dans le rapport un avis opposé à celui exprimé ci-dessus.

Voici les symptômes rapportés par les auteurs du certificat, MM. Montagniès et Michel Laroche, médecins, et M. Gros, chirurgien :

« D'abord, douleur légère à l'aine droite; bientôt après, » céphalalgie violente avec fièvre; ces accidents sont com- » battus par une saignée. La saignée est suivie de grandes » angoisses, d'une agitation continuelle, d'une prostration » extrême, avec perte de connaissance. Le pouls, touché par » le chirurgien quarantenaire, est petit, serré, déprimé. Le » même chirurgien constata en outre l'engorgement non dou- » teux de deux glandes inguinales.

» Le lendemain, la tête est embarrassée et la faiblesse con- » tinue; hoquet fréquent; des exanthèmes existent à la partie » antérieure de la poitrine et au bras gauche. Le chirurgien » quarantenaire constate toujours l'existence de deux glandes » engorgées à l'aine droite.

» Le malade meurt après quarante-huit heures de maladie, » et lors de l'ouverture du cadavre on constate que presque » toute la surface du corps est couverte d'exanthèmes pour- » prés. On trouve dans le bas-ventre un épanchement que les » médecins et chirurgiens appellent lymphatique; de plus, » une portion de l'iléum est enflammée et même affectée d'un » commencement de gangrène. »

Je le demande à M. Dubois lui-même, qu'est-ce donc que cette maladie, avec bubons aux aines, mortelle en quarante-huit heures, survenue sur un navire parti d'Alexandrie au moment où cette ville était en proie à une épidémie pestilentielle, après que quatre autres matelots avaient déjà succombé depuis le départ d'Égypte? Évidemment, messieurs, c'était la peste, la peste qui a frappé trois autres gardes de santé placés sur ce même navire pendant sa quarantaine, la peste qui a ensuite continué ses ravages pendant la traversée de Pomègue à Tanger et de Tanger à Pomègue.

M. Dubois reconnaîtra sans doute lui-même que j'ai eu de très bonnes raisons pour regarder comme un cas de peste une maladie caractérisée de fièvre maligne par les médecins et les chirurgiens du lazaret, lesquels, je le crois encore, ont craint d'effrayer la population en déclarant toute la vérité.

Que dirai-je maintenant des doutes que M. Dubois veut élever sur la nature de la maladie du chirurgien quarantenaire Blanc, qui a contracté une peste bénigne avec bubon, en soignant au lazaret les gardes de santé qui avaient pris la maladie sur le bord du capitaine Millich?

Ce bubon, dit M. Dubois, était peut-être vénérien! Je le déclare, messieurs, en pareille matière, je me serais attendu à une discussion plus sérieuse de la part de notre spirituel confrère.

Poursuivons notre tâche, quelque pénible qu'elle soit. Je ne puis souffrir qu'on excite des doutes au sein de l'Académie sur des faits qui ne sont que trop réels et qui résolvent la question la plus importante posée dans le rapport, celle de savoir si la peste épidémique est transmissible hors des foyers épidémiques.

En 1786, le capitaine Bernardy, commandant le vaisseau français *la Providence*, quitta, le 14 mai, Bone, où sévissait une épidémie pestilentielle d'une grande violence.

Le jour même de son arrivée à Marseille, le 23 du même mois, il avait perdu un maître d'équipage tombé malade le 18.

Le 30 mai, un autre maître d'équipage fut atteint et mourut le 4 juin, au lazaret, avec plusieurs bubons aux aines.

Le 5 juin, un novice présenta les symptômes suivants: prostration, délire, bubon à l'aine droite; le malade, dont le bubon a été ouvert le 12 juin par le chirurgien quarantenaire, est mort le 19 du même mois.

Le 7 juin, un matelot offrit un état qui ne peut guère laisser d'incertitude: « Grande faiblesse, marche chancelante, » commencement de délire, vomissements bilieux, douleurs » vives sous l'aisselle gauche, où le malade sent une dureté » qui d'ailleurs est peu saillante. » La mort a eu lieu le 9 juin, après des douleurs très aiguës partant de l'aisselle en se portant vers la tête, la poitrine et la région abdominale.

Le 20 juin, le chirurgien quarantenaire, M. Paul, qui a

soigné les pestiférés renfermés dans l'enclos de Saint-Roch, a déclaré être malade. Il a perdu l'appétit; il porte une glande assez engorgée au pli de l'aine gauche; sa tête est embarrassée, car il ne se rappelle pas s'être levé le matin et s'être recouché à plusieurs reprises.

Le 22 juin, M. Paul ouvre lui-même son bubon.

Le 26 juin, les médecins et chirurgiens du lazaret reconnaissent qu'un abcès s'est formé au-dessous du bubon en suppuration et conseillent au pestiféré de l'ouvrir.

Le malade ne paraît avoir été guéri complétement qu'après quatre-vingt-huit jours.

C'est ce dernier cas que M. Dubois attaque comme n'étant pas un cas de peste.

« M. Paul, dit-il, est le seul malade étranger à l'équipage » du capitaine Bernardy. Ce prétendu cas de peste aurait » donc été communiqué dans le lazaret. Mais le rapporteur » déclare lui-même que le malade n'a reçu les soins directs » d'aucun de ses confrères; qu'il n'a été vu, et encore que » quand il venait à la grille, qu'à une distance de 12 mètres » environ, et sans doute à l'aide d'une lunette d'approche. » Que penser de l'authenticité d'un pareil fait? »

Si M. Dubois prétendait que M. Paul, qui a soigné au lazaret trois pestes mortelles, n'a contracté qu'une peste légère, je serais de son avis, et ce serait un cas de plus à ajouter à ceux qui tendent à prouver que les pestes contractées dans les lazarets d'Europe en soignant les pestiférés qui y sont apportés, sont souvent assez bénignes. Mais vouloir que la maladie du chirurgien Paul, dont un grand nombre de médecins encore à Marseille m'ont dit avoir vu le bubon cicatrisé, n'ait pas été un cas de peste, cela peut convenir pour soutenir une thèse qu'on s'est donnée, mais cela ne vous paraîtra pas fondé en raison.

M. Dubois sait d'ailleurs très bien que le nommé Malet, matelot du même vaisseau *la Providence*, qui avait quitté le bord le 2 juin pour soigner, conjointement avec M. Paul, le premier pestiféré et qui a ensuite soigné, toujours conjointement avec M. Paul, les autres pestiférés de son bâtiment, est tombé malade le 26 juin, c'est-à-dire vingt-quatre jours après son entrée au lazaret; M. Dubois sait que Malet a eu un bubon bien caractérisé à l'aine gauche, bubon qui a été ouvert par le malade le 29 juin, et qui n'a été guéri que le 7 septembre.

Pourquoi, je vous le demande, messieurs, M. Dubois ne veut-il pas que le chirurgien Blanc ait eu la peste comme les trois premiers malades qui en sont morts, comme le cinquième qui en a guéri? N'est-ce pas uniquement parce que ce fait de peste dérange le système que M. Dubois veut se faire?

Je n'ai plus, messieurs, qu'un seul fait à examiner avec M. Dubois, et vous verrez qu'ici encore il ne m'est pas possible de partager l'opinion qu'il a émise.

En 1819, le capitaine Anderson, commandant le navire *la Continuation*, quitta le 20 avril Tunis, où régnait une peste épidémique qui enlevait de 80 à 100 personnes par jour.

Le 25 avril, un matelot est mort de la peste, d'après la déclaration du capitaine.

Le 28 et le 29, deux passagers, un enfant et sa mère, sont morts d'une maladie que le capitaine dit ne pas avoir été la peste.

Le 26 avril, un matelot a été atteint de la peste avec bubon, maladie pour laquelle il est entré au lazaret de Marseille le 2 mai 1819, et des suites de laquelle il n'a été complétement guéri qu'au commencement d'août.

Le 14 mai 1819, MM. Robert, Mauraire et Girard ont visité au lazaret le nommé Michel Favre, garde de santé, qui venait d'être employé sur le navire *la Continuation*.

Voici le résumé de la maladie, tel que l'ont rédigé nos confrères de Marseille :

« Michel Favre se portait bien le 13 mai à deux heures de » l'après-midi; à quatre heures, il fut pris d'un violent frisson. Le lendemain il entra au lazaret. Dans la matinée il » avait eu une hémorrhagie nasale, et à cinq heures du soir » il s'en déclara une nouvelle. Dès ce moment, Michel Favre

» se sentit trop faible pour paraître à la grille de fer. Son » visage était très rouge; la douleur de tête et la fièvre étaient » violentes. Le 15, au matin, il se plaignit d'une douleur à » la partie latérale gauche de la poitrine et sous le creux de » l'aisselle. A deux heures et demie, une troisième hémor- » rhagie se manifesta et dura jusqu'à trois heures et demie. » La douleur de tête fut un peu diminuée, mais la faiblesse » fut grande. La diarrhée survint; le malade se plaignit d'une » petite glande à l'aisselle gauche. Le 16, au matin, cette » glande avait augmenté de volume, et fut reconnue pour » un véritable bubon. A dix heures et demie, une quatrième » hémorrhagie nasale se déclara; elle fut très abondante, » car elle fournit huit onces de sang. De ce moment, la fai- » blesse augmenta; le bubon devint moins douloureux, plus » petit, ce qui indiquait une mort prochaine. La nuit a été » très agitée; un délire violent a été suivi d'un assoupisse- » ment léthargique qui n'a cessé un instant que pour préci- » piter plus vite la fin du malade.

» L'inspection du cadavre, faite par M. Neel, chirurgien » quarantenaire qui a donné des soins au pestiféré pendant » son séjour au lazaret, a fait découvrir deux bubons, un à » chaque aine, du volume d'un œuf de poule. Le bubon de » l'aisselle gauche, qui a été signalé, avait beaucoup grossi, » et des pétéchies étaient disséminées sur toute la surface » du corps. »

La provenance du bâtiment qui venait de Tunis, où régnait avec violence une peste épidémique; le matelot atteint d'une peste mortelle cinq jours après le départ de Tunis; les deux passagers morts les 28 et 29 avril d'une maladie au moins suspecte; la peste bien caractérisée dont un second matelot a été atteint à bord le 26 avril, et dont il a été traité au lazaret de Marseille; le séjour de Michel Favre sur le bâtiment pestiféré; les symptômes de peste qu'il a présentés pendant la vie; les trois bubons, les pétéchies constatés après la mort, justifient pleinement le nom de peste assigné par moi à la maladie de Michel Favre.

Examinons maintenant sur quoi repose la version de

M. Dubois, qui ne veut voir dans ce cas qu'une fièvre typhoïde.

« Le rapport qui rend compte de la maladie, dit M. Dubois, » ne signale guère, sauf les bubons dont la découverte a été » faite lors de l'inspection du cadavre, que des symptômes » typhoïdes, hémorrhagies nasales répétées, céphalalgie, » diarrhée, faiblesse extrême, délire, etc. »

Je dois faire remarquer à M. Dubois que, pendant la vie, Michel Favre a présenté sous l'aisselle gauche un bubon reconnu par le chirurgien quarantenaire qui donnait des soins au malade; ce bubon, réuni aux deux autres constatés ensuite aux aines, et qui présentaient l'un et l'autre le volume d'un œuf de poule, constituent un signe de peste difficile à nier. Quant à la céphalalgie, à la diarrhée, à la faiblesse extrême, au délire, aux hémorrhagies, ces symptômes se retrouvent et dans la fièvre typhoïde et dans la peste. Mais il ne faut pas oublier que les hémorrhagies sont assez fréquentes dans la peste pour que les médecins qui faisaient partie de la commission sanitaire qui a préparé l'ordonnance de 1822 aient cru pouvoir dire, comme on peut s'en assurer dans le volume contenant les règlements de Marseille, que ces hémorrhagies tenaient à des ruptures de vaisseaux, suite de la gangrène de leurs parois. On sait aujourd'hui que les taches noires que l'on trouve fréquemment chez les pestiférés, soit autour des ganglions lymphatiques, soit autour des vaisseaux, soit sur les parois des intestins et ailleurs, résultent d'ecchymoses dues à l'extrême fluidité du sang, fluidité qui rend aussi raison des hémorrhagies et doit éloigner l'idée de gangrènes internes, lesquelles sont fort rares dans la peste.

En résumé, je persiste fermement à croire avec les médecins et chirurgiens du lazaret de Marseille que ce garde de santé est mort de la peste produite par l'infection pestilentielle à laquelle il a été soumis pendant son séjour à bord du capitaine Anderson.

L'examen détaillé dans lequel je viens d'entrer, et qui m'a paru nécessaire pour laisser dans les esprits des idées nettes et précises à la place des doutes qu'on s'est efforcé d'y faire naître, prouve de la manière la plus évidente que la peste est transmissible hors des foyers épidémiques, et même hors des foyers d'infection pestilentielle pouvant exister sur les navires, puisqu'on voit dans les lazarets d'Europe la peste se communiquer d'un pestiféré à un homme sain qui n'a pas été sur le navire infecté.

M. Dubois a terminé sa communication par le tableau des conditions hygiéniques très défavorables qu'offrent les vieux quartiers de Marseille et son port vraiment infect. Je ne puis qu'appuyer de mon témoignage tout ce qu'il a dit à ce sujet. Aussi, quand M. Dubois aura formulé la conclusion additionnelle qu'il se propose de présenter à cet égard, je m'empresserai de la soumettre à la commission et de venir ensuite vous dire la décision de celle-ci.

Un mot encore sur l'insalubrité actuelle de l'Égypte et sur Méhémet-Ali.

Les causes productrices de la peste sont accumulées dans le Delta. On peut détruire les unes et diminuer assez les autres pour rendre à l'Égypte ces temps où elle était exempte de la peste. Sur tous ces points, signalés avec quelque étendue dans le rapport, M. Dubois est d'accord avec la majorité de la commission.

Mais il reproche à celle-ci, ou plutôt à son rapporteur, de ne pas avoir laissé peser sur le vice-roi l'odieux des calamités qui affligent l'Égypte.

Fallait-il déverser sur Méhémet-Ali un blâme stérile, ou bien, lui tenant compte des efforts déjà faits par lui pour faire sortir son peuple de la barbarie, devait-on chercher à lui prouver que ce serait servir les intérêts de sa puissance et de sa gloire que d'imiter le bel et grand exemple donné par les dominateurs de l'ancienne Égypte? M. Dubois est du premier avis, je suis du second.

Sans doute, Méhémet-Ali, dont l'existence n'a cessé d'être gravement menacée que depuis 1841, a commencé par faire venir d'Europe des hommes de guerre, des ingénieurs chargés de lui procurer des armes, de la poudre, des vaisseaux. Bientôt cependant il a eu recours à d'autres Européens pour fonder des manufactures. Enfin, il a appelé auprès de lui des médecins d'Europe; il a fondé une école de médecine qu'il a confiée à des hommes éclairés. C'est encore à des médecins d'Europe qu'il a remis la direction des hôpitaux fondés par ses soins. Et ici, messieurs, pourrions-nous sans ingratitude ne pas nous rappeler que c'est à cette confiance, si justement accordée par Méhémet-Ali à plusieurs de nos confrères, que nous devons la plupart des matériaux qui ont permis à la commission de se prononcer sur les conclusions du rapport (1)? Mais, chose plus digne encore de votre attention, si nous connaissons mieux qu'il y a vingt ans les causes qui engendrent et propagent la peste en Égypte, ne le devons-nous pas à l'accueil fait par Méhémet-Ali à M. Pariset, à M. Hamont et aux autres médecins européens qui se sont livrés à cette étude? Ne faut-il pas rappeler aussi la création de cette intendance sanitaire et de ce lazaret institués en 1831, au grand profit de la science, et ces commissions sanitaires qui, lors de l'épidémie de 1841, ont combattu la peste par tous les moyens dont le gouvernement a pu disposer? M. F. de Lesseps vous a appris, dans sa correspondance (2), comment Méhémet-Ali sait triompher des résistances fanatiques des ulémas. Le pacha apprend que ceux-ci s'opposent aux quarantaines prescrites par les médecins sanitaires : à l'instant il ordonne que les ulémas qui ne donneront pas le bon exemple feront sept mois de galères, et les ulémas se mettent en quarantaine.

Ne se contentant pas de faire étudier l'Égypte et ses habitants par des Européens dont il a mis souvent les avis à profit, n'est-ce pas encore Méhémet-Ali qui a fondé et qui entretient à Paris cette école égyptienne, composée de l'élite des jeunes gens du pays, et dont les élèves reporteront nécessairement dans leur patrie les idées, les sentiments, les sciences et les arts de la civilisation moderne?

Suit-il de cet exposé, qui ne sort en rien des bornes de la vérité, que les villes et les villages de la Basse-Égypte ne

(1) *Pièces et Documents à l'appui du Rapport*, pag. 353 et suiv.
(2) *Pièces et Documents à l'appui du Rapport*, n° VI, pag. 299.

soient dans des conditions qui en font des foyers constants de peste? Peut-on en conclure que les fellahs ne soient probablement les hommes les plus malheureux de la terre? Doit-on penser enfin que Méhémet-Ali est assez convaincu qu'il n'y a dans un pays puissance et richesse durables qu'à la condition que le peuple est sain et heureux? Nullement, messieurs.

Tout ce que j'ai dit, dans le rapport, des causes locales d'insalubrité, de la misère excessive des habitants, du mépris de la vie des hommes en Égypte, tout cela est vrai, trop vrai. Mais devais-je pour cela, et contrairement à la vérité, considérer Méhémet-Ali comme un Turc fanatique, systématiquement opposé à toute idée de progrès et d'amélioration? Je ne l'ai pas pensé.

Aussi persisterai-je à demander le maintien de ce que j'ai dit dans le rapport.

Toutefois, si je repousse l'avis donné à cet égard par M. Dubois, je suis prêt à me rallier, je puis le dire par avance, à l'amendement que semble vouloir proposer M. Hamont, et par lequel les principales puissances de l'Europe seraient invitées à se concerter et à fournir, au besoin, les moyens pour détruire les causes de la peste, et prévenir, comme en d'autres temps on a prévenu, le développement du fléau en Égypte. (Voy. page 750.)

Messieurs, avant de renoncer à la parole, je désire vous donner connaissance des principaux passages d'une lettre que m'a adressée récemment de Marseille un médecin qui, soit par sa position, soit par la sagacité et la finesse naturelles de son esprit, soit enfin par la variété et l'étendue de ses connaissances, peut être regardé comme la première notabilité médicale du pays. J'étais bien désireux de connaître l'impression qu'aurait faite sur lui, ainsi que sur tous les autres médecins de Marseille, la lecture du rapport que vous avez entendu avec tant de bienveillance. Voici ces passages; je les cite textuellement, non pas dans un vain intérêt d'amour-propre pour la commission, mais dans le grand intérêt du triomphe de la vérité et de la concorde entre les médecins.

« Je regarde le rapport comme l'expression la plus parfaite » de l'état de la science dans le moment actuel. C'est là l'opi- » nion de l'immense majorité des médecins de notre pays...

» Les idées sont plus en voie de progrès à Marseille que » vous ne le pensez. Un journal, le *Courrier de Marseille*, a » *osé* écrire de bons articles dans le sens de votre rapport, » qui n'ont pas été trop mal reçus. »

Cette lettre finit ainsi :

« Que la commission poursuive son œuvre ; elle aura bien » mérité du pays, et sa reconnaissance ne lui manquera pas. »

Serions-nous destinés, messieurs, à voir les membres de l'Académie s'éloigner de sa commission au moment où les médecins de Marseille s'en rapprochent autant? Je n'ai pas cette crainte. Je conçois parfaitement que des hommes consciencieux qui ont été élevés dans des doctrines que le rapport ne confirme pas toujours éprouvent des répugnances, des répulsions même ; mais j'ai la confiance que la discussion attentive et sérieuse des faits nous amènera tous ou presque tous aux mêmes convictions.

Autant je désire que le rapport soit discuté à fond et librement, autant je regretterais de nous voir divisés pour des dissidences peu importantes. Cette division des médecins, qui bien souvent, surtout de notre temps, n'est pas aussi profonde qu'on le dit, est l'éternel argument des hommes qui sont à bout de bonnes raisons pour combattre des vérités qui leur déplaisent. Ne leur donnons que le moins possible cette ressource et cette consolation.

OPINION DE M. FERRUS,

Séance du 9 juin 1846.

Comme membre appartenant à la majorité de la commission, j'avais éprouvé une sensation pénible en entendant la lecture du discours de M. Dubois (d'Amiens), et j'avais demandé la parole pour lui répondre. M. Prus, rapporteur de la commission, a voulu se charger de ce soin, et devait même répondre à tous les orateurs qui avaient attaqué le rapport de la commission; mais ayant été indisposé, il n'a pu se préparer à répondre qu'à M. Dubois (d'Amiens). Je chercherai à le remplacer dans une partie de la tâche qu'il s'était imposée; mais je ne profiterai pas longtemps de l'attention que l'Académie voudra bien me prêter, afin de ne pas prolonger cette discussion. Il reste d'ailleurs peu de chose à dire sur les questions générales, qui sont les seules dont je veuille m'occuper. Les doctrines émises par la commission ont été longuement et consciencieusemennt discutées dans son sein avant d'être consignées dans le rapport, dont vous avez doublement eu connaissance. Ces doctrines ont été attaquées de diverses manières par les orateurs opposants, et M. Prus, en répondant à M. Dubois, a répondu en même temps à la plupart des objections qui nous étaient adressées, ce qui nous fait penser que l'opinion de l'Académie doit être arrêtée maintenant. On nous a reproché l'absence de considérations générales sur la peste, de n'avoir pas donné la description des phénomènes qu'elle présente ni la définition de la contagion; on nous a accusé de n'avoir pas traité assez longuement les questions physiologiques, et de n'être pas entré assez avant dans le cœur de la question. Ces reproches, bons tout au plus si nous avions voulu faire un traité complet, s'accordent peu avec ceux qu'on nous a adressés d'autre part sur la trop grande étendue du rapport. Ces reproches même ne s'accordent point entre eux, comme on le voit, et, à l'exemple de M. Rochoux, empruntant une citation à La Fontaine, nous dirons :

> Est bien fou du cerveau
> Qui prétend contenter tout le monde et son père.

Les orateurs ont-ils fait du moins ce qu'ils ont reproché à la commission de n'avoir point fait? Ils ont critiqué, mais ils n'ont rien proposé, ils n'ont rien mis à la place de ce qu'a dit et proposé la commission.

Point de départ de la peste. — L'Égypte, depuis des siècles, a été considérée comme le berceau de la peste; pour y détruire cette maladie, la commission a exposé quelles étaient les conditions à remplir : il faut, a-t-elle dit, assainir le pays, donner du pain aux habitants, améliorer l'hygiène.

A cet égard Méhémet-Ali fera tout ce qu'il pourra ; mais il a à lutter contre une population fanatique et superstitieuse. Les fellahs veulent vivre à leur manière ; ils veulent rester tels qu'ils sont. Ils n'ont point demandé, que je sache, un gouvernement représentatif, et l'impossibilité où nous sommes même de modifier les habitudes des populations algériennes doit nous rendre circonspects en pareille matière. Si nous nous livrions aux réclamations qui nous sont conseillées, il faudrait demander pour l'Égypte non seulement l'abolition du despotisme et les libertés civiles, mais encore l'émancipation des préjugés et la liberté religieuse ; car de toutes les plaies de l'Égypte dont il a été fait mention, le fanatisme est la pire. Méhémet-Ali trouve de grandes difficultés ; espérons qu'Ibrahim pourra les lever un jour, et ne nous laissons pas entraîner, ainsi que MM. Dubois, Rochoux et Hamont nous le conseillent, à entreprendre une croisade contre le pacha d'Égypte.

Epidémicité. — Quant à la question d'épidémicité, il ne reste rien à dire à cet égard, à moins de changer complétement le langage médical et de renoncer à dire : il existe une maladie épidémique quelque part ; telle maladie a pris le caractère épidémique. Il faudrait en un mot refaire la science. Je ne prétends pas que la question ne présente des points obscurs et incertains, que tous les caractères assignés aux épidémies soient constants, qu'ils se montrent toujours au même degré ; mais je soutiens qu'ils ne sont pas illusoires, comme l'a prétendu M. Dubois, et que chacun de nous, envoyé dans une localité pour décider si une maladie est épidémique ou sporadique, n'éprouverait aucun embarras pour se prononcer.

Des témoins irrécusables nous ont dit que la peste était précédée de phénomènes précurseurs, de douleurs ayant pour siége les cicatrices d'anciens bubons pestilentiels. M. Gaultier de Claubry a nié l'importance de ces avertissements, et notre rapporteur n'a pas répondu à cette critique.

Le colonel Charroy, qui avait été atteint de la peste en Égypte, souffrait à Paris, ainsi que nous l'a dit M. Gaultier de Claubry, des cicatrices de bubons pestilentiels, alors certainement que la peste ne régnait pas parmi nous. Mais M. Charroy, qui d'ailleurs était fort rhumatisant, souffrait en même temps des cicatrices de toutes ses anciennes blessures, et cela ne prouve pas que s'il eût habité l'Égypte, les douleurs se réveillant dans les cicatrices de ses bubons ne pussent être un avertissement de quelque valeur. L'observation de M. Charroy, puisqu'elle a été citée, est d'ailleurs utile à examiner sous quelques autres rapports. Il fut soigné à Jaffa par un Turc qui, observant l'expression de ses yeux et se fondant sur l'absence de phénomènes nerveux, lui assura qu'il guérirait. Son traitement consista dans des boissons chaudes, des frictions huileuses. Quant au bubon, l'opérateur turc, après l'avoir circonscrit avec l'instrument tranchant, l'arracha avec ses ongles. Pendant ce dernier temps de l'opération, il plaça son instrument tranchant entre ses dents, sans que plus tard il fût atteint lui-même de la peste.

Contagion et infection. — Depuis la discussion qui s'est élevée dans le sein de l'Académie, et avant cette discussion sans doute, nous tous, messieurs, nous devions avoir une opinion faite sur la contagion.

Quand la peste règne épidémiquement, elle devient bien plus grave, bien plus pernicieuse, et peut donner naissance à des foyers d'infection.

De là sans doute une grande différence entre la peste endémique et la peste épidémique, et la commission n'a point manqué de le faire sentir; mais elle n'a déclaré nulle part qu'elle admettait deux espèces de peste, et elle ne considère la peste sporadique et la peste épidémique que comme des maladies du même genre, sans vouloir en faire des espèces à part. On nous a reproché de ne nous être pas expliqué assez franchement sur la contagion, d'être contagioniste sans l'avouer, de n'avoir point eu le courage de notre opinion. Il n'en est rien, messieurs. Nous avons dit tout ce que nous pensions: et si, pour rendre notre pensée, nous avons préféré le mot infection à celui de contagion, c'est que nous voulions parler d'un mode de transmission qui n'était pas celui généralement admis, et surtout hors du public médical. La commission a voulu prévenir toute confusion, toute équivoque sur les termes, et c'est pour cela qu'elle a évité de se servir du mot contagion, dont le sens mal défini n'est pas le même pour tout le monde. La commission est contagioniste si l'on entend la contagion à la manière de Fracastor; mais si on l'entend comme la plupart des médecins modernes et les gens du monde, elle n'est plus contagioniste.

Quant aux divers modes suivant lesquels la contagion peut s'opérer autrement que par l'intermédiaire de l'air, c'est-à-dire par l'infection, les faits pour et contre ont été mûrement examinés par la commission; elle est restée dans le doute sur plusieurs points, et relativement surtout à celui sur lequel M. Bousquet a insisté, c'est-à-dire l'inoculation, ainsi que cela est consigné dans sa onzième proposition.

M. Rochoux, contagioniste pur, et qui cependant veut l'abolition des lazarets, ne la conseille que pour disséminer les malades qui pourraient se trouver au lazaret. Nous voulons aussi l'isolement des pestiférés. Toutefois nous pensons que, lorsque cet isolement est praticable dans le lazaret lui-même, dans celui de Marseille par exemple, il est bien plus simple de traiter sur place les pestiférés que de les transporter au loin.

M. Hamont croit toutes les précautions nécessaires; suivant lui, la peste est contagieuse, l'incubation du principe contagieux n'a point de limites; il veut des quarantaines longues; il veut que toutes les provenances de l'Égypte arrivent sous patente brute, et il convient cependant que ce régime n'est pas tolérable. C'est que M. Hamont veut la destruction de la peste dans ses foyers; mais voilà justement où est toute la difficulté.

M. Dupuy, au reste, a pris constamment, dans la commission, l'initiative de cette manière de voir, et la commission a instamment demandé que cette œuvre fût entreprise.

La commission, enfin, messieurs, ne vous a rien proposé

sans les plus mûres réflexions, sans appuyer ses avis sur des documents dignes de toute confiance et sur des témoignages irrécusables; elle propose une diminution des quarantaines, mais elle demande en même temps des précautions plus efficaces que celles qui ont été prises jusqu'à présent au départ, pendant le voyage des bâtiments et à leur arrivée en France. Nous demandons qu'il soit attaché à tous les consulats du Levant des médecins nommés par le gouvernement, hommes instruits et indépendants, bien plus capables de donner des instructions précises sur l'état de la santé publique que les coureurs envoyés dans les villes et villages pour y recueillir les bruits relatifs à la peste; mais c'est la seule chose que le gouvernement ne paraît pas disposé à nous accorder.

— M. Prus : J'ai appris tout récemment que cette proposition du rapport serait favorablement accueillie.

— M. Ferrus : Je l'apprends avec une vive satisfaction. Si on accorde ce qu'elle demande, tout danger sera évité, et pourtant il sera fait droit aux réclamations des voyageurs et aux besoins du commerce. Et ne croyez pas que ce qu'elle propose soit aussi généralement repoussé qu'on l'a dit dans le pays où doivent être appliquées ces mesures : les anciens Marseillais, la plupart des agents de l'intendance sanitaire, craignent la peste outre mesure sans doute ; mais le commerce naviguant et les hommes au courant des recherches modernes sur la manière dont la peste se propage ne partagent pas les mêmes craintes ; et, par une réaction qui se montre toujours dans les cas de ce genre, ils sont peut-être enclins à solliciter des réformes trop radicales. La commission a cherché à éviter chacun de ces excès ; nous avons la ferme conviction qu'elle y est parvenue, et nous avons tout lieu de croire que les hommes les plus éclairés et les plus impartiaux de cette cité partagent nos opinions. Encore une fois, ce que demande la commission, c'est l'allégement des quarantaines, mais à la condition de toutes les garanties capables de rassurer les esprits les plus timorés.

Je termine en proposant à l'Académie la clôture de la discussion générale, d'abord parce qu'elle me semble avoir été assez prolongée, et ensuite parce que les questions de doctrine ne peuvent manquer de se reproduire dans la discussion des propositions qui terminent le rapport.

OPINION DE M. POISEUILLE,

Séance du 9 juin 1846.

Je n'avais point l'intention de prier l'Académie de m'accorder la parole dans la discussion générale; mais un des membres de la commission, le premier qui a parlé dans ces débats, a fait sur le rapport une excursion plus ou moins rapide. Il a paru cependant analyser minutieusement les faits relatifs au point culminant de la question, je veux dire la transmissibilité de la peste loin des pays contaminés, soit à bord des bâtiments, soit dans les lazarets. Préoccupé de quelques faits, il les a isolés de beaucoup d'autres que nous aurons l'honneur de vous rappeler; il a négligé de remarquer la connexion qui existait entre eux: de là l'incrédulité à laquelle il est arrivé en dernier lieu, et qu'il a essayé de vous faire partager.

Je me propose donc de discuter devant vous les faits qui se rapportent aux documents du lazaret de Marseille, au point de vue que je viens d'indiquer; toutefois, chemin faisant, je m'arrêterai à quelques remarques que m'a suggérées le dépouillement de ces documents, et qui peuvent éclairer quelques unes des nombreuses questions que soulève l'étude de la maladie qui nous occupe.

Comme il est impossible d'établir d'une manière évidente la corrélation qui peut exister entre des faits, sans les mettre en présence, je me trouve dans la nécessité de reproduire en partie devant vous les faits de Marseille, qui déjà ont passé sous vos yeux. L'Académie voudra bien me pardonner quelques longueurs apparentes, en faveur de la clarté que j'ai cherché à répandre dans cette discussion.

Je terminerai par quelques propositions, qui me semblent des corollaires immédiats de la conviction à laquelle conduit un examen attentif et scrupuleux des pièces que nous allons étudier. Je désire d'autant plus faire connaître, dès à présent, ces propositions à l'Académie, qu'elles n'ont pas été accueillies par la commission.

En 1741, le pinque *l'Étoile du Nord*, commandé par le capitaine Coutel, est arrivé le 18 juin à Marseille, venant d'Alger, où régnait la peste; il avait quitté ce port le 8 du même mois.

La déclaration du capitaine Coutel porte qu'il a à bord un mousse malade depuis quatre jours, avec une glande engorgée à l'aine gauche; deux de ses seize passagers barbaresques sont aussi malades, mais non de la peste.

Nous ne rappellerons pas ici l'exposé des faits qui regardent *l'Étoile du Nord ;* nous nous contenterons de dire que les rares visites des médecins au lazaret (cinq en deux mois), la brièveté toute remarquable de leurs rapports, le défaut de filiation presque constant entre les malades reçus au lazaret et la présence de *l'Étoile du Nord* à Pomègue, nous font écarter ces pièces relatives au capitaine Coutel, comme peu propres à démontrer rigoureusement la transmission de la peste à des individus étrangers aux navires, soit dans le lazaret, soit à bord. Néanmoins nous devons faire remarquer que les faits tout tronqués de l'*Étoile du Nord* ne sont point en opposition avec ceux dont nous serons bientôt témoins.

1760, le pinque *la Sainte-Famille*, capitaine Billon, part, chargé de marchandises, le 12 avril 1760, de Saint-Jean-d'Acre, et mouille à Pomègue le 8 mai suivant.

« Le capitaine Billon dépose que, cinq jours avant son dé-
» part d'Acre, il lui est mort un homme de la peste ; le 17
» avril, un autre matelot, attaqué de la même maladie,
» meurt le 22...»

Le 10 mai, entre aux infirmeries de Marseille un matelot de *la Sainte-Famille*, malade depuis le 7; il offre tous les symptômes généraux de la peste, et en outre des glandes engorgées au col et au pli de l'aine gauche ; il succombe le lendemain.

Le 13 mai, est reçu au lazaret un autre matelot du capitaine Billon, Ambroise Barberi, malade depuis deux jours, glande inguinale ; il meurt le 14 mai.

Le 16 mai, arrivent au lazaret les matelots Jacques Tusel et Guillaume Giron, avec tous les symptômes généraux et locaux de la peste : bubons axillaires et inguinaux. Le premier est entièrement guéri le 22 juillet suivant ; le second succombe le 19 mai.

La Sainte-Famille continue d'envoyer successivement des pestiférés au lazaret ; les matelots Antoine Durand et Mathieu Savourain y meurent les 25 et 27 mai.

Tous ces faits démontrent que le navire du capitaine Billon était un foyer pestilentiel ; mais ici, comme dans toute autre circonstance analogue où un bâtiment quitte un pays où règne épidémiquement la peste, et sur lequel éclatent des cas de peste en mer, se présente une question qui paraît à quelques esprits très sérieuse, et que je vais avoir l'honneur de soumettre à l'Académie. Le navire, au moment du départ, était-il contaminé ? ou bien n'est-il devenu foyer de peste que par la présence à bord de personnes qui, ayant pris la maladie à terre, la peste étant chez elles à l'état d'incubation au moment de l'embarquement, ont alors, à la suite de son développement, transformé quelques points du navire en foyer d'infection pestilentielle ?

Cette question, qui, au premier abord, peut paraître de pure théorie, ne l'est nullement : elle est, au contraire, tout-à-fait pratique à l'endroit des quarantaines. En effet, si le bâtiment, par suite d'un séjour plus ou moins prolongé dans le pays où sévit une épidémie pestilentielle, est devenu en quelques uns de ses points foyer d'infection ; si en outre, ainsi qu'on l'observe très souvent (1), aucune des personnes à bord

(1) Dans un espace de cent vinq-cinq ans, le port de Marseille ne compte que douze bâtiments, venant du Levant et des pays barbaresques, sur lesquels la peste ait éclaté.

n'a la peste à l'état d'incubation, il est alors impossible d'assigner aucune époque fixe au premier cas de peste qui y éclatera. L'explosion de ce premier cas dépendra des *faits et gestes* des personnes du navire, et rien n'est plus indéterminé : ainsi, s'il arrive au bout de cinq jours, par exemple, il aurait pu se présenter tout aussi bien au bout de dix, douze et même trente jours, toutes choses égales d'ailleurs, si la personne qui est frappée s'était mise plus tardivement en contact avec les points contaminés du navire. Que devient alors cette innocuité qu'on invoque? Lorsqu'il n'y a pas de cas de peste dans les huit jours, à partir du moment du départ, elle est tout-à-fait illusoire.

D'un autre côté, s'il est établi que tout navire partant d'un pays suspect n'est pas primitivement foyer d'infection, on pourra alors avoir une limite supérieure du temps de l'incubation, quand la maladie éclatera à bord; et si on compte un grand nombre d'observations, on peut espérer obtenir cette limite avec toutes les variétés que comporte l'organisme.

Je crois qu'il est possible de démontrer que tout bâtiment arrivé à Marseille, et ayant présenté des cas de peste en mer, n'a jamais été primitivement foyer d'infection au moment du départ, qu'il ne l'est devenu que consécutivement, par suite de la présence de pestiférés à bord.

Pour établir cette proposition, je me suis appuyé sur les faits que contiennent les dossiers du lazaret de Marseille. Ces dossiers, comme on sait, sont au nombre de douze; ils représentent une période de cent vingt-cinq ans. Il paraît d'ailleurs résulter de mémoires recueillis par notre laborieux rapporteur, M Prus, que le port d'où le navire faisait voile a toujours offert la peste à l'état épidémique.

Supposons l'un de ces bâtiments foyer de peste au départ. D'abord, tous les points du navire ne sont pas contaminés; car s'il en était ainsi, la peste pourrait se montrer à bord simultanément chez plusieurs personnes à la fois, ainsi qu'on en est témoin dans l'un des quartiers d'une ville en temps d'épidémie. Jamais pareille simultanéité ne s'est présentée dans les faits de Marseille : un cas de peste a éclaté, jamais deux à la fois ; il a été suivi d'un autre au bout d'un temps variable. Je n'entends pas soutenir qu'il serait impossible que deux cas de peste se montrassent en même temps, par exemple, chez des individus qui, en s'embarquant, auraient eu la peste à l'état d'incubation ; mais, dans l'hypothèse où tous les points du navire seraient contaminés, plusieurs cas de peste auraient pu se montrer le même jour, et cela n'a jamais eu lieu. Ainsi, si le bâtiment est foyer de peste au départ, ce n'est que dans quelques points, et alors, comme nous le disions tout-à-l'heure, il devient tout-à-fait impossible d'assigner le temps au bout duquel le premier cas de peste éclatera. Ce temps est tout-à-fait variable ; il dépendra des rapports tout accidentels des personnes à bord avec les points contaminés. Or, les faits de Marseille paraissent établir que le premier cas de peste ne s'est jamais montré, après un certain nombre de jours, à partir du moment du départ, et que, passé ce terme, quand il n'y a pas eu d'attaque, la peste n'est plus à craindre à bord. Cette fixité dans la limite du chiffre dont nous parlons nous conduit donc à penser que tout bâtiment quittant un lieu où règne la peste n'est pas primitivement foyer de peste, mais qu'il peut le devenir par suite de la maladie à bord.

Si nous ne nous sommes pas égaré dans le raisonnement que nous venons de faire, raisonnement d'ailleurs confirmé par les faits, nous sommes conduit, d'un autre côté, à regarder le plus long temps que met le premier cas de peste à éclater à bord, comme le *maximum* du temps de l'incubation : ce *maximum*, je ne dirai pas qu'il est démontré rigoureusement être égal à *huit jours*, mais bien qu'il est impossible de prouver qu'il n'est pas de huit jours, en invoquant soit les faits de Marseille, soit ceux d'autres lazarets d'Europe, d'après MM. de Ségur-Dupeyron et Aubert-Roche.

D'après cette manière de voir, toute peste qui éclate à bord est apportée par des individus embarqués, chez qui elle était à l'état d'incubation ; le lieu où est reçu le malade peut alors devenir foyer d'infection pestilentielle : de là les cas qui se succèdent sur les bâtiments qui font l'objet des pièces de Marseille.

Mais nous venons de dire que, si un point du navire est contaminé, il n'y a plus de terme fixe pour les nouveaux cas de peste qui peuvent faire explosion ; cette conséquence, que nous avons établie par le raisonnement, est confirmée par le dépouillement des pièces dont nous venons de parler.

Ainsi, le navire *la Sainte-Famille*, dont il est ici question, offre un décès de peste le 7 avril ; une seconde attaque a lieu le 17 ; et du 17 avril jusqu'au 7 mai suivant, c'est-à-dire pendant *vingt jours*, le navire n'exerce aucune influence funeste sur l'équipage ; mais à partir de cette époque, de nouveaux cas de peste éclatent successivement à bord, durant les douze jours qui suivent l'arrivée de *la Sainte-Famille* à Pomègue. Des intervalles aussi variables, et même de plus longue durée, entre les attaques de peste succédant au premier cas, qui éclate dans les huit premiers jours de la traversée, se présentent dans la plupart des autres navires dont nous nous occupons : on pourra en faire la remarque au fur et à mesure qu'on les passera en revue.

Néanmoins, pour ne pas revenir sur ce point, nous ferons nous-même observer que :

Le capitaine Brun a deux morts sur quatre malades, dans les dix premiers jours qui suivent son départ, le 23 avril de Tripoli ; du 9 au 12 mai ont lieu trois autres attaques de peste suivies de mort, et c'est le 24 mai, c'est-à-dire *douze jours* après la dernière, que se présente un nouveau cas.

Le capitaine Millich a trois décès à bord depuis le 18 mars jusqu'au 9 avril ; du 9 avril au 23 mai, *pendant quarante-quatre jours*, il n'y a pas de nouveaux cas de peste ; mais les 24 et 25 mai offrent deux décès ; une nouvelle attaque a lieu le 11 juin, *seize jours* après la dernière ; et les jours suivants se montrent, à de courts intervalles, d'autres cas.

Le capitaine Bernardy présente une première attaque dans les quatre premiers jours de la traversée ; le second cas de peste se fait attendre *quatorze jours*, et d'autres se succèdent à des intervalles de deux ou trois jours.

Le capitaine Rodriguez offre la première attaque le 2 juillet, six jours après avoir quitté Alger ; la seconde le 7 juillet, une autre le 18 juillet, *onze jours* après la dernière, et enfin une nouvelle le 11 août, *vingt-quatre jours* après.

Chez le capitaine Anderson, la première attaque a lieu cinq jours après le départ; d'autres lui succèdent à de courts intervalles, et la dernière est séparée de la précédente de *onze jours*.

Chez le capitaine Audibert, le premier cas de peste se présente le 5 juin, six jours après le départ du navire; d'autres ont lieu les 16, 19, 21, 23 juin; enfin la dernière le 8 juillet, c'est-à-dire *seize jours* après la précédente.

A bord du *Léonidas*, la première attaque se montre le 8 juillet, la seconde le 9 et la troisième le 20 du même mois, c'est-à-dire *onze jours* après.

L'absence d'événements ultérieurs sur les navires des capitaines Caudier, Pons et Calder, malgré les cas de peste à bord, nous conduit à penser que ces bâtiments n'étaient pas devenus foyers d'infection pestilentielle.

Nous ne saurions quitter ce sujet, sans faire observer qu'en invoquant les faits précédents, pour démontrer le point de doctrine que nous avons cherché à établir, nous avons rejeté ces longues périodes d'incubation que quelques personnes se plaisent à admettre, sans recourir aux preuves qui peuvent légitimer leur existence; nous avons pensé que, dans l'appréciation des faits que nous ne pouvons voir de nos propres yeux, mais dont nous avons seulement l'histoire, il fallait suivre la règle commune, et non invoquer les cas exceptionnels, lors même qu'ils seraient admissibles. Aussi, nous ne serions pas surpris de voir ces personnes qui ne reconnaissent, pour ainsi dire, aucune limite supérieure au temps de l'incubation, considérer les attaques de peste qui se succèdent sur les navires comme indépendantes les unes des autres, et nous accuser alors d'avoir fait ce qu'on appelle *un cercle vicieux*, dans la proposition que nous avons tâché de formuler.

Mais revenons aux faits qui se rattachent à la présence du capitaine Billon à Pomègue.

Le sieur Germain, chirurgien quarantenaire, appartenant à l'équipage de *la Sainte-Famille*, est entré au lazaret depuis le 10 ou 11 mai pour soigner les malades; il offre, le 30 mai, les symptômes suivants : face très altérée, faiblesse extrême, fièvre, glandes au pli de l'aine fort douloureuses, etc. Il meurt à cinq heures du matin le 2 juin.

La maladie du sieur Germain est-elle une peste contractée au lazaret? S'il l'avait apportée du bord, il faudrait admettre une période d'incubation d'au moins vingt jours.

Un nommé Laveine, matelot de *la Sainte-Famille*, est arrivé le 17 mai au lazaret pour servir le capitaine en second Billon; il éprouve le 6 juin un malaise général; il est malade depuis la veille; il se plaint d'une douleur au côté gauche entre l'aisselle et la mamelle. Le matin du 7 juin, on découvre une tumeur dans le même endroit; la peau est rouge; on constate un charbon pestilentiel. Ce malade meurt le même jour, à quatre heures du soir, victime d'une peste aiguë, au dire des médecins.

S'agit-il encore ici d'une peste contractée au lazaret? S'il en était autrement, il faudrait admettre une période d'incubation d'au moins dix-neuf jours.

Le 1er juin, il est dressé un état des infirmeries, dans lequel il est fait mention de malades affectés de fièvres tierces, d'ophthalmies, etc.

1768. Le pinque *l'Élisabeth*, commandé par le capitaine François Brun, a fait voile pour Livourne de Tripoli de Barbarie, le 23 avril 1768, chargé de marchandises et transportant l'ambassadeur de Tripoli et sa suite; il a mouillé à Livourne le 3 mai, et avait perdu dans cette traversée deux de ses matelots. Du 9 au 12 du même mois, succombèrent deux autres matelots et un Maure de la suite de l'ambassadeur. Sur leurs cadavres, on reconnut des symptômes de peste par des glandes à l'aine et sous les oreilles. Par suite de ces nouveaux accidents, *l'Élisabeth* et l'ambassadeur durent quitter Livourne le 24 mai, sur l'ordre de la régence de Florence, et se diriger sur Marseille, accompagnés de deux gardes de santé de Livourne. Le jour du départ de ce port, le fils de l'ambassadeur, étant mort, a été jeté à la mer; et le 27 mai, la veille de son arrivée à Pomègue, le capitaine Brun avait perdu un marinier français.

Malgré les couleurs sombres de la déposition du commandant de *l'Élisabeth*, malgré la panique qui s'était emparée des esprits au lazaret de Livourne, et tous les antécédents qui tendaient à démontrer que le navire du capitaine Brun était un foyer de peste, l'enquête faite par MM. Montagnier et Fondoume, médecin et chirurgien du lazaret, sur tout le personnel de *l'Élisabeth*, ne constata aucun cas de peste, mais des fièvres intermittentes, et quelques malades ayant eu des glandes engorgées. Aussi, le 31 mai suivant, le capitaine Brun se disposait-il à sortir de Pomègue.

Certes, dans cette circonstance, on ne reprochera pas aux médecins des infirmeries de Marseille d'avoir sacrifié à la peur.

Mais poursuivons.

1784. La polacre *l'Assomption*, capitaine Mathieu Millich, a mis à la voile le 18 mars 1784, d'Alexandrie, où régnait la peste, et est arrivée à Marseille le 30 avril suivant: elle est chargée de marchandises, et de 152 passagers maures venant de la Mecque et se rendant au Maroc.

Le capitaine a perdu, dans la traversée d'Alexandrie à Marseille, trois hommes de son équipage; il ne croit pas qu'ils soient morts de la peste.

Ce bâtiment, ayant conservé à bord passagers, équipage et marchandises, quitte Marseille le 24 mai, après une quarantaine de vingt-cinq jours à Pomègue; pendant ce laps de temps, des gardes de santé furent placés à bord de *l'Assomption*, pour surveiller et l'équipage et les passagers.

L'un d'eux, Henri Courbon, entre malade au lazaret le 23 mai, et meurt dans la journée du 25. La peau est d'une couleur jaune, et présente des plaques d'un rouge pourpre. Tels sont les seuls signes extérieurs qu'offre le cadavre de Courbon: l'autopsie montre les intestins météorisés, livides en beaucoup de points, une portion du colon gangrenée.

En temps d'épidémie pestilentielle, sans aucun doute, Courbon aurait été victime de la peste.

Charles Olive, autre garde de santé, de service sur le même navire, se plaint, dans la soirée du 27 mai, d'une douleur à l'aine droite; le lendemain il est d'une faiblesse extrême, fièvre forte, intelligence obtuse, perte de connaissance, glandes inguinales droites engorgées; le 29 mai, exanthème à la partie antérieure de la poitrine et du bras gauche, hoquet fréquent. L'autopsie est faite le 30 mai.

Pour nous, Charles Olive est mort de la peste, contractée à bord du navire sur lequel il était de service.

Les événements qui suivirent le départ du navire le 24 mai, se rendant au Maroc avec 16 hommes d'équipage et 152 passagers barbaresques, viennent nous confirmer dans cette opinion.

En effet, de retour à Pomègue, le 22 juillet suivant, le capitaine déclara que, dans la traversée de Marseille à Tanger, les passagers jetèrent à la mer, à son insu, trois cadavres; le 12 juin. il lui était mort un de ses matelots, après quatre jours de maladie; le 20 juin, Mathieu Millich, cousin du capitaine, succomba avec deux bubons, après avoir été malade trois jours; le 21 juin meurt son neveu, Paul Millich, alité le même jour; les 22, 23 et 24 juin succombent successivement les matelots Boyick, Luc Calize et le mousse Mathieu Panata, après quelques jours de maladie.

Enfin, forcé de quitter Tanger, le 24 juin il fait voile pour Marseille, où il mouille le 22 juillet; le 30 juin, Antoine Ferre, matelot, était mort avec deux bubons; et le 12 juillet, Thomas Millinowick avait succombé ayant deux tumeurs au col.

Je l'avoue, ces faits, rapportés par le capitaine Millich, auraient peu d'importance, s'ils n'étaient pas liés naturellement aux malades Courbon et Olive, reçus au lazaret après le départ de *l'Assomption.*

Mais reprenons l'exposé des faits observés encore au lazaret, après la mort des deux gardes de santé dont nous venons de parler.

Sylvestre Aymès, autre garde de santé employé sur le navire du capitaine Millich, avait joui d'une bonne santé jusqu'au 9 juin; il éprouve le soir de ce jour un violent mal de tête, de la fièvre, et une prostration extrême, trouble dans les idées; il meurt le 10 juin, à trois heures après midi, en proie à un délire qui ne l'a pas quitté. Le chirurgien quarantenaire, le sieur Joachim Blanc, déclare avoir constaté une glande engorgée dans le creux de l'aisselle du côté gauche.

Un nouveau garde de santé, le nommé Isnard, qui avait été aussi de service à bord de *l'Assomption*, se plaint, le 13 juin, de manque d'appétit, de mal de tête, de frissons, et d'une glande engorgée à l'aine droite; le délire le quitte peu les jours suivants, et il meurt le 18 juin.

L'Assomption a fait voile de Pomègue le 24 mai. Aymès est tombé malade le 9 juin suivant, et Isnard le 13; s'ils n'avaient pas contracté la peste au lazaret, transformé en un lieu d'infection pestilentielle par la présence des gardes de santé Courbon et Olive, il faudrait admettre une période d'incubation de seize jours au moins chez Aymès, et de vingt jours pour Isnard.

Nous arrivons enfin au dernier malade, qui se rattache au séjour de *l'Assomption* à Marseille; nous voulons parler du sieur Blanc, chirurgien quarantenaire, qui avait donné ses soins à tous les malades dont il vient d'être parlé, et cela depuis le 23 mai: il tombe malade le 14 juin; il accuse une grande prostration de forces, manque d'appétit, et une glande engorgée à l'aine droite; le lendemain 15 juin, il a des sueurs abondantes, le bubon est très enflammé; le 16 juin, une tumeur charbonneuse s'est montrée à la partie postérieure et inférieure de la cuisse; bubon et charbon suppurent pendant un certain temps, après avoir été préalablement incisés; l'escarre de la tumeur charbonneuse se détache *insensiblement*, et tombe le 28 juin. Le 23 juillet, le bubon et l'ulcère de la cuisse sont entièrement cicatrisés.

Sans doute, si la maladie du sieur Blanc était considérée isolément, indépendamment des circonstances qui l'ont précédée et accompagnée, on pourrait se demander s'il n'aurait pas eu une syphilis, qu'il aurait dissimulée sous le voile de la peste ; d'ailleurs l'existence d'une tumeur charbonneuse ne démontre pas nécessairement la présence de cette maladie ; mais, dans les circonstances où nous sommes placés, il est impossible de ne pas admettre chez le chirurgien quarantenaire les signes de la peste, maladie qu'il avait contractée au lazaret, en donnant des soins aux malades précédents, qui eux-mêmes étaient pestiférés : à moins cependant, à l'exemple de M. Dubois (d'Amiens), de considérer comme atteints de la syphilis, conjointement avec le sieur Blanc, les gardes de santé Charles Olive, Isnard, voire même Sylvestre Aymès, qui aurait présenté un bubon vénérien axillaire, ce qui n'est pas chose commune.

Les médecins et chirurgiens des infirmeries de Marseille n'ont pas, à la vérité, dit un mot de l'absence des autres symptômes de la syphilis chez le sieur Blanc ; mais s'ils n'ont pas fait mention, dans leur investigation, de cette circonstance, c'est qu'elle était inutile dans l'appréciation du diagnostic. D'ailleurs nous avons déjà vu, et nous verrons encore bientôt les médecins et les chirurgiens du lazaret avoir affaire à d'autres maladies que la peste, et s'empresser de tranquilliser l'intendance de Marseille, ordinairement si timorée.

Remarquons en outre que tous les rapports des médecins du lazaret ont été rédigés quotidiennement, et envoyés à l'intendance immédiatement après chaque visite, et nullement sous l'influence de la crainte de la peste, qui aurait pu exister à bord du bâtiment du capitaine Millich ; car, quoique la déclaration du capitaine, faite à son arrivée à Pomègue, le 30 avril, pût paraître suspecte, pendant les vingt-cinq jours de quarantaine que subit le navire à Pomègue, il n'y eut aucun accident qui pût faire soupçonner que ce bâtiment était un foyer d'infection pestilentielle. Tous les certificats des médecins, nous le répétons, furent faits avant le retour du capitaine Millich, c'est-à-dire avant le 22 juillet, et par conséquent il est impossible, comme le voudrait M. Dubois, de leur refuser toute confiance.

1785. *La Marianne*, capitaine Caudier, a fait voile de

Porto-Farina le 15 janvier 1785, et a mouillé à Pomègue le 22 du même mois.

Dans la traversée, le capitaine a perdu François Brunet, matelot, après une maladie qui a duré vingt-quatre heures, et son écrivain, Antoine Caudier, au moment de son arrivée à Marseille. Le matelot Anselme Vernier est malade depuis le 14 janvier; il présente un bubon inguinal et est reçu au lazaret le 23 janvier; il est guéri le 21 avril suivant. Le même jour entre au lazaret François Niel, novice, présentant une tumeur sur le genou gauche.

Nous n'avons aucune conséquence à tirer des pièces du dossier du capitaine Caudier, relativement à l'infection; car ni les gardes de santé à bord de *la Marianne*, ni les personnes chargées de donner des soins aux malades, n'offrirent aucun accident.

Mais nous remarquerons en passant que François Niel présentait une tumeur phlegmoneuse sur le genou gauche: les médecins du lazaret, malgré les soupçons qui planaient sur *la Marianne*, ne regardèrent à aucune époque ce matelot comme affecté de la maladie contagieuse, pour me servir de leur expression; ils reconnurent que le genou droit offrait une cicatrice provenant de tumeurs du même genre, et par conséquent que sa maladie ne pouvait être confondue avec la peste.

1786. Le capitaine Bernardy, commandant le navire *la Providence*, a mis sous voile de la rade de Bone, où sévissait la peste, le 14 mai 1786, et est arrivé à Marseille le 2 juin.

Le capitaine déclare avoir perdu Louis-Auguste Michel, maître d'équipage, après cinq jours de maladie. Son nouveau maître d'équipage, Blaise; François Dales, novice; Joseph Manège, matelot, sont reçus successivement au lazaret depuis le 2 jusqu'au 7 juin; tous trois y meurent du 4 au 19 du même mois, avec les signes de la peste, symptômes généraux et bubons inguinaux et axillaires.

Quoiqu'il existât à bord un foyer d'infection pestilentielle, aucun des gardes de santé n'en fut victime.

Cependant le chirurgien quarantenaire, le sieur Paul, étranger à l'équipage de *la Providence*, entré le 2 juin au lazaret, dans l'enclos Saint-Roch, pour y soigner les pestiférés dont il vient d'être question, accuse, le 20 juin, c'est-à-dire après dix-huit jours de rapports avec les malades, une glande engorgée au pli de l'aine droite, manque d'appétit depuis la veille; sa tête n'est pas saine; il ne se souvient pas s'être levé le matin et s'être couché à plusieurs reprises; il conserve néanmoins quelques forces : le bubon est ouvert le surlendemain 22 juin, et est entièrement cicatrisé le 23 juillet.

L'examen des vingt-cinq rapports des médecins du lazaret relatifs à ce malade, certificats établis après chaque visite quotidienne d'abord, et ensuite faite de deux jours l'un, cet examen démontre, contrairement à l'opinion de M. Dubois (d'Amiens), que le sieur Paul a non seulement été *observé*, mais qu'il a reçu les soins que pouvait réclamer son état.

Notre honorable collègue semble trouver extraordinaire que les médecins du lazaret fassent leurs visites avec des lunettes d'approche; mais le moyen de procéder autrement, quand le médecin est à une distance de 12 mètres du malade? Y verrait-il mieux sans le secours de tels instruments? Le même reproche pourrait être fait par M. Dubois aux personnes qui, ayant un foyer visuel trop rapproché du globe de l'œil, combattent cet inconvénient par l'usage de lunettes ou de lorgnons, selon leur besoin.

Sans nul doute, les médecins du lazaret, en refusant de se soumettre à cette ridicule mesure, auraient pu s'acquitter beaucoup mieux de leurs devoirs; mais nous ne pouvons pas cependant nous empêcher de faire remarquer que la détermination d'un bubon, de traits décomposés, d'une démarche titubante, ne rentre pas dans l'étude des observations microscopiques.

Mais les faits cités dans le rapport de la commission démontrant en effet, comme je le pense moi-même, que la peste n'est nullement transmissible par le contact des malades à l'air libre, les médecins n'auront plus désormais à obéir à une coutume que repoussent et la raison et l'humanité.

Nous ne saurions terminer ce qui est relatif aux faits du capitaine Bernardy sans rapporter ici que, le 26 juin, sept jours après la mort de Joseph Manège, le nommé Malet, de l'équipage de *la Providence*, qui avait soigné, conjointement avec le sieur Paul, les matelots morts de la peste au lazaret, fut atteint lui-même d'un bubon à l'aine gauche, et qui, plus heureux que ses camarades, fut guéri le 3 septembre suivant.

Si, comme nous croyons l'avoir démontré pour le chirurgien quarantenaire, Malet n'avait pas contracté la peste au lazaret, mais bien à bord, il faudrait admettre chez lui une période d'incubation d'au moins vingt-quatre jours.

1786. Le capitaine Pons, commandant le chebek *le Malouet*, a mouillé à Pomègue le 12 juin 1786, venant de Bone où régnait la peste. Il déclare à l'intendance de Marseille qu'il a perdu son maître d'équipage, Jean Marquis, au moment de faire voile pour Pomègue, et cela après trois jours de maladie. *Le Malouet*, d'après les circonstances que nous venons de rappeler, pouvait donc être soupçonné d'apporter la peste : cependant, le 13 juin, entre au lazaret le nommé Donat, de l'équipage du capitaine Pons. Les médecins reconnaissent qu'il a un engorgement des *glandes inguinales droites*, mais en même temps un chancre au gland, des ulcérations à la partie externe du prépuce, un phimosis accidentel, et tout le dos couvert de pustules. Je ne fais que citer les termes mêmes du rapport des médecins du lazaret, adressé le même jour 13 juin à l'intendance. Il est dit dans ce rapport que le nommé Donat n'a point la peste, mais une syphilis constitutionnelle.

M. Dubois (d'Amiens) aurait-il voulu que les mêmes médecins qui avaient examiné deux ans auparavant le sieur Blanc, chirurgien quarantenaire, et qu'il semble regarder comme syphilitique, eussent dit qu'il n'avait de chancre ni au gland ni au prépuce ? Sans doute ces détails n'auraient pas nui à la certitude du diagnostic ; mais si les médecins n'en ont pas parlé, je le répète, c'est qu'il n'y avait pas lieu, puisque nous venons de voir qu'ils ont tenu compte de ces symptômes quand ils se sont offerts à leur examen.

Je passe sous silence l'arrivée au lazaret, le 20 juin, de Martin, écrivain du *Malouet*, qui, quelques jours auparavant, avait reconnu à la partie externe de la cuisse droite un anthrax, lequel a été suivi de l'apparition au pli de l'aine du même côté d'un bubon, et qui a suppuré les jours suivants.

1796. Le capitaine Rodriguez, commandant *l'Eulalie*, quitte Alger le 26 juin 1796, mouille successivement à Alicante, à Carthagène, à Mahon, où il arrive le 17 juillet. Dans ce voyage de vingt et un jours, *l'Eulalie* perdit deux hommes. Le 2 juillet, un matelot tomba malade et mourut deux jours après; un nègre qui avait soigné ce malade succomba le surlendemain. Un jour après l'arrivée de *l'Eulalie* à Mahon, un malade s'alita deux jours, et mourut.

Le capitaine Rodriguez, à la suite de ces événements, menacé de voir brûler son navire et tout ce qu'il contenait, fait voile pour Marseille, où il arrive le 30 juillet.

Le 11 août, est reçu au lazaret le mousse Casouilla, de *l'Eulalie:* il présente tous les symptômes généraux et locaux de la peste. On constate sa guérison le 8 septembre suivant.

Nous continuons.

1796. *La Fortune*, capitaine Calder, Américain, partie d'Alger le 13 juillet 1796, a mouillé à Marseille le 20 du même mois; elle avait à bord 137 passagers, dont 89 Anglo-Américains et 48 Napolitains, tous tirés d'esclavage. La peste était à Alger : il y mourait 30 à 40 personnes par jour.

« Le capitaine Calder dépose que le second jour de son » départ d'Alger, il lui est mort un Napolitain qui ne s'était » plaint d'aucune maladie au départ; il a, dit-il, succombé » à une fièvre ardente, son cadavre offrait des taches livides » et noires; que le même jour 15 juillet, Samuel Begly, An- » glo-Américain qui s'était embarqué en bonne santé, se » plaignit d'un grand mal de tête, et qu'il mourut le lende- » main; qu'ayant été visité après sa mort, le corps avait été

» trouvé tout enflé, et qu'on avait reconnu un bouton en-
» flammé sur la jointure du bras, etc., etc. »

Le capitaine Calder a donc perdu, dans la traversée d'Alger à Marseille, deux individus d'une mort douteuse; il est arrivé à Pomègue redoutant de nouveaux cas de peste. Quoi qu'il en soit, l'intendance sanitaire de Marseille, en proie à la frayeur qu'avaient fait naître dans les esprits les événements de 1784, ainsi qu'il est rappelé par les lettres du sieur Martin, capitaine du lazaret, prit, après avoir reçu les 135 passagers au lazaret, les plus grandes précautions dans les trois enclos, Saint-Roch, du Cassadou et du Puits. Néanmoins les soixante-trois rapports des médecins du lazaret ne constatent que quelques malades : l'un d'une fièvre typhoïde avec des parotides, un autre d'une gale vénérienne, un troisième d'une vérole constitutionnelle, d'autres enfin de fièvres intermittentes.

1819. Le brick *la Continuation*, capitaine Anderson, parti de Tunis le 20 avril 1819, où régnait la peste, a mouillé à Pomègue le 1er mai suivant.

Le capitaine dit qu'il lui est mort de la peste, le 28 avril, après trois jours de maladie, le matelot Hinchmann, et de la dentition, un jeune enfant d'un de ses passagers, Salvator Trivoli; que la mère de cet enfant a succombé le lendemain 30 avril à la suite d'une suffocation de lait. Le capitaine Anderson ajoute dans sa déposition que, « le 26 avril, le nommé
» Delarose, matelot, est tombé malade de la peste, qu'il a
» un bubon à l'aine gauche, que ce bubon s'est ouvert, que
» le malade a eu le délire les premiers jours, mais qu'il se
» trouve beaucoup mieux aujourd'hui 1er mai.»

Le 2 mai, entre au lazaret le malade Delarose; il est examiné, et le rapport des médecins du même jour confirme la déclaration du capitaine Anderson. Ce malade guérit le 20 juin.

Le 2 mai est en outre reçu au lazaret un autre enfant de Trivoli, Sabatino Trivoli, qui a couché avec sa mère jusqu'à sa mort; il succombe le 8 mai avec des pétéchies sur la peau de l'abdomen.

La maladie de Delarose, les antécédents qu'a offerts *la Continuation* pendant la traversée de Tunis à Marseille, la peste qui exerçait de grands ravages dans cette ville lors du départ du bâtiment, tout concourt à démontrer que *la Continuation* était un foyer de peste. Si on conservait quelque doute, il serait levé par l'arrivée au lazaret, le 14 mai, du garde de santé Fabre, de service à bord du navire *la Continuation.* La veille, à quatre heures après midi, il s'était senti très indisposé, il fut pris de frissons; dans la matinée du 14 mai, il eut une hémorrhagie nasale, qui s'est reproduite le soir du même jour. Le 15, il se plaint d'une douleur au côté gauche de la poitrine et sous le creux de l'aisselle correspondante; grande prostration. Le soir du même jour, il a une glande engorgée dans le creux de l'aisselle gauche, et le lendemain 16, on reconnaît dans le creux de la même aisselle un bubon de la grosseur d'une *amande verte:* ce sont les termes mêmes du rapport des médecins, rédigé le même jour et envoyé immédiatement à l'intendance. Le 17 mai, vers huit heures du matin, le bubon de l'aisselle a la grosseur d'un *œuf de pigeon;* Fabre a du délire; il meurt à dix heures et demie du matin. L'examen du cadavre de Fabre, une heure après la mort, fait découvrir, outre le bubon axillaire relaté dans les rapports précédents, des bubons à chaque aine, des pétéchies sur toutes les parties du corps, une tumeur charbonneuse à la poitrine près de l'aisselle gauche, et la peau d'une teinte jaune verdâtre.

Tel est le cas que M. Dubois (d'Amiens) est encore venu révoquer en doute devant vous. Il vous a dit que « les rapports qui rendent compte de la maladie de Fabre ne signalent guère, sauf les bubons, *dont la découverte a été faite lors de l'inspection du cadavre*, que des symptômes typhoïdes, etc. » M. Dubois a oublié le bubon axillaire, constaté pendant la vie, les 15, 16 et 17 mai au matin. Il est de mon devoir de faire remarquer qu'il a commis une erreur, et que cette erreur est favorable à la thèse qu'il s'est proposé de soutenir devant vous.

1825 et 1837. Nous croyons inutile de rappeler ici les faits relatifs au capitaine Élie Audibert, commandant *l'Heureuse Sabine*, arrivé à Marseille le 30 juin 1825, ni ceux qu'offre le paquebot-poste *le Léonidas*, qui a mouillé à Pomègue le 9 juillet 1837.

La présence à Marseille de ces bâtiments, tous deux foyers de peste, n'a donné lieu à déplorer aucun accident, soit chez les gardes de santé préposés à bord, soit chez les personnes que leur devoir appelait auprès des pestiférés arrivés au lazaret.

Nous pensons pouvoir résumer ainsi qu'il suit les faits établis par les documents de Marseille.

Un bâtiment part d'un pays où une affection épidémique exerce des ravages : cette affection a des signes certains, non équivoques; on connaît sa marche, sa terminaison; des hommes du navire tombent malades dans la traversée; ils présentent tous des phénomènes caractéristiques de l'affection épidémique. Ne devra-t-on pas conclure que la même maladie qui régnait au port du départ a été transportée à bord ?

Maintenant, ce navire arrive au lieu de sa destination, lieu dans lequel, s'il existe quelquefois des épidémies, on ne rencontre pas celle du pays que le bâtiment vient de quitter; ses malades sont reçus dans des infirmeries disposées à cet effet; des individus tout-à-fait étrangers au navire, les uns vont à bord, d'autres sont chargés de soigner les malades; et au bout d'un temps plus ou moins court de leurs rapports, soit avec le bâtiment, soit avec les infirmeries, un certain nombre d'entre eux deviennent malades, et leur affection donne les mêmes symptômes au début, dans sa marche et sa terminaison, que ceux de la maladie épidémique primitive qui a été transportée à bord : douter de la filiation de la nouvelle maladie observée avec celle qui régnait sur le bâtiment est pour nous chose impossible.

Ainsi, suivant nous, et en ce point comme en d'autres nous avons fait partie de la majorité de la commission, un bâtiment qui fait voile d'un pays où règne la peste, recevant des personnes qui viennent de terre, peut devenir foyer d'infection pestilentielle par suite des attaques de peste qui peuvent éclater sur le navire, et les chambres du lazaret dans lesquelles sont reçus et soignés les pestiférés peuvent devenir aussi foyers de peste.

D'après cette manière de voir, et que nous croyons parfaitement fondée, quel moyen emploiera-t-on d'abord pour empêcher qu'il ne se forme des foyers de peste sur tout bâtiment venant de l'Orient? La difficulté ne nous paraît pas bien grande : c'est tout simplement de suivre à l'égard du navire, *au moment du départ*, les procédés qu'on s'empresse de mettre en usage à son arrivée à Marseille, quand il est constaté que la peste est à bord, c'est-à-dire la ventilation et les fumigations. Les bâtiments dont nous venons de vous entretenir étaient des foyers de peste ; comment ont-ils cessé de l'être? par la ventilation. On empêcherait alors, à plus forte raison, qu'ils pussent le devenir par le même moyen, s'il était toutefois pratiqué convenablement, au moment où le navire quitte un port suspect. Et j'entends par pratiquer d'une manière convenable la ventilation sur un navire, non pas faire usage de ces ventilateurs qui, mobiles, sont abandonnés dans un coin du bâtiment, s'y détériorent, et ne peuvent plus fonctionner au moment opportun, ainsi que cela arrive toujours ; mais aérer les navires à l'aide d'un appareil qui fait, en quelque sorte, partie intégrante du bâtiment, analogue, par exemple, à celui qu'on a présenté à l'Académie des sciences en décembre dernier, et qui offre en outre l'avantage de ventiler et de fumiger, au besoin, tous les points du navire.

Ainsi, je ferai à ce sujet la proposition suivante :

« Dès qu'un bâtiment, quittant un port des Échelles du » Levant, aura pris le large, toutes les parties de l'intérieur » du navire devront être ventilées d'une manière convenable, et, si faire se peut, fumigées plusieurs fois par jour, » pendant tout le temps de la traversée. »

Je ne m'informe pas si le lieu du départ est le théâtre d'une épidémie pestilentielle, ou bien si la maladie y est à l'état sporadique. A la vérité, d'après le mémoire de M. Berbrugger (p. 259), tous les bâtiments sur lesquels on a constaté la peste à Marseille venaient de pays où la peste sévissait épidémiquement; mais, dans ce cas, les dossiers du lazaret nous démontrent que, le nombre des personnes à bord étant même très considérable, il n'y avait que quelques cas de peste qui éclataient dans la traversée, quoique la maladie fût répandue sur un grand nombre de points dans le port du départ, et qu'alors les contacts des personnes embarquées et des lieux infectés eussent pu être fréquents. Dans le cas de peste sporadique, il y aura seulement moins de chances d'avoir un homme atteint de la peste; mais si un individu qui s'embarque s'est trouvé en rapport immédiat avec des pestiférés, lors même que la peste n'a lieu que sporadiquement, je crois que les craintes sont tout-à-fait les mêmes que si la maladie était épidémique.

Je proposerai, en outre, que « toute maladie survenant à bord, qui pourrait paraître suspecte, ou avoir quelque analogie avec la peste, ne fût pas traitée dans une des chambres de l'intérieur du navire, mais qu'on s'empressât d'établir sur le pont une baraque convenablement ventilée, dans laquelle le malade recevrait les soins que réclamerait son état. Je crois cette disposition tout-à-fait importante, toujours en invoquant les faits du lazaret de Marseille. S'il était impossible de construire sur le pont une chambre de malades, on s'imposerait la nécessité de ventiler incessamment (en ayant égard toutefois aux exigences qu'impose l'état du malade) la chambre du navire où il serait reçu. »

A l'aide de ces moyens, il serait peut-être permis d'espérer que tout bâtiment ayant eu dans la traversée des malades atteints de la peste, ne fût plus transformé en foyer d'infection.

Mais si la traversée a été de courte durée, le navire peut avoir, au moment de l'arrivée, des pestiférés à bord; ces malades sont reçus et soignés au lazaret; de nouvelles mesures doivent être prises pour s'opposer à ce que les chambres où ils sont traités ne présentent aussi à leur tour une atmosphère pestilentielle.

Nous pensons qu'on pourrait atteindre ce but en faisant en sorte que le malade ne séjournât que quelques heures dans la chambre où il serait soigné.

Nous serons donc conduit à vous soumettre la proposition suivante :

« 1° Dans les divers clos du lazaret, plusieurs chambres, » trois ou quatre, peu distantes les unes des autres, et n'ap- » partenant pas au même corps de bâtiment, d'une grandeur » suffisante, pouvant être facilement aérées, contenant cha- » cune un lit et tout ce qui est nécessaire à un malade, seront » affectées à chaque pestiféré, de telle sorte que dans l'es- » pace de vingt-quatre heures il puisse être transporté, si son » état le permet, tour à tour de l'une dans l'autre, et ne sé- » journer dans une chambre qu'il aura quittée qu'après » qu'elle aura été bien fumigée et bien ventilée.

» 2° Une salle dans laquelle sera amené le malade, toujours » dans le cas où son état ne s'y opposerait pas, sera destinée » aux visites des médecins, qui, après avoir examiné le pes- » tiféré, feront les prescriptions nécessaires. Dans le cas con- » traire, les médecins se rendront auprès du malade, dont la » chambre aura été préalablement ventilée. »

Comme il n'y a jamais eu au lazaret plus de quatre ou cinq pestiférés à la fois, on comprendra que ces dispositions sont d'une exécution facile. Nous ferons remarquer en outre que le malade, arrivant dans une chambre nouvellement aérée, ne pourra que se trouver très bien, toutes choses égales d'ailleurs, de cette nouvelle atmosphère.

Ces dispositions donneront toute sécurité, soit aux personnes qui pourront se trouver ultérieurement en rapport avec les médecins, soit aux gardes de santé les plus timorés.

Des observations faites sur une si grande échelle dans le Levant, à l'endroit des hardes qui ont servi aux pestiférés, nous démontrent qu'elles sont de toute innocuité.

Quant aux marchandises, il est inutile de s'y arrêter un seul instant.

Je craindrais, en prolongeant cette lecture plus longtemps, d'abuser de vos moments; la liste des membres inscrits est loin d'être épuisée : aussi j'aurai l'honneur de prier l'Académie de me donner la parole, s'il y a lieu, au moment de la discussion des conclusions.

OPINION DE M. DESPORTES,

Séance du 23 juin 1846.

Messieurs, tout le monde reconnaît la nécessité d'apporter des changements au régime des quarantaines, aux ordonnances ou lois qui les ont fondées et qui les maintiennent.

Mais quels doivent être ces changements? Ici des intérêts de deux sortes se présentent : l'intérêt de l'humanité et l'intérêt du commerce. L'intérêt de l'humanité porte en France sur 29 à 30 millions d'âmes; l'intérêt du commerce sur 1 à 2 millions.

Dans une enceinte académique de médecine, l'intérêt de l'humanité, ne comprît-il que quelques individus, doit être pris en considération avant tout. L'intérêt du commerce, se liant à des vues économiques et politiques, est peu de notre ressort.

J'ai toujours craint que, sans en contenir la pensée nette, le rapport ne fût beaucoup trop rédigé dans les intérêts un peu étroits du commerce. Quelques paroles de M. Ferrus, dans la séance du 9, ont confirmé cette crainte. Cependant il y a là un tort; car l'intérêt de la santé et de la vie de plusieurs millions de personnes est encore, sous le point de vue restreint de l'économie politique, plus important que l'intérêt commercial de 1 à 2 millions de trafiquants et d'industriels, et de 1 à 2 milliers de voyageurs.

Quant aux changements qui doivent être faits dans le régime des quarantaines pour satisfaire aux intérêts de la santé publique, ils sont assez divers, mais tous doivent avoir pour base avant tout ce qu'il y a de vrai, de l'aveu du monde médical, dans l'état actuel des connaissances en médecine; puis ce qui est regardé comme vrai sans trop de contestation touchant la peste; et enfin ce qui est reçu comme vrai par plusieurs gens de l'art touchant les maladies qui ont avec la peste de nombreux rapports. A l'égard de ce dernier point, le travail de votre commission laisse assurément plus qu'à désirer.

Le vrai doit s'entendre ici de ce qui est considéré comme

tel par la majorité des médecins, et même par la plus grande part des médecins, qui professent d'ailleurs des opinions très divergentes sur certaines questions de l'histoire de la peste. Le vrai en médecine est aussi simple qu'en plusieurs autres sciences; il se compose d'un grand nombre d'observations ou de précédents, et d'une certaine expérience acquise, que tout le corps médical accepte comme bons; et si vous ne deviez faire d'application que de ce qui est vrai en ce sens, votre tâche serait fort abrégée.

Mais vous serez en outre dans la nécessité indispensable de faire des concessions au sentiment de crainte des peuples à l'égard de la peste; vous aurez à regarder au moins comme des avertissements auxquels vous devez accorder une attention sérieuse, ces opinions sans cesse en lutte de la contagion et de l'infection, deux opinions qui invoquent et attendent toujours une solution définitive d'observations nouvelles et d'expériences suffisantes; dès lors votre tâche se compliquera aujourd'hui d'une décision à prendre, presque à chaque question sur les quarantaines, touchant la part que vous aurez à faire au doute des populations et aux doutes des gens instruits.

On vous dira probablement que vous devez montrer en cette circonstance une grande indépendance d'opinion; et ceux-là qui affecteront ce langage, comme les auteurs du rapport qui est soumis à votre examen, auront en réalité pris un parti sur l'une des opinions dont la solution réclame cependant, de l'aveu de ses défenseurs, des recherches et des expériences spéciales. Est-ce donc là de l'indépendance d'esprit que d'adopter prématurément, et néanmoins pour en faire immédiatement une application, une opinion qui manque de ses appuis indispensables, laissant ainsi subjuguer son esprit plus par la forme ardente du langage des partisans de cette opinion que par le mérite des preuves qu'ils apportent en sa faveur?

Il semble que dans les nécessités de la position de votre commission se trouvait celle de lire et d'entendre avec impartialité tous les médecins, de manière à puiser des notions utiles et pratiques, s'il était possible, jusque dans les faits incomplets, même torturés, même plus ou moins dénaturés par un certain esprit de parti, par de certaines opinions plus ou moins exclusives à l'égard des différents modes de transmission ou de propagation de la peste. Mais, dans l'exposé de cette recherche érudite, votre commission a-t-elle montré de l'indépendance dans l'appréciation qu'elle a faite des auteurs, quand elle prononce d'après les idées de telle ou telle opinion d'aujourd'hui, quoique cette opinion avoue le besoin indispensable pour elle de faire ses preuves sur plus d'un point? Je ne puis m'arrêter en ce moment à indiquer les règles qu'il convenait de suivre dans cette appréciation du mérite et de la gravité des auteurs, mais à coup sûr ces règles ne conduiraient pas à abaisser le médecin de Nimègue, par exemple, et l'Hippocrate anglais, et beaucoup d'autres médecins de toutes les nations, pour accorder la première invention de la vraie science à des médecins contemporains, auteurs d'ouvrages sur la peste d'Égypte (p. 3). L'exagération des termes du rapport, en ce court passage, est flagrante; car enfin, qui de vous n'a donc pas lu les œuvres de ces derniers, et qui de vous, en lisant ensuite les assertions louangeuses du rapport, n'a pas été sur le point de perdre la disposition sérieuse de son esprit?

S'il faut en croire, d'un autre côté, votre commission, et ce qu'elle dit d'elle-même, et de son travail, et ce qu'elle pourrait sembler avoir fait dire à des journaux politiques (dans un article évidemment communiqué, mais par qui?), elle serait assez portée à ne se point refuser de louanges pour la manière dont elle a rempli sa tâche....... Votre commission vous raconte comment elle a fait toutes les recherches possibles, et comment elle s'est imposé jusqu'à des voyages dans le midi de la France; elle a tout lu, tout vu, tout interrogé, tout comparé, tout discuté, et son intelligence a percé toutes les obscurités.... ; elle vous fait, autant qu'il est en elle, assister aux agitations de son zèle et aux efforts de son esprit; et la fin de ses peines a été un rapport où l'on reconnaît de suite que la commission a envisagé son sujet, non dans son ensemble, mais seulement entre de certaines limites, s'arrêtant avec prédilection précisément à l'une de ces opinions qui appellent et exigent impérieusement, avant d'être adoptées, de nouvelles investigations et d'assez nombreuses expérimentations; montrant par là qu'elle n'a pas su se dégager de la lutte d'opinions qui ont encore, les uns et les autres, des preuves à faire, ni dominer les idées de cette lutte, et au contraire qu'elle s'est laissé envelopper par une de ces opinions.

Maintenant quelles ont été les conséquences de cette sorte de faiblesse? Les voici :

1° La commission aura voulu, sans aucun doute, être prudente, réservée, impartiale, académique; mais le rapport témoigne-t-il suffisamment de son intention? On le verra.

2° Elle est devenue, quoiqu'elle s'en défende, un partisan plus ou moins déclaré, plus ou moins intelligent, de l'opinion de la non-contagion et de l'infection; s'exprimant, comme les non-contagionistes, avec dédain sur tout médecin qui ne partage pas cette opinion; refusant toute valeur aux faits qui peuvent servir à les refuter, ou les passant entièrement sous silence.

3° Elle tient le langage de tout avocat de parti : elle donne avec une régularité singulière une conclusion rigoureuse à chacun de ses chapitres; oubliant sans cesse qu'il est des choses indispensables à connaître, et que tout le monde et elle ignorent encore; employant dans sa forme favorite le raisonnement des non-contagionistes, lequel peut aisément être retourné contre eux. Dans son langage, enfin, jamais ne se rencontre ce qui devrait y dominer, savoir : le doute de l'homme maître de soi, le doute honnête qui sied si bien dans une science comme la médecine, et au moment où l'on va faire des données de cette science une grande et importante application.

4° Pour la commission, la peste n'est pas contagieuse par le contact de la peau, ni par l'inoculation de quelque humeur, ni par un virus; mais elle est très dangereuse par une infection particulière qu'elle engendre, et qui provient des corps malades de la peste. Ferme dans cette opinion, à la manière des personnes subjuguées par une opinion tranchée, votre commission n'a pas vu ce qu'il y a de bizarre dans cette assertion. Quoi! le corps des pestiférés exhalerait quelque chose qui communique la peste, et ce quelque chose ne serait pas contagieux, lorsque cependant il reproduit exactement la même maladie que celle dont il provient, la peste! Mais quelle plus grande ressemblance qu'une telle infection avec la contagion! A coup sûr, dans la pratique de la prophylaxie, cette infection équivaut à la contagion, et exige des moyens de préservation presque en tout semblables.

5° La commission ne vous épargne pas les surprises. Selon elle, ce quelque chose qui provient d'un corps pestiféré, bien qu'il puisse infecter directement un corps sain, ne posséderait plus aucune propriété nuisible du moment qu'il est déposé sur les vêtements de ce même corps sain, ou suspendu dans l'air qui est nécessairement enchevêtré dans les poils et les mailles des tissus employés en vêtement......, et elle vous dit cela toujours avec son invariable unanimité, et dans ses inévitables conclusions de chapitre; elle vous le dit, en se fondant, à certains égards avec raison, sur des faits communs, mais en repoussant sans raison valable d'autres faits (p. 113 et rapp. de M. Ségur-Dupeyron, 1846), et entre autres celui de la cause apparente de la peste du village d'Itgelmés en 1841, et en oubliant encore les exemples analogues et historiques du développement d'autres maladies que la peste (typhus des prisons, dysenteries des armées, etc.) qui ont pu être attribuées par les observateurs à des vêtements infectés. Peut-être, au reste, que votre commission veut faire le procès à tout le passé de la science médicale, et qu'elle ne date l'ère de vérité que depuis que les médecins d'Égypte et elle ont parlé.

6° Pourquoi votre commission a-t-elle conclu ainsi sur les vêtements? Aurait-elle vu là un moyen d'éviter une difficulté qui se serait présentée aussitôt qu'elle eût admis l'infection des vêtements et par les vêtements? Cette difficulté est que les vêtements et les étoffes des meubles, etc., qu'une certaine opinion regarde, dans les épidémies de peste, comme pouvant communiquer la maladie, cesseraient d'être dangereux au moment même où l'épidémie pestilentielle va finir son règne. Mais cette difficulté, qui, dans l'état actuel de la science, peut jusqu'à un certain point être résolue, est cependant du nombre de celles qui ont besoin, pour être levées, d'être étudiées expérimentalement.

7° Les contagionistes, les non-contagionistes, et les médecins qui n'ont été séduits ni par les premiers ni par les seconds, tous invoquent des expériences non seulement au sujet des vêtements, mais encore à propos d'assez nombreuses questions.

Comment se fait-il que les médecins de l'Égypte, nos contemporains, eux dont les idées et presque les paroles sont en général adoptées par votre commission, n'aient pas encore commencé l'œuvre de ces expériences; ou s'ils l'ont commencée, comment se fait-il qu'ils aient si infructueusement et si singulièrement mis la main à une telle œuvre, et qu'ils l'aient si vite abandonnée?

La réponse à cette question se trouve suffisamment dans ce qu'ils ont écrit sur cette matière. On y voit que leur esprit multiplie les difficultés et s'embarrasse dans les moyens d'exécution. On n'oserait pas ajouter que cette partie du livre de l'un d'eux témoigne qu'ils ne se rendent pas bien compte de ce qu'il est en leur pouvoir de faire, et qu'ils n'aient à ce sujet que des idées assez confuses.

Il y a quelque chose de plus. En Europe, on croit en général qu'il est avantageux pour les expérimentateurs de pouvoir s'éclairer dans la conduite journalière de leurs travaux par la communication fréquente de leurs pensées et de leurs incertitudes surtout. En Égypte, les savants médecins qui servent de guides à votre commission voudraient que les expérimentateurs fussent tenus d'opérer chacun dans l'isolement, enfermés dans une espèce de quarantaine qui les préservât de l'infection, c'est-à-dire, de la séduction de la raison des hommes instruits; ainsi ils voudraient que la raison de tous les expérimentateurs ne pût venir en aide à chacun d'entre eux, lorsqu'il rencontrerait dans ses investigations expérimentales des obstacles que sa propre intelligence ne saurait seule vaincre. Toutefois votre commission ne vous a pas dit si elle acquiesçait à cette singulière précaution.

Les médecins d'Égypte, et votre commission d'après eux, croient qu'on ne peut faire une partie des expériences que hors des pays envahis par la peste, et les premiers ont trouvé probablement dans cette nécessité moins un motif qu'une excuse pour ne rien entreprendre. Cependant, messieurs, non seulement en Égypte, mais encore en Turquie, on connaît au moins quelque lieu qui est signalé par son entière et constante exemption de la peste. Tels sont, entre autres, la citadelle du Caire, la contrée au-delà des premières cataractes, le sommet d'une grande montagne près de Constantinople, etc. Bien plus, dans presque chaque épidémie de peste, combien de lieux qui se font remarquer par leur exemption continue de la maladie! Tantôt c'est une rive de fleuve, tantôt une province, une ville, un quartier de ville, une rue, etc. En vérité, l'embarras du choix de lieux à proximité et convenables ne paraît guère réel pour les médecins d'Égypte.

8° Quant au mode adopté pour les expériences, les savants médecins dont je parle et votre commission en sont seulement encore à ce que l'on a imaginé il y a vingt à trente ans à ce sujet, comme s'il n'était pas facile de prévoir en ce temps-ci les objections sérieuses qu'elles rencontreraient, et toutes les questions dont elles ne donneraient pas la solution.

Un exemple. Ils ont essayé l'inoculation du sang, et M. Clot sur lui-même; le résultat n'a été affirmatif qu'une fois sur cinq tentatives (p. 84); et on s'est cru en devoir de conclure que c'était là au moins une forte présomption en faveur de la non-contagion. Quelques réflexions feront apprécier le mérite de la conclusion et de l'expérience. D'abord on sait que le sang des individus atteints d'une maladie incontestablement contagieuse, par l'inoculation de l'humeur de ses pustules, telles que la variole ou la vaccine, est loin de reproduire, sur un nombre déterminé de sujets, la maladie un aussi grand nombre de fois que la matière de la pustule. Alors le succès de l'inoculation du sang est beaucoup plus sous la dépendance de la susceptibilité des sujets à contracter la maladie. Alors encore, pour juger du degré de la propriété du sang de produire par son inoculation la maladie, il faudrait connaître préalablement sur quel nombre d'individus il y a un individu d'atteint dans chaque épidémie. Dans ce cas, en outre, il faudrait s'assurer des choses et des circonstances qui doivent influer sur l'événement de l'expérience. Il faudrait exprimer aussi comment on est disposé à juger cet événement comparativement à d'autres expériences qui auraient été tentées avec la même humeur, le sang, lorsqu'il proviendrait de malades autres que les pestiférés; comment on penserait sur le degré d'importance qu'il serait rationnel d'accorder aux cas plus ou moins rares, ou exceptionnels, lesquels peuvent ne paraître tels que parce que les expériences n'ont pas été répétées un nombre suffisant de fois, etc. Sur tous les points, les expérimentateurs égyptiens se taisent.

Mais passons à une autre expérience, celle où le pus des bubons est la matière expérimentée. Votre commission et M. Clot rejettent comme douteuse la mortelle expérience de Whyte sur lui-même, et paraissent néanmoins admettre comme probante négativement une expérience semblable du médecin égyptien. L'expérience de Whyte serait douteuse selon eux, parce qu'il était dans un lieu où régnait une peste épidémique. Mais n'en était-il pas de même de M. Clot? Si lui n'a pas été malade, Whyte aurait donc pu ne pas l'être non plus. Ainsi l'un a échappé parce qu'il n'avait pas la prédisposition indispensable; l'autre a été saisi de la peste parce qu'il avait cette funeste prédisposition, et parce qu'il a été soumis en sus à l'inoculation du pus, laquelle a fait apparaitre la fatale prédisposition. L'expérience est donc valable, en la considérant chez les deux médecins, sous le point de vue de la commission.

Votre commission s'est donné la peine de transcrire littéralement le récit de l'expérience du docteur Sola sur quatorze déserteurs, et ainsi elle a écrit que sur sept de ces hommes la peste a paru. Qu'importe à votre commission? A la page suivante de son prodigieux rapport, elle place cette petite conclusion: l'inoculation du pus d'un bubon pestilentiel n'a fourni que des résultats équivoques. Cela n'est pas possible, dira-t-on; mais vraiment cela lui a été possible, parce que des médecins de l'Égypte affirment que l'expérience n'a eu d'autre effet que celui de la peur (trois petits bubons, un charbon), et que cette même expérience ne leur a pas réussi à eux. Dès lors, votre commission, ne pouvant se séparer de ses guides constants, efface les faits qui lui viennent d'une autre source; et elle pose ainsi, avec sa certitude accoutumée, ses inévitables conclusions plus ou moins négatives contre l'opinion contagioniste en général.

Nous devons ici vous prier de faire avec nous une réflexion sur une manière très fréquente de raisonner de votre commission, et qui n'est pas recevable. Elle l'emploie non seulement au sujet de l'inoculation de la peste, mais encore au sujet de sa transmissibilité par les vêtements, les effets et les marchandises de pestiférés, etc. Ainsi elle finit toujours chaque discussion partielle par cette forme de conclusion : Puisque d'une part il n'y a que quelques cas, ou plusieurs cas d'inoculation de la peste, ou quelques cas de transmission de cette maladie par les vêtements et les effets; et puisque, d'une autre part, il y a des cas bien plus nombreux où l'inoculation n'a pas été suivie de peste, et où le toucher ou le contact plus ou moins prolongé de vêtements et d'effets de literie, etc., etc., n'a pas été suivi d'une atteinte de peste, il n'est pas possible d'admettre comme bons et valables les faits d'un certain ordre qui sont positifs, et, quelque positifs qu'ils soient, lorsque des faits du même ordre qui sont nombreux et négatifs, se sont produits à leur tour. Quoi donc, est-ce qu'une graine de plante qui en général ne germe et ne prospère que sous certaines conditions, ne sera plus la graine de cette même plante, et ne produira plus cette même plante, parce qu'elle se sera développée dans d'autres conditions, sur un mur par exemple, au lieu de la terre où elle végète habituellement? Cette giroflée, cet ormeau, cet érable, etc., qui croissent sur un mur, cessent-ils d'être giroflée, ormeau, érable, etc., et d'être comptés avec les autres individus de leur espèce? Cela n'est pas possible; de même la peste et une foule d'autres maladies ne cessent pas d'être la peste et les mêmes maladies, parce qu'elles apparaissent dans des conditions différentes. Il faut bien reconnaître leur existence par leur identité, n'importe où elles se montrent. Il faut bien aussi admettre que l'existence de pareils cas a ses conséquences auxquelles il faut encore nécessairement avoir égard.

Trois remarques doivent trouver maintenant leur place; elles jetteront à leur tour une certaine lumière sur l'esprit réel du rapport.

La première est que le médecin égyptien, le guide permanent de votre commission, ayant mis dans son livre cette phrase : Lors de la peste de Marseille, Deidier fit plusieurs expériences d'inoculation sur les animaux, entre autres sur deux chiens...sans qu'ils contractassent la maladie, etc.; et que du moment que le maître a ainsi dit, votre commission garde le silence. Cependant, messieurs, il est vrai que les troisième, quatrième, cinquième et sixième expériences exécutées sur plusieurs chiens avec de la bile de pestiférés, ont toutes produit la peste; et la septième raconte que la bile d'un chien mort de la peste, injectée dans la veine crurale d'un autre chien, a produit également la maladie (*Nouvelles expériences sur la bile des pestiférés de Marseille*, par M. Deidier). Ainsi voilà des expériences dans lesquelles, au jugement du médecin qui les a instituées, la peste a été inoculée. Comment se fait-il qu'elles soient exclues du rapport? Probablement que votre commission et le médecin égyptien ont pensé que Deidier n'était pas capable de connaître la peste, ni d'apprécier la valeur des phénomènes morbides qu'il avait déterminés chez les chiens, et en définitive le résultat de ses expériences..... Deidier est mis à l'index, ou comme ignorant, ou comme ayant montré que la peste peut être inoculée!

Si je ne craignais d'être trop long sur le sujet de ses expériences, je vous entretiendrais encore de l'une d'elles qui, d'une part, corrobore la valeur de l'expérience de Whyte sur lui-même, et d'autre part réduit la valeur de cette observation, dont les non-contagionistes font tant de bruit, à savoir, que des troupes de chiens errants se nourrissent impunément de chairs et de pus de pestiférés.

Je passe à la seconde des remarques sur lesquelles je dois successivement appeler votre attention. Il s'agit encore du docteur Whyte et de son expérience sur lui-même; votre commission prononce à ce sujet cette sentence : Quant au fait.... il est loin d'être parfaitement authenthique, et.... il manque des détails nécessaires etc. (p. 86). Comment! cette expérience est loin d'être authentique, lorsqu'elle est consignée dans l'essai médical sur l'expédition de l'armée anglaise des Indes en Égypte; lorsque c'est le chef du service médical qui parle d'après le compte journalier qu'il s'est fait rendre de la maladie du docteur Whyte par l'un des mécins de l'armée, par M. Rice, qu'il a choisi précisément parce que ce médecin avait en lui-même la peste! De quelle façon pourrait-on caractériser l'assertion de la commission?... On n'oserait choisir.

Maintenant l'expérience manque-t-elle donc, en effet, des détails nécessaires? Vous allez juger, messieurs, si votre commission a lu cette expérience, ou si elle a su la lire. Cette fois encore elle suit son guide ordinaire, l'auteur de la peste observée en Égypte, et dans un point elle le copie mot à mot (p. 81). Or, ce médecin et votre commission, avec lui, donnent sur le fait en question ces renseignements qui sont bien éloignés, qui sont même le contraire de ce qui est exposé dans l'observation publiée de la maladie du docteur Whyte. Ils disent que l'inoculation a été faite par une piqûre au pli de l'aine; non, elle a été faite en cette partie par une simple friction. Ils ajoutent que dès lors il n'y a rien de surprenant qu'en temps d'épidémie il soit survenu à cette piqûre une pustule charbonneuse. La déduction n'est-elle pas bien trouvée?... oui, et bien trouvée encore par un autre motif, car nulle part, dans le récit de l'observation, on ne lit les mots : pustule charbonneuse. Le médecin d'Égypte, et votre commission d'après lui, font encore la judicieuse remarque qu'nn individu peut facilement contracter la peste dans l'espace de neuf jours... mais il ne s'agit pas de neuf jours ici. Le docteur Whyte est entré à la maison de peste à El-Hammed, le 2 janvier 1802, dans la soirée, et se frictionna aussitôt la face interne de la cuisse avec la matière d'un bubon pris sur une femme, et il sort mourant, et sur sa demande, de cette maison de peste dans la matinée du septième jour depuis son inoculation, et il meurt dans l'après-midi de ce même jour à la maison de peste de Rosette, où il avait été transporté et confié aux soins des Arabes. Vous le voyez, messieurs, les détails ne manquent pas, et dès le début du récit ils abondent. Le médecin d'Égypte, et par conséquent votre commission, ne parlent pas du tout d'un autre mode d'inoculation que le docteur Whyte a en outre pratiqué sur lui-même le lendemain au matin de son entrée à l'hôpital d'El-Hammed. Ce médecin fit choix pour cette seconde inoculation de la matière d'un bubon qui se développait chez un Cipaye ou un Indien. Il semble avoir eu en vue de répondre à l'objection faite contre l'inoculation du pus d'un bubon qui est parvenu à sa maturité.

A El-Hammed, pays de marais, la peste affectait une marche intermittente. M. Rice, qui avait eu la peste sous cette forme, ne dut pas ainsi être étonné que la maladie de Whyte fît son invasion le quatrième jour, au soir (6 janvier), par un violent accès de fièvre, qui se reproduisit le lendemain au soir. Le sixième jour, Whyte demande un purgatif que lui accorde M. Rice, et une saignée dont ce dernier ne jugea pas l'emploi convenable d'après l'état des symptômes. Ce même jour, délire modéré, et désir d'être transporté à Rosette. Encore un détail ; permettez-le-moi, messieurs, puisque votre commission, dédaigneuse sans doute du dévouement, un peu aveugle peut-être, mais cependant généreux et respectable de Whyte, prétend n'en avoir pas trouvé. D'ailleurs ce détail, non seulement elle me le pardonnera, mais elle va d'abord battre des mains en l'écoutant. Whyte, il est vrai un peu délirant, persista toujours à dire que sa maladie n'était pas la peste, et se refusa toujours en conséquence à laisser examiner l'aine et l'aisselle. Mais pour M. Rice, qui avait eu lui-même une peste grave, pour le corps médical anglais, et pour leur chef, qui tous étaient alors entourés de cas de peste, la maladie de Whyte était la peste. Aussi le médecin en chef exprime-t-il quelque part (p. 87) l'espoir qu'une semblable expérience ne sera pas répétée, et il fait entendre qu'il s'y opposerait.

Eh bien, messieurs, que devrait-on penser désormais des soins et du zèle fastueux (p. 2) de votre commission pour chercher la vérité et la dire?

L'obstination de Whyte dans son opinion qu'il n'avait pas la peste, et que la peste n'était pas contagieuse, avait pour cause que venant de l'Inde, et ayant sous les yeux la peste d'Égypte, son esprit fut frappé de la ressemblance de cette dernière maladie avec la maladie grave et commune au Bengale, le typhus des rives du Gange, le mal de Siam, la fièvre jaune. Veuillez, messieurs, vous rappeler qu'il n'y a qu'un moment, je vous disais que votre commission avait entièrement passé sous silence ce sujet, et à tort..., oui, à tort, puisque, et peut-être le malheureux Whyte y a-t-il contribué, on a pu dresser un tableau des phénomènes qui établissent d'assez nombreux traits de ressemblance entre la peste et la fièvre jaune (1804). J'ai un moment songé à faire entrer ce tableau dans la discussion, mais j'ai aussitôt senti que ce serait vis-à-vis de l'Académie un soin tout-à-fait superflu.

Pour vous mettre à même d'apprécier l'esprit du rapport, une autre remarque doit vous être soumise, et elle porte sur la phrase finale du chap. 1er de la troisième partie du rapport. Cette phrase, la voici : « Il n'est pas à craindre, en effet, que les populations se fassent inoculer la peste. » Sans doute, vous soupçonnerez d'abord et aisément comme nous qu'il y a plus de sens et de finesse de pensée cachés dans cette courte phrase qu'elle ne contient de mots; puis vous apercevrez qu'elle renferme le motif allégué par votre commission pour ne pas attacher une grande importance aux expériences d'inoculation. Mais quelle est donc la valeur de ce motif? Nulle; car la transmission de la peste par inoculation ne fût-elle prouvée, même et seulement que dans un nombre de cas très minime, ne devient-elle pas un avertissement grave et positif de la possibilité de la transmission de la maladie par une inoculation accidentelle, puis par d'autres moyens, dans d'autres conditions? Votre commission, qui a certes la prétention d'enchaîner toutes ses idées, ne manque jamais de rompre la chaîne naturelle des idées, quand elles ne rentrent pas dans l'opinion qu'elle a acceptée toute faite des médecins égyptiens.

9° Les expériences instituées par l'art ont surtout pour objet, en cherchant à reproduire à volonté des faits dus à l'observation, de donner à ces faits toute leur valeur. Mais il y en a qui, dans l'état actuel de la science, ne peuvent guère être soumis à cette épreuve. La peste ne se propage pas, quel que soit le pays d'ailleurs où elle ait spontanément éclaté, seulement par infection ou par contagion; mais elle se répand principalement par voie épidémique, par l'intermédiaire de l'atmosphère, sous certaines conditions pour les lieux et pour les personnes.

Votre commission a essayé de déterminer les pays où la peste se développe spontanément. Jusqu'à quel point a-t-elle été heureuse dans ce travail? On peut hésiter. Toutefois il est difficile de ne pas admettre la funeste prééminence de l'Égypte à cet égard, et de ne pas la voir comme la contrée du bassin méditerranéen la plus appropriée à cette spontanéité, et toujours apte pendant au moins six mois de l'année à répandre son mal pestilentiel dans tous les pays du littoral de la Méditerranée, soit par voie épidémique, soit par infection ou par contagion. On ne pourrait pas aussi sûrement en dire autant de toute autre contrée.

Votre commission, en admettant pour la peste un moyen de transmission fréquent et assuré dans l'infection, aurait dû prévoir qu'elle se retirait probablement par cela même la possibilité de déclarer que la peste pouvait naître spontanément en Turquie et sur les bords du Danube; car elle ne pouvait plus affirmer que la peste ne fût pas importée, chaque fois qu'elle se montre en ces pays, par l'infection, même dans les temps où quelque circonstance particulière, la guerre, par exemple, paraît devoir interrompre toute relation de la Turquie et des frontières russes du Danube aux cinq embouchures avec l'Égypte et la Syrie. Car on sait que, dans tous les temps, la petite navigation transporte sans interruption des personnes d'un pays à l'autre.

Cette question sera à peine résolue même par les quarantaines de l'empire turc, puisque ces quarantaines, comme les quarantaines d'autres lieux, doivent laisser parfois franchir leurs portes et leurs murailles.

Quant aux documents n° 2 et n° 3 sur la maladie qui, en Valachie, apparaît dans les saisons humides de l'année et suspend ses ravages en été, maladie qui affecterait le type intermittent, qui s'accompagnerait plus ou moins ordinairement de dépôt phlegmoneux ou de bubons; quant à ces deux documents, bien loin d'éclaircir le fait (qu'on les lise p. 244 et 254), ils tendent à l'obscurcir, et à cet égard ils ne méritent pas le titre de documents. Il faut vraiment être entraîné par un besoin irrésistible, indomptable, de tirer des conclusions, pour se risquer, ainsi que le fait votre commission, à prononcer un arrêt touchant une pareille maladie et ses affinités. A cet égard, on aurait dû n'éprouver aucun malaise à rester dans le doute.

Votre commission a disserté aussi, et assez longuement, sur les causes visibles, locales, qui peuvent faire naître la peste (chap. II), en recevant encore sa pensée surtout des médecins de l'Égypte, un peu de votre excellent secrétaire perpétuel, et passant sous silence les opinions au moins de trois académiciens que vous avez eu le malheur de perdre, et dont un est mort peu de temps après vous avoir signalé dans un rapport la malpropreté et la misère des populations égyptiennes et syriennes comme une des causes de la peste. Les médecins anglais, en 1801-1802, ont également fait la remarque qu'en Égypte les maisons et les villes avec leurs rues sont disposées de manière à engendrer la maladie et à conserver et concentrer la contagion. Mais votre commission, si elle vous entretient beaucoup de l'insalubrité des lieux et de la misère des populations, elle ne fait aucun effort d'esprit pour indiquer comment elle comprend que la peste puisse ne pas se montrer dans toutes les contrées où se rencontrent à la fois une grande insalubrité de lieux, un delta ou les rives fangeuses d'un fleuve, et une population indigente, malpropre, ignorante, et aux corps affaiblis. Qu'importe, elle n'en regarde pas moins comme une vérité hors de doute une opinion qui reçoit un échec dans une aussi forte proportion. En un mot, non seulement elle ne vous apprend rien de plus que ce qui vous a été répété ici mille et mille fois, mais encore elle n'a pas l'air de supposer que vous puissiez en faire la remarque.

Elle vous entretient de la cause ou des causes épidémiques, endémiques et sporadiques de la peste. A l'exemple de ses maîtres, les médecins d'Égypte, qui n'ont point encore demandé à l'étude des masses d'air atmosphérique quelque trait de lumière, s'il est possible d'en obtenir, elle se tait sur une observation qui, bien étudiée, pourrait mettre un jour peut-être sur la voie du progrès. Cette observation serait que la peste, dans une même épidémie, en Égypte, 1801-1802, aurait semblé revêtir un caractère différent selon la condition des lieux où elle apparaissait. Là où il existe des marais, comme à El-Hammed, elle offrait le type rémittent ou intermittent; là où il y avait encombrement d'hommes dans les hôpitaux, elle se montrait, chez les hommes qui en venaient, avec un caractère typhique dominant; là où l'atmosphère se trouva froide et pluvieuse, aux mois de décembre et de janvier, la peste eut un caractère inflammatoire, et à Rahamania, il y avait en outre les symptômes de la pneumonie; au Caire, à Ghizé, à Boulac, et vers l'isthme de Suez, la maladie revêtit la forme d'une fièvre douce continue. Enfin il y eut des cas assez nombreux qui offrirent une ressemblance frappante avec la fièvre des Indes occidentales.

Cette observation est conforme, au reste, à ce qui a été observé, jadis comme aujourd'hui, pour certaines autres maladies cruelles, pour la fièvre jaune, etc.

Qnoi qu'il en soit de la généralisation du fait, quel enseignement nous donne dès à présent ce fait? C'est qu'en dernière analyse la cause première et absolue de la peste n'est pas seulement la condition mauvaise, insalubre et visible des lieux et des personnes.

Ainsi l'assainissement de l'Égypte ne peut, comme on le propose, et comme on l'espère, être accompli uniquement et complétement par le changement des conditions extérieures, plus ou moins superficielles, du pays et de ses habitants. Il y a à découvrir quelque chose de plus, en quoi réside principalement la cause morbifique, et les moyens de combattre cette cause.

D'ailleurs, si une civilisation avancée et une disposition salubre des lieux peuvent prévenir ou affaiblir, dans de certaines limites, le développement spontané de divers maladies épidémiques, il est impossible de ne pas apercevoir que l'Européen, avec les degrés différents de civilisation qu'il a atteints et avec le degré plus ou moins parfait de salubrité qu'il a su introduire autour de lui dans les choses, ne peut néanmoins prétendre à arrêter l'invasion des puissantes et mortelles épidémies qui se sont répandues par toute la terre; par exemple, de la peste noire, du choléra asiatique, etc. La cause n'en était pas dans le tas de boue d'un delta, ni dans la misère excessive des populations; elle avait une source douée d'une plus grande et plus permanente énergie, à en juger par l'extension de ses effets. La médecine, dans l'état actuel de ses connaissances, doit encore être très réservée, dans ses promesses aux populations et aux gouvernements, sur l'efficacité de ses moyens d'assainissement des lieux marécageux.

10° Lorsque l'impression efficace de la cause de la peste a eu lieu, que cette cause soit épidémique atmosphérique, ou une infection, ou une contagion par inoculation artificielle ou accidentelle, quelle est la durée de l'incubation ?

Votre commission, toujours d'accord avec les médecins d'Égypte, et avec ce renseignement administratif qui a été composé d'une succession d'actes quarantenaires pendant cent vingt-cinq années, et dont on vous a mille fois rappelé le souvenir et la valeur, et chaque fois avec une emphase singulière; votre commission, dis-je, se résume dans l'assurance qu'elle vous donne, que la peste ne s'est jamais déclarée, chez un individu compromis, après huit jours.

Mais, pour prendre et soutenir cette décision, il lui faut mettre à néant, par une interprétation particulière, un nombre, faible à la vérité, de faits qui seraient, sans cela, des exemples d'incubation plus longue que le terme fatal des huit jours.

Maintenant il convient d'examiner si, selon la science, il serait prudent et sage, quand il s'agit de la peste, maladie des plus mortelles, de se confier dans une interprétation particulière de plusieurs faits qui, sans cette interprétation, offriraient l'exemple de peste développée après huit jours, et ainsi au bout de neuf jours, de dix jours, de onze jours, de quatorze, même de dix-sept jours. Ne serait-ce pas faire reposer sur le mérite d'une interprétation (toujours un peu incertaine, puisqu'elle n'est que plus ou moins probable) la destinée future des populations du midi de la France?

Est-ce qu'il y aurait de la sagesse et de la prudence à prendre un parti invariable sur la durée de l'incubation, lorsqu'on peut compter sur ce sujet presque autant d'opinions que d'observateurs? Depuis un jour jusqu'à trois, quatre, cinq, six, ou sept, ou moins de huit jours, disent le plus grand nombre; depuis un jusqu'à neuf jours, ou dix, ou onze jours, assurent plusieurs; depuis un jusqu'à quinze ou dix-sept jours, prétendent quelques uns seulement (*Med. Sketc. of the expedi. to Egypt from Ind.*).

La sagesse et la prudence pourraient-elles s'allier avec une fixation moyenne, par transaction, de ces différentes durées de l'incubation, lorsque tout le monde avoue qu'un grand nombre de causes peut faire varier la durée de l'incubation, tels seraient le sexe, l'âge (enfance et vieillesse), la constitution robuste ou faible, le stade de l'épidémie, le soin de s'éloigner du lieu où elle règne, le caractère propre à chaque épidémie, etc., etc. ? Qui donc, entre les médecins, pourrait se laisser persuader, étant en son bon sens, que de quelques heures, ou d'un jour, l'incubation chez tel ou tel individu ne se prolongera pas ?

Serait-il d'un médecin sage et prudent de prétendre, dans une affaire aussi grave, que l'on peut se dispenser de tenir compte des exceptions, même rares, quoique bien prouvées, ou même douteuses encore, quand les médecins sont forcés de s'avouer que, dans chaque cas particulier, comme pour chaque épidémie, ils sont obligés de reconnaître une exception de ce qu'ils ont précédemment observé, soit chez des malades isolés, soit dans d'autres épidémies?

Qui donc ignorerait que même dans les maladies incontestablement transmissibles par inoculation, l'incubation offre des termes de durée assez variés? Parlerait-on seulement des maladies produites par une infection marécageuse, ou de nature animale et morbide? Mais pour elles les exemples de variations assez étendues en durée de l'incubation manquent-ils donc ? Un régiment de cavalerie qui s'éloignait d'un pays marécageux voyait encore au bout de quinze jours des hommes saisis de la fièvre intermittente propre au cantonnement que le régiment avait quitté.

Enfin, car il faut s'arrêter dans ces généralités, quelle valeur ont ces gros chiffres d'individus admis au lazaret d'Alexandrie, et qui n'auraient jamais présenté la peste au-delà du septième jour de leur réclusion? Puisqu'on les a incarcérés parce qu'ils avaient été compromis, et qu'en outre au lazaret ils ne cessaient pas de vivre sous l'atmosphère épidémique et pestilentielle, comment le médecin a-t-il pu marquer le jour précis où ils ont reçu l'impression efficace de la cause morbide? Est-ce donc un ou deux, ou plusieurs jours avant leur entrée en quarantaine, ou pendant leur séjour même dans l'établissement quarantenaire? L'incubation a pu évidemment avoir en réalité une longueur ou une brièveté qu'il n'a pas été donné de mesurer.

Quoique les considérations précédentes sur l'incubation

aient déjà une certaine étendue, et qu'elles puissent paraître un peu longues, parce qu'elles rappellent plusieurs observations déjà dans la science; cependant il ne semblerait pas inutile d'y ajouter quelques réflexions. Toutefois je m'en abstiendrai au moins aujourd'hui.

11° Quoi qu'il en soit de sa durée, l'incubation est de deux espèces quant à sa terminaison. 1° L'une se prolonge plus ou moins de temps, et s'accompagne de quelques phénomènes, faible indice d'un travail dans l'organisme, lequel finit par avorter, c'est-à-dire finit sans amener le développement de la maladie ou de la peste. 2° L'autre incubation, après une durée variable, amène l'éclosion de la peste; mais le produit de cette incubation est susceptible de revêtir quatre formes dont on doit tenir compte dans la question de l'établissement des quarantaines.

Cette incubation produit :

a. Tantôt et très souvent une peste qui a la plus grande ressemblance avec le mal de Siam, la fièvre jaune, à ce point que l'on a pu dresser un tableau de leurs traits de ressemblance.

b. Tantôt une peste très dangereuse, avec des bubons, et, à en juger au moins par les apparences, communicable à ce point que le consentement général des peuples l'a déclarée contagieuse, opinion soutenue de l'avis de la majorité des médecins.

c. Tantôt une peste d'une intensité modérée, avec des bubons, et dont le caractère, sous le rapport de la propriété transmissible, a fait naître en tout temps des doutes, ou des croyances fort opposées dans l'esprit d'une foule d'hommes instruits et de médecins surtout, entre autres, de Lecomte, en 1656, qui, à Paris, niait la contagion, quoique le pape en proclamât l'existence; puis Assalini au commencement de ce siècle, opinion qui nuisit à son avancement, etc.

d. Tantôt enfin une peste sans bubons d'abord, larvée quant à ses symptômes sous la forme d'une maladie commune et bénigne, et cependant si insidieusement et si insignement dangereuse que la mort survient à l'improviste, inattendue. On ne reconnaît guère cette peste qu'après la mort. Elle a été mal étudiée jusqu'ici. Peut-être l'inoculation de quelque humeur du malade à des animaux pourrait devenir pour cette peste un moyen de diagnostic.

12° Si telles sont, en effet, les quatre principales formes sous lesquelles naît la peste, dès lors les quarantaines, pour accéder au sentiment le plus généralement répandu encore parmi les peuples et les médecins, et jusqu'à ce que des expériences pleinement instructives aient été exécutées et suffisamment examinées, doivent être organisées en conséquence de quelques uns des phénomènes considérés comme inhérents aux malades de la peste.

Les quarantaines doivent encore être organisées de manière à parer aux éventualités de l'incubation et de tout ce qui la concerne.

Les quarantaines, elles qui sont préparées dans un sentiment d'humanité, doivent, conformément au sentiment d'humanité le plus généreux et le mieux compris, être organisées dans leur intérieur, pour les soins à donner aux malades, d'après les connaissances acquises sur la peste par l'observation et par des expériences répétées et contrôlées avec sagesse. Les quarantaines doivent être une maison de plaisance, réunissant toutes les commodités de la vie, tous les secours dans les cas de maladies.

Enfin, les règlements des quarantaires devraient être progressifs, c'est-à-dire être rédigés en termes tels qu'ils pussent se prêter aux améliorations successives qui résulteraient de l'avancement futur de la science, et de manière ainsi que toute erreur reconnue dans quelque point de l'histoire de la peste et dans une disposition correspondante de l'organisation des quarantaines pût être corrigée, sans avoir à craindre les lenteurs habituelles, quoique parfois avantageuses, des procédés de l'autorité administrative.

13° Mais la question de ce que doivent être les quarantaines ne peut certainement occuper que le second rang, quand il s'agit des mesures de préservation contre la peste.

Une des conséquences, entre autres, de l'adoption qui a

été faite par votre commission, de l'opinion que la peste serait surtout transmissible par infection, est d'une part que votre commission a concentré son attention d'une manière très particulière sur les moyens de prévenir cette sorte de transmissibilité, et d'autre part qu'elle n'a pas tenu également compte de cette considération que la propagation de la peste par toutes sortes de voies, et ainsi par l'infection même, est toujours sous la dépendance d'une certaine disposition du corps parmi les populations, et que, sans l'existence actuelle de cette disposition des corps, toute apparition de la maladie est arrêtée. Dès lors votre commission, trop constante imitatrice des médecins d'Égypte, non seulement ne s'est ni assez, ni plus qu'eux, appliquée à l'étude soit des causes qui produisent et entretiennent cette funeste disposition de l'organisme, soit des signes qui pourraient la faire reconnaître, double étude hérissée de difficultés; mais encore, et c'était là le véritable objet de la mission de la commission, elle n'a pas assez montré, ou plutôt elle a oublié tout-à-fait de montrer et de détailler les divers moyens hygiéniques qu'elle aurait pu croire capables de prévenir le sourd développement d'une pareille disposition du corps, et d'empêcher son existence chez les populations du midi de la France.

Cependant, messieurs, ne serait-ce donc pas là qu'il conviendrait de placer le premier et le principal point de la question des mesures préservatrices? Lorsque l'on aura enseigné avec prudence les moyens possibles, pratiques, d'amener le corps des habitants du midi de la France à une disposition d'être qui le mette dans la situation de résister aux influences morbifiques en général, et aux causes d'atteintes efficaces de la part de ce qui produit la peste, est-ce que l'on n'aura pas opposé à cette maladie la barrière la plus infranchissable, barrière tout autrement sûre que celle des murailles et des portes d'un lazaret? Il faut que la peste ne trouve pas de corps disposé à recevoir ses impressions morbifiques, par les effets salutaires et toujours prolongés d'une habitation et d'une nourriture salubres, d'une aisance convenable et générale, dans des lieux purgés de tout ce qui pourrait en vicier le sol et l'air. Quiconque n'a pas le corps disposé d'une certaine manière, on le sait, n'est point affecté par une cause épidémique; il ne cède pas non plus à l'action morbigène de l'exhalation d'un corps malade; et il ne conçoit que dans un nombre de cas fort restreint la maladie qui pourrait lui être communiquée par une inoculation accidentelle.

En conséquence, les mesures générales de préservation que votre commission aurait dû proposer, en première ligne, devraient consister :

1° Pour la France, à assainir avant tout ses rivages et ses ports de la Méditerranée (l'air, les eaux et les lieux); à faire disparaître ses plages inondées, marécageuses, et à les remplacer par des terres cultivées ; à expulser des ports les eaux noires et fétides, et les vases putrides qui les infectent; à curer au loin les rades; à faire observer dans les villes et les habitations particulières tous les préceptes de l'hygiène publique et privée; à diminuer considérablement, sinon à l'annuler, le nombre des indigents, en faisant pénétrer dans tous les rangs de la population méridionale cette stricte aisance sans laquelle l'homme ne peut vivre, doué de toutes ses facultés naturelles de force physique et d'intelligence.

Mais cela ne suffirait pas encore; il faudrait en outre que dans les saisons chaudes, lorsqu'une atmosphère embrasée trouble la santé de la majorité des populations méridionales; lorsqu'elle tarit les sources d'eaux salubres, dessèche la végétation, diminue la masse, la variété, et les propriétés utiles des matières alimentaires; lorsque toutes choses deviennent la menace du développement imminent d'une épidémie ; il faudrait, disons-nous, que des secours appropriés fussent fournis aux populations, pour soutenir et maintenir la bonne disposition de leur corps, au milieu des influences morbifiques. De même que l'on prépare pour les temps de disette la distribution à un prix modéré de matières alimentaires ; de même on devrait préparer, contre l'inclémence des saisons et des chaleurs, et de ses effets, des distributions à bas prix des choses nécessaires, de l'eau, du vinaigre, etc., comme on le fait aux soldats.

Les sociétés humaines doivent être d'ailleurs une image parfaite d'une société sympathique de secours mutuels. C'est un des vœux que votre commission aurait dû former, comme étant la première des mesures sanitaires à adopter, comme étant la première et la meilleure garantie du salut de la France contre la peste et la fièvre jaune, contre les typhus et les dysenteries.

2° Pour les nations qui ont été et qui sont fréquemment envahies par la peste, à assainir leur territoire, à le bien cultiver, et à rendre bon le mode d'existence des populations au milieu desquelles l'indigence, ou même la misère hideuse domine uniformément, jusqu'à ce jour.

3° Pour toutes les nations, à former une alliance par laquelle chacune d'elles s'obligerait à établir des quarantaines à l'égard du peuple qui se refuserait à détruire sur son territoire toutes les causes qui ont été signalées comme capables d'exciter le développement de la peste, ou de toute épidémie meurtrière, par exemple de la fièvre jaune, du choléra, etc.

Veuillez, messieurs, y réfléchir un moment, et vous serez convaincus que telles devraient être, avant tout, les mesures générales de préservation à prendre par chaque nation, et d'un commun accord entre toutes les nations. Il y a là, pour vous, à réparer un oubli de votre commission et des vœux à exprimer.

Messieurs, si dans le cours de la discussion à laquelle je viens de me livrer, je me suis exprimé avec clarté, je vous aurai fait connaître suffisamment en quoi nul d'entre nous ne saurait avoir, sans de grandes restrictions, un avis approbatif du rapport qui vous a été présenté au nom de la commission de la peste. Cependant je ne l'ai examiné, ce travail, que sous un seul point de vue général. Que serait-ce donc si l'examen se fût étendu à la science même qu'on a cru déposer dans le rapport, depuis une définition assez simplette de la peste jusqu'à la fin d'une compilation continue de ce qui se trouve dans l'histoire médicale de cette maladie, compilation qu'on a décorée d'une certaine distribution didactique des matières, et dont on s'est efforcé, en enfonçant pour ainsi dire le coin par la tête, de faire sortir avec une ponctualité surprenante de petits groupes de conclusions qui, à peu près toutes, auraient besoin d'être modifiées? Ce que je pourrais avoir l'air d'avancer ici gratuitement, nonobstant mes observations précédentes, vous a été plus ou moins exposé, sinon démontré, par les hommes habiles qui se sont succédé à cette tribune avant moi. Leurs remarques ont certes de la valeur; vous avez pu en juger d'abord par vous-mêmes, et puis par une âpre répartie à laquelle s'est abandonné M. le rapporteur à l'égard de l'un de vos collègues.

Les documents modernes, au reste, qu'on vous a distribués n'ajoutent rien au poids du rapport, puisque c'est dans ces mêmes documents qu'ont été puisées par la commission des interprétations de faits, des formes de raisonnement, des sortes de doctrines, des opinions, des propositions, et surtout, à chaque instant, des conclusions rigoureuses, qui ne sauraient néanmoins être admises après une discussion attentive. Messieurs, si vous vous reportez aussi aux documents anciens dont je vous ai entrenus, et dont quelques uns ont été fort étrangement présentés, qualifiés, appréciés, ou passés tout-à-fait sous silence par votre commission, vous devez pressentir que vous avez une obligation à remplir envers vous-mêmes, et que vous ne devez pas laisser au monde médical à découvrir et à assigner le caractère réel de certaines assertions, de certains jugements énoncés dans le rapport. Nous tous, nous devons à la vérité le respect le plus profond ; nous tous, nous devons avant tout donner les soins les plus scrupuleux à la manifestation de la vérité sur tous les points, sans en excepter un, pour n'avoir pas à écouter pour excuse qu'il n'y en a qu'un ; nous le devons, sous peine de paraître, aux yeux du monde médical, ne pas savoir l'histoire de la peste.

Je crois donc, par tout ce que j'ai dit, avoir motivé la proposition que j'ai l'honneur de vous soumettre.

La voici :

L'Académie n'entend pas donner son approbation au corps du rapport, qui restera ainsi purement et simplement le travail de la commission;

Et elle considère ce travail uniquement comme un thème, et une opinion reproduite sur la peste, et qui n'a pas d'autre destination que de servir d'introduction à la discussion des questions médicales, concernant certaines mesures de préservation et les quarantaines en particulier.

OPINION DE M. LONDE,

Séance du 30 juin 1846.

Messieurs, dans la question qui se traite si pacifiquement devant vous depuis tant de séances, vous avez dû être frappés d'une circonstance assez singulière, savoir, la presque unanimité d'opposition faite à notre rapport par ceux de nos honorables collègues qui prennent la parole. Je dis *notre rapport*, messieurs, comme membre de la commission et pour me conformer aux fictions académiques, car, en réalité, ce travail dont vous avez entendu la lecture, travail précieux comme mine à exploiter, comme source de recherches qui, néanmoins, ne ressemble en rien à un rapport, mais peut en fournir en grande partie les éléments, ce travail, dis-je, appartient en propre à M. le rapporteur, et pour ma part j'ai depuis longtemps hâte de déclarer que, quoique commissaire, je suis loin d'en approuver les conclusions et spécialement celles qui ont trait aux articles réglementaires.

Quelque estime que je porte au caractère de notre honorable collègue, au savoir et au zèle dont il a fait preuve, je crois qu'il a poussé l'Académie dans une voie fâcheuse dont il sera difficile de la tirer. Tout, en effet, dans la manière de procéder de la commission, ou, pour laisser de côté les fictions, de la part de M. le rapporteur, a été insolite, a été empreint d'une impatience inquiète et démesurée. Je ne vous répéterai pas, messieurs, que, sous le prétexte de je ne sais quel arrangement du conseil d'administration, qui n'avait rien à voir en cette affaire, vous avez entendu la lecture d'un rapport dont nous, membres de la commission, nous ne connaissions alors qu'une partie, et qui devait en totalité être mis à notre disposition le jour précisément où l'on commençait devant vous cette lecture; que ce rapport fut rendu public, porté aux journaux politiques avant que nous l'eussions adopté; qu'aujourd'hui enfin il se trouve dans plusieurs ministères comme œuvre de l'Académie, non en épreuve, mais portant le titre, le n° d'ordre, la date, la couverture enfin de nos bulletins.

Toutes ces irrégularités, messieurs, je le répète, sont fâcheuses, parce qu'il faudra sortir de la voie où vous vous êtes engagés, parce qu'il faudra revenir sur vos pas.

Je ne puis m'empêcher de déplorer ce qui paraît à tout le monde un manque d'unité, une contradiction manifeste entre la première et la seconde partie du travail de M. le rapporteur, et ce qui me paraît, à moi, une condescendance pour des opinions et des institutions qui ne sont plus de notre époque; condescendance qui, pour avoir valu à M. le rapporteur, comme il vous l'a dit lui-même, les félicitations d'un personnage de Marseille, probablement de quelqu'un appartenant au lazaret, ne satisfait ici personne, pas plus M. Bousquet que M. Dubois, M. Hamont que M. Rochoux, M. Desportes que M. Castel, qui ne satisfera pas plus M. Pariset que M. Adelon, pas plus la haute administration que la science; condescendance qui fait de ce rapport une cote mal taillée, comme si dans les sciences il pouvait exister un terme moyen entre la vérité et l'erreur; condescendance enfin qui, si vous la partagiez, messieurs, déconsidérerait l'Académie; car, dans une question aussi grave, ce corps doit savoir se prononcer entre des opinions contraires, ou s'abstenir et se taire, à l'exemple de l'Académie des sciences.

J'arrive maintenant au fond de la question, et je vais examiner la manière dont, suivant moi, elle devait être traitée et résolue.

Pour la dégager de toutes les subtilités dont l'obscurcissent les mots souvent mal définis et mal compris de *contagion* et d'*infection*, je la pose dans les termes suivants :

La peste peut-elle, oui ou non, être transportée des pays où elle règne, dans des pays sains, soit par des pestiférés, soit par leurs hardes?

Que ce soit ensuite par le contact cutané ou par l'introduction de l'air vicié du pestiféré dans le poumon de l'homme sain, peu importe, puisqu'il y a toujours là une transmission contre laquelle on doit se garantir.

Eh bien, messieurs, s'il existe un seul fait bien constaté, établissant que des relations entre des individus sains et des pestiférés ou des individus venant d'un pays où règne la peste, aient été suivies du développement de cette maladie chez les premiers, à une époque où il n'en existe aucun cas dans la localité, et où celle-ci ne présente pas les conditions d'insalubrité au milieu desquelles apparaît la peste; si cette co-existence se présente, disons-nous, il faut maintenir les quarantaines; mais aussi, par la même raison, l'inutilité de ces mêmes quarantaines sera démontrée, si ceux qui en demandent le maintien ne peuvent apporter à l'appui de leur opinion aucun fait offrant les garanties que nous demandons.

La seule question à étudier était donc celle que nous venons de poser. Ces questions de transmissibilité au sein de l'épidémie qu'a voulu traiter la commission nous paraissent tout-à-fait insolubles et oiseuses. Peut-on, en effet, conclure de ce qu'un individu atteint de peste a été en contact avec un pestiféré dans un pays ravagé par la maladie, que cet individu l'a reçue du pestiféré? Évidemment non, messieurs, puisque des milliers d'individus soumis à la cause épidémique sont atteints de la peste à la même époque et dans la même localité, sans avoir subi aucun contact de malades.

A-t-on recours à la statistique, et dira-t-on avec la commission et après un de nos confrères, M. Lachèze, qui a habité l'Orient, que le nombre d'individus restés en libre communication, et qui sont frappés par la peste, dépasse considérablement le nombre de ceux qui contractent la peste en se soumettant à l'isolement? Mais, messieurs, la statistique invoquée ici par votre commission n'est pas plus concluante, car il est hors de doute que lorsque l'isolement a lieu, il n'est pas ordonné dans les localités les plus insalubres, et que, de plus, l'hygiène à laquelle on est astreint dans le cas d'isolement est souvent meilleure que celle suivie dans les circonstances ordinaires, comme on le voit, d'après M. Aubert-Roche, par l'exemple des troupes qui ont été soumises à l'isolement en Égypte pendant les épidémies de peste. Pour ce qui est des gens qui s'isolent de plein gré, il n'est pas moins certain que ce sont les personnes les plus aisées, les plus soigneuses de leur santé, et entourées des meilleures conditions hygiéniques (1). Ne sait-on pas d'ailleurs qu'au sein même des lieux frappés par l'épidémie, certaines localités ont constamment joui de l'heureux privilége, soit à cause de l'élévation où elles se trouvent du sol, soit par tout autre motif, d'être constamment exemptes de peste, bien qu'elles restassent en communication avec les lieux environnants? N'existe-t-il pas près de Constantinople un endroit appelé Alem-daghe, élevé d'environ 500 mètres au-dessus du niveau de la mer, où, d'après M. le docteur Brayer, la peste n'arrive jamais? La même chose n'a-t-elle pas lieu à Malte? Et dans les pestes qui sévissent le plus cruellement sur le Caire, la citadelle de cette ville ne jouit-elle pas, suivant Desgenettes et Clot-Bey, d'une immunité constante? Il n'y aurait donc rien d'étonnant à ce que des personnes s'isolant dans des lieux semblables à ceux que nous venons de citer fussent plus épargnées que les individus qui restent en libre communication. Tout dépend des localités où a lieu l'isolement et du régime suivi : sur 30 personnes volontairement astreintes à une quarantaine à l'hôpital de Rass-el-Tin, au Caire, dont M. Aubert-Roche était médecin en chef, 14 périrent de la peste. Sur 17 qui restèrent en libre communication avec les pestiférés, 2 seulement furent attaquées, et elles guérirent.

(1) En parlant de cet isolement, M. Aubert-Roche s'exprime ainsi : « La quarantaine, bien loin de diminuer les commodités de la vie, les » augmente..... Les maisons..... sont toujours bien situées, bien aérées : » le premier ou le second est seul occupé ; jamais le rez-de-chaussée. » (*De la peste*, p. 38.)

M. Aubert rapporte beaucoup d'autres faits semblables et notamment celui cité ci-dessus, des casernes qui furent mises en quarantaine rigoureuse (entourées de barrières), et dans lesquelles néanmoins le nombre des morts s'éleva à 470, sur 3,000 hommes qui composaient toute la garnison (1). Ces résultats favorables ou défavorables aux quarantaines s'expliquent par le plus ou moins de salubrité des lieux et le régime des individus.

Ainsi donc, alors qu'au sein d'une épidémie de peste, les personnes non isolées seraient frappées dans une proportion infiniment plus considérable que celles qui ont été ou se sont astreintes à l'isolement, cela ne prouverait absolument rien en faveur du caractère transmissible que M. le docteur Lachèze attribue à la peste, seulement dans le lieu où elle règne épidémiquement; on ne pourrait, en un mot, jamais savoir si les cas de peste sont dus à la cause générale ou à l'approche des pestiférés. A quoi bon d'ailleurs cette recherche? C'est là, comme je le disais ci-dessus, soulever une question tout-à-fait oiseuse, et l'on ne s'est jamais avisé de s'enquérir si des ouvriers travaillant ensemble au milieu d'un marais, et y contractant une fièvre intermittente, la reçoivent l'un de l'autre, alors qu'il est bien avéré que tous peuvent la recevoir du marais. La commission pouvait donc laisser de côté cette question qu'elle a regardée comme si importante : la seule à étudier est donc celle que nous avons posée.

Mais dans cette étude, messieurs, comment convient-il de procéder? Faut-il, comme l'a fait la commission, enregister tous les faits, de quelque part qu'ils viennent? N'admettra-t-on que ceux qui ne peuvent être contestés? Convient-il de discuter, ou au contraire de passer sous silence les garanties et les motifs de crédibilité que présentent les auteurs?

Il y a, messieurs, dans le sujet qui nous occupe ici plus d'un écueil à éviter. Si, pour combattre une seule observation isolée prouvant la transmissibilité de la peste, nous op-

(1) *De la peste*, p. 50.

posons des milliers de faits de notoriété publique établissant la non-transmissibilité de cette maladie, on ne manquera pas de reproduire à cette occasion cet argument tant rebattu, que des milliers de faits négatifs ne prouvent rien contre un fait affirmatif. Cet argument, messieurs, est fort juste, mais il convient de ne l'employer qu'à propos, c'est-à-dire quand le fait contradictoire sera mis hors de doute; car qui ne voit qu'avec des récits individuels jetés à travers les faits les plus évidents, les vérités scientifiques les plus solidement établies pourraient à chaque instant être remises en question par une crédulité aveugle ou par un amour-propre intéressé? Faudra-t-il, par exemple, déshériter l'œil de la fonction qui, à l'exclusion des autres organes, lui est départie, parce qu'un magnétiseur affirmera que sa somnambule lit par le dos? Et dans ce cas, les faits journaliers qui établissent l'impossibilité de la vision sans le secours des yeux seront-ils infirmés vis-à-vis des personnes sensées par le prétendu fait affirmatif du magnétiseur?

Mais, dira-t-on, les faits de transmissibilité n'ont point le merveilleux des faits magnétiques et ne sauraient leur être comparés; je l'admets, mais en seront-ils pour cela moins sujets à être altérés quand on a intérêt à le faire? Quelle confiance, par exemple, avoir dans ces faits de transmissibilité passés dans les mystérieuses enceintes des lazarets et mentionnés seulement par les employés des intendances sanitaires? Ne pourrait-on pas dire que, comme les faits de magnétisme animal, ils ne sont jamais vus que par ceux qui y croient (nous ne voulons pas dire qui sont intéressés à y croire), et ne se manifestent plus aussitôt que la peste est observée à la face du soleil, dans le calme de l'esprit, par des hommes éclairés et sans prévention?

Les registres de l'intendance de Marseille, dont M. le ministre du commerce a bien voulu faire parvenir le relevé à votre commission, établissent que, depuis 1720, sur les milliers de navires qui sont entrés dans cette ville, il ne s'en est trouvé que dix ayant la peste à bord; dans ce nombre, trois ont donné lieu à des cas successifs de peste, qui se sont déclarés au lazaret parmi des personnes venant du foyer de l'épidémie; conséquemment ils ne peuvent servir à décider si la peste a été transmise d'un individu à un autre, ou si tous les individus atteints en ont pris le germe au foyer; il ne resterait donc, pour prouver la transmissibilité, que les faits fournis par les sept autres navires, et dans lesquels auraient été frappés de peste les employés du lazaret, ou toute autre personne n'ayant point été dans le foyer de l'épidémie.

Messieurs, la commission devait-elle citer de pareils faits, et les citer comme elle le fait? M. Frédéric Dubois vous a au reste, dès l'ouverture de cette discussion, en les reprenant un à un, montré le degré de confiance qu'ils méritent, et il a fait ressortir les efforts qu'avait dû faire M. le rapporteur pour donner à ces faits une signification que n'avaient pas osé leur attribuer les employés mêmes des lazarets. Il nous suffira de vous rappeler que, dans quelques uns des cas mentionnés par M. le rapporteur, un malade *meurt sans avoir vu ni médecin ni chirurgien, depuis le commencement jusqu'à la fin de sa maladie*, et n'en est pas moins déclaré avoir succombé à la peste (p. 138); un autre n'est vu que *le sixième jour de sa maladie et seulement à l'aide de lunettes d'approche* (même page); les uns sont obligés de se rendre *de leur chambre à la grille intérieure de l'enclos Saint-Roch, pour être vus de loin par les hommes de l'art* (p. 142 et 143). A ceux-ci on *jette les bistouris dont ils ont besoin pour ouvrir leurs bubons* (p. 142 et 146); à ceux-là les secours ne sont administrés qu'à distance (*par les fenêtres*) *et à l'aide de machines* (p. 147); il est même un cas dans lequel un malade, après être resté *trois jours sur le carreau, est tiré sur un matelas à l'aide de crochets* (p. 148).

Maintenant, je vous le demande, messieurs, de pareils faits doivent-ils avoir cours dans la science? Doivent-ils être invoqués lorsqu'il s'agit de décider des questions graves? Et cependant, qui le croirait! au lieu de faire difficulté de les admettre, la commission, tout en regrettant que les médecins de lazaret ne voient les malades qu'à l'aide de longues-vues, se montre moins difficile sur ces faits que ceux-là mêmes qui les rapportent; en sorte que là où MM. les lazarétistes avaient vu *une fièvre maligne* (140), *ne reconnaissaient aucun signe de la maladie contagieuse* (141), et là où, pour l'honneur de l'humanité, M. le rapporteur eût dû tirer un voile épais, il se montre, comme vous l'a dit M. Dubois, plus contagioniste que les lazarétistes eux-mêmes.

Je ne veux pas m'arrêter davantage à ces exhumations des registres du lazaret de Marseille : M. Dubois doit y revenir.

Mais supposons pour un instant que les faits dont il s'agit ici ne présentent pas des circonstances propres à leur enlever toute valeur scientifique, et à imprimer un sentiment pénible pour ceux qui y ont pris part; en seront-ils moins pour cela des faits isolés, plus ou moins contestables, manquant de l'authenticité convenable, et partant insuffisants!

Et n'avons-nous pas vu, dans le sein même de cette Académie et de l'Académie des sciences, des hommes très éclairés faire aussi des récits que, plus tard, sont venus contredire d'autres observateurs auxquels ces sociétés savantes accordaient une juste estime? Et certes ces récits n'étaient ni moins affirmatifs ni moins circonstanciés que ceux qui sont mentionnés dans les registres du lazaret de Marseille; et des hommes tels que Chervin, MM. Alexandre de Humboldt, Pariset, Audouard, Moreau de Jonnès, ne le cèdent, je pense, en savoir et en perspicacité à aucun de messieurs les membres et employés des intendances. Cependant, messieurs, sur le même fait chacun de ces savants distingués disait exactement le contraire de ce qu'avait annoncé son antagoniste. Permettez-moi de vous donner quelques preuves de ce que j'avance ici; elles vous démontreront mieux que tous les raisonnements combien peu sert, dans les questions de la nature de celle qui nous occupe, tout récit susceptible d'être contesté et qui n'est pas, en quelque sorte, de notoriété publique.

En 1832, dans une séance de l'Académie des sciences, M. Moreau de Jonnès, se fondant sur des documents qui lui sont parvenus par voie diplomatique, attribue d'une manière expresse l'invasion du choléra dans la ville d'Orambourg à la caravane de Kirguis. M. de Humboldt, présent à la séance, affirme au contraire que la maladie s'est déclarée avec une grande intensité dans cette ville, où il se trouvait alors, TROIS MOIS AVANT L'ARRIVÉE DE LA CARAVANE A LAQUELLE on prétend en attribuer l'importation.

Autre fait : notre honorable secrétaire perpétuel prétend que la fièvre jaune d'Asco avait « *dépeuplé des maisons tout entières*, » et ajoute : « Une de ces maisons était restée fer-
» mée; des voleurs au nombre de quatre y pénétrèrent la nuit
» par une fenêtre; le jour suivant, ces voleurs avaient la
» fièvre jaune, ils ont péri; mais ils avaient propagé la ma-
» ladie pour la seconde fois (1). » Chervin, de son côté, affirme, pièces officielles en main, que non seulement aucun voleur n'entra dans la maison dont il s'agit, qui est celle de don José Salvador, mais que sur dix personnes dont se composait alors sa famille il n'y eut pas un seul malade (2).

Un autre observateur, l'honorable M. Audouard, avance que deux personnes sont mortes en 1821 de la fièvre jaune ; et Chervin reçoit d'elles-mêmes, trois ans après, la déclaration qu'elles n'ont seulement pas été malades.

Gaétani-Bey affirme que les établissements d'Alexandrie mis en quarantaine n'ont pas eu un cas de peste, et il cite entre autres les casernes. M. Aubert, de son côté, nous apprend qu'à la même époque il recevait dans l'hôpital de Rass-el-Tin, confié à ses soins, trois cents pestiférés venus de ces mêmes casernes.

Que dire à présent, messieurs, de récits qui donnent lieu à de telles contradictions ? Veuillez remarquer, je vous prie, que je ne vous en ai cité que quelques uns pris au hasard parmi ceux dont ma mémoire a conservé le souvenir, mais que je pourrais facilement remplir plusieurs de nos séances du récit de ces exemples d'opinions contradictoires émises à

(1) *Histoire médicale de la fièvre jaune*, p. 60.

(2) *Examen des principes de l'administration en matière sanitaire*. Paris, 1827, p. 64. — *Examen des opinions du docteur Castel*. Paris, 1830, p. 17.

l'occasion des mêmes faits par des écrivains recommandables.

Il nous semble que ce qui précède suffit pour établir la vérité de l'opinion que nous avons émise relativement à l'entraînement dont ne peuvent pas toujours se défendre les meilleurs esprits, et au cas qu'on doit faire de faits isolés qui ne présentent pas un degré suffisant d'authenticité.

Messieurs, si de pareils mécomptes se présentent relativement à des faits aussi récents, mentionnés par des hommes aussi distingués que ceux que j'ai cités, que sera-ce donc pour les faits que la commission a exhumés des anciens registres du lazaret? Si des hommes éclairés et recommandables, et dans un siècle comme le nôtre, ont pu voir à travers le prisme de leurs illusions les faits aussi singulièrement travestis, les raconter d'une manière si différente, si dissemblable, si opposée, comment croire que les lazarétistes, personnellement intéressés dans la question, et auxquels une terreur aveugle empêchait d'observer convenablement, aient mieux vu, munis de leurs lunettes d'approche, et aient été plus exacts dans leurs récits!

La conséquence de tout ce que nous venons de dire, messieurs, c'est qu'il n'est aucune conclusion générale à tirer d'observations isolées, incomplètes, et par cela même très contestables, et qu'elles ne peuvent nullement servir à la solution d'un problème aussi sérieux que celui qui nous occupe.

Ce n'est donc pas sans motif que, dans le sein de la commission, j'ai trouvé fort étrange que M. le rapporteur, qui, dans ses conclusions générales, emploie d'ordinaire des expressions très dubitatives comme celles-ci : *Rien n'autorise à penser*, *il n'est pas prouvé*, etc., vienne, pour sa seizième conclusion, et d'après d'aussi pauvres récits, se servir de l'expression affirmative : *Il est incontestable ;* sans réfléchir, soit dit en passant, que si cette incontestabilité était établie, les belles pages qui commencent le rapport et en forment la première moitié seraient invalidées, et que ce travail ne nous démontrerait plus qu'une seule chose, savoir, que la peste se contracte par le poumon au lieu de se contracter par la peau; car pour ce qui est du projet réglementaire, règlement pour règlement, j'aime autant l'ancien que le nouveau.

Ainsi, messieurs, après avoir fouillé les archives des temps passés, compulsé tous les ouvrages des contagionistes les plus ardents, fait des voyages à Marseille, où toutes les légendes relatives à la contagion doivent être si religieusement conservées, fait comparaître dans son sein et médecins et consuls, la commission serait arrivée à cette grande découverte, que c'est par le poumon et non par la peau que la peste est transmissible, et elle n'a trouvé en faveur de la transmissibilité que les récits de lazaret dont nous venons de vous entretenir!

Avec de pareilles preuves, messieurs, je me charge, moi, d'établir la réalité de la vision par le dos, de la divination de ce qui se passe dans les lieux éloignés, et tous les miracles des magnétiseurs; et encore, messieurs, je vous prie de le remarquer, je n'emprunterai pas mes faits à des gens tels que ceux qui ont observé les malades avec des lunettes d'approche, je les emprunterai à des médecins et à des chirurgiens de grands hôpitaux et qui ont l'honneur d'appartenir à cette académie, je les emprunterai aux professeurs des premières facultés d'Europe.

Quelle nature de faits voulez-vous donc? me demandera-t-on. Sur quelles bases prétendez-vous donc asseoir votre opinion?

Messieurs, je veux des événements dont l'histoire soit parfaitement éclaircie, des faits généraux bien connus, et qu'on ne puisse contester, et ces événements historiques, ces faits généraux incontestables, c'est au travail même de notre rapporteur que je les emprunterai pour la plupart. Les voici :

1° Lorsque la peste s'est manifestée en Asie, en Afrique et en Europe, l'apparition de cette maladie a toujours coïncidé avec des conditions très appréciables d'insalubrité. Le rapport de la commission a parfaitement résumé ces conditions si admirablement tracées par MM. Pariset et Hamont.

De nos jours ces conditions se trouvent réunies à un haut

degré dans la Basse-Égypte (1) : aussi est-ce le pays où paraît se développer le plus ordinairement la peste. Nous disons *le plus ordinairement*, car cette maladie frappe encore d'autres localités placées dans des conditions hygiéniques analogues à celles de l'Égypte ; par exemple, les quartiers de Constantinople, situés le long du port et habités par des classes pauvres dont l'alimentation, d'après les détails donnés par M. Brayer, se rapproche beaucoup de celle des fellahs ; Erzeroum et les villages environnants situés sur les bords de l'Euphrate et dans les marécages ; la Valachie et la Moldavie, placées dans des conditions semblables, ravagées en automne par les fièvres intermittentes et les fièvres pernicieuses, maladies dont on ne distingue la peste dans ces pays que par l'apparition des bubons, et qui feraient avec raison penser, avec MM. Bégin et Boudin, qu'elle appartient à la famille des affections paludéennes.

2° Quand les causes ou la plupart des causes d'insalubrité qui coïncident avec le développement de la peste ont été combattues et détruites par une administration vigilante, la peste ne s'est pas montrée. Ainsi l'ancienne Égypte, si justement renommée pour sa police sanitaire, ne connaissait pas la peste ; et pendant trois mille ans, suivant Hérodote, vous dit votre commission, elle a été l'une des contrées les plus salubres du monde. Cette immunité est attribuée par tous les auteurs, même par les contagionistes les plus ardents, aux mesures d'une hygiène éclairée, c'est-à-dire aux nombreux canaux que la main de l'homme avait creusés dans cette contrée, au libre écoulement des eaux du Nil, à un meilleur emplacement des habitations, à une culture plus générale du sol, à une alimentation plus convenable et même à une certaine aisance assurées à la population, sans doute enfin à la

(1) Voyez pour les détails de l'hygiène des habitants de la Basse-Égypte un mémoire de M. Hamont, intitulé : *Destruction de la peste*, et inséré dans le tome X du *Bulletin de l'Académie royale de médecine*, 1844, et un travail de M. Pariset, intitulé : *Mémoire sur les causes de la peste et sur les moyens de la détruire*. Paris, 1837, in-18. — *Essai sur l'acclimatement des Européens dans les pays chauds*, par le docteur Aubert-Roche. (*Annales d'hygiène publique*, t. XXXI, XXXII, XXXIII.)

pratique générale de l'embaumement appliquée aux animaux comme à l'homme.

Les sages pratiques d'hygiène que nous venons de rappeler furent abandonnées lorsque l'Égypte passa sous la domination musulmane, et néanmoins leur influence bienfaisante se fit encore sentir pendant une longue suite d'années, à ce point qu'au XVIe siècle on ne signale en Égypte qu'une seule épidémie de peste, et, cependant, à cette même époque, les diverses contrées d'Europe dans lesquelles il n'existe aucune hygiène sont fréquemment ravagées par ce fléau. Ainsi, dans ce même XVIe siècle (*et il convient de noter ici que c'est postérieurement à l'établissement des lazarets en Europe*) on compte 14 pestes en France, 12 en Allemagne, 11 en Italie, etc., etc.

Ce que nous venons de dire de l'Égypte, nous pouvons le dire également de la Syrie, de l'Asie-Mineure, qui, pendant 1309 ans, jouissent de la plus grande salubrité, grâce à la sagesse de leurs institutions hygiéniques, et ne sont envahies par la peste qu'après la conquête et l'établissement des Turcs; nous pouvons le dire de la Grèce, si salubre aussi, et qui ne devient la proie de la peste que quand les Turcs y ont porté la misère et la dévastation.

Ce que les Turcs font pour tout l'Orient, d'autres barbares, les Vandales, les Goths le font pour l'Europe. En détruisant les lois romaines, en anéantissant l'hygiène publique, ces barbares changent les mœurs, amènent la misère, accumulent toutes les causes d'insalubrité, et font de l'Europe un vaste foyer de peste qui ne disparaît qu'avec le retour de la civilisation, c'est-à-dire vers 1664; car la dernière peste, celle de 1720 (qui, pour le dire en passant, existait à Marseille, suivant Deidier, six semaines avant l'arrivée du capitaine Chataud, auquel on prétend en attribuer l'importation), car la dernière peste, disons-nous, semble apparaître après quarante-six ans, comme pour montrer du doigt les dernières traces de barbarie dont sont encore infestés quelques points de la France. Une partie de la Provence, la Camargue, dont les habitants parlent à peine le français, réunissent encore à cette époque, en effet, toutes les causes locales d'insalubrité que nous avons vues coïncider avec le développement de la peste : absence d'industrie, d'agriculture, mauvaise alimentation, misère, inondation par les eaux du Rhône, chaleur humide, etc.

3° Bien que la peste règne dans la Basse-Égypte avec une grande intensité et que les communications avec cette contrée et les lieux voisins ne soient point interrompues, cette maladie n'atteint pas néanmoins la Haute-Égypte, la Nubie, l'Abyssinie ; elle ne remonte pas au-delà de la première cataracte. Les contagionistes eux-mêmes, et nous les laisserons parler le plus possible, afin de donner plus de poids à nos assertions, les contagionistes eux-mêmes, disons-nous, expliquent cette circonstance par la bonne qualité du sol, le facile écoulement des eaux, le petit nombre des habitants et les grands mouvements de l'air qui contrebalancent et annihilent tous les vices du régime suivi par les indigènes (1). « On sait, dit Gaétani-Bey, que la peste ne se répand jamais au-delà d'Assuan, en raison de la différence de situation, de chaleur, de sécheresse et de nature du sol, tandis que ce fléau s'insinue avec la plus grande facilité dans les localités où l'eau reste stagnante par suite de l'absence ou du mauvais entretien des canaux. C'est pourquoi Bassora et Bagdad sont devenues aujourd'hui sujettes à la peste, dont elles étaient autrefois exemptes, grâce aux soins d'une administration prévoyante (2). »

4° La peste cesse spontanément dans la Basse-Égypte, à une époque fixe, vers le 24 juin, époque à laquelle souffle un vent sec et chaud qui dessèche les localités paludéennes, arrête la production des miasmes, et, à ces changements dans les conditions des localités, joint l'avantage d'imprimer à l'organisme d'utiles modifications. J'insiste sur cette explication, parce que, après avoir parlé du changement qui a lieu dans l'atmosphère, votre commission ajoute (pag. 667) :

(1) Voir le travail cité de M. Pariset.

(2) *Sulla peste che afflisse l'Egitto l'anno* 1835. *Napoli* 1841.

toutes les autres conditions restant les mêmes, ce qui évidemment est une inattention, puisque l'effet de l'air sec et chaud est de dessécher les marais et de ne plus laisser se former de miasmes. La commission au reste répare bien complétement dans le passage suivant ce qui lui est échappé.

« Rien de plus propre à montrer l'importance des conditions du sol, relativement au développement de la peste, que la comparaison de deux localités appartenant au même pays, habitées par le même peuple, régies par le même gouvernement et les mêmes lois, dont l'une nous présente la peste endémique, tandis que l'autre est exempte du fléau, quoique souvent des pestiférés viennent y mourir. » (Pag. 64.)

Ainsi, par le peu de lignes que nous venons de tracer, et que nous avons souvent empruntées à la commission, on voit déjà que la peste, comme les autres endémies, se manifeste dans les lieux et aux époques où existent des causes appréciables d'insalubrité, ne se manifeste plus ou s'éteint là où ces conditions viennent à cesser ou ne se sont pas rencontrées. Or, les maladies transmissibles n'agissent pas tout-à-fait ainsi : elles épargnent bien exceptionnellement certains individus non prédisposés, mais elles n'épargnent pas des contrées entières. Poursuivons :

5° Chaque année 70 à 80,000 pèlerins partent de tous les points de l'empire musulman pour se rendre à la Mecque : or, il n'y a pas d'année que, sur un point quelconque de cet empire, il n'y ait une épidémie de peste, et cependant ces nombreuses caravanes, parmi lesquelles se trouvent plus ou moins d'individus porteurs d'effets ou de marchandises prétendus contaminés, n'ont jamais porté la peste en Arabie; ce qui certainement n'eût pas manqué d'avoir lieu depuis longtemps, si cette maladie était de nature transmissible.

M. Aubert-Roche affirme (1) qu'en 1835 comme en 1825, alors que l'Égypte était ravagée par la peste sur un grand nombre de points, on n'en a observé aucun cas en Arabie, malgré les nombreuses relations existant entre les deux con-

(1) *De la peste*, p. 99.

trées. Il y a plus : les historiens arabes, forts de l'expérience du passé, ne croient pas à la possibilité de l'apparition de la peste dans leur patrie, qui, disent-ils, est sous la protection du divin prophète.

M. Aubert-Roche mentionne aussi ce fait si souvent répété, même par les contagionistes, savoir, que la peste ne dépasse jamais la première cataracte.

« Elle règne, dit-il, dans toute l'Égypte, ravage Assouan, et ne remonte ni à Philé ni en Nubie. Elle s'arrête à la frontière. Si même vous transportez des malades atteints de peste à Philé, ils meurent ou guérissent sans rien communiquer aux habitants. Au Sennaar et en Abyssinie, la peste n'a jamais pénétré, malgré les relations de ces pays avec l'Égypte. Si l'on peut dire pour la mer Rouge, l'Arabie, le Sennaar et la Nubie que la chaleur empêche le développement des miasmes pestilentiels, on ne peut donner la même raison pour l'Abyssinie, pays tempéré et où le thermomètre varie de + 16 à + 25°. Ici c'est la salubrité des lieux qui seule repousse la maladie. L'Abyssinie est un pays de montagnes et de plateaux inclinés, où il n'existe ni marais ni eaux stagnantes. Cependant il est à remarquer que la variole, maladie vraiment contagieuse, ravage l'Arabie, la mer Rouge, la Nubie, le Sennaar et l'Abyssinie, pays que la peste, dite contagieuse par excellence, n'ose aborder (1). »

Le Caire, Suez, Kénech et Cosseïr sont en relations continuelles. Avec quelque violence que la peste règne dans les trois premières de ces villes, Cosseïr n'en est jamais attaqué.

« Notre agent consulaire, dit M. Aubert-Roche, m'a certifié que de mémoire d'homme la peste ne s'y est pas montrée. » L'immunité dont jouit Cosseïr est due à des conditions atmosphériques et géologiques formant un contraste évident quant à la salubrité avec celles de Kénech, de Suez et du Caire, villes qui sont entourées d'eaux stagnantes.

« Dans la forte épidémie de 1835, ajoute M. Aubert, où la moitié de la population de Kénech fut enlevée, les rela-

(1) *De la peste*, p. 101.

tions de cette ville continuèrent avec Cosseïr; il n'y avait pas de jours qu'elle ne lui envoyât au moins 60 ou 80 chameaux chargés de vivres et de marchandises, soit pour la ville, soit pour embarquer. Des individus moururent en route; d'autres vinrent mourir dans la ville de Cosseïr même, en communication avec tous les habitants, puisque l'on ne prenait aucune précaution sanitaire. Il n'y a pas eu une seule attaque parmi ces derniers. La chose s'est passée de même pour Djedda, Jambo, Moka et les autres lieux sur les bords de la mer Rouge, tous en libre communication avec Suez, décimée par la peste, et Kénech, qui expédiait par Cosseïr ses marchandises. Aujourd'hui, surtout, il y a non seulement un grand commerce entre ces villes; mais encore un grand transport d'hommes et de soldats, puisque les villes littorales de la mer Rouge appartiennent au pacha, qui y entretient garnison et nourrit des produits de l'Égypte ses armées du Hedjas, du Nedjdi et de l'Yémen. Pas un cas de peste ne s'est déclaré malgré ces relations directes. Ce fait ne s'est pas seulement passé en 1835, mais depuis les temps auxquels remontent les histoires arabes les plus anciennes (1). »

Ainsi, messieurs, quelque fréquentes, quelque nombreuses que soient les communications individuelles, la peste ne se transmet pas dans les pays où manquent les conditions que nous avons vues coïncider avec l'apparition de ce fléau, dans les lieux où elle est endémique. Les quarantaines, lazarets, cordons sanitaires et tout moyen de séquestration quelconque sont donc là tout-à-fait superflus pour arrêter la propagation de la peste, puisqu'elle s'arrête sans leurs secours.

Voyons maintenant si ces mesures peuvent empêcher la peste de pénétrer dans les lieux où se rencontrent les conditions favorables au développement de cette maladie.

Nous vous avons rapporté plus haut (voy. p. 869) un fait duquel il semblerait résulter que la séquestration aurait été plus nuisible qu'utile dans la peste du Caire, en 1835. Les citations qui suivent, empruntées au rapport de l'Académie,

(1) Ouvrage cité.

montrent que la séquestration n'arrête aucunement la peste.

On lit dans le *Recueil des pièces historiques sur la peste de Marseille*, publié en 1820 : « Ce qui est le plus étrange, c'est » que ceux qui sont le plus renfermés dans leurs maisons et » les plus attentifs à n'y rien recevoir qu'avec les précau- » tions les plus exactes, la peste les y va attaquer et s'y glisse » on ne sait comment (1). »

Dans un autre document on lit ce qui suit : « La violence » d'un venin imperceptible s'insinuait dans le corps, malgré » toutes les précautions dont on peut se servir pour s'en dé- » fendre, n'épargnait ni sexe, ni âge, ni condition, et rendait » toutes les mesures inutiles (2). »

En parlant de ce qui s'est passé à Toulon, D'Autrechan s'exprime ainsi : « La peste semble s'être introduite dans » l'hôtel-de-ville pour nous annoncer qu'aucun frein n'était » plus capable de l'arrêter. Ni nos soins pour éviter toute » communication, ni nos barrières ne purent garantir de ses » coups ceux qu'elle semblait d'abord vouloir épargner. » Elle trouva des victimes dans les demeures dont on croyait » que l'entrée lui serait inaccessible tant on avait pris de pré- » cautions pour la lui fermer. »

Mais qu'est-il besoin de multiplier les citations? Ne suffit-il pas de faire observer que, dans les trois siècles qui précèdent l'établissement des lazarets, on compte 105 épidémies de peste, et que dans les trois siècles qui suivent cet établissement, on en compte 143 ?

Cette logique de chiffres, messieurs, conforme à tout ce qui a été observé à toutes les époques dans les grands événements, prouve mieux que ne le feraient tous les raisonnements possibles que les lazarets sont impuissants pour arrêter la peste, et ne servent absolument à rien.

C'est, au reste, l'opinion qui tend à prédominer de plus en plus aujourd'hui, même en Orient, ainsi qu'on peut le voir par la correspondance des consuls.

(1) Tom. I, pag. 82, rapport 121.

(2) *Discours sur ce qui s'est passé de plus considérable à Marseille.*

Les hardes et les marchandises peuvent-elles communiquer la peste? Bien que cette question paraisse résolue par es grands faits de notoriété publique que nous avons cités, notamment les pèlerinages annuels des musulmans à la Mecque, nous allons encore emprunter quelques observations sur ce sujet à des contagionistes :

« 1° Une chose, dit François Pona, qui fut observée, et qui fut digne d'admiration, c'est que parmi tant d'employés et tant d'hommes appelés vulgairement *purificateurs* qui maniaient à chaque instant ces mêmes hardes sur lesquelles avaient couché et étaient morts des pestiférés, IL NE S'EN INFECTA PAS UN SEUL, expérience contraire à tant de discours et à tant de raisonnements que fait l'intelligence humaine, et qui fait dire, avec Hippocrate, qu'il y a de caché dans les maladies un je ne sais quoi de divin (1). »

« 2° Les Turcs et les Arabes, dit Bruce, dès le lendemain de la Saint-Jean, exposent dans les marchés les vêtements des gens qui sont morts de la peste. Ces vêtements sont achetés et portés sans crainte de danger; et, quoique la plupart du temps ces habillements soient faits de fourrures ou d'étoffes de coton, de soie, de laine, des choses enfin qui peuvent avoir contracté le plus d'infection, IL N'ARRIVE JAMAIS D'ACCIDENT à ceux qui s'en vêtent avec une si heureuse confiance (2). »

3° Savary, voulant établir, contre l'opinion de plusieurs auteurs modernes, à la tête desquels il place Paw, que la peste n'est point originaire d'Égypte, mais est apportée dans ce pays par les Turcs, s'exprime ainsi : « Voici ce que j'ai vu : en 1778 les caravelles du grand-seigneur abordèrent à Damiette, et débarquèrent, suivant la coutume, les soies de Syrie. La peste est presque toujours à leur bord. Ils mirent à terre sans opposition leurs marchandises et leurs pestiférés. C'était au mois d'août, et comme l'épidémie s'éteint en Égypte dans cette saison, ELLE NE SE COMMUNIQUA POINT.

(1) *Histoire de la grande contagion de Vérone en* 1630, p. 103.
(2) *Voyage en Nubie et en Abyssinie*, p. 762.

Les vaisseaux mirent à la voile et allèrent empoisonner d'autres lieux. L'été suivant, des navires de Constantinople, infectés de cette maladie, arrivèrent au port d'Alexandrie ; ils débarquèrent les malades sans que les habitants en reçussent aucun dommage (1). »

4° On dit communément (c'est Assalini qui s'exprime ainsi) qu'en décachetant une lettre, ou en ouvrant une balle de coton contenant le germe de la peste, il y a des hommes renversés et tués par la vapeur pestilentielle. Je n'ai jamais pu rencontrer un témoin oculaire de ce fait, malgré les recherches que j'ai faites dans les lazarets de Marseille, de Toulon, de Gênes, de la Spezia, de Livourne et de Malte ; et, dans le Levant, tous s'accordent à répéter qu'ils l'ont entendu dire, mais qu'ils ne l'ont pas vu. Parmi les personnes que j'ai interrogées sur ce fait, je nommerai le citoyen Martin, capitaine du lazaret de Marseille, qui depuis trente ans est dans ce poste. Ce brave et respectable homme m'a dit que, pendant ces trente ans, il avait vu ouvrir et éventrer des milliers de balles de coton, de soie, de laine, fourrures, plumes, et autres effets venant de plusieurs endroits où existe la peste, SANS QUE JAMAIS IL AIT VU AUCUN ACCIDENT DE CETTE NATURE.

5° Au reste, M. de Ségur-Dupeyron, auquel on doit de si précieuses recherches, s'exprime ainsi dans un rapport adressé en 1834 à M. le ministre du commerce : « Je dois » avouer à votre excellence que les archives des lazarets ne » m'ont fourni depuis l'année 1720 aucune preuve positive » que des marchandises aient communiqué la peste. »

Ainsi, en Occident, comme dans les pays où sévit le plus cruellement la peste, cette maladie ne se transmet ni par les hardes ni par les marchandises, et les lazarets ne sont pas moins inutiles pour celles-ci que pour les personnes.

Avant de passer aux conclusions générales, veuillez me permettre, messieurs, quelques observations sur ce qu'ont

(1) *Lettres sur l'Égypte*, 2e édition, in-8, t. III.
(2) *Observations sur la maladie appelée peste*, in-8, an XII.

avancé deux de nos collègues qui m'ont précédé à cette tribune.

A ce qu'a dit M. Frédéric Dubois (pag. 686) sur la crainte de la contagion dans laquelle est élevé tout Marseillais, il y a une distinction à faire. Si M. Dubois parle du bas peuple, cette assertion est exacte; elle cesse de l'être s'il est question des gens éclairés, des membres des intendances, de ceux du corps municipal, etc., etc., et il est quelque chose que ces messieurs craignent plus que la contagion. Ce quelque chose, c'est la vérité. En effet, lorsque Chervin demandait sans relâche et avec cette opiniâtre persévérance que nous lui avons connue, que des expériences fussent faites dans le lazaret de Marseille dans le but de rechercher quel est le mode propagation de la peste, MM. de l'intendance sanitaire, de la chambre du commerce et du conseil municipal de Marseille affirmaient au gouvernement « que des » effets pestiférés (je cite textuellement) introduits dans leur » lazaret pour les expériences proposées répandraient l'in» quiétude et la terreur dans la population de Marseille et » mineraient en outre le commerce de cette place. » Si ces craintes sont fondées, messieurs, à quoi sert donc le lazaret? Mais rassurez-vous; M. Robert va nous apprendre qu'elles sont complétement chimériques. Voici ce que cet honorable médecin du lazaret de Marseille écrivait à l'Académie, le 27 juillet 1837, à l'occasion de trois cas de peste provenant du bateau à vapeur de l'État *le Léonidas*, et qui avaient été introduits dans le lazaret: « Grâce à l'exécution » stricte de nos règlements sanitaires, qui depuis 1720 ont » fait le salut de notre ville, et peut-être d'une grande par» tie du royaume, la population marseillaise vit dans la plus » grande sécurité, le commerce ne s'en occupe nullement, » le monstre est renfermé dans l'enceinte du lazaret après » être devenu impuissant. »

Ce rapprochement, messieurs, ne suffit-il pas pour montrer le peu de solidité des principes qui guident MM. les membres de l'intendance sanitaire et le peu de confiance qu'ils ont eux-mêmes dans la puissance de leur prétendu palladium?

Ainsi, messieurs, vous l'avez entendu de la bouche même de M. Robert, il n'y avait nul danger de faire des expériences dans le lazaret, *puisque le monstre n'en peut sortir*, et cependant MM. de l'intendance s'y sont refusés. Pourquoi? parce que ce qu'ils craignent avant tout, ce n'est pas la contagion, comme l'a dit M. Dubois, c'est qu'on ne porte le flambeau de la science dans les niaises pratiques qui ont donné si longtemps à Marseille le monopole du commerce du Levant; parce que ce qu'ils redoutent, c'est que la vérité se fasse jour au milieu de ces jongleries dignes de l'époque des plus grossières superstitions.

Un mot maintenant à M. Bousquet: notre honorable collègue a bien vu et parfaitement signalé le désaccord qui existe entre le commencement et la fin du rapport. Suivant M. Bousquet, « dès les premières pages on croit que M. le » rapporteur ne veut ni de la contagion, ni des lazarets, ni » des quarantaines, et l'on est autorisé, dit-il, à cette » croyance, sinon par la lettre, au moins par l'esprit du » rapport, etc. » Cette remarque est parfaitement exacte, et la discordance était en effet tróp choquante pour échapper à la fine sagacité de notre collègue. Mais qui le croirait? ce n'est pas la fin du rapport que combat M. Bousquet, c'est le commencement. Ce ne sont ni les récits de lazaret ni les innombrables conclusions qui font l'objet de sa critique, ce sont les vérités fondées sur le témoignage universel, ce sont les faits de notoriété publique. Sans doute notre collègue s'est rappelé qu'il en est de la croyance en la contagion comme de la plupart des croyances; qu'il faut beaucoup plus d'esprit pour les défendre que pour les attaquer, et il a choisi le rôle qui convenait à sa nature. « Non, je ne crois pas, dit » M. Bousquet, que les terres d'alluvion, ni les terres ma- » récageuses, ni les habitations basses et mal aérées, ni l'air » humide et chaud, séparés ou réunis, contiennent, engen » drent la peste. » (M. Bousquet oublie la putréfaction animale et beaucoup d'antres causes.)

Messieurs, lorsque la foi parle, la raison n'a pas un seul mot à demander; mais ici il ne s'agit pas de croyance et de foi. Nous pouvons donc demander pourquoi M. Bousquet se refuse à admettre des vérités mises hors de doute par notre rapporteur, si énergiquement proclamées par M. Hamont, et racontées dans un si beau langage par notre éloquent secrétaire perpétuel. M. Bousquet nous répond par la question ci-après: « Dites-moi, je vous prie (c'est M. Bousquet qui » parle), comment, les causes étant permanentes, l'effet ne » l'est pas! » Cette question, messieurs, donne une idée parfaite de toute l'argumentation de notre collègue; il pose comme vraie l'existence d'un fait qui n'a pas le moindre fondement, puis il en demande l'explication. Ainsi, *comment les causes étant permanentes, etc., comment la peste s'arrête-t-elle devant les maisons qui lui ferment la porte, etc., etc.?* Mais les causes ne sont pas permanentes et ne peuvent pas l'être, car la température elle seule, qui contribue tant au développement des miasmes, n'est pas la même tous les ans et à toutes les époques de l'année, et c'est en conséquence de cette modification de la température que la peste s'arrête d'elle-même à la Saint-Jean; qu'elle n'est pas, chaque année, à l'état épidémique; et quant à s'arrêter lorsqu'on lui ferme la porte, nous avons assez établi combien cette assertion est inexacte.

Pour combattre ce fait incontestable, que la peste fuit devant la civilisation, M. Bousquet prétend que nous oublions que nous l'avons vue dans presque toutes les capitales de l'Europe, et qu'elle est inconnue aux sauvages de l'Amérique.

Mais M. Bousquet oublie lui-même qu'à cette époque la civilisation de ces capitales étaient telle « qu'on ne pouvait » supporter l'horrible puanteur des rues tant elles étaient » encombrées de boues, de fumier, d'excréments et d'im» mondices de toutes sortes » (Raije de l'Orme); que la mortalité habituelle à Paris, suivant M. Villermé, n'était pas moindre que le vingtième de la population; qu'il n'existait en un mot aucune hygiène publique à l'époque de barbarie où la peste parcourait les capitales. Pour ce qui est des sauvages de l'Amérique, comment M. Bousquet n'a-t-il pas vu que des affections qui tiennent à la concentration des miasmes ne peuvent frapper des individus vivant isolés, à l'air libre, comme vivent le plus ordinairement des sauvages ?

C'est en continuant cette manière d'argumenter que M. Bousquet met la question que je viens de rappeler dans la bouche de Deidier, s'adressant à Chicoyneau « Si la » peste n'est pas contagieuse, comment s'arrête-t-elle de- » vant les maisons qui ferment la porte ? Mais, dit M. Bous- » quet, Chicoyneau ne répondit jamais ! »

Chicoyneau aurait pourtant eu une réponse bien simple à faire à M. Bousquet, je veux dire à Deidier.

Le mode d'argumentation de notre honorable collègue me rappelle tout-à-fait l'histoire de ce prétendu géant haut de 70 pieds, relativement auquel tous les docteurs se questionnent et se disputent pour savoir de quelle couleur doivent être ses cheveux, de quelle grandeur est son pouce, quelle dimension ont ses ongles, jusqu'à ce qu'un passant survienne et s'avise enfin de demander modestement : « Mais, mes- » sieurs, votre géant existe-t-il ? »

C'est précisément là ce que Chicoyneau pouvait dire à Deidier. Nous avons vu, en effet, ce qu'il y a de fondé dans toutes ces historiettes de peste s'arrêtant quand on lui ferme la porte.

N'abusons pas plus longtemps de votre patience, messieurs, et arrivons à nos conclusions. Les voici :

1° La peste n'est point transmissible de l'individu malade à l'individu sain, lorsque celui-ci est hors du foyer de l'épidémie.

2° Si la transmission n'est pas effectuée par le pestiféré lui-même, elle ne l'est pas davantage par ses vêtements.

3° La peste n'est pas transportable par des marchandises qui viennent des pays où elle règne.

4° L'absence des quarantaines ne favorise en rien la transmission de cette maladie.

5° Leur rigueur n'en arrête pas la propagation.

6° Les seuls moyens préservatifs qu'on puisse employer contre la peste consistent à assainir les lieux où elle prend naissance et à soulager la misère des individus qui les habitent. Ces moyens ont toujours arrêté la peste quelque multipliés qu'aient été les contacts.

Nous pouvons dire, quant à l'assainissement des lieux, que bien que la civilisation actuelle paraisse avoir pour jamais mis l'Europe à l'abri d'une épidémie de peste, quelques contrées de la France cependant, quelques localités de la Provence, la Camargue, le port infecte de Marseille, par exemple, sont loin de présenter des motifs complets de sécurité et doivent encore attirer la sollicitude du gouvernement.

Ainsi, pour résumer en quelques mots ce qui a rapport à la peste et même aux cinq maladies énoncées dans les instructions sanitaires, disons que les quarantaines ne sont d'aucune espèce d'utilité pour nous en préserver. La peste et la lèpre, qui ravagèrent l'Europe dans le moyen-âge, ont cessé de se montrer, non sous l'influence des quarantaines, mais bien sous celle des progrès de la civilisation et de tant de causes qui ont modifié le sol, le climat, les conditions matérielles de la vie, et ont relégué ces maladies dans des contrées où des circonstances physiques et politiques fournissent encore un aliment toujours renaissant à leur fureur.

Les conclusions du rapport de votre commission devaient donc tendre, à mon avis, non à prêter un appui, qu'on ne vous demande pas, à de ridicules superstitions et à d'odieuses entraves, dont le gouvernement lui-même médite la destruction, mais à exprimer nettement les progrès de la science à cet égard.

Ces conclusions devaient faire ressortir l'inutilité des quarantaines et des lazarets, considérés sous le point de vue scientifique et comme moyen d'empêcher la transmission de la peste, ou, si vous le voulez, des cinq maladies mentionnées dans les instructions relatives à la loi du 22 mars.

Ces conclusions devaient renfermer l'expression des vœux

de l'Académie pour l'abrogation de notre législation sanitaire, législation qui n'est en harmonie ni avec la science ni avec nos mœurs.

Voilà ce qu'elles devaient contenir pour ne pas être en contradiction avec la première partie du rapport et pour exprimer ce que je crois être la vérité.

— M. PARISET : Je n'ai qu'une idée dans l'esprit, je n'ai qu'un vœu dans le cœur, c'est que jamais rien ne sorte du sein de l'Académie qui puisse compromettre son savoir, sa raison, sa dignité. La question que vous discutez est assurément la plus grande et la plus importante qui vous ait occupés jusqu'ici. Elle touche aux intérêts les plus élevés, à l'état civil, à la fortune, à la santé, à la vie des citoyens ; elle embrasse les faits les plus étonnants, les plus délicats, les plus variés, les plus instables, les plus bizarres, et en apparence les plus contradictoires de toute la médecine. Une question de cette nature est donc une question très complexe, et c'est à cause de cette complexité même que, pour être résolue, si toutefois elle peut l'être, elle attend de vous l'attention la plus soutenue, l'étude la plus approfondie, l'examen le plus impartial et le plus réfléchi. C'est uniquement dans ces dispositions d'esprit que vous jugerez sainement le rapport qui vous est soumis. Préparez-vous à ce jugement comme on se prépare à une œuvre sainte; car l'Europe et la postérité vous contemplent. Heureusement ce rapport n'est encore que l'œuvre de votre commission, d'une commission dont j'avais l'honneur de faire partie. C'est un honneur que j'aurais dû décliner, car parmi les doctrines qu'elle a préférées, il en est qui ne sont pas du tout les miennes. Cependant, j'ai joint ma signature à celle des autres membres; mais je n'ai signé que parce que je me suis réservé avec la minorité le droit de porter devant vous mes objections, et de relever les erreurs qui m'ont frappé. Je m'en expliquerai sans ménagement. Que pourrais-je, en effet, ménager aux dépens de la vérité? Respecter la vérité, c'est vous respecter vous-mêmes, et dans la sévérité de mes paroles, vous ne verrez, je pense, que mon zèle pour elle et pour vous.

Je commencerai par quelques réflexions sur le plan que s'est fait M. le rapporteur. En général, plus une question que l'on se propose de traiter a d'étendue, plus il importe d'en resserrer les limites, et de la réduire à ses parties essentielles. De quoi s'agissait-il? de savoir si l'on doit imposer ou n'imposer pas des quarantaines : et pour cela, il fallait déterminer s'il est dans le monde une maladie que l'on désigne sous le nom de peste ; la séparer nettement d'avec les autres maladies; en marquer les causes; indiquer les lieux ou le lieu où existent ces causes; si elles y sont transitoires ou permanentes; et par suite de cette permanence, s'il est des contrées de la terre où la peste soit ce qu'on appelle endémique; si ces foyers de peste ainsi formés, la peste peut en sortir pour se répandre dans tout l'univers, comme le dit Montesquieu; par quels intermédiaires elle se propage; en combien de temps; et finalement par quelles mesures on peut s'en préserver. Ces questions une fois éclaircies et résolues, votre tâche était finie. Vous aviez posé des prémisses dont les applications pratiques ne sauraient vous appartenir. Renfermé dans ce cadre, très vaste d'ailleurs, M. le rapporteur eût dominé son sujet; il en eût vu, touché, coordonné les matériaux : il en eût élagué les superfluités et les broussailles; il eût ainsi donné à son travail plus d'ensemble, de nerf et de solidité; il eût épargné à lui-même, à la commission, à vous, à ses auditeurs, ce luxe de hors-d'œuvre qui défigurent son ouvrage, et ne font rien du tout à l'objet principal. Or, dans les productions de l'esprit, ce qui ne sert pas, nuit.

Avant d'aller plus loin, je ferai remarquer que dès la première page M. le rapporteur met en fait ce qu'il aurait dû mettre en question. Dire que pour les provenances du Levant, l'Autriche et l'Angleterre ont *notablement diminué*, ou à plus forte raison *aboli* les quarantaines, c'est dire une chose inexacte. Il est deux sortes de quarantaines, l'une pour les personnes, l'autre pour les effets et les marchandises. Pour les effets et les marchandises, on est, en Autriche et en Angleterre, plus rigoureux qu'on ne l'est en France. A l'égard des personnes, les différences tiennent à la marche encore mal réglée des bâtiments à vapeur. Inadvertance? préoccupation d'esprit? passion? je n'en sais rien; mais c'est une faute qu'il fallait éviter, parce qu'elle met en garde contre tout le reste. Je ne parle pas de nouvelles données qu'on dit tenir de la science. Seulement j'ai peur que ces nouvelles données ne soient comme toutes celles que l'on a tirées des ouvertures faites en Allemagne, en France, en Italie, en Espagne, je veux dire absolument stériles pour la thérapeutique, et même pour l'intime connaissance de la maladie. Que si ces nouvelles données ont rapport à ce qu'on appelle l'incubation, elles ne sont pas nouvelles du tout, on les trouve dans Rosen-Rosenstein, dans Mackenzie, dans Howard, dans Martin-Lange et dans beaucoup d'autres. J'ajoute que ces données-là sont très hasardées, comme je le ferai voir plus loin.

Un second point que je prendrai la liberté de combattre, c'est la définition que M. le rapporteur a donnée de la peste. Que la peste soit, comme il le dit, *une maladie de tout l'organisme, dans laquelle le système nerveux, le système sanguin et le système lymphatique sont surtout affectés*, c'est ce que je ne contesterai pas : mais est-il une seule maladie générale où ces trois systèmes, et surtout le système nerveux, ne soient affectés? Pour que la définition fût complète, et par conséquent réelle, il faudrait marquer ce que ces altérations ont de particulier dans la peste : or, qui le pourrait dire? et si vous le dites pour une peste, le pourrez-vous dire pour toutes les autres? et dans la même peste, pour tous les cas? Une femme se lève pour danser, une femme bégaie très légèrement pour la première fois de sa vie ; elles tombent mortes, l'une et l'autre frappées comme d'un coup de foudre par la peste. Quelles sont dans ces deux femmes les altérations des trois systèmes? Le scalpel le plus clairvoyant n'y fait rien découvrir. Il suit de là qu'affirmer en second lieu que ce qui *caractérise le plus ordinairement* la maladie, c'est l'apparition des bubons, des charbons, des pétéchies, c'est dire à la fois trop et trop peu. Dans ces brusques morts, dont je viens de rapporter des exemples, et qu'on a vues tant de fois, ces caractères extérieurs manquent, et cependant la peste existe. Elle peut exister sans fièvre, sans bubons, sans charbons, sans pétéchies, sans exanthèmes d'aucune espèce (1), et réciproquement, des charbons, des bubons peuvent exister sans peste, comme l'a vu De Haën. Parcourez, avec cet illustre médecin, les cinquante-quatre loïmographes dont il a extrait les définitions, vous verrez à quel point elles diffèrent l'une de l'autre. Il est tel et tel de ces écrivains qui n'osent définir la peste, ceux-ci l'appelant maladie incompréhensible, ceux-là maladie scélérate. Elle n'a ni sens ni loi, dit Ramazzini ; elle est sans définition comme elle est sans remède. Quelques uns des plus habiles, entre autres Chénot, se bornent à la décrire dans toutes ses surprenantes variétés, c'est-à-dire dans toute la suite de ses transformations, de ses déguisements, de ses tromperies, de ses embûches. Peut-être alors serez-vous tentés de conclure, comme l'a fait De Haën, que Chenot seul a raison ; et par là, vous comprendrez à quelles méprises, à quelles hontes, à quels périls, à quels malheurs sont exposés, et les médecins, et les gouvernements, et les peuples, par l'incroyable instabilité des symptômes qu'offre la peste, surtout dans son début. Il n'est pas jusqu'au caractère le plus généralement admis et le plus significatif, celui de la contagion, qui puisse à la rigueur entrer dans la définition de la peste ; car une peste, quelle qu'elle soit, commence toujours par un homme qui la donne sans l'avoir reçue, de même qu'elle finit toujours par un homme qui la reçoit sans la donner ; en un mot, dans l'origine toute maladie transmissible est nécessairement spontanée, comme on le voit si clairement dans le typhus des hôpitaux et des prisons. Et qu'est-ce que la peste, si ce n'est

(1) Timoni est formel sur ce point, et Timoni avait exercé longtemps la médecine à Constantinople.

un typhus spécial, plus exalté, plus mortel qu'aucun autre? Que conclure de tout cela? qu'au lieu de donner de la peste une définition boiteuse, M. le rapporteur devait faire sentir, comme l'a fait De Haën, sinon l'impossibilité, du moins l'extrême difficulté, et j'ajoute l'extrême danger d'une telle définition, laquelle serait plus propre à masquer la maladie qu'à la manifester, surtout, je le répète, à son début, c'est-à-dire au moment même où il importerait le plus de la connaître, afin de la combattre et de l'arrêter.

Je viens maintenant aux hors-d'œuvre. Le premier et le plus singulier de tous, ce sont les recherches de M. le rapporteur sur la première origine de la peste. Quelle liaison peut avoir, je vous prie, cette première origine avec la question des quarantaines? Que la peste ait dix mille ans, ou qu'elle n'ait que dix jours, qu'importe pour les mesures qu'il s'agit de conserver, de réformer ou d'abolir? Que le feu prenne à un édifice; avant de songer à l'éteindre, se met-on en peine de savoir depuis quand il brûle? et quand il serait vrai, comme on l'a dit, que le germe de la peste eût été créé avec le genre humain, supposition toute chimérique, ce me semble, comment, dans cette obscurité des temps et du langage, et faute de traditions, d'histoires, d'observations fidèles, comment suivre la marche de ce germe, et en saisir la première explosion? J'ai parlé d'obscurité de langage, et ces paroles rendent ici nécessaire une explication. Quand on parle de peste, on prononce un mot pour indiquer une chose : mais entre la chose et le mot, le rapport a-t-il toujours été invariable? En d'autres termes, le mot a-t-il toujours été le signe d'une seule et même chose? Non. Le mot n'a pas varié : mais la chose a varié. Le mot peste est une expression générale sous laquelle on a compris longtemps toutes les maladies meurtrières. Mais ces maladies ont entre elles des diversités prodigieuses; et faute de distinction et d'analyse, on les a confondues sous cette appellation uniforme et commune de peste. De leur côté, les historiens, les orateurs, les poëtes l'ont employée dans un sens métaphorique, comme je l'ai fait remarquer ailleurs, et comme on peut le voir dans Paul Zacchias ; et c'est à une époque assez récente que le mot peste a été attaché exclusivement à cette peste d'Orient, à ce typhus qui est aujourd'hui l'objet de vos débats. Mais, bien qu'on l'ait restreint de nos jours à cette seule signification, telle est la force de l'habitude, que la première confusion subsiste encore, même dans l'esprit des médecins : aussi affectent-ils de voir des pestes partout, jusque dans les temps les plus reculés de l'histoire. Du moins, devraient-ils donner à leurs méprises ou, si l'on veut, à leurs conjectures, quelque ombre de vraisemblance. Et par exemple, d'après quelle autorité M. le rapporteur nous dit-il qu'en Égypte la peste s'est montrée l'an 2443 de l'ère ancienne ? Où a-t-il pris cette date ? Dans quel écrivain ? Dans quelle chronologie ? Est-ce dans la chronologie que suit notre église et qu'adopte Bossuet ? Mais cette chronologie est double ; ou plutôt elle se divise en deux parties corrélatives, lesquelles comprennent dans leur ordre toutes les années qui ont précédé J.-C : la première sur une échelle ascendante qui de zéro s'élève jusqu'à 4004, ce sont les années du monde : la seconde sur une échelle descendante, qui de 4004 tombe à zéro : ce sont les années antérieures à notre ère ; deux calculs qui se correspondent pour n'en former qu'un seul, et qui cependant mettent dans la nécessité de marquer quel est celui que l'on a choisi. Comptez-vous d'après la seconde échelle ? votre peste de 2443 serait de 95 années antérieure au déluge, ce que l'on ne saurait admettre. Comptez-vous d'après la première ? cette même peste précéderait de trois années l'expédition de Cécrops, lorsqu'il conduisit d'Égypte en Grèce la colonie qui fonda le royaume d'Athènes. Mais qui nous dit qu'à cette époque une maladie régnait en Égypte ? et que cette maladie était une vraie peste ? La preuve, où la prendre ? Où sont les mémoires de ce temps-là ? Moïse avait alors dix ans ; et dans son histoire, ou plutôt dans tout le Pentateuque, s'il parle de peste, c'est, ou bien pour indiquer une affection tout autre que la peste d'Orient, ou bien pour en menacer les Israélites comme d'un châtiment qui punira leur infidélité. Quand il leur prescrit des mesures contre la lèpre, il ne leur en prescrit point contre la peste; et quand il leur recommande de tenir propre leur campement, il ne mêle à ses ordonnances aucune idée de peste. Cependant, à leur sortie d'Égypte, les Israélites emportaient avec eux des bubons et des ulcères. Si la peste eût dû ravager l'Égypte, c'était dans les sept années de famine, sous le ministère de Joseph. Le texte sacré n'en dit rien. Du reste, il faut l'avouer; de toutes les connaissances humaines, la chronologie est la plus défectueuse. Malgré l'établissement des olympiades, elle n'a eu quelques règles que du temps d'Alexandre; et sans parler de sa discordance avec la chronologie des Chinois, des Chinois qui n'ont jamais connu la peste, il est certain, de l'aveu même de Bossuet, qu'elle donne à l'Égypte une antiquité trop étroite. Champollion m'a dit vingt fois que les pyramides sont antérieures à notre ère de 5000 années pour le moins, ce qui leur donne aujourd'hui près de 7000 ans. D'un autre côté, comme l'Egypte possédait depuis des temps infinis des chefs-d'œuvre de peinture et surtout de sculpture, il y avait, à la lettre, dix mille ans du temps de Platon qu'elle avait fixé pour ces deux arts des règles inviolables : tant elle redoutait cette inquiétude d'esprit qui nous ôte si souvent le goût du vrai et du beau, comme le remarque Fontenelle. Enfin, si l'on rapproche l'une de l'autre les paroles d'Homère, d'Hérodote, de Platon, d'Aristote, de Théophraste, de Diodore, de Pline, de Tacite, d'Apollonius, de Suidas, touchant la formation primitive de l'Égypte, touchant son étendue, ses entreprises, ses voyages sur l'océan Atlantique, ses découvertes dans le nord de l'Europe, ses communications avec l'intérieur de l'Allemagne, de l'Angleterre et des Gaules; au-delà du passé connu de l'Égypte, vous découvrez un autre passé qui se perd dans la profondeur des temps, mais dont les monuments de toute espèce, si grands et si multipliés de cette contrée singulière, bien que mutilés par les hommes, et en quelque sorte vermoulus par les années, sont encore sous nos yeux un témoignage vivant et solennel. Si vous songez, en effet, au nombre et aux proportions de ces monuments gigantesques, à ces pyramides, à ces temples, à ces palais, à ces statues de 80 pieds de haut et d'une seule pierre, à ces obélisques qui de Thèbes à Memphis, c'est-à-dire dans une longueur de 100 lieues, s'élevaient sur les deux côtés du fleuve; si vous songez à ces chaussées dont le travail surpassait même celui des pyramides; si vous songez à ce labyrinte qui égalait à lui seul tous les monuments de la Grèce ; si vous songez enfin à ce qu'a fait l'Égypte pour régler la marche des eaux, et s'en former des réservoirs immenses et presque comparables à une mer intérieure, n'en conclurez-vous pas que, pour entreprendre et pour achever ces étonnantes constructions, il a fallu pendant une longue suite de siècles plusieurs centaines de milliers de bras à la fois; ce qui est dire qu'il a fallu successivement des populations innombrables? A la vue de tant d'augustes restes, comment rejeter une supposition si naturelle? Cependant, ne croyez pas qu'une telle splendeur n'ait eu qu'un moment, comme il arriva sous nos premiers rois. Non. Cette splendeur s'est formée, s'est accrue, je le répète, pendant des milliers d'années; et, bien que suspendue soit par des troubles civils et des guerres d'usurpation, soit par des guerres étrangères et par la tyrannie des pasteurs et des Perses, sans l'être jamais par des maladies, elle reprit sous les Ptolémées un nouvel éclat. Psammiticus et surtout Amasis avait ouvert l'Égypte aux villes anséatiques de la Grèce. Les Lagides l'ouvrirent au monde entier; sous eux, l'Égypte par le commerce eut les mains sur tout l'univers connu. Elle pouvait compter, sous Ptolémée Philadelphe, jusqu'à 20 millions d'habitants, nombre que je croirais exagéré, si le président Goguet ne le portait à 27 millions, et M. de Lacépède à 36 millions. Aujourd'hui on en compterait à peine 1 million et demi. Toutefois Tyr, Carthage, Corinthe, détruites, Alexandrie devint le rendez-vous de toutes les nations et le centre de toutes les richesses du globe. Or, j'ose le soutenir, dans ce long cours de prospérités inouïes, au milieu de ces multitudes infinies d'hommes de tous les pays, rassemblés, pressés dans le cœur d'Alexandrie, pour des transactions commerciales, au milieu de tant d'Egyptiens, d'Ethiopiens, d'Arabes, de Troglodytes, de Juifs, de Syriens, de Grecs, de Mèdes et de Parthes, quelle qu'ait été la nature de leur trafic ou de leurs échanges, vous ne surprenez aucun vestige de peste. Après tant de communications, et pour ainsi dire après tant de mélanges entre les hommes et les choses, jamais Grec, jamais Arabe n'en vint à soupçonner qu'en retournant dans sa patrie, il emportait avec lui dans ses marchandises, et surtout dans ses étoffes, un poison mortel pour sa famille et pour ses concitoyens. Jamais on n'entendit parler de ces cruelles surprises dont fourmille l'histoire de nos derniers siècles. Cependant la superbe Alexandrie comptait huit cent mille habitants. Personne n'y était oisif, comme on le voit dans la lettre de l'empereur Adrien. Malgré l'abondance des fabriques et malgré le voisinage des marais, dit Strabon, on y respirait comme à Ravenne un air excellent. Des troupes d'ibis entretenaient la propreté des rues. Ses marchés étaient pour les négociants des lieux de délice et de sécurité; ils seraient aujourd'hui, comme ceux de Tantah, des lieux de crainte, de péril et de mort. Strabon n'y vit point de maladie. Elle était dans toute sa gloire lorsque César l'assiégea. Vaincus ou vainqueurs, les Romains n'eurent pas l'ombre de peste. Ainsi Alexandrie participait à l'antique salubrité de l'Égypte constatée par Hérodote, même dans ses parties marécageuses, que l'on voyait encore du temps de ce grand historien, et dont on voit la peinture, et sinon la salubrité du moins l'innocuité, dans l'aimable roman d'Héliodore que Racine avait appris par cœur. Ces marais, couverts de roseaux, étaient comme un labyrinthe inextricable où les malfaiteurs, les rebelles, les princes malheureux défaits par leurs rivaux dans une bataille, trouvaient un refuge assuré contre le glaive des lois et le fer de leurs ennemis. Ces princes s'y conservaient avec les leurs sans maladie, au moins sans maladie connue, et surtout sans peste: tant l'air, tant les eaux, tant la terre de l'ancienne Égypte était favorable aux hommes! Cependant j'entends dire que cette Égypte n'était pas absolument saine. Quel pays le sera jamais pour tous les âges, pour tous les tempéraments, pour toutes les conditions de la vie, telles que la grossesse, l'alialtement, etc.? On parle de pustules, d'efflorescences à la peau, d'exanthèmes, de tumeurs, d'ulcères; d'ulcères humides et rongeants qui étaient familiers à l'enfance et qui se formaient surtout près de ces marais; de ces ulcères égyptiens, bubastiques, syriaques que mentionne Arétée, qu'Aétius attribue à la mauvaise qualité des aliments, et qu'on a voulu donner dans le dernier siècle pour des varioles. L'historien anonyme de la guerre d'Alexandrie, sous César, dit que l'eau trouble du Nil donnait beaucoup de maladies, mais elle ne donnait que celles-là; elle ne donnait pas la peste. Pline parle de la mentagre apportée de l'Égypte à Rome sous Tibère, et que les médecins égyptiens savaient seuls traiter; il parle de l'éléphantiase, c'est-à-dire de la seule endémie égyptienne qu'ait citée Lucrèce. Mais l'éléphantiase est presque partout; elle est en France, elle est dans le nord de l'Europe et en Amérique, elle est dans les îles de l'archipel; je l'ai vue en Chypre, je l'ai vue dans l'intérieur du Liban aussi bien que dans la Haute-Égypte; et relativement aux affections cutanées, j'ai vu des affections similaires paraître à l'arrivée des nouvelles eaux, et prendre sur le visage toutes les apparences, c'est-à-dire la couleur et le volume du bouton d'Alep; de même que j'ai vu en France un ulcère qui avait détruit toute la jone gauche d'un jeune enfant, et mis à nu les dents et la mâchoire. Qu'en conclure contre la salubrité de la France et de l'Égypte? et quel rapport tout cela peut-il avoir avec la peste? Enfin on parle d'épidémies de véritable peste, de peste à bubons et à charbons, lesquelles se sont montrées en Libye, en Syrie, en Égypte, trois siècles avant notre ère. C'est Oribase qui le dit sur la foi de Rufus, c'est Rufus qui le dit sur la foi de trois médecins, Dioscoride, Posidonius et Denys le Court. Où vivaient ces trois hommes? on l'ignore. Dans quel temps? Posidonius était contemporain de Dioscoride, puisqu'ils ont vu ensemble la peste de Libye; et Dioscoride, lequel? on en connaît quatre. Le plus ancien vivait 30 ans avant J.-C.; le second 90 ans plus tard; ne parlons pas des autres. Et Denys? personne, si ce n'est

Rufus, n'en a parlé. Je me trompe : c'est Hermippe de Smyrne qui en a parlé, dit-on, 280 ans avant J.-C. De ces trois chiffres, M. le rapporteur conclut que, trois siècles au moins avant J.-C., la peste était en Syrie, en Égypte et en Libye; au lieu d'*au moins* il aurait pu dire *au plus*. Mais où sont les relations originales? on les a perdues. Malgré la juste défiance que doivent inspirer les citations, je suppose que Rufus et Oribase ont cité fidèlement. Toutefois ces fragments d'antiquité médicale n'ont été découverts à Rome qu'en 1831. En 1827, il m'était permis de les ignorer comme Freind les ignorait lui-même; je le dis, parce qu'on ne l'a pas dit. Je reprends. Au rapport de Denys, la peste était en Syrie, en Égypte, en Libye; où? et quand? M. le rapporteur ne fixe pas les lieux, mais il fixe l'année; c'est, a-t-il dit d'abord, en 333 avant notre ère. Or, c'est précisément l'année où Alexandre gagne la bataille d'Issus; en 332, il prend Tyr, il prend l'Égypte, il fait le voyage de Jupiter Ammon; en 331, il bâtit Alexandrie. Nulle part, ni lui ni les siens ne rencontrent la peste. S'il l'eût rencontrée comme la rencontrait saint Louis, comme la rencontrait Napoléon, eût-il songé à faire de l'Égypte le centre de son empire? D'un autre côté, son médecin Philippe, son précepteur Aristote, n'en parlent pas. Arrien écrit son histoire, il l'écrit sur les mémoires d'Aristobule et de Ptolémée, deux officiers d'Alexandre qui ne l'ont jamais quitté. Or, dans Arrien pas un mot de peste; et certes, si la peste eût traversé l'expédition d'Alexandre, est-ce que les historiens n'en auraient pas parlé, comme ils ont parlé de la fièvre qu'il prit dans l'eau glacée du Cydnus, comme ils ont parlé de la maladie dont il mourut à Babylone? C'est apparemment pour échapper à ces difficultés que, dans la seconde édition de son travail, M. le rapporteur a substitué l'année 300 avant notre ère à l'année 333, ne songeant pas que cette année 300 répond à la vingt-quatrième année du règne de Ptolémée-Soter, d'un règne qui fut peut-être pour l'Égypte le plus fortuné de son histoire. Ainsi, incertitude de temps, incertitude de lieux pour la Syrie et pour l'Égypte; j'en dis autant pour la Libye : la Libye, avec laquelle les anciens Égyptiens ne communiquaient que par les marchands qu'elle leur envoyait; la Libye, si mal connue des Grecs quoi qu'en ait dit Hippocrate, si peu connue des Romains, et seulement effleurée par les Lagides; vaste contrée peuplée à l'intérieur par des bêtes féroces, presque déserte vers le nord faute d'eau, et habitée seulement dans sa partie occidentale par les marchands phéniciens de Carthage et d'Utique. Et Carthage et Utique ont-elles eu jamais la vraie peste? Qui le sait? qui le saura jamais? Et pour m'en tenir à ces pestes de Libye qu'a mentionnées Rufus, quand je pense que ni Celse, ni Galien, l'élève de l'école d'Alexandrie, n'en ont point parlé; ni dix à douze médecins du premier ordre, entre autres Dioclès, Praxagore, Sérapion, Soranus; Soranus, élève lui aussi de l'école d'Alexandrie; quand je pense que le traducteur ou plutôt le copiste de ce dernier écrivain, Cœlius Aurélianus, a été sur les bubons, sur les charbons, sur la peste, aussi muet que tous les autres, lui qui vivait dans le ve siècle de notre ère et qui pratiquait la médecine à Sicca, dans le cœur même de la Numidie, je suis forcé d'en conclure que si, pendant sept à huit siècles, des pestes ont paru, elles ont été si rares, si transitoires et si bornées qu'elles ont tout au plus attaché l'attention de deux ou trois observateurs, qu'elles n'ont point formé de véritables épidémies, qu'elles ont pu s'associer comme autant de d'épiphénomènes à des maladies d'une tout autre nature, comme l'a vu De Haën, comme l'a vu Hippocrate, comme on le voit peut-être encore aujourd'hui à Erzéroum et sur les bords du Danube, et qu'enfin n'ayant point laissé de traces dans le souvenir des hommes, elles étaient complétement oubliées lorsque parut, sous Justinien, la grande peste de 542, que je rappellerai tout-à-l'heure, et que les médecins de Constantinople prirent pour une maladie toute nouvelle.

Ce qui me ferait craindre que, dans ses recherches, M. le rapporteur n'ait pas toujours eu l'attention nécessaire, c'est l'étrange erreur de chronologie qu'il a laissé subsister dans ses deux éditions. Je veux parler de cette peste qui, au *rapport de Galien* (je copie ses paroles), envahit Alexandrie, l'an 263 de J.-C. Galien est né en 131 de notre ère. Se peut-il qu'il ait parlé de cette peste de 263, c'est-à-dire 132 ans après sa naissance? Copier des dates est fort commode; mais, avant tout, il faut vérifier. M. le rapporteur associe Eusèbe à Galien. Eusèbe est un écrivain peu sûr. Voyez ce qu'en dit M. de Sainte-Croix. J'ai voulu vérifier dans ses ouvrages je ne sais plus quelles dates. Je l'ai lu trois fois, et n'ai rien trouvé de ce que je cherchais. Il s'ensuivrait du moins qu'on l'avait cité mal à propos. Du reste, Eusèbe ne parlerait ici que d'un typhus qui sévissait uniquement entre les chrétiens. Ce typhus était contagieux; mais ce n'était point la peste. Il ressemblerait plutôt à cette fièvre que l'on connaît en Bavière sous le nom de fièvre de l'université.

Après les pestes de Moïse, après ces pestes si incertaines de Syrie, de Libye et d'Égypte, après la peste fort équivoque d'Athènes, après la peste des Grecs devant Troie, M. le rapporteur (et je lui rends grâces, à propos de cette peste, d'avoir, cette fois, ôté de sa seconde édition une erreur de géographie qu'il avait insérée dans la première), M. le rapporteur, dis-je, rappelle toutes les pestes qu'il rencontre, au nombre de quarante, dans les historiens et les loïmographes, et qui, dans le cours des douze siècles qui ont précédé J.-C., ont désolé et la Grèce, et l'Italie, et la Sicile, et l'Afrique, et la Syrie, et, qui le dirait? la Turquie d'Asie! La première année de J.-C., à plus forte raison huit siècles auparavant, savait-on ce qui se passait en Turquie? Savait-on seulement s'il y avait une Turquie, ou s'il existait parmi les Scythes de l'antiquité une horde de Turcs, eux qui n'ont paru sur la scène du monde que 1100 ans après J.-C.? Quoi qu'il en soit, M. le rapporteur prend d'abord toutes ces maladies pour de véritables pestes; puis tout-à-coup il s'arrête pour faire remarquer qu'on a peut-être raison de soupçonner ces pestes de n'en être pas, et qu'il n'est décidément de peste bien caractérisée que celle de 542 de J.-C. C'est par là, selon moi, qu'il eût dû commencer. Il eût dû laisser dans leurs ténèbres, avec leurs caractères ambigus et tronqués, toutes ces pseudo-pestes des temps primitifs dont on ne connaît pour la plupart ni l'origine, ni les lieux, ni les époques, ni la marche, ni le danger, ni la propagation, ni la durée; et déclarer que la vraie peste orientale, celle dont vous vous occupez aujourd'hui, a été ignorée de toute l'antiquité, comme le disent Joseph Franck, et l'écrivain le plus moderne que l'on puisse consulter sur cette matière, le docteur Georgiade Leukias, votre correspondant; car si Ranchin, si Haller, Monro, Pringle, Gilbert Blayne et Stoll lui-même refusent le nom de vraie peste à la plus célèbre de toutes, à celle d'Athènes, à plus forte raison la saine critique le refusera-t-elle à toutes les autres.

Mais il est temps de revenir à cette antique Égypte, dont je n'ai qu'ébauché l'image, et à laquelle M. le rapporteur a consacré son quatrième chapitre. Quoi qu'on en ait dit, cette heureuse contrée n'a jamais eu qu'un très petit nombre de maladies, et surtout, jamais, de mémoire d'homme, elle n'a eu la peste; elle ne l'a pas eue même dans ces temps de calamités, dans ces temps de famine et de guerre qui semblent entrer inévitablement dans les destinées des nations. Pourquoi cela ? Il y a quinze ans j'ai longuement exposé mes idées sur ce point capital. J'y reviens aujourd'hui plus que jamais, parce que, quelques efforts que j'aie faits, il ne m'a pas été possible de m'en former d'autres, et vous me pardonnerez de les reproduire ici en peu de paroles. De tous les anciens peuples de la terre, il n'en est pas un qui, si vous le comparez à l'Égypte, se soit élevé au même degré de lumières, de sagesse et de force. Dans le magnifique éloge qu'il en a fait, Bossuet n'a dit que ce qu'avaient pensé Platon, Eudoxe, Aristote, Théophraste, Porphyre, saint Paul, saint Clément d'Alexandrie et une infinité d'autres. Cette sagesse, l'Égypte l'avait fait pénétrer partout, depuis les lois fondamentales jusqu'aux détails les plus minutieux de la vie humaine. Elle s'attachait surtout à la conservation des hommes et à la perfection de notre espèce. Elle n'avait rien à faire à son ciel, à son soleil, à son air, à ses eaux, à son sol, parce que rien n'était comparable à l'exquise bonté de ces dons naturels. Autrement l'Égypte, cette création du Nil et des hommes, n'eût jamais existé. Elle ne serait encore aujourd'hui que ce que l'avait faite la nature, un golfe long, étroit et stérile. Assurée de ce côté, l'Egypte tourna ses vues sur la nourriture, les vêtements, les demeures, les travaux, l'éducation de ses habitants; et de ce côté encore tout fut réglé par une hygiène qui ferait honneur aux nations les plus éclairées. Un point restait, de tous peut-être le plus important. Dès l'origine, à mesure que les alluvions en augmentaient le territoire, il fallut que l'Egypte en disputât la possession à d'innombrables légions d'animaux, les uns incommodes et dangereux, les autres féroces, d'une grandeur et d'une force également prodigieuses: vivants, ennemis terribles; morts, non moins funestes, car leurs débris rapidement putréfiés par l'humidité et la chaleur eussent mêlé à la terre, aux eaux, et même à l'air, mille et mille poisons mortels. Je ne doute point, comme Volney l'a supposé, qu'à une époque d'ailleurs absolument inconnue, les Egyptiens n'aient reçu de là des épidémies cruelles, et peut-être même la peste; ou plutôt les Egyptiens primitifs ont connu la peste; je l'accorde sans difficulté, mais voyez les suites. C'est d'elle qu'ils ont appris quel est le danger des émanations animales; c'est elle, c'est une triste expérience qui leur a suggéré, pour se prémunir contre les restes des animaux et même contre les leurs, le procédé de l'embaumement ou de la salaison; procédé si simple, si facile, si peu dispendieux, et si nécessaire qu'ils l'ont sanctifié par la religion pour le rendre général, qu'ils l'ont protégé et même prescrit par les lois pour le rndre obligatoire. Et jusqu'où n'est point allée l'inquiète prévoyance de ces lois! Les rigueurs du *Lévitique* et des *Nombres* vous en donneraient quelque idée. Sont-ce des fables que je raconte ici? Ce n'est point à moi à répondre; c'est à Moïse, c'est à Hérodote, ou plutôt c'est à l'Égypte. Allez; et si vous en avez le courage et la force, parcourez du nord au midi, à droite et à gauche de la vallée, ces deux chaînes, percées dans tous les sens de trous, de puits profonds, de cavités; et ces immenses appartements creusés sous la terre; et ces grottes plus vastes que Paris, avec leurs larges salles et leurs longs couloirs.

pratiquées par la nature dans le cœur des rochers; et ces rues grandes, larges, élevées, taillées au ciseau dans le sein des montagnes, si riches en ibis, en œufs d'ibis, en tombeaux de singes artistement travaillés, et si longues, qu'avec leurs embranchements latéraux et leurs chambres elles rempliraient tout l'intervalle entre Paris et Poissy. Comptez, s'il se peut, les millions de millions d'animaux de toute espèce et de toute taille dont ces dépôts ont été remplis ou le sont encore; comptez depuis le crocodile de trente pieds jusqu'aux rats, jusqu'aux sauterelles; joignez-y les oiseaux et les poissons, les poissons parmi lesquels se trouvent, à cent lieues de la mer, des ossements de squales; joignez-y, enfin, les cadavres de l'homme, encore si nombreux malgré les spoliations de tant de siècles; puis rassemblez dans votre pensée, et de tant de lieux divers, ces masses énormes, j'ai presque dit ces montagnes de matière animale, et demandez-vous ce que seraient devenus les Égyptiens, s'ils eussent permis que cet incroyable amas de pourriture eût fait partie de la terre qu'ils devaient cultiver. La réponse est dans vos esprits : c'est que l'Égypte, je le répète, n'eût jamais existé, comme elle menace de plus en plus de cesser d'être, et principalement, j'ose le dire, par la même raison.

Il faut donc le reconnaître, l'établissement de la salaison (je dis la salaison ; je ne dis pas l'embaumement, parce que ce mot d'embaumement est un mot de faste qui a fait prendre le change sur le véritable objet d'une telle institution), l'établissement de la salaison, dis-je, était pour la conservation, et même pour la création de l'Égypte, une condition non moins essentielle que l'air, les eaux et la terre elle-même, ainsi que les productions ou les fruits qu'elle donne. J'ajoute que, plus cette terre était féconde, plus cet usage était nécessaire, et plus l'Égypte l'a rendu sacré.

Mais jusqu'où remonte-t-il, et qui l'a inventé? Est-ce l'Égypte elle-même ? «Ne cherchez l'origine de rien en Égypte,» m'a dit cent fois Champollion. « Tout y est venu d'ailleurs. » Il est, en effet, probable que la colonie qui s'est servie du Nil pour faire l'Egypte appartenait à un peuple très habile, à un peuple déjà familiarisé avec cet usage, lequel était aussi pratiqué chez les Guanches ; et cette colonie l'a introduit avec elle dans les nouvelles terres qu'elle se proposait d'habiter. Voilà pourquoi, peut-être, les momies que l'on retire des granits d'Eléphantine, aux pieds des cataractes, sont tout autrement préparées que celles que l'on rencontre dans les régions inférieures. Quoi qu'il en soit, supposé qu'à telle époque ou à telle autre, l'Égypte proprement dite ait inventé la salaison, j'ose soutenir que c'est uniquement à partir de cette époque que l'Égypte a pu se former et se conserver; qu'elle a pu vivre avec cette pleine santé que lui voyait Hérodote ; et que, si jamais elle avait eu la peste, c'est de ce moment qu'elle a cessé de l'avoir. En tout ceci, je m'accorde parfaitement avec M. le rapporteur; mais comme il semble croire qu'un usage si salutaire est tombé avec les Pharaons, je ferai remarquer qu'il a subsisté sous les Lagides et même sous les Romains. Alexandrie avait sa nécropole : j'en ai vu sortir des momies faites avec autant de soin que celles de Thèbes et de Memphis. Ce qu'il a dit des Pharaons, il le pouvait dire de leurs successeurs, et nous conduire à cette conclusion finale : qu'en Egypte, si la salubrité et la salaison ont commencé l'une par l'autre, elles ont également fini l'une par l'autre.

Ce qui prouverait entre ces deux choses une étroite connexion, si ce n'est même une étroite dépendance, c'est l'étrange perturbation qui se fit presque tout-à-coup dans les affaires humaines, et qui, dénuée d'ailleurs de la gloire des batailles, en eut toutes les infortunes et toutes les horreurs. Jamais peut-être plus effrayant exemple ne fut donné au monde du danger des innovations irréfléchies et précipitées. Une nouvelle religion, la religion chrétienne, s'introduisit en Égypte et peupla ses déserts de solitaires fervents, dont l'ardent prosélytisme proscrivait comme autant de sacriléges tous les anciens usages. L'admirable police des sépultures fut abolie. Ce qu'un faux zèle faisait faire à Constantinople, à Rome, à Milan, dans toutes les métropoles des deux empires, on le fit en Égypte. Les cadavres des martyrs et des fidèles remplirent les maisons, les églises, les cimetières : les maisons, dis-je, comme on le fait encore aujourd'hui ; et après un siècle ou un siècle et demi, cette nouvelle façon d'honorer les morts fit éclater la plus effroyable épidémie que l'histoire ait signalée jusqu'ici (1). Je ne rappellerai point ce que j'en ai dit ailleurs, si ce n'est que, formée d'abord à Péluse, elle se répandit vers le midi sur toute l'Égypte ; puis à droite et à gauche, sur Alexandrie et sur la Palestine. De là, elle fut portée à Constantinople, qui tirait de l'Égypte la majeure partie de ses provisions ; enfin, par les voies de la guerre et du commerce, elle se répandit comme un vaste réseau sur toute l'Europe, jusqu'à l'océan Atlantique, et la couvrit de meurtres pendant cinquante-deux années. Telle fut cette fameuse peste de 542 de J.-C., laquelle, je le répète, est la première de toutes les pestes connues, c'est-à-dire la première qui ait offert tous les caractères de cette maladie. On estime que dans ce long règne de plus d'un demi-siècle, elle fit disparaître de la surface de la terre près de cent millions d'habitants. Voyez ce qu'en dit Gibbon. Or, quand une espèce animée reçoit de si terribles échecs, elle ne se rétablit que fort lentement, si même elle se rétablit jamais ; et c'est peut-être à ces incroyables ravages, aussi bien qu'aux ordres monastiques et aux guerres des croisades, qu'il faut rapporter l'origine de cette grande dépopulation qu'a signalée Montesquieu.

Cela posé, je reviens à mes incursions sur le rapport. Nous voici dans les temps modernes. Reprenons la suite des temps, à commencer par le VIe siècle. Que nous dit M. le rapporteur, d'après M. Rossi ? que l'Égypte n'a point eu de peste dans ce siècle, ni même dans les deux siècles précédents. Dans ces deux siècles, fort bien ; mais dans le VIe ! C'est précisément vers le milieu de ce siècle que sort de l'Égypte l'horrible peste dont je viens de parler. Si elle en sort, c'est qu'elle y était apparemment. A la vérité, dans une courte

(1) En 1200, on voyait près de Tennis, et Tennis touchait à Péluse, un amas si prodigieux de squelettes, qu'il était évident qu'on avait déposé là plus de 20,000 cadavres.

note de sa seconde édition, M. le rapporteur relève cette singulière faute de M. Rossi; mais cette faute aurait dû lui rendre suspect ce qu'ajoute M. Rossi touchant les dix pestes dont la France, à l'entendre, fut affligée dans ce même VIe siècle. Dix épidémies de peste! Qu'en sait M. Rossi? qu'en sait M. le rapporteur? Quoi! tout-à-coup dix pestes! spontanées! importées! Affirmer l'un, affirmer l'autre, témérité. Cependant, voici une peste qui part de l'Égypte pour Constantinople et pour tout l'Occident, jusqu'à la mer: elle traverse la France. N'est-il pas naturel que, chemin faisant, elle se jette, non pas dans dix, mais dans cent lieux différents, comme on l'a vu faire aux pestes des derniers siècles? Ce serait donc, non pas dix, mais une seule et même peste qui se divise et se sous-divise, comme le faisait celle de 1720, et qui, de même que celle de 1720, avait son point initial en Égypte. D'un autre côté, lisez Grégoire de Tours, Sanuti, Huet, Mabillon, de Guignes, et l'excellent ouvrage récemment publié par M. Fuster, vous apprendrez que dès le Ve siècle de J.-C. jusqu'au VIIIe et IXe, la France, par un grand commerce de terre et de mer, avait, ainsi que l'Espagne, des communications fréquentes avec tout l'Orient. Par la Loire et la Seine, Nantes et Paris envoyaient des navires jusqu'au fond de la Méditerranée. Verdun s'associait à ces entreprises. On rapportait de l'Orient toutes les richesses des Grandes-Indes, tous les tissus fabriqués en Syrie, en Égypte; les toiles, les tapis, les cotons, la soie, le papier. En Hongrie, en Autriche, en Espagne, en Italie, en Suisse, et surtout en France, on faisait de ce papier une consommation énorme, comme le dit le président Hénault, et comme le prouverait encore aujourd'hui cette quantité de chartes, de diplômes, de cédules en papyrus de Dijon, de Tournus, de Corbie, de Lyon, etc., lesquelles datent du Ve, du VIe et du VIIe siècle (1). Ceux d'Arles, de Montpellier, de Marseille, d'Avignon, de Lyon, allaient deux fois par an

(1) Du temps de Pline on voyait en Cilicie une lettre en papyrus écrite au siége de Troie par Sarpedon, et je crois savoir qu'à son passage à Aix, Champollion rencontra un parpyrus écrit par le secrétaire de Sésostris.

à Alexandrie, d'où ils rapportaient, avec des parfums et des épices, les mêmes objets d'échange. Toutes ces marchandises passaient du Rhône sur la Saône, et de là, par la Moselle, le Rhin, le Mein, le Necker, elles pénétraient jusqu'aux extrémités de l'Allemagne. Deux grands ports étaient donc ouverts aux trésors et aux poisons de l'Orient; et ce grand fait historique doit rendre, à mon avis, très circonspect sur la véritable origine et la véritable marche de ces pestes; car si la peste avait alors comme aujourd'hui — funeste propriété de se multiplier par la transmission, n'est-il pas visible qu'au milieu de tant de peuples surpris, ignorants et sans défense, cette propriété a pu déployer toute son énergie, et donner dans sa course la mort à tant de millions d'hommes? Voilà, ce me semble, des probabilités, ou, si l'on veut, des considérations qu'il n'eût pas fallu taire. M. Rossi (1), du reste, aurait pu dire de l'Europe ce qu'il a dit de la France. Toute l'Europe eut la peste, même dans ses parties septentrionales, dit Paul Diacre. Vers 580 elle était à Nantes, elle y fit mourir l'évêque Félix; et en 589 elle fut portée par un navire de Barcelone à Marseille. Les choses se passèrent à Marseille précisément comme elles s'y sont passées en 1720; mais alors on manquait d'expérience. Enfin, relativement à cette peste de 542, ou à cette *lues inguinaria* (car c'est sous ce nom qu'elle était connue), si pendant cinquante-deux années, cette *lues* a pu couvrir notre continent de funérailles, il n'est pas vraisemblable que dans son berceau, je veux dire en Égypte, elle se soit éteinte tout-à-coup, et que pendant plus ou moins d'années elle n'y ait pas prolongé ses ravages.

Allons plus loin. Après ce VIe siecle, M. le rapporteur traverse sans s'y arrêter les siècles suivants, y compris le XVe. Pourquoi cela? c'est que, selon lui, pendant cette longue période, les choses, bien qu'éclaircies, ne l'étaient pas encore assez, et qu'elles ne l'ont été complétement qu'après l'établissement des lazarets. Étrange façon de raisonner! Vous écrivez l'histoire des pestes, et vous ne faites pas l'his-

(1) Pièces et Documents à l'appui du Rapport, pag. 634.

toire des lazarets ! Mais cette histoire est un élément essentiel de la vôtre, et si par hasard il était entré dans votre esprit, comme on l'a cru, de faire sentir l'inutilité des établissements sanitaires, vous auriez dû montrer d'abord qu'en formant les leurs, les Vénitiens et les Espagnols manquaient d'expérience et de raison ; qu'ils n'entendaient rien à la peste ; et qu'ils sacrifiaient gratuitement leurs intérêts à des craintes imaginaires et à la plus honteuse ignorance ; et, cela démontré, vous en eussiez tiré des conclusions contre les peuples assez insensés pour imiter l'exemple de Mayorque et de Venise. Mais, au contraire, cette histoire vous eût appris que la peste existait toujours ; qu'en 746 et 842, aussi bien qu'en 892, 894 et 910, elle fut portée d'Égypte à Constantinople, dont elle fit presque une solitude. Et si vous consultez les chroniqueurs de Venise, Gallicioli, Diedo, Sansovino ; si vous consultez surtout l'excellent historien de cette nouvelle Tyr, M. Daru, vous verrez que dans ce même temps, Venise sortant de ses lagunes faisait avec les musulmans ses premiers essais de commerce en leur vendant des chrétiens pour esclaves, comme ceux de Verdun en avaient vendu aux Arabes d'Espagne ; et que tant que ce commerce fut limité, ou lorsqu'il fut suspendu par les rivalités des Orientaux, Venise, comme le remarque Robertson, n'eut point la peste ; mais lorsqu'elle fut assez forte pour entreprendre des conquêtes, lorsqu'elle eut couvert la Méditerranée de ses vaisseaux, et qu'elle fit à la fois le commerce et la guerre, elle fut envahie par une suite de pestes effroyables. En six siècles, de 901 à 1500, elle en a eu 63 : toutes venaient du Levant sans exception. Elles ne se bornèrent pas à Venise ; elles allaient en terre ferme, à Vérone, à Ferrare, à Bologne, à Florence, à Pise, à Gênes ; à Gênes qui l'avait de son côté de la même source, et particulièrement encore de la mer Noire ; elles allaient aussi quelquefois dans tout le Nord, d'où elles revenaient à Venise. Je le dis avec une sorte de douleur, pour un historien de la peste, ces six siècles seraient sans comparaison les plus instructifs. On y verrait figurer toutes les contrées de l'Europe, depuis Cadix jusqu'à l'Islande, et depuis Constantinople jusqu'au Danemark, avec perte, ici, du quart ou du tiers; là, de la moitié ou des deux tiers des habitants. Quelle plume écrira jamais ce que j'appellerais à juste titre ces cruelles tragédies? Je ferai remarquer toutefois que la plus maltraitée de tant de villes, Venise, fut conduite par l'excès de ses malheurs, d'abord à proscrire la vente, et bientôt à détruire, à brûler les effets des morts, deux mesures qui la délivrèrent momentanément de la peste, et que des pertes ultérieures lui firent créer, en 1448, un bureau de santé, et finalement, en 1484, un lazaret, qui a servi de modèle à l'Europe, qui, sous le gouvernement des Vénitiens, a protégé la Péloponèse, qui a obtenu les suffrages de Montesquieu aussi bien que ceux de Voltaire, et qui, sauf les garanties que vient de donner à l'Europe la Sublime-Porte, serait encore l'unique sauvegarde de la Russie. J'ajoute que dans les premiers temps du lazaret vénitien, on y mettait en observation tout navire venant d'Alexandrie, par cela seul qu'il venait d'Alexandrie, et n'eût-il pas eu à la mer le plus léger indice de maladie. Blâmer aujourd'hui ce trait, ou, si l'on veut, cet excès de prudence, serait, ce me semble, une grande légèreté d'esprit.

J'oserai le dire encore à M. le rapporteur : ou il fallait donner l'histoire complète des pestes, ce qui est désormais impossible, ou, dans le peu qu'on en a voulu donner, il fallait du moins porter l'exactitude la plus rigoureuse. Cette exacte rigueur ne s'est pas trouvée jusqu'ici; voyons si elle sera plus loin. « *Au* XVIe *siècle*, dit le rapport, *on n'a observé qu'une seule peste en Égypte.* » Une seule? laquelle? car j'en connais plus d'une. Est-ce celle de 1565, qui fut portée d'Alexandrie à Venise, et que je vois sur le catalogue de Gallicioli? Est-ce celle de 1580, de 1581, de 1582, de 1583, qui était à Memphis et au Caire; peste que vit Prosper Alpin; peste qui enleva, dès la première année, 500,000 personnes, entre autres 80,000 jeunes filles, sans compter les serviteurs, les enfants, les chrétiens, les juifs, et ceux qui, n'étant pas pères de famille, étaient et sont peut-être encore comptés pour rien parmi les Turcs? Cette peste de 1580 dont parle de Thou vint d'Orient en Italie, en Espagne, dans le nord de l'Europe, puis en France, à Paris, à Laon; on ne savait comment la traiter. Est-ce enfin celle de 1592, que je vois sur la liste du comte Ciantar, et qui fut portée encore d'Alexandrie à Malte? Où donc M. Rossi a-t-il pris ses chiffres? Précisément dans le même temps, le prince Radziwil, que son voyage a rendu si célèbre, visitait l'Orient; il vint en Égypte. Il y apprit que, terme moyen, l'Égypte avait la peste tous les sept ans, et que les Turcs n'en tenaient aucun compte. Il apprit aussi qu'il se faisait chaque année deux voyages d'Égypte à Constantinople et de Constantinople en Égypte, et que les chrétiens et les Turcs se capturaient réciproquement à la mer : d'où l'on voit que pour se propager, la peste avait toujours cette double voie de la guerre et du commerce. Aussi fut-ce par 150 prisonniers turcs que la peste fut portée, comme je viens de le dire, à Malte, en 1592. Elle était cette même année en Candie, dans l'armée vénitienne qui combattait les Turcs. Ces données établies, est-il étonnant que, dans le cours de ce siècle, elle ait paru, je ne dis pas dans l'Asie-Mineure et la Syrie, mais dans la Turquie d'Europe et dans presque toutes les parties de ce continent? M. Rossi n'en compte que 68, j'en ai compté 80; mais si elles y étaient si multipliées, c'est que l'Égypte l'avait, non pas seulement tous les sept ans, comme on le disait au prince Radziwil, mais toujours, mais en permanence constante, comme elle y est encore au moment où je parle. On n'a point de registres en Egypte; je n'en ai trouvé que dans des couvents chrétiens. Ces registres sont très imparfaits; on y voit des lacunes considérables. Les plus anciennes dates ne remontent pas au-delà de 1679. Faute de registres, et par conséquent de dates précises, on ne distingue les pestes que par des noms tirés de quelques circonstances particulières : on dit, par exemple, la peste d'Ismaïl-Bey, la peste du Corbeau; ce qui est ne rien dire. Toutefois, si ces papiers ne m'avaient pas dit que la peste était en Egypte en 1696, en 1700, en 1701, personne en Egypte ne me l'aurait pu dire. Avant que M. de Sacy eût traduit le médecin arabe Abdallatif, qui eût jamais soupçonné en Egypte l'horrible famine, ou, si l'on veut, l'horrible peste de 1200 et de 1201? et quel Egyptien parlerait aujourd'hui de la peste, ou du scorbut contagieux que vit Joinville dans l'armée de saint Louis? De 1500 à 1600, on a donc eu la peste en Europe; on l'a eue souvent et presque partout. On savait qu'elle venait du Levant, on le savait, on le disait; mais on s'en tenait à cette désignation vague et générale, on n'allait pas plus loin. Mais ces pestes étaient-elles autant de pestes distinctes? Non, sans doute; et voulez-vous un exemple de la singulière façon dont les pestes naissaient les unes des autres, comme on disait que naissaient l'un de l'autre les magnifiques palais d'Alexandrie? Écoutez ces paroles de Mercurialis: « Dans les années qui » viennent de s'écouler (c'est-à-dire dans les années anté- » rieures à 1576), Constantinople avait beaucoup souffert de » la peste. Le mal vint ensuite en Sicile, puis à Trente, à » Vérone, à Mantoue, et cette année 1576, à Venise, à Padoue, » puis enfin à Milan. La Transylvanie et même une grande » partie de l'Allemagne n'ont pas moins souffert. » J'ajoute que Vicence l'eut à son tour; et dans cette dernière émigration, Massaria, plus explicite que Mercurialis, vous montrera comment se sont faites toutes les autres. C'est un secret que mettent à découvert les six pestes que Félix Plater vit à Bâle dans ce même siècle. Je dis six et non pas sept, parce que la septième n'eut lieu que dans le siècle suivant; car le calendrier des pestes n'est pas comme le nôtre: elles enjambent souvent sur les siècles, et il en est beaucoup qui appartiennent à deux siècles à la fois. Ces six pestes de Plater ont duré seize années; et si je comptais comme on le fait souvent, j'en ferais seize pestes distinctes. Antoine Porti, dans le même temps, en vit une à Rome qui dura quatre ans. Une autre en Italie en avait duré douze. La dernière peste de la Valachie en a duré six; et puisque je dois passer maintenant du XVIe au XVIIe siècle, c'est un exemple analogue qui me servira de transition. En 1596, la peste était en Flandre (c'est Mercatus qui parle); elle fut portée de

Flandre en Espagne, à Santander, par des vêtements et des marchandises. Cette même année, chose étrange ! elle était à Rennes, où se trouvait la mère de Descartes. Cette dame était grosse ; elle vint faire ses couches en Touraine, à La Haye, et là elle mit au monde son fils, le philosophe. Je reprends. De 1596 à 1602, cette peste de Santander se répandit successivement par des fugitifs dans les provinces voisines ; elle gagna Tolède, Madrid, Alcala, Séville, la Puebla, etc. ; en un mot, elle pénétra dans quatorze grandes villes d'Espagne, et jusqu'à Lisbonne. Voilà donc une peste qui se multiplie par elle-même, et en produit autant qu'elle occupe de lieux différents ; remontez à l'origine, vous n'en trouverez qu'une. D'autres exemples vont venir. Dans le XVIIe siècle, dit M. le rapporteur, on ne vit que deux pestes en Égypte ; mais dans une lettre écrite en 1671 par M. Tiger, consul de France en Egypte, on lit ces propres paroles : « La peste est dans presque tous les lieux de ce royaume. » Et d'une. Ensuite je lis dans les registres du couvent de la Terre-Sainte : « En 1679, la peste est en Egypte. » Et de deux. En 1686, M. Magy, autre consul, écrivait en juillet : « Voilà trois mois et demi que la peste nous tient renfermés. » Et de trois. En 1692, M. Maillet écrit de son côté : « La peste rapporte au pacha, en trois ou quatre mois, 2 à 300,000 écus. » Et de quatre. En 1693, l'Egypte ou plutôt la Turquie est en guerre avec les Vénitiens. Des vaisseaux français sont pris de force ou nolisés par les Turcs, pour transporter des troupes d'Alexandrie en Candie ; la peste s'embarque avec eux. Et de cinq. Enfin, je lis encore dans mon couvent qu'en 1696 la peste est au Caire. Maillet en parle dans sa correspondance, et Poncet dans les LETTRES ÉDIFIANTES. Comptons : au lieu de deux pestes, en voilà six. Six ! c'est bien peu pour une endémie, et le calcul qu'on a fait au prince Radziwil serait-il un calcul faux ? Pour moi, je ne sais quelle voix me crie que, dans ce XVIIe siècle, la peste n'a pas plus quitté l'Egypte qu'elle ne l'a quittée dans le XVIIIe, et par là je comprends ces nuées de pestes qui, dans le cours de ce XVIIe siècle, ont inondé l'Europe, de Naples et Rome jusqu'à Londres, et de Cadix jusqu'à

Stockholm. Vingt grandes capitales furent envahies, et sur le bord des mers et dans l'intérieur du continent. Pour embrasser tant de contrées et de villes dans une seule peste, ainsi ramifiée des milliers de fois, il me suffirait d'apprendre qu'une peste s'est en effet montrée avec quelque violence sur un point quelconque de la Turquie d'Europe. Or, en 1613 et en 1623, elle était furieuse à Constantinople et dans toute la Grèce, comme elle le fut plus tard dans les Etats barbaresques; et si celle-ci fut l'origine de la peste qui envahit la Hollande, et par la Hollande une partie de l'Angleterre, c'est à celle-là peut-être qu'il faut rapporter, comme le dit Astruc, ce grand faisceau de peste qui, parti en 1623 de la Turquie, se déploya sur la Pologne, sur l'Allemagne, sur toute l'Europe. Elle entra en France; en 1626, 1627, 1628, elle était à Toulouse et à Lyon ; en 1629, à Digne et à Narbonne; en 1630, à Montpellier, où Ranchin la voyait si différente de la peste d'Athènes. Dans le même temps, elle était en Suisse et chez les Grisons ; ce sont les Grisons, qui, par des condottieri, la firent passer à Milan. C'est cette peste de Milan où Settala, que nous appelons Septal, fut si maltraité, malgré son âge, son savoir et ses services; c'est cette peste qui forme le touchant épisode du roman de mon ami Manzoni. Qui ne s'étonnerait, du reste, de voir tant de villes de France mutilées si cruellement par un trait lancé pour ainsi dire ou du Caire, ou d'Alexandrie, ou seulement de Constantinople? Mais au souvenir des catastrophes de la Provence en 1720, 1721 et 1722, on cesse de s'étonner. A l'égard des soixante-sept pestes que M. le rapporteur reconnaît en Europe dans ce XVIIe siècle, je ne contesterai qu'un point : il donne seulement trois pestes à l'Espagne. J'en connais dix-sept; et si je voulais compter celles qui, dans la même année et dans les années suivantes, sont allées d'une ville à l'autre, j'élèverais ce nombre à plus de soixante. Toutes sont exotiques ou étrangères à l'Espagne, sans exception. Il en est qui viennent de pays européens; il en est qui viennent directement du Levant; il en est enfin qui ont été portées en Amérique, jusqu'à Buénos-Ayres, et à six cents lieues plus loin, jusqu'à

Lima. C'est peut-être une de ces pestes que rencontra Dover, l'élève de Sydenham, médecin, pirate, et auteur de la poudre qui porte son nom. Il perdit de cette peste une partie de son équipage. C'est le docteur Alsivia, médecin de Mexico, qui a décrit cette peste de Lima. En 1625, on vit quelque chose de semblable aux îles Bermudes, voisines des Etats-Unis. La peste y fut portée par un ballot de coton; elle y fut cruelle; elle laissa à peine assez de vivants pour enterrer les morts. Tels sont les changements que j'engagerais M. le rapporteur à insérer dans la nomenclature de ses pestes dans le XVIIe siècle, surtout à l'égard de l'Espagne, celle de toutes les nations de la terre qui a peut-être produit le plus d'écrivains sur la peste, et qui, si je ne me trompe, a conservé sur cette maladie tous les sentiments des Orientaux. Et cependant, le dirai-je? à quoi bon cette nomenclature si sèche et si stérile? Quelles lumières peut-elle donner sur l'itinéraire, ou plutôt sur la filiation de toutes ces pestes, c'est-à-dire sur le seul point de cette grande question qu'il importerait surtout de manifester au grand jour? car c'est par là seulement que les peuples peuvent apprendre ce qu'ils ont à craindre, et les rois ce qu'ils ont à faire : les rois pour être plus vigilants; les peuples pour être plus dociles et plus amis d'eux-mêmes.

Mais c'est surtout dans le XVIIIe siècle que se montre plus sensiblement une étroite liaison entre les pestes de l'Egypte et celles de l'Europe. M. le rapporteur dit que, dans ce siècle, on l'a vue dix-neuf fois en Egypte. Ce nombre, que je suppose donné par M. Rossi, est précisément le nombre que m'a donné le relevé des couvents. M. le rapporteur semble l'adopter; et cependant il produit plus loin la liste qu'nn vice-consul de Russie, M. Lavison, tient d'un cheik arabe, et qui a été prise dans les archives de la grande mosquée du Caire. Cette liste réduit à dix les pestes du XVIIIe siècle en Egypte Quelle est celle de ces deux listes que préfère M. le rapporteur? Toutefois, il suivrait de ce second chiffre que l'intervalle moyen d'une peste à l'autre serait exactement de dix années, au lieu que le résultat du premier serait d'un peu plus de cinq. Je remarque aussi que la liste de M. Lavison ne parle point de la peste de 1791, de cette peste d'Ismaël-Bey, qui fut si cruelle. On dit qu'elle fut importée dans des étoffes. Si le fait est vrai, cette peste ne prouverait pas pour l'endémicité, mais elle prouverait pour la contagion. Toutes ces données sont peu sûres. Des recherches plus étendues, faites de 1700 à 1800, m'ont donné, pour l'Egypte, quarante-deux pestes assez graves pour mériter le nom d'épidémies (je ferai voir plus loin ce qu'il faut penser de cette qualification). Par là, la durée moyenne entre deux pestes ne serait que d'un peu moins de deux ans et demi. Il est, à la vérité, de ces épidémies qni se sont succédé sans intervalle douze années de suite; d'autres trois, d'autres quatre, d'autres cinq. Cette somme de vingt-quatre, ou plutôt de vingt, déduite de quarante-deux, réduirait le total primitif à vingt-deux; nombre encore supérieur à dix-neuf. De tous ces chiffres, lequel préférer ? J'inclinerais sans balancer pour le plus grand. Si, dans ce XVIIIe siècle, la peste semble plus fréquente en Egypte, c'est qu'elle y a été mieux observée et mieux suivie; et ce siècle est pour moi la fidèle image de tous les autres. M. le rapporteur ne compte dans ce siècle que sept pestes pour la Turquie d'Europe; j'en puis citer quinze. J'élèverais ce chiffre à dix-sept; car pendant vingt ans de séjour en Orient, Makensie n'a vu que trois années sans peste. La terrible peste de 1751 venait d'Egypte. Dès 1750, elle était au Caire. M. le rapporteur ne compte pas celles qui ont ravagé (c'est le mot) l'Asie-Mineure, la Syrie, les îles de la Grèce, les États barbaresques, Tunis, Alger, etc., et de celles-là j'en ai compté trente-neuf; et celles-là, qui me font croire aux quarante-deux de l'Egypte, celles-là, il ne fallait pas les exclure, car ce sont celles-là surtout que l'œil voit naître des pestes égyptiennes, comme on voit un enfant naitre du sein de sa mère. Ce que je dis de celles-là, je le dis de toutes les autres. Donnons des exemples, comme j'en ai donné pour la fièvre jaune. En 1701, la peste est au Caire; elle est à Alexandrie; deux navires la portent à Tunis et à Tripoli de Barbarie. Dans la traversée, un de ces navires avait jeté à la mer 140 hommes morts de peste. En 1702, elle est à Constantinople, où l'a vue Paul Lucas. En 1705, elle est en Egypte : elle va à Constantinople ; elle va à Tocat et dans les environs, témoin oculaire, Paul Lucas ; elle va en Sardaigne ; elle va à Tunis. Barcelone le sut et prit ses mesures ; elle parut même à Malaga. L'année suivante (1706) elle va dans l'Asie-Mineure, à Ereiglé, à Tarsous : encore Paul Lucas. L'année d'après, elle va à Tripoli, où elle vient souvent, dit le même voyageur. A partir de ce moment, et même de 1701 à 1716, c'est-à-dire pendant quinze années, comme on le voit dans les annales de Breslau, la peste, dit Kanold, régnait dans toute l'Europe; et dans le cœur du continent, Pologne, Allemagne, Prusse, Holstein, etc.; et dans toutes les villes du Nord, Dantzick, Hambourg, Copenhague, Stockholm, etc. La première peste, ou la peste génératrice, était partie de Constantinople, comme celle de Constantinople était partie de l'Egypte. Telle est la constante, telle est l'invariable progression. Or, cette progression, si vous la faites perdre de vue, si vous augmentez les pestes dans l'Occident, en même temps que vous les diminuez en Orient, vous conduisez les esprits à supposer que les pestes sont encore plus spontanées dans l'Occident qu'elles ne le sont dans l'Orient : paradoxe que démentent tous les faits historiques, et que renverserait la remarque faite récemment par un illustre orateur, savoir, que vous pourrez toujours suivre la marche des pestes d'Orient en Occident, mais que vous ne les verrez jamais prendre une marche inverse, et rétrograder d'Occident en Orient. Je reprends. Nous sommes en 1716. En 1717, et surtout en 1718, la peste est au Caire, comme je l'ai dit ailleurs, si terrible qu'elle tue subitement ; en cinquante jours, elle enlève deux cent mille hommes. Peu après elle est à Lataquié, elle est à Alep ; en 1719, elle est en Chypre et dans toute la Syrie ; en 1720, elle est à Marseille ; et vous savez tous les maux qu'elle a faits pendant trois années dans toute la Provence. En 1726 et 1727, elle est au Caire et même dans la Haute-Egypte. Le père Sicard, missionnaire si célèbre, en meurt le 12 avril, comme le disent les LETTRES ÉDIFIANTES ; l'année d'après, en 1728, elle est à Smyrne, à Payas, à Beylan, à Alep ; en

1729, dans toute la Syrie; en 1730, dans l'Albanie, la Bosnie, la Dalmatie. En 1731, elle est au Caire; en 1732, à Saint-Jean-d'Acre, à Naplouse, à Rama; en 1733, à Alep. En 1736, elle est au Caire; en 1737, à Smyrne; en 1738 et 1739, dans l'Ukraine et à Odzacow, car alors les Russes et les Turcs se faisaient la guerre. Elle va jusque dans la Hongrie. En 1740, elle est en Egypte, puis à Smyrne, puis elle est portée dans la régence d'Alger par un navire français qui venait d'Alexandrie. L'année suivante (1741) elle est encore au Caire, puis à Ceuta, dans la Morée, dans la Syrie, dans l'Archipel; en 1742, dans le Maroc et la Bosnie, à Alep, où elle était déjà en 1741, elle s'y maintient trois ans de suite. En 1743 et 1744, toujours au Caire, puis dans toute la Syrie, puis à Messine, par un navire arrivé de Patras, où la peste était venue par un autre chemin. A propos de cette peste de 1743 à Messine, et de 1744 au Caire, j'aurais à produire devant vous des singularités étonnantes. Souffrez que je les réserve pour une autre séance. Enfin, pour clore sur ces voyages si uniformes, sur ces transmissions si parfaitement identiques, entre-croisées dans leur cours par des centaines de transmissions latérales, mais où le point initial et primitif est toujours le même, je ne citerai plus qu'un petit nombre de faits. En 1752, la peste fut portée d'Egypte à Alger par des hadjis, c'est-à-dire par des Maures qui revenaient de la Mecque. En 1759 parut au Caire la peste du Corbeau, ainsi nommée, parce que la ville presque déserte semblait n'être plus habitée que par des corbeaux. Peu de temps après, éclata en Syrie une fièvre qui avait toute la malignité de la peste, et qui était en effet une peste déguisée, comme on l'avait vu à Vienne en 1712. En 1760, cette fièvre, devenue véritable peste, envahit tout Saint-Jean-d'Acre, et Alep, et Damas, où l'on eut jusqu'à quatre et cinq mille morts dans un jour. Cette même année, et l'année suivante (1761) elle fut en Chypre, légère d'abord, puis terrible; elle y enleva vingt-deux mille personnes. Larnaca, que j'ai vue, ne l'eut qu'après février; et là se passa dans la maison du consulat de France un de ces faits qu'Evagrius a signalés le premier, que l'on retrouve dans quelques observateurs, et que je dois également réserver pour un autre moment. Rappellerai-je encore qu'en 1765 un navire français part d'Alexandrie pour Larnaca. Dans la traversée, c'est-à-dire dans un trajet de cent et quelques lieues, sur treize hommes de son équipage, il en perd six par la peste; on le met en quarantaine; le garde de santé que l'on place à bord meurt de la peste. Bel exemple d'infection! oui sans doute; mais nous verrons plus tard ce qu'il faut entendre par un terme si étrange. J'insiste, vous le voyez, sur ce XVIIIe siècle. J'insiste, afin de rendre de plus en plus manifeste ce redoutable lacis que les cruelles mains de la peste ont tissu, pour ainsi dire, entre toutes les nations de l'Europe, pour les envelopper dans les mêmes malheurs; car n'oublions jamais que si les premières années de ce siècle ont été marquées par le désastre de Marseille, ses dernières l'ont été par le désastre de Moscou : deux villes distantes de six cents lieues l'une de l'autre; sous des parallèles ou sous des climats si différents; assises, la première sur le bord d'une mer qui la livrait à la peste, la seconde au centre d'un vaste continent qui devait la défendre; mais toutes deux surprises, l'une par les plus trompeuses apparences, l'autre par la frauduleuse marche d'un ennemi qui se cache, qui se glisse en rampant de village en village et de ville en ville, sur les pas de quelques soldats, de quelques voyageurs, de quelques marchands; mal négligé des deux parts, méconnu, douteux, objet de débats entre les peuples, entre les médecins, entre les magistrats; s'allumant, s'agrandissant à la faveur de ces discordes; et détruisant enfin par la mort de leurs habitants l'opulence et le bonheur de deux grandes cités. N'oublions pas surtout que, de même que tous les autres fléaux de cette nature, ceux-là s'étaient formés et nourris à la même source. C'est uniquement sur ce fait si capital qu'au défaut de M. le rapporteur j'ai voulu attacher votre attention.

Je m'arrête, messieurs; je n'entre point dans la statistique que vous donne M. le rapporteur sur les pestes qui ont paru dans le siècle où nous sommes. Cependant j'y vois des fautes encore plus palpables que dans les précédentes. Par exemple, de 1801 à 1845, il ne compte que huit pestes en Egypte; j'en puis compter vingt et une. Celle de 1801 alla jusqu'en Nubie, jusqu'à Wadi-Haldi, jusqu'au Darfour; celle de 1810 s'étendit de Bourlos à Syène, et d'Alexandrie à Suez, c'est-à-dire de l'est à l'ouest et du nord au midi de toute l'Egypte. Celle de 1818 fut portée d'Alexandrie à Tanger par un navire anglais, comme celle de 1784 l'avait été d'Alexandrie à Tunis par le capitaine Gantheaume; et de même que M. le rapporteur n'a point parlé de la peste portée en Syrie du temps de l'armée française, de même il ne dit rien de la peste de l'armée égyptienne dans la Morée. Du reste, messieurs, des statistiques! à quoi bon? J'ai le malheur de ne rien comprendre à de telles superfluités, lesquelles s'effacent de la mémoire comme elles s'effacent de l'air aussitôt qu'on les a prononcées. Ce n'est pas le nombre des faits qui m'intéresse; ce n'est pas cette multitude anarchique qui m'éclaire : ce sont les rapports que les faits ont entre eux; et surtout ici, ce sont les liens de dépendance et de succession qui les enchaînent et les subordonnent. Je ne m'arrête pas non plus à ces prétendues pestes spontanées du Bas-Danube et d'Erzeroum. On m'écrit de Constantinople que ces pestes n'ont jamais existé et n'existeront jamais. Pour moi, je ne puis concevoir qu'un pays élevé, montagneux, inégal, de température très variable, quelles qu'en soient la misère et la malpropreté, puisse jamais engendrer la peste. Telle est la ville d'Erzeroum. Elle appartient à l'Arménie, et jamais l'Arménie n'aura spontanément la peste. Si la peste s'y montre, c'est que la peste y est importée. Il en est de même du Liban et de toute la Syrie : si la peste s'y montre, c'est que la peste y est importée. La Syrie ne l'a jamais eue qu'après l'Egypte et par l'Egypte. C'est une vérité reconnue dans tout l'Orient, sur laquelle je reviendrai plus tard. Quant au Bas-Danube, qui, avec le Prouth, arrose la Valachie et la Moldavie, il suffit du voisinage des Turcs pour que ces pays aient la peste et la donnent à la Transylvanie, ainsi que Lange l'a formellement déclaré. Est-il nécessaire, messieurs, que, sur cette première partie du rapport, je vous propose une conclusion? Oserais-je la recommander à vos suffrages? J'y trouve si peu d'ordre, si peu de rapport à la question principale, tant de répétitions, de transpositions, de contradictions, tant d'opinions hasardées ou fausses, par exemple, sur l'action des marais qui n'ont jamais produit la peste, sur l'action de la civilisation qui la produirait, au contraire, puisqu'elle s'applique sans cesse à la prévenir, même dans son propre sein, tandis que les hommes incivilisés ou les sauvages ne l'ont jamais; j'y vois enfin une érudition si fautive, que pour cela seul il serait à propos, ce me semble, de renvoyer à la commission toute cette partie du rapport, afin qu'elle en reçût des modifications profondes et une rédaction plus correcte, plus digne de vous, et j'ajoute plus digne de M. le rapporteur lui-même.

Quant aux parties essentielles de la question, savoir : l'endémicité, la contagion, l'infection, l'incubation, et ce qu'on appelle si étrangement le génie épidémique, c'est sur ces différents points que je prépare des remarques que j'aurai l'honneur de vous soumettre prochainement.

Séance du 14 juillet 1846.

Les remarques que j'ai promis de vous exposer dans cette séance porteront sur l'endémicité de la peste, sur la contagion de cette maladie, sur ce qu'on appelle infection, sur la durée de l'incubation, et sur ce génie épidémique dont on fait tant de bruit. Je serai court, ou je tâcherai de l'être, sur chacun de ces articles, parce qu'il est plus que temps de mettre un terme à la discussion qui vous occupe.

Toute endémie suppose dans la contrée qu'elle affecte des causes qui l'ont fait naître et qui l'entretiennent. Chaque endémie a ses causes propres : la peste a les siennes; et si nous parvenons à déterminer quelles sont ces causes, nous n'aurons plus qu'à chercher s'il est dans le monde une contrée où ces causes sont permanentes, et où, après avoir produit de premières pestes, elles en ont produit de subséquentes, et en produisent encore de nos jours. Après quoi, nous chercherons s'il est quelque moyen praticable de faire disparaître ces causes, et d'en éteindre pour jamais l'activité.

Posons d'abord quelques vues théoriques. Toute maladie aiguë se compose, selon moi, de deux éléments ; l'un que j'appelle état maladif, l'autre que j'appelle acte maladif. Le premier consiste dans les altérations que subit l'intime composition de nos parties; le second, dans les efforts que déploie le principe dont nous sommes animés pour éliminer ce qui le gêne, et ramener l'économie à son état primitif de santé.

Supposons qu'il n'existe aucune peste. Comment se forme l'état maladif de la première ? Rappelez dans vos esprits ce que vous apprend sur ce point l'expérience universelle. Jamais avec un air pur, avec une eau pure, avec une terre salubre, avec des aliments sains et pris dans une juste mesure, vous ne produirez dans l'économie de l'homme et des animaux ces étranges mutations qui donnent la mort ou provoquent un état maladif, ou une réaction quelle qu'elle soit. L'excès de la nourriture ou la disette, l'excès de travail ou de repos, les inégalités de la température, etc., donneront des maladies; mais jamais vous ne verrez sortir de là ni peste, ni rien de semblable à la peste.

Pour produire l'état maladif de la peste ou les états similaires, il faut que l'air, l'eau, la nourriture, fassent pénétrer dans notre intérieur quelques éléments étrangers, et ces éléments sont les effluves, les émanations, les miasmes qui s'échappent des cadavres putréfiés des animaux, et surtout des cadavres de l'homme. Ce n'est pas moi qui vous parle; ce sont les écrivains les plus respectables : Ambroise Paré, Joubert, Diemerbroëck, Sennert, Lancisi, Ramazzini, Zacchias, Pringle, Huxham, Haller, Sauvages; ce sont les observateurs les plus dignes de foi : Haguenot, Maret, Navier; ce sont les magistrats les plus éclairés de deux grands parlements; ce sont les dangereuses fièvres, ce sont les accidents affreux que l'on a vus à Paris, à Versailles, à Dunkerque, à Dijon, à Saulieu, à Riom, à Ambert, à Montpellier, à Marseille, et dans la capitale même du monde chrétien, à Rome; ce sont des historiens, des physiciens, des philosophes; ou plutôt c'est le cri de tous les siècles, depuis Moïse jusqu'à nous. A la vérité, dans les lieux que je viens de citer, et dans tous les lieux de l'Europe où existent des causes analogues, ces causes ne sont nulle part assez énergiques pour produire de véritables pestes, si ce n'est très rarement, dans des cas tout sporadiques, et même sans qu'on ait quelque raison de s'en douter, comme l'a dit De Haën; parce qu'en effet on n'y voit rien de contagieux. Mais si dans notre Europe ces causes sont balancées par d'autres causes, soit par les variations quelquefois si brusques de la chaleur et du froid, de la sécheresse et de l'humidité, soit par la pente des terres, par une propreté plus générale, par une nourriture meilleure et plus abondante, et surtout par la qualité des terres où se décomposent les cadavres; si, de façon ou d'autre, ces causes ne s'élèvent pas jusqu'à donner la peste, elles donnent du moins ce qui la prépare; elles en donnent les préliminaires, et presque les équivalents, c'est-à-dire les suffocations, les syncopes, les morts subites, les ophthalmies, les céphalalgies, les vomissements, les soifs dévorantes, les diarrhées, les dysenteries, les adynamies profondes, les flux sanguin et biliforme, les vergetures, les tumeurs, et ces fièvres pétéchiales, malignes, nerveuses, si voisines de la peste; et ces exanthèmes universels que voyait Diemerbroëk, et que j'ai vus moi-même en Syrie; ainsi de suite; car dans la contrée où la peste est endémique, ce sont ces mêmes accidents, ce sont surtout les fièvres de mauvaise nature, les pétéchies et les tumeurs qui se présentent de partout, soit pour annoncer une peste prochaine, soit pour en tenir lieu, soit enfin pour s'associer, et s'associer très diversement aux symptômes qui caractérisent cette cruelle maladie : tellement que de cette suite ou de cet ensemble d'actions, se forme une peste continue, qui, prenant telle forme ou telle autre, se perpétue et ne s'arrête jamais.

J'ai parlé tout-à-l'heure de la qualité des terres où sont déposés les cadavres, parce qu'en effet, deux terres différentes étant données, les cadavres ne s'y décomposent pas de la même manière, et par conséquent ne donnent pas des émanations identiques. Il est des îles, dit Ortelius, où les cadavres sont à l'abri de la corruption. Vicq-d'Azyr a vu à Toulouse deux églises où les cadavres se conservent en se desséchant J'ai visité le caveau de l'église des Cordeliers. On y respirait librement ; l'odorat n'y était point offensé. Des centaines de corps s'y étaient momifiés. Les liquides en avaient été vaporisés par la chaleur et absorbés par les murailles. De quelle nature sont ces pierres? Dans la Troade, dans la Lycie, et dans d'autres contrées d'Orient, au rapport de Pline, il est des terrains où les cadavres sont promptement consumés. Je tiens d'un habile chimiste, M. Danger, qu'ensevelis dans des terrains argileux, ou calcaires, les cadavres n'entraînent presque aucun inconvénient. Enfin, messieurs, de même que parmi les êtres vivants, le corps diffère du corps, selon la parole d'Hippocrate, de même aussi le cadavre diffère du cadavre. Rappelez-vous ce que dit Ammien Marcellin sur la décomposition si différente des cadavres des Romains et des cadavres des Perses, après la bataille d'Amide. N'est-ce point parce qu'ils avaient appartenu, ceux-ci et ceux-là, à des hommes différemment composés? Mais en quoi consiste cette différence? C'est ce qu'on ne sait pas; c'est ce qu'on ne saura peut-être jamais. Lorsqu'en 1783 on fit à Dunkerque l'exhumation des cadavres de l'église de Saint-Éloy, quels contrastes étonnants! Trois hommes momifiés étaient là depuis cent cinquante-sept ans. Le papier doré, le laurier qui leur servait de couronne, étaient parfaitement conservés. Rien ne pouvait expliquer cette momification. A côté d'eux se trouvait le corps d'un homme mort de fièvre putride et enterré depuis douze ans. Il était aussi entier et aussi infect que le premier jour. Des cadavres d'hommes morts de variole ont donné des varioles mortelles. Etrange fait qui sous les yeux de M. Chaussier s'est renouvelé à Paris dans l'église des Cordeliers. Une femme morte de variole et inhumée depuis cent ans a donné la variole à deux enfants qui s'étaient approchés de son cercueil. Quelle singulière persistance dans ce principe de maladie! Est-il nécessaire de reproduire ici ce qu'on a pu voir de nos jours, lorsqu'on a déplacé le charnier des Innocents, contre lequel tant de plaintes s'étaient élevées depuis Fernel et Baillou? Maintenant, messieurs, combinez dans vos esprits les variétés dans la composition des cadavres avec les variétés dans la qualité des terres, sans parler de tant d'autres variétés, dans la température, dans l'humidité, dans la pression, etc.; voyez quelle inépuisable source de produits divers; les uns indifférents, les autres horriblement dangereux. Quel champ immense s'ouvre ici aux recherches de la chimie! Nous verrons dans un moment à quoi ces considérations peuvent nous conduire.

Si donc, par une probabilité presque aussi forte qu'une vérité démontrée, il est reconnu que les émanations ou les miasmes des cadavres, et surtout des cadavres humains, sont les causes génératrices de la peste, ou du moins de cet état intérieur, de cette sorte d'empoisonnement qui, par la réaction vitale, va tout-à-l'heure en provoquer les symptômes, il ne reste qu'à déterminer s'il est sur la terre un point qui réunisse ces causes avec assez de persistance et d'énergie, non seulement pour produire la peste, mais encore pour la produire d'une manière soutenue, et en quelque façon perpétuelle; en d'autres termes, s'il est un point sur la terre où la peste soit endémique, ou comme attachée au sol et à la population. Pour nous guider dans cette recherche, nous prendrons les hommes les plus éclairés. Tous vous montrent du doigt l'Orient comme le berceau de la peste. Toutefois, dans l'Orient, à quelle région nous arrêter? A la Syrie? Mais la Syrie est une des contrées les plus saines de la terre. Seulement, vers le nord, elle a Scanderoun que l'on dit flanquée de marais. Or, dans le cours du XVIIIe siècle, c'est uniquement en 1761, lorsque la peste était dans tout l'empire Ottoman, que Scanderoun l'eut pour la première fois; encore lui fut-elle apportée: ce qui détruit la folle supposition que les marais concourent à la génération de la peste. Jamais la peste en Syrie ne commence par l'intérieur du Liban, de cette longue chaîne dont les pieds sont presque partout lavés par la mer. La peste commence toujours par quelque ville maritime, ou voisine de la Méditerranée : Byass, Antioche, Tripoli, Beyrout, Seyde, Tyr, Saint-Jean-d'Acre. Ces ports sont ouverts à toutes les nations. Jamais navire venu de l'Occident ne leur a donné la peste ; c'est au contraire la Syrie qui la leur donne ; mais elle ne la donne que parce qu'elle l'a reçue ; et sauf les cas fort rares où par un long détour elle l'a reçue de Constantinople, c'est toujours de l'Égypte qu'elle la reçoit : fait capital constaté par les archives de tous les consulats européens, et par les registres de tous les couvents de la Terre-Sainte. J'ai vu la Syrie en 1829. La peste y était depuis 1827. Deïr-el-Kamar, la capitale, située sur un plateau très élevé, dans le cœur même du Liban, Deïr-el-Kamar l'avait eue des villages du Béquâ. Ces villages l'avaient reçue de Damas ; Damas l'avait reçue d'Alep ; Alep d'Antioche ; Antioche de Tarsons, dans l'Asie-Mineure ; Tarsons de Constantinople, qui l'avait depuis 1823 ; et Constantinople de l'Égypte, d'Alexandrie, que la peste n'a pas quittée de 1813 à 1825. J'aime à revenir sur ces généalogies, parce que, à mon avis, pour la connaissance de la peste, rien n'est plus significatif. Je reviens à Deïr-el-Kamar. Cette ville en 1827 perdit 700 des siens, partie pendant les vives chaleurs de l'été, partie sous les neiges de l'hiver. Et puisque les récits sont pardonnables à mon âge, vous me pardonnerez celui que je vais vous faire. Un père de famille, un vieillard de soixante-dix-sept ans, Abou-Habbout, avait huit enfants, cinq garçons et trois filles. Un des jours de la fin d'octobre 1827, vers quatre, cinq, six heures du soir, les voilà tous les huit malades de la peste. Six étaient morts avant minuit. Les deux autres moururent vers le matin. Le jour venu, le malheureux père, malade lui-même, met sur des ânes les cadavres de ses enfants, et les conduit au lieu de la sépulture ; il les conduit à pied, gémissant, récitant les litanies de la Vierge, et s'écriant de temps en temps : Hélas ! hélas ! pourquoi eux et pas moi ? Il arrive, il creuse les fosses, il enterre ses huit enfants ; et vers dix heures, il tombe sur le bord de la fosse, et rend le dernier soupir. Toute une famille de neuf personnes détruite en dix-huit heures ! La peste à Deïr-el-Kamar ! La peste qui dépeuple des villages tout entiers sous les glaces du Liban ! La peste à Balbeck (elle y était en 1815 et 1816). A Balbeck, où les eaux sont si vives, l'air si pur, la végétation si riche, la population si peu nombreuse, au milieu de tant de ruines magnifiques ! N'est-il pas clair que la peste n'est là que parce qu'elle y a été portée ? que parce qu'elle est transmissible ? que parce qu'elle est contagieuse ? Concluons que la Syrie n'a jamais produit, et ne produira jamais la peste, et que cette affreuse maladie n'y saurait être endémique.

Ce que je dis de la Syrie, je le dirai hardiment de l'île de Chypre, et de l'île de Rhodes, et de l'île de Candie, et de toutes les îles de la Grèce, et de toute l'Asie-Mineure, d'Adana et de Tarsons à Smyrne ; je le dirai même de la capitale de l'empire, de Constantinople ; je le dirai, non d'après la peinture que me faisaient de l'état général de cette grande ville des personnages distingués qui l'avaient longtemps habitée, et que je prenais soin de consulter avec détail, soit au Caire, soit à Alexandrie ; mais je le dirai sur la foi de Timoni, de Makensie, du médecin juif dont Howard a publié les témoignages : hommes habiles, qui pendant de longues années ont observé sur les lieux, et qui voyant toujours la peste importée, soit à Smyrne, soit à Constantinople, la voyaient décliner et s'éteindre avec le temps, et ne reprendre vigueur que par des importations nouvelles. Je le dis enfin sur la foi des événements qui se sont passés et qui se passent encore sous nos yeux. Pendant la guerre, ou, si l'on veut, pendant la rupture de la France avec la Porte, Constantinople a été huit années sans peste ; et voilà bientôt huit années que des mesures sagement conduites l'en ont délivrée et probablement l'en délivreront toujours. De si longs intervalles, je ne dis pas d'intermittence, mais de suppression, peuvent-ils se concilier avec la permanence, ou, ce qui est la même chose, avec l'endémicité d'une maladie ? Cependant, qu'a-t-on fait dans les deux Turquies ? On a isolé les malades ; ce qui revient à dire que l'on a empêché les rapprochements et les contacts : voilà tout. On n'a changé ni l'air, ni les eaux, ni les lieux, ni le sol. D'autres soins seront pris sans doute; car tout n'est pas fait pour un entier assainissement; mais enfin le soin qu'on a pris a suffi pour trancher le mal; et ce soin n'eût été qu'un faible palliatif, si le mal avait eu son principe ou dans l'air, ou dans les eaux, ou dans les aliments, ou dans les habitations, ou dans le sol même, ou, à plus forte raison, dans toutes ces choses à la fois. Concluons encore que la peste n'est endémique dans aucune partie des deux Turquies, d'Asie et d'Europe; que la capitale la reçoit et la rend quelquefois sans jamais la produire; et que si la première de toutes les pestes connues lui est venue d'une source étrangère, c'est aussi de la même source que, pendant treize siècles entiers, elle a reçu toutes les autres.

Enfin cette endémicité que nous cherchons, la trouverons-nous dans les États barbaresques? Non, messieurs. De même que les deux Turquies, de même que la Syrie, ces États reçoivent la peste, et après l'avoir reçue, ils la répandent autour d'eux; ils la donnent même à l'Occident. Ils l'ont donnée plus d'une fois à l'Espagne, et à la Hollande, et par la Hollande à l'Angleterre, et au nord de l'Europe : mais ils ne la produisent pas. Si l'Algérie, qui faisait partie de ces États, avait la funeste propriété de la produire, est-ce que depuis une possession de seize années, cette triste révélation ne se serait pas faite, et faite plus d'une fois à la France? Les marais que renferme l'Algérie ont-ils fait naître la peste, ni même ombre de peste? Ici d'ailleurs, nous ne sommes plus dans l'Orient proprement dit. Retournons en Orient; et comme une permanence constante est le caractère propre de l'endémicité, est-il finalement une contrée où se trouve cette permanence qui ne se dément jamais? Oui, messieurs, cette contrée existe, et c'est précisément celle que nous avons déjà nommée, en ne la nommant pas : oui, cette contrée est l'Égypte; oui, l'Égypte est un foyer permanent de peste, et j'ajoute, comme je l'ai dit ailleurs, c'est le seul foyer de peste qui soit au monde. « Vous cherchez la peste, me disait

» dans la Haute-Égypte un ministre du vice-roi ; retournez » au Caire, elle y est toujours. » Ce que ce ministre me disait du Caire, je le dirai de Damiette, de Rosette, d'Alexandrie, des petites villes, des moindres bourgs, et des moindres villages de l'Égypte inférieure. Dans le cours d'une année, il n'est pas de mois, il n'est pas de semaine, de jour, pas d'heure, où vous ne rencontriez ici, là, partout, soit des cas de véritable peste, soit quelques uns de ces accidents qui ont avec elle une étroite affinité; tels que de vifs élancements dans l'aine ou les aisselles; des taches, des vergetures, des pétéchies, des charbons, des fièvres de mauvais caractère et promptement mortelles; et finalement, de ces abcès, de ces tumeurs qui prennent leur siége sur tous les points de la périphérie, au col, au dos, aux bras, à l'épigastre, ou bien enfin dans le pli des aines ou des aisselles. Et sans parler de ces brusques morts que l'un de nous voyait à Alexandrie, quelle rapidité dans le mal! A six heures, un homme est en pleine santé; à sept, il a fièvre et délire; à huit, bubon et mort. Et le contraire : la peste, ou plutôt l'acte maladif qui la manifeste, semble se décomposer en efforts successifs, mais imparfaits. Un bubon se forme tous les six mois; il suppure : et santé plus vive qu'à l'ordinaire; puis le bubon revient, ainsi de suite. Un soldat a la peste en Morée; il a fièvre et bubon : la fièvre s'arrête; le bubon rentre, et la peste avorte; puis santé chancelante. Le malade revient en Égypte; il est pris de fièvre; le bubon reparait; il mûrit; on l'ouvre : guérison. Le premier de ces deux cas n'est-il pas une peste intermittente? le second, une peste chronique? Et de part et d'autre, ne sont-ce pas là deux longues incubations? Mais quoi! une peste n'a été mortelle qu'après cent jours; et pendant ces cent jours le malade eût pu donner sa maladie. Au reste, que fais-je? où vais-je m'engager? Pourrais-je vous raconter, et pourriez-vous entendre tous les accidents de vraie peste, et les innombrables accidents pestilentiels, si singuliers et si bizarres, qui, dans les derniers mois de 1829 et dans les premiers de 1830, au Caire, à Boulac, et lorsque j'entrepris avec M. Hamont la visite du

Delta, à Mit-Gama, à Mansourah, à Damiette, venaient, pour dire, de toutes parts au-devant de nous, et que nous rapportaient à l'envi, et les médecins du Caire, MM. Dussap, Chédufau, Dibadgi, Castagnone, le vénérable père Raphaël Cuble, et Clot lui-même; puis tous les médecins militaires; MM. Ardouin, Aressy, Vellani, Cavalier, et jusqu'aux drogmans des différents consulats, lesquels s'empressaient de nous instruire chaque matin des malheurs de la veille; malheurs marqués de moment en moment par des bubons, par des pétéchies, par des charbons, par des fièvres dangereuses, et par tout ce formidable appareil qui n'appartient qu'à la peste? Cependant on ne voyait là que des préludes. On s'attendait à la voir éclater en épidémie, parce que l'inondation avait été excessive, qu'elle avait profondément remué les cimetières et découvert les cadavres. Mais un vent froid du midi souffla avec violence, dessécha les terres de très bonne heure, et prévint le mal. Cependant, à mesure que nous avancions, à chaque village, à Bishley, à Tounamel-el-Carbi, à Tounamel, à Téraneh-el-Bar, à Siroué, quels tristes souvenirs nous étaient rappelés par les scheicks sur les pestes antérieures, d'un an, de deux, de trois, de quatre, de cinq ans; sur les déplorables souffrances des fellahs nus, affamés, réduits à se nourrir d'herbe, fuyant devant nous, comme on fuit devant un ennemi furieux; dormant dans la boue; traînant avec eux des bubons aux aines ou aux aisselles, et mourant, comme à Zetfé, en une ou deux nuits; d'autres périssant plus vite encore, couverts de pétéchies; d'autres avec des gonflements qui ne permettaient plus de les reconnaître! Et remarquez que tout cela se passait en quelque sorte sous nos yeux, en 1830, dans des villages de l'intérieur des terres, qui n'avaient avec le dehors aucune communication: ce qui autorisait tant de malheureux à croire et à dire que la peste leur venait de la terre, ou qu'un être supérieur, que Dieu la leur envoyait; ainsi que l'entendait crier, en 1812 et 1813, le capitaine Moustapha dans les dix-neuf villages du Ménoufieh qui avaient la peste. Or, ces paroles de désespoir, les fellahs les diraient-ils, si le mal leur venait de l'extérieur ? Ici, messieurs, je cesserai de vous entretenir de mes observations personnelles, pour vous rappeler celles que firent les illustres médecins de la grande expédition, Des Genettes, Larrey, Savarési, Pugnet, Louis Franck, Sotira, Boussenard : tous déclarent qu'à chaque pas nos soldats rencontraient la peste ; qu'on la voyait à la fois dans cent lieux différents, lesquels ne communiquaient entre eux par aucun intermédiaire, et surtout ne communiquaient point avec Constantinople ; car alors la guerre avait rompu tous nos liens avec la Porte, et la Porte n'avait pas la peste. Quelle conclusion tirez-vous, messieurs, de ces observations, si ce n'est la conclusion qu'en ont unanimement tirée les observateurs eux-mêmes? savoir, que la peste ne quitte jamais l'Égypte, et qu'elle y est conséquemment stationnaire ou endémique : vérité que rendra plus sensible encore le petit nombre d'observations que je produirai tout-à-l'heure.

Ainsi, messieurs, l'Egypte que nous connaissons, l'Egypte moderne, est le domaine de la peste ; et, pour emprunter les paroles du docteur Leukias, elle en est la source prototype, la source protacartique, ou primitive, comme l'avait dit Montesquieu. Elle est devenue pour l'homme un séjour de ruine et de mort, comme le prouverait le dépérissement, tantôt ralenti, tantôt précipité, de sa population ; elle qui était autrefois pour l'homme un lieu de délices, de conservation et de santé. D'où vient cette énorme différence ? Les éléments naturels se sont-ils détériorés ? Le soleil et l'air ne ne sont-ils plus les mêmes ? L'eau du Nil a-t-elle perdu ses qualités originelles ? On parle d'anciens canaux qu'on a laissé combler ; mais ils n'ont pu se combler qu'en se remplissant de terre et de sable, et jamais le sable de l'Egypte, jamais la terre d'alluvion dont elle est fournie, ne produiront une ombre même de maladie. On parle de flaques d'eaux stagnantes et de marais. Messieurs, j'ai bien vu l'Egypte. Les flaques d'eau que le Nil dans sa retraite laisse après lui dans quelques bas-fonds, ces flaques d'eau sont en très petit nombre ; elles ont peu de profondeur et d'étendue. L'eau s'y altère, il est vrai, par la décomposition des végétaux et des insectes, par le mélange des fumiers, des égouts, des excréments, et surtout par la décomposition de quelques grands animaux qui se traînent jusque là pour étancher leur soif, et s'y laissent tomber, morts de faiblesse ou de maladie. C'est malheureusement de ces eaux que s'abreuvent les fellahs du voisinage et trop éloignés du Nil. Qu'un tel breuvage les empoisonne plus ou moins lentement, et finisse par provoquer l'acte maladif, c'est-à-dire la fièvre, le bubon, les charbons, les pétéchies, c'est ce que je ne contesterai pas; mais ces causes locales n'ôtent rien à l'activité des causes qui produisent la peste dans les grandes villes du Caire, de Damiette, d'Alexandrie; car c'est là surtout que se forment les grandes épidémies pestilentielles. Quant aux marais, où sont-ils? Veut-on parler de ce grand réservoir d'eau vive du Fayoum, voisin du Birket et Querum, ou du lac Mœris d'aujourd'hui? Veut-on parler des lacs qui bordent la côte septentrionale dans une longueur de soixante lieues? Mais on ne voit jamais la peste partir ni du lac Mœris, ni du lac Mœriotis, ni du lac de Bourlos, ni du lac Menzalch. J'ai visité ce dernier lac, et j'y ai vu presque au centre les îles Matarieh, lesquelles ont été trente-deux ans sans peste; et, pour le dire en passant, j'y ai vu des varioloïdes sans variole et sans vaccine antécédentes. A l'égard de la peste, ce n'est ni de ces lacs ni de leurs bords fangeux que naît cette dangereuse maladie. Jetez, du reste, les yeux sur le globe; et dans les deux hémisphères, au sud et au nord de l'équateur, de 0 à 31 ou 32 degrés de latitude, considérez les contrées qui correspondent à l'Egypte. Vous trouverez de grands fleuves, des terres d'alluvion encore diffluentes et mal formées; vous trouverez des marais où, sous les feux du soleil, pourrissent des végétaux, des insectes et de petits animaux; car, pour mourir, les grands animaux se cachent on ne sait où; vous verrez s'échapper de ces marais des effluves qui font pénétrer dans l'économie de l'homme les principes des fièvres intermittentes, des fièvres pernicieuses, et les principes de beaucoup d'autres maladies non moins redoutables, peut-être la fièvre jaune, peut-être le choléra; mais au nombre de ces maladies vous ne trouverez jamais la peste d'Orient; je ferais mieux de dire la peste de l'Egypte. Pour engendrer la peste, il faut donc que l'Egypte ait quelque maléfice particulier. Oui, sans doute. Je reconnais le premier tous les maux que peut faire aux hommes un gouvernement sans tendresse, sans pitié, sans souci de l'avenir, sans intelligence de ses véritables intérêts; un gouvernement aveugle, que ne peut éclairer ni la science ni ses propres malheurs, et qui se traîne de ruine en ruine; infatué de cette pensée que, dans ses préceptes d'hygiène et de conservation, l'Europe se nourrit et veut repaître les autres de chimères et de puérilités. Je reconnais le premier que la misère, la nudité, la malpropreté, le supplice de la faim, dépravent profondément les organisations et les ouvrent à toutes les maladies imaginables; mais je soutiens que ces maladies, bien que rapprochées de la peste par les affinités les plus étroites, ne sont pourtant pas la peste; et que, pour franchir le léger intervalle qui les sépare, le secret maléfice dont je parle est absolument nécessaire; et ce maléfice, quel est-il? Je le dis pour la centième fois, et je le répéterai jusqu'à satiété : ce maléfice est l'empoisonnement par les émanations des cadavres, soit des cadavres des animaux, soit surtout des cadavres humains, ainsi que le déclare si formellement Joubert, ainsi que l'établit Ambroise Paré lui-même par un fait décisif, je veux dire par l'histoire de la peste de 1562 (1). En 1562, en effet, du puits du château de Pène, rempli de cadavres jusqu'à cent brasses de profondeur, sortit, comme du puits de l'Apocalypse, une vapeur qui se répandit à dix lieues à la ronde dans tout l'Agénois, et y fit paraître plusieurs cas de véritable peste. Si, témoins de cet événement, vous eussiez raisonné comme Ambroise Paré, vous raisonnerez *à fortiori* de la même manière pour l'Egypte ; avec cette différence que, dans cette peste d'Agen, l'effet fut transitoire et borné, parce que la cause l'était elle-même; au lieu qu'en Egypte, la cause étant permanente, l'effet est permanent comme elle. La cause est permanente, ai-je dit, et c'est surtout par là que l'Egypte de nos jours

(1) *OEuvres complètes d'Ambroise Paré*, publiées par J.-F. Malgaigne. Paris, 1841, t. III, p. 350 et suiv.

diffère si prodigieusement de l'Egypte d'autrefois. L'ancienne Egypte poussait au dernier excès l'horreur de toute pourriture animale. Elle en préservait avec toute la rigueur d'un scrupule religieux toute terre qui pouvait recevoir une plante, un arbre, une habitation; et toute cette matière putrescible, dont j'essayais l'autre jour de faire comprendre l'immense quantité, toute cette matière préparée, salée, desséchée, enveloppée de bitume ou simplement de linge à profusion, et j'ajoute recueillie ou dans des tombes de pierre, ou dans des cercueils de sycomore, ou entassée dans des millions de millions de vases en terre cuite, toute cette matière était finalement ensevelie dans des cavités profondes, ouvrages de la nature ou de l'art, plus grands, plus multipliés, plus durables même que les palais et les temples. Le sol, l'eau, l'air, étaient préservés. Au lieu que cette même pourriture, je la vois aujourd'hui mêlée sans préparation, et comme incorporée toute crue avec la terre; de telle sorte que l'Egypte d'aujourd'hui ne serait qu'un vaste cimetière; et qu'à cause de l'égalité et de la porosité du sol, à cause de la chaleur et de l'humidité dont il est pénétré dans toutes ses parties, surtout pendant la tiédeur des hivers, ce cimetière serait une véritable distillerie de cadavres. Est-ce que j'exagère? Ah! j'ai encore en ce moment sous les yeux toutes les abominations qui nous saisissaient d'étonnement, M. Hamont et moi, à mesure que nous avancions dans le delta. J'en ai parlé avec étendue et, j'ose le dire, avec une extrême fidélité dans le *mémoire* que j'ai publié *sur les causes de la peste;* mémoire que vous avez entendu dans une de vos séances, et que je viens de relire avec la défiance que vous me connaissez pour tout ce que je pense et tout ce que j'écris, et dont j'aurai néanmoins la hardiesse de dire aujourd'hui qu'il n'est pas une seule expression que j'en voulusse retrancher, ni peut-être une seule que je ne voulusse rendre plus vive et plus énergique: tant l'image de l'horrible état où je voyais la Basse-Egypte, il y a seize années, se retrace avec force dans mon esprit. Ces tableaux affligeants vous ont été présentés plus d'une fois, et je vous fatiguerais sans fruit si je reproduisais en ce moment ce qu'on peut voir dans ce petit ouvrage sur l'incroyable insalubrité du Caire; de cette grande ville que traverse un canal d'eau croupie, et dont la moitié est assise sur des sépultures en général très superficielles; sur les trente-cinq cimetières qui lui appartiennent, et dont vingt-cinq en occupent ou en occupaient l'intérieur, si voisins des maisons habitées, que les morts semblent faire partie des vivants; sur ces quartiers sombres, humides, irréguliers, mal construits, à rues étranglées, où l'on compte par centaines des maisons toutes remplies de cadavres: conditions malheureuses qui suffiraient toutes seules pour menacer la vie des hommes et l'abréger par les plus dangereuses maladies, comme le prouve l'étonnante mortalité des enfants; conditions, du reste, que l'on rencontre partout, je le répète, dans les villes petites ou grandes de la Basse-Egypte, mais plus spécialement dans les villages, où elles se montrent sans masque et sous l'aspect le plus hideux, le plus effrayant et le plus digne de pitié. Ce qui met le comble à tant de maux, c'est lorsqu'à de fortes pluies succèdent rapidement de fortes chaleurs. L'évaporation devient alors si abondante et si pernicieuse, que ces villages, bâtis de charognes et de boue, sont comme plongés dans une fournaise de mort; c'est alors aussi que la peste éclate et achève de les dépeupler. « Vous » parlerez du delta, me disait un voyageur qui connaissait le » delta jusque dans ses moindres détails; vous en parlerez; » vous en ferez une peinture affreuse, mais vous resterez » toujours au-dessous de la vérité, et plus vous en approche- » rez, moins on vous croira. » Un autre, qui avait parcouru les quatre parties du monde, me disait de son côté : « J'ai » vu des peuples bien pauvres, bien dénués, bien malheu- » reux; mais leur misère n'approche pas de celle de l'Egypte.» Ce qui m'étonnera toujours, c'est qu'un état si déplorable ait échappé à tant de voyageurs, j'y comprends Volney lui-même, et que pas un n'ait soupçonné la funeste influence que peut avoir sur notre organisation ce prodigieux amas de causes délétères. Mais quoi! la vivacité de la lumière, la sérénité du ciel, la douceur et la pureté de l'air, et la riante physionomie de cette Egypte qu'arrosent de si belles eaux et qui fait sortir de son sein une végétation si riche et si variée, tout ce magnifique spectacle a toujours fasciné les yeux et trompé sur le fond des choses ; car, en bien comme en mal, l'Egypte réunit les extrêmes, et cache celui-ci par celui-là. Si Howard avait visité l'Egypte, il en eût bientôt découvert toutes les infortunes. Et voulez-vous quelques exemples de celles dont je parlais tout-à-l'heure ? en voici deux entre mille; je les cite de préférence parce qu'ils sont authentiques l'un et l'autre, et que pour la question qui vous occupe ils conduisent à des conclusions péremptoires. Le premier, que j'ai rapporté ailleurs, est celui-ci : « Dans l'hiver de 1823 à 1824, » le pacha faisait bâtir une fabrique de coton à Kélioub, » petite ville à quatre lieues nord du Caire. On jeta les fon- » dements de cette fabrique à travers des tombes anciennes » et nouvelles. Un jour, vers midi, un tailleur de pierres se » plaint de mal de tête; on le renvoie chez lui. A quatre » heures, il était mort. Il ne fut point visité; mais huit per- » sonnes qui composaient sa famille moururent le même jour » dans la soirée; elles avaient des bubons et des charbons. » Second exemple d'une famille de neuf personnes, comme celle de Déir-el-Kamar, et comme elle enlevée par la peste, mais en beaucoup moins d'heures. Je reprends : « Kélioub » fut bientôt infecté; sur 5,000 habitants, elle en perdit » 2,000. Le mal fut porté au vieux Caire, à Gizeh, à Bou- » lac, et finalement au Caire, où il emporta 60,000 per- » sonnes...... Vous remarquerez que cette année-là il y avait » eu une grande inondation et de grandes pluies; que la » peste n'existait point dans les environs, et que Kélioub n'a- » vait rien reçu de l'extérieur, ni du Caire, ni d'Alexandrie, » ni à plus forte raison de Constantinople. »

Ce fait, pris dans toute sa simplicité et dépouillé de ses accessoires, qui, du reste, loin de l'affaiblir, le fortifieraient au contraire, mais qui seraient ici superflus, ce fait, dis-je, prouve invinciblement trois choses : la première, qu'en Egypte la peste est spontanée ; la seconde, qu'elle est donnée sur place ; la troisième, qu'elle est contagieuse : contagieuse, car non seulement elle tue le tailleur de pierres et par lui toute sa famille en si peu d'heures; non seulement elle attaque ultérieurement dans la fabrique un, deux, trois ouvriers par jour et les fait promptement mourir, par exemple les limeurs, qui tombaient tout d'un coup, se couvraient de charbons et cessaient de vivre en une ou deux nuits; puis un Européen qui arrive de la Basse-Egypte à Kélioub plein de santé, entre chez lui, est pris de peste sur-le-champ, a des charbons au dos et sur les flancs, et va mourir à Méhallet-el-Kébir; puis un autre Européen qui expire en trois heures, noir comme du charbon; non seulement cette peste affecte ainsi une suite de sujets dans le même lieu, mais encore, à travers trois ou quatre intermédiaires, elle se répand jusque dans la capitale et y produit une mortalité que je croyais exagérée, mais qui m'a été confirmée en 1830 par le ministre de la guerre. Au reste, moins ce grand fait prouverait pour la contagion, plus il prouverait pour la spontanéité, et, par suite, pour l'endémicité; de sorte qu'on n'affaiblirait la troisième conséquence que pour fortifier les deux autres.

Le second fait est tout récent. Toutes les maisons des Coptes ont des sépultures domestiques. Dernièrement, un Copte fait rebâtir sa maison; on arrive aux sépultures, et les ouvriers, au nombre de quatre, prennent la peste. D'où suivent les deux premières conséquences établies par le fait précédent; savoir, je le répète, qu'en Egypte la peste est spontanée, et qu'elle a été donnée par les cadavres. Celle-ci a-t-elle été contagieuse? Je l'ignore; et je m'en tiens à ce que je viens de rapporter. Mais comme c'est la multiplication ou la répétition soutenue des cas spontanés qui fait reconnaître l'endémicité, si ce fait n'établit pas la contagion, il concourt du moins à établir l'endémicité; cette endémicité que nous cherchions et que nous ne chercherons plus, car c'est un point sur lequel je pense que vos esprits sont irrévocablement fixés.

Maintenant, lorsque le cadavre fait ainsi naître la peste, que se passe-t-il entre le mort et le vivant? En quoi consiste le dangereux principe que le second reçoit du premier? Mystère que, malgré ses admirables progrès, la chimie n'a pas encore pénétré. Toutefois, souffrez ici quelques remarques que je dois à l'obligeance de M. Danger. Cet ingénieux expérimentateur s'est essayé sur les décompositions des matières animales, et particulièrement sur les terres des cimetières. Si je l'ai bien entendu, voici ce que lui ont appris ses études. Les produits immédiats de la décomposition putride ne sont pas, comme on se l'est figuré, des corps élémentaires, tels que l'hydrogène, le carbone, l'azote, etc.; ce sont, au contraire, des vapeurs dont les molécules organisées, condensables, susceptibles de se dessécher, et de se conserver indéfiniment sous cet état, le sont aussi de se désorganiser complètement par une certaine combinaison de chaleur et d'humidité. Entraînées par les gaz, par les vapeurs d'eau, les courants d'air et de poussière, dispersés sans être détruites par l'eau pure, comme le pensait Des Genettes, expulsées par l'acide sulfurique, elles ne sont neutralisées que par les bases alcalines puissantes, la chaux, la potasse, la soude, l'ammoniaque, les cendres des végétaux. Elles sont condensées, au contraire, et non décomposées, par les corps poreux, au nombre desquels on doit ranger le sable fin. Du reste, tant qu'elles conservent l'organisation qui leur est propre, elles peuvent servir de ferment, et par conséquent agir sur les êtres vivants pour les désorganiser, par la raison que trouvant en eux le degré de chaleur et d'humidité qui doit les détruire, elles ne se détruisent, en effet, elles ne subissent leurs métamorphoses qu'en les faisant partager à l'être qui les a reçues, et dont la vie se trouve aussi compromise et quelquefois anéantie. On comprend par là comment, au milieu de tant d'agents contraires, la peste n'est pas pour l'Egypte aussi funeste qu'elle pourrait l'être. L'air y est toujours en mouvement. Des torrents de poussière la balaient pour ainsi dire dans toutes les saisons. Les germes de peste ainsi dispersés par les vents sont moins rapprochés et moins actifs. En second lieu, l'eau du Nil est très alcaline; répandue sur les terres, elle atteint les cadavres; elle en retient, elle en neutralise momentanément les miasmes. Mais la source n'en est pas épuisée. Dans la douce et humide chaleur de l'hiver, la décomposition putride se ranime. Les subtils ferments qu'elle produit se condensent dans le sol sablonneux qui forme l'Egypte et où reposent les cadavres. Pour peu que l'élévation de la température les fasse vaporiser, l'homme les reçoit par les vaisseaux absorbants superficiels, ou par ceux des poumons, c'est-à-dire par l'acte respiratoire. Par l'une et par l'autre voie, il s'en sature à ce point que ce que j'appelle l'état maladif s'achève, et que tout-à-l'heure la peste, ou plutôt l'acte qui la manifeste éclatera avec plus ou moins de violence. D'un autre côté, comme les plantes, selon la remarque de Montesquieu, s'approprient, ainsi que l'air, les particules de la terre qui les nourrit, il est permis de supposer que les plantes textiles de l'Egypte, le lin, le chanvre, le coton, attirent dans leur intérieur ces molécules si ténues échappées des cadavres, et les conservent dans leur tissu, comme le fait la soie, comme le font surtout la laine, les poils, les plumes des animaux. Ces matières textiles une fois travaillées, devenues marchandises, et pressées sur elles-mêmes, soit dans des magasins, soit dans des vaisseaux de transport, les miasmes qu'elles recèlent peuvent, par le repos, par l'exclusion de l'air, et par une certaine chaleur, réagir les uns sur les autres, et se prêter à des combinaisons nouvelles et toujours plus dangereuses : comme il arrive, parmi nous, au linge de l'homme le mieux portant, lorsque, après l'avoir porté pendant quelques jours, cet homme s'avise de le ployer en plusieurs doubles, et de le tenir quelque temps exactement clos dans une étroite armoire ; comme je l'ai observé moi-même, soit sur des cahiers d'hôpital que l'on avait tenus quelques mois en repos dans le coin obscur d'une pharmacie, soit sur les papiers que la commission française avait rapportés de Barcelone, et qu'il fallut brûler aux portes de France, dans le lazaret momentané de Bellegarde. Outre ces exemples, outre une foule d'autres exemples analogues, ce qui autoriserait de telles spéculations, ce sont certains récits que l'on rencontre dans Mead ; et personne n'accusera Mead de crédulité ; ce sont les récits que M. Drovetti faisait devant moi sur les promptes morts qui frappaient à la première ouverture des magasins de coton que l'on avait tenus longtemps enfermés ; ce sont les récits que l'on faisait à Lancisi sur les maladies qu'avaient à subir les ouvriers de Constantinople qui maniaient le chanvre et le lin récemment arrivé d'Alexandrie, maladies promptement mortelles, ou qui ne tardaient pas à revêtir tous les caractères de la peste. Que si ces récits ont été trop souvent contredits pour n'être pas suspects, voici un fait que je tiens d'un témoin oculaire, homme éclairé, sincère, et dont le témoignage est pour moi celui de la vérité même. Il est en Egypte une ville dont on ne s'occupe presque pas en Europe, et qui, de toutes les stations maritimes, est peut-être la plus dangereuse : c'est Damiette. Or, il est de toute certitude que du chanvre porté de Damiette à Salonique a introduit plus d'une fois dans cette dernière ville des pestes furieuses, entre autres celle de 1816, qui fit périr toute la maison du shérif de la Mecque et le shérif lui-même. On sait que, fait prisonnier par Méhémet-Ali, il avait été relégué à Salonique par la sublime Porte. Lorsque la peste est en Egypte, le cabotage de Damiette est plus redouté même par les Turcs que les navires expédiés d'Alexandrie.

Au reste, pour clore cette digression sur les miasmes, il faut convenir que la nature de ces êtres singuliers nous est encore trop peu connue. Assurément ce sont là des poisons animaux, parmi lesquels, s'il en est de très doux, il en est aussi de la plus dangereuse espèce, et d'autant plus actifs qu'ils sont plus divisés. Il est probable qu'ils n'ont pas tous la même composition, et que si l'analyse y découvre les mêmes éléments, ces éléments n'out pas dans tous le même arrangement, ni les mêmes proportions. Mais s'ils n'ont pas la même composition, ils n'ont plus les mêmes propriétés ; et différant entre eux comme diffèrent l'un de l'autre les miasmes du typhus, de la fièvre jaune, de la variole, ainsi de suite, il est tel d'entre eux qui allumera la fièvre, tel autre élèvera le bubon ; celui-ci produira les charbons, celui-là les pétéchies, etc., de telle sorte que la simultanéité de tous les symptômes sera l'œuvre nécessaire de leur concours. C'est ainsi que l'on pourrait comprendre, au moins en partie, les différences que l'on remarque de telle peste à telle autre, et dans la même peste, de tel cas à tel autre. Ici je vous dis à ma manière ce que dit à la sienne Mindererus, comme on peut le voir dans Sorbait. Enfin, c'est en combinant toutes ces variétés avec les variétés prodigieuses de notre organisation, que l'on pourrait se rendre compte de toutes ces inconstances dont on est si vivement frappé dans l'étude de la peste. Malheureusement, de part et d'autre, les deux termes principaux de la question nous sont également inconnus. Nous ne suppléons à notre ignorance que par des conjectures; et presque jamais des *peut-être* ne sont des vérités : or, ici, les *peut-être* seront encore longtemps, si ce n'est toujours, l'unique aliment de notre esprit.

Je viens, messieurs, de parcourir un long espace, et je pense avoir solidement établi cette suite de propositions, que la peste n'est endémique ni dans la Syrie, ni dans les deux Turquies, ni dans les îles qui les environnent, ni à Erzeroum, ni dans le bas Danube, ni dans les Etats barbaresques, et qu'au contraire elle est endémique en Égypte. Je pense avoir fixé nettement les conditions de cette endémicité; conditions qui ne se trouvent nulle part dans le monde, ni au même degré, ni avec la même permanence; parce que ces conditions sont, pour ainsi dire, l'Égypte elle-même : terre égale, unie, légère, poreuse, chaude, humide, et saturée de matières animales, et spécialement de cadavres humains; car, en général, les cadavres des autres grands animaux, tels que les bœufs, se décomposent à l'air libre; et cette décomposition, bien qu'insalubre, n'a pas à beaucoup près les mêmes dangers : on a vu pourquoi. Si dans tout cela je ne me suis pas mépris, il s'ensuit que tout ce que le rapport de votre commission renferme de contraire est ruiné de fond en comble, ou demanderait au moins de grandes restrictions. Il suivrait encore de là que pour abolir avec sécurité nos quarantaines, pour délivrer l'Europe des périls qui menacent la vie des hommes et des gênes que souffre le commerce, dernière considération d'un moindre prix, à mon avis, que toutes les autres, il faudrait s'attacher à détruire la peste en Égypte. Mais cette destruction est-elle possible? Oui, sans doute. Faites revivre l'ancienne sagesse. Toutefois, ne remuez pas les terres : la peste en sort; vous l'avez vu. Laissez au temps, laissez à l'air le soin de dissiper, d'épuiser, d'éteindre le poison dont elles sont pénétrées. Ayez d'abord un état civil qui constate les décès; puis changez les lieux de sépultures; ne souffrez plus de sépultures domestiques; portez-les toutes dans le sable du désert, loin de toute demeure humaine; et puisque les matières alcalines ont l'heureuse propriété de neutraliser les miasmes ou les molécules délétères, sachez mettre à profit les dons que vous a faits la nature : car on dirait que pour la conservation de l'Égypte, la Providence a mis dans ses mains ces puissants auxiliaires, et les a mis à profusion. L'eau de son fleuve est alcaline. Qu'elle multiplie ses canaux d'irrigation, afin que les cultures soient toujours arrosées d'une eau si bienfaisante : double source de fécondité et de salubrité. Elle a du natrum en surabondance; qu'elle en enveloppe ses cadavres, comme le faisait l'ancienne Égypte; qu'elle en recouvre la surface de ses cimetières actuels; qu'elle le répande par couches légères sur les points suspects de son territoire; enfin qu'elle change l'intérieur de ses villes et de ses villages; qu'elle en élargisse les rues, qu'elle en nettoie les maisons; qu'elle les rende saines et commodes; qu'elle purifie ses égouts; qu'elle imite, en un mot, le bel exemple que lui a donné l'armée française, il y a près d'un demi-siècle. Peines, travaux, dépenses! Eh qu'importe, puisqu'il s'agit de la conservation des hommes! Voyez ce qu'a fait la Hollande pour la sûreté des siens. Singulière économie! Vous ménagez la peste qui vous détruit; vous détruisez les hommes qui vous servent. Mais, comme je l'ai déjà dit si souvent au vice-roi, à Méhemet-Ali, les hommes sont la première de toutes les richesses; celle qui suppose mais aussi qui produit toutes les autres. Vous aspirez à la civilisation; mais il n'est point de civilisation sans travail, et le travail n'a pas pour objet la félicité d'un seul, mais la félicité générale; hors de là, point de civilisation. Je puis me tromper sur l'efficacité des moyens que je propose, et le problème à résoudre en demanderait sans doute beaucoup d'autres : toutefois, j'ose penser que le plus noble soin qui puisse occuper les puissances de l'Europe serait de s'unir pour en provoquer la solution, et pour y contribuer, soit par des conseils, soit même par des secours effectifs; car enfin, une telle entreprise intéresserait tous les peuples. La religion, la philosophie, l'intérêt même, ont appris à tous les peuples qu'ils sont frères, et que le meilleur emploi qu'ils puissent faire de leurs forces serait de les tourner, non à leur ruine par la guerre, mais à leur conservation réciproque par le travail et les arts de la paix. Si jamais un projet de cette nature s'exécute, que de bénédictions pour les auteurs d'un si grand bienfait! et pour l'Europe, et pour l'Egypte, et pour le monde, quelle ère d'opulence et de sécurité! L'Égypte serait encore la contrée la plus délicieuse de la terre, comme le pensait Louis Franck; elle reprendrait cette antique splendeur que Bossuet a célébrée. Et quel heureux séjour pour les sciences! Jamais service plus signalé n'aurait été rendu au genre humain. Je le déclare avec la conviction la plus profonde : pour trancher sans retour la question des quarantaines, pour en affranchir à jamais l'Orient et l'Occident, il n'est que ce moyen ; et peut être ne serait-il pas indigne de l'Académie d'appeler sur ce point toute la sollicitude du gouvernement. Vaincre la peste serait la plus grande et la plus pure de toutes les gloires. Je passe maintenant à la question de la contagion.

Un foyer de peste une fois formé, la peste peut-elle en sortir pour se répandre au dehors? J'avoue qu'après tant et de si éclatants exemples, après les effroyables désordres qu'ont essuyés tant de nations diverses, et lorsque de toutes les contrées de l'Europe, Russie, Pologne, Allemagne, Suède, Danemark, Angleterre, France, Italie, Espagne, depuis Gibraltar jusqu'à Smyrne, Constantinople, Alep et Damas, des cris de contagion se sont élevés pendant tant de siècles, et s'élèvent encore de nos jours, je ne puis concevoir qu'on ait l'indigne courage de mettre en doute la fatale propriété qu'ont certaines maladies de se transmettre et de se multiplier, en se communiquant de l'homme qui l'a à celui qui ne l'a pas, du peuple qui l'a au peuple qui ne l'a pas. Quoi qu'en ait dit une poignée d'hommes qui ont voulu se singulariser par des paradoxes, ou céder, comme Stoll, à des complaisances, ou à je ne sais quels intérêts, la peste, ainsi que la variole, fait partie de ces redoutables maladies. La peste est communicable, transmissible, contagieuse : trois expressions identiques, ce me semble, pour qui dédaigne les vaines arguties et les vaines disputes de mots. Elle se communique par tous les intermédiaires imaginables : tout ce qui sort d'un pestiféré, même l'air qu'il respire, à plus forte raison le sang d'une hémorrhagie, le sang des règles, l'ichor, le pus, les sueurs, les selles, les urines, les mucosités, les crachats, toutes ces matières donnent la peste, dit le docteur Leukias, en cela d'accord avec Lobb, qui considère chaque pestiféré comme un foyer d'émanations pestilentielles. Vous comprenez que parmi ces moyens de transmission, je range le contact immédiat, dont certains hommes ne veulent pas; et pour ne pas parler de ma propre expérience, qui m'autoriserait à proférer ces paroles, j'ai pour moi l'expérience de Diemerbroëck, de Lange, de Samoïlowits, de Mertens, etc., et surtout celle de Klint. Voyez un des recueils de Baldinger; Klint vous y dira qu'il a traité dix mille pestiférés, et qu'il n'a jamais vu la peste passer d'un homme à un autre si ce n'est par le contact immédiat. Supposez maintenant que pour un autre observateur le contact immédiat n'ait pas toujours eu de si fâcheux résultats; placés comme vous l'êtes entre deux autorités en apparence contraires, de quel droit rejetterez-vous l'une pour adopter l'autre? Et supposé qu'il y ait vérité des deux parts, est-il donc si difficile de concilier ces contraires, que j'ai dit tout-à-l'heure n'être qu'apparents ? Dans les régions chaudes, les émanations des pestiférés raréfiées par la température ou déplacées par les courants d'air, sont moins denses et par conséquent moins actives; le toucher immédiat n'en ferait recevoir qu'une petite quantité. Dans les régions froides, ces émanations seront plus denses, et le contact n'en sera que plus dangereux ; et l'inverse. Dans le Midi, les émanations épanouies par la chaleur, et accumulées dans une chambre étroite et close, pénétreront plus profondément, sinon par le toucher, du moins par les poumons d'un homme sain ; au lieu que, dans le Nord, ces émanations retenues à petite distance autour du malade permettront à l'homme sain de respirer impunément l'air dont le malade est environné. Je suppose que cet air n'est point raréfié lui-même par une chaleur artificielle. J'ajoute que l'état des vaisseaux absorbants n'est pas le même chez tous les hommes. Il est des peaux, il est des poumons, comme le dit Sanctorius, d'un tissu plus ou moins serré, d'un tissu plus ou moins perméable. Je n'insiste pas sur ces variétés, qui font si prodigieusement varier nos aptitudes. Toutefois, voulez-vous quelques exemples de l'extrême danger des contacts? A Salonique, dans la peste de 1816, une pauvre tchinguène (c'est-à-dire une pauvre bohémienne pestiférée) était gisante en pleine rue. Des janissaires se jouaient de ses souffrances. Cependant, touché de pitié, l'un d'eux la prend sous les aisselles, la soulève et l'appuie contre un mur. Le soir, ce janissaire était mort. Mais, dira peut-être un esprit pointilleux, le janissaire n'a point touché la malade; il n'a touché que ses vêtements. Fort bien; mais d'où venait à ces vêtements le poison qu'ils recélaient? Ce poison était-il autre chose que les émanations de la malade, émanations plus concentrées dans les vêtements et par conséquent plus dangereuses? Autre exemple. A Constantinople, en 1812, les chefs de la Monnaie, riches Arméniens catholiques, se tenaient renfermés. Des khavas, ou si vous le voulez, des gendarmes du grand-visir, forcent la porte de leur maison. L'approche de ces hommes donne la peste au portier et à l'un de ses enfants. En sortant de la maison, un de ces khavas chancelle et tombe mort sur le trottoir. Que les faits de cette nature sont loin de nos habitudes, et que nous avons peine à les croire! mais qu'ils sont fréquents dans tout l'Orient, et qu'ils y impriment de terreur! Au reste, messieurs, dans ces médecins de l'Egypte qui s'attachent à persuader que la peste n'est pas contagieuse, que de contradictions, ou plutôt que de non-sens! « Ne vous tenez » pas trop longtemps dans la chambre d'un pestiféré », vous disent-ils. — Et pourquoi cela, je vous prie? — Parce que vous pourriez contracter la peste. — Et comment contracte-t-on une maladie qui ne se contracte pas? — Vous la contracteriez par infection; l'air est infecté. — Infecté? Et par quoi l'est-il? par le plancher, les meubles, les murailles? — Non; il l'est par les émanations du malade. — Ce sont donc ces émanations qui me donneront la peste? — Oui, sans doute. — Et que m'importe de recevoir ces émanations à distance, ou de les recevoir à la sortie du pestiféré? — Mais à cette sortie elles n'ont rien de dangereux. — Elles sont donc à zéro? Mais comment des zéro, en se multipliant à l'infini, prendront-ils une valeur quelconque? Voilà à quoi se réduit cette fameuse théorie de l'infection. Le rapport appelle cela une découverte et un bienfait; ce n'est malheureusement ni l'un ni l'autre. Ce sont de pures paroles, *verba et vocis.* Le fond reste le même: un malade, des émanations, un homme sain qui, en les inspirant, devient malade comme le premier. Qu'y a-t-il de nouveau dans tout cela pour constituer une découverte? Et s'il y a là quelque chose de vrai, en quoi ce vrai diffère-t-il de tout ce que l'on connaît depuis trois siècles? D'un autre côté, si j'en crois ce que j'entends dire, voilà les médecins de l'Egypte qui se mettent à l'œuvre et commencent à faire ce qu'on a fait avec tant de bonheur à Constantinople. Ils séparent, ils isolent les malades, et par conséquent ils empêchent les rapprochements, les communications, les contacts. Mais à quoi bon, je vous prie, puisqu'un homme affecté d'une maladie qui ne se transmet pas n'a pas plus d'action sur un malade voisin que sur l'homme sain dont il reçoit la visite? N'est-il pas plus naturel, comme le veut Lobb, de voir dans un seul pestiféré un foyer d'une action faible et limitée, mais réelle; au lieu que par l'accession de vingt, cinquante, cent autres malades, cette action s'accroît, non dans des proportions arithmétiques ou géométriques, mais dans des proportions infiniment supérieures et encore inconnues? Que se passe-t-il là? N'y a-t-il pas là une ultrà-physique, une ultrà-chimie, une ultrà-médecine bien digne d'être étudiée, si jamais elle peut l'être? Mais l'excessive division de ces matières y mettra sans doute un obstacle éternel. Enfin, messieurs, vous le savez, le fait le plus simple relatif à la peste peut conduire à plusieurs conséquences; et de tous ceux que j'ai rappelés dans la séance précédente, peut-être n'en est-il pas un seul qui n'ait rendu palpable la transmission ou la contagion de cette cruelle maladie. Mais il est d'autres considérations qui rendront encore cette vérité plus sensible.

A l'égard de ceux qui sont épargnés dans les grandes pestes, et dont l'immunité donne des arguments contre la contagion, j'ai deux remarques à faire : la première, que ces arguments n'ont qu'une valeur précaire; car il est tel homme qui, après avoir impunément traversé dix, douze, quinze grandes pestes, succombe à la seizième, soit que les aptitudes qui le préservaient n'existent plus, soit que les miasmes aient plus d'énergie, soit par ces deux raisons à la fois; témoin ce généreux missionnaire qui, après dix-neuf pestes, n'a vu la vingtième que pour en mourir. La seconde remarque, c'est que dans les grandes épidémies personne ne peut se vanter d'y échapper. Le miasme peut être reçu; il peut rester silencieux dans l'économie, se dissiper par les sueurs et les selles, deux genres de crises dont j'ai beaucoup d'exemples; il peut se décomposer en partie par toutes les voies excrétionnelles, et mêler enfin ses restes à des maladies subséquentes d'une tout autre nature, et leur imprimer quelque chose de pestilentiel, comme l'a vu et comme le dit si nettement Sydenham, comme l'a vu sans doute De Haën, comme l'insinue Waldschmitd, et comme il peut arriver dans les villes du bas Danube et dans celle d'Erzeroum. Est-il nécessaire pour appuyer ces vues de rappeler ce qu'on observe dans la rage, la syphilis, la fièvre jaune, le choléra, le bouton d'Alep? Et ne seraient-ce pas les hommes ainsi disposés qui donneraient la peste sans l'avoir eux-mêmes, ou du moins sans l'avoir en apparence? Enfin, Chenot pense que le miasme reçu dans notre intérieur peut se décomposer à s'assimiler à nos organes, sans produire aucun trouble. Mais on peut le reprendre encore et mourir.

Je poursuis. Après le contact avec les malades, je pourrais même dire bien au-dessus de ce contact, les intermédiaires de transmission les plus dangereux sont les effets usuels que le pestiféré laisse après lui, et qui, non lavés, non ventilés, sont immédiatement repliés sur eux-mêmes, et renfermés dans une malle, dans une caisse, dans une boîte. Là s'opèrent entre les miasmes les plus mortelles combinaisons. Malheur à qui fera l'ouverture de cette malle, de cette caisse, de cette boîte: c'est la boîte de Pandore, le plus souvent sans l'espérance. Sur ce que je dis à cet égard, on a des témoignages multipliés et authentiques. Mais que me servirait de faire paraître au milieu de vous vingt observateurs éclairés et fidèles, entre autres quelques uns même du dernier siècle, Erudtel, Stocker, Chenot, Russell, Lange, Des Genettes, eux dont M. le rapporteur a rejeté si cavalièrement l'expérience; comme si la rejeter était l'anéantir! Que me servirait de leur faire déclarer devant vous que la peste se communique par les effets des pestiférés; que des pestes éteintes depuis six mois, depuis un an, depuis trente-trois ans, se sont rallumées par des linges infectés, par les vêtements d'une famille serrés dans un coffret, et tirés imprudemment de leur cachette? Cette expérience faite ou plutôt recueillie dans les localités et à des époques si diverses, cette expérience si multiple et pourtant si univoque est sacrifiée à quoi? à une expérience d'un jour et d'un lieu, et encore démentie par une expérience toute voisine! Cependant quoi de plus positif que Russell? Selon lui, la peste d'Alep n'a souvent d'autre origine que des vêtements achetés en Egypte, portés à Byas, vendus aux montagnards du voisinage, lesquels ne les prennent que dans le temps de la moisson, lorsqu'ils viennent la faire dans les environs d'Alep. Mercurialis lui-même, si faussement cité par M. le rapporteur, Mercurialis ne veut pas que les villes soient ouvertes aux choses, non plus qu'aux personnes qui viennent de lieux infectés. A l'entendre, les pauvres guéris qui rentrent dans la ville avec leurs haillons y font rentrer avec ces haillons de nouveaux germes de peste. C'est ce que Boccace avait vu. Mais n'est-ce pas ce qu'on voit dans le typhus et la variole ? ce qu'on a vu dans le choléra de l'Ile de France et de la ville de Charmes? ce qu'on a vu si souvent dans la fièvre jaune d'Espagne ? Que de fois les dépouilles des Turcs ont été fatales à leurs vainqueurs, allemands et russes ! Et pourra-t-on jamais oublier tout ce qu'ont coûté à l'Europe et les chances de la guerre, et la piraterie, et la contrebande, et le brocantage des juifs ? Vieilleries que tout cela ! s'écrie-t-on : comme s'il y avait prescription pour la vérité ! comme si ce qui est vrai aujourd'hui ne le sera pas dans mille ans, et toujours ! Est-ce que les 145 années qui viennent de se passer ont effacé de la mémoire des hommes les récits de Lemoine et Bailly, de Blanquet, de Rochevalier, de Couzier, sur les pestes d'Alais, de Corréjac, de la Canourgue et de Marvéjols? « Depuis deux années que je suis attaché » dans le Gévaudan au service des pestiférés, dit Blanquet, » je n'ai vu personne contracter la peste, qu'après avoir com- » muniqué avec ceux qui l'avaient, ou s'être servis des ha- » billements et des hardes de ceux qui avaient péri. » Le vénérable don Raphaël Cubié me disait au Caire qu'à Damas, sa ville natale, en temps de peste, une femme perdit son mari le jour de Pâques. Pour prendre des vêtements de deuil, elle quitte ceux qu'elle avait, les ploie et les met dans un tiroir. Le jour de Pâques suivant, elle quitte ses vêtements de deuil et reprend ceux qu'elle avait l'année précédente à pareil jour. Oui ; mais, en les prenant, elle prend la peste et meurt. Quelque chose de semblable est arrivé il y a 16 à 17 ans dans un couvent de Saint-Jean d'Acre que j'ai habité. Rien de mieux avéré qu'un pareil fait. L'historien des croisades, M. Michaud, l'a constaté sur les lieux, et me l'a confirmé depuis de vive voix (1). Au Caire, et sur les raisons les

(1) Un voyageur anglais, auteur d'un excellent ouvrage sur la Palestine et la Syrie, M. Robinson, venait de quitter le couvent de Saint-Jean-d'Acre, lorsque l'accident eut lieu. Il en fut informé presque aussitôt, car en Orient ces nouvelles vont très vite. C'est ce que M. Robinson m'a fait l'honneur de me dire il y a deux jours.

plus frivoles, on le travestit en fable ; on travestit presque en fable, à Paris, un fait analogue arrivé à Beyrout, et consigné dans le rapport d'un consul de France. Quoi donc ! au Caire, à Paris, sait-on mieux ce qui se passe à Saint-Jean d'Acre et à Beyrout, que des témoins oculaires et officiels qui sont à Beyrout et à Saint-Jean d'Acre? Vous-mêmes n'avez-vous pas dit que la première étincelle de la peste de 1835 sortit d'une caisse transportée de Jérusalem en Egypte, et ouverte dans un couvent d'Alexandrie? Ce fait avoué, pourquoi se montrer si difficile pour celui de Saint-Jean d'Acre? Mais ce qu'on a dit, on le perd de vue; et ce dont on ne peut refuser les conséquences, on le nie; ne voyant pas qu'on autorise à rétorquer. Dans deux ou trois de vos séances, Des Genettes a raconté qu'un mouchoir de cou laissé par un pestiféré avait donné une peste mortelle à dix soldats qui l'avaient pris l'un après l'autre. Ce fait, qui rappelle la pelisse de Fracastor et le doliman de Constantinople, n'a pas été admis par votre commission. Pourquoi? parce qu'il manque, a-t-on dit, d'authenticité. Mais quelle authenticité vous faut-il, si la parole de Des Genettes n'en a pas? Tout, dans cette question, repose sur des témoignages; et si vous demandez une garantie pour un premier témoignage, il vous faudra une garantie pour cette première garantie; ainsi de suite, à l'infini. Il est des choses qui ne se prouvent jamais, et qu'il faut recevoir sur la foi publique, et même sur la foi d'un seul témoin, quand ce témoin ne peut être suspect; et, par exemple, quand Orræus me dit qu'un soldat russe ayant vendu à un juif une fourrure qu'il avait prise sur un Turc, ce juif y prit la peste et mourut avec ses deux enfants, aurai-je l'insolence de dire à Orræus qu'il en a menti? Quand il me dit qu'en recevant d'un bohémien une petite pièce de monnaie turque, un enfant ressentit dans la paume de la main une sorte de brûlure, et eut une peste mortelle, dirai-je à Orræus que ce qu'il a vu il ne l'a pas vu (1)? Enfin, quand il me dit qu'en 1770, à Jassy, deux soldats commis à la garde de vêtements pestiférés, ayant eu l'imprudence de dormir sur ces vêtements, furent

(1) On me dit que lorsque j'ai cité ce fait devant l'Académie, quel-

trouvés morts au bout de quelques heures, dirai-je que c'est là un fait controuvé ? Autre exemple. Puguet me rapporte ce qui suit ; je copie ses paroles : « A Caïpha, huit Français se » sont successivement communiqué le germe de cette mala- » die (la peste) en se transmettant une pelisse ; à Gaza, cinq » sur six, en se disputant un habit de drap, la dépouille d'un » de leurs compatriotes ; à Jaffa, quatre, en mettant aussitôt » à leur usage des mouchoirs de cou qu'un pharmacien de » 3e classe avait apportés d'Italie. Ces quatre héritiers furent » en même temps atteints de bubons à l'entour du cou, et » périrent du troisième au sixième jour. » Quand Pugnet me

ques personnes en ont été formalisées. Cependant, quoi de plus clair que le texte même d'Orræus ?

« Vidi puerum moldaviensem, confestim ardorem in vola manus » percipientem, et peste correptum, postquam monetulam turcicam ex » argento et multo cupro conflatam, à Zingaro quodam recepisset. »

Orræus ajoute :

« Chirurgus quidam Moscuæ, rublioues quosdam ex manibus mercato- » ris infecti *calentes*, pro honorario accipiens, illico peste (ex qua quoque » obiit), affectus insuper nonnullos ex familia sua polluit. »

P. 57. Édit. de Saint-Pétersbourg, 1784.

On lit encore dans cet écrivain, pag. 56, l'histoire d'un Cosaque qui, après son congé, rentre dans sa famille, apportant avec lui un coffre où il avait mis la meilleure partie de son butin, et qu'il tient caché à sa femme et à ses enfants. Il meurt ; on trouve le coffre ; on l'ouvre ; toute sa famille, composée de huit personnes, meurt de la peste la moins équivoque.

Ce butin avait été pris à Odschakow en temps de peste.

Là aussi Orræus parle des miasmes retenus longtemps dans des magasins construits en voûte et mal ventilés.

Stoll, l'anti-contagioniste Stoll, fait soutenir, en 1783, une thèse où il établit qu'au bout de deux années, des coraux infectés ainsi que des pièces d'or ont donné la peste.

P. Franck recommande, en temps de peste, de ne recevoir des pays infectés ni marchandises (de laine, de coton, de soie, etc.), ni lettres, ni *argent*.

Du fer même apporté de Constantinople à Galah a donné la peste. Ce fer était-il rouillé ? et la rouille a-t-elle pu retenir des miasmes ? Orræus le suppose.

Dans tous ces cas singuliers, mais rares, n'est-il pas visible que ce sont des *miasmes*, que c'est la sueur des pestiférés qui donne la maladie ?

raconte ces faits, je le crois sans hésiter; et pour m'assurer sa parole, je ne veux que sa parole. Savari lui-même n'a pas un autre langage. N'ai-je pas entendu l'autre jour affirmer devant vous qu'à Constantinople les effets des morts colportés dans la ville par des tellahs ou des crieurs, ne communiquent jamais la peste? Sachez, messieurs, que non seulement la vente de ces effets sert à la propagation du mal, comme Savari le dit pour l'Egypte, mais qu'encore on a vu plus d'une fois ces tellahs eux-mêmes tomber dans la rue sans pouvoir se relever : ils étaient morts ou mourants. Dans la peste d'Amsterdam que décrit Barbette, un fardeau est mis sur le dos d'un emballeur; sa femme en porte une partie; tous deux contractent des bubons. Il y a plus : en 1815, à Corfou, pendant la peste, et dans un village où cette maladie avait régné plusieurs mois, on avait de bonne heure fermé l'église. Lorsqu'on l'ouvrit pour la purifier, le prêtre qui secouait le drap de l'autel afin de le nettoyer, ce prêtre est pris tout-à-coup de mal de tête et de vertige; il chancelle, il tombe, et au bout de trois heures il meurt avec bubons aux aisselles et pétéchies sur tout le corps. Ce fait me rendrait aujourd'hui probable un autre fait qu'on me racontait en Egypte et que je n'osais croire. Des draps d'Angleterre retenus quelque temps à Alexandrie au moment d'une grande peste, puis expédiés plus tard pour une ville de Syrie, firent éclater la peste dans cette dernière ville. Quelle ténuité dans les miasmes! quelle ténacité dans leur adhérence aux étoffes! et cependant quelle puissance! L'autre jour M. Bousquet vous en citait un exemple. En voici un second. En 1760, la peste est Alep. Un homme part d'Alep pour se rendre en Chypre, à Larnaca, il est reçu dans la maison de M. Caliméri, belle et vaste maison qui est aujourd'hui celle du consulat de France et que j'ai habitée. Cet homme avait toutes les apparenees de la santé. Il venait de faire 75 lieues, 25 par terre et 50 par mer; grands motifs de sécurité. Cependant, comme il venait d'une ville empestée, on le prie de se tenir quelque temps en observation dans une chambre isolée que j'ai vue. Il y consent. Au bout de huit jours, M. Caliméri, pleinement rassuré, entre dans la chambre de son nouvel hôte, et communique librement avec lui. Le lendemain, M. Caliméri est pris d'une peste mortelle. Son fils a la peste et guérit. Toute la maison eut la peste, c'est-à-dire onze personnes, dont quelques unes se sauvèrent. Tous ces détails, je les tiens du petit-fils de M. Caliméri. Il me les donnait comme une tradition de famille conservée dans toute son intégrité. Cette tradition serait, ce me semble, une belle preuve que la peste se communique hors des foyers pestilentiels; car on raisonne pour la peste comme on a raisonné si longtemps et si follement pour la morve. Du reste, par l'expérience que nous avons faite à Tripoli, j'ai dans l'esprit qu'en mettant l'homme d'Alep dans un bain légèrement chloruré, et en y plongeant ses effets, on eût prévenu ce cruel accident. Est-ce que des événements de cette nature n'autorisent pas suffisamment les exigences qu'on impose aux voyageurs, de ventiler leurs effets? et pour leur épargner l'ennui de quelques jours d'attente, faudrait-il abandonner de si utiles précautions? Qu'est-ce qu'un peu de gêne mis dans la balance avec la vie ou même avec la santé d'un seul homme?

Ces considérations me conduisent naturellement à la propagation de la peste par les marchandises. De tous les moyens de transmission, celui-là serait le plus contesté. Je ne veux point rappeler ce qui s'est passé aux Bermudes; ni à Rome du temps de Gustaldi; ni en Angleterre, du temps que l'Angleterre recevait les cotons par la Hollande; ni dans plusieurs lieux d'Espagne, particulièrement à Saint-Lucar de Barranuda; ni à Patras, ni à Messine, ni à Malte, ni en dernier lieu à Salonique et dans les îles Ioniennes. J'insisterai seulement sur ce qui suit. Je crois savoir que de 1721 à 1830 inclusivement, c'est-à-dire en 110 années, 34 navires sont arrivés à Marseille, ayant la peste à bord, ayant eu des morts à la mer, et ayant déposé des malades au lazaret; et qu'enfin plusieurs portefaix employés à ce qu'on appelle la purge des marchandises en ont reçu la peste, et y ont succombé. Toulon, Gibraltar, les îles Baléares, la Corse, la Sicile, Malte, ont été menacées. Et finalement, en 1812 et 1813, les ports de l'Adriatique ont essuyé des accidents; et le cabotage et les pèlerins partis de Rosette, de Damiette et d'Alexandrie ont porté la peste dans l'une des Cyclades, à la Canée, et dans huit ou dix autres lieux des deux Turquies d'Asie et d'Europe. Mais par quels moyens? Pour toute réponse, je ne ferai qu'une remarque. Il est de notoriété historique que les principales villes du nord de l'Europe, Moscou, Dantzik, Hambourg, Copenhague, Stockholm, ont eu la peste. La peste y a régné avec la violence et l'étendue qui n'appartiennent qu'aux épidémies. Cela établi, des deux choses l'une : ou il faudrait supposer que ces grandes villes ont été momentanément des foyers de peste, ce qui serait absurde; ou il faut reconnaître que la peste y a été portée : or, elle n'a pu y être portée que par des hommes, ou par des effets, ou par des marchandises; ou tout à la fois, par ces trois intermédiaires de transmission : car comment séparer les hommes d'avec les choses? et parmi les choses, comment ne pas comprendre les effets et les marchandises? Et dire que dans tout cela, il ne s'est jamais opéré d'attouchement ou de contact, n'est-ce pas une puérilité?

Aux hommes qui ont rassemblé des faits en faveur de ces vérités, le rapport fait un singulier reproche. On les blâme d'avoir recueilli ces faits « *sous un point de vue exclusif*, et sous l'*empire d'une opinion régnante.* » D'une opinion régnante! Et qui vous l'a dit? et d'où venait cette opinion? d'elle-même ou des faits? Ne sont-ce pas les faits qui l'ont suggérée, à qui? aux plus sages observateurs : à un Diemerbroëck, à un Mercurialis, et à des centaines d'autres. Si Stoll avait de si forts arguments contre la contagion, que ne les a-t-il produits? et pourquoi fait-il soutenir, en 1783, une thèse où il est ultra-contagioniste? Il avait donc deux opinions? Quelle était l'opinion régnante? De façon ou d'autre, il a menti à lui-même, comme le lui a reproché Howard. Mais vous, n'écrivez-vous pas sous l'empire d'une opinion qui veut régner à son tour, et nous ramener à ces temps de malheur où, faute de l'opinion que vous combattez, la peste avait pris de si grands et de si dangereux développements? Car, loin d'être nouvelle, votre opinion est plus ancienne que la nôtre. Ces hommes, dites-vous, ont recueilli les faits sous un point de vue exclusif. Et, au nom du ciel, sous quel point de vue voudriez-vous qu'ils les eussent recueillis et présentés? Chargés d'étudier toutes les chances de péril, ils les ont vues et les ont déclarées. En cela, ils ont rempli un devoir sacré. Qu'eussiez-vous fait à leur place? et à quoi peuvent servir tous vos faits négatifs? Toute respectable qu'elle est, votre expérience ne saurait infirmer la leur. Supposez que vous êtes législateurs, et qu'ayant à répondre du salut de vos concitoyens, vous consultiez ces deux ordres de témoignages, l'un que la peste se communique par les hommes, les effets et les marchandises, l'autre qu'elle ne se communique pas du tout : auquel de ces deux parties prêterez-vous l'oreille? D'après le second, vous n'avez rien à faire; d'après le premier, vous avez à prendre des mesures; c'est donc celui-là que vous écouterez, parce que celui-là seul est utile aux hommes. Ou, si vous l'aimez mieux, supposez que vous êtes armateurs, et que, prêts à risquer vos navires sur une mer nouvelle, vous consultiez deux pilotes qui ont la réputation de la bien connaître. L'un vous dira : Allez hardiment; cette mer est partout sûre et pratiquable. — Prenez garde, vous dira l'autre; à telle ou telle latitude, cette mer a de terribles écueils. Auquel de ces deux hommes livrerez-vous vos navires et votre fortune?.... Croyez-moi, le bon sens des peuples est plus fort que vos subtilités et vos négations. N'avez-vous pas contre vous l'expérience que vient de faire la Turquie, et que s'essaie à faire à son tour l'Egypte elle-même? Cependant que fait la Turquie, je le répète? elle applique à ses peuples la leçon qu'ont donnée, sans y songer, les grandes villes où régnait la peste, et où l'isolement avait préservé les couvents, les colléges, et, sauf quelques exceptions, les citadins eux-mêmes qui se tenaient exactement clos dans leurs demeures. A Constantinople, le palais de France a un corps de garde occupé par des janissaires, mais séparé du palais par un double grillage. La peste moissonne les janissaires, et à deux pas, le palais est sain et sauf. On disait ici l'autre jour que l'isolement ne réussissait qu'aux riches qui ont de tout en abondance, et qui, dans leurs vastes maisons, ont principalement de grands courants d'air; circonstance qui prouverait, pour le dire en passant, que l'air par lui-même n'est point altéré : mais on oublie que l'isolement préserve également les prisons, et même encore les préserve plus parfaitement : or, les prisons ne sont nulle part des lieux d'opulence, ni même de véritable bien-être. Je m'arrête ici, messieurs, et je prends la liberté de conseiller à M. le rapporteur de transposer les deux conclusions qui terminent le troisième chapitre de la troisième partie; et de dire que des faits très nombreux prouvent que les effets des pestiférés sont très souvent fort dangereux; et que pour donner quelque valeur aux faits contraires, il faut attendre qu'une expérience ultérieure ne les ait jamais démentis.

J'ai déjà parlé de l'infection. Je n'en dirai plus qu'nn mot. Cette expression n'a de sens que pour marquer la fâcheuse impression que fait sur nos organes un objet extérieur, animé ou inanimé, vivant ou mort, d'où s'échappent des émanations désagréables, repoussantes, et même dangereuses : un marais, un cloaque; des rues pleines d'ordures; l'haleine d'un ivrogne, d'un malade, d'un scorbutique, par exemple; le pus d'un ulcère, surtout d'un ulcère cancéreux; un cadavre, une charogne; ainsi de suite. Dans tout cela, il n'est pas question de maladie transmissible : mais elle en peut naître; et une fois formée, telle que la peste, le mot infection ne doit plus s'entendre que des émanations du pestiféré, quelles qu'elles soient; et sous ce rapport ces deux mots infection et contagion sont synonymes; tellement que de l'un et de l'autre on peut affirmer ou nier les mêmes choses : à moins que par un raffinement de langage, on ne veuille dire que l'infection est la matière ou l'instrument de la contagion. Finesse oiseuse, et propre seulement à jeter de la confusion et de l'obscurité dans les idées.

A l'égard de l'incubation, j'ose dire qu'il n'est pas possible de lui assigner d'exactes limites. Il est des incubations de quelques minutes, de quelques heures; d'un, deux, trois jours, jusqu'à sept et huit : c'est là le maximum pour quelques médecins; d'autres vont jusqu'à treize et quinze. — Mais il est des incubations de vingt, de trente jours, et même de dix semaines; Diemerbroëck en donne un exemple; et je ne sache pas qu'on ait le droit de l'en dédire, comme l'a fait le docteur Leukias. Il est enfin des pestes intermittentes; il en est de chroniques. Si celles-là sont contagieuses, ce n'est heureusement qu'à un très faible degré, de même que ces pseudo-pestes qui se mêlent à d'autres maladies, et qui sont le résultat de ces restes de miasmes décomposés à notre intérieur et assimilés à notre économie, comme l'insinue Chenot, et comme semblent le penser Œlhaëf et Sydenham. Du reste, à l'égard de cet homme d'Alep qui donnait la peste sans l'avoir, dans quelle catégorie mettre cette sorte d'auréole pestilentielle qui marchait avec lui sans l'atteindre, ou si l'on veut cette longue incubation qui le rendait si dangereux, et qui durait depuis quinze et même vingt ou vingt-cinq jours? Les chiffres que je viens de donner conviennent peu, je l'avoue, à l'administration; mais c'est à elle, et non point à nous, qu'il appartient de choisir; car, à la rigueur, les intérêts qu'elle doit concilier ne sont pas les nôtres.

L'incubation ferait penser à l'inoculation. Il n'est que trop vrai que des hommes se sont inoculé la peste, ou l'ont inoculée à d'autres, et presque toujours avec succès, je veux dire avec des résultats très souvent mortels. Le rapport a défiguré, on ne sait pourquoi, celle que s'est faite le docteur anglais Whyte. C'est un tort que M. Desportes a eu raison de relever, et qui ferait croire aux étrangers qu'on est chez nous très peu soucieux de la vérité. La commission n'a pas admis non plus la singulière et très reprochable expérience que fit en 1801, à Rahmanieh, un médecin français chargé du service des pestiférés. Le fait, a-t-elle dit, n'est pas authentique. Qu'y manque-t-il? Le lieu, l'époque, l'action avec tous ses détails et tous ses résultats, tout y était, tout, écrit sous la dictée de l'expérimentateur, et comme si la commission l'eût entendu de la propre bouche du coupable. Étrange préférence! Le fait est vrai, on le rejette; et on admet un autre fait tout fictif et désavoué par son auteur lui-même ! Toutefois, vous ne rejetterez pas les faits suivants. Une mère pestiférée allaite son enfant; elle meurt, l'enfant n'a rien. Et l'inverse. Une nourrice donne le sein à un enfant pestiféré ; l'enfant meurt, la nourrice n'a rien. Dans ces deux cas, point d'inoculation. Oui ; mais une femme saine met au monde un enfant qui a la peste. Une mère pestiférée allaite son enfant pestiféré comme elle, l'enfant meurt. La mère fait sucer son lait successivement par quatre petites chiennes, et les quatre petites chiennes meurent l'une après l'autre ; enfin la femme meurt elle-même. Voilà des contraires. Comment les concilier ? Je ne sais; mais je sais que ces contraires quelquefois si bizarres sont tellement multipliés dans la peste, qu'ils en formeraient un caractère, et qu'au milieu de ces *oui* et de ces *non*, il n'est pas possible d'asseoir une seule proposition absolue, si ce n'est celle que j'établis en ce moment. Voilà ce qu'il ne faudrait jamais perdre de vue, et voilà ce que reconnaissait Mackenzie en composant son ouvrage. « Je n'ai point » vu, dit-il, ce qu'ont vu les plus grands loïmologistes, » Diemerbroëck, Sydenham, Hodges et les autres ; mais mon » expérience ne m'autorise point à rejeter la leur, parce que » la peste diffère d'elle-même d'un lieu à l'autre, d'une an- » née à l'autre ; et, qui plus est, dans le même lieu et dans » la même année. » Différences que l'on n'expliquera jamais, que l'on ne devinera jamais, et qui feront toujours que dans le grand congrès des écrivains sur la peste, les observateurs d'une seule peste n'auront jamais qu'une seule voix, savoir, la leur. Si les idées sur la peste sont si variables, c'est que la peste l'est elle-même. Si elle était constante et fixe, les sentiments le seraient aussi, et depuis longtemps on ne disputerait plus, ou même on n'aurait jamais disputé. Je termine par une réflexion. Je ne puis concevoir qu'on ait jamais pu s'aviser d'inoculer la peste. On a plusieurs fois la peste, des huit, dix et douze fois; tandis qu'on n'avait qu'une fois la peste d'Athènes ; ce qui établit, ce me semble, une différence fondamentale entre cette peste et la peste d'Orient. Est-il nécessaire d'ajouter que l'inoculation n'est admissible que pour les maladies qu'on n'a très généralement qu'une seule fois? Que penser de ce médecin juif de Smyrne qui fit l'inoculation de la peste à ses sept enfants et en perdit six ; et de ce pauvre chirurgien russe qui, prisonnier de guerre à Constantinople en temps de peste, inocula la peste à 200 de ses compatriotes et à lui-même ? Ils moururent tous sans exception.

Enfin, j'en viens à ces mots qui résonnent si souvent dans le rapport : *épidémies*, *constitution épidémique*, *génie épidémique*. Je l'avoue à ma honte, il est telle et telle de ces expressions qui n'ont pour moi aucun sens, du moins relativement à la peste. Si par le mot épidémie on entend toute maladie qui affecte à la fois un grand nombre d'hommes, assurément il est des pestes qui sont épidémiques; mais constitution épidémique, qu'entend-on par là? Dans la langue médicale, le mot constitution a plusieurs sens. Tantôt il signifie un état général propre à tout l'ensemble de nos organes, d'où viennent ces mots : constitution forte ou faible, ou sanguine, ou lymphatique, ou nerveuse. Tantôt on l'entend des états de l'atmosphère; états qui, résultant des combinaisons que peuvent former entre eux le froid ou le chaud, le sec ou l'humide, forment, en effet, les quatre constitutions établies par Hippocrate et adoptées par les médecins, et qui, par leur longue action sur notre économie, lui impriment des modifications profondes, ou si vous l'aimez mieux, lui font contracter à l'intérieur des altérations telles qu'il en naîtra des maladies, et même de véritables épidémies, de fièvres inflammatoires, de fièvres bilieuses, de fièvres catarrhales et de fièvres putrides. Supposez que mille autres causes tirées des aliments, de la boisson, du travail, etc., viennent se mêler à celles-là pour en compliquer ou en dénaturer les effets, vous verrez sortir de là toutes les maladies imaginables, où vous retrouverez peut-être encore le caractère des constitutions, mais vous n'y verrez rien qui ressemble à une constitution pestilentielle. J'entends bien qu'en Egypte, où la peste est endémique, une certaine condition de l'air, la tiède humidité du printemps, ou même de l'hiver, par exemple, favorise le développement de la peste, en multipliant les cas sporadiques ; mais si cette constitution favorise la peste, elle ne la produit pas. Le mal préexiste, et vient d'ailleurs. Disséminez ces cas sporadiques, la constitution est détruite, et il n'y aura pas d'épidémie. Cependant l'état de l'air n'a pas changé. En un mot, dans la peste, ce n'est pas la constitution qui fait l'épidémie, c'est l'épidémie qui fait la constitution : et qui est-ce qui fait l'épidémie? c'est l'accumulation des cas sporadiques et spontanés, lesquels sont, je le répète, de véritables empoisonnements. L'air n'y est pour rien; la chaleur et l'humidité ne sont que des causes accélératrices, elles ne font que hâter l'action de l'élément pernicieux qui a pénétré dans l'économie. Pour justifier ce que j'avanee, je ne prendrai qu'un exemple, celui de Moscou. Ici, quoi qu'en ait dit M. le rapporteur, nous sommes dans le cœur de l'hiver : de novembre en avril. Y a-t-il là ombre de constitution pestilentielle? Y a-t-il quelques uns de ces signes précursenrs ou concomitants des épidémies que la sagacité de M. le rapporteur a détaillés dans le premier chapitre de la deuxième partie? Rien de tout cela. A la fin de novembre le mal s'insinne furtivement. Fait-il d'abord de grands ravages? Non. Il arrive avec un ou deux hommes. Ils meurent. Leur mal va de A à B, de B à C, de C à D; ainsi de suite, jusqu'aux dernières lettres de l'alphabet. Il grandit enfin tellement, que, réduit d'abord à quelques cas sporadiques, il devient épidémique, et si largement épidémique, qu'il enlève des milliers de victimes à la fois. Comment cela? par la communication, et, comme le dit Mertens, par le contact avec les malades, avec les cadavres, avec les vêtements : ces vêtements qu'on finit par enterrer, mais que la cupidité déterrait. En un mot, là comme partout, c'est la contagion qui a tout fait, et là comme partout, elle n'a rien laissé à faire à la constitution; si ce n'est peut-être que sans produire le mal, le froid ou la chaleur en ont ralenti, en ont précipité la course. La peste, cette peste qui a ravagé Constantinople sous les glaces, et le Liban sous la neige des hivers, la peste n'a point de constitution qui lui soit propre.

N'est-il pas étrange d'entendre dire de deux villages de l'Egypte, tout voisins l'un de l'autre : « La constitution pes- » tilentielle est dans celui-ci ; elle n'est pas dans celui-là. » Étrange constitution qui n'a que quelques toises d'étendue ! Si la constitution pestilentielle existe, il est visible qu'elle a été faite par les malades et non par l'air. Il en serait, à cet égard, de la peste comme de la syphilis. La syphilis est quelquefois épidémique. Dans une seule année, une armée espagnole a perdu jusqu'à 5,000 membres virils : tant les cas sporadiques y étaient nombreux, et cela sans constitution (1). La parité me semble exacte. Enfin la chaleur arrête le typhus, le froid arrête la fièvre jaune; mais rien n'arrête la peste, si ce n'est l'isolement; et cette maladie sans lois, comme le dit Ramazzini, n'a peut-être que celle-là. Aussi est-ce par l'isolement que les orphelins de Moscou ont été préservés, bien que leur grande demeure ait été bâtie sur d'anciens marécages.

Je n'irai pas plus loin, messieurs; j'ai touché, ce me sem-

(1) Je ne suis ni le seul ni le premier qui aie rapproché l'une de l'autre la syphilis et la peste. Mais par ce rapprochement j'ai voulu prouver deux choses : la première, que le propre des endémies est de régner en tout temps, et sous toutes les constitutions imaginables, et, par conséquent, de n'en avoir pas de particulières ; la seconde, qu'il est des maladies contagieuses qui, sans le concours d'aucune constitution, peuvent devenir et deviennent en effet épidémiques. Dans la peste spécialement, loin de propager le mal, l'air en serait le remède. Lorsqu'elle s'arrête en Égypte, à l'époque où le vent du nord commence à souffler, ce vent n'est peut-être si salutaire que parce qu'il fortifie les organisations, et surtout parce qu'il dissipe les miasmes, et qu'il fait en cela ce que fait l'isolement : ôter les malades du milieu des miasmes, ôter les miasmes du milieu des malades, deux actions qui ont un effet identique.

Dernière remarque. Les deux partis qui sont aujourd'hui aux prises se reprochent réciproquement d'être exclusifs. J'ose soutenir que les contagionistes ne sont pas *exclusifs*. Pour mon compte, j'admets tous ces faits, les négatifs aussi bien que les positifs; mais les faits négatifs, que voulez-vous que l'on en fasse? Si les faits positifs peuvent inspirer des craintes exagérées, en revanche les faits négatifs ne peuvent qu'inspirer une sécurité dangereuse ; avec les premiers, il y va de quelque argent avec les seconds, il y va de la vie des hommes. Choisissez. Après les calamités de Marseille et de Barcelone, n'est-il pas étrange de voir des médecins préférer l'intérêt du commerce à celui de la santé publique?

ble, tous les points essentiels de la question. Je m'en suis expliqué avec toute la netteté, et, j'ose dire, avec toute la sincérité dont je suis capable. Il n'est pas nécessaire de récapituler ce que j'ai dit, et d'en former une série de propositions que je pourrais comparer une à une à la série des conclusions par lesquelles M. le rapporteur a terminé son travail. Cette comparaison ferait voir quelles sont celles où j'ai le bonheur trop rare de m'accorder avec lui; quelles sont celles où nous différons plus ou moins sensiblement; quelles sont celles où nous sommes en opposition manifeste; et finalement quelles sont celles que je pourrais considérer comme erronées, ou comme renfermant des suppositions, des contradictions et des trivialités peu dignes d'une Académie. Telle serait toute la suite des conclusions, depuis la première jusqu'à la dix-neuvième inclusivement; puis viennent les conclusions où figure l'action, toute chimérique selon moi, de l'infection, et de l'influence ou du génie épidémique. Enfin, je ne puis me défendre de voir une sorte de non-seus ou de trivialité dans la vingt-huitième, et une véritable contradiction entre la vingt-sixième et la trentième. Que dit la vingt-sixième? « *que les malades atteints de peste sporadique ne peuvent déterminer des foyers d'infection* (*assez actifs pour transmettre la maladie*). » Et que dit la trentième? « *que dans » les pays sains, et l'influence des causes générales étant nulle, » l'influence des pestiférés et des foyers qu'ils peuvent former » reste seule, et que, dans ce dernier cas, l'isolement met à l'a- » bri de tout danger.* » Mais si ces foyers sont trop faibles pour transmettre la maladie, de quel danger peut donc préserver l'isolement? Et si l'isolement est nécessaire, ou même utile, n'est-ce pas parce que la maladie se transmet? D'un autre côté, après avoir établi douzième, treizième et quatorzième conclusivement, qu'on n'a pas de preuve que la peste se communique ou par le contact, ou par les effets, ou par les marchandises, on écrit hardiment, pour seizième conclusion, » *qu'il est incontestable que la peste est transmissible hors des » foyers épidémiques, soit sur des navires en mer, soit dans » les lazarets d'Europe* (p. 201). » Mais si elle ne se transmet ni par les hommes, ni par les effets, ni par les marchandises, par quoi donc peut-elle se transmettre? Elle se transmet par infection. Mais d'où vient, encore une fois, cette infection? N'a-t-elle pas été formée par les émanations des malades? Et n'est-ce pas se jouer de soi-même et des autres que de se payer et de les payer de ces non-sens, je dirais presque de ce jargon incompréhensible? Mais que serait-ce, s'il fallait relever une à une toutes les fautes dont fourmille ce rapport!

Vous pensez bien, messieurs, que pour moi je n'aurai qu'une conclusion définitive à vous soumettre : c'est que, pris dans son état actuel, le rapport de votre commission n'est pas digne de vos suffrages et qu'il ne pourra l'être que lorsque votre commission lui aura fait subir tous les changements nécessaires.

OPINION DE M. BÉGIN,

Séance du 7 juillet 1846.

Messieurs, j'ai suivi, avec autant d'attention que me l'ont permis l'éloignement et des occupations multipliées, la discussion ouverte devant vous sur la peste et la réforme de notre régime sanitaire, en ce qui la concerne. Plus d'une fois je me suis transporté par la pensée dans cette enceinte, au milieu de la lutte engagée entre notre digne rapporteur et ses adversaires, honorables autant qu'habiles. Mon nom a quelquefois été prononcé; et si je n'étais entraîné par mes convictions à défendre le rapport diversement attaqué, cette circonstance aurait suffi pour m'engager à solliciter de vous, afin de m'expliquer, la faveur d'être écouté pendant quelques instants.

Qu'il me soit permis, avant d'entrer en matière, de dire un mot de la physionomie générale du débat auquel nous assistons. Il est remarquable que, n'ayant guère entendu, jusqu'à présent, que des objections faites au travail de votre commission, les attaques les plus vives, les plus radicales contre ce travail soient parties du sein de la commission elle-même, les autres adversaires qu'il a rencontrés s'étant généralement montrés moins absolus, plus bienveillants ou plus justes. Sans doute, ainsi qu'il a paru convenable de le faire observer à la fin du rapport, il était impossible que dans des questions aussi nombreuses, aussi ardues que celles qui se rattachent à la peste, toutes les délibérations fussent prises à l'unanimité. Sans doute, encore, dans un sujet où se trouvent engagés et la conscience du médecin et des intérêts du premier ordre pour la famille humaine, il devait être loisible aux personnes dont les opinions n'avaient pas prévalu, de venir ici les exposer, les défendre, et en appeler du jugement de quelques collègues au jugement souverain de l'Académie entière. Jusque là rien que de régulier, de nécessaire, de profitable à la démonstration de la vérité.

Mais en prévoyant, en appelant même ces manifestations de divergences inévitables, il me semblait qu'elles pouvaient être dépouillées du caractère d'hostilité qu'on remarque dans quelques unes d'entre elles. Je croyais que l'on pouvait accorder des éloges mérités à un travail difficile, consciencieux, à la rédaction duquel on a fourni des contingents souvent considérables, tout en signalant ensuite les points particuliers sur lesquels on était en dissidence. Les objections n'auraient rien perdu de leur force, par cela qu'elles auraient été moins généralisées, quelquefois moins acerbes, et que l'on se serait montré plus bienveillant envers des collègues dont on a partagé les travaux pendant plus d'une année, dont les convictions ont pu différer sur quelques points, mais dont les armes ont toujours été puisées dans ces convictions elles-mêmes.

Il ne me semblerait pas convenable d'insister davantage sur un détail accessoire. Je dois dire seulement à l'Académie qu'elle se tromperait étrangement si, de certains discours, elle inférait que sa commission a été constamment partagée en deux fractions constituant une majorité et une minorité; de telle sorte que le rapport et ses conclusions fussent l'œuvre d'un certain nombre de membres, tandis que d'autres auraient toujours donné des votes négatifs. Parmi les membres de la commission, il en est qui n'ont que peu ou pas assisté à ses délibérations, par suite de maladies ou d'empêchements divers; les autres, d'une assiduité remarquable dans un travail aussi prolongé, ont discuté, approfondi, autant qu'il était en eux, toutes les questions. Lorsqu'il s'est agi des votes, sans doute quelques membres se sont plus souvent que d'autres trouvés d'accord; mais tous étaient trop amis de la vérité, trop empressés à lui rendre hommage, pour ne pas se décider, en dehors de toute préoccupation étrangère, de tout système adopté à l'avance. Les questions étaient très variées, les majorités ne le furent pas moins; il n'est aucun de nous qui n'en ait fait partie plus ou moins fréquemment; d'où il résulte que, dans son ensemble, et réserve faite des oppositions prononcées sur divers points, le travail qui vous est soumis n'est pas l'œuvre d'une majorité, mais bien celle de la commission tout entière.

Ce fait m'a semblé important à rappeler, parce qu'il conserve au rapport un caractère de collaboration et de solidarité communes que, d'après quelques discours prononcés dans cette enceinte, on serait peut-être tenté de lui contester.

En abordant le fond du sujet, je ne me propose de combattre les objections qui nous ont été faites, qu'en ce qu'elles ont de général, de relatif à la forme, à l'esprit, à ce que je pourrais appeler la philosophie du rapport et aux principes qu'il établit, laissant pour la discussion particulière des différents articles l'examen des arguments et des faits qui les concernent.

Votre commission, sans avoir pour but la rédaction d'un traité dogmatique sur la peste, n'a pas dû oublier cependant que, placée au point de vue de l'application pratique, il ne lui était pas permis de donner devant vous à ses propositions d'autre appui que l'appui de la science : de là la recherche et la détermination des questions scientifiques qu'elle devait aborder et résoudre pour motiver ses conclusions; questions qui ont pu se grouper assez naturellement sous trois chefs principaux, et se prêter à une classification, non pas irréprochable, mais satisfaisante, en ce qu'elle permet de saisir sans difficulté l'économie du travail.

La commission n'ignorait pas qu'autrefois les dénominations de peste ou d'affection pestilentielle étaient appliquées par le vulgaire, et même par les historiens et les médecins, à toutes les épidémies très meurtrières, frappant avec rapidité, s'étendant à de grandes masses de populations, et répandant au loin le deuil et la terreur. Aussi, pour éviter toute confusion, à l'origine même de son rapport, a-t-elle cru devoir exprimer d'abord, avec les auteurs modernes les plus estimés, ce que l'on entend actuellement, ce que l'on doit entendre désormais par le mot peste. Sa définition n'a pas obtenu l'approbation d'un maître dont la parole a le privilège de captiver notre attention et nos suffrages. Selon lui, la peste, sorte de protée qui affecte les formes les plus décevantes, varie d'une épidémie à l'autre, d'une période à l'autre dans la même épidémie, d'un malade à l'autre durant la même période; elle peut exister sans fièvre, sans charbons, sans bubons, sans pétéchies, sans exanthème d'aucune espèce. A ce tableau si habilement tracé que répondre ? sinon que, soumise à la même dissection, il n'est pas une description, pas une définition de maladie, surtout interne, qui pût résister. Prenez les caractères les plus tranchés de la pneumonie, et dites si la pneumonie n'existe pas, alors même que tel ou tel d'entre eux manque, ou ne peut être constaté par l'observateur ? Dans une épidémie, peut-être trouverez-vous des exceptions : on en a cité pour le choléra ; mais est-ce à dire que la description du choléra ne soit pas exacte et suffisante pour faire reconnaître la maladie? Si d'ailleurs vous contestez les caractères attribués à la peste par l'observation contemporaine et par votre commission, voulez-vous dire que, définitivement, on ne peut reconnaître cette maladie, qu'il faut nous reporter à la confusion de l'antiquité ou du moyen-âge, et que c'est ainsi que vous comprenez que l'on fasse avancer la science?

Notre honorable rapporteur vous a, je crois, victorieusement démontré, dans une première réponse, qu'il n'est pas une des questions traitées par la commission qui n'ait une sanction pratique, sinon explicitement formulée dans la dernière section du rapport, du moins implicitement contenue dans les déductions logiques qui en découlent. L'histoire des épidémies pestilentielles, dans laquelle la confusion signalée précédemment jettera toujours de l'incertitude quant aux nombres et aux dates, en démontrant que cette affection a paru ou a cessé successivement dans diverses contrées, ne met-elle pas hors de doute que l'homme, par ses institutions, son hygiène et ses travaux, peut la combattre, la vaincre, et l'expulser des pays qu'il habite?

Dans son travail, qui ne pouvait être confié à un meilleur esprit, à un dévouement plus consciencieux, votre commission n'a fait que peu de théorie; jamais elle n'est partie des doctrines admises ou controversées, mais bien des faits, dont elle s'est efforcée de constater la légitimité, d'analyser les circonstances, d'apprécier la valeur. Ce n'est qu'après avoir, pour chaque question soulevée, épuisé par une enquête rigoureuse tous les éléments susceptibles de former sa conviction, qu'elle a cru pouvoir inscrire celle-ci dans une conclusion finale. Je comprends donc très bien qu'un de nos vénérables et spirituels contradicteurs ait reproché au rapport de n'avoir pas débuté par des idées générales, par des doctrines, par une bonne théorie de la contagion; mais je ne me rends pas aussi bien compte de cet autre reproche, entièrement opposé, qui nous est adressé également, d'avoir adopté des idées systématiques, et d'y être restés fidèles au point de n'avoir osé en secouer le joug.

S'il fallait absolument, au sujet de la contagion, justifier le rapport, la théorie qui en a été donnée au moyen de semences, de germes ou d'œufs, qui reproduisent les maladies, lesquelles, semblables aux insectes, élaboraient, avant de s'éteindre, leurs agents de reproduction; cette théorie fantastique d'un de nos plus ingénieux adversaires, et qui répond assez bien au vœu de M. Castel, ne me semble pas, au point de vue pratique, donner à regretter que nous nous soyons abstenus. Comment discuter des semences, des œufs, des ferments, des levains? Où nous arrêterons-nous dans l'histoire imaginaire de leur création, de leur évolution, de leur conservation? Comment proposer à l'autorité et lui faire adopter des dispositions préservatrices fondées sur d'aussi étranges fantasmagories?

Après avoir signalé les contrées où la peste a été observée et celles où elle se manifeste encore, la commission a cherché si ces contrées n'offraient pas des caractères spéciaux de situation, de nature géologique, d'état social, qu'on ne rencontrât pas ailleurs, qui leur fussent propres, et expliquassent ainsi l'origine, les progrès et les ravages du fléau. Cette étude l'a conduite à formuler les conditions générales du développement des épidémies pestilentielles. Cet énoncé du résumé des faits n'a pas été également applaudi. Quelques uns des honorables préopinants lui ont préféré je ne sais quelle mystérieuse évolution de principes ou de germes, dont l'origine première resterait inexpliquée, et doit être rangée près de l'hypothèse de la contagion dont je viens de vous entretenir. Pour le dire en passant, les personnes qui attacheraient aux expressions d'influence pestilentielle, ou autres analogues, employées dans le rapport, un sens différent de celui d'une indication abrégée des diverses conditions géologiques, météorologiques et sociales susceptibles de produire la peste ou de favoriser son invasion, seraient dans l'erreur la plus flagrante. Jamais nous n'avons voulu parler que de ce qui est matériel, compréhensible, saisissable par l'observation directe, ou par les conséquences immédiates de l'observation.

Si nous parcourons les principales objections soulevées contre le rapport, nous y retrouverons toujours la même lutte de l'esprit de doctrine et de théorie préconçues, contre l'énonciation simple des faits, et l'expression rigoureuse de leur conséquence.

S'agit-il de la propriété contagieuse de la peste? nos honorables contradicteurs reprochent à la majorité de la commission d'user de subterfuges, d'ambages, de faux-fuyants, de n'avoir pas le courage de son opinion, ou bien encore d'adopter et de flatter les opinions d'autrui. Nous sommes, dit-on, contagionistes, plus contagionistes que nos confrères d'Égypte, et nous n'osons l'avouer, par je ne sais quelle crainte et quels motifs.

Mais, messieurs, devons-nous ne pas nous connaître assez, et nous tenir mutuellement en assez haute estime pour nous épargner de semblables suppositions? Auriez-vous pu composer votre commission d'hommes capables de transiger avec leur conscience, de masquer leurs convictions, de n'oser proclamer ce qu'ils croient la vérité? Écartons donc, pour notre dignité commune, d'injurieuses interprétations, et expliquons comment la doctrine exposée dans le rapport a été motivée : cette exposition servira, j'espère, de réponse aux objections dont cette doctrine a été l'objet.

Et d'abord, je dois faire observer que s'il y a eu, dans le rapport lu, et dans le rapport imprimé, deux versions différentes, cette différence ne tient qu'à un malentendu et n'a pas au fond de réalité. Notre honorable rapporteur avait d'abord rédigé son travail tel qu'il vous a été lu la première fois. Lors de sa présentation à la commission, il fut convenu, après une longue discussion, que des modifications y seraient apportées dans le sens de rédaction définitive que vous avez entre les mains. Des circonstances que vous connaissez ayant fait hâter, du consentement de la commission, la lecture publique du travail, les modifications indiquées furent involontairement omises. Quelques membres de la commission s'en aperçurent, en firent l'observation, et M. le rapporteur, avec l'esprit de raison et de loyauté dont il n'a cessé de donner l'exemple, s'empressa de rectifier l'erreur et de corriger le texte, dans le sens arrêté. Il n'y a donc eu dans la commission, ou du moins dans la majorité qui a décidé ce point, ni versatilité ni changement d'opinion, survenu dans l'intervalle de la lecture première, ou de l'impression des épreuves, et le tirage définitif.

Les raisons qui ont engagé la majorité à persister dans son premier avis sont des plus simples.

La doctrine de la contagion, telle que Fracastor l'a instituée, ne s'est pas établie dans la science sans de vives oppositions; le mot lui-même a reçu des acceptions plus ou moins étendues, surtout dans ces derniers temps, et dont la discussion actuelle suffirait à faire ressortir la divergence. Par contagion, les uns n'admettent que les maladies communicables au moyen de virus fixes, par voie de contact médiat et immédiat, ou d'inoculation directe; tandis que d'autres considèrent comme contagieuses toutes les affections susceptibles de se transmettre par quelque moyen ou intermédiaire que ce soit. La doctrine de l'infection, si lucide en apparence, est venue jeter une incertitude nouvelle sur la contagion, en ce que tout le monde n'a pas voulu l'admettre avec les caractères qui lui ont été d'abord assignés. Enfin, dans ces dernières années, pour achever la confusion, quelques médecins ont distingué l'air infecté de l'air contagié, le premier ne contenant que des éléments toxiques, l'autre étant chargé de miasmes morbides. Nous n'avons pas à décider de quel côté, dans ce conflit de définitions, d'arguments et de subtilités, se trouvent le bon droit de la raison; nous ne voulons que constater ce fait irrécusable, savoir que les idées attachées actuellement au mot *contagion* sont diverses, et que deux médecins qui font usage de ce mot doivent, s'ils veulent s'entendre, commencer par s'interroger sur le degré d'extension que chacun d'eux lui attribue, quitte, à fin de compte, par ne pas tomber d'accord. Or, il nous a semblé qu'il valait mieux retirer de la circulation une monnaie ainsi contestée, que de s'obstiner à s'en servir.

Toute maladie qui se transmet de malade à sain est, suivant quelques personnes, réputée contagieuse. S'il en est ainsi, pourquoi ne pas dire simplement qu'elle est transmissible? Que fait de plus le mot contagion, avec ses définitions arbitraires, ses acceptions variables, les discussions interminables qu'il excite depuis Fracastor? Transmissible n'est-il pas aussi français que contagieux, avec l'avantage de ne rien préjuger quant au mode de transmissibilité, et de laisser pour le déterminer toute liberté à l'expérience?

La transmissibilité doit être étudiée dans les sujets malades, dans les sujets sains, et dans les circonstances accidentelles qui la modifient. S'agit-il des sujets malades? les voies d'émission sont la peau et les vêtements imprégnés de ses émanations, les produits des exhalaisons pulmonaires et autres, répandus dans l'atmosphère ou confinés dans les appartements, les sécrétions morbides des ulcères, des abcès, des surfaces muqueuses enflammées, enfin les liquides circulaut ou autres, et les tissus eux-mêmes modifiés par les actes anormaux de l'organisme.

Chez les sujets sains, les voies d'admission peuvent être la peau recouverte de son épiderme, la surface cutanée dépouillée de cet enduit protecteur ou les surfaces muqueuses, les cavités absorbantes des organes respiratoires et digestifs, enfin l'introduction artificielle dans les vaisseaux ou dans la trame des tissus.

Quant aux circonstances accidentelles, elles dépendent de la maladie elle-même, de ses périodes, de son intensité, de ses caractères épidémique ou sporadique; du sujet, qui peut être plus ou moins apte ou réfractaire à recevoir la transmission; enfin des modifications atmosphériques, telles que le degré de température, d'humidité, etc.

Il serait hors de propos de creuser davantage ce problème; ce qui précède suffira, j'espère, pour faire apprécier comment nous avons compris son étude. Lorsqu'un observateur dira désormais qu'une maladie est transmissible, qu'elle l'est par telle voie, dans telle circonstance, ce langage sera clair, précis et immédiatement compris de tous : médecins, administrateurs, peuple, sauront immédiatement ce qu'ils ont à faire; la pratique découlera nécessairement de l'énonciation du phénomène, et celui-ci se prêtera comme de lui-même à la vérification, au contrôle, qui ne laisseront bientôt à l'erreur et au doute aucun refuge.

Tels ont été, messieurs, les motifs du langage adopté par la commission : c'est une discussion de mots; mais elle ne vous paraîtra pas dénuée d'intérêt, s'il est vrai que les progrès des sciences soient en grande partie subordonnés à la perfection de leur langue.

Il suffit, dit-on, de savoir si une maladie se gagne; on n'en demande pas davantage pour prendre des précautions. J'en demande pardon : l'énoncé de la transmissibilité possible d'une maladie est une proposition qui ne devient utile à la pratique qu'autant qu'on y ajoute comment et par quelle voie cette transmissibilité s'opère : témoin la gale, la syphilis, la morve, etc. Or, le rapport dit que la peste est transmissible ; il indique par quel intermédiaire elle l'est, et détermine en conséquence les précautions à prendre pour s'en préserver : il satisfait donc aux conditions diverses de la science et de l'art. Que si, dans la discussion, se produisent des faits nouveaux, ou si des faits anciens sont entourés de preuves nouvelles, de manière à faire admettre des modes de transmission rejetés, il sera facile de modifier le texte du rapport et des conclusions, afin d'y comprendre les uns et les autres. Mais ces amendements, que nous attendons, n'altéreront en rien l'esprit expérimental qui a dominé votre commission ; et préciser les modes de transmission de la maladie sera toujours un préliminaire indispensable pour établir rationnellement les précautions à prendre afin de l'éviter.

Plusieurs de nos savants adversaires se sont élevés contre l'innocuité de la peste sporadique, comparée à la transmissibilité de la peste épidémique. Ils se refusent à admettre cette distinction, parce qu'elle n'a, suivant eux, aucun fondement nosologique, ou puisé dans la nature de la maladie, qui peut présenter effectivement, dans les deux cas, les mêmes symptômes, et être également mortelle. Il n'est aucun des arguments employés devant vous qui n'ait été émis et discuté au sein de la commission. M. le rapporteur était, au début, presque seul de son avis ; il a fallu pour convaincre, sinon la totalité, du moins la majorité des membres de la commission, l'autorité des faits les plus généraux, celle des auteurs les plus respectables, de Puguet par exemple, et enfin la pratique universelle des indigènes et des étrangers dans le Levant, lesquels s'isolent de la peste épidémique, tandis qu'ils ne prennent aucune précaution contre l'autre. Devant cette masse irrésistible d'attestations, et cette expérience journalière, constante, de notoriété publique, il a fallu céder et abandonner des préventions fondées sur la théorie, ou plutôt modifier cette théorie elle-même.

Celle-ci cependant, mieux interrogée, ne ferait pas entièrement défaut, si son secours devenait indispensable. On reconnaît que les maladies transmissibles ne le sont pas au même degré dans toutes les circonstances, dans toutes leurs périodes; on a constaté que le typhus, qui a tant d'analogie avec la peste, cesse de se transmettre, à la fin des épidémies, avant de cesser d'exister. La transmissibilité n'est donc pas un caractère tellement lié aux maladies qui en sont douées, qu'elle fasse partie de leur essence et ne s'en sépare jamais. De son affaiblissement démontré à son absence totale, il n'y a réellement que le degré, et l'on ne voit pas, théoriquement parlant, pourquoi ce qui est vrai pour le typhus, à la fin de ses épidémies, serait impossible pour la peste alors que l'épidémie n'existe pas. Mais je ne veux pas insister: c'est dans les faits que nous avons puisé notre conviction, et c'est sur leur terrain que nous devons nous maintenir.

Autre critique fondée également sur des aperçus théoriques, et à laquelle le rapport ne peut opposer non plus que des faits: c'est celle qui a porté sur la durée de l'incubation de la peste.

La commission a fixé cette durée à huit jours; aussitôt on lui oppose la variabilité des actions organiques, les différences que l'âge, le sexe, l'énergie de l'absorption, la susceptibilité des sujets, doivent apporter à l'évolution morbide. Heureusement que notre savant confrère M. Gaultier de Claubry nous est venu en aide, et a cité à l'appui de son avis quelques faits curieux tirés de l'histoire du typhus, et desquels il résulte que la période d'incubation, dans cette maladie, ne se prolongeait pas au-delà de cinq à sept jours. De son côté, un de nos honorables contradicteurs, M. Bousquet, a invoqué des cas d'incubation de la vaccine et de la variole dont nous pourrions nous emparer, bien qu'il en ait tiré d'autres conséquences.

Est-il donc possible de contester que toute transmission de maladie emporte une période d'incubation plus ou moins prolongée, mais qui a une limite extrême? Cette règle ne découle-t-elle pas de l'histoire de la vaccine, de la variole, de la syphilis, de la morve, de la rage, etc.? Nos adversaires insistent cependant, et prétendent que lors de l'explosion de la peste, il est impossible de déterminer l'époque à laquelle l'imprégnation a eu lieu. Cette difficulté a été soulevée dans le sein de la commission; il a fallu pour la détruire ce fait général, que, jusqu'à présent, lorsque des sujets sains se sont éloignés ou rigoureusement isolés, la peste ne s'est jamais déclarée chez eux plus de huit jours après les dernières relations compromettantes. S'il en est effectivement ainsi, n'est-on pas en droit d'établir que la période d'incubation de la peste ne dépasse pas huit jours? Nos adversaires insistent cependant encore, et rapportent des observations qui semblent impliquer l'existence d'une incubation plus prolongée. Ces observations, nous ne les avons pas ignorées: seulement elles ont été, dans nos discussions, interprétés autrement, et il sera nécessaire de les soumettre, lorsque le temps sera venu, à un examen contradictoire.

Mais, quel que puisse être le résultat, toujours et absolument il faudra qu'une limite à l'incubation de la peste soit déterminée: la science, pour l'exactitude de ses assertions; l'administration publique, pour l'application de ses moyens préservateurs, l'exigent avec une égale autorité. Qu'elle soit fixée à huit jours, à plusieurs semaines ou à plusieurs mois, il importe assez peu; mais elle ne saurait, sous aucun prétexte, être passée sous silence; car, s'il en était ainsi, l'édifice du régime sanitaire croulerait par la base.

Pourrai-je, sans encourir le reproche de répétitions trop nombreuses, aborder la discussion ouverte en ce qui concerne les hardes et vêtements, considérés comme intermédiaires de la transmission de la peste? Ici encore nous n'avons interrogé que l'expérience, et c'est sa réponse qui est inscrite au rapport.

Dans toute histoire d'épidémie, il est des faits de notoriété publique, universels pour ainsi dire, et des faits particuliers, rares, au moins relativement, et en quelque sorte individuels. Plus les faits ont le premier caractère et plus sont nombreux et concordants, sans cesser d'être dignes de confiance, les témoins qui les attestent, plus aussi nous sommes disposés à leur accorder notre assentiment. En proportion au contraire de leur singularité, de leur petit nombre, du merveilleux qui semblent les envelopper, les autres faits excitent nos défiances et doivent, pour être admis, résister à un plus sévère examen. Cette loi de la critique scientifique, votre commission a eu maintes fois l'occasion de l'appliquer. Or, il paraît de notoriété publique dans le Levant, qu'après les épidémies de peste les plus meurtrières, les vêtements des victimes sont portés par les héritiers ou vendus dans les bazars sans qu'il soit résulté de ces pratiques le moindre inconvénient. Il paraît constaté à Marseille, depuis 1720, que les hommes de peine employés au débarquement et à l'aération des marchandises ou vêtements n'ont pas fourni d'exemple de peste. Et l'on prétendrait, en présence de ces grands faits, que votre commission eût dû s'arrêter devant l'histoire d'habits de religieux donnant la peste après deux années de séjour dans une malle? ou bien encore qu'elle eût dû admettre sans autre examen l'anecdote de mouchoirs répandant une épidémie meurtrière de peste au Caire en 1835! Ces histoires rappellent de trop près celles de la fièvre jaune, si bien stigmatisées par Chervin, et auxquelles les plus faciles même n'osent plus accorder de créance.

Un des principes que la commission a établis, et que l'on a le plus vivement attaqué, est celui de la distinction des faits de transmissibilité de la peste observée au-dehors et au-dedans des foyers épidémiques. Et cependant l'absence de cette distinction importante est ce qui a contribué le plus puissamment à perpétuer l'ignorance, la confusion ou l'erreur en matière de propagation de la peste. Qui ne comprend, en effet, que le sujet de l'expérimentation ou de l'observation, s'il reste au sein du foyer morbide, est soumis à une double influence, celle de ce foyer et celle de l'acte dont il s'agit de déterminer les résultats; de telle sorte que, dans cette complication, il devient fort difficile, si ce n'est absolument impossible, de faire la part exacte de ce qui appartient à l'une ou à l'autre. Le doute et l'hésitation deviennent le plus ordinairement alors inévitables. On accuse le rapport d'exagérer la défiance, et de méconnaître, malgré les heureux résultats de l'isolement, ce qu'a de faible l'influence des foyers épidémiques pour étendre les envahissements de la maladie. Mais s'il est vrai que la peste soit endémique en Égypte, qu'elle y naisse et y prenne la forme épidémique, il est difficile de ne pas attribuer à cette influence locale une puissance considérable. Comment admettre que la peste naîtra d'un pays, de ses entrailles, si je puis ainsi m'exprimer, et prétendre en même temps que, sans quitter ce pays, et en s'y séquestrant, il soit possible de se préserver sûrement des atteintes du mal?

Pour obtenir des faits précis, péremptoires, dégagés de toute obscurité, il faut donc observer les faits de transmission de la peste au-dehors des lieux où la maladie règne épidémiquement. Cette proposition ne veut pas dire qu'il ne faille tenir aucun compte des faits recueillis dans les foyers épidémiques; mais lorsque ces faits sont peu nombreux, exceptionnels, en contradiction avec ceux constatés au dehors, ou non confirmés par eux, votre commission n'a pas hésité à ne leur accorder qu'une valeur secondaire, ou même, en certains cas, à les rejeter.

Dans les critiques dont il a été l'objet, on a vivement reproché au rapport de votre commission, d'une part de consacrer le régime des quarantaines et de légitimer l'existence des lazarets; de l'autre, et par opposition, d'amoindrir d'une manière dangereuse les précautions reconnues nécessaires contre l'invasion de la peste. Nous pourrions, pour toute réponse, renvoyer MM. Dubois, Rochoux et Londe à MM. Bousquet, Hamont, Desportes et Pariset. Ces objections contradictoires me semblent un indice assez sûr que la commission est restée dans les limites du vrai. Mais, dit-on, pourquoi les conclusions d'application du rapport ne sont-elles pas en harmonie parfaite avec les données scientifiques? Avez-vous donc douté de l'exactitude de celles-ci?

Quelques mots d'explication sont nécessaires. Votre commission, je l'ai déjà dit, s'est fondée sur la science pour établir les propositions pratiques; mais en matière de régime sanitaire, la science n'est pas le seul élément à consulter. Il y a une part à faire à l'incertitude des corollaires que l'on en déduit. Ce qui arrive à notre honorable collègue M. Dubois, qui, à quelques semaines d'intervalle, après une année d'études, deux lectures et deux discussions de rapport et de ses conclusions, se trouve tout-à-coup mieux éclairé, et se prononce contre les dispositions dont il voulait augmenter la rigueur, est bien propre à nous inspirer une salutaire réserve.

D'une autre part, il est nécessaire de tenir compte, dans l'application pratique, des croyances généralement adoptées, des préoccupations et des terreurs des populations. Enfin, si ferme qu'il se croie dans sa conviction, et alors même qu'il hasarderait sa vie pour les vérifier ou les soutenir, l'homme le plus stoïque, lorsqu'il s'agit de ses concitoyens, doit hésiter et éprouver le besoin de ne rien laisser au hasard, à l'incertitude, à l'erreur. Tels sont les motifs de la réserve que votre commission s'est imposée. Si vous allez plus loin, elle pourra y applaudir; mais elle préfère vous suivre dans cette voie plutôt que vous y entraîner. Résultant de la discussion, les réformes plus avancées que vous pourrez proposer auront plus d'autorité que si elles vous avaient été suggérées, et qu'elles pussent passer pour avoir été arrachées à votre condescendance, ou être échappées à votre attention.

Je dois le dire avec franchise, dans ma conviction profonde, il y aurait actuellement témérité à proposer, comme le conseillent quelques uns de nos honorables collègues, la suppression immédiate des quarantaines et des lazarets. J'irai plus loin; je me plais à douter que quelqu'un osât, individuellement, assumer sur lui, devant l'autorité et devant le pays, la responsabilité des calamités qui pourraient être la conséquence d'une révolution aussi radicale. Ce que je n'oserais faire, je ne proposerai pas à la compagnie de le conseiller.

Dans les matières de la nature de celle qui nous occupe, les règles générales de l'art ne sauraient être trop rigoureusement observées. Lorsqu'il s'agit d'individus isolés, nous entourons nos opérations des précautions les plus minutieuses: pour la taille, il faut avoir senti et fait sentir au dernier instant la pierre dans la vessie ; pour la cataracte, il faut constater de nouveau que l'usage de l'œil est aboli ; pour l'empyème, il faut avoir vérifié, au moment d'opérer, tous les signes de l'existence de la collection anormale ; et lorsqu'il s'agit de la vie de populations entières, nous serions moins sévères? nous nous contenterions de données lointaines, de témoignages, d'allégations, de théories, non pas même adoptées unanimement, mais le sujet actuel de contestations sérieuses! Je ne pense pas qu'une semblable. légèreté puisse jamais être reprochée à l'Académie.

N'oublions pas, messieurs, que les réformes, pour être acceptées, doivent être graduées, progressives, et marcher de manière à laisser toujours derrière elles la certitude que rien n'est compromis. Leur exagération, en altérant le sentiment de sécurité qui doit les accompagner, laisse poindre à côté des avantages promis, l'appréhension qui fait hésiter; et tout se trouve remis en question, non seulement pour le présent, mais pour l'avenir.

C'est pour satisfaire à ces principes, pour éviter qu'on ne se méprit sur l'étendue des réformes qu'elle juge actuellement praticables, que votre commission a terminé son travail par un appendice pratique. Dans les conclusions scientifiques, elle a été aussi rigoureusement logique que possible ; dans les applications, elle a fait la part de la prudence, de la faillibilité humaine ; elle a voulu laisser à l'expérience le temps de se prononcer et de montrer la possibilité de faire davantage. Alors même que vous iriez, dès à présent, plus loin qu'elle, vous applaudirez, j'en suis certain, aux sentiments de circonspection qui l'ont animée.

Afin de rendre applicables sans danger les réformes, très modérées d'ailleurs, qu'elle propose, votre commission a divisé avec le plus grand soin les précautions à prendre, selon qu'elles se rapportent au départ, au voyage, à l'arrivée dans les ports français. C'est au lieu du départ, plus encore qu'à celui du débarquement, qu'elle a conseillé la surveillance la plus active. Les histoires des événements de peste qu'elle a analysées l'ont convaincue que la délivrance des patentes, l'observation et la constatation des faits médicaux durant les traversées, enfin l'admission plus ou moins immédiate en libre pratique à l'arrivée, sont autant d'opérations qui ne peuvent être confiées avec sécurité à des personnes fort respectables d'ailleurs, mais étrangères aux connaissances médicales. Ce système est entaché d'arbitraire et de dangers. Il y a bien déjà, près de nos grands consulats, dans le Levant, des médecins; des médecins aussi sont attachés au service de nos lazarets, à Marseille, par exemple; mais la position des uns et des autres ne paraît pas parfaitement déterminée; leur intervention ne semble pas toujours obligatoire; et couverts qu'ils sont par les autorités près desquelles ils fonctionnent, ils n'encourent aucune responsabilité directe. C'est cette intervention de la science, déjà ébauchée par la force même des choses, que votre commission propose de compléter et de régulariser par la création de médecins sanitaires, chargés d'éclairer les autorités compétentes sur les faits de médecine soumis à leur appréciation. Ce qu'ils sont aujourd'hui, en partie, sans caractère légal, ou ce que d'antres agents font sans offrir de garanties scientifiques, ils le feront, eux, complétement, officiellement, sous leur responsabilité.

Comment s'y prendront-ils, a-t-on demandé, pour constater l'état salutaire du pays, le nombre et l'intensité des pestes, la santé des passagers et des équipages, les conditions hygiéniques des navires, etc.? A ces questions, il est permis de répondre en demandant comment les premières des opérations indiquées se pratiquent aujourd'hui; car il faut bien, pour déterminer les patentes à délivrer, que chaque consul connaisse, au moins approximativement, l'état sanitaire de la contrée qu'il habite. Quant à la constatation de l'état de santé des personnes, lors du départ et des dispositions hygiéniques des navires, leur indispensabilité ne saurait supporter le moindre doute. Il y aura peut-être au début des difficultés, comme à toutes les institutions qui commencent; mais elles ne semblent pas de nature à arrêter, en vue des avantages considérables qui peuvent être prévus.

Permettez-moi d'insister un moment sur ce point.

Il faut que l'Académie sache que de toutes les classes d'étrangers, celle qui est le plus favorablement accueillie dans le Levant est celle de médecins; et que parmi ceux-ci, les médecins français jouissent d'une estime, d'une considération et d'une faveur toutes spéciales. Les Arabes, malgré le fanatisme et les fureurs de la guerre, n'hésitent pas à venir jusque dans nos camps réclamer les conseils de nos médecins militaires; ils les conduisent au milieu de leurs villages, sous leurs tentes, les entourant de respect, de prévenances, et souvent, à de longs intervalles, leur témoignent la reconnaissance qu'ils conservent pour les services qu'ils ont reçus. Parmi les moyens d'étendre et de fortifier notre influence et notre action sur les populations orientales, celui que présentent les médecins, quoique modeste et ne jetant que peu d'éclat, est certainement un des plus réels et des plus sûrs. Cet instrument bien étudié et bien compris, peut rendre d'immenses services. Si l'on se refusait à conclure de l'Algérie pour l'Égypte et pour les autres pays musulmans, il suffirait de rappeler les traditions anciennes et récentes des médecins voyageurs, ou des voyageurs qui ont cru prudent de se revêtir du titre de médecin. D'ailleurs l'accueil empressé fait aux médecins français en Égypte, la haute faveur dont ils y sont honorés, et la confiance générale qu'ils y inspirent, ne sauraient laisser de doute sur les sentiments des populations pour leurs personnes et leur profession.

Non seulement les médecins officiels de nos consulats seraient une ressource assurée pour nos nationaux et s'acquitteraient près des autorités de toutes les fonctions médico-légales, mais ils exerceraient une influence heureuse sur l'état sanitaire des différents pays. Éclairé par les sciences, engagé par état à observer les influences des localités, le médecin, surtout s'il est revêtu d'un caractère officiel, ne sera-t-il pas mieux placé que tout autre agent, pour indiquer et pour suivre les améliorations jusqu'ici nécessaires?

L'Académie désirait, il y a quelques années, l'institution de médecins voyageurs. Si un corps de médecins éclairés, honorables, existait près du ministère des affaires étrangères, et était disséminé avec nos agents diplomatiques sur tous les points du globe, nul doute qu'il ne nous fournît en peu de temps des notions multipliées et précieuses sur une foule de maladies imparfaitement connues et entourées d'obscurités. Ces médecins deviendraient des correspondants-nés de l'Académie, et, en répondant par l'intermédiaire du ministre à ses questions, lui enverraient des documents certains, authentiques, sur la géographie médicale, l'hygiène, les endémies et les épidémies des contrées qu'ils habiteraient. Depuis quinze ans environ, quelques médecins, poussés en Égypte par le dévouement à la science, ont plus fait pour l'histoire de la peste que la plus grande partie des siècles antérieurs. Quels travaux ne serait-on donc pas en droit d'espérer d'un corps entier, réunissant et concentrant ses efforts, sous une direction supérieure, telle que la vôtre! J'en ai la conviction intime, cette institution rendrait à la médecine, à la civilisation, à l'humanité, des services considérables, et il semble dans les attributions de l'Académie, comme dans l'intérêt bien entendu de la dignité et de la science qu'elle représente, de proposer sa création.

Entraînés par leur zèle, quelques uns de nos collègues ont blâmé avec vivacité la réserve que la commission s'est imposée au sujet des améliorations hygiéniques à opérer en Egypte et même en France. Mais, messieurs, cette réserve était commandée par plus d'une raison. Nous savons bien, sans doute, que la Basse-Egypte est insalubre, que les habitants y traînent une existence misérable; mais en quoi consiste positivement le mécanisme de cette insalubrité, quels travaux seraient nécessaires pour la faire disparaître? Relativement aux habitants, quels préjugés, quelles habitudes, quelles institutions entretiennent leur état déplorable, quels moyens immédiats, praticables, peut-on opposer à leurs maux? Ces problèmes sont hérissés de difficultés. Il faudrait, pour en apprécier les éléments, des études spéciales, approfondies, que l'Académie n'a pas faites et n'a pas mission d'entreprendre.

Des peintures animées et dramatiques suffisent pour faire comprendre qu'un grand mal existe ; mais où est le remède? est-il applicable ? le connaissons-nous assez pour déverser du blâme sur l'autorité qui ne l'a pas découvert ou ne l'a pas employé ?

Chez nous-mêmes, on a parlé de Marseille, pour ne citer que cet exemple. Mais nous a-t-on rendu compte des conditions de situation et de configuration de cette ville, qui sont telles que le port doit nécessairement s'encombrer et s'infecter ? L'assainissement de Marseille est à l'étude depuis longtemps; des travaux sont commencés. Le nouveau port d'un côté, de l'autre la dérivation d'une partie des eaux de la Durance, pourront exercer une action favorable; mais cela suffira-t-il? et au-delà que faut-il faire? Curer et recreuser le port actuel est-ce une opération praticable, et surtout exempte des plus graves dangers sous le ciel de la Provence et dans une ville aussi populeuse? Évidemment, arrivées à de semblables détails, ces questions ne sont plus de la compétence de l'Académie.

En se bornant à démontrer que la peste trouve dans l'insalubrité des lieux, dans les constructions défectueuses des habitations, dans l'état misérable des peuples, la cause la plus active de son développement, de ses ravages et de ses migrations lointaines, la commission a fait tout ce qu'on devait attendre d'elle. Indiquer le mal, c'est signaler l'effort à faire pour le détruire. Il n'est personne qui, après avoir lu le rapport, ne tire cette conclusion, que partout où règne la peste, des améliorations de toute nature sont indispensables, et que partout, l'assainissement, l'aisance et le bien-être sont les plus puissantes barrières à lui opposer. Il n'est pas besoin, selon nous, d'en dire davantage. L'Académie a pour mission d'éclairer par la science; elle remplit ce devoir en énonçant les faits qu'elle constate, mais elle doit laisser à qui de droit l'étude et la responsabilité de l'application.

J'ai cru devoir parcourir les principales objections faites à un travail auquel je tiendrai toujours à honneur d'avoir participé pour une part, si faible qu'elle puisse être. Le rapport de votre commission servira, je n'en doute pas, de point de départ à des recherches, à des expériences, à des discussions, qui, graduellement, amèneront les solutions des questions encore controversées. Il ne statue que pour le présent et laisse libre l'avenir, car les législations sanitaires doivent de leur nature être modifiées et perfectionnées d'après les faits acquis et les leçons de l'expérience. En conséquence, je voterai pour l'adoption de ce rapport, sans me refuser à adhérer aux modifications de détail que la discussion approfondie des articles pourra faire surgir et motiver, soit dans sa partie scientifique, soit dans ses propositions d'application.

OPINION DE M. PIORRY,

Séance du 7 juillet 1846.

Messieurs, c'est avec un sentiment de crainte que je prends la parole sur un sujet aussi grave que celui dont l'Académie s'occupe actuellement.

Cette crainte s'augmente encore quand je me rappelle le rapport remarquable que vous avez entendu, et les discussions lumineuses qu'il a provoquées.

Tout en applaudissant aux recherches consciencieuses de votre commission et de votre rapporteur, tout en approuvant les pensées qui ont inspiré les discours que vous avez entendus, il est resté, pour moi, dans les opinions généralement exprimées et dans les conclusions du rapport quelque chose de vague et d'indéterminé. Ce vague, cette incertitude, ne viennent point des faits eux-mêmes, mais des mots appelés à les exprimer. Vingt définitions ont été données de la *contagion* et de l'*infection;* elles ont été toutes différentes. Chaque auteur rattache à ces expressions un sens en rapport avec sa manière de voir; de là des discussions interminables, de là des incohérences de langage qui deviennent des erreurs dans l'application, de là des reproches amers adressés du haut de la tribune nationale à la science du médecin.

Celle-ci cependant s'appuie sur des faits, *quand la politique repose souvent sur de dangereux systèmes, et quand la partie dogmatique de l'histoire est aussi versatile que le génie ou que l'esprit des historiens.*

Il faut absolument, messieurs, sortir de cette logomachie ; il faut que *le bon sens soit dans notre langage et dans nos discours comme il l'est dans nos découvertes et dans notre conduite.*

Pour ce qui a trait à la question qui nous occupe, on doit renoncer aux mots *contagion* et *infection*, et rentrer dans la série d'idées à laquelle conduit la physiologie expérimentale.

Dans le temps où nous sommes, messieurs, *la véritable science*, celle qui est au-dessus des caprices de l'hypothèse, *de la vogue du moment*, ou *du laisser-aller de l'empirisme routinier*, ce sont les applications pratiques de l'anatomie et de la physiologie : aussi tenez-vous à honneur de seconder de toutes vos forces les tendances positives du diagnostic anatomique. Les mots *contagion* et *infection* n'expriment aucune idée fixe. L'*infection* se dit dans notre langue du *résultat de l'action d'un corps infect ;* un corps infect en contact avec un être vivant peut l'*infecter* et *donner lieu ainsi à la contagion*, c'est-à-dire à un résultat de l'action du contact. De son côté, la *contagion* peut infecter un autre corps, et devenir une source d'infection; il est donc évident que dans le sens grammatical il n'y a pas de ligne de démarcation fixe entre l'infection et la contagion. Quand on voudrait les circonscrire par des définitions nouvelles données même par l'universalité des médecins (ce qui n'est guère à espérer), la société entière s'en tiendrait encore aux anciennes définitions de la contagion et de l'infection, et ne comprendrait pas le langage dont on se servirait. Ce ne serait pas là sans doute *renouveler une scène de Molière*, mais ce serait avoir le tort de parler de choses que les hommes légers et superficiels qui constituent la masse du public ne seraient pas à portée d'entendre.

Au point de vue pathologique, les maladies dites contagieuses ne sont en rien distinctes des affections qui passent pour infectieuses. La gangrène d'hôpital (nécrosie nosocomiale) se développe primitivement d'une manière spontanée dans les lieux où les blessés sont encombrés, et Ollivier a démontré par des expérimentations faites courageusement sur lui-même que ce mal, parvenu à un haut degré d'intensité, se communique par le contact; les fièvres graves épidémiques deviennent contagieuses quand, dans les grands rassemblements d'hommes, les miasmes ont atteint un haut degré d'activité.

Le cheval placé dans une écurie où vivent des animaux morveux contracte la morve, et communique directement et par contact ce terrible mal à d'autres animaux. La variole se propage par l'air qu'on respire et par l'inoculation. La sanie qui s'écoule de l'escarre putréfiée des fièvres graves (contractées dans un lieu encombré) en contact avec la peau dénudée, y cause une affection gangréneuse semblable, etc.

Il n'existe donc pas encore de limites fixes entre les affections qui se communiquent au contact et celles qui se propagent par la médiation de l'air.

Il faut, pour élucider les questions relatives à la propagation des maladies, partir des faits connus sur les absorptions des substances actives ou des poisons par les divers appareils organiques : or, l'absorption des substances sèches et non corrosives par le derme est très difficile ou impossible, alors que l'épiderme est conservé; de plus, les corps humides peuvent bien pénétrer à travers la couche épidermique, mais après une telle filtration que les liquides les plus délétères connus, les agents septiques, le virus syphilitique, le pus variolique, le virus hydrophobique, le virus de la vipère, la dissolution de strychnine, l'acide cyanhydrique lui-même, etc., ne produisent pas d'accidents alors que l'enveloppe épidermique est conservée.

De tels faits entrent dans une *nécessité de l'organisation;* car elle n'aurait pas pu être conservée, si les substances toxiques déposées à la surface du tégument supposé intact eussent pu *pénétrer* dans la *circulation.* Le miasme de la peste ne peut faire exception à cette donnée générale.

Tout porte à croire, au contraire, que si le principe qui

produit la peste venait à être appliqué sur la peau dénudée ou sur une plaie récente, il pourrait pénétrer de cette façon dans la circulation.

Difficilement pourrait-on admettre que le miasme ou que le virus pestilentiel puisse se transmettre par le tube digestif ; d'une part, la quantité d'air infect qui pourrait se mêler avec la salive et les aliments serait peu considérable, et de plus les matières virulentes ou septiques portées dans l'estomac semblent y être décomposées, comme le prouve l'innocuité des substances putrides avalées par les ophidiens, les batraciens, les canis, les felis, et l'homme lui-même, comme le démontrent encore les expériences de Fontana sur le venin de la vipère, etc.

Les faits, les expérimentations, semblent au contraire se réunir pour démontrer que la surface broncho-pulmonaire perméable à l'air atmosphérique, aux gaz, à la vapeur d'eau dans l'état physiologique, absorbant avec une activité extrême l'eau qui s'y trouve déposée, surface qui évidemment s'empare des matières odorantes répandues dans l'air, des matières putrides excrétées plus tard par l'intestin et l'anus, surface qui parait être le moyen d'introduction dans l'économie des miasmes paludéens, septiques, etc., est aussi l'organe par lequel l'agent pestilentiel vient à modifier l'économie.

C'est donc sur de telles données, et non pas sur les idées vagues auxquelles se prêtent les mots infection et contagion, que la commission aurait pu établir avantageusement les conclusions de son rapport. Sans doute, il y avait pour le faire plus d'une difficulté à surmonter, et cette difficulté venait surtout de ce que les documents et les expérimentations qui avaient trait à la question ont été recueillis, non point au point de vue organique que nous proposons, mais sous l'influence de pensées préconçues et relatives à la contagion et à l'infection. Peut-être ces difficultés pouvaient-elles être aplanies, et probablement il eût été possible de répondre plus catégoriquement aux questions proposées. S'il n'en eût pas été ainsi, il aurait peut-être encore mieux valu suspendre toute conclusion, que de rester dans le vague inévitable où laissent les idées reçues sur la contagion et sur l'infection.

Mais il est un autre point relatif à l'étude des épidémies graves et des pestes qu'il faut encore aborder. Laissons de côté ce qui tient à l'histoire des pestes antérieures et à celle de Marseille, car les relations que nous en connaissons ne sont pas assez précises et assez circonstanciées pour que nous en puissions déduire quelque chose de positif; mais si nous lisons l'histoire de la peste de Marseille, nous y voyons qu'on encombrait les pestiférés, et qu'alors la mortalité devenait énorme; nous voyons que dans un bâtiment où gisaient un nombre considérable de ces malheureux, un événement accidentel fit tomber la toiture, de sorte que les malades furent soumis directement à l'action de l'air, et que l'épidémie y perdit tout-à-coup de sa gravité. Alors comme à présent le port était infect; alors plus qu'à présent le peuple habitait des espaces étroits, encombrés et fétides. Il faut avoir lu l'ouvrage de M. de Custine sur la Russie moderne, et savoir ce qu'elle a gagné depuis un siècle pour comprendre dans quel état de misère, d'entassement et de malpropreté devaient être, lors de la peste de Moscou, les malheureux serfs sur lesquels sévissait l'épidémie décrite par Samoïlowitz. Ne sait-on pas que ces tristes conditions sont encore réunies sur les infortunés fellahs d'Égypte décimés par la peste, qui attaque à peine les habitants des lieux bien aérés, bien exposés, et qui jouissent de l'aisance ou de la fortune? Il en est de ce fléau comme de la fièvre jaune de Barcelone, où certaines circonstances locales favorisent l'invasion de cette terrible épidémie.

Le Rio-Caudal, ruisseau fangeux dont les émanations fétides semblaient causer l'ictère pendant que j'y séjournais, recevait les égouts de la ville, égouts sans cesse ouverts par les fissures de pierres mal jointes, et qui n'avaient pas d'écoulement suffisant; le Rio-Caudal, dis-je, était pour Barcelone ce que peuvent être pour l'Égypte les localités malsaines du Delta: ceux qui s'éloignaient de Barcelone et qui campaient en plein air n'étaient pas atteints du fléau. Le choléra sévissait avec furie dans les lieux encombrés et fétides. Cette épidémie, comme la variole, était ou bénigne ou grave : bénigne, alors qu'elle était simple : c'était la cholérine qui ne faisait périr personne; grave, alors qu'elle était compliquée de l'action d'une cause septique : c'était le choléra dit asphyxique. Eh bien, il semble qu'il en est ainsi de la peste. Isolée de toute complication, se manifestant dans des lieux salubres bien aérés, c'est la peste bénigne et dont la gravité n'est capable d'effrayer personne; mais si son action vient à se compliquer de l'influence d'un miasme septique, d'exhalaisons insalubres, alors elle devient la terrible peste d'Orient, ce fléau dévastateur qui répand au loin l'épouvante, la désolation et la mort.

Les conclusions de ce qui précède pourraient être ainsi formulées :

1° La peste ne peut guère se transmettre que par l'absorption pulmonaire des miasmes répandus dans l'air. Cette transmission a lieu dans les contrées où d'ordinaire ce fléau sévit; elle est à craindre : 1° dans ceux où beaucoup de pestiférés sont réunis et encombrés; 2° dans les espaces où l'air se renouvelle mal, et qui ne sont pas d'une suffisante étendue pour l'habitation d'un seul ou de plusieurs malades atteints de la peste.

2° De telles circonstances de transmission n'exigent pas de quarantaine; mais des mesures hygiéniques sévères propres à éviter l'encombrement des pestiférés, et à assurer à chacun d'eux des habitations vastes et aérées.

3° Rien ne prouve que la peste se transmette par les voies digestives, et, sous ce rapport, les substances alimentaires ou les boissons provenant des lieux où règne cette épidémie ne sont en rien dangereuses, et peuvent être admises en libre pratique.

4° Les poisons non corrosifs, les venins, les virus, les miasmes, ne pénétrant pas dans l'économie par la peau, *alors que l'épiderme est intact*, surtout lorsqu'ils sont secs, il y a tout lieu de croire qu'il en est ainsi de l'agent pestilentiel. Donc toute marchandise destinée aux habillements pourra en général être admise en libre pratique : seulement il sera utile d'établir sous ce rapport une exception pour les tissus destinés à être en contact direct avec le tégument.

5° Il est à peine dangereux pour une ville salubre de recevoir, dans un lieu espacé et bien aéré, un pestiféré actuellement convenablement soigné; il y aurait, au contraire, pour cette cité les plus grands inconvénients à recevoir plusieurs malades semblables dans un même lieu, ou d'en placer un seul dans un espace étroit où l'air ne se renouvellerait pas d'une manière convenable.

6° C'est spécialement dans des villes mal bâties, dont les habitants occupent des espaces étroits et encombrés, dans celles où règnent de grandes causes d'insalubrité, telles que de la vase et des immondices agglomérées, que l'arrivée des pestiférés est à redouter. Sous ce dernier rapport, ce qui serait bien plus utile que des quarantaines pour la ville de Marseille, ce serait de nettoyer son port, d'où s'élèvent des émanations qui, à elles seules, pourraient avoir de plus graves inconvénients peut-être que la peste non compliquée des émanations putrides.

OPINION DE M. BRICHETEAU.

Séance du 7 juillet 1846.

Messieurs, l'étendue donnée aux opinions qui ont été exposées à cette tribune, aussi bien que le temps déjà consacré à la discussion, nous engage à resserrer beaucoup le cadre des observations que nous avons à faire sur ou à l'occasion du rapport de la commission. Nous examinerons d'abord s'il est bien vrai, comme le prétendent vos commissaires, que la peste ne régnait pas épidémiquement en Égypte sous les rois qui gouvernèrent cette contrée et pendant la domination grecque et romaine. Hérodote, qu'on accuse d'avoir beaucoup trop vanté la salubrité de l'Égypte, et dont la commission invoque à cet égard le témoignage, a fait cependant sur l'état sanitaire de ce pays des remarques judicieuses qui viennent à l'appui de plusieurs passages de la Bible touchant l'antiquité de la peste. Lorsque je fus à Memphis, dit cet historien, je m'aperçus en conversant avec les prêtres, qu'occupés spécialement du ciel, ils ignoraient les grands changements qui avaient pu survenir dans la partie inférieure de leur pays, comprise depuis l'entrée de la plaine jusqu'à la mer. A l'époque de ce voyage, continue Hérodote, l'Égypte sortait d'une longue guerre, pendant laquelle tout ce qui concerne l'économie publique avait été négligé, et l'entretien des canaux abandonné; les frontières du désert étaient infestées de brigands, et l'intérieur des terres ravagé par les maladies (*Hist.*, lib. II, cap. 109). Il est écrit plusieurs fois dans la Bible, plus ancienne que l'histoire d'Hérodote, que l'empire des Pharaons avait été souvent affligé de la peste; des prophètes, tels que *Jérémie*, *Isaïe*, *Ezéchiel*, mettent souvent ce terrible fléau au nombre des maux qu'ils prédisent aux Egyptiens (*Exode*, cap. 7, 8, 9, 10, 11 ; *Isaïe*, cap. 18, 19, 20; *Jérémie*, 43, 44, 46 ; *Ezéchiel*, 29, 30, 31, 32.)

Quand bien même on déclarerait Hérodote, la Bible et les prophètes incompétents dans la question historique que nous agitons, il n'en serait pas moins impossible d'admettre avec un savant loïmographe que la peste apparut pour la première fois dans le monde l'an 542 de notre ère, puisque, comme l'ont fait connaître les premiers, Littré et Osann, Ruffus d'Ephèse en a donné, d'après Dioscoride et Possidonius, une description dans laquelle se trouvent indiqués les symptômes les plus ordinaires de cette maladie, notamment le délire, les bubons aux aines, aux aisselles, etc., et que le théâtre de l'épidémie pestilentielle était l'Égypte, la Syrie, la Libye. Or, Ruffus d'Ephèse vivait sous Trajan, à la fin du premier et au commencement du deuxième siècle de notre ère. Ajoutons à l'appui de ce document historique, conservé par Oribase, les témoignages de Cicéron, de Strabon, d'Athénée, de Pline, qui s'accordent à regarder l'Égypte comme un pays fertile en peste (1), et qui n'hésitent pas à

(1) Daremberg, *Note sur l'antiquité et l'endémicité de la peste en Orient. Pièces et Documents à l'appui du Rapport*, p. 283.

en accuser la nature même du climat et la constitution du pays... Cette découverte du passage d'Oribase semble avoir vivement contrarié un des membres qui a pris la plus large part à cette discussion : aussi a-t-il contesté l'existence de Dioscoride et de Possidonius, insinuant que leur identité n'était pas suffisamment établie. Vous n'attendez pas sans doute de nous, messieurs, une longue discussion bibliographique pour prouver que ces auteurs vivaient bien à telle ou telle époque, et s'ils avaient ou non des homonymes. Le savant M. Littré, de l'Académie des Inscriptions et Belles-Lettres, est ici notre garant, sans parler de Cicéron, de Pline et de Strabon, dont l'identité ne peut être contestée. Maintenant, est-il possible de soutenir, comme on l'a fait en même temps à cette tribune, que la maladie décrite par Dioscoride et Possidonius ne serait pas la peste, parce que cette dernière affection n'aurait aucun signe pathognomonique, et parce que de soi-disant pestiférés seraient morts brusquement, voire même en dansant, sans présenter aucun symptôme avéré de peste? Nous protestons, messieurs, contre cette manière d'établir l'existence d'une maladie, et dont il résulterait une déplorable confusion; et nous soutenons qu'il ne peut y avoir de peste sans un ou plusieurs signes pathognomoniques de cette maladie. Ce langage, il est vrai, sent un peu l'école; mais qu'y faire? nous sommes ici des médecins avant d'être des historiens, des savants et des critiques.

La commission ne conteste pas, il est vrai, que la peste ait été observée en Égypte 200 ans avant J.-C., mais elle soutient qu'elle était seulement alors à l'état sporadique. Cette opinion ne nous paraît guère probable, car il est peu de maladies sporadiques qui ne revêtent à certaines époques la forme épidémique; ajoutons que l'insalubrité d'une partie de l'Égypte, selon la remarque d'Hérodote, était très propre à faire naître des épidémies, qui surviennent d'ailleurs dans les pays les plus sains et les plus civilisés, comme l'attestent les ravages du choléra-morbus en Europe pendant les années 1831 et 1832.

Nous sommes bien loin sans doute de penser que la peste

ait été, aux plus belles époques de la civilisation de l'Orient; aussi fréquente, aussi désastreuse qu'elle l'a été depuis, et qu'elle l'est encore aujourd'hui, dans diverses contrées soumises à la domination musulmane; cette maladie, spontanée et épidémique dans ces contrées, y fait généralement d'autant plus de ravages que l'hygiène publique y est plus négligée; rare sous les règnes des Pharaons, des Ptolomées, et pendant les dominations grecque et romaine, ses apparitions ont dû se multiplier avec l'ignorance, l'incurie et le fatalisme des Turcs. On ne peut guère supposer qu'Alexandre eût jeté les fondements de la ville qui devait porter son nom, que plus tard Constantin eût bâti la capitale de l'empire d'Orient dans un pays souvent désolé par la peste; qu'enfin, tant d'admirables monuments se fussent élevés en Egypte, plus de quatorze siècles avant notre ère (sous le règne de Sésostris), si la population eût été alors misérable et décimée par les maladies.

Nous sommes persuadé, toutefois, que, malgré les merveilles de la civilisation égyptienne, l'utilité des embaumements, et de bien d'autres précautions hygiéniques, il y eut de tout temps, et il y aura toujours dans la Basse-Égypte des causes de maladies épidémiques, à raison des débordements du Nil, de l'état dans lequel ce fleuve laisse, en se retirant, le sol détrempé et couvert de débris animaux et végétaux décomposés; enfin à cause des eaux bourbeuses et louches qu'il roule dans son lit..... Le voyageur Bruce regardait déjà cette manière d'être des eaux du Nil comme une des causes de la peste, et l'attribuait à ce qu'il traversait, avant d'arriver en Égypte, plusieurs étangs ou marais fangeux de l'Abyssinie et du Sennaar. Pour appuyer ses assertions, Bruce fait remarquer qu'on ne rencontre pas la peste dans les contrées voisines de l'Egypte, traversées par le fleuve en question : ce qui est confirmé d'ailleurs par d'autres voyageurs qui ont remonté le *Nil des Noirs* pour pénétrer au centre de l'Afrique.

L'objection que la commission a voulu tirer de la différence qui existe entre les pestes de l'antiquité et du moyen-âge et celles des temps modernes ne nous paraît pas d'une grande valeur; les maladies épidémiques, dans notre opinion, sont susceptibles de se modifier avec le temps, et ne présentent pas toujours les mêmes formes. C'était la manière de voir de Sydenham, qui se trouve même reproduite dans une des pièces annexées au rapport de la commission. De même, messieurs, qu'il y a eu des typhus, des fièvres jaunes, des fièvres putrides, typhoïdes, différentes par plusieurs symptômes, quand c'était au fond la même affection, de même aussi il y a eu, d'après les historiens, différentes variétés de peste: nous citerons la peste noire de 1347, la peste inguinaire de Grégoire de Tours, le feu sacré, le feu de saint Antoine, qui sont autant de dénominations imposées dans des temps d'ignorance à la maladie qui nous occupe; enfin la peste d'Athènes, décrite par Thucydide, qui, à notre avis, n'est point un typhus, comme on l'a prétendu, mais la même fièvre pestilentielle que décrivit le chroniqueur Sigebert en 1089 sous le nom de feu sacré, lequel avait ravagé la Lorraine: si on rapproche, en effet, les symptômes de ces deux épidémies, on les trouve presque semblables.

Divisés d'opinion sous quelques points historiques, nous sommes à peu près d'accord avec la commission sur la question pathologique; la peste, pour nous, est une maladie épidémique, non contagieuse dans la rigueur du mot, qui peut se propager par infection, hors des foyers épidémiques, et qui est comparable sous plusieurs rapports au typhus et à la fièvre jaune. A cette occasion, nous témoignons notre surprise relativement à la confusion qu'on a supposé exister entre les mots contagion et infection; et comme, en cette matière, les exemples valent mieux que les définitions, en voici deux que nous proposons pour faire ressortir la différence qui existe entre ces deux modes de propagation morbifique: un individu touche un pestiféré, reste avec lui quelques instants seulement, ou bien se sert des vêtements qui ont été à son usage, etc., sans contracter la peste, quoiqu'il se soit, rigoureusement parlant, exposé au contact de choses contaminées; un autre reste assez longtemps dans l'atmosphère d'un pestiféré, y respire son haleine, se laisse imprégner des miasmes qui s'échappent de son corps, de ses excrétions; celui-là contracte la peste par infection hors du foyer épidémique. Nous ajouterons, relativement à la contagion de la peste, que l'examen rigoureux des faits ne lui est point favorable; que de plus on a fait ici et ailleurs, pour en démontrer l'existence, une comparaison fausse en ce que les termes n'en sont pas semblables: la vaccine et la variole, que l'on a rapprochées de la peste, se transmettent évidemment par le simple contact, et de plus, par l'inoculation d'une matière virulente qui n'existe pas dans cette dernière maladie; en effet, l'inoculation du pus, des bubons, du sang des pestiférés, suivant la majorité des expérimentateurs, et Clot-Bey en particulier, ne produit pas la peste.

Il nous a paru établi d'une manière certaine, dans le rapport de la commission, de la page 89 à la page 103, que le contact immédiat des milliers de pestiférés a été sans danger pour ceux qui l'ont pratiqué à l'air libre ou dans des lieux bien ventilés; qu'aucune observation rigoureuse n'a prouvé la transmission de la peste par le seul contact des malades, des effets à leur usage, des marchandises, etc. Si on nous objecte que les faits qu'on pouvait opposer à la commission sont bien plus nombreux que ceux qu'elle invoque, nous répondrons que les faits anciens ont été recueillis dans un temps d'ignorance, d'exagération, où la terreur montrait la peste dans tous les objets qui avaient touché les malades, que le plus grand nombre éloigne toute confiance parce qu'ils sont dénués de preuves et de certitude, tandis que les faits récents, sur lesquels s'appuie la commission, sont le fruit d'une expérience éclairée, et offrent infiniment plus de garanties. Ceux qui, après avoir lu le rapport, ne seront pas convaincus de la non-contagion de la peste, puiseront des éléments de conviction dans plusieurs des pièces annexées à ce rapport, et notamment dans celles du docteur Grassi (contagioniste), annotées par Clot-Bey (p. 389 et suiv.), et dans la réponse du chirurgien anglais Laidlow, chargé du service de l'hôpital des Européens, à Alexandrie (non contagioniste).

Il y a, messieurs, deux manières de comprendre la génération de la peste, ou plutôt, selon nous, il y a deux sortes d'infection : l'une primitive, générale, qui se développe spontanément dans l'atmosphère; l'autre consécutive, locale, qui s'établit accidentellement autour des pestiférés dans le lieu qu'ils occupent; l'une semble inhérente aux localités où se développe d'abord la maladie, l'autre peut la produire hors du foyer épidémique, sur des navires, dans les camps, les prisons, etc. : nous ne croyons pas que le dernier mode d'infection puisse acquérir une grande puissance, et l'exercer hors du lieu infecté. Ce n'est pas lui qui donne naissance aux épidémies. L'épidémicité (qu'on nous passe l'expression) précède et engendre l'infection, mais il n'est pas probable que l'infection locale puisse produire l'épidémicité.

Au surplus, les hommes les plus compétents ont cru à l'infection primitive dans la peste, et y ont trouvé l'explication la plns naturelle de la propagation de ce fléau, quoique la chimie n'ait pu découvrir dans l'atmosphère ainsi infectée aucun principe délétère. Diemerbroek, Fodéré, Des Genettes, Larrey et beaucoup d'autres ont accordé une grande influence à l'infection de l'air, à la direction des vents, au concours des saisons, dans l'étiologie de la peste : cette maladie, dit Clot-Bey, se déclare ou cesse dans un lieu avec des conditions de saisons, de température, constamment les mêmes; preuve évidente, ajoute-t-il, que l'atmosphère est le principal sinon l'unique agent par lequel la maladie se développe.

Nous faisons très largement la part d'influence que l'incurie, la misère et les privations de toute espèce ont exercée de tout temps dans la production de la peste égyptienne; et par contre, nous admettons aussi celle toute contraire et non moins évidente de l'hygiène publique; mais nous ne partageons pas l'opinion de ceux qui pensent qu'en civilisant ce beau pays on délivrera le monde de ce fléau. Ses apparitions, en effet, sont tellement variables, qu'il est impossible d'établir un rapport rigoureux entre les épidémies pestilentielles et les divers degrés d'insalubrité du pays : ainsi, dans le XVIe siècle, tandis que la peste désolait fréquemment la France, l'Allemagne, l'Italie, l'Espagne, qu'elle envahissait la Suisse même, pays classique par sa salubrité, elle ne parut qu'une fois en Égypte. Dans le XVIIe siècle, on ne l'y observa que deux fois, tandis qu'elle ravagea dix-neuf fois l'Allemagne, onze fois la France et l'Italie, six fois l'Angleterre, et cinq fois la Russie.

Dans le XVIIIe siècle, au contraire, l'Égypte a subi dix-neuf fois la peste. Cependant, messieurs, dans le XVIe et le XVIIe siècle, les Égyptiens n'enterraient pas mieux leurs morts qu'ils ne le font aujourd'hui; ils n'étaient ni moins pauvres ni moins misérables; il faut même admettre, pour l'honneur de l'humanité, qu'ils sont aujourd'hui dans des conditions meilleures, et que le gouvernement a fait quelque chose pour leur bien-être. Nous pouvons conclure de là que, bien qu'il soit vrai que depuis quarante-cinq ans la peste ait frappé huit fois l'Égypte, six fois la Turquie d'Europe, sans atteindre la France, l'Allemagne et l'Angleterre, rien ne peut absolument nous garantir qu'elle n'éclatera pas à l'improviste parmi nous à la manière du choléra-morbus de 1832, car elle s'est montrée en 1812 à Malte, et plus tard à Noya, dans le royaume de Naples. Aussi longtemps que le port de Marseille ne sera pas assaini, cette grande ville aura toujours à redouter le développement de quelque fléau épidémique comme celui de 1720.

Dans l'indication et la répartition proportionnelle du nombre des pestes pour chaque siècle, nous avons pris pour guide le travail de la commission, parce que nous croyons à l'exactitude d'un travail long et consciencieux ; cette discussion serait interminable si l'on voulait discuter l'autorité de chaque auteur, et mettre d'accord les diverses chroniques des temps anciens.

Considérés sous un certain point de vue, en matière d'épidémie pestilentielle ou autre, les faits nouveaux, il faut bien le dire, ne sont pas plus explicables que les faits anciens;

peut-on se rendre compte, par exemple, comment des épidémies meurtrières de suette miliaire désolent depuis plusieurs années le sud-ouest de la France, et font d'assez grands ravages dans les départements riches et aisés du Périgord, de l'Angoumois et du Poitou? Qui pourra nous dire comment, à l'époque où nous vivons, des villages sains, des populations bien nourries, bien vêtues, ayant en abondance ce qui manque aux fellahs de l'Égypte, sont cependant décimées par des épidémies de fièvre typhoïde, cette terrible maladie, qu'on peut, à bon droit, appeler la peste de notre époque? N'aurions-nous donc fait, messieurs, qu'un échange de misères, échange avantageux, nous aimons à le reconnaître, et que nous devons, sans doute, comme on l'a dit tant de fois, aux progrès de la civilisation et de l'hygiène publique? Mais il faut convenir que les résultats s'obtiennent bien lentement, car jusqu'à ce que les hommes, réunis en société, aient pourvu à leur bien-être, il faut qu'ils passent par un long état intermédiaire peu favorable à leur conservation. Papon, l'un des historiens les plus éclairés de la peste, remarque que ce fléau, et beaucoup d'autres, attaquent surtout les nations nouvellement constituées, sorties de l'état de nature pour vivre en société, et obligées de guerroyer continuellement pour défendre leur établissement; tel fut l'état de l'Italie dans les cinq premiers siècles de la fondation de Rome; le peuple romain cultivait peu la terre et encore moins les arts et les sciences utiles au perfectionnement de l'homme physique. Aussi, dans ce même intervalle de temps, la peste ravagea la république romaine plus de vingt-cinq fois; ce qui fait cinq fois pour chaque siècle; tandis que dans les deux derniers siècles de la république, jusqu'à la fin du règne de Claude, c'est-à-dire dans l'espace de 250 ans, elle ne se montra que trois fois au-delà des Alpes. C'étaient alors les plus beaux jours de l'empire romain, l'époque où l'agriculture et la civilisation avaient acquis un grand développement.

Une particularité qui vient à l'appui de ce que nous venons

de dire, c'est que la peste respecte les peuples sauvages qui mènent une vie nomade, et n'ont point à souffrir des inconvénients des populations agglomérées; elle n'affligea pas la Gaule avant l'invasion romaine. Trogue-Pompée, historien d'origine gauloise, qui écrivait 40 ans avant notre ère, ne fait aucune mention de ce fléau, quoiqu'il eût traité de toutes les choses mémorables qui s'étaient passées dans le monde.

Avant l'arrivée des Européens, l'Amérique ne connaissait pas non plus la fièvre jaune, véritable peste de ce continent, selon Savaresi; les conquérants du Nouveau-Monde s'occupèrent plus de faire fortune, de trafiquer des hommes et des choses que d'assainir un pays qu'ils avaient sur certains points rendu insalubre par leur agglomération. D'après les recherches du père Dutertre, consignées dans l'ouvrage de M. Bally, *sur le typhus d'Amérique*, l'apparition de la fièvre jaune en Amérique ne remonte pas au-delà de 1635 (1).

Pour nous résumer en peu de mots, messieurs, sur le point capital et pratique de ce rapport, nous dirons que les recherches et les expériences faites depuis douze ans par des médecins éclairés et courageux démontrèrent que la peste est une maladie épidémique d'une nature particulière; que si cette maladie se propage hors des foyers d'infection, comme cela semble très probable, ce n'est ni par le simple contact des pestiférés, ni par celui des effets à leur usage, des marchandises susceptibles ou soi-disant contaminées, mais bien par l'infection prolongée de l'atmosphère qui les entoure, infection qui prend sa source dans l'altération de l'air respirable, dans les miasmes qui s'exhalent des corps des malades, de leurs excrétions, etc.

Loin d'admettre que pour prévenir la propagation d'une semblable affection il soit indispensable de renfermer les sujets suspects et les malades dans des lazarets, nous croyons qu'il faut les disséminer dans des habitations saines, isolées,

(1) Paris, 1814, in-8, page 28.

suffisamment élevées, et puis recourir aux ventilations et aux désinfectants, indépendamment des médications proprement dites qu'il faut employer concurremment.

La commission, sans s'éloigner beaucoup, théoriquement parlant, de notre manière de voir, a cru prudent néanmoins de conclure différemment; sa position, il faut le reconnaître, n'était pas celle d'un membre isolé de l'Académie; elle avait à ménager les préventions de la population du midi de la France, encore terrifiée par la peste de 1720, et les scrupules respectables de l'autorité supérieure, qui a besoin d'être profondément convaincue avant de détruire de vieilles institutions regardées à tort ou à raison comme préservatives de la peste.

Loin donc que cette dissidence nous inspire la pensée de blâmer la commission d'avoir voulu assurer l'utilité du travail auquel elle s'est livrée, par des concessions qui voilent à grand'peine ses tendances, nous adoptons volontiers ses conclusions, quoiqu'elles ne soient pas toujours une déduction rigoureuse des principes qu'elle avait nettement posés dans le corps de son rapport.

OPINION DE M. PRUS.

Séance du 21 juillet 1846.

M. Prus, rapporteur, a la parole pour résumer la discussion et répondre aux objections qui lui ont été faites.

Messieurs, plus je réfléchis au plan qu'il convenait de suivre dans l'exposition des faits propres à jeter la lumière sur les questions de quarantaine, plus je pense que l'ordre adopté dans le rapport était celui qu'il fallait choisir. Avant de rechercher quels pouvaient être les divers modes de transmissibilité de la peste, il convenait d'apprécier, autant que l'état de la science permet de le faire, l'influence des causes productrices de la peste spontanée, sporadique ou épidémique. Déterminer d'une part l'action des causes locales, d'une autre part l'action de la constitution pestilentielle qui, paraissant toujours nés dans des endroits insalubres, s'est souvent montrée dans des contrées fort saines, c'était le seul moyen de restreindre l'action des agents de transmissibilité, quels qu'ils fussent, à ce qu'elle a de réel et de positif. Rapporter à chacun de ces trois ordres de causes les effets qui lui appartiennent, telle est la pensée qui domine et explique tout le rapport, pensée qui, je le crois, n'avait pas encore reçu l'heureuse application dont elle est susceptible.

En poursuivant avec persévérance la réalisation de cette idée, en n'admettant, pour les solutions à chercher, que les faits les plus dignes de confiance soit par leur authenticité, soit par leur nombre, soit par les détails avec lesquels ils ont été rapportés; enfin, en ne tirant de ces faits que des cousé-quences rigoureuses, on devait arriver à des conclusions utiles et bien motivées. Mais, en même temps, il fallait s'attendre à froisser des convictions établies sur des études faites dans une autre direction, avec des éléments moins nombreux et souvent fautifs; il fallait s'attendre à rencontrer les esprits disposés à n'admettre certaines conclusions, nouvelles à quelques égards, qu'après une discussion sérieuse et approfondie des faits sur lesquels elles reposent.

Ces prévisions se sont réalisées.

La plupart des médecins croyaient trouver dans le rapport que j'ai eu l'honneur de vous soumettre, un plaidoyer pour ou contre la contagion. Contagionistes et non-contagionistes ont été également déçus dans leurs espérances. De là, chez quelques personnes dont les doctrines étaient fortement enracinées, une réaction défavorable contre certaines parties du rapport.

MM. Pariset, Bousquet, Castel, Hamont et Desportes, veillant avec une sollicitude inquiète au maintien intégral du domaine et même des usurpations de la contagion, ont repoussé tout ce qui ne concordait pas avec leur système.

D'un autre côté, M. Dubois (d'Amiens) a mis en doute, et M. Londe a nié la valeur et la portée des faits établissant la transmission de la peste en dehors des foyers épidémiques.

Les sept adversaires que nous avons rencontrés dans la discussion générale sont donc en complète opposition entre eux. D'un côté est le camp des contagionistes, de l'autre est celui des non-contagionistes. C'est toujours la vieille querelle; c'est toujours la science marchant avec une aveugle opiniâtreté dans deux ornières, dont ni l'une ni l'autre ne peut mener à la vérité.

C'est parce qu'ils ne se sont pas renfermés dans une manière de raisonner aussi étroite, que MM. Ferrus, Bégin, Poiseuille, Rochoux, Piorry, Bricheteau et Gaultier de Claubry ont cru pouvoir donner leur approbation aux doctrines exprimées dans le rapport. Ils ont compris que dans l'étude de la peste comme dans toutes les études scientifiques, il n'y avait pas de progrès possible si on ne se dépouillait pas de ses préjugés, si on hésitait à admettre franchement, et dans toutes leurs conséquences, les vérités qui découlent naturellement des faits.

Je n'ai pas parlé de la réserve faite par l'honorable M. Gaultier de Claubry, relativement à la non-transmissibilité de la peste sporadique, parce que, connaissant son amour sincère de la vérité, j'ai l'espérance de lui faire partager l'opinion de la majorité de la commission.

Dans tous les cas, cette dissidence entre les membres qui ont exprimé publiquement leur approbation des doctrines du rapport, ce que n'ont pas cru devoir faire un très grand nombre de membres de cette assemblée, malgré des convictions tout aussi arrêtées; cette dissidence, dis-je, paraîtra bien légère si on la compare à celles qui divisent nos adversaires, contagionistes ou non-contagionistes.

Pénétrons dans le camp des premiers. Que voyons nous? Tandis que M. Pariset attribue exclusivement l'origine de la peste à la putréfaction animale; tandis que M. Castel rapporte la peste à un *ferment* introduit ou développé spontanément chez le malade; tandis que MM. Hamont et Desportes accusent principalement les causes locales d'insalubrité, M. Bousquet ne croit pas que la peste puisse naître sans un germe préexistant. Quelle confusion! quelle anarchie!

Dans le camp opposé ne règne pas un meilleur accord. L'un doute, l'autre affirme. M. Londe nie la transmissibilité de la peste de la manière la plus absolue; M. Dubois flotte au milieu de ses incertitudes.

Que serait-ce maintenant si nous voulions mesurer la distance qui sépare l'opinion de M. Bousquet de celle de M. Londe! Ce que l'un affirme, l'autre le nie. Hommes et choses peuvent à chaque instant transmettre la peste, selon M. Bousquet. Jamais, dit M. Londe, ni les hommes, ni les choses ne donneront la peste à personne. Vous le voyez, messieurs, c'est l'extrême droite et l'extrême gauche. Au lieu de perdre nos efforts à les concilier, consolons-nous en pensant que M. Londe a montré qu'il défendrait énergiquement les deux premières parties du rapport contre les attaques de M. Bousquet, et même de M. Dubois, tandis que très certainement M. Bousquet et ses coopinants ne défendront pas avec moins de chaleur et avec moins de succès la transmission de la peste contre les doutes de M. Dubois, contre les négations de M. Londe.

Messieurs, dans une première réponse, je me suis attaché à réfuter les objections présentées contre le rapport par l'honorable M. Dubois (d'Amiens); j'ai insisté particulièrement sur ce fait que les cas de peste observés au lazaret de Marseille depuis 1720, n'établissent que trop bien la transmissibilité de la peste hors des foyers épidémiques. Depuis, un membre de la commission, M. Poiseuille, qui a fait une étude attentive, minutieuse, de toutes les pièces qu'a bien voulu nous transmettre M. le ministre du commerce, a corroboré ce que j'avais dit sur ce point en traitant d'autres questions très intéressantes au point de vue des quarantaines.

Malgré les défiances témoignées récemment par M. Londe contre les certificats délivrés par ceux qu'il appelle les *lazarétistes*, je ne crois pas devoir revenir en ce moment sur cette question. Je prierai seulement M. Londe de vouloir bien lire et méditer toutes les pièces de Marseille. Il verra clairement que les certificats délivrés chaque jour, et souvent deux fois par jour, par plusieurs des médecins et chirurgiens du lazaret, méritent beaucoup plus de considération qu'il ne leur en accorde. Il sait sans doute qu'en ce moment les médecins et chirurgiens de l'intendance sont M. Robert, le savant et respectable correspondant de l'Académie; M. Ducros, médecin en chef de l'Hôtel-Dieu de Marseille, et professeur de clinique médicale à l'École secondaire; M. Martin, chirurgien en chef de l'Hôtel-Dieu et professeur d'anatomie et de clinique chirurgicale; enfin, M. Roux (de Brignolles), secrétaire-général de la Société royale de médecine, l'un des hommes les plus consciencieux et les plus indépendants que l'on puisse citer. Ce sont les certificats délivrés par des confrères aussi instruits qu'honorables que notre collègue voudrait frapper de nullité en faveur d'une doctrine qui pourrait avoir le mérite d'être simple, si elle n'était évidemment en contradiction avec des faits dignes de confiance. L'Académie sera tout à la fois plus prudente et plus juste.

Je veux aujourd'hui faire droit aux objections de ceux qui professent la doctrine opposée à celle de M. Londe.

MM. Castel et Bousquet, qui n'étaient pas habitués à accorder aux causes productrices de la peste spontanée toute l'influence qui leur appartient, accusent le rapport d'avoir trop diminué le rôle des agents de transmissibilité de la peste. M. Bousquet va plus loin; il croit avoir découvert que lorsque le rapporteur a écrit les deux premières parties de son travail, il ne savait pas jusqu'à quel point il serait amené, par les faits contenus dans la troisième partie, à reconnaître la puissance des agents de transmission. Notre collègue est, à cet égard, dans une complète erreur. Au moment où le rapporteur de la commission a pris la plume, il avait apprécié toute la portée des faits de Marseille et des faits analogues; mais il savait aussi que les croyants à la contagion, négligeant entièrement ou presque entièrement l'étude de tout ce qui n'est pas agent de transmission, avaient besoin qu'on développât devant eux, avec les détails nécessaires, les preuves de la spontanéité et de l'épidémicité de la peste.

Ces développements, que les uns ont trouvés trop longs, ne paraissent pas avoir été suffisants pour quelques autres.

C'est ainsi que M. Bousquet, fidèle à la doctrine qui n'admet pas que la peste puisse naître sans un germe préexistant, prétend que la commission n'a émis que des conjectures sur les causes qui engendrent la peste spontanée. Rien, continne-t-il, n'est moins prouvé que ces causes.

Si M. Bousquet ne veut pas reconnaître l'influence des causes locales qui rendent la peste endémique dans la Basse-Égypte, *qu'il nous dise donc pourquoi dans les temps*, *dans les lieux*, *dans les saisons où les causes signalées dans le rapport n'ont pas existé*, *la peste ne s'est pas montrée dans ce pays;*

Qu'il nous dise pourquoi la peste est, pour ainsi dire, journalière à Damiette, où les causes indiquées sont réunies, tandis qu'elle ne naît jamais au Fayoum, qui se trouve dans des conditions opposées;

Qu'il nous dise pourquoi, selon la remarque de Gaëtani-Bey, Bassora et Bagdad sont devenues aujourd'hui des foyers producteurs de peste, tandis que ces villes, malgré des communications fréquentes avec des pays pestiférés, étaient exempts du fléau quand les canaux étaient bien entretenus, quand une administration prévoyante prenait les précautions hygiéniques convenables.

Il est vraiment singulier que les médecins qui ont le mieux étudié sur les lieux la peste et les causes qui la produisent, n'hésitent pas à regarder ces causes, non seulement comme pouvant être déterminées, mais même comme pouvant être détruites, au moins en grande partie, tandis que d'autres médecins, qui n'ont vu ni la peste, ni les lieux qui l'engendrent, nient ce que les autres affirment. C'est ainsi que M. Bousquet se trouve ici en contradiction flagrante avec Pugnet et Larrey, avec MM. Pariset, Hamont, Delaporte, Aubert et avec presque tous les médecins européens habitant l'Egypte. Je me rappellerai toujours la réponse que me fit

Gaëtani-Bey lorsque je lui demandai ce que serait la peste en Égypte si les conditions d'insalubrité signalées dans le rapport n'existaient plus. « C'est, me dit-il avec cet air fin et pénétrant qui le distingue, comme si vous me demandiez s'il y a des effets sans causes. »

Cette étude des causes productrices de la peste mérite plus que toute autre l'attention des médecins, puisqu'elle tend à faire connaître les moyens de prévenir le développement de la maladie. Je demanderai donc à l'Académie la permission de m'y arrêter encore quelques instants pour ajouter de nouveaux faits à ceux consignés dans le rapport.

La première cause que nous vous avons indiquée est l'habitation sur des terrains d'alluvion ou sur des terrains marécageux.

Citons quelques faits à l'appui de la réalité et de l'importance de cette cause :

On trouve dans le journal, *La médecine éclairée, par Fourcroy*, une observation très remarquable envoyée à la Société royale de médecine par le docteur Vimat.

« Une affection charbonneuse se déclara parmi des troupeaux paissant dans des marais inondés, voisins de Marsal, département de la Meurthe; après avoir fait périr un grand nombre d'animaux, elle atteignit les hommes, soit que le mal fût inoculé par la piqûre des insectes qui suçaient la sanie des cadavres, soit plutôt que la même cause, c'est-à-dire les effluves des vases émergées par les chaleurs de l'été de 1788, produisit sur eux les mêmes effets. Outre les charbons, on observa chez quelques malades l'engorgement des glandes de l'aine et de l'aisselle. »

La peste qui a sévi à Rochefort en 1741, et qui a été décrite par Chirac, doit encore plus exciter notre attention :

« Une fièvre maligne, accompagnée d'éruptions pourprées, causait beaucoup de ravages à Rochefort dans le mois de juin. Elle fut beaucoup plus meurtrière et revêtit les caractères de la peste les deux mois suivants. »

Voici les principaux symptômes observés : frisson, grand mal de tête, sentiment d'ivresse, petitesse du pouls, syncopes fréquentes, epistaxis, abattement des forces inexprimable, agitation continuelle des membres; visage hâve, plombé et cadavéreux; yeux ternes ou étincelants; nausées ou vomissements continuels; parotides; bubons axillaires; les bubons inguinaux furent rares; charbons surtout à la tête et aux mains; aucun des malades qui eurent des charbons n'échappa.

Comme cela arrive dans les épidémies pestilentielles, Chirac a vu périr beaucoup de malades en moins de vingt-quatre heures, sans bubons, sans parotides, sans charbons, sans taches livides ou gangréneuses.

La famine régnait alors à Rochefort; « mais, dit Chirac, la famine ne fut pas la seule cause de la peste; il y en eut une autre qui commença sur la fin du mois de juin, et qui dura jusqu'à la fin de septembre. Ce fut la puanteur de l'air occasionnée par le desséchement des marais et des mares d'eau que les hautes marées de la Charente laissentdans la grande prairie qui est vis-à-vis ce port. La chaleur en élevait des exhalaisons d'une odeur de soufre et de poudre brûlée qui appesantissaient l'air, de sorte qu'on était presque étouffé sur le haut du jour. » (Chirac, *Traité des fièv. malignes et pest.* Paris, 1742, p. 53, 135, 168.)

On ne peut s'empêcher de remarquer que c'est à la fin de juin que la maladie, qui régnait à Rochefort, revêtit les caractères de la peste, et que c'est également vers la fin de juin que les exhalaisons marécageuses commencèrent à se manifester d'une manière intense.

Si les effluves des marais ont pu produire en France une maladie aussi analogue, aussi semblable à la peste orientale, celle-ci ne pourra-t-elle pas, sous l'influence du même agent, éclater presque nécessairement sur un sol et sous un climat plus favorables à son développement? C'est ce qu'on observe chaque année dans la Basse-Égypte.

La seconde cause signalée dans le rapport, est la chaleur humide dont les effets sont aussi révoqués en doute par M. Bousquet.

Mon honorable contradicteur ne récusera cependant pas

deux graves autorités qui sont d'un avis opposé au sien.

Hippocrate dit : *Annum austrinum et humidum sævissimam pestem generasse.* (*De morb. pop.*, lib. III.)

Galien confirme cette vérité par ces mots : *Itidem quoties aëris temperamentum ab ipso naturæ habitu immoderate recessit ad humiditatem et caliditatem*, PESTILENTES FORE MORBOS NECESSE EST. (*De diff. feb.*, I, 6.)

L'observation des modernes est, sur ce point, conforme à celle des anciens.

C'est lorsque le vent du nord vient à cesser, dit M. Brayer, c'est à l'époque où la température devient plus élevée, en même temps que l'air devient plus humide par le souffle du sirocco, qu'éclatent à Constantinople les premiers cas de peste.

M. Larrey a constaté que le nombre des attaques était constamment augmenté par les temps pluvieux.

Pugnet fait la même remarque : il est inconcevable, dit-il, combien le nombre des malades augmente toutes les fois que l'atmosphère devient plus humide. (Ouv. cit., p. 133.)

Le même auteur, parlant de la peste du Caire en l'an IX, s'exprime ainsi :

« Les lieux que la peste visite cette année sont précisément tous les lieux humides, tous les lieux que l'inondation elle-même a parcourus. Cette inondation a été fort peu sensible sur les côtes, parce qu'elle s'y perdait aussitôt dans le vaste sein de la Méditerranée ; les côtes ont été en quelque sorte à l'abri de la peste. Elle s'est soutenue davantage à Rhamanièh, où se trouve l'embouchure du canal d'Alexandrie : Rhamanièh a fait des pertes notables. Elle a été considérable à Ménouf, immédiatement après la rupture de la digue de Faraounièh : Ménouf a craint dès lors pour sa ruine. Le fleuve s'est largement étendu sur la droite dans les plaines du Caire, de Koraïm et de Salahièh ; sur la gauche, dans celle d'Embabèh, de Ghisah et de Cheyr-at-man ; vers le haut, dans les champs de Minièh, Slouth, Ghirgèh, etc., cet immense territoire a été désolé. »

Puguet indique ensuite les lieux qui ont été les premiers inondés, et montre qu'ils ont été les premiers ravagés.

« La peste en Égypte, continue l'habile et impartial observateur, est donc toujours en raison de l'humidité de l'atmosphère. Quand cet augment d'humidité est l'effet de l'accroissement plus considérable du Nil, elle s'étend et augmente dans les mêmes proportions ; quand, au contraire, les pluies suppléent au défaut de l'inondation, la maladie se règle sur leur abondance, et frappe les mêmes lieux sur lesquels les pluies tombent. Il est à observer que les pluies sont, pour ainsi dire, nulles en Egypte quand les inondations sont fortes... Voilà pourquoi il arrive que le feu de la peste est très animé dans les parties haute et moyenne lorsqu'il ne jette que de faibles étincelles sur les côtés, et très violent sur les côtes lorsqu'il épargne le Sayd. Ici c'est l'inondation du Nil qui l'attise ; ailleurs, c'est la chute des pluies qui l'excite. Voilà encore pourquoi la Haute-Egypte en avait été préservée depuis 1791, depuis cette année mémorable par un débordement à peu près égal à celui de cette année 1801 (an IX). »

Cette dernière remarque de Puguet doit appeler l'attention des médecins qui résident en Egypte. On conçoit, en effet, que s'il était prouvé que la Haute-Égypte n'a la peste que quand le Nil y déborde, ce serait une précieuse donnée pour l'étiologie de la maladie.

Si M. Bousquet veut bien méditer ce qui précède, s'il veut prendre en considération tous les faits pareils ou analogues à ceux que je viens de citer, il accordera, je l'espère, aux effluves marécageux et à la chaleur humide une grande influence sur le développement de la peste.

Quant à la putréfaction animale, dont il ne faudrait pas méconnaître la puissante action, quoique celle-ci ait été exagérée, M. Bousquet trouvera dans les ouvrages de M. Pariset de nombreuses preuves capables de former sa conviction.

Je ne dirai rien ici des habitations malsaines, d'une alimentation insuffisante, d'une grande misère physique et morale, considérées comme causes de peste ; elles paraissent agir surtout en prédisposant les organismes à la maladie ; elles méritent, toutefois, une grande attention de la part des médecins qui savent que la peste frappe d'abord et surtout les classes pauvres.

Les partisans de la contagion, qui ne veulent pas que certaines conditions locales et atmosphériques puissent produire la peste sporadique et épidémique, voudraient bien ne pas admettre l'action des foyers épidémiques. En cela, ils sont conséquents avec eux-mêmes; car, dans l'un et l'autre cas, il faut renoncer à la nécessité du germe préexistant.

M. Bousquet, qui a lu les faits nombreux consignés dans le rapport, lesquels prouvent incontestablement que la quarantaine la plus sévère, la plus irréprochable, n'empêche pas de contracter la maladie quand on est placé dans le foyer épidémique, ne peut plus employer cet argument si longtemps victorieux, savoir, que la meilleure preuve que la peste se gagne exclusivement par le contact, c'est que l'isolement met à l'abri de tout danger. C'est encore une arme brisée entre les mains des contagionistes purs. De là un grand embarras. Aussi M. Bousquet se contente-t-il de parler de la presque immunité des personnes isolées. Mais, il faut bien l'avouer, messieurs, ce *presque* ne peut servir qu'à couvrir la retraite devenue nécessaire. Ne suffit-il pas, en effet, d'un seul cas de peste bien constaté chez une personne parfaitement isolée pour qu'il soit certain que la peste peut être due à une autre cause que la contagion? Reconnaître que la peste atteint quelquefois les personnes les mieux isolées quand elles restent au milieu des foyers épidémiques, c'est déclarer que les causes générales épidémiques produisent la peste indépendamment de toute contagion.

En vain M. Bousquet prétend-il que la manière dont la peste naît et se propage la rapproche des contagions et l'éloigne des épidémies.

« Dans les maladies contagieuses, ajoute notre confrère, il y a toujours un premier cas qu'il est ordinairement facile de saisir et qui est la cause de ceux qui le suivent. Dans les épidémies, au contraire, il n'y a pas un premier malade, il y en a plusieurs. Les maladies épidémiques, suspendues en quelque sorte dans l'atmosphère, frappent çà et là sur plusieurs points à la fois. »

J'accepte l'objection posée dans ces termes. Écoutons Puguet nous racontant le début de la peste de Damiette en l'an VII.

« A quelques accidents assez légers et en petit nombre que » nous ne pouvons décrire parce qu'alors nous habitions la » Haute-Égypte, avait succédé un calme parfait et soutenu. » Le long espace de temps qui s'était écoulé depuis l'orage » ne permettait plus d'appréhender son retour. On goûtait » généralement les douceurs d'une sécurité à laquelle invi- » talent chaque jour davantage et l'inaltérable pureté du ciel » et les progrès marqués de la chaleur. Vaine confiance! » Le 15 et le 16 germinal, l'atmosphère s'obscurcit et se » charge; des nuages amoncelés sur nos têtes versent des » torrents de pluie pendant les 17, 18 et 19, et le 21 la con- » tagion éclate. *Ce fut un coup de foudre qui atteignit à la fois* » *onze personnes dans l'enceinte de la ville;* elles seules furent » frappées. Aucun autre malade ne s'offrit à nous jusqu'aux » 26 et 27 du même mois, où de nouvelles pluies détermi- » nèrent de nouveaux accidents. Ceux-ci eurent des suites » non équivoques. Soit qu'ils eussent une plus grande force » de reproduction, soit qu'ils trouvassent des sujets plus sus- » ceptibles de se prêter à leur action, ils se propagèrent » sensiblement, et c'est à leur époque que parut véritable- » ment commencer le règne de la maladie... » (Puguet, *Mém. sur les fièvres du Levant*, pag. 52.)

Ce fait me paraît tellement décisif, qu'il me dispensera d'en citer d'autres analogues qu'il serait facile de réunir.

Mais M. Bousquet insiste. La commission, dit-il, ne réussira pas à assujettir la peste aux lois des épidémies; elle suit invariablement celle des contagions.

Cette proposition ainsi formulée me paraît de tous points inadmissible.

Comment! la peste ne s'est pas montrée généralement avec les caractères des maladies épidémiques!

M. Bousquet voudra-t-il nier que quand la peste a sévi avec quelque violence en Afrique, en Asie et en Europe, elle ait offert dans sa marche ces trois périodes, si remarquables et si importantes à connaître, que j'ai signalées avec soin dans le rapport?

M. Bousquet voudrait-il nier, contre l'évidence, qu'en temps d'épidémie pestilentielle, l'influence épidémique se manisfeste non seulement sur les maladies intercurrentes, mais encore sur les personnes en santé?

Voudrait-il nier qu'en Égypte, à Constantinople, à Smyrne, la peste cesse généralement à des époques fixes qu'on peut déterminer d'avance, par suite d'un changement dans la direction des vents ou dans la température?

Personne ne peut révoquer en doute ces vérités désormais incontestables. Mais alors, qu'il me soit permis de demander si ce sont là les indices, les signes, les caractères d'une maladie exclusivement contagieuse. Avons-nous jamais vu rien de semblable pour la syphilis, la gale, la rage, la morve? Non, certainement.

M. Bousquet ne sait pas si un seul cas de variole ne peut pas donner naissance à une épidémie. Mais ce que M. Bousquet sait comme nous, c'est que quand il n'existe pas dans l'atmosphère et dans les populations certaines conditions inconnues mais nécessaires, un premier cas de petite-vérole n'est souvent pas suivi d'un second. C'est ce qu'on voit journellement dans les hôpitaux de Paris, quoique le varioleux soit placé au milieu des autres malades.

Quand on compare les maladies contagieuses à la peste, il faut donc distinguer avec soin les maladies exclusivement contagieuses, comme la syphilis, des maladies épidémiques et contagieuses, comme la variole, la rougeole et la scarlatine.

La peste naît et se propage à la manière de ces dernières. Elle n'a de commun avec les premières que la faculté de transmission, faculté qui, dans la peste, est très variable et paraît même souvent manquer complétement.

Voilà ce qu'enseigne une étude impartiale des faits. Aussi pensons-nous que le moment est arrivé où les médecins, ne pouvant plus méconnaître ce point fondamental, savoir, que la peste peut être également due soit à des causes locales, soit à une constitution pestilentielle, soit aux pestiférés eux-mêmes, ne devront plus s'appliquer qu'à faire la part de ces trois ordres de causes.

Passons à une autre objection.

MM. Castel et Bousquet pensent que le premier devoir de la commission était de donner une bonne théorie de la contagion en général et de celle de la peste en particulier. La commission, ajoutent-ils, n'aurait plus eu qu'à faire l'application de la doctrine adoptée.

Examinons un instant, messieurs, quels auraient été les résultats de cette tentative.

Et d'abord, comment fallait-il entendre le mot contagion?

Dans son acception la plus large, répond-on, c'est-à-dire qu'il fallait confondre sous la même dénomination la transmission par le contact des pestiférés, des hardes, des marchandises et la transmission par l'air chargé de miasmes pestilentiels. Pour moi, qui pense que les sciences vivent de distinctions et non de confusions, je ne vois pas, je l'avoue, l'avantage de suivre ici les errements de Fracastor. Mais ne nous arrêtons pas à cet inconvénient, quelque grave qu'il soit; allons au fond des choses, et voyons si la voie qu'on nous indique est la plus rationnelle et la plus utile.

La contagion, dit M. Castel, résulte d'un *ferment septique*, issu d'un corps malade.

Cette doctrine n'est pas celle de M. Bousquet. Toute maladie est contagieuse, dit-il, qui crée avant de s'éteindre un *germe* en état de la reproduire.

Il est bien évident, messieurs, qu'un ferment septique et un germe sont choses très différentes. Si donc M. Castel a trouvé la vérité, M. Bousquet est dans l'erreur, et réciproquement.

Mais voici venir des autorités non moins respectables qui professent une opinion opposée à celle de M. Castel, et non moins contraire à celle de M. Bousquet.

Linné, le père Kircher, Manget, Rasori et M. Grassi veulent que la contagion soit due à des *animalcules*.

Le père Kircher dit les avoir vus au microscope. En 1652,

un habitant de Copenhague les a vus aussi au microscope sur des plantes et sur un papier blanc qu'il avait laissé sur sa fenêtre pendant la nuit.

Jusqu'ici le père Kircher a un grand avantage sur MM. Castel et Bousquet. Il parle d'après son observation directe, tandis que M. Castel n'a pas vu son ferment, tandis que M. Bousquet n'a pas vu son germe.

Mais le père Kircher est loin d'être d'accord sur tous les points avec ceux qui partagent son opinion.

Ainsi, seul, il admet que ses animalcules font des œufs, qu'il ne dit pas, d'ailleurs, avoir vus.

Une dissidence non moins grave s'élève entre lui et M. Grassi; pour lui, les animalcules pestifères ont des ailes. Ils n'en ont pas, dit M. Grassi, et c'est pour cela que la peste qui se transmet par le contact médiat et immédiat ne se communique jamais par l'air.

J'engage d'autant plus vivement l'Académie à ne pas se prononcer ni pour le père Kircher ni pour M. Grassi, que le professeur Moscati (*Compendium des connaissances vétérinaires*) a proposé une nouvelle doctrine. Il affirme que la composition du principe pestilentiel est une *vapeur aqueuse* très raréfiée qui tient en dissolution un mucus animal, réceptacle du venin. La partie aqueuse se dissipe, et la muqueuse s'attache à l'animal, et est absorbée par lui.

Je m'arrête, messieurs, en concluant avec M. Bégin que c'est là une médecine hypothétique, fantasmagorique, indigne de notre époque. J'ajouterai que de pareilles conceptions sont souvent aussi nuisibles qu'elles sont futiles.

L'esprit humain, prompt à réaliser ce qui d'abord n'a été et n'a pu être qu'une simple hypothèse imaginée pour faciliter l'intelligence d'un phénomène, ne craint pas de prêter à ces êtres imaginaires des propriétés les plus singulières. C'est ainsi qu'on a dit que le germe de la peste peut rester adhérent à des substances animales, végétales et même minérales, pour éclore après plusieurs mois, plusieurs années, plusieurs dizaines d'années. Et qu'on ne croie pas que nous soyons bien éloignés des temps où on acceptait de pareils préjugés. En

1828, lorsque les médecins de l'armée russe virent éclater la peste à Bucharest, la plupart d'entre eux, ne trouvant aucun moyen de prouver l'importation de la maladie, déclarèrent que la peste qu'ils avaient sous les yeux était due à des germes pestilentiels conservés dans la capitale de la Valachie depuis 1813, c'est-à-dire pendant quinze ans, écoulés depuis que les derniers cas de peste avaient été observés dans cette ville.

En 1842, la même explication a été donnée par le conseil supérieur de santé de Constantinople, pour les treize pestes qui se sont montrées dans les provinces de la Turquie d'Europe et d'Asie depuis 1838, pestes dont il n'a pu établir l'importation soit de l'Égypte, soit de la Syrie, soit même de Constantinople.

C'est parce qu'on a cru rendre compte de l'origine d'un très grand nombre de pestes à l'aide d'une explication aussi dérisoire qu'on a trop longtemps négligé l'étude et l'appréciation des causes qui engendrent la peste spontanée. Dans les sciences, une fausse explication est moins dangereuse en ce qu'elle répand l'erreur qu'en ce qu'elle empêche de chercher la vérité.

Après avoir parlé d'une manière générale de la contagion de la peste, suivons nos adversaires dans les reproches qu'ils nous adressent relativement à ce que dit le rapport des divers modes de transmission.

On se plaint que le rapport n'ait pas considéré les inoculations qui auraient été faites en 1801 à Rhamaniè, comme suffisamment authentiques. Sur ce point, votre commission a été unanime, et il me sera, je crois, facile de prouver qu'elle a eu raison de ne pas regarder comme dignes d'entrer dans la science des faits qui n'étaient qu'énoncés, et qui aujourd'hui même sont rapportés d'une manière différente par trois membres de cette Académie. Suivant M. Pariset, 14 individus auraient été inoculés par Dussap; suivant M. Bousquet, le nombre des inoculés se réduirait à 12. D'après MM. Pariset et Bousquet, tous les inoculés auraient eu la peste; d'après M. Hamont; parmi les enfants inoculés, enfants dont il ne détermine pas le nombre, les uns auraient eu la peste, les autres n'auraient éprouvé aucun accident.

Le défaut complet de détails sur chaque individu inoculé, même dans la narration de M. Pariset, le désaccord qui existe entre les résultats annoncés de mémoire par Dussap, vingt-cinq ans au moins après les inoculations pratiquées, et ceux fournis par les inoculations faites depuis cette époque, et d'une manière beaucoup plus authentique, enfin, la différence si grande qui se fait remarquer entre la version de M. Pariset et celle de M. Hamont, qui tous deux ont connu Dussap, sont autant de circonstances qui expliqueront à l'Académie la réserve dans laquelle sa commission a cru prudent de se renfermer.

Je n'accepte pas non plus le reproche qui m'a été fait, en termes assez vifs, relativement à ce que dit le rapport de l'inoculation que s'est pratiquée le médecin anglais White mort le neuvième jour après l'inoculation, et sous les yeux du docteur Rice. J'ai signalé très exactement le seul renseignement que j'avais pu me procurer. N'est-ce pas tout ce que l'Académie peut exiger d'un rapporteur? Toutefois, je remercie sincèrement M. Desportes des nouveaux détails qu'il nous a donnés sur ce fait, et qui, certainement, ajoutent à son importance. Nous aurons à examiner plus tard s'ils doivent modifier le jugement porté par la commission sur cette inoculation.

Des faits nouveaux d'inoculation produits par M. Hamont me paraissent devoir appeler toute l'attention de l'Académie. Je veux parler des six inoculations pratiquées par M. Ceruti, pharmacien, dans la citadelle du Caire, c'est-à-dire dans un lieu qui, à cause de son élévation au-dessus de la ville, passe pour avoir toujours été à l'abri de l'influence des constitutions pestilentielles. Je prie donc instamment notre collègue de vouloir bien nous fournir à cet égard tous les renseignements qu'il possède ou qu'il pourra se procurer.

C'est ici le moment de parler d'une objection de M. Bousquet, qui a accusé la manière dont raisonne le rapport.

L'inoculation échoue-t-elle, c'est que la peste n'est pas

inoculable; réussit-elle, l'expérience ne prouve rien, car elle a été faite dans un foyer épidémique ou dans un foyer d'infection pestilentielle. « A cette objection si souvent répétée, dit M. Bousquet, je me contenterai de répondre que lorsqu'on inoculait la petite-vérole on ne s'avisa jamais de dire que les inoculés recevaient la maladie de l'influence épidémique et non de l'opération. »

Qu'il me soit permis de répliquer en peu de mots. D'abord il est plus que probable que quand on a inoculé plusieurs personnes dans une ville frappée d'une grande épidémie de petite-vérole, on a pu rapporter à l'inoculation des varioles dues à l'influence épidémique. Cette remarque est si naturelie qu'il me paraît bien douteux qu'elle n'ait pas été faite. On n'eût pas manqué d'en tenir compte, ainsi que de l'infection miasmatique, si, dans la localité où s'étaient trouvés les inoculés, l'épidémie, d'une part, et les miasmes échappés du corps des malades de l'autre, avaient enlevé dix-neuf personnes sur vingt, comme la chose est arrivée en 1835, aux élèves venus d'Abouzabel à l'hôpital de l'Esbequié au Caire. Or, c'est dans ce même hôpital, et après avoir passé plusieurs jours à soigner les pestiférés, que les prisonniers extraits de la citadelle du Caire, et auxquels M. Bousquet fait allusion, ont été inoculés. Quelles conséquences peut-on raisonnablement tirer d'expériences faites dans de semblables conjonctures? Les prisonniers inoculés par le sang, par la sérosité des charbons, ou par le pus des bubons, ceux qui ont couché dans des lits récemment abandonnés par des pestiférés, ont été frappés dans une proportion moindre que les élèves venus d'Abouzabel, qui avaient été soumis aux mêmes causes de peste, moins l'inoculation.

Mais, reprend M. Bousquet, où voulez-vous qu'on expérimente si ce n'est sur le théâtre de l'épidémie ?

Je répondrai avec Chervin : Pour que les expériences soient valables, il faut de toute nécessité qu'elles soient faites loin des pays où la peste est endémique, loin des foyers épidémiques et des foyers d'infection pestilentielle.

Maintenant, comment se transmet la peste?

Aucun des cinq partisans de l'ancienne doctrine de la contagion n'a nié que la peste se transmît par l'air chargé de miasmes pestilentiels. Tous, au contraire, ont prétendu que ce mode de transmission n'était pas le seul.

La peste se communique-t-elle par le toucher ?

J'avoue, dit M. Bousquet, que la transmission par attouchement n'est pas facile à prouver. Quand j'approche un varioleux, sans le toucher, il n'y a pas de difficulté ; si je prends sa maladie, c'est l'air qui me la donne ; mais, quand je touche, comment saurai-je si je reçois la contagion de l'air ou du toucher ?

Pour sortir d'embarras, M. Bousquet adopte et l'avis de ceux qui veulent que la peste se transmette par l'air, et l'opinion de Mertens, qui dit très nettement et itérativement que sans le contact il n'y a pas de danger. M. Bousquet aurait tort de craindre, malgré ces affirmations réitérées de Mertens, d'être en contradiction avec lui, en admettant la puissance de l'air comme véhicule de la peste ; car, à la page 63 de son ouvrage, Mertens fait remarquer « que l'air libre ne devient jamais contagieux, sinon dans le voisinage des places ou plusieurs cadavres d'hommes morts de la peste restent sans sépulture et pourrissent. » Il ajoute « que l'air » renfermé et chargé de quantité d'exhalaisons épaisses qui » sortent du corps de malades entassés dans une même » chambre, peut infecter les gens sains qui y entrent. » Il termine en disant que « ces mêmes exhalaisons perdent leurs » qualités nuisibles dès que, par une communication libre » avec l'atmosphère, elles y sont dispersées et divisées. »

Mertens admettait donc la transmission de la peste par l'air chargé de miasmes pestilentiels, quoiqu'il proclamât que sans contact il n'y a pas de danger.

Revenant à la question posée par M. Bousquet, nous dirons que comme il ne cite aucun fait propre à prouver la transmission de la peste par le seul contact des malades, nous ne pensons pas que l'Académie modifie sur une simple assertion la conclusion proposée à cet égard par sa commission, conclusion qui ne nie pas, comme le suppose M. Bousquet, la transmissibilité de la peste par le toucher, mais qui dit seulement, ce qui est bien différent, que les faits probants manquent pour établir la transmissibilité par cette cause agissant seule.

La peste est-elle transmissible par les vêtements?

Je ne le sais pas, dit M. Bousquet, mais je l'affirme, tant la chose me parait probable. Vous le voyez, messieurs, l'idée de M. Bousquet devance toujours l'examen des faits.

Pour moi, qui ne procède pas de la même façon, j'ai constaté qu'après de grandes épidémies de peste à Alexandrie, au Caire, à Constantinople et ailleurs, les hardes et vêtements qui venaient de servir aux pestiférés ont pu être mis en usage, sans aucune précaution préalable et sans qu'il en soit résulté aucun inconvénient.

J'ai été vivement frappé de cette circonstance vraiment remarquable, que quand le règne de l'épidémie pestilentielle vient à cesser à Alexandrie, au Caire, à Smyrne, à Constantinople, ce qui a lieu presque toujours à des époques fixes et que l'on peut déterminer d'avance, les hardes et vêtements les plus infectés ne donnent la peste à personne.

Examinant ensuite ce qui se passe en dehors des foyers épidémiques, j'ai dit que si les hardes et vêtements transmettaient la peste aussi facilement qu'on l'a cru longtemps, on devrait trouver des cas nombreux, authentiques, évidents, dans lesquels la transmission de la maladie se serait opérée par cette voie. Cependant, depuis 1720, aucune transmission n'a eu lieu dans les lazarets d'Europe par des hardes ou vêtements, même chez les portefaix chargés d'ouvrir les malles, de manier et aérer les effets qu'elles contiennent. Les quatre ou cinq cas de transmission par les hardes que l'on peut citer auraient eu lieu à bord. Ils sont d'ailleurs, comme le dit le rapport, loin de réunir les conditions qu'exige la science pour qu'on puisse en déduire des conséquences de quelque importance.

Toutefois, la question a paru tellement grave à votre commission, que les doutes qu'elle a pu conserver sur la valeur de quelques faits peu certains, peu concluants, l'ont portée à proposer des expériences destinées à lever tous les scrupules, à dissiper toutes les craintes. Mais, dit M. Castel, la commission a-t-elle bien réfléchi aux dangers que pourraient entraîner de semblables expériences? Je ne crains pas de répondre affirmativement, et d'ajouter que c'est parce qu'à ses yeux ces expériences, si utiles pour les réformes à opérer et pour la sécurité publique, peuvent ne pas être sans quelque péril, qu'elle a désiré qu'elles fussent faites par des médecins. Les expérimentateurs, j'en suis certain, ne manqueront pas au jour où il leur sera fait appel.

Cette proposition de la commission prouve, d'une part, qu'elle ne repousse pas d'une manière absolue, comme on le lui a reproché mal à propos, la transmissibilité de la peste hors des foyers épidémiques par des bardes et des vêtements; et, d'une autre part, que pour ne pas exposer les populations à un danger même douteux; elle veut que des expériences, bien faites et suffisamment variées et répétées, aient résolu la question avant de conseiller au gouvernement l'abandon des mesures prescrites contre les bardes et les vêtements pouvant être soupçonnés de contenir le principe pestilentiel.

Pouvait-on raisonnablement pousser plus loin la circonspection?

Avant de terminer ce qui a trait à la transmission de la peste, je dois m'occuper d'une question neuve et délicate pour la solution de laquelle les faits manquaient complétement avant 1835.

Est-il vrai que la peste sporadique ne soit susceptible de se transmettre d'aucune manière?

J'ai dit dans le rapport, et d'après M. Aubert-Roche, que sur 649 cas de peste sporadique, observés à Alexandrie par des médecins contagionistes et non contagionistes, depuis le 1er juillet 1835 jusqu'à la fin de 1838, aucun n'avait transmis la maladie. M. Aubert a rapporté avec détail dans son ouvrage un grand nombre d'observations particulières faisant partie des 649 cas ci-dessus, et qui sont bien propres à porter la conviction dans les esprits. Depuis 1838, les médecins qui résident en Egypte, et qui ont observé chaque année un assez grand nombre de pestes sporadiques, ont partagé de plus en plus cette doctrine, au point qu'on ne trouve plus de contradicteurs dans cette contrée.

Pour avoir la contre-épreuve, et à la demande de l'honorable M. Adelon, j'ai recherché si les dix bâtiments qui ont importé la peste à Marseille depuis 1720, étaient tous partis de lieux où régnait la peste épidémique. Le fait me paraît démontré. Il est donc prouvé que depuis 1720 aucun bâtiment, parti d'un pays où n'existait que la peste sporadique, n'a apporté la peste à Marseille. L'Académie comprendra facilement toute la portée de ce résultat aussi important qu'imprévu.

Certes, les faits que nous devons à M. Aubert-Roche, et ceux analogues qui les ont suivis, méritent toute l'attention des médecins. S'ils étaient confirmés par une expérience ultérieure, ils amèneraient nécessairement une diminution bien notable dans les mesures quarantenaires. La commission demande donc avec instance à tous les médecins qui sont à même d'observer des pestes sporadiques, de s'assurer, par tous les moyens possibles, de leur transmissibilité ou de leur non-transmissibilité.

Provisoirement, la commission s'abstient de baser aucune prescription sanitaire sur cette donnée encore trop nouvelle de la science; si, d'un côté, elle autorise le médecin sanitaire français, placé au port du départ, à délivrer patente nette aux navires quittant un pays où il n'existe que quelques cas de peste sporadique, de l'autre, elle demande, même pour les cas de patente nette, une quarantaine de dix jours à bord et sous les yeux d'un médecin sanitaire, quarantaine qui, à la rigueur, serait suffisante pour le cas de patente brute.

Cependant, des reproches ont été adressés à la commission, qui, sur ce point comme sur tous les autres, croit avoir agi avec toute la prudence, toute la réserve possibles.

M. Castel nous dit que c'est un immense préjugé d'admettre que la peste sporadique n'est pas contagieuse, comme si, ajoute-t-il, il existait une ligne de démarcation entre le ferment qui produit la maladie et celui qui la rend contagieuse. Il reconnaît, toutefois, un peu plus loin que la peste sporadique est beaucoup moins sujette aux chances de transmission.

M. Hamont, en contradiction sur ce point avec son ami Gaëtani-Bey, et avec tous les autres médecins qui ont observé la peste sporadique en Egypte, nie la non-transmissibilité de la peste sporadique, sans citer aucun fait à l'appui de son opinion.

M. Gaultier de Claubry dit que la peste sporadique et la peste épidémique étant de même nature, présentant ordinairement les mêmes symptômes, ayant souvent la même gravité, doivent être transmissibles l'une et l'autre. Cependant notre confrère dit, page 756 : « Quand la peste existe à » l'état sporadique, les foyers restreints d'infection miasmatique qui se produisent autour de chaque malade n'exercent qu'une influence infectieuse peu considérable, très » limitée dans son action. La transmissibilité de la maladie » aux assistants est peu probable; elle peut même être révoquée en doute. »

M. Bousquet conteste également la non-transmissibilité de la peste, attendu, dit-il, qu'un attribut aussi essentiel que la transmissibilité dépend de la nature de la maladie et non du nombre des malades.

Je ne crains pas de le déclarer, messieurs, je ne vois dans toutes ces objections que des considérations *à priori*, que des conceptions théoriques, qui ne peuvent, en aucune manière, infirmer des faits nombreux et authentiques, qui se sont passés sous les yeux de médecins contagionistes et non contagionistes. Une vérité nouvelle qui se présente à l'Académie avec de pareilles garanties, doit certainement être accueillie par elle, sauf vérification ultérieure. Nous ne devons pas, d'ailleurs, perdre de vue, messieurs, les heureuses et importantes applications dont cette récente donnée de la science serait susceptible.

Faut-il conclure de là que la peste épidémique et la peste sporadique sont deux maladies différentes ? Nullement. La dysenterie sporadique et la dyssenterie épidémique ne sont pas regardées comme deux maladies différentes, quoique la première ne soit pas transmissible, quoique la seconde le soit souvent à un haut degré.

Mais, nous dit-on, où finit la peste sporadique et où commence la peste épidémique? Quel est le nombre des malades nécessaires pour faire une épidémie? En faisant cette objection, on oublie qu'elle s'applique à toutes les maladies qui, ordinairement sporadiques, passent accidentellement à l'état épidémique; on oublie qu'à chaque instant les médecins sont dans l'obligation de se prononcer sur des cas analogues. Quel est le nombre des pulsations artérielles nécessaires pour constituer le pouls fébrile ? Personne ne le sait, et cependant les médecins n'hésitent guère pour dire que tel ou tel malade a ou n'a pas la fièvre.

En fait, les médecins reconnaissent fort bien, et assez facilement, quand la peste n'est que sporadique ou quand elle est épidémique.

Messieurs, dans ma réponse à M. Dubois, j'ai cherché à montrer l'utilité, la nécessité, des deux premières parties du rapport, dont les conclusions n'ont pas été très sérieusement combattues. Dès lors aussi, j'ai maintenu avec fermeté la conclusion la plus importante de la troisième partie, je veux dire celle relative à la transmissibilité de la peste hors des foyers épidémiques. Aujourd'hui, parcourant les divers modes de transmissibilité, je crois avoir fait droit à toutes les objections qui m'ont été faites. Il me resterait à répondre aux remarques critiques faites sur la quatrième partie, sur celle qui traite de la durée de l'incubation. Mais je ne crois pas devoir le faire en ce moment, d'abord, parce que l'Académie n'a certainement pas perdu la mémoire de ce qu'ont dit à ce sujet MM. Ferrus, Poiseuille et Bégin, et, ensuite, parce qu'attendu la gravité de la question et les détails qu'entraînerait une discussion à cet égard, je préfère renvoyer à l'époque où la conclusion du chapitre devra être votée, l'examen des faits qui ont été ou qui seront produits pour prouver que la peste a éclaté plus de huit jours après un isolement régulier et complet.

La discussion générale devant être entièrement close à la fin de cette lecture, et aucune occasion ne devant plus m'être offerte de répondre à un certain nombre de points qui n'ont pas été traités dans ce que j'ai eu l'honneur de vous dire jusqu'ici, je vous demande, messieurs, la permission de répondre brièvement aux différents orateurs qui ont pris la parole. Je tiens à prouver à tous que leurs discours ont été médités par moi avec la ferme intention de corriger l'erreur et d'arriver à la vérité. Le mémoire par lequel M. Pariset a cru devoir combattre presque toutes les conclusions adoptées par la commission, exigera des explications un peu étendues.

M. Dubois d'Amiens a le premier dirigé contre le rapport des attaques que j'ai cherché à repousser. C'est M. Rochoux qui a pris ensuite la parole. Je l'ai entendu avec une véritable satisfaction donner son approbation à l'exposition des faits nombreux consignés dans le rapport, et aux interprétations qu'ils m'ont suggérées. C'est implicitement reconnaître la vérité des conséquences qui en ont été déduites.

Après de savantes études sur la contagion et l'infection, qui, pour M. Rochoux, est la viciation de l'air par un principe toxique non virulent, l'auteur arrive à ces deux propositions, qui résument toute sa pensée sur la peste :

« Née de l'infection, et sans aucun germe préexistant, la
» peste se montre contagieuse à la manière des autres ty-
» phus, devient comme eux susceptible d'exercer les plus
» grands ravages par l'encombrement et diverses circon-
» stances à elle étrangères, et comme eux perd promptement
» sa propriété contagieuse, puis s'éteint bien vite par la dis-
» persion des malades, l'aération et l'emploi d'une hygiène
» éclairée. »

» Le délétère auquel la peste doit son développement se
» trouve presque toujours répandu dans l'air à l'état gazeux,
» ce qui rend le contact des pestiférés à peu près sans dan-

» ger, alors que la respiration des miasmes sortant de leur » corps exerce la plus fâcheuse influence. »

Vous le voyez, messieurs, M. Rochoux partage les doctrines auxquelles les faits ont conduit votre commission. Toutefois, nous constaterons un peu plus tard qu'il n'en a pas tiré les mêmes conséquences que nous, relativement aux quarantaines.

A M. Rochoux a succédé M. Castel, qui a commencé par un reproche qui paraîtra à beaucoup de personnes un éloge. Il a blâmé le rapporteur d'avoir établi exclusivement les conclusions de son travail sur des faits qui, au dire de M. Castel, ont été analysés avec sincérité et classés avec méthode.

M. Castel m'a fait d'autres reproches auxquels j'ai déjà eu occasion de répondre. Au lieu d'y revenir, je préfère appeler l'attention de l'Académie sur un passage du discours de M. Castel, qui exprime avec netteté une vérité importante et trop souvent méconnue :

« Les préjugés accrédités sur la peste viennent principa» lement de ce qu'on l'a considérée comme une entité mor» bide sans rapport avec aucune autre, et que ses causes, ses » phénomènes et surtout son caractère éminemment conta» gieux devaient faire classer à part.

» On lui a assigné une origine distincte, et cependant ses » causes sont pareilles ou semblables à celles qui donnent » naissance à d'autres maladies.

» On veut lui attribuer une nature propre, et cependant, » par ses symptômes, par les périodes qu'elle parcourt, par » son jugement, par les lésions cadavériques, elle se rap» proche de beaucoup d'affections fébriles, notamment du » typhus. Sydenham, Lieutaud et d'autres l'ont assimilé à » une fièvre maligne (page 722). »

Me sera-t-il permis d'ajouter qu'il est d'un haut intérêt pour la science et pour la pratique de savoir si la peste doit, par ses causes, ses symptômes, sa marche, ses terminaisons, par ses lésions cadavériques, par sa transmissibilité relative et même par la durée de son incubation, être rapprochée de certaines fièvres graves, ou bien s'il faut continuer à ne voir en elle qu'une de ces maladies à cause mystérieuse, comme la syphilis, qui, naissant chaque jour et exclusivement par l'absorption d'un virus fixe, se reproduit incessamment et toujours par la même cause spéciale. Le rapporteur de votre commission, préoccupé de ce grand problème, a cherché en toute occasion à réunir les principaux éléments qui doivent servir à sa solution.

Les conclusions médicales du discours de M. Hamont, qui me paraissent devoir surtout exciter l'intérêt de l'Académie, sont les suivantes :

Il n'existe pas de constitution pestilentielle autre que celle formée par les émanations des localités où naît la peste, et par les émanations des malades.

Voici ma réponse :

Dans les localités présentant les causes d'insalubrité signalées dans le rapport, mais aussi dans des localités trop salubres pour engendrer la peste, on a remarqué que cette maladie revêtait quelquefois le caractère épidémique, on a remarqué alors qu'une influence générale épidémique agissait soit sur les maladies intercurrentes, soit sur les personnes saines. Quand l'atmosphère possède ces propriétés, je dis qu'il y a constitution pestilentielle. Si on la constate dans une localité salubre, il faut dire qu'elle y a été apportée par une espèce de migration, ou bien reconnaître qu'elle a pu s'y former par des causes inconnues. Cette dernière hypothèse me paraît peu propable. L'histoire de la peste semble prouver, au contraire, que les constitutions pestilentielles commencent toujours dans des contrées réunissant les causes d'insalubrité sur lesquelles j'ai si souvent insisté.

Il n'est pas démontré, dit M. Hamont, que la peste ne soit pas contagieuse. Non, cela n'est pas démontré, même en ne donnant au mot contagieux que la signification de transmissible par le contact. Mais la proposition contraire n'est pas démontrée non plus, et c'est là tout ce que dit le rapport.

M. Hamont croit savoir que la peste épidémique règne en Egypte plus souvent que tous les dix ans.

En Egypte, le gouvernement du pays ne conserve aucune mention écrite des événements qui peuvent survenir. Il n'y a donc aucune liste officielle des pestes épidémiques; chacun est autorisé à faire la sienne plus ou moins exacte. Ces listes varient ensuite, suivant qu'on tient compte et des épidémies graves et des épidémies légères, ou seulement des épidémies graves. Enfin, il arrive souvent qu'une peste épidémique se montre plusieurs années de suite à la même époque. Dans ce cas, admettra-t on qu'il y a eu plusieurs pestes ou une seule?

Avec de pareils éléments, le calcul a dû nécessairement donner des résultats différents.

Le retour périodique des grandes pestes tous les dix ans, *environ*, est assez bien établi.

Si nous prenons pour exemple les trois dernières grandes pestes qui ont ravagé l'Egypte, nous voyons qu'elles ont sévi en 1815, en 1825, en 1835.

La période de dix ans est aussi celle que M. Pariset a constaté au Caire, comme j'ai pu l'apprendre dans le journal de son voyage, journal que j'ai entre les mains.

Relativement à l'incubation, M. Hamont prétend qu'on ne peut regarder comme probantes les recherches faites au lazaret d'Alexandrie par M. Grassi, attendu qu'il ne s'agit dans ce cas que de pestes venues de Constantinople, pestes qui, de l'aveu du rapport, sont moins redoutables que celles d'Egypte.

Il y a ici une erreur véritable. Les compromis admis dans le lazaret d'Alexandrie sont, pour la plus grande partie, les membres restants d'une famille de la ville ayant perdu un pestiféré. L'objection de l'honorable membre porte donc à faux.

M. Gaultier de Claubry ne s'éloigne des doctrines du rapport que sur un seul point. Nous en avons parlé en traitant de la non transmissibilité de la peste sporadique, non transmissibilité qui, après la destruction de la peste dans les lieux qui l'engendrent, est la question dont la solution complète serait reçue avec le plus de reconnaissance par la médecine et aussi par l'administration.

M. Bousquet a fait avec beaucoup d'esprit et d'art un plaidoyer fort habile en faveur de la contagion en général, et de celle de la peste en particulier. Je crois avoir répondu à ses principaux arguments qui, sans doute, seront repris et combattus de nouveau lors du vote sur les conclusions de la troisième partie du rapport.

Les considérations présentées par M. Desportes rentrent dans celles qui se trouvent dans les discours de MM. Bousquet et Pariset. Je ne pourrai donc m'y arrêter sans me répéter.

Je ne dirai rien des discours de MM. Ferrus, Bégin, Piorry, Poiseuille et Bricheteau, parce qu'ils ne font que confirmer les doctrines du rapport.

Il me reste à répondre au dernier orateur entendu dans la discussion générale. Personne plus que moi ne sent la difficulté, et j'ajouterai la singulière délicatesse de ma tâche. Il faut que vous sachiez, messieurs, qu'élève à Bicêtre, il y a déjà quelques dizaines d'années, j'apprenais le matin à reconnaître au lit des malades la justesse des aphorismes et des pronostics d'Hippocrate, tandis que le soir un professeur habile, qui voulait bien admettre quelques uns d'entre nous au sein de sa famille, nous ouvrait toutes les sources de la littérature ancienne, nous faisant remarquer tantôt les beautés à la fois si simples et si grandes d'Homère, tantôt, et plus souvent, le style si concis et si énergique de Tacite, cet historien honnête homme. Vous l'avez deviné, messieurs, le maître qui utilisait les premières heures de notre journée, et qui savait si bien en charmer les dernières, n'était autre que l'élégant traducteur d'Hippocrate, que l'éloquent panégyriste des membres les plus illustres de cette Académie. Ce sont là des souvenirs qui me sont chers, des souvenirs que je ne dois, que je ne veux surtout jamais oublier. Mais, d'un autre côté, une voix me crie que je dois me rappeler aussi les obligations que votre commission m'a imposées en me confiant le dangereux honneur de faire le rapport discuté, rapport qui m'a attiré des reproches sévères, et qui me seraient quelque peu amers si je croyais les avoir mérités. Dans ma défense, je respecterai un maître que je suis depuis longtemps habitué à aimer et à honorer, et cependant toutes les fois que mon opinion ne sera pas conforme à la sienne, je le dirai avec franchise. *Amicus Plato, sed magis amica veritas.*

M. Pariset présidait la commission qui a été chargée en 1827 par le gouvernement français d'aller en Égypte rechercher les causes de la peste, et apprécier l'action des chlorures sur le principe pestilentiel.

Avant, pendant et après son voyage, M. Pariset a émis cette idée, que la cause exclusive de la peste résidait dans les miasmes qui s'exhalent des cadavres d'animaux, et surtout des cadavres humains. (*Mém. sur les causes de la peste.* Paris, 1837, in-18.)

Pour lui, la peste ne naît spontanément qu'en Égypte, et encore depuis la cessation des embaumements.

Pour M. Pariset, enfin, la peste est transmissible par le contact médiat et immédiat des pestiférés, par toutes les émanations liquides ou gazeuses qui s'échappent du corps de ceux-ci.

Ces trois opinions que les grandes expériences de Constantinople, en 1834, d'Égypte, en 1835 et 1841, d'Adana en Syrie, en 1837, n'ont en rien modifiées chez leur auteur, qui sont restées entières et immobiles devant de nombreuses et importantes publications faites pour les ébranler; ces opinions, dis-je, si souvent imprimées, si souvent répétées et tout récemment dans cette enceinte, ne peuvent manquer de vous faire prévoir les nombreux points du rapport que devait combattre l'argumentation de notre savant secrétaire perpétuel.

Mon premier soin doit être de dégager les pensées principales de M. Pariset, et de ces formes séduisantes qui pourraient en exagérer la valeur, et de ce luxe d'érudition qui pourrait les obscurcir. Vues dans leur simplicité, dans leur réalité, elles seront, je crois, un peu moins redoutables pour le rapporteur de votre commission.

Un premier reproche est celui d'avoir trop étendu le plan du rapport. A ce reproche, une double réponse : la première, c'est que ce plan ne renferme que les questions dont la solution est indispensable pour une bonne réforme de notre système sanitaire; la seconde, c'est que M. Pariset oublie tout-à-fait qu'il a fortement appuyé la proposition de M. Dubois de faire l'histoire complète de la peste.

Un second reproche ne me paraît pas plus fondé. Le voici : « Dire que pour les provenances du Levant les Anglais et les Autrichiens ont sinon aboli, du moins notablement diminué leurs quarantaines, c'est avancer une chose inexacte. » Cette objection est fondée sur ce qu'en Angleterre et en Antriebe on aurait diminué, il est vrai, les quarantaines pour les personnes, mais en conservant pour les choses un temps d'épreuve au moins égal à celui recommandé par nos règlements.

Je répliquerai d'abord que j'ai parlé de quarantaines en général, en ayant particulièrement en vue celles des personnes; ensuite, que M. Pariset n'ignore pas plus que moi que le conseil privé en Angleterre et les principales autorités sanitaires en Autriebe modifient journellement et arbitrairement l'application des règlements existants sur le papier. Enfin, toute l'Europe sait que les voyageurs venant d'Alexandrie ou de Constantinople, et munis de leurs malles, arrivent plus vite à Paris en passant par Londres ou Trieste qu'en prenant la voie de Marseille.

Pourquoi avoir défini la peste dans le rapport? Il fallait dire, avec Dehaën, qu'elle est indéfinissable. — J'ai pensé, messieurs, je pense encore, et M. Pariset partage cet avis en termes formels, qu'il fallait séparer la peste de toute autre maladie. Mais cette séparation ne peut se faire que par une définition. Je crois celle que j'ai donnée d'accord avec les symptômes pendant la vie, d'accord avec les lésions après la mort; je suis prêt à la soutenir. Valait-il mieux dire, avec M. Pariset, que la peste est un typhus spécial, *un typhus exalté* plus mortel qu'aucun autre? L'Académie décidera.

Passant à ce qu'il appelle les bors-d'œuvre du rapport, mon honorable contradicteur signale les courtes recherches que contient ce travail sur la première origine de la peste.

Quelle liaison, dit-il, peut avoir cette première origine avec la question de quarantaine?

M. Pariset n'a-t-il donc pas remarqué que la question à résoudre était celle-ci : quel est le pays ou quels sont les pays où on a vu la peste naître spontanément? Évidemment pour y répondre il fallait suivre la peste en Égypte à toutes les époques où elle s'y est montrée. Faut-il ajouter que la question posée est certainement en tête de celles dont la solution intéresse le système quarantenaire?

Pour que la théorie de notre ingénieux secrétaire perpétuel sur l'origine de la peste ne rencontre pas de faits qui la contrarient, la peste ne doit pas se montrer en Égypte avant la cessation des embaumements, c'est-à-dire avant l'année 356 de notre ère, et même un peu plus tard, afin de laisser aux effets de cette suppression le temps de se produire. Aussi, pour M. Pariset, la première peste à bubons ne se rencontre-t-elle pas avant 542.

Malheur aux historiens, malheur aux médecins qui osent interroger sur ce point les temps antérieurs à 542!

J'ai dit : La plus ancienne mention que nous trouvions de la peste est celle que nous a laissée Moïse, et qui porterait à penser que la peste existait en Égypte dès l'année 2443 de l'ère ancienne, si les symptômes indiqués par l'auteur juif démontraient mieux qu'il s'agit de la peste telle que nous l'avons définie.

Cette dernière partie de la phrase aurait dû me mettre à l'abri du danger. Vaine espérance! Où M. le rapporteur a-t-il pris cette date de 2443, s'écrie M. Pariset! Dans quel écrivain?

J'ai pris cette date de 2443 à la page 209 du volume intitulé : *Della peste*, publié en 1840, à Venise, par le docteur Frari, qui suit dans tout son ouvrage un système de chronologie qu'il croit préférable à tout autre; cette autorité, je ne puis en douter, paraîtra très compétente à M. Pariset. Je n'ai pas besoin de dire que Moïse a fait cette mention de la peste au chap. IX, vers. 9 et 10 du livre de l'Exode. La citation que j'ai faite est donc de tous points irréprochable.

Si la susceptibilité de M. Pariset est aussi facile à exciter, si un fait que j'ai reconnu n'être rien moins que concluant provoque une sortie aussi vive que celle qu'a amenée la citation ci-dessus, que sera-ce s'il vient à être articulé que la peste véritable, la peste à bubons et à charbons, a existé trois siècles au moins avant J.-C., c'est-à-dire plus de 656 ans avant la cessation des embaumements ?

Comment prévenir un pareil échec pour une théorie qu'on voudrait bien voir aussi solide qu'elle est brillante?

D'abord il faut rendre la chose improbable, et pour cela rien de mieux que de vanter la salubrité de l'ancienne Égypte. Aussi, voyez comme M. Pariset s'appuie sur le témoignage d'Hérodote, accusé cependant d'avoir été au moins bien crédule, et qui, par exemple, a beaucoup parlé de l'existence en Égypte de médecins spéciaux pour toutes les parties principales du corps, ce qui est démontré aujourd'hui par les monuments être une erreur. En vain le témoignage d'Hérodote sera-t-il fortement contredit par Cicéron (1), par Athénée (2), par Pline (3) et même par Strabon. Les trois premiers, M. Pariset les passera sous silence; quant au quatrième, il sera dit qu'il n'a pas vu la peste à Alexandrie. C'est possible. Mais on ne peut nier qu'il a vu la peste ou des maladies pestilentielles en Egypte, comme le prouve le texte suivant : « Atque hinc *propter siccitatem pestes* incidere et lacus cœnosos fieri, locustarumque existere copiam. » (*Geogr.*, lib. XVIJ, p. 571, édition de Casaubon.) Vous remarquerez, messieurs, ces mots *propter siccitatem;* ils semblent indiquer que Strabon connaissait les effets pernicieux du dessèchement des terrains qu'abandonne le Nil.

Quoi qu'il en soit, fort de l'affirmation d'Hérodote, M. Pariset trace un long et magnifique tableau de l'ancienne Egypte, de ses innombrables habitants, de ses travaux immenses, de ses monuments gigantesques, de ses arts si perfectionnés.

(1) Cicero, *De natura deorum*, lib. I, cap. XXXVJ.
(2) Athénée, liv. II, chap. IV.
(3) Pline, *Histor. nat.*, lib. XXXI, cap. IV.

Mais toutes ces belles et pompeuses paroles ne peuvent détourner l'attention de ce texte de Rufus, de ce texte malencontreux qu'Angelo Maï aurait bien fait de laisser enfoui dans la poussière du Vatican pour la satisfaction et la tranquillité de M. Pariset.

Enfin, il est impossible que M. Pariset ne reconnaisse pas avec tout le monde que ce texte parle de la vraie peste.

Mais combien d'efforts pour jeter quelque doute sur son authenticité!

« C'est Oribase qui le dit sur la foi de Rufus, c'est Rufus qui le dit sur la foi de trois médecins, Dioscoride, Posidonius et Denys-le-Court. »

Pourquoi ces formes dubitatives employées par M. Pariset?

Il sait qu'Oribase, auteur exact, copie textuellement les auteurs qu'il cite.

Il n'ignore pas que Rufus était un médecin très instruit, très estimé et très véridique.

Enfin, la description si exacte donnée par Dioscoride, Posidonius et Denys, prouvent que ces trois médecins avaient bien connu la peste. En désignant le dernier par le nom de Denys-le-Tortu, j'ai traduit κυρτός par le mot *tortu.* J'ignore tout-à-fait pourquoi M. Pariset a traduit κυρτός par le mot *court.* C'est évidemment un *lapsus calami.*

Denys-le-Tortu, cité dans la vie des hommes célèbres écrite par Hermippe, qui vivait vers la 125e olympiade, c'est-à-dire 280 à 277 ans avant J.-C., était ou antérieur à Hermippe, ou son contemporain. On comprend dès lors pourquoi j'ai été autorisé à dire que la peste observée par Denys-le-Tortu remontait à trois siècles environ avant J.-C. J'ajoute que les médecins cités parlant de la peste comme d'une maladie connue, nous devons penser qu'il faut dire avec le rapport que la peste existait 300 ans au moins avant notre ère, et non 300 ans au plus, comme le propose M. Pariset.

Notre érudit collègue, toujours poussé par le même besoin de défendre sa thèse, avance qu'aucune autorité ne vient soutenir les affirmations si positives de Rufus, et pour prouver son assertion, il cite des auteurs dont on n'a plus les ouvrages, tels que Dioclès, Praxagore, Sérapion, Soranus, ou bien des gens qui n'ont jamais écrit, comme Philippe, médecin d'Alexandre, ou des savants qui n'avaient aucune raison de parler de la peste, comme Aristote.

Mais que dire quand M. Pariset soutient que Galien n'a pas parlé de la peste à bubons?

Qu'il veuille bien relire le commentaire du médecin de Pergame sur le passage du 55e aphorisme de la 4e section, et sur le texte relatif à la peste dans le deuxième livre des *Épidémies*, il verra que Galien parle des fièvres épidémiques avec bubons comme d'une maladie ancienne et connue.

« Les bubons qui surviennent dans les fièvres, dit-il, sont » plus mauvais que ceux à la suite desquels la fièvre se ma- » nifeste; car, ils annoncent une phlegmasie intense des vis- » cères et une corruption profonde des humeurs, C'est ainsi » que dans *les constitutions pestilentielles on voit les bubons* » *apparaître au milieu des fièvres de mauvais caractère.* » (*Comment.* III, *in Epid.* II, p. 411, édit. Kuhn.)

N'êtes-vous pas frappés, messieurs, de ce que dit ici Galien? Comment ne pas reconnaître la peste dans cette fièvre grave caractérisée par des bubons, et qui s'accompagnait d'une phlegmasie intense des viscères et d'une corruption profonde des humeurs?

Aussi longtemps qu'on n'avait pas trouvé antérieurement à Galien une preuve positive de l'existence de la peste à bubons et à charbons, on pouvait considérer ces passages comme ne fournissant que des renseignements équivoques. Le texte si clair et si net de Rufus leur donne aujourd'hui une bien plus grande importance.

Je ne veux pas insister davantage sur une démonstration qui est complète, ce que reconnaît implicitement M. Pariset lui-même, lorsqu'il fait remarquer qu'il ne peut être coupable de ne pas avoir connu en 1827 une découverte faite à Rome en 1831, celle du texte de Rufus.

Peut-être, à cette occasion, suis-je en droit de m'étonner que M. Pariset, qui connaît si bien Hippocrate et ses commentateurs, n'ait pas remarqué un passage digne de son attention. Théophile, qui vivait vers le VIe siècle, a relevé le texte de Rufus, en lui donnant un intérêt de plus qu'Oribase, puisqu'il ajoute que la maladie était mortelle en deux jours. Le commentaire de Théophile a été publié deux fois, en latin, dans le XVIe siècle.

M. Pariset admettra donc désormais, en vertu du texte de Rufus, que la vraie peste a existé en Égypte, en Libye et en Syrie, avant notre ère et par conséquent longtemps avant la cessation des embaumements. Mais cette concession faite, M. Pariset n'en fera aucune autre. Aussi n'essayerai-je pas de lui faire adopter l'existence d'un assez grand nombre de vraies pestes qui auraient existé avant la grande peste de 542. Il ne voudrait en admettre aucune, pas même celles citées par des auteurs recommandables, par Papon entre autres. Cependant je lui demanderai la permission de maintenir fermement la réalité de la peste que j'ai dit avoir existé à Alexandrie en 263 de notre ère, ce qui serait, selon lui, une étrange erreur de chronologie. Cette peste est mentionnée par les Loïmographes, notamment par Frari. La date de 263 a été donnée par l'historien Trebellius Pollio. Cette peste est celle dont parle Eusèbe qui, d'après mon honorable adversaire, n'aurait décrit qu'un typhus *sévissant uniquement sur les chrétiens;* elle régnait, au contraire, si bien parmi les payens (*Pagani*), qu'Eusèbe reproche à ceux-ci d'avoir porté les malades dans les rues et d'y avoir laissé pourrir les cadavres, tandis que les chrétiens, frappés en même temps par le fléau, soignaient les vivants et enterraient les morts.

Le fait rapporté par moi est donc exact, et c'est là le point essentiel dans la discussion. Je dois ajouter, toutefois, qu'en recopiant un passage du rapport, ma plume a écrit Galien à la place d'Eusèbe. Si c'est là la seule faute de citation que, malgré des investigations minutieuses, M. Pariset soit en droit de me reprocher, je m'en féliciterai.

Je ne suivrai pas M. Pariset dans les objections qu'il croit

(1) Euseb., *Eccles. Hist.*, lib. VII, cap. 7.

devoir faire à M. le docteur Rossi, qui a eu le tort grave, en dressant sa table chronologique de 506 pestes, table qui a été imprimée à la fin des pièces à l'appul du rapport, de ne pas s'assurer qu'il était toujours d'accord avec l'idée systématique de notre savant secrétaire perpétuel. J'ai dit comment et pourquoi j'avais adopté la chronologie de la peste de M. le docteur Rossi (*Pièces et Documents*, pag. 634). Je laisse au médecin du Caire le soin de répondre aux remarques critiques de M. Pariset.

J'ai hâte d'arriver à des questions qui aient plus directement trait aux conclusions du rapport.

Parcourons donc rapidement ce que M. Pariset dit de l'endémie de la peste, de sa contagion, de l'infection, de la constitution pestilentielle, enfin de la durée de l'incubation de la maladie.

Endémie. — Voici à cet égard la doctrine de M. Pariset; je cite textuellement : « Pour produire la peste, il faut les » miasmes qui s'échappent des cadavres putréfiés et surtout » des cadavres des hommes. Ces miasmes n'out toute leur » puissance, toute leur force qu'en Égypte. Dans notre Eu- » rope, ces miasmes sont plus faibles et ne donnent que les » préliminaires, que les équivalents de la peste, c'est-à-dire » les suffocations, les syncopes, les morts subites, les ophtal- » mies, les céphalalgies, les vomissements, les soifs dévo- » rantes, les diarrhées, les dyssenteries, les adynamies pro- » fondes, les flux sanguin et biliforme, les vergetures, les » tumeurs et ces fièvres pétéchiales, malignes, nerveuses, si » voisines de la peste; et ces exanthèmes universels que voyait » Diemerbroeck, et que j'ai vus moi-même en Syrie. »

Je ne discuterai pas, messieurs, cette théorie. Je n'examinerai pas la réalité de ce qu'on appelle si singulièrement les équivalents de la peste. Je ne prétends qu'une chose, c'est que cette théorie n'autorise pas M. Pariset à nier, comme il le fait, la spontanéité de la peste dans la Syrie, dans les deux Turquies, ni même dans les États barbaresques.

La Syrie, dit M. Pariset, est une des contrées les plus saines de la terre; seulement, elle a vers le nord Scanderoun, qu'on dit flanqué de marais. La Syrie n'a jamais produit, ne produira jamais la peste.

Sur le premier point, Volney qui, parti de France en 1782, a passé d'abord sept mois au Caire, ensuite huit mois chez les Druses pour apprendre la langue arabe, qui, enfin, a parcouru en tous sens la Syrie pendant une année entière, ne partage pas l'avis de M. Pariset.

« On peut, dit-il, considérer la Syrie comme un pays » composé de trois longues bandes de terrains de qualités » diverses. L'une, régnant le long de la Méditerranée, est » une vallée chaude, humide, d'une salubrité équivoque, » mais d'une grande fertilité. L'autre frontière de celle-ci » est un sol montueux et rude, mais jouissant d'une tempé- » rature plus mâle et plus salubre ; enfin, la troisième, for- » mant le revers des montagnes à l'Orient, réunit la séche- » resse de celle-ci à la chaleur de celle-là (1). »

« Sur les montagnes et dans toute la plaine élevée qui règne à leur orient, l'air est léger, pur et sec ; sur la côte, au contraire, et surtout depuis Scanderoun jusqu'à Jaffa, il est humide et pesant ; il est généralement malsain ; il fomente les fièvres intermittentes et putrides et les fluxions des yeux, dont, dit Volney, j'ai parlé à l'occasion du Delta (2).

» Les lacs sont assez nombreux en Syrie. On remarque celui d'Antioche, celui d'Alep, de Damas, de Houlé, de Tabarié, et celui qu'on a décoré du nom de mer Morte (3).

» L'insalubrité de l'air de Scanderoun est portée à un point extraordinaire. On peut assurer qu'elle moissonne chaque année le tiers des équipages qui y estivent. La plaine au milieu de laquelle se trouve Scanderoun est une terre d'alluvion.

» L'épidémie règne surtout depuis mai jusqu'à la fin de septembre ; c'est une fièvre intermittente du plus fâcheux caractère.) Malte-Brun dit que pendant six mois les habitants sont obligés de se retirer dans l'intérieur du pays.)

(1) Volney, *Voyage en Égypte et en Syrie*, t. II, p. 214.

(2) *Ibid.*, t. I, p. 293.

(3) *Ibid.*, t. I, p. 293.

» Les villes de Tripoli, d'Acre et de Larnaca en Chypre sont également sujettes, quoique à un moindre degré, à ces épidémies de fièvres intermittentes Partout, ce sont des marais voisins, des eaux croupissantes, et, par conséquent, des vapeurs méphytiques auxquelles on doit en rapporter la cause.

» On n'a aucun soin de la propreté et de la salubrité des villes. Elles ne sont en Syrie, comme en Egypte, ni pavées ni balayées. Les rues sont étroites, tortueuses, encombrées de décombres. Les chiens et les chacals, cachés dans les jardins et les tombeaux, sont chargés de manger les charognes.

» En Syrie, tout le monde use et abuse de fruits non mûrs, de légumes crus, de miel, de fromages, d'olives, d'huile forte, de lait aigre et de pain mal fermenté.

» Les maladies les plus communes en Syrie, comme en Egypte, sont les dyssenteries et les fièvres intermittentes de mauvais caractère. »

Telle est, messieurs, la description que nous a laissée Volney, description qui nous montre que sous un bien grand nombre de rapports, la Syrie rappelle l'Égypte.

Je pourrais citer beaucoup d'auteurs qui viendraient confirmer ce que Volney a si bien vu. Je me contenterai d'emprunter à M. Larrey les lignes suivantes :

« Les torrents des montagnes et les pluies abondantes inondent la plaine d'Acre pendant l'hiver : elles y croupissent longtemps en formant des lacs qui ne tarissent jamais. Les fortes chaleurs de l'été mettent les eaux de la plaine en évaporation : il en résulte des brouillards épais et que rend très malsains la décomposition qui se fait dans ces eaux de substances animales et végétales. L'homme respire difficilement au milieu de cet air ; et, sans doute, que ces brouillards infects, plus abondants lorsque les vents du sud-est règnent, n'ont pas peu contribué au développement des maladies contagieuses (1). »

L'histoire médicale de la Syrie vient à l'appui des remarques de Larrey.

(1) Larrey, *Mém. et campag.* Édition 1812, t. I, p. 293.

« En 1785, dit Volney, une épidémie a désolé Tripoli. C'était une fièvre violente accompagnée de taches livides et bleuâtres, ce qui l'a fait soupçonner d'être un peu mêlée de peste. »

M. Pariset a vu lui-même en Syrie, en 1829, ce qu'il appelle des exanthèmes universels.

En 1761, la peste fut à Scanderoun; mais, dit M. Pariset, elle lui fut apportée.

Cette dernière assertion pourrait être contestée, en ce sens au moins, que la peste est très souvent née spontanément en Syrie.

Russel, cité par M. Pariset, dit que la peste règne tous les dix ans à Alep. M. le docteur Lachèze, qui a vérifié le fait sur les lieux, émet la même opinion que Russel.

Mais, dit-on, ce dernier a soin de déclarer que des vêtements sont tous les ans apportés d'Egypte à Alep. Si des vêtements sont apportés tous les ans d'Égypte, où la peste, selon M. Pariset, serait continue, pourquoi ces vêtements ne donneraient-ils la peste à Alep que tous les dix ans?

M. Larrey (tom. I, pag. 330) a appris à Jaffa des habitants du pays que la peste régnait chaque année dans leur ville et cela depuis trente ans.

Notre illustre et si regrettable collègue dit encore : « La peste a fait de grands ravages p r i les habitants de Gaza, Jaffa, Saint-Jean-d'Acre. Elle n'a pas épargné les Arabes du désert voisins de la mer; elle ne s'est fait sentir qu'à peine dans les villages des montagnes de Naplouse et de Canaan ; mais elle a régné dans les lieux bas, marécageux et dans ceux qui bordent la mer. »

« Je considère la peste, dit M. Larrey, comme endémique, » *non seulement sur la côte de Syrie,* mais même dans les villes » d'Alexandrie, de Rosette, de Damiette et dans le reste de » la Basse-Egypte. En effet, continue-t-il, *elle me paraît dé-* » *pendre de causes propres à chacun de ces pays.* » Il signale ensuite toutes ces causes qui ne sont autres que celles qui figurent dans le rapport. (*Larrey,* tom. I, pag. 328.)

Dirai-je maintenant que M. le docteur Lasperanza, médecin sanitaire de l'empire ottoman, en résidence à Jaffa, déclare qu'avant son arrivée, en 1842, la peste ravageait cette ville presque tous les ans. (*Pièces et documents*, page 492.)

Dirai-je, enfin, que M. Lagasquie est convenu que, lorsque la peste, vue par M. Pariset à Tripoli, en 1829, y a pris naissance en 1827, on n'a pas pu établir qu'elle eût été importée. (*Pièces et documents à l'appui du Rapport*, pag. 591.)

Vous me pardonnerez, messieurs, d'avoir insisté sur les preuves de l'insalubrité de la partie basse de la Syrie et sur celles de l'endémicité de la peste dans cette contrée. C'est un point qui n'avait pas été suffisamment traité dans le rapport, et qui cependant est d'une bien haute importance pour déterminer les précautions que la France doit prendre contre les provenances de Syrie.

Je ne dirai que très peu de mots de l'endémicité et de la spontanéité de la peste dans les deux Turquies, sur les bords du bas Danube et dans les misérables villages qui environnent Erzeroum. Renvoyant à ce qu'a établi le rapport à cet égard, me réservant de prouver, s'il en est besoin, lors de la discussion des articles, la vérité de ce que j'ai avancé, je veux seulement faire remarquer à l'Académie que la réclamation dont M. Pariset a fait beaucoup de bruit, et qui aurait été élevée par les médecins de l'Intendance de Constantinople, qui prétendent que la peste ne naît pas spontanément sur les bords du Danube, perdra toute sa valeur par une explication bien simple. Ces messieurs ne nient aucunement ce qu'ils ont écrit dans le mémoire qui vous a été adressé par eux, savoir, que de 1838, époque de l'établissement régulier de l'intendance sanitaire, jusqu'à 1842, il a existé dans les deux Turquies treize pestes, dont on n'a pu établir l'importation soit d'Égypte, soit de Syrie; mais ils attribuent ces pestes à des germes qu'ils supposent être restés dans les lieux attaqués, depuis un temps qu'ils ne déterminent pas. Ces pestes, suivant votre commission, doivent être rapportées non pas à des germes imaginaires, mais à des causes locales d'insalubrité et à la misère extrême des habitants. Vous aurez bientôt, messieurs, l'occasion de vous prononcer dans ce débat qui ne me paraît pas sérieux.

Je ne parlerais pas du tout de l'endémicité, trop bien prouvée, de la peste en Égypte, si M. Pariset n'avait cité, à ce sujet, deux faits qu'il regarde comme constituant, l'un ce qu'il appelle une peste intermittente et l'autre une peste chronique, faits dont il cherche plus tard à tirer des inductions pour la durée de l'incubation,

Le premier cas est ainsi rapporté : « Un bubon se forme » tous les six mois; il suppure, et santé plus vive qu'à l'ordi- » naire; puis le bubon revient et ainsi de suite. »

J'avoue, messieurs, que ma foi pathologique ne va pas jusqu'à me faire voir dans cette observation une peste intermittente, *avec des intervalles de santé de six mois.*

Je ne puis davantage donner le nom de peste chronique à l'observation suivante : « Un soldat a la peste en Morée; il a » fièvre et bubon, la fièvre s'arrête; le bubon rentre et la » peste avorte. Puis, santé chancelante. Le malade revient » en Égypte; il est pris de fièvre; le bubon reparaît, mû- » rit, on l'ouvre, guérison. »

Et c'est à l'aide de pareilles observations qu'on voudrait établir que l'incubation de la peste peut se prolonger pendant six mois et plus!

Un mot, un seul mot sur la spontanéité de la peste dans les États barbaresques. Tout médecin qui lira avec attention le mémoire si curieux de M. Berbrugger sur les pestes de l'Algérie, pensera avec lui que si la plupart des pestes observées dans ce pays y ont été importées, il en est cependant un certain nombre qui y sont nées (1).

Je n'ajouterai rien à ce que j'ai dit au commencement de cette réponse relativement aux divers modes de transmissibilité de la peste. Je prierai seulement M. Pariset de vouloir bien se joindre à M. Bousquet pour formuler un amendement dans le sens de la transmission par le seul contact d'un pestiféré ou par des vêtements infectés. Nos savants collègues

(1) *Pièces et Documents à l'appui du Rapport*, n° IV, pag. 259 et suiv.

produiront tous les faits qui leur paraîtront le plus propres à décider le jugement de l'Académie. S'il m'était permis de leur donner un petit conseil, je leur dirais qu'ils feront bien de ne plus parler ni de la pelisse de Fracasor, ni du doliman de Constantinople, ni du mouchoir de Pugnet, ni de la cravate de Des Genettes, ni de la pièce de monnaie turque, qui a brûlé la main d'un enfant et lui a donné une peste mortelle. Le moindre inconvénient de ces faits est qu'ils se seraient passés au milieu d'un foyer épidémique, ce qui déjà leur ôterait toute valeur. Je craindrais aussi que l'histoire du germe pestilentiel renfermé dans une boîte, et qui n'est éclos qu'*après trente-trois ans*, et celle de la femme qui, exhumée *après cent ans* a donné la petite vérole à deux enfants qui n'ont pas touché le cercueil, mais qui en ont approché, produisissent un effet autre que celui qu'on en attendrait.

Quant aux marchandises, M. Pariset veut bien ne pas parler des pestes qui auraient été autrefois importées par elles en Angleterre, en Espagne, etc. Il insiste seulement sur un grand fait qui doit porter la conviction dans tous les esprits. Voici comment il s'exprime : « Je crois savoir que de 1721 à 1830 inclusivement, c'est-à-dire en 110 années, 34 navires sont arrivés à Marseille ayant la peste à bord, ayant eu des morts à la mer, ayant déposé des malades au lazaret, et qu'enfin plusieurs des portefaix employés à ce qu'on appelle la purge des marchandises, *ont reçu la peste et y ont succombé.*

Ici, messieurs, le silence ne m'est plus possible. Je vous ai dit et je maintiens que, d'après les pièces remises par M. le ministre du commerce à votre commission, 10 bâtiments, et non 34, sont arrivés depuis 1720, avec la peste à bord, au port de Marseille. Je suis ensuite obligé de déclarer hautement qu'en avançant que des portefaix de Marseille, employés depuis 1720 à la purge des marchandises, ont contracté des pestes mortelles, M. Pariset est en contradiction manifeste avec le résultat de l'enquête officielle faite par M. de Ségur-Dupeyron, et avec ce que vous a écrit tout récemment votre respectable correspondant, M. Robert.

M. Pariset, ne voyant dans l'*infection* qu'un mode de contagion, dit que ces deux mots sont synonymes. Je ne puis partager cette opinion, convaincu que je suis qu'il importe de distinguer la transmission par le contact direct des pestiférés, de la transmission par l'air chargé de miasmes pestilentiels. N'oublions pas que c'est en jetant l'obscurité et la confusion dans les mots qu'on peut continuer à disserter sans fin sur des points qui n'admettraient pas une longue controverse, si les mêmes mots avaient le même sens pour tout le monde.

M. Pariset me demande ce que c'est qu'une constitution pestilentielle.

Hippocrate et Galien le lui ont appris depuis longtemps. C'est un état atmosphérique déterminant la peste.

J'ai de la peine à comprendre comment M. Pariset, malgré l'idée systématique qui l'entraîne, a pu m'adresser une semblable question. Je ne m'étoune pas moins de le voir s'obstiner à attribuer exclusivement les épidémies de peste à la contagion, comme si, souvent au moins, l'épidémie ne précédait pas la contagion, ce qu'on a pu voir clairement d'après ce que j'ai dit du début de la peste épidémique de Damiette en l'an VII.

Pour prouver que la constitution pestilentielle, quand elle existe, est faite par les malades et non par l'air, M. Pariset cite une épidémie syphilitique due sans doute à l'empoisonnement de l'air par les émanations d'un certain nombre de malades vénériens, laquelle fit perdre, en un seule année, 5,000 membres virils à une armée espagnole!

Je ne ferai qu'une courte réponse. Il serait bien à désirer qu'il n'y eût pas plus de danger pour ceux qui vivent dans un lieu où règne une constitution pestilentielle, qu'il n'y en a pour ceux qui, loin de tout contact avec une personne infectée de syphilis, se trouveront dans une prétendue constitution syphilitique.

L'*incubation* de la peste varie pour M. Pariset entre quelques minutes et plusieurs mois. Il ne paraît pas d'ailleurs avoir une opinion assez arrêtée à ce sujet pour donner un conseil à l'administration.

J'arrive enfin aux conclusions médicales du rapport que M. Pariset voudrait voir supprimer ou changer.

M. Pariset n'admettant pas l'existence d'une constitution pestilentielle indépendante des pestiférés, rejette les conclusions qui consacrent et développent cette vérité.

Il rejette ensuite toutes les conclusions proposées par la commission relativement à la transmission de la maladie. M. Pariset n'excepte même pas celle qui établit la transmissibilité par l'air chargé de miasmes pestilentiels, quoiqu'il ait déclaré admettre ce mode de transmission comme tous les autres. La discussion à laquelle je me suis livré fera comprendre pourquoi les conclusions de la commission doivent être maintenues.

La vingt-huitième conclusion est un non-sens, dit M. Pariset. Je n'accepte nullement le reproche pour la commission. Dire, avec M. le docteur Lachèze, que la préexistence d'une constitution pestilentielle est nécessaire pour que la peste, importée dans tel ou tel lieu, puisse se transmettre et se propager, c'est, à mon sens, aller un peu au-delà des faits; je pense cependant que certaines conditions des choses et des hommes sont indispensables pour qu'une peste importée puisse être transmise, et la preuve c'est qu'il est des lieux où la peste ne se transmet pas. C'est cette donnée d'expérience que la commission a consignée dans sa vingt-huitième conclusion. Certes, ce n'est pas un non-sens.

Il y a, dit mon honorable adversaire, contradiction entre la vingt-sixième et la trentième conclusion.

Cette contradiction n'existe pas, messieurs, et je puis facilement vous en convaincre.

Que dit la vingt-sixième conclusion? « Les malades atteints » de la peste sporadique ne paraissent pas pouvoir former » des foyers d'infection assez actifs pour transmettre la ma- » ladie. »

La seconde partie de la trentième conclusion porte :

« En dehors des foyers épidémiques ordinairement cir- » conscrits, et dans les pays habituellement sains, l'influence » des causes générales étant nulle, l'influence des pestiférés

» et des foyers qu'ils peuvent créer reste seule. L'isolement
» dans ce dernier cas est un moyen certain de se mettre à
» l'abri de tout danger. »

Le raisonnement que M. Pariset oppose à la commission est celui-ci : Puisque les cas isolés de peste ne transmettent pas la maladie par l'air chargé des miasmes qu'exhale le pestiféré, puisque dans la trentième conclusion vous supposez qu'il n'y aura, dans la circonstance que vous indiquez, d'autre action possible que celle d'un cas isolé de peste, il est évident que l'éloignement où l'on se tiendra du pestiféré ne peut préserver d'un danger que vous déclarez vous-même ne pas exister.

L'erreur de M. Pariset vient de ce qu'il a confondu les cas sporadiques avec les cas isolés de peste épidémique, confusion qu'il ne sera plus permis de faire désormais qu'on saura que la peste sporadique et la peste épidémique n'entraînent pas le même danger de transmission.

Voici la dernière objection de M. Pariset. Elle a trait encore à une contradiction qu'il croit apercevoir entre les douzième, treizième, quatorzième conclusions médicales, et la seizième. Il la présente dans le syllogisme suivant :

La peste, selon le rapport, ne se transmet ni par le contact, ni par les effets, ni par les marchandises. Or, si elle ne se transmet ni par les hommes, ni par les choses, comment donc se transmet-elle ? Évidemment par rien.

L'argument pèche par un défaut qui saute aux yeux. J'ai dit qu'aucun fait concluant ne démontre la transmissibilité de la peste par le seul contact des malades ; mais je n'ai dit nulle part, comme le suppose la seconde partie du syllogisme, que la peste ne se communiquait pas par les hommes, ou ce qui revient au même, par les émanations qui s'échappent des pestiférés.

La conséquence déduite par M. Pariset est donc tout-à-fait inadmissible.

J'ai parcouru, messieurs, la série des reproches que M. Pariset a faits au rapport. Qu'il me soit permis, en finissant, d'exprimer un regret bien sincère, celui que des opinions arrêtées d'avance, et qu'il n'a pas cru pouvoir faire partager à la commission, l'aient empêché de prendre une part aussi active que je l'aurais désiré aux travaux de celle-ci. Le rapport y eût beaucoup gagné. Mais je suis heureux de le proclamer à cette tribune, quel que soit le vote de l'Académie sur les conclusions controversées, à M. Pariset appartiendra la gloire d'avoir le premier attiré l'attention de l'Europe sur le tableau hideux, mais vrai, de l'Égypte moderne, d'avoir signalé, en termes éloquents, les causes de la peste, enfin, d'avoir hâté le moment où toutes les grandes puissances comprendront que le plus sacré de leurs devoirs est de ne rien négliger pour détruire la peste en Egypte.

Vous aurez remarqué, messieurs, qu'en vous entretenant des objections et des réflexions présentées par les différents orateurs sur les conclusions médicales, je ne vous ai pas parlé des modifications qu'ils proposaient d'apporter aux conclusions pratiques du rapport. Cependant, c'est là, en définitive, le point important pour l'administration : c'est aussi celui qui fera le mieux apprécier l'état des esprits dans la grande question qui nous occupe.

La proposition la plus radicale est celle, faite il est vrai pour des motifs différents, par MM. Rochoux et Londe. Ils proposent la suppression des lazarets, des quarantaines, des purges, en un mot, de toutes les précautions sanitaires.

Déjà M. Bégin s'est demandé si dans le cas où nos deux honorables collègues auraient le pouvoir d'opérer immédiatement la destruction réclamée par eux, ils convertiraient leurs paroles en faits. La connaissance que nous avons de la prudence et surtout de l'humanité de MM. Rochoux et Londe nous donne le droit de conserver des doutes.

M. Gaultier de Claubry, se fondant sur ce que la période d'incubation de la peste ne paraît pas dépasser huit jours, demande que toutes les quarantaines pour les provenances du Levant soient fixées à dix jours à partir du départ. Cette proposition, déjà faite dans la commission par M. Mêlier, devra être discutée avec soin lors du vote des conclusions d'application.

M. Hamont (pag. 960) voudrait que l'Académie décidât :

1° Que les provenances de l'Égypte seront toujours soumises à la patente brute ;

2° Qu'une quarantaine de quinze jours, voyage compris, sera imposée à tout bâtiment marchand ou autre venant du Levant ;

3° Enfin, que la durée de la quarantaine sera fixée par l'administration toutes les fois qu'une maladie suspecte ou la peste se sera déclarée à bord.

Pour la première proposition, on peut objecter que, si comme le certifie l'intendance d'Alexandrie ; si, comme l'affirme M. de Ségur dans son rapport fait au ministre du commerce en 1846, il n'y a eu de peste d'aucune espèce en Egypte depuis dix-huit mois, on ne voit pas pourquoi on ne délivrerait pas de patente nette à Alexandrie.

Sur la seconde proposition qui consiste à imposer quinze jours de quarantaine, voyage compris, à tous les bâtiments venant du Levant, je ferai remarquer à M. Hamont qu'il nous a dit que chez Pietro di Papa Giovanni l'incubation de la peste a été de dix-sept jours. Comment donc peut-il réduire les quarantaines à quinze ?

Quant à la troisième proposition de M. Hamont, c'est la reproduction d'une des conclusions du rapport.

Plusieurs membres ont paru désirer que des conclusions nouvelles fussent ajoutées aux conclusions pratiques du rapport.

M. Poiseuille voudrait que la ventilation des navires venant du Levant fût pratiquée peu de jours après le départ, à l'aide d'un mécanisme de son invention.

M. Dubois d'Amiens, et, après lui, M. Desportes, ont demandé que le gouvernement fût invité à ordonner l'assainissement du port de Marseille. M. Dubois a promis de rédiger un amendement à cet égard. Si cet amendement est adopté, comme je l'espère, si l'État, propriétaire du port de Marseille, consent à faire la dépense nécessaire, il devra y mettre une condition, c'est que la ville de Marseille assainira ses vieux quartiers dont j'ai pu apprécier la puanteur et l'insalubrité.

M. Desportes a formulé des propositions d'assainissement beaucoup plus vastes. Il pense que votre commission aurait dû proposer, en première ligne, les mesures suivantes :

1° Pour la France, assainir, avant tout, ses rivages et ses ports de la Méditerranée (l'air, les eaux et les lieux) ; faire disparaître ses plages inondées, marécageuses, et les remplacer par des terres cultivées ; expulser des ports les eaux noires et fétides et les vases putrides qui les infectent ; curer au loin les rades ; faire observer dans les villes et les habitations particulières tous les préceptes de l'hygiène publique et privée ; diminuer considérablement, sinon annuler le nombre des indigents en faisant pénétrer dans tous les rangs de la population méridionale cette stricte aisance, sans laquelle l'homme ne peut vivre doué de toutes ses facultés naturelles de force physique et morale ;

2° Pour les nations qui ont été et qui sont fréquemment envahies par la peste, assainir leur territoire, le bien cultiver, rendre bon le mode d'existence des populations au milieu desquelles l'indigence ou même la misère hideuse domine uniformément jusqu'à ce jour ;

3° Pour toutes les nations, former une alliance par laquelle chacune d'elles s'obligerait à établir des quarantaines à l'égard du peuple qui se refuserait à détruire sur son territoire toutes les causes qui ont été signalées comme capables d'exciter le développement de la peste ou de toute épidémie meurtrière, par exemple, de la fièvre jaune, du choléra, etc.

Enfin, M. Hamont a proposé d'appeler, d'une manière formelle, l'attention du gouvernement français et des autres gouvernements de l'Europe sur la possibilité et la nécessité de détruire la peste en Egypte.

Vous aurez à décider, messieurs, si cette proposition déjà faite dans le cours du rapport n'aura pas beaucoup plus de chances de succès étant présentée séparément et dans les conclusions d'application. Il ne peut y avoir de doute entre nous que sur le choix du meilleur mode de manifestation de nos vœux. Nous voulons tous que l'Egypte soit arrachée à d'affreuses calamités; nous voulons tous que l'Europe soit délivrée de la crainte de l'importation de la peste ; nous voulons tous, enfin, qu'elle soit déchargée des entraves et des frais qui nuisent aux relations inter-nationales.

Tel est, messieurs, l'ensemble des propositions pratiques qui vous ont été soumises.

Il ne vous échappera pas que, parmi elles, il n'en est qu'une seule qui soit en contradiction avec les propositions de la commission : c'est celle de la destruction complète des garanties sanitaires. Je suis fondé à croire qu'elle ne trouvera pas beaucoup d'appui dans cette enceinte.

Je ne saurais, en finissant, prier assez instamment ceux de nos collègues qui désireraient présenter des amendements nouveaux, à vouloir bien les déposer sur le bureau, en les accompagnant de tous les faits, de toutes les considérations propres à les faire accueillir par l'Académie. Je m'empresserai alors de réunir la commission, sachant qu'elle veut non pas le maintien des conclusions qu'elle a adoptées, mais le triomphe de la vérité quelle qu'elle soit.

La clôture de la discussion générale est mise aux voix et adoptée.

FIN.

TABLE DES MATIÈRES.

PREMIÈRE PARTIE.

Rapport sur la Peste et les Quarantaines.

DEUXIÈME PARTIE.

Pièces et Documents sur la Peste.

TROISIÈME PARTIE.

Discussion dans le sein de l'Académie de Médecine.

FIN DE LA TABLE DES MATIÈRES.